U0233529

张 仲 景
《伤寒论》
版本专辑

刘星 | 主编

山西出版传媒集团
山西科学技术出版社
·太原·

《张仲景〈伤寒论〉版本专辑》
编委会名单

顾　问　钱超尘

总 主 编　郝印卿

主　编　刘　星

执行主编　冯　明

副 主 编（以姓氏笔画为序）

马文辉　叶　进　刘松林　李俊莲　李琳荣　李朝喧　李赛美
何丽清　陈建彬　周路红　赵怀舟　赵鲲鹏　贾　颖　傅延龄

编　委（以姓氏笔画为序）

丁　媛　王俊锋　牛春兰　邓　虎　邓　亮　邓校征　冯丽梅
乔冠卿　刘芳芳　刘剑波　刘敬虾　闫　丽　汤尔群　李东明
李国玉　李晓文　李鸿贤　杜瑞丽　杨继红　吴秋玲　吴晋英
张　凡　张　焱　陈　敏　张世霞　张雪丹　张跃珍　陈燕清
罗广波　罗海瑛　周志强　周益新　孟冬玲　孟亚琳　赵　杰
赵卫星　赵延龙　赵彦鹏　赵瑞宝　郝高庭　姚　博　贺文彬
贾志新　贾跃进　徐嘉菊　高　爽　高建中　黄　颖　曹　霞
梁　琦　梁宝珠　梁晓崴　彭　涛　韩　娟　窦志芳　潘秋平
燕　茹

编写单位

北京中医药大学　　　上海中医药大学　　　广州中医药大学
成都中医药大学　　　湖北中医药大学　　　甘肃中医药大学
辽宁中医药大学　　　山西中医药大学

前　言

　　《伤寒论》是我国第一部理法方药完备、理论联系实际的古典医著，为中医学四大经典之一，是历代医家临证之圭臬，是后世临证医学的基石。《伤寒论》在诊断、治疗、方剂学等方面，都具有卓越的成就和贡献，是中医诊断、治疗的综合大纲，不仅为中医治疗外感疾病提供了规律性的法则，而且为中医临床各科提供了辨证治疗的规律，对后世医学的发展起了重要作用。《伤寒论》中记载的方剂具有组方严谨、配伍合理、用药精湛、疗效卓著的特点，历经两千年而昌盛不衰，被后人尊称为"仲景方""众方之祖""方书之祖""医方之祖""众方之宗""经方"，"如日月之光华，旦而复旦，万古常明"（清·喻嘉言），至今仍广泛应用于临床各科。可以说，《伤寒论》是中医工作者的必读之书，甚至是必背之书。

　　《伤寒论》的作者是东汉末年著名的医学家张仲景。

　　张仲景（150~219 年），名机，字仲景，南阳涅阳县（今河南省邓州市穰东镇张寨村）人，被后人尊称为"医圣"。

　　公元 200 年前后，张仲景编著的《伤寒杂病论》（或《伤寒卒病论》）问世了。张仲景去世后不久，东汉至魏晋的医学家王叔和将他搜集到的《伤寒杂病论》进行了 3 次撰次，并把《伤寒杂病论》中伤寒、痉、湿、暍、霍乱等内容整理为《伤寒论》。

　　千百年来，在《伤寒论》的传承过程中，不仅《伤寒论》的版本较多，而且学习和研究《伤寒论》的著作也较多。文献资料显示，历代有关《伤寒论》的著作在 2 250 种以上（包括日本存世书目 330 种），存世书目在 1 580 种以上，但是确有学习和研究价值的图书不过一百余种。由于学术师承的关系，许多《伤寒论》类图书在学术观点、内容上相互重复，甚至剽窃、抄袭的现象十分严重，所以，相当一部分《伤寒论》类图书根本没有出版价值。虽然中华人民共和国成立以后，有关《伤寒论》的著作有很多已经或正在陆续出版，但是至今没有人系统研究和出版过这些著作，因而对学习和研究《伤寒论》都缺乏指导意义。

为了给学习和研究《伤寒论》的读者提供完整的文献和资料，我们将确有学习和研究价值的有关《伤寒论》的著作划分为 12 个专辑，《张仲景〈伤寒论〉版本专辑》即是其中的一个专辑。

本书介绍的《伤寒论》版本分别为《脉经本〈伤寒论〉》《敦煌本〈伤寒论〉（残卷）》《唐本〈伤寒论〉》《千金要方本〈伤寒论〉》《外台本〈伤寒杂病论〉》《病源本〈伤寒论〉》《淳化本〈伤寒论〉》《金匮玉函经》《宋本〈伤寒论〉》《注解伤寒论》《涪陵古本〈伤寒杂病论〉》《长沙古本〈伤寒杂病论〉》《桂林古本〈伤寒杂病论〉》《康治本〈伤寒论〉》《康平本〈伤寒论〉》等。

本书在每一种《伤寒论》版本之前都列有"导读"，供读者参考学习。

本书对每一种《伤寒论》版本都进行了点校，参考了众多学者的研究成果，在此向他们表示最衷心的感谢！

由于作者水平所限，本书可能还有这样或那样的不足，敬请同仁不吝赐教。

本书付梓之际，本书顾问钱超尘先生及总主编郝印卿先生已经离开我们了，但他们的教导犹在耳边，他们的学术思想将永远指引着我们前进的道路。

凡 例

一、本书校勘所参考的底本及主校本在各版本的"导读"中已有说明。

二、原书中的缺字或字迹模糊无法辨认者，均用"□"替代。

三、原书中繁体字、俗体字、异体字一律改为通用简体字；讹字改正；个别不明音义者，不作改动，待考。

四、为保留版本原貌，原书内容不作改动，仅因排版等需要分了必要的自然段。

五、原书为竖排本，今改为横排本。

六、原书中"右 × 味"一律改为"上 × 味"。

七、原书中的"譖""蚘""煖""陳""裩"，各改为"谵""蛔""暖""陈""裈"；"舌胎"统一改为"舌苔"；"失气"统一改为"矢气"；"蘗""檗"统一改为"柏"；"杏人"统一改为"杏仁"；"麻人"统一改为"麻仁"；"芒消"统一改为"芒硝"；"栝蒌""瓜蒌"统一改为"栝楼"；"八窍"统一改为"八髎"；"藏府"统一改为"脏腑"；"旋复"统一改为"旋覆"；"甘烂水"统一改为"甘澜水"等。

八、原书没有标点，现添加新式标点。

九、本书保留了原书的序文。

十、有些版本为了查阅方便，按照顺序对条文进行了编号。

总 目

脉经本 《伤寒论》

汉·张仲景 著

晋·王叔和 撰次

导　读

　　《脉经本〈伤寒论〉》是《伤寒论》版本中现存最早的一种古传本。

　　东汉献帝建安二十四年（219年），张仲景去世。东汉献帝建安二十五年（亦即魏文帝黄初元年，220年）～魏明帝青龙三年（235年），王叔和（名熙，字叔和。一说山东巨野人，一说山西高平人。汉末至西晋人。王叔和的生卒年存在较大争议，多数学者认为其生卒年为201~280年）对张仲景遗论（《伤寒杂病论》）进行了撰次。

　　由于王叔和十分敬仰张仲景及其著作《伤寒杂病论》（有专家根据资料推测，青年时期的王叔和接受过张仲景的指导），更由于《伤寒杂病论》中的方剂有较高的临床疗效，所以3次撰次《伤寒杂病论》，并将《伤寒杂病论》中伤寒、痉、湿、暍、霍乱等篇集中起来（《伤寒论》），收入王叔和晚年著成的《脉经》一书。学术界将《脉经》收录的《伤寒论》称为《脉经本〈伤寒论〉》。

　　王叔和编著的《脉经》原书已经见不到了，现在流行于世的《脉经》是相距王叔和近800年的北宋校正医书局林亿等儒臣校正后的传本，与原书已有较大差别。林亿等在校正《脉经》时，虽然卷数未变，但是篇次和内容都有改动，除在编次体例上对《伤寒论》进行了调整之外，还删去了原书中全部处方，删减了部分《伤寒论》条文，所录《伤寒杂病论》的佚文均未标记引书名称。《脉经》中卷七为伤寒病，卷八为杂病，卷九为妇人、小儿病，其他有关脉法等佚文则散见于卷二、卷三、卷五、卷六等。

　　现存的《脉经》版本有几十种，如元泰定四年河南龙兴道儒学重刊广西漕司本、元天历三年广勤书堂刻本、明无名氏影刻本、明成化间据元泰定本翻刻本、明万历吴勉学《古今医统正脉全书》本、明末鹿城沈际飞重刊本、清嘉庆沈礼意本、清道光二十四年刊《守山阁丛书》本、清同治姜国伊《姜氏医学丛书》本、清光绪十七年《周氏医学丛书》本、清光绪十九年宜都杨守敬邻苏园复宋本（据宋本校元明诸本刊刻）等，其中明无名氏影刻本最接近宋本，惜该版本收藏于日本。清光绪十九年宜都杨守敬邻苏园复宋本，校勘精善、字迹清明，也是较好的《脉经》版本，《脉经本〈伤寒论〉》即据此点校。

《脉经》序

脉理精微，其体难辨。弦紧浮芤，展转相类。在心易了，指下难明。谓沉为伏，则方治永乖；以缓为迟，则危殆立至。况有数候俱见，异病同脉者乎！

夫医药为用，性命所系。和鹊至妙，犹或加思；仲景明审，亦候形证，一毫有疑，则考校以求验。故伤寒有承气之戒，呕哕发下焦之间。而遗文远旨，代寡能用，旧经秘述，奥而不售，遂令末学，昧于原本，斥兹偏见，各逞己能。致微成膏肓之变，滞固绝振起之望，良有以也。

今撰集岐伯以来，逮于华佗，经论要决，合为十卷。百病根原，各以类例相从，声色证候，靡不该备。其王、阮、傅、戴、吴、葛、吕、张，所传异同，咸悉载录。诚能留心研究，究其微赜，则可以比踪古贤，代无夭横矣。

目 录

病不可发汗证第一

少阴病，脉细沉数，病为在里，不可发其汗。

脉浮而紧，法当身体疼痛，当以汗解。假令尺中脉迟者，不可发其汗。何以知然？此为荣气不足，血微少故也。

少阴病，脉微［一作"濡而微弱"］。不可发其汗，无阳故也。

脉濡而弱，弱反在关，濡反在巅。微反在上，涩反在下。微则阳气不足，涩则无血。阳气反微，中风汗出而反躁烦，涩则无血，厥而且寒，阳微发汗，躁不得眠。

动气在右，不可发汗。发汗则衄而渴，心苦烦，饮即吐水。

动气在左，不可发汗。发汗则头眩，汗不止，筋惕肉眴。

动气在上，不可发汗。发汗则气上冲，正在心端。

动气在下，不可发汗。发汗则无汗，心中大烦，骨节苦疼，目晕，恶寒，食即反吐，谷不得前［一云"谷不消化"］。

咽中闭塞，不可发汗。发汗则吐血，气微绝，手足逆冷，欲得蜷卧，不能自温。

诸脉数，动微弱，并不可发汗。发汗则大便难，腹中干［一云"小便难，胞中干"］，胃燥而烦。其形相象，根本异源。

脉濡而弱，弱反在关，濡反在巅，弦反在上，微反在下。弦为阳运，微为阴寒，上实下虚，意欲得温。微弦为虚，不可发汗。发汗则寒栗，不能自还。咳者则剧，数吐涎沫，咽中必干，小便不利，心中饥烦，晬时而发，其形似疟，有寒无热，虚而寒栗。咳而发汗，蜷而苦满［满，一作"心痛"］，腹中复坚。

厥，不可发汗，发汗则声乱，咽嘶，舌萎，谷不得前。

诸逆发汗，微者难愈，剧者言乱，睛眩者死，命将难全。

太阳病，得之八九日，如疟状，发热而恶寒，热多寒少，其人不呕，清便续自可，一日再三发，其脉微而恶寒，此为阴阳俱虚，不可复发汗也。

太阳病，发热恶寒，热多寒少，脉微弱则无阳也，不可复发其汗。咽干燥者，不可发汗。

亡血家，不可攻其表，汗出则寒栗而振。

衄家，不可攻其表，汗出必额上陷，脉促急而紧[1]，直视而不能眴，不得眠。

汗家，重发其汗，必恍惚心乱，小便已阴疼，可与禹余粮丸。

淋家，不可发汗，发其汗，必便血。

疮家，虽身疼痛，不可攻其表，汗出则痓［一作"痉"，下同］。

冬时[2]发其汗，必吐利，口中烂，生疮。

1　额上陷，脉促急而紧：原为"额陷，脉上促急而紧"，据语意改。

2　冬时：《金匮玉函经》作"冬温"，是。

下利清谷，不可攻其表，汗出必胀满。

咳而小便利，若失小便，不可攻其表，汗出则厥逆冷。汗出多极，发其汗，亦坚。

伤寒一二日至四五日，厥者必发热，前厥者后必热，厥深者热亦深，厥微者热亦微。厥应下之，而反发其汗，必口伤烂赤。

病人脉数，数为有热，当消谷引食。反吐者，医发其汗，阳微，膈气虚，脉则为数，数为客阳，不能消谷，胃中虚冷，故令吐也。

伤寒四五日，其脉沉，烦而喘满，脉沉者，病为在里，反发其汗，津液越出，大便为难，表虚里实，久则谵语。

伤寒头痛，翕翕发热，形象中风，常微汗出。又自呕者，下之益烦心，懊憹如饥，发汗则致痓，身强难以屈伸，熏之则发黄，不得小便，久则发咳唾。

太阳病，发其汗，因致痓。

伤寒脉弦细，头痛而反发热，此属少阳。少阳不可发其汗。

太阳与少阳并病，头项强痛，或眩冒，时如结胸，心下痞坚者，不可发其汗。

少阴病，咳而下利，谵语者，此被火气劫故也。小便必难，以强责少阴汗也。

少阴病，但厥无汗，而强发之，必动其血，未知从何道出，或从口鼻，或从目出〔一本作"耳目"〕者是为下厥上竭，为难治。

伤寒有五，皆热病之类也。同病异名，同脉异经。病虽俱伤于风，其人自有痼疾，则不得同法，其人素伤于风，因复伤于热，风热相薄，则发风温，四肢不收，头痛身热，常汗出不解，治在少阴、厥阴，不可发汗。汗出谵言独语，内烦，躁扰不得卧，善惊，目乱无精，治之复发其汗，如此者医杀之也。

伤寒湿温，其人常伤于湿，因而中暍，湿热相薄，则发湿温。病苦两胫逆冷，腹满叉胸，头目痛苦，妄言，治在足太阴，不可发汗。汗出必不能言，耳聋，不知痛所在，身青，面色变，名曰重暍，如此者死，医杀之也。〔上二首出《医律》〕

病可发汗证第二

大法，春夏宜发汗。

凡发汗，欲令手足皆周至，漐漐一时间益佳，但不欲如水流离。若病不解，当重发汗。汗多则亡阳，阳虚不得重发汗也。

凡服汤药发汗，中病便止，不必尽剂也。

凡云可发汗而无汤者，丸、散亦可用，要以汗出为解，然不如汤随证良。

太阳病，外证未解，其脉浮弱，当以汗解，宜桂枝汤。

太阳病，脉浮而数者，可发其汗，属桂枝汤证。

阳明病，脉迟，汗出多，微恶寒，表为未解，可发其汗，属桂枝汤证。

夫病脉浮大，问病者，言但坚耳。设利者为虚，大逆。坚为实，汗出而解，何以故？脉浮，当以汗解。

伤寒，其脉不弦紧而弱，弱者必渴，被火必谵语。弱者发热脉浮，解之，当汗出愈。

病者烦热，汗出即解。复如疟状，日晡所发热，此属阳明。脉浮虚者，当发其汗，属桂枝汤证。

病常自汗出，此为荣气和，荣气和而外不解，此卫不和也。荣行脉中，为阴，主内；卫行脉外，为阳，主外。复发其汗，卫和则愈，属桂枝汤证。

病人脏无他病，时发热自汗出，而不愈，此卫气不和也。先其时发汗即愈，属桂枝汤证。

脉浮而紧，浮则为风，紧则为寒，风则伤卫，寒则伤荣，荣卫俱病，骨节烦疼，可发其汗，宜麻黄汤。

太阳病不解，热结膀胱，其人如狂，血必自下，下者即愈。其外未解者，尚未可攻，当先解其外，属桂枝汤证。

太阳病，下之，微喘者，表未解故也。属桂枝加厚朴杏子汤证。

伤寒，脉浮紧，不发其汗，因衄，属麻黄汤证。

阳明病，脉浮，无汗，其人必喘。发其汗则愈，属麻黄汤证。

太阴病，脉浮者，可发其汗，属桂枝汤证。

太阳病，脉浮紧，无汗而发热，其身疼痛，八九日不解，表候续在，此当发其汗，服汤微除。发烦目瞑，剧者必衄，衄乃解。所以然者，阳气重故也。属麻黄汤证。

脉浮者，病在表，可发其汗，属桂枝汤证。

伤寒不大便六七日，头痛，有热，与承气汤，其大便反青［一作"小便清者"］。此为不在里故在表也，当发其汗。头痛者，必衄，属桂枝汤证。

下利后，身体疼痛，清便自调，急当救表，宜桂枝汤。

太阳病，头痛发热，汗出恶风，若恶寒，属桂枝汤证。

太阳中风，阳浮而阴濡弱。浮者热自发，濡弱者汗自出，啬啬恶寒，淅淅恶风，翕翕发热，鼻鸣干呕，属桂枝汤证。

太阳病，发热汗出，此为荣弱卫强，故使汗出，欲救邪风，属桂枝汤证。

太阳病，下之，气上撞，可与桂枝汤；不撞，不可与之。

太阳病，初服桂枝汤，而反烦不解者，法当先刺风池、风府，却与桂枝汤则愈。

烧针令其汗，针处被寒，核起而赤者，必发贲豚。气从少腹上撞心者，灸其核上一壮，与桂枝加桂汤。

太阳病，项背强几几，反汗出恶风，属桂枝加葛根汤。

太阳病，项背强几几，无汗恶风，属葛根汤。

太阳与阳明合病，而自利不呕者，属葛根汤证。

太阳与阳明合病，不下利，但呕，属葛根加半夏汤。

太阳病，桂枝证，医反下之，遂利不止，其脉促者，表未解，喘而汗出，属葛根黄芩黄连汤。

太阳病，头痛发热，身体疼，腰痛，骨节疼痛，恶风，无汗而喘，属麻黄汤证。

太阳与阳明合病，喘而胸满，不可下也。属麻黄汤证。

太阳中风，脉浮紧，发热恶寒，身体疼痛，不汗出而烦躁，头痛，属大青龙汤。脉微弱，汗出恶风，不可服之。服之则厥，筋惕肉瞤，此为逆也。

伤寒，脉浮缓，其身不疼，但重，乍有轻时，无少阴证者，大青龙汤发之。

伤寒，表不解，心下有水气，干呕，发热而咳，或渴，或利，或噎，或小便不利，小腹满，或微喘，属小青龙汤。

伤寒，心下有水气，咳而微喘，发热不渴，服汤已而渴者，此寒去，为欲解，属小青龙汤证。

阳明中风，脉弦浮大而短气，腹都满，胁下及心痛，久按之，气不通［一作"按之不痛"］，鼻干，不得汗，嗜卧，一身及目悉黄，小便难，有潮热，时时哕，耳前后肿，刺之小瘥，外不解，病过十日，脉续浮，与小柴胡汤。但浮，无余证，与麻黄汤。不溺，腹满加哕，不治。

太阳病，十日已去，脉浮细，嗜卧，此为外解。设胸满胁痛，与小柴胡汤。脉浮者，属麻黄汤证。

中风，往来寒热，伤寒五六日以后，胸胁苦满，嘿嘿不欲饮食，烦心喜呕，或胸中烦而不呕，或渴，或腹中痛，或胁下痞坚，或心中悸，小便不利，或不渴，外有微热，或咳者，属小柴胡汤。

伤寒四五日，身体热，恶风，颈项强，胁下满，手足温而渴，属小柴胡汤证。

伤寒六七日，发热、微恶寒，肢节烦疼，微呕，心下支结，外证未去者，属柴胡桂枝汤。

少阴病，得之二三日，麻黄附子甘草汤微发汗，以二三日无证，故微发汗也。

脉浮，小便不利，微热，消渴，与五苓散，利小便，发汗。

病发汗以后证第三

二阳并病，太阳初得病时，发其汗，汗先出，复不彻，因转属阳明，续自微汗出，不恶寒。若太阳证不罢，不可下，下之为逆，如此者，可小发其汗。设面色缘缘正赤者，阳气怫郁在表，当解之，熏之。若发汗不大彻，不足言，阳气怫郁不得越。当汗而不汗，其人躁烦，不知痛处，乍在腹中，乍在四肢，按之不可得，其人短气但坐，汗出而不彻故也。更发其汗即愈。何以知其汗不彻？脉涩故以知之。

未持脉时，病人叉手自冒心。师因教试令咳而不即咳者，此必两耳无所闻也。所以然者，重发其汗，虚故也。

发汗后，饮水多者必喘。以水灌之亦喘。

发汗后，水药不得入口为逆。若更发其汗，必吐下不止。

阳明病，本自汗出，医复重发其汗，病已瘥，其人微烦，不了了，此大便坚也，以亡津液，胃中干燥，故令其坚。当问小便日几行，若本日三四行，今日再行者，必知大便不久出，今为小便数少，津液当还入胃中，故知必当大便也。

发汗多，又复发其汗，此为亡阳。皆谵语、脉短者，死；脉自和者，不死。

伤寒发其汗，身目为黄，所以然者，寒湿相抟在里，不解故也。

病人有寒，复发其汗，胃中冷，必吐蛔。

太阳病，发其汗，遂漏而不止，其人恶风，小便难，四肢微急，难以屈伸，属桂枝加附子汤。

服桂枝汤，大汗出，若脉但洪大，与桂枝汤。若其形如疟，一日再三发，汗出便解，属桂枝二麻黄一汤。

服桂枝汤，大汗出，大烦渴不解，若脉洪大，属白虎汤。

伤寒，脉浮，自汗出，小便数，颇复［仲景"颇复"字作"心烦"］，微恶寒，而脚挛急，反与桂枝欲攻其表，得之便厥，咽干，烦躁，吐逆，当作甘草干姜汤，以复其阳。厥愈足温，更作芍药甘草汤与之，其脚即伸。而胃气不和，谵语，可与承气汤。重发其汗，复加烧针者，属四逆汤。

伤寒，发汗已解，半日许复烦，其脉浮数，可复发其汗，属桂枝汤。

发汗后，身体疼痛，其脉沉迟，属桂枝加芍药生姜人参汤。

发汗后，不可更行桂枝汤，汗出而喘，无大热，可以麻黄杏仁甘草石膏汤。

发汗过多以后，其人叉手自冒心，心下悸，而欲得按之，属桂枝甘草汤。

发汗后，其人脐下悸，欲作贲豚，属茯苓桂枝甘草大枣汤。

发汗后，腹胀满，属厚朴生姜半夏甘草人参汤。

发其汗不解，而反恶寒者，虚故也，属芍药甘草附子汤。不恶寒，但热者，实也，当和其胃气，宜小承气汤。

太阳病，发汗，若大汗出，胃中燥烦不得眠，其人欲饮水，当稍饮之，令胃中和则愈。

发汗已，脉浮而数，复烦渴者，属五苓散。

伤寒，汗出而渴，属五苓散证；不渴，属茯苓甘草汤。

太阳病，发其汗，汗出不解，其人发热，心下悸，头眩，身瞤而动，振振欲擗地，属真武汤。

伤寒，汗出，解之后，胃中不和，心下痞坚，干噫食臭，胁下有水气，腹中雷鸣而利，属生姜泻心汤。

伤寒发热，汗出不解后，心中痞坚，呕而下利，属大柴胡汤。

太阳病三日，发其汗不解，蒸蒸发热者，属于胃也，属承气汤。

大汗出，热不去，内拘急，四肢疼，下利，厥逆而恶寒，属四逆汤。

发汗多，亡阳谵语者，不可下，与柴胡桂枝汤，和其荣卫，以通津液，后自愈。

病不可吐证第四

太阳病，当恶寒而发热，今自汗出，反不恶寒发热，关上脉细而数，此医吐之过也。若得病一日、二日吐之，腹中饥，口不能食。三日、四日吐之，不喜糜粥，欲食冷食，朝食暮吐，此医吐之所致也，此为小逆。

太阳病，吐之者，但太阳[1]当恶寒，今反不恶寒，不欲近衣，此为吐之内烦也。

少阴病，饮食入则吐，心中温温欲吐，复不能吐，始得之，手足寒，脉弦迟，此胸中实，不可下。若膈上有寒饮，干呕者，不可吐，当温之。

诸四逆厥者，不可吐之，虚家亦然。

病可吐证第五

大法，春宜吐。

凡服汤吐，中病便止，不必尽剂也。

病如桂枝证，其头不痛，项不强，寸口脉微浮，胸中痞坚，气上撞咽喉，不得息，此为胸有寒，当吐之。

病胸上诸实，胸中郁郁而痛，不能食，欲使人按之，而反有浊唾，下利日十余行，其脉反迟，寸口微滑，此可吐之，吐之利即止。

少阴病，饮食入则吐，心中温温欲吐，复不能吐，当遂吐之。

宿食在上脘[2]，当吐之。

病者手足厥冷，脉乍紧，邪结在胸中，心下满而烦，饥不能食，病在胸中，当吐之。

病不可下证第六

脉濡而弱，弱反在关，濡反在巅，微反在上，涩反在下，微则阳气不足，涩则无血。阳气反微，中风汗出，而反躁烦，涩则无血，厥而且寒，阳微不可下，下之则心下痞坚。

动气在右，不可下。下之则津液内竭，咽燥鼻干，头眩心悸。

1　太阳：原为"太阳病"。
2　上脘：原为"上管"。

动气在左，不可下。下之则腹里拘急，食不下，动气反剧，身虽有热，卧反欲蜷。

动气在上，不可下。下之则掌握热烦，身浮冷，热汗自泄，欲水自灌。

动气在下，不可下。下之则腹满，卒起头眩，食则下清谷，心下痞坚。

咽中闭塞，不可下。下之则上轻下重，水浆不下，卧则欲蜷，身体急痛，复下利日十数行。

诸外实，不可下。下之则发微热，亡脉则厥，当脐发热[1]。

诸虚，不可下，下之则渴，引水者易愈，恶水者剧。

脉濡而弱，弱反在关，濡反在巅，弦反在上，微反在下。弦为阳运，微为阴寒，上实下虚，意欲得温。微弦为虚，虚者不可下。微则为咳，咳则吐涎沫。下之咳则止，而利不休，胸中如虫啮，粥入则出，小便不利，两胁拘急，喘息为难，颈背相牵，臂则不仁，极寒反汗出，躯冷若冰，眼睛不慧，语言不休，谷气多入，则为除中，口虽欲言，舌不得前。

脉濡而弱，弱反在关，濡反在巅，浮反在上，数反在下，浮则为阳虚，数则为无血，浮则为虚，数则生热。浮则为虚，自汗而恶寒。数则为痛，振而寒栗。微弱在关，胸下为急，喘汗，不得呼吸。呼吸之中，痛在于胁，振寒相搏，其形如疟。医反下之，令脉急数，发热，狂走见鬼，心下为痞。小便淋沥，少腹甚坚，小便血也。

脉濡而紧，濡则阳气微，紧则荣中寒。阳微卫中风，发热而恶寒。荣紧胃气冷，微呕心内烦。医以为大热，解肌而发汗。亡阳虚烦躁，心下苦痞坚。表里俱虚竭，卒起而头眩。客热在皮肤，怅怏不得眠。不知胃气冷，紧寒在关元。技巧无所施，汲水灌其身。客热应时罢，栗栗而振寒。重被而覆之，汗出而冒巅。体惕而又振，小便为微难。寒气因水发，清谷不容间。呕变反肠出，颠倒不得安。手足为微逆，身冷而内烦。迟欲从后救，安可复追还？

脉浮而大，浮为气实，大为血虚，血虚为无阴，孤阳独下阴部，小便难，胞中虚。今反小便利而大汗出，法卫家当微，今反更实，津液四射，荣竭血尽，干烦不眠，血薄肉消，而成暴液。医复以毒药攻其胃，此为重虚，客阳去有期，必下如污泥而死。

趺阳脉迟而缓，胃气如经。趺阳脉浮而数，浮则伤胃，数则动脾，此非本病，医特下之所为也。荣卫内陷，其数先微，脉反但浮，其人必坚，气噫而除。何以言之？脾脉本缓，今数脉动脾，其数先微，故知脾气不治。大便坚，气噫而除，今脉反浮，其数改微，邪气独留，心中则饥，邪热不杀谷，潮热发渴，数脉当迟缓，脉因前后度数如前［仲景"前"字作"法"］，病者则饥。数脉不时，则生恶疮。

脉数者，久数不止，止则邪结，正气不能复，正气却结于脏，故邪气浮之，与皮毛相得。脉数者，不可下，下之必烦，利不止。

少阴病，脉微，不可发其汗，无阳故也。阳已虚，尺中弱涩者，复不可下之。

脉浮大，应发其汗，医反下之，此为大逆。

脉浮而大，心下反坚，有热属脏攻之，不令[2]微汗。属腑溲数则坚，汗多即愈，汗少便

难。脉迟，尚未可攻。

二阳并病，太阳初得病时，发其汗，汗先出，复不彻，因转属阳明，欲自汗出，不恶寒，若太阳证不罢，不可下，下之为逆。

结胸证，其脉浮大，不可下，下之即死。

太阳与阳明合病，喘而胸满，不可下之。

太阳与少阳并病，心下痞坚，颈项强而眩，勿下之。

诸四逆厥者，不可下之，虚家亦然。

病欲吐者，不可下之。

太阳病，有外证未解，不可下，下之为逆。

病发于阳，而反下之，热入，因作结胸。发于阴，而反下之，因作痞。

病脉浮紧[1]，而下之，紧反入里，因作痞。

夫病阳多者热，下之则坚。

本虚，攻其热必哕。

无阳，阴强而坚，下之，必清谷而腹满。

太阴之为病，腹满而吐，食不下，下之益甚，腹时自痛，胸下结坚。

厥阴之为病，消渴，气上撞，心中疼热，饥而不欲食，甚者则欲吐，下之不肯止。

少阴病，其人饮食入则吐，心中温温欲吐，复不能吐。始得之，手足寒，脉弦迟，此胸中实，不可下也。

伤寒五六日，不结胸，腹濡，脉虚，复厥者，不可下，下之，亡血死。

伤寒，发热，但头痛，微汗出。发其汗则不识人。熏之则喘，不得小便，心腹满。下之则短气而腹满，小便难，头痛背强。加温针则必衄。

伤寒，其脉阴阳俱紧，恶寒发热，则脉欲厥。厥者，脉初来大，渐渐小，更来渐大，是其候也。恶寒甚者，翕翕汗出，喉中痛。热多者，目赤，睛不慧，医复发之，咽中则伤。若复下之，则两目闭，寒多清谷，热多便脓血。熏之则发黄，熨之则咽燥。小便利者可救。难者，必危殆。

伤寒发热，口中勃勃气出，头痛目黄，鼻衄不可制。贪水者必呕，恶水者厥，下之咽中生疮。假令手足温者，下重便脓血。头痛目黄者，下之，目闭。贪水者，下之，其脉必厥，其声嘤，咽喉塞，发其汗则战栗，阴阳俱虚。恶水者，下之，里冷不嗜食，大便完谷出。发其汗，口中伤，舌上苔滑，烦躁。脉数实，不大便六七日，后必便血。复发其汗，小便即自利。

得病二三日，脉弱，无太阳柴胡证，而烦躁，心下坚。至四日，虽能食，以承气汤，少与微和之，令小安。至六日，与承气汤一升。不大便六七日，小便少者，虽不大便，但头坚

---

[1] 病脉浮紧：原作"痞脉浮坚"。

后溏，未定成其坚，攻之必溏，当须小便利，定坚，乃可攻之。

脏结无阳证，寒而不热［《伤寒论》云："不往来寒热。"］，其人反静，舌上苔滑者，不可攻也。

伤寒呕多，虽有阳明证，不可攻之。

阳明病，潮热，微坚，可与承气汤；不坚，不可与。若不大便六七日，恐有燥屎，欲知之法，可少与小承气汤。腹中转矢气者，此为有燥屎，乃可攻之。若不转矢气者，此但头坚后溏，不可攻之，攻之必腹满不能食。欲饮水者，即哕，其后发热者，必复坚，以小承气汤和之。若不转矢气者，慎不可攻之。

阳明病，身汗[1]色赤者，不可攻也。必发热色黄者，小便不利也。

阳明病，当心下坚满，不可攻之。攻之，遂利不止者死，止者愈。

阳明病，自汗出，若发其汗，小便自利，此为内竭，虽坚不可攻之。当须自欲大便，宜蜜煎导而通之。若土瓜根及猪胆汁，皆可以导。

下利，其脉浮大，此为虚，以强下之故也。设脉浮革，因尔肠鸣，属当归四逆汤。

病可下证第七

大法，秋宜下。

凡可下者，以汤胜丸散，中病便止，不必尽三服。

阳明病，发热汗多者，急下之，属大柴胡汤。

少阴病，得之二三日，口燥咽干者，急下之，属承气汤。

少阴病六七日，腹满不大便者，急下之，属承气汤证。

少阴病，下利清水，色青者，心下必痛，口干燥者，可下之，属大柴胡汤、承气汤证。

下利，三部脉皆平，按其心下坚者，可下之，属承气汤证。

阳明与少阳合病而利，脉不负者为顺。负者，失也。互相克贼为负。

滑而数者，有宿食，当下之，属大柴胡、承气汤证。

伤寒后脉沉，沉为内实［《玉函》云："脉沉实，沉实者，下之。"］，下之解，属大柴胡汤证。

伤寒六七日，目中不了了，睛不和，无表里证，大便难，微热者，此为实。急下之，属大柴胡汤、承气汤证。

太阳病未解，其脉阴阳俱停，必先振，汗出解。但阳微者，先汗之而解；但阴微［阴微，一作"尺实"］者，先下之而解。属大柴胡汤证。

脉双弦迟，心下坚，脉大而紧者，阳中有阴，可下之，属承气汤证。

1　汗：原作"合"。

结胸者，项亦强，如柔痉状，下之即和。

病者无表里证，发热七八日，虽脉浮数，可下之，属大柴胡汤证。

太阳病六七日，表证续在，其脉微沉，反不结胸，其人发狂，此热在下焦，少腹当坚而满，小便自利者，下血乃愈。所以然者，以太阳随经，瘀热在里故也。属抵当汤。

太阳病，身黄，其脉沉结，少腹坚，小便不利，为无血；小便自利，其人如狂者，血证谛。属抵当汤证。

伤寒有热而少腹满，应小便不利，今反利者，此为血。当下之，属抵当丸证。

阳明病，发热而汗出，此为热越，不能发黄。但头汗出，其身无有，齐颈而还，小便不利，渴引水浆，此为瘀热在里，身必发黄，属茵陈蒿汤。

阳明证，其人喜忘，必有蓄血。所以然者，本有久瘀血，故令喜忘。虽坚，大便必黑，属抵当汤证。汗出而谵语者，有燥屎在胃中，此风也，过经乃可下之。下之若早，语言乱，以表虚里实故也。下之则愈，属大柴胡汤、承气汤证。

病者烦热，汗出即解，复如疟状，日晡所发者，属阳明。脉实者，当下之，属大柴胡汤、承气汤证。

阳明病，谵语，有潮热，而反不能食者，必有燥屎五六枚；若能食者，但坚耳，属承气汤证。

太阳中风，下利呕逆，表解，乃可攻之。其人漐漐汗出，发作有时，头痛，心下痞坚满，引胁下痛，呕则短气，汗出，不恶寒，此为表解里未和，属十枣汤。

太阳病不解，热结膀胱，其人如狂，血自下，下之即愈。其外未解，尚未可攻，当先解外。外解，小腹急结者，乃可攻之，属桃仁承气汤。

伤寒七八日，身黄如橘，小便不利，少腹微满，属茵陈蒿汤证。

伤寒十余日，热结在里，复往来寒热，属大柴胡汤证。但结胸，无大热，此为水结在胸胁，头微汗出，与大陷胸汤。

伤寒六七日，结胸热实，其脉沉紧，心下痛，按之如石坚，与大陷胸汤。

阳明病，其人汗多，津液外出，胃中燥，大便必坚，坚者则谵语，属承气汤证。

阳明病，不吐下而心烦者，可与承气汤。

阳明病，其脉迟，虽汗出而不恶寒，其体［一本作"人"］必重，短气，腹满而喘，有潮热，如此者，其外为解，可攻其里。若手足漐然汗出者，此大便已坚，属承气汤。其热不潮，未可与承气汤。若腹满大而不大便者，属小承气汤，微和胃气，勿令至大下。

阳明病，谵语，发潮热，其脉滑疾，如此者，属承气汤。因与承气汤一升，腹中转矢气者，复与一升；如不转矢气者，勿更与之。明日又不大便，脉反微涩者，此为里虚，为难治，不可更与承气汤。

二阳并病，太阳证罢，但发潮热手足漐漐汗出，大便难而谵语者，下之愈，属承气汤证。

病人小便不利，大便乍难乍易，时有微热，喘冒不能卧者有燥屎也，属承气汤证。

病发汗吐下以后证第八

师曰：病人脉微而涩者，此为医所病也，大发其汗，又数大下之，其人亡血，病当恶寒而发热，无休止时。夏月盛热而与［仲景作"欲"］着复衣，冬月盛寒而与［仲景作"欲"］裸其体。所以然者，阳微即恶寒，阴弱即发热，故［仲景作"医"］发其汗，使阳气微，又大下之，令阴气弱。五月之时，阳气在表，胃中虚冷，以阳气内微，不能胜冷，故与［仲景作"欲"］着复衣。十一月之时，阳气在里，胃中烦热，以阴气内弱，不能胜热，故与［仲景作"欲"］裸其体。又阴脉迟涩，故知亡血。

太阳病三日，已发其汗、吐、下、温针而不解，此为坏病，桂枝复不中与也。观其脉证，知犯何逆，随证而治之。

脉浮数，法当汗出而愈，而下之，则身体重，心悸，不可发其汗，当自汗出而解。所以然者，尺中脉微，此里虚，须表里实，津液和，即自汗出愈。

凡病若发汗、若吐、若下、若亡血，无津液而阴阳自和者，必自愈。

大下后，发汗，其人小便不利，此亡津液，勿治。其小便利，必自愈。

下以后，复发其汗，必振寒，又其脉微细。所以然者，内外俱虚故也。

太阳病，先下而不愈，因复发其汗，表里俱虚，其人因冒。冒家当汗出自愈。所以然者，汗出表和故也。表和，然后下之。

得病六七日，脉迟浮弱，恶风寒，手足温。医再三下之，不能多［多，一作"食"］，其人胁下满，面目及身黄，颈项强，小便难，与柴胡汤，后必下重，本渴，饮水而呕，柴胡汤复不中与也，食谷者哕。

太阳病，二三日，终不能卧，但欲起者，心下必结，其脉微弱者，此本寒也。而反下之，利止者，必结胸；未止者，四五日复重下之。此挟热利也。

太阳病，下之，其脉促，不结胸者，此为欲解。其脉浮者，必结胸。其脉紧者，必咽痛。其脉弦者，必两胁拘急。其脉细而数者，头痛未止。其脉沉而紧者，必欲呕。其脉沉而滑者，挟热利。其脉浮而滑者，必下血。

太阳少阳并病，而反下之，成结胸，心下坚，下利不复止，水浆不肯下，其人必心烦。

脉浮紧，而下之，紧反入里，则作痞，按之自濡，但气痞耳。

伤寒吐、下、发汗，虚烦，脉甚微，八九日心下痞坚，胁下痛，气上冲咽喉，眩冒，经脉动惕者，久而成痿。

阳明病，不能食，下之不解，其人不能食。攻其热必哕，所以然者，胃中虚冷故也。

阳明病，脉迟，食难用饱，饱即发烦、头眩者，必小便难，此欲作谷疸。虽下之，其腹满如故耳。所以然者，脉迟故也。

太阳病，寸缓关浮尺弱，其人发热而汗出，复恶寒，不呕，但心下痞者，此为医下之也。

伤寒，大吐、大下之，极虚，复极汗者，其人外气怫郁，复与之水，以发其汗，因得哕。所以然者，胃中寒冷故也。

吐、下、发汗后，其人脉平，而小烦者，以新虚不胜谷气故也。

太阳病，医发其汗，遂发热而恶寒，复下之，则心下痞，此表里俱虚，阴阳气并竭，无阳则阴独。复加火针，因而烦，面色青黄，肤瞤，如此者，为难治。今色微黄，手足温者，易愈。

服桂枝汤，下之，头项强痛，翕翕发热，无汗，心下满微痛，小便不利，属桂枝去桂加茯苓术汤。

太阳病，先发其汗，不解，而下之，其脉浮者，不愈。浮为在外，而反下之，故令不愈。今脉浮，故在外，当解其外则愈，属桂枝汤。

下以后，复发其汗者，则昼日烦躁不眠，夜而安静，不呕不渴，而无表证，其脉沉微，身无大热，属干姜附子汤。

伤寒吐、下、发汗后，心下逆满，气上撞胸，起即头眩，其脉沉紧，发汗即动经，身为振摇，属茯苓桂枝术甘草汤。

发汗、吐、下以后，不解，烦躁，属茯苓四逆汤。

伤寒发汗、吐、下后，虚烦不得眠。剧者，反复颠倒，心中懊恼，属栀子汤。若少气，栀子甘草汤。若呕，栀子生姜汤。若腹满者，栀子厚朴汤。

发汗若下之，烦热，胸中塞者，属栀子汤证。

太阳病，过经十余日，心下温温欲吐而胸中痛，大便反溏，其腹微满，郁郁微烦，先时自极吐下者，与承气汤。不尔者，不可与。欲呕，胸中痛，微溏，此非柴胡汤证，以呕，故知极吐下也。

太阳病，重发其汗，而复下之，不大便五六日，舌上燥而渴，日晡所小有潮热，从心下至少腹坚满，而痛不可近，属大陷胸汤。

伤寒五六日，其人已发汗，而复下之，胸胁满微结，小便不利，渴而不呕，但头汗出，往来寒热，心烦，此为未解，属柴胡桂枝干姜汤。

伤寒汗出，若吐、下，解后，心下痞坚，噫气不除者，属旋覆代赭汤。

大下以后，不可更行桂枝汤。汗出而喘，无大热，可以麻黄杏子甘草石膏汤。伤寒大下后，复发其汗，心下痞，恶寒者，表未解也，不可攻其痞，当先解表，表解，乃攻其痞。解表属桂枝汤，攻痞属大黄黄连泻心汤。

伤寒吐下后，七八日不解，热结在里，表里俱热，时时恶风，大渴，舌上干燥而烦，欲饮水数升，属白虎汤。

伤寒吐、下后未解，不大便五六日至十余日，其人日晡所发潮热，不恶寒，独语如见鬼神之状。若剧者，发则不识人，循衣妄撮，怵惕不安，微喘直视。脉弦者生，涩者死。微者，但发热谵语，属承气汤。若下者，勿复服。

三阳合病，腹满身重，难以转侧，口不仁，面垢，谵语，遗溺。发汗则谵语，下之则额上生汗，手足厥冷，自汗，属白虎汤证。

阳明病，其脉浮紧，咽干口苦，腹满而喘，发热汗出，而不恶寒，反偏恶热，其身体重，发其汗即躁，心愦愦而反谵语。加温针，必怵惕，又烦躁不得眠。下之，即胃中空虚，客气动膈，心中懊侬，舌上苔者，属栀子汤证。

阳明病，下之，其外有热，手足温，不结胸，心中懊侬，若饥不能食。但头汗出，属栀子汤证。

阳明病，下之，心中懊侬而烦，胃中有燥屎者，可攻。其人腹微满，头坚后溏者，不可下之。有燥屎者，属承气汤证。

太阳病，吐、下、发汗后，微烦，小便数，大便因坚，可与小承气汤和之，则愈。

大汗若大下，而厥冷者，属四逆汤证。

太阳病，下之，其脉促胸满者，属桂枝去芍药汤。若微寒，属桂枝去芍药加附子汤。

伤寒五六日，大下之，身热不去，心中结痛者，未欲解也，属栀子汤证。

伤寒下后，烦而腹满，卧起不安，属栀子厚朴汤。

伤寒，医以丸药大下之，身热不去，微烦，属栀子干姜汤。

伤寒，医下之，续得下利清谷不止。身体疼痛，急当救里。身体疼痛，清便自调，急当救表。救里宜四逆汤，救表宜桂枝汤。

太阳病，过经十余日，反再三下之，后四五日，柴胡证续在，先与小柴胡汤。呕止小安 ["呕止小安"一云"呕不止，心下急"]，其人郁郁微烦者，为未解，与大柴胡汤，下者止。

伤寒十三日不解，胸胁满而呕，日晡所发潮热，而微利，此本当柴胡汤，下之不得利，今反利者，故知医以丸药下之，非其治也。潮热者，实也，先再服小柴胡汤，以解其外，后属柴胡加芒硝汤。

伤寒十三日，过经而谵语，内有热也，当以汤下之。小便利者，大便当坚，而反利，其脉调和者，知医以丸药下之，非其治也。自利者，其脉当微厥，今反和者，此为内实，属承气汤证。

伤寒八九日，下之，胸满烦惊，小便不利，谵语，一身不可转侧，属柴胡加龙骨牡蛎汤。

火逆下之，因烧针烦躁，属桂枝甘草龙骨牡蛎汤。

太阳病，脉浮而动数，浮则为风，数则为热，动则为痛，数则为虚。头痛发热，微盗汗出，而反恶寒，其表未解。医反下之，动数则迟，头痛即眩 [一云"膈内拒痛"]，胃中空虚，客气动膈，短气躁烦，心中懊侬，阳气内陷，心下因坚，则为结胸，属大陷胸汤。若不结胸，但头汗出，其余无有，齐颈而还，小便不利，身必发黄。

伤寒五六日，呕而发热，柴胡汤证具，而以他药下之，柴胡证仍在，复与柴胡汤。此虽已下，不为逆也。必蒸蒸而振，却发热汗出而解。若心下满而坚痛者，此为结胸，属大陷胸汤。若但满而不痛者，此为痞，柴胡复不中与也。属半夏泻心汤。

本以下之，故心下痞，与之泻心。其痞不解，其人渴而口燥，小便不利者，属五苓散。一方言"忍之一日乃愈"。

伤寒、中风，医反下之，其人下利日数十行，谷不化，腹中雷鸣，心下痞坚而满，干呕而烦，不能得安。医见心下痞，为病不尽，复重下之，其痞益甚，此非结热，但胃中虚，客气上逆，故使之坚，属甘草泻心汤。

伤寒服汤药，而下利不止，心下痞坚，服泻心汤已。后以他药下之，利不止，医以理中与之，利益甚。理中，理中焦，此利在下焦，属赤石脂禹余粮汤。若不止者，当利其小便。

太阳病，外证未除，而数下之，遂挟热而利，不止，心下痞坚，表里不解，属桂枝人参汤。

伤寒，吐后，腹满者，与承气汤。

病者无表里证，发热七八日，脉虽浮数者，可下之。假令下已，脉数不解，今热则消谷喜饥，至六七日不大便者，有瘀血，属抵当汤。若脉数不解，而不止，必夹血，便脓血。

太阳病，医反下之，因腹满时痛，为属太阴，属桂枝加芍药汤。

大实痛，属桂枝加大黄汤。

伤寒六七日，其人大下后，脉沉迟，手足厥逆，下部脉不至，喉咽不利，唾脓血，泄利不止，为难治，属麻黄升麻汤。

伤寒，本自寒下，医复吐下之，寒格更遂吐［一本作"更逆吐下"］，食入即出，属干姜黄芩黄连人参汤。

病可温证第九

大法，冬宜服温热药及灸。

师曰：病发热头痛，脉反沉。若不瘥，身体更疼痛，当救其里，宜温药，四逆汤。

下利，腹满，身体疼痛，先温其里，宜四逆汤。

自利，不渴者，属太阴，其脏有寒故也。当温之，宜四逆辈。

少阴病，其人饮食入则吐，心中温温欲吐，复不能吐。始得之，手足寒，脉弦迟。若膈上有寒饮，干呕者，不可吐，当温之，宜四逆汤。

少阴病，脉沉者，急当温之，宜四逆汤。

下利，欲食者，就当温之。

下利，脉迟紧，为痛未欲止，当温之。得冷者，满而便肠垢。下利，其脉浮大，此为虚，以强下之故也。设脉浮革，因尔肠鸣，当温之，宜当归四逆汤。

少阴病，下利，脉微涩者，即呕汗出，必数更衣，反少，当温之。

伤寒，医下之，续得下利，清谷不止，身体疼痛，急当救里，宜温之，以四逆汤。

病不可灸证第十

微数之脉，慎不可灸，因火为邪，则为烦逆，追虚逐实，血散脉中，火气虽微，内攻有力，焦骨伤筋，血难复也。

脉浮，当以汗解，而反灸之，邪无从去，因火而盛，病从腰以下，必当重而痹，此为火逆。若欲自解，当先烦，烦乃有汗，随汗而解。何以知之？脉浮，故知汗出当解。

脉浮，热甚，而灸之，此为实，实以虚治，因火而动，咽燥必唾血。

病可灸证第十一

烧针令其汗，针处被寒，核起而赤者，必发贲豚。气从少腹上撞者，灸其核上一壮[一本作"各一壮"]，与桂枝加桂汤。

少阴病，得之一二日，口中和，其背恶寒者，当灸之。

少阴病，其人吐利，手足不逆，反发热，不死。脉不至者，灸其少阴七壮。

少阴病，下利，脉微涩者，即呕、汗出，必数更衣，反少，当温其上，灸之[一云"灸厥阴可五十壮"]。

诸下利，皆可灸足大都五壮[一云"七壮"]，商丘、阴陵泉皆三壮。

下利，手足厥，无脉，灸之不温，反微喘者，死。少阴负趺阳者，为顺也。

伤寒六七日，其脉微，手足厥，烦躁，灸其厥阴，厥不还者，死。

伤寒，脉促，手足厥逆，可灸之，为可灸少阴，厥阴主逆。

病不可刺证第十二

大怒无刺[大，一作"新"]，已刺无怒[已，一作"新"]。新内无刺，已刺无内。大劳无刺[大，一作"新"]，已刺无劳。大醉无刺，已刺无醉。大饱无刺，已刺无饱。大饥无刺，已刺无饥。大渴无刺，已刺无渴。无刺大惊，无刺熇熇之热，无刺漉漉之汗，无刺浑浑之脉。身热甚，阴阳皆争者，勿刺也。其可刺者，急取之，不汗则泄。所谓勿刺者，有死征也。无刺病与脉相逆者。上工刺未生，其次刺未盛，其次刺已衰，粗工逆此，谓之伐形。[出九卷]

病可刺证第十三

太阳病，头痛，至七日，自当愈，其经尽故也。若欲作再经者，当针足阳明，使经不传则愈。

太阳病，初服桂枝汤，而反烦不解者，当先刺风池、风府，乃却与桂枝汤则愈。伤寒，腹满而谵语，寸口脉浮而紧者，此为肝乘脾，名纵，当刺期门。

伤寒，发热，啬啬恶寒，其人大渴，欲饮酢浆者，其腹必满，而自汗出，小便利，其病欲解，此为肝乘肺，名曰横。

阳明病，下血而谵语，此为热入血室。但头汗出者，当刺期门，随其实而泻之，濈然汗出者则愈。

妇人中风，发热恶寒，经水适来，得之七八日，热除，脉迟，身凉，胸胁下满，如结胸状，其人谵语，此为热入血室，当刺期门，随其虚实而取之。[《平病》云："热入血室，无犯胃气及上三焦。与此相反，岂谓药不谓针耶？"]

太阳与少阳并病，头痛，颈项强而眩，时如结胸，心下痞坚，当刺大杼第一间，肺俞、肝俞，慎不可发汗，发汗则谵语，谵语则脉弦。谵语五日不止，当刺期门。

少阴病，下利，便脓血者，可刺。

妇人伤寒，怀身腹满，不得小便，加从腰以下重，如有水气状，怀身七月，太阴当养不养，此心气实，当刺泻劳宫及关元，小便利则愈。

伤寒，喉痹，刺手少阴。少阴在腕，当小指后动脉是也。针入三分，补之。

问曰：病有汗出而身热烦满，烦满不为汗解者何？对曰：汗出而身热者，风也；汗出而烦满不解者，厥也，病名曰风厥也。太阳主气，故先受邪，少阴与为表里也。得热则上从之，从之则厥，治之，表里刺之，饮之汤。

热病三日，气口静，人迎躁者，取之诸阳五十九刺，以泻其热，而出其汗，实其阴，以补其不足。所谓五十九刺者，两手外内侧各三，凡十二痏，五指间各一，凡八痏。足亦如是，头入发一寸旁三分，各三，凡六痏；更入发三寸，边各五，凡十痏。耳前后、口下、项中各一，凡六痏。巅上一。

热病先肤痛，窒鼻充面，取之皮，以第一针五十九。苛菌为轸[一云"苛轸"]鼻，索皮于肺，不得索之火。火，心也。

热病，嗌干多饮，善惊，卧不能安，取之肤肉，以第六针五十九。目眦赤，索肉于脾，不得索之木。木，肝也。

热病而胸胁痛，手足躁，取之筋间，以第四针针于四达[达，一作"逆"]，筋辟目浸，索筋于肝，不得索之金。金，肺也。

热病数惊，瘈疭而狂，取之脉，以第四针急泻有余者，癫疾，毛发去，索血[血，一作"脉"]于心，不得索之水。水，肾也。

热病，身重骨痛，耳聋而好瞑，取之骨，以第四针五十九。骨病食啮牙齿，耳清，索骨于肾，无[无，一本作"不"]得索之土。土，脾也。

热病，先身涩旁勃[旁勃，《太素》作"倚"]，烦闷，干唇嗌，取之以第一针五十九。肤胀，口干，寒汗。

热病，头痛，摄[摄，一作"颞"]目，脉紧，善衄，厥热也，取之以第三针，视有余不足，寒热病。

热病，体重，肠中热，取之以第四针，于其腧及下诸指间，索气于胃络得气也。

热病，挟脐痛急，胸胁支满，取之涌泉与太阴、阳明[一云"阴陵泉"]，以第四针，针嗌里。

热病而汗且出，反脉顺可汗者，取之鱼际、太渊、大都、太白。泻之则热去，补之则汗出。汗出太甚者，取踝上横文以止之。

热病七八日，脉口动，喘而眩者，急刺之。汗且自出，浅刺手大指间。

热病，先胸胁痛，手足躁，刺足少阳，补手太阴，病甚，为五十九刺。

热病，先手臂痛，刺手阳明、太阴，而汗出止。

热病，始于头首者，刺项太阳，而汗出止。

热病，先身重骨痛，耳聋目瞑，刺足少阴 [一云"刺少阳"]，病甚，为五十九刺。

热病先眩冒而热，胸胁满。刺足少阴、少阳。

热病，始足胫者，先取足阳明而汗出。

病不可水证第十四

发汗后，饮水多者，必喘。以水灌之，亦喘。

伤寒，大吐、大下之，极虚，复极汗者，其人外气怫郁，复与之水以发其汗，因得哕，所以然者，胃中寒冷故也。

阳明病，潮热，微坚，可与承气汤。不坚，勿与之。若不大便六七日，恐有燥屎，欲知之法，可与小承气汤。若腹中不转矢气者，此为但头坚后溏，不可攻之，攻之必腹满，不能食，欲饮水者，即哕。

阳明病，若胃中虚冷，其人不能食，饮水即哕。

下利，其脉浮大，此为虚，以强下之故也。设脉浮革，因尔肠鸣，当温之，与水即哕。

病在阳，当以汗解，而反以水潠之，若灌之，其热却不得去，益烦，皮上粟起，意欲饮水，反不渴，宜文蛤散。若不瘥，与五苓散。若寒实结胸，无热证者，与三物小陷胸汤，白散亦可。身热皮粟不解，欲引衣自覆，若以水潠之、洗之，益令热却不得出。当汗而不汗，即烦。假令汗出已，腹中痛，与芍药三两，如上法。

寸口脉浮大，医反下之，此为大逆。浮即无血，大即为寒，寒气相搏，即为肠鸣，医乃不知，而反饮水，令汗大出，水得寒气，冷必相搏，其人即𩚅。

寸口脉濡而弱，濡即恶寒，弱即发热，濡弱相搏，脏气衰微，胸中苦烦，此非结热，而反薄居，水渍布冷，铫贴之，阳气遂微，诸腑无所依，阴脉凝聚，结在心下，而不肯移，胃中虚冷，水谷不化，小便纵通，复不能多，微则可救，聚寒心下，当奈何也？

病可水证第十五

太阳病，发汗后，若大汗出，胃中干燥，烦不得眠，其人欲饮水，当稍饮之，令胃中和则愈。

厥阴病，渴欲饮水者，与水饮之即愈。

太阳病，寸口缓，关上小浮，尺中弱，其人发热而汗出，复恶寒，不呕，但心下痞者，此为医下也。若不下，其人复不恶寒而渴者，为转属阳明。小便数者，大便即坚，不更衣十日，无所苦也。欲饮水者，但与之，当以法救渴，宜五苓散。

寸口脉洪而大，数而滑，洪大则荣气长，滑数则胃气实，荣长则阳盛，怫郁不得出身，胃实则坚难，大便则干燥。三焦闭塞，津液不通，医发其汗，阳盛不周，复重下之。胃燥热蓄，大便遂通[1]，小便不利，荣卫相搏，心烦发热，两眼如火，鼻干面赤，舌燥齿黄焦，故大渴。过经成坏病，针药所不能制，与水灌枯槁，阳气微散，身寒温衣覆，汗出表里通，然其病即除，形脉多不同，此愈非法治，但医所当慎，妄犯伤荣卫。

霍乱而头痛发热，身体疼痛，热多欲饮水，属五苓散。

呕吐而病在膈上，后必思水者，急与猪苓散饮之，水亦得也。

病不可火证第十六

太阳中风，以火劫发其汗，邪风被火热，血气流泆，失其常度，两阳相熏灼，其身发黄。阳盛则欲衄，阴虚小便难，阴阳俱虚竭，身体则枯燥。但头汗出，齐颈而还，腹满而微喘，口干咽烂，或不大便，久则谵语，甚者至哕，手足躁扰，循衣摸床，小便利者，其人可治。

太阳病，医发其汗，遂发热而恶寒。复下之，则心下痞，此表里俱虚。阴阳气并竭，无阳则阴独，复加火针。因而烦，面色青黄，肤𬌗，如此者为难治。今色微黄，手足温者愈。

伤寒，加温针必惊。

阳脉浮，阴脉弱，则血虚，血虚则筋伤。其脉沉者，荣气微也。其脉浮，而汗出如流珠者，卫气衰也。荣气微，加烧针，血留不行，更发热而躁烦也。

伤寒，脉浮，而医以火迫劫之，亡阳，惊狂，卧起不安，属桂枝去芍药加蜀漆牡蛎龙骨救逆汤。

1　通：原作"擯"。

问曰：得病十五六日，身体黄，下利，狂欲走。师脉之，言当下清血如豚肝，乃愈。后如师言，何以知之？师曰：寸口脉阳浮阴濡弱，阳浮则为风，阴濡弱为少血，浮虚受风，少血发热，恶寒洒淅，项强头眩。医加火熏，郁令汗出，恶寒遂甚，客热因火而发。怫郁蒸肌肤，身目为黄，小便微难，短气，从鼻出血，而复下之，胃无津液，泄利遂不止，热瘀在膀胱，蓄结成积聚，状如豚肝，当下未下，心乱迷愦，狂走赴水，不能自制。蓄血若去，目明心了。此皆医所为，无他祸患，微轻得愈，极者不治。

伤寒，其脉不弦紧而弱者必渴，被火必谵言。弱者发热，脉浮，解之，当汗出愈。

太阳病，以火熏之，不得汗，其人必躁，到经不解，必有清血。

阳明病，被火，额上微汗出，而小便不利，必发黄。

阳明病，其脉浮紧，咽干口苦，腹满而喘，发热汗出而不恶寒，反偏恶热，其身体重，发其汗则躁，心愦愦而反谵语，加温针必怵惕，又烦躁不得眠。

少阴病，咳而下利，谵语，是为被火气劫故也，少便必难，为强责少阴汗出。

太阳病二日，而烧瓦熨其背，大汗出，火气入胃，胃中竭燥，必发谵语，十余日振而反汗出者，此为欲解。其汗从腰以下不得汗，其人欲小便，反不得，呕欲失溲，足下恶风，大便坚者，小便当数，而反不数，及多便已，其头卓然而痛，其人足心必热，谷气下流故也。

病可火证第十七

下利，谷道中痛，当温之以火[1]，宜熬末[2]盐熨之。一方，炙枳实熨之。

热病阴阳交并少阴厥逆阴阳竭尽生死证第十八

问曰：温病，汗出辄复热，而脉躁疾，不为汗衰，狂言，不能食，病名为何？对曰：名曰阴阳交，交者，死。人所以汗出者，生于谷，谷生于精。今邪气交争于骨肉而得汗者，是邪却而精胜。精胜，则当能食而不复热。热者邪气也，汗者精气也。今汗出而辄复热者，邪胜也。不能食者，精无俾也。汗而热留者，寿可立而倾也。

夫汗出而脉尚躁盛者，死。此[3]今脉不与汗相应，此不胜其病也。狂言者，是失志。失志者，此死。有三死，不见一生，虽愈必死。

1　火：原作"为"。
2　末：原作"木"。
3　此：疑多余字。

热病，已得汗，而脉尚躁盛，此阳脉之极也，死。其得汗而脉静者，生也。

热病，脉尚躁盛，而不得汗者，此阳脉之极也，死。脉躁盛得汗者，生也。

热病，已得汗，而脉尚躁，喘且复热，勿肤刺，喘甚者，死。

热病，阴阳交者，死。

热病，烦已而汗，脉当静。

太阳病，脉反躁盛者，是阴阳交，死。复得汗，脉静者，生。

热病，阴阳交者，热烦身躁，太阴寸口脉两冲尚躁盛，是阴阳交，死。得汗脉静者，生。

热病，阳进阴退，头独汗出，死。阴进阳退，腰以下至足汗出，亦死。阴阳俱进，汗出已，热如故，亦死。阴阳俱退，汗出已，寒栗不止，鼻口气冷，亦死。［上热病，阴阳交部］

热病，所谓并阴者，热病已得汗，因得泄，是谓并阴，故治［治，一作"活"］。

热病，所谓并阳者，热病已得汗，脉尚躁盛，大热，汗之，虽不汗出，若衄，是谓并阳，故治。［上热病并阴阳部］

少阴病，恶寒，蜷而利，手足逆者，不治。

少阴病，下利止而眩，时时自冒者，死。

少阴病，其人吐利，躁逆者，死。

少阴病，四逆，恶寒而蜷，其脉不至，其人不烦而躁者，死。

少阴病六七日，其人息高者，死。

少阴病，脉微细沉，但欲卧，汗出不烦，自欲吐，五六日自利，复烦躁，不得卧寐者，死。

少阴病，下利，若利止，恶寒而蜷，手足温者，可治。

少阴病，恶寒而蜷，时时自烦，欲去其衣被者，可治。

少阴病，下利止，厥逆无脉，干烦［一本作"干呕"］。服汤药，其脉暴出者，死。微细者，生。［上少阴部］

伤寒六七日，其脉微，手足厥，烦躁，灸其厥阴，厥不还者，死。

伤寒，下利，厥逆，躁不能卧者，死。

伤寒，发热，下利至厥不止者，死。

伤寒，厥逆，六七日不利，便发热而利者，生。其人汗出，利不止者，死。但有阴无阳故也。

伤寒五六日，不结胸，腹濡，脉虚复厥者，不可下，下之，亡血，死。

伤寒，发热而厥，七日，下利者，为难治。［上厥逆部］

热病，不知所痛，不能自收，口干，阳热甚，阴颇有寒者，热在髓，死不治。

热病在肾，令人渴，口干，舌焦黄赤，昼夜欲饮不止，腹大而胀，尚不厌饮，目无精光，死不治。

脾伤，即中风，阴阳气别离，阴不从阳，故以三分，候其死生。

伤寒，咳逆上气，其脉散者，死。谓其人形损故也。

伤寒，下利，日十余行，其人脉反实者，死。

病者胁下素有痞，而不在脐旁，痛引少腹，入阴挟阴筋，此为脏结，死。

夫实则谵语，虚则郑声。郑声者，重语是也。直视、谵语、喘满者，死。若下利者，亦死。结胸证悉具而躁者，死。

吐舌下卷者，死。唾如胶者，难解。舌头四边，徐有津液，此为欲解。病者至经，上唇有色，脉自和，为欲解。色急者，未解。［上阴阳竭尽部］

重实重虚阴阳相附生死证第十九

问曰：何谓虚实？对曰：邪气盛则实，精气夺则虚。重实者，内大热，病气热，脉满，是谓重实。问曰：经络俱实，何如？对曰：经络皆实，是寸脉急而尺缓也，皆当俱治。故曰：滑则顺，涩则逆。夫虚实者，皆从其物类始，五脏骨肉滑利，可以长久。寒气暴上，脉满实。实而滑，顺则生，实而涩，逆则死。形尽满，脉急大坚，尺满而不应，顺则生，逆则死。所谓顺者，手足温；所谓逆者，手足寒也。

问曰：何谓重虚？对曰：脉虚，气虚、尺虚，是谓重虚也。所谓气虚者，言无常也；尺虚者，行步匡然也；脉虚者，不象阴也。如此者，滑则生，涩则死。气虚者，肺虚也；气逆者，足寒也。非其时则生，当其时则死，余脏皆如此也。

脉实满，手足寒，头热者，春秋则生，冬夏则死。脉浮而涩，涩而身有热者，死。络气不足，经气有余，脉热而尺寒，秋冬为逆，春夏为顺。经虚络满者，尺热满而寒涩，春夏死，秋冬生。络满经虚，灸阴刺阳；经满络虚，刺阴灸阳。

问曰：秋冬无极阴，春夏无极阳，何谓也？对曰：无极阳者，春夏无数虚阳明，阳明虚则狂。无极阴者，秋冬无数虚太阴，太阴虚则死。［上重实重虚部］

热病，所谓阳附阴者，腰以下至足热，腰以上寒，阴气下争，还心腹满者，死。所谓阴附阳者，腰以上至头热，腰以下寒，阳气上争，还得汗者生。［上阴阳相附部］

热病生死期日证第二十

太阳之脉，色荣颧骨，热病也。荣未夭，曰今且得汗，待时自已。与厥阴脉争见者，死期不过三日，其热病气内连肾。少阳之脉，色荣颊前，热病也。荣未夭，曰今且得汗，待时自已。与少阴脉争见者，死期不过三日。

热病七八日，脉微小，病者溲血，口中干，一日半而死。脉代者，一日死。

热病七八日，脉不躁喘，不数，后三日中有汗。三日不汗，四日死。未曾汗，勿肤刺［肤，一作"庸"］。

热病三四日，脉不喘，其动均者，身虽烦热，今自得汗，生。传曰：始腑入脏，终阴复还阳，故得汗。

热病七八日，脉不喘，其动均者，生。微热在阳不入阴，今自汗也。

热病七八日，脉不喘，动数均者，病当喑。期三日不得汗，四日死。

热病，身面尽黄而肿，心热，口干，舌卷，焦黄黑，身麻臭，伏毒伤肺中脾者，死。

热病，瘈疭，狂言，不得汗，瘈疭不止，伏毒伤肝中胆者，死。

热病，汗不出，出不至足，呕胆，吐血，善惊，不得卧，伏毒在肝腑足少阳者，死。

热病十逆死证第二十一

热病，腹满胅胀，身热者，不得大小便，脉涩小疾，一逆见，死。

热病，肠鸣腹满，四肢清，泄注，脉浮大而洪不已，二逆见，死。

热病，大衄不止，腹中痛，脉浮大绝，喘而短气，三逆见，死。

热病，呕且便血，夺形肉，身热甚，脉绝动疾，四逆见，死。

热病，咳喘，悸眩，身热，脉小疾，夺形肉，五逆见，死。

热病，腹大而胀，四肢清，夺形肉，短气，六逆见，一旬内死。

热病，腹胀便血，脉大，时时小绝，汗出而喘，口干舌焦，视不见人，七逆见，一旬死。

热病，身热甚，脉转小，咳而便血，目眶陷，妄言，手循衣缝，口干，躁扰不得卧，八逆见，一时死。

热病，瘈疭，狂走，不能食，腹满，胸痛，引腰脐背，呕血，九逆见，一时死。

热病，呕血，喘咳，烦满，身黄，其腹鼓胀，泄不止，脉绝，十逆见，一时死。

热病五脏气绝死日证第二十二

热病，肺气绝，喘逆，咳唾血，手足腹肿，面黄，振栗不能言语，死。魄与皮毛俱去，故肺先死。丙日笃，丁日死。

热病，脾气绝，头痛，呕宿汁，不得食，呕逆吐血，水浆不得入，狂言谵语，腹大满，四肢不收，意不乐，死。脉与肉气俱去，故脾先死。甲日笃，乙日死。

热病，心主[1]气绝，烦满，骨痛［痛，一作"瘈"］，嗌肿，不可咽，欲咳不能咳，歌哭而笑，死。神与荣脉俱去，故心先死。壬日笃，癸日死。

1　主：据上下文，疑多余字。

热病，肝气绝，僵仆，足不安地，呕血，恐惧，洒淅恶寒，血妄出，遗屎溺，死。魂与筋血俱去，故肝先死。庚日笃，辛日死。

热病，肾气绝，喘悸，吐逆，肿疜，尻痛，目视不明，骨痛，短气，喘满，汗出如珠，死。精与骨髓俱去，故肾先死。戊日笃，己日死。

故外见瞳子青小，爪甲枯，发堕，身涩，齿挺而垢，人皮面厚尘黑，咳而唾血，渴欲数饮，大满，此五脏绝，表病也。

热病至脉死日证第二十三

热病，脉四至，三日死。脉四至者，平人一至，病患脉四至也。

热病，脉五至，一日死。时一大至，半日死。忽忽闷乱者，死。

热病，脉六至，半日死。忽急疾大至，有顷死。

热病脉损日死证第二十四

热病，脉四损，三日死。所谓四损者，平人四至，病人脉一至，名曰四损。

热病，脉五损，一日死。所谓五损者，平人五至，病人脉一至，名曰五损。

热病，脉六损，一时死。所谓六损者，平人六至，病人脉一至，名曰六损。若绝不至，或久乃至，立死。

治伤寒形证所宜进退王叔和集仲景评脉要论。

敦煌本《伤寒论》

（残卷）

汉·张仲景 著

南朝至唐·佚名 抄录

导　读

　　《敦煌本〈伤寒论〉（残卷）》是 1900 年被人们发现的、具有极高学术价值的《伤寒论》版本。

　　1900 年 6 月 22 日（农历五月二十六日），一位名叫王圆箓的道士在敦煌莫高窟第 16 窟甬道北壁偶然发现了一个复洞（现编号为第 17 窟），洞内堆满了古代文献，即敦煌遗书。敦煌遗书大多是 2~14 世纪（上起东汉，下至元明）的古写本及印本，是研究我国各个朝代历史和文化的珍贵资料，更是传统文献宝库中所佚缺者，价值尤为珍贵，目前估计在 7 万件以上。

　　20 世纪初，当时的清政府积弱已久，所以当敦煌莫高窟发现敦煌遗书的消息传出后，觊觎已久的各国探险队便纷纷前去盗窃、骗购，于是造成 2/3 的敦煌遗书流失。流失的敦煌遗书都是敦煌遗书中的精华，后来被保存于国外 80 多个博物馆、图书馆、文化机构及一些私人手中。英国、法国、俄罗斯、日本、印度等国保存最多，丹麦、德国、美国、瑞典、奥地利、韩国、中国台湾也有收藏。

　　由于很长一个时期人们看不到敦煌遗书的原件，中国学者撰写的文章常常被外国学者比照原件挑毛病。敦煌遗书的流失是我国近代学术文化的重大损失，是我国近代学术的伤心史！

　　敦煌遗书的装帧形态绝大多数是卷轴装。卷轴装也称卷子装，是纸质书籍和文书出现后流行时间很长、普及地域很广的一种装帧形式。敦煌遗书中发现的《伤寒论》（残卷）就是卷子装。

　　1957 年，北京图书馆通过交换得到了英藏敦煌汉文文献 S.6980 号以前部分的缩微胶片，编号为 S.202 的《伤寒论》胶片引起了中医界的关注。20 世纪 70 年代北京图书馆购得法国巴黎国家图书馆收藏的全部敦煌文献缩微胶片，包括编号为 P.3287 的《伤寒论》胶片。然而由于胶片流传不广、字迹不清，在中医界应用并不广泛。为了适应中医界研究需要，20 世纪 80 年代以后，有关敦煌遗书中的中医药研究的著作及论文陆续出版，敦煌本《伤寒论》也得到了中医界的重视和研究。

　　由于敦煌本《伤寒论》属于残卷，缺少作者姓名，而且只能看到胶片，所以它的抄写年代很难断定，专家们推测的年代区间为南朝至唐代。

由于敦煌本《伤寒论》抄写的年代较早，发现的时间较晚，元明清研究《伤寒论》的诸多名家均未见到过，因此对研究和校勘《伤寒论》具有极高的学术价值。可以说《敦煌本〈伤寒论〉(残卷)》是一部独立的《伤寒论》版本，其价值不言而喻。

目前编号斯坦因(S)，即 S.202，以及编号伯希和(P)，即 P.3287的敦煌本《伤寒论》仍被分别存放在英国伦敦博物院图书馆东方写本部和法国巴黎国家图书馆。

S.202，中医界称为《敦煌本〈伤寒论〉(残卷)》甲本，P.3287 则包含《敦煌本〈伤寒论〉(残卷)》乙本和丙本。甲、乙、丙三本，只有论而无方。

S.202，高 27.7 厘米，首尾皆残缺，现存 103 行字，每行 22~24 字，墨笔楷书抄写，端正清秀，有行线，书式整饬，无书名和标题，其内容为脉诊文献，相应内容可见于《伤寒论·辨脉法》。

P.3287，高 28.5 厘米，首尾残缺，现存 149 行，每行 21~27 字，墨笔抄写，端正清秀，有上下栏框及行线，书式整饬，无书名和标题，其内容包括《三部九候论》、《伤寒论(残卷)》乙本、《亡名氏脉经》第一种、《伤寒论(残卷)》丙本、《亡名氏脉经》第二种。第 32~50 行为《敦煌本〈伤寒论〉(残卷)》乙本，内容与《伤寒论·伤寒例》基本相同；第 61~67 行为《敦煌本〈伤寒论〉(残卷)》丙本，内容与《伤寒论·辨脉法》部分文字相同。

目　录

敦煌本《伤寒论》（残卷）甲本（S.202）

脉自沉而迟，不能食，身体重，大便反坚，名曰阴结，期十四日当剧。

问曰：病有洗沂恶寒而复发热者何？答曰：阴脉不足，阳往从之；阳脉不足，阴往乘之。何谓阳不足？答曰：假令阳微，阳不足，阴气入阳，则恶寒。何谓阴不足？答曰：尺脉弱，为□不足。阳气下流入阴中，则发热。

脉阳浮阴濡而弱，弱则血虚，血虚则伤筋。其脉沉，营气微。其脉浮，则汗出如流珠，卫气衰。营气微，加烧针，留□□，□□热而躁烦。

脉蔼蔼如车之盖，名曰阳结。累累如顺长竿，名曰阴结。嗳嗳如吹榆荚，名曰数。瞥瞥如羹上肥者，阳气微。萦萦如蜘蛛系者，阳气衰。绵绵如漆之绝者，亡其血。

脉来缓，时一止复来，名曰结。脉来时数一止，名曰促。

脉阳盛即促，阴盛即缓，病。阴阳相薄，名曰动。阳动即汗出，阴动即发热。形冷而寒，此为进。

数脉见于关上，无头尾，大如大豆，厥厥动摇，名为动。脉浮大濡，阴浮，与阳同等，故名之为缓。夫脉浮紧，名为弦。

脉紧者，如转索无常。

脉弦，状如弓弦，案之不移。

脉弦而大，弦即为脏，大即为芤，脏即为寒，芤即为虚。寒芤相薄，脉即为革，妇人即半产而漏下，男子即亡血。

问曰：病有战而汗出，因得解者何？答曰：脉浮而紧，按之反芤，此为本虚，故当战而汗出。其人本虚，是以发战。其脉反浮，故当汗出乃解。若脉浮数，按之不芤，此人本虚。若欲自解，但汗出耳，不发战也。

问曰：病有不战复不汗出而解者何？答曰：其脉大浮而数，故知汗出而解。

问曰：病有不战复不汗出而解者何？答曰：其脉自微弦，此曾以发汗，若吐、若下、若亡血，无津液，阴阳自和，自愈，故不战不汗出而解。

问曰：伤寒三日，其脉浮数而微，人凉身和何？答曰：是为欲解，解以夜半。浮而解者，濈然而汗出；数而解者，必能食；微而解者，而大汗出。

问曰：脉病，欲知愈不，何以别之？答曰：寸口、关上、尺中三处，大、小、浮、沉、迟、疾同等，虽有寒热不解，脉阴阳为平，当剧，今愈。

问曰：立夏得浮大脉，是其位。其人病，身体苦瘀痛重，发其汗者，明日身不疼不重痛者，不须发其汗。汗濈濈自出，明日解矣。

问：病者何时发病？假令夜半得病者，旦日日中愈。日中发病，夜半愈。何以言之？立夏脉浮，是其时脉，故使然。四时相救。所以言日中得夜半愈者，阳得阴解。夜半得，旦日日中愈者，何以言之？阴得阳则解矣。

寸口脉浮在表，沉在里，数在腑，迟在脏。今脉迟，此为在脏。

跌阳脉浮而涩，少阴如经，其病在脾，法当下利。何以知之？脉浮而大，气实血虚。跌阳脉浮而涩，故知脾气不足，气虚也。少阴脉弦沉才见为调，故称如经。而反滑数者，故知当溺脓也。

寸口脉浮紧，浮则为风，紧则为寒。风即伤卫，寒即伤荣。荣卫俱病，骨节疼烦，当发其汗。

跌阳脉迟而缓，胃气如经。跌阳脉浮而数，浮则伤胃，数则动脾。此非本病，医将下之所为。荣卫内陷，其数先微，脉反但浮，其人必坚，气噫而除。何以言之？本数脉动脾，其数先微，故知脾气而治，大便而坚，气噫而除。浮脉反微数，气独留，心中则饥。邪热杀谷。朝暮发温，数脉当迟缓，脉因前度数如前，病者则肥。数脉不时，则生恶创。

师曰：一日脉一病人，其脉微而涩者，此为医所病也。大发其汗，若数大下之，若其人亡血，病当恶寒而发热，无休止。时五月盛热，欲着复衣；冬月盛寒，欲裸出身。所以然者，阳微即恶寒，阴弱即发热。医数发汗，使阳气微，又大下之，令阴气弱。五月之时，阳气在表，胃中虚冷，阳微不能胜之，故欲着衣。十月之时，阳气在里，胃中烦热，阴气弱，不能胜之，故欲裸身。又阴脉复迟涩，故知亡血。

脉浮而大，心下反坚，有热。属脏，攻之，不令微汗；属腑，复数即坚，汗多即愈，少汗复难。迟，尚未可取。

跌脉微涩，少阴反坚，微即下逆，则躁烦。少阴紧者，复即为难。汗出在头，谷气为下。复难者，愈微溏，不令汗出，甚者遂不得便。烦逆鼻鸣，上竭下虚，不得复通。

脉浮而洪，躯反如沾，濡而不休，水浆不下，形体不仁，乍理乍乱，此为命绝。

未知何脏受寒？汗出发润，喘而不休，此为肺绝。阳反独留，形体如咽[1]，直视摇头，此为心绝。唇吻反青，四肢絷习，此为肝绝。还口黧黑，柔汗发黄，此为脾绝。复便狂语，目反直视，此为肾绝。未知何脏前绝？阳气前绝，其死必青。阴气前绝，阳气后绝，其死必赤。腋下为温，心下温，心下必热。

寸口脉浮大，医反下之，此为大逆。浮即无血，大则为寒。寒气相薄，即为肠鸣。医反不知，而反饮水，令汗大出。水得于气寒，气冷相薄，其人即饷[2]。

跌阳脉浮，浮即为虚，浮虚相薄，故气上饷，胃[3]胃气。滑者，其人即哕，此为医，责虚取实，守空迫血。脉浮，鼻口燥者，必衄。

诸浮数脉，当发热而洗淅恶寒，若有痛处，食饮如常，蓄积有脓。

脉浮迟，其面热而赤，戴阳，六七日当汗出而解，反发热，迟为无阳，不能作汗，其身必痒。

脉虚而不吐、下、发汗，其面反有热，令[4]色欲解，不能汗出，其身必痒。

1　咽：音义同"咽"。据马继兴先生考证，应为"烟"，后缺"熏"。
2　饷：同"嘻"。
3　胃：字迹模糊，据《敦煌中医药全书》考证补入。
4　令：马继兴先生、钱超尘先生作"今"。

寸曰脉弦, 阴阳俱紧, 清邪中上, 浊邪中下。清邪中上, 名曰浑。浊邪中下, 名曰紧。阴中邪, 名曰栗。表气微虚, 里则不守, 故使邪中阳。阳中邪, 发热, 项强颈挛, 腰痛胫酸, 所谓阳中雾露。故曰清邪中上, 浊邪中下。阴气为栗, 足逆而冷, 狂热妄出, 表气微虚, 里气微急。三焦相溷, 内外不通。上焦怫郁, 脏气相动, 口烂食断。中焦不治, 胃气上鼻, 脾气不转, 胃中为浊。荣卫不通, 血凝不流。卫气前通, 小便赤黄, 与热相薄, 因热作使, 游于经络, 出入脏腑。热气所过, 则为痈脓。阴气前通, 阳气厥微, 阴无所使, 客气入内, 嚏而出之, 声嗢便白。寒厥相追, 为热所推, 血凝自下, 状如豚肝。阴阳俱厥, 脾气孤弱, 五液狂下。下焦不涩, 清溲下重, 令便数难, 齐筑湫[1]痛, 命将难全。脉阴阳俱紧, 口中气出, 唇口干燥, 蜷卧, 足恒冷, 鼻中涕出者, 舌上苔滑, 勿妄治。到七日上, 其人微热, 足温, 此为欲解。或到七八日上, 反发热, 此为难治。设恶寒, 必欲呕; 腹中痛者, 利也。

阴阳俱紧, 主于吐利, 其脉续不解。紧去人安, 此为欲解。脉迟, 至六七日不欲食, 此为晚发, 水停故也。夫为未解, 食自可者, 为欲解。

病六七日, 手足三部脉皆至, 大烦, 口噤不能言, 其人躁扰, 此为解。

脉和, 其人大烦, 目重睑除, 此为欲解。

脉浮而数, 浮即为风, 数即为虚, 风即为热, 数即恶寒。虚风相薄, 则洒淅而恶寒。

敦煌本《伤寒论》(残卷) 乙本 (P.3287)

仲景曰:《阴阳大论》云, 凡伤寒之病, 多从风寒始也。表中风寒, 必里不消化也。未有温覆而当不消者也。若病不存证, 疑欲攻之者, 犹须先解其表, 后乃下之。若表已解, 而内不消者, 自非大满大实腹硬者, 必内有燥屎也, 自可徐徐下之, 虽经四五日不能为害也。若病不宜下而强攻之者, 内虚热入, 则为协热, 遂利、烦躁, 诸变不可胜数也。则轻者困笃, 重者必死。

夫阳盛者腑也, 阴虚者脏也, 此是两感脉也, 汗出即死, 下之即愈。若阴盛阳虚者, 汗出即愈, 下之则死。如是者, 神丹安可误发, 甘遂何可妄攻也。虚盛之治, 相背[2]千里。吉凶之机, 应如影响。然则桂枝入咽, 阳盛必亡也。承气入胃, 阴盛必夭也。死生之要, 在于须臾[3]瞬息之间, 克于时限。然阴阳虚实交错者, 证候至微也。发汗吐下相反者, 祸福至速也。医术浅速[4]者, 必不识不知也。病人殒没者, 谓为其分也。致令怨魂塞于逵路, 夭死盈于旷野。仁爱鉴兹, 能不伤楚。

---

1 湫: 腹中有水气。
2 背: 原为"偣", 据《注解伤寒论》改。
3 须臾: 原缺字, 据《宋本〈伤寒论〉》补入。
4 速: 不明音义。

凡两感俱病者，治则有其先后也。发表攻里者，归本不同也。然好存生意者，乃云神丹、甘遂即可合而服之，且解其表，又除其里。巧言似是，其理实违。夫智人之举措也，恒详而慎之；愚夫之动作也，常果而速之。安危之变，岂不诡哉？世士唯知翕沓之荣，不见倾危之败。明达居然谁见本真也。近取诸身，何远之有？

敦煌本《伤寒论》（残卷）丙本（P.3287）

问曰：上脉状如此，未知何脏先受其灾？答曰：若汗出发润，喘而不休者，肺先绝也。身如烟熏，直视摇头者，心先绝也。唇吻反出色青者，四支[1]漐习者，肝先绝也。还[2]口梨[3]黑，柔汗发黄者，脾先绝也。溲便遗失，狂言、目反直视者，肾先绝也。

又问：未知何者藏阴阳于先绝，其状何似？答曰：若阳气先绝，阴气后竭者，死必肉色青也。若阴气先绝，阳气后竭者，死必肉色赤，腋下暖，心下热也。

1　支：同"肢"。
2　还：《金匮玉函经》《注解伤寒论》《宋本〈伤寒论〉》均作"环"。
3　梨：《金匮玉函经》《注解伤寒论》《宋本〈伤寒论〉》均作"黧"。

唐本《伤寒论》

汉·张仲景 著

唐·孙思邈 辑

导　读

　　《唐本〈伤寒论〉》，即唐代著名医家孙思邈在《千金翼方》中收录的《伤寒论》。《唐本〈伤寒论〉》不但含有宋本《伤寒论》的全部内容，而且含有宋本《伤寒论》没有的多条内容，在《伤寒论》的传承中有着十分重要的地位。

　　因为《唐本〈伤寒论〉》是在唐代孙思邈的著作《千金翼方》中被发现的，所以又称为《孙思邈本〈伤寒论〉》，亦有人称为《千金本〈伤寒论〉》。

　　孙思邈，京兆华原（今陕西省铜川市耀州区）人，是唐代著名的医药学家，被后人尊称为"药王"。孙思邈的生卒年存在较大争议，多数学者认为其生于西魏大统七年（541年），卒于唐永淳元年（682年）。

　　孙思邈编著的《千金要方》（或称《千金方》，经北宋林亿等校改的版本增加了"备急"二字，名为《备急千金要方》）30卷，约成书于唐永徽三年（652年），是中国历史上第一部临床医学百科全书，被国外学者推崇为"人类之至宝"。孙思邈认为，生命的价值贵于千金，而一个处方能救人于危殆，以"千金"来命名此书极为恰当。《千金要方》中收录有《伤寒论》部分内容。由于"江南诸师秘《仲景要方》不传"（《千金要方》卷九），所以孙思邈当时搜集到的《伤寒杂病论》（《仲景要方》）仅为残卷。据专家统计，《千金要方》中《伤寒杂病论》散见的条文有二百二十多条（包括《伤寒论》条文七十多条）。

　　孙思邈编著的《千金翼方》30卷，是孙思邈晚年撰成的。《千金翼方》是《千金要方》的姐妹篇，是对《千金要方》的补充。由于孙思邈在晚年搜集到了《伤寒论》的古传本，所以在《千金翼方》卷九、卷十收录了《伤寒论》的完整内容。

　　《千金翼方》最初是靠手工抄写流传的，唐人手抄本流传到日本后，现仅存1卷，国内手抄本已经见不到了。到了北宋，校正医书局对《千金翼方》传本予以校正，并刊行全国。宋代印本在明代以前就失传了，所幸印版保存了下来。明万历年间，翰林院纂修官王肯堂奉万历皇帝之命纂刻了宋板《千金翼方》。现存《千金翼方》最佳版本是元大德十一年梅溪书院本影印的《千金翼方》。此次点校的底本系清光绪四年（1878年）按日本文政十二年（1829年）重雕元大德刊本，即元大德十一年丁未（1307年）良月梅溪书院刻梓本。而高保衡、孙奇和林亿等人校正《千金翼方》的按语，则用小字号排出，以区别正文。

《千金翼方》序

原夫神医秘术，至赜参于道枢。宝饵凝灵，宏功洽于真眇。知关籥玄牡，驻历之效已深。缮策天机，全生之德为大。稽炎农于纪篆，资太一而返营魂。镜轩后于遗编，事歧伯而宣药力，故能尝味之绩，郁腾天壤，播在神寰。医道由是滥觞，时义肇基于此。亦有志其大者，高密问紫文之术；先其远者，伯阳流玉册之经；拟斯寿于乾坤，岂伊难老。傺厥龄于龟鹤，讵可蠲疴。兹乃大道之真以持身抑斯之谓也。若其业济含灵，命悬兹乎，则有越人彻视于腑脏，秦和洞达于膏肓，仲景候色而验眉，元化刳肠而湔胃，斯皆方轨叠迹，思韫入神之妙；极变探幽，精超绝代之巧。晋宋方技既无继，齐梁医术曾何足云。若夫医道之为言，实惟意也。固以神存心手之际，意析毫芒之里，当其情之所得，口不能言；数之所在，言不能谕。然则三部九候，乃经络之枢机。气少神余，亦针刺之钧轴。况乎良医则贵察声色，神工则深究萌芽。心考锱铢，安假悬衡之验，敏同机骇，曾无挂发之淹。非天下之至精，其孰能与于此。是故先王镂之于玉板，往圣藏之以金匮，岂不以营叠至道括囊真颐者欤。余幼智蔑闻，老成无已。才非公干，夙婴沉疾。德异士安，早缠尪瘵。所以志学之岁，驰百金而徇经方。及之年，竟三余而勤药饵。酌华公之录帙，异术同窥。采葛生之玉函，奇方毕综。每以为生者两仪之大德，人者五行之秀气。气化则人育，伊人禀气而存。德合则生成，是生曰德而立。既知生不再于我，人处物为灵，可幸蕴灵心阙颐我性源者。由检押神秘，幽求今古，撰方一部，号曰《千金》，可以济物摄生，可以穷微尽性。犹恐岱山临目，必昧秋毫之端；雷霆在耳，或遗玉石之响。所以更撰方《翼》三十卷，共成一家之学。譬轮轳之相济，运转无涯。等羽翼之交飞，搏摇不测。矧夫易道深矣，孔宣系十翼之辞；玄文奥矣，陆绩增玄翼之说。或沿斯义，述此方名矣。贻厥子孙，永为家训。虽未能譬言中庶，比润上池，亦足以慕远测深，稽门叩键者哉。倘经目于君子，庶知余之所志焉。

目 录

伤寒上

论曰：伤寒热病，自古有之，名贤浚哲，多所防御。至于仲景，特有神功。寻思旨趣，莫测其致，所以医人未能钻仰。尝见太医疗伤寒，惟大青、知母等诸冷物投之，极与仲景本意相反。汤药虽行，百无一效。伤其如此，遂披《伤寒大论》，鸠集要妙。以为其方，行之以来，未有不验。旧法方证，意义幽隐，乃令近智所迷，览之者造次难悟，中庸之士，绝而不思。故使闾里之中，岁致夭枉之痛，远想令人慨然无已。今以方证同条，比类相附，须有检讨，仓卒易知。夫寻方之大意，不过三种：一则桂枝，二则麻黄，三则青龙。此之三方，凡疗伤寒不出之也。其柴胡等诸方，皆是吐、下、发汗后不解之事，非是正对之法。术数未深，而天下名贤，止而不学，诚可悲夫！又有仆隶卑下，冒犯风寒、天行疫疠，先被其毒，悯之酸心！聊述兹意，为之救法。方虽是旧，弘之惟新。好古君子，嘉其博济之利，无嗤诮焉。

太阳病用桂枝汤法第一　　五十七证　方五首

论曰：伤寒与痉[1]病、湿病及热暍相滥，故叙而论之。

太阳病，发热无汗，而反恶寒，是为刚痉。

太阳病，发热汗出，而不恶寒［一云"恶寒"[2]］，是为柔痉。

太阳病，发热，其脉沉细，是为痉。

太阳病，发其汗，因致痉。

病者，身热足寒，颈项强，恶寒，时头热面赤，目脉赤，独头动摇，是为痉。

上件痉状。

太阳病，而关节疼烦，其脉沉缓，为中湿。

病者，一身尽疼，烦，日晡即剧，此为风湿，汗出所致也。

湿家之为病，一身尽疼，发热，而身色似熏黄也。

湿家之为病，其人但头汗出而背强，欲得被覆。若下之早，即哕，或胸满，小便不利[3]，舌上如苔，此为丹田有热，胸上有寒，渴欲饮则不能饮，而口燥也。

湿家下之，额上汗出，微喘，小便利者死；下利不止者，亦死。

问曰：病风湿相搏，身体疼痛，法当汗出而解。值天阴雨，溜下不止。师云"此可发汗"，

1　痉：原作"痓"，据保元堂本改。后同。

2　一云"恶寒"：此句为高保衡、孙奇、林亿等校注时所注释。高保衡、孙奇、林亿等校注文字用小字号宋体排出，后面不再标注。

3　小便不利：原作"小便利"，据保元堂本改。

而其病不愈者，何故？答曰：发其汗，汗大出者，但风气去，湿气续在，是故不愈。若治风湿者，发其汗，微微似欲出汗者，则风湿俱去也。

病人喘，头痛鼻室而烦，其脉大，自能饮食，腹中独和，无病。病在头，中寒湿，故鼻室，纳药鼻中，即愈。

上件湿状。

太阳中热，暍是也，其人汗出恶寒，身热而渴也。

太阳中暍，身热疼重，而脉微弱，此以夏月伤冷水，水行皮肤中所致[1]也。

太阳中暍，发热恶寒，身重而疼痛，其脉弦细芤迟。小便已，洗然手足逆冷，小有劳，身即热[2]，口开，前板齿燥[3]。若发其汗，恶寒则甚；加温针，发热益甚；数下之，淋复甚。

上件暍状。

太阳之为病，头项强痛而恶寒。

太阳病，其脉浮。

太阳病，发热汗出而恶风，其脉缓，为中风。

太阳中风，发热而恶寒。

太阳病，三四日不吐下，见芤，乃汗之。

大病有发热而恶寒者，发于阳也。不热而恶寒者，发于阴也。发于阳者七日愈，发于阴者六日愈。以阳数七，阴数六故也。

太阳病，头痛，至七日以上自愈者，其经竟故也。若欲作再经者，针足阳明，使经不传则愈。

太阳病欲解时，从巳尽未。

风家，表解而不了了者，十二日愈。

太阳中风，阳浮而阴濡弱，浮者热自发，濡弱者汗自出，啬啬恶寒，淅淅恶风，翕翕发热，鼻鸣干呕者，桂枝汤主之。

太阳病，发热汗出，此为荣弱卫强，故使汗出，以救邪风，桂枝汤主之。

太阳病，头痛发热，汗出恶风，桂枝汤主之。

太阳病，项背强几几，而反汗出恶风，桂枝汤主之。［本论云：桂枝加葛根汤］

太阳病，下之，其气上冲，可与桂枝汤；不冲，不可与之。

太阳病三日，已发汗、吐、下、温针而不解，此为坏病，桂枝汤复不中与也。观其脉证，知犯何逆，随证而治之。

桂枝汤本为解肌，其人脉浮紧，发热无汗，不可与也。常识此，勿令误也。

酒客，不可与桂枝汤，得之则呕，酒客不喜甘故也。

喘家作，桂枝汤加厚朴、杏仁佳。

1　所致：原无，据保元堂本加。

2　小有劳，身即热：原作"小有劳热"，据保元堂本改。

3　口开，前板齿燥：原作"口前开，板齿燥"，据保元堂本改。

服桂枝汤吐者，其后必吐脓血。

太阳病，初服桂枝汤，而反烦不解者，当先刺风池、风府，乃却与桂枝汤则愈。

太阳病，外证未解，其脉浮弱，当以汗解，宜桂枝汤。

太阳病，下之微喘者，表未解故也，宜桂枝汤〔一云"麻黄汤"〕。

太阳病，有外证未解，不可下之，下之为逆，解外宜桂枝汤。

太阳病，先发汗不解而下之，其脉浮，不愈。浮为在外，而反下之，故令不愈。今脉浮，故在外，当解其外则愈，宜桂枝汤。

病常自汗出，此为荣气和，卫气不和故也。荣行脉中，卫行脉外，复发其汗，卫和则愈，宜桂枝汤。

病人脏无他病，时发热，自汗出而不愈，此卫气不和也。先其时发汗愈。宜桂枝汤。

伤寒，不大便六七日，头痛有热，与承气汤。其大便反青，此为不在里，故在表也，当发其汗，头痛者必衄，宜桂枝汤。

伤寒，发汗已解，半日许复烦，其脉浮数，可复发其汗，宜服桂枝汤。

伤寒，医下之后，身体疼痛，清便自调，急当救表，宜桂枝汤。

太阳病未解，其脉阴阳俱停〔一作"微"〕，必先振栗，汗出而解，但阳微者，先汗之而解，宜桂枝汤。

太阳病未解，热结膀胱，其人如狂，其血必自下，下者即愈。其外未解，尚未可攻，当先解其外，宜桂枝汤。

伤寒，大下后，复发汗，心下痞，恶寒者，不可攻痞，当先解表，宜桂枝汤。

◎　桂枝汤方

桂枝　芍药　生姜各二两，切　甘草二两，炙　大枣十二枚，擘

上五味，㕮咀三味，以水七升，微火煮取三升，去滓。温服一升，须臾，饮热粥一升余，以助药力。温覆，令汗出一时许，益善。若不汗，再服如前；复不汗，后服，小促其间，令半日许三服。病重者，一日一夜乃瘥，当晬时观之。服一剂汤，病证犹在，当复作服之，至有不汗出，当服三剂乃解。

太阳病，发其汗，遂漏而不止，其人恶风，小便难，四肢微急，难以屈伸，桂枝加附子汤主之。桂枝中加附子一枚（炮），即是。

太阳病，下之，其脉促、胸满者，桂枝去芍药汤主之。若微寒者，桂枝去芍药加附子汤主之。桂枝去芍药，中加附子一枚，即是。

太阳病，得之八九日，如疟，发热而恶寒，热多而寒少，其人不呕，清便欲自可，一日再三发，其脉微缓者，为欲愈。脉微而恶寒者，此为阴阳俱虚，不可复吐、下、发汗也。面色反有热者，为未欲解，以其不能得汗出，身必当痒，桂枝麻黄各半汤主之。

◎　方

桂枝一两十六铢　芍药　生姜切　甘草炙　麻黄去节，各一两　大枣四枚，擘

杏仁二十四枚，去皮、尖、两仁者

上七味，以水五升，先煮麻黄一二沸，去上沫，纳诸药，煮取一升八合，去滓，温服六

合。〔本云：桂枝汤三合、麻黄汤三合，并为六合，顿服〕

服桂枝汤，大汗出，若脉洪大，与桂枝汤。其形如疟，一日再发，汗出便解，宜桂枝二麻黄一汤。

◎　方

桂枝一两十七铢　麻黄十六铢　生姜切　芍药各一两六铢　甘草一两二铢，炙　大枣五枚，擘　杏仁十六枚，去皮、尖、两仁者

上七味，以水七升，煮麻黄一二沸，去上沫，纳诸药，煮取二升，去滓，温服一升，日再服。〔本云：桂枝汤二分、麻黄汤一分，合为二升，分二服，今合为一方〕

太阳病，发热恶寒，热多寒少，脉微弱，则无阳也，不可发汗，桂枝二越婢一汤主之。

◎　方

桂枝　芍药　甘草炙　麻黄去节，各十八铢　生姜一两三铢，切　石膏二十四铢，碎　大枣四枚，擘

上七味，以水五升，先煮麻黄一二沸，去上沫，纳诸药，煮取二升，去滓，温服一升。〔本云：当裁为越婢汤，桂枝合之，饮一升。今合为一方，桂枝汤二分〕

服桂枝汤，下之，颈项强痛，翕翕发热，无汗，心下满，微痛，小便不利，桂枝去桂加茯苓白术汤主之。

◎　方

茯苓　白术各三两

上，于桂枝汤中，惟除去桂枝一味，加此二味为汤，服一升，小便即利。〔本云：桂枝汤，今去桂枝，加茯苓、白术〕

太阳病用麻黄汤法第二　一十六证　方四首

太阳病，或已发热，或未发热，必恶寒，体痛，呕逆，脉阴阳俱紧，为伤寒。

伤寒一日，太阳脉弱，至四日，太阴脉大。

伤寒一日，太阳受之，脉若静者，为不传；颇欲呕，若躁烦，脉数急者，乃为传。

伤寒，其二阳证不见，此为不传。

太阳病，头痛发热，身体疼，腰痛，骨节疼，恶风，无汗而喘，麻黄汤主之。

太阳与阳明合病，喘而胸满，不可下也，宜麻黄汤。

病十日已去，其脉浮细，嗜卧，此为外解。设胸满胁痛，与小柴胡汤；浮者，麻黄汤主之。

太阳病，脉浮紧，无汗而发热，其身疼痛，八九日不解，其表证仍在，此当发其汗。服药微除，其人发烦，目瞑，增剧者必衄，衄乃解。所以然者，阳气重故也，宜麻黄汤。

脉浮而数者，可发其汗，宜麻黄汤。

伤寒，脉浮紧，不发其汗，因致衄，宜麻黄汤。

脉浮而紧，浮则为风，紧则为寒，风则伤荣，寒则伤荣，荣卫俱病，骨节烦疼，可发其汗，宜麻黄汤。

太阳病，下之微喘者，外未解故也，宜麻黄汤[一云"桂枝汤"]。

◎　麻黄汤方

麻黄去节，三两　桂枝二两　甘草一两，炙　杏仁七十枚，去皮、尖、两仁者

上四味，以水九升煮麻黄，减二升，去上沫，纳诸药，煮取二升半，去滓，温服八合，覆取微似汗，不须啜粥，余如桂枝法。

太阳病，项背强几几，无汗，恶风，葛根汤主之。

◎　方

葛根四两　麻黄三两，去节　桂枝　芍药　甘草炙，各二两　生姜三两，切　大枣十一枚，擘

上七味，以水一斗，煮麻黄、葛根，减二升，去上沫，纳诸药，煮取三升，去滓，分温三服，不须与粥，取微汗。

太阳与阳明合病，而自利，葛根汤主之。[用上方。一云：用后葛根黄芩黄连汤]

不下利，但呕，葛根加半夏汤主之。葛根汤中加半夏半升（洗），即是。

太阳病，桂枝证，医反下之，遂利不止，其脉促，表未解，喘而汗出，宜葛根黄芩黄连汤。

◎　方

葛根半斤　甘草二两，炙　黄芩　黄连各三两

上四味，以水八升，先煮葛根，减二升，纳诸药，煮取二升，去滓，分温再服。

太阳病用青龙汤法第三　　四证　方二首

太阳中风，脉浮紧，发热恶寒，身体疼痛，不汗出而烦，大青龙汤主之。若脉微弱，汗出恶风者，不可服之，服之则厥，筋惕肉瞤，此为逆也。

◎　方

麻黄去节，六两　桂枝二两　甘草二两，炙　杏仁四十枚，去皮、尖、两仁者　生姜三两，切　大枣十枚，擘　石膏如鸡子大，碎，绵裹

上七味，以水九升，先煮麻黄，减二升，去上沫，纳诸药，煮取三升，去滓，温服一升，取微似汗。汗出多者，温粉粉之。一服汗者，勿再服；若复服，汗多，亡阳逆虚，恶风，躁不得眠。

伤寒，脉浮缓，其身不疼，但重，乍有轻时，无少阴证者，可与大青龙汤发之。[用上方]

伤寒，表不解，心下有水气，咳而发热，或渴，或利，或噎，或小便不利、少腹满，或喘者，小青龙汤主之。

◎　方

麻黄去节，三两　芍药　细辛　干姜　甘草炙　桂枝各三两　五味子　半夏各半升，洗

上八味，以水一斗，先煮麻黄，减二升，去上沫，纳诸药，煮取三升，去滓，温服一升。渴则去半夏，加栝楼根三两；微利者，去麻黄，加荛花一鸡子大，熬令赤色；噎者，去麻黄，加附子一枚（炮）；小便不利，少腹满，去麻黄，加茯苓四两；喘者，去麻黄，加杏

仁半升，去皮。

伤寒，心下有水气，咳而微喘，发热不渴，服汤已，而渴者，此为寒去，为欲解，小青龙汤主之。［用上方］

太阳病用柴胡汤法第四　　一十五证　方七首

血弱气尽，腠理开，邪气因入，与正气相搏，在于胁下，正邪分争，往来寒热，休作有时，嘿嘿不欲饮食，脏腑相连，其痛必下，邪高痛下，故使其呕，小柴胡汤主之。服柴胡而渴者，此为属阳明，以法治之。

得病六七日，脉迟浮弱，恶风寒，手足温，医再三下之，不能食，其人胁下满痛，面目及身黄，颈项强，小便难，与柴胡汤，后必下重。本渴饮水而呕，柴胡复不中与也。食谷者哕。

伤寒四五日，身体热，恶风，颈项强，胁下满，手足温而渴，小柴胡汤主之。

伤寒，阳脉涩，阴脉弦，法当腹中急痛，先与小建中汤；不瘥，与小柴胡汤。［小建中汤见杂疗门中］

伤寒中风，有柴胡证，但见一证便是，不必悉具也。凡柴胡汤证而下之，柴胡证不罢，复与柴胡汤，解者必蒸蒸而振，却发热汗出而解。伤寒五六日，中风，往来寒热，胸胁苦满，嘿嘿不欲饮食，心烦喜呕，或胸中烦而不呕，或渴，或腹中痛，或胁下痞坚，或心下悸，小便不利，或不渴，外有微热，或咳，小柴胡汤主之。

◎　方

柴胡八两　黄芩　人参　甘草炙　生姜各三两，切　半夏半升，洗　大枣十二枚，擘

上七味，以水一斗二升，煮取六升，去滓，再煎，温服一升，日三。若胸中烦不呕者，去半夏、人参，加栝楼实一枚；渴者，去半夏，加人参，合前成四两半；腹中痛者，去黄芩，加芍药三两；胁下痞坚者，去大枣，加牡蛎六两；心下悸、小便不利者，去黄芩，加茯苓四两；不渴，外有微热者，去人参，加桂枝三两，温覆，微发其汗；咳者，去人参、大枣、生姜，加五味子半升、干姜二两。

伤寒五六日，头汗出，微恶寒，手足冷，心下满，口不欲食，大便坚，其脉细，此为阳微结，必有表，复有里。沉则为病在里，汗出亦为阳微。假令纯阴结，不得有外证，悉入在于里，此为半在外，半在里。脉虽沉紧，不得为少阴。所以然者，阴不得有汗。今头大汗出，故知非少阴也，可与柴胡汤。设不了了者，得屎而解。［用上方］

伤寒十三日不解，胸胁满而呕，日晡所发潮热，而微利，此本当柴胡下之，不得利，今反利者，故知医以丸药下之，非其治也。潮热者，实也。先再服小柴胡汤，以解其外，后以柴胡加芒硝汤主之。

◎　方

柴胡二两十六铢　黄芩　人参　甘草炙　生姜各一两，切　半夏一合，洗　大枣四枚，擘　芒硝二两

上七味，以水四升，煮取二升，去滓，温分再服，以解其外，不解，更作。

◎　柴胡加大黄芒硝桑螵蛸汤方

上以前七味，以水七升，下芒硝三合、大黄四分、桑螵蛸五枚，煮取一升半，去滓，温服五合，微下即愈。［本云：柴胡汤，再服以解其外，余二升，加芒硝、大黄、桑螵蛸也］

伤寒八九日，下之，胸满烦惊，小便不利，谵语，一身不可转侧，柴胡加龙骨牡蛎汤主之。

◎　方

柴胡四两　黄芩　人参　生姜切　龙骨　牡蛎熬　桂枝　茯苓　铅丹各一两半　大黄二两　半夏一合半，洗　大枣六枚，擘

上一十二味，以水八升，煮取四升，纳大黄，切如棋子大，更煮一两沸，去滓，温服一升。［本云：柴胡汤，今加龙骨等］

伤寒六七日，发热，微恶寒，肢节烦疼，微呕，心下支结，外证未去者，宜柴胡桂枝汤。

发汗多，亡阳狂语者，不可下，以为可与柴胡桂枝汤，和其荣卫，以通津液，后自愈。

◎　方

柴胡四两　黄芩　人参　生姜切　桂枝　芍药各一两半　半夏二合半，洗　甘草一两，炙　大枣六枚，擘

上九味，以水六升，煮取二升，去滓，温服一升。［本云：人参汤，作如桂枝法，加柴胡、黄芩；复如柴胡法，今用人参，作半剂］

伤寒五六日，其人已发汗，而复下之，胸胁满，微结，小便不利，渴而不呕，但头汗出，往来寒热而烦，此为未解，柴胡桂枝干姜汤主之。

◎　方

柴胡八两　桂枝三两　干姜二两　栝楼根四两　黄芩三两　牡蛎二两，熬　甘草二两，炙

上七味，以水一斗二升，煮取六升，去滓，更煎，温服一升，日二服。初服微烦，汗出愈。

太阳病，过经十余日，反再三下之，后四五日，柴胡证续在，先与小柴胡汤；呕止小安，其人郁郁微烦者，为未解，与大柴胡汤下者止。

伤寒十余日，邪气结在里，欲复往来寒热，当与大柴胡汤。

伤寒发热，汗出不解，心中痞坚，呕吐下利者，大柴胡汤主之。

病人表里无证，发热七八日，虽脉浮数，可下之，宜大柴胡汤。

◎　方

柴胡八两　枳实四枚，炙　生姜五两，切　黄芩三两　芍药三两　半夏半升，洗　大枣十二枚，擘

上七味，以水一斗二升，煮取六升，去滓，更煎，温服一升，日三服。一方加大黄二两，若不加，恐不名大柴胡汤。

太阳病用承气汤法第五　　九证　方四首

发汗后，恶寒者，虚故也；不恶寒，但热者，实也，当和其胃气，宜小承气汤。

太阳病未解，其脉阴阳俱停［一作"微"］，必先振，汗出而解，但阳微者，先汗出而解；

阴微者，先下之而解，宜承气汤［一云"大柴胡汤"］。

伤寒十三日，过经而谵语，内有热也，当以汤下之。小便利者，大便当坚，而反利，其脉调和者，知医以丸药下之，非其治也。自利者，其脉当微厥，今反和者，此为内实，宜承气汤。

太阳病，过经十余日，心下温温欲吐，而胸中痛，大便反溏，其腹微满，郁郁微烦，先时自极吐下者，宜承气汤。

二阳并病，太阳证罢，但发潮热，手足漐漐汗出，大便难，谵语者，下之愈，宜承气汤。

太阳病三日，发其汗不解，蒸蒸发热者，调胃承气汤主之。

伤寒吐后，腹满者，承气汤主之。

太阳病，吐、下、发汗后，微烦，小便数，大便因坚，可与小承气汤，和之则愈。

◎　承气汤方

大黄四两　厚朴八两，炙　枳实五枚，炙　芒硝三合

上四味，以水一斗，先煮二味，取五升，纳大黄，更煮取二升，去滓，纳芒硝，更煎一沸，分再服，得下者止。

◎　又方

大黄四两　厚朴二两，炙　枳实大者二枚，炙

上三味，以水四升，煮取一升二合，去滓，温分再服。初服谵语即止，服汤当更衣，不尔，尽服之。

◎　又方

大黄四两　甘草二两，炙　芒硝半两

上三味，以水三升，煮取一升，去滓，纳芒硝，更一沸，顿服。

太阳病不解，热结膀胱，其人如狂，血自下，下者即愈。其外不解，尚未可攻，当先解其外。外解，少腹急结者，乃可攻之，宜桃核承气汤。

◎　方

桃仁五十枚，去皮、尖　大黄四两　桂枝二两　甘草二两，炙　芒硝一两

上五味，以水七升，煮取二升半，去滓，纳芒硝，更煎一沸，分温三服。

太阳病用陷胸汤法第六　三十一证　方一十六首

问曰：病有结胸，有脏结，其状何如？答曰：按之痛，其脉寸口浮，关上自沉，为结胸。何谓脏结？曰：如结胸状，饮食如故，时下利，阳脉浮，关上细沉而紧，名为脏结。舌上白苔滑者，为难治。脏结者，无阳证，不往来寒热，其人反静，舌上苔滑者，不可攻也。

夫病发于阳，而反下之，热入因作结胸；发于阴，而反汗之，因作痞。结胸者，下之早，故令结胸。结胸者，其项亦强，如柔痉状，下之即和，宜大陷胸丸。

结胸证，其脉浮大，不可下之，下之即死。

结胸证悉具，烦躁者死。

太阳病，脉浮而动数，浮则为风，数则为热，动则为痛，数则为虚。头痛发热，微盗汗出，而反恶寒，其表未解。医反下之，动数则迟，头痛即眩，胃中空虚，客气动膈，短气躁烦，心中懊𢙐，阳气内陷，心下因坚，则为结胸，大陷胸汤主之。若不结胸，但头汗出，其余无汗，齐颈而还，小便不利，身必发黄。

伤寒六七日，结胸热实，脉沉紧，心下痛，按之如石坚，大陷胸汤主之。

但结胸，无大热，此为水结在胸胁，头微汗出，大陷胸汤主之。

太阳病，重发汗而复下之，不大便五六日，舌上燥而渴，日晡时[1]小有潮热〔一云"日晡所发，心胸大烦"〕，从心下至少腹，坚满而痛不可近，大陷胸汤主之。若心下满而坚痛者，此为结胸，大陷胸汤主之。

◎　大陷胸丸方

大黄八两　葶苈子熬　杏仁去皮、尖、两仁者　芒硝各半升

上四味，和捣，取如弹丸一枚，甘遂末一钱匕、白蜜一两、水二升合煮，取一升，温顿服，一宿乃下。

◎　大陷胸汤方

大黄六两　甘遂末，一钱匕　芒硝一升

上三味，以水六升，先煮大黄，取二升，去滓，纳芒硝，煎一两沸，纳甘遂末，分再服，一服得快利，止后服。

小结胸者，正在心下，按之即痛，其脉浮滑，小陷胸汤主之。

◎　方

黄连一两　半夏半升，洗　栝楼实大者，一枚

上三味，以水六升，先煮栝楼，取三升，去滓，纳诸药，煮取二升，去滓，分温三服。

太阳病二三日，不能卧，但欲起者，心下必结，其脉微弱者，此本寒也，而反下之，利止者，必结胸；未止者，四五日复重下之，此为挟热利。

太阳少阳并病，而反下之，结胸，心下坚，下利不复止，水浆不肯下，其人必心烦。

病在阳明[2]，当以汗解，而反以水噀之，若灌之，其热却不得去，益烦，皮粟起，意欲饮水，反不渴，宜服文蛤散。

◎　方

文蛤五两

上一味，捣为散，以沸汤五合，和服一方寸匕，若不瘥，与五苓散。

◎　五苓散方

猪苓十八铢，去黑皮　白术十八铢　泽泻一两六铢　茯苓十八铢　桂枝半两

上五味，各为散，更于臼中治之，白饮和服方寸匕。日三服，多饮暖水，汗出愈。

1　日晡时：原作"日晡如"，据保元堂本改。
2　阳明：原作"阳"，据保元堂本改。

寒实结胸，无热证者，与三物小白散。

◎　方

桔梗十八铢　巴豆六铢，去皮、心，熬赤黑，研如脂　贝母十八铢

上三味，捣为散，纳巴豆，更于臼中治之，白饮和服，强人半钱匕，羸者减之。病在上则吐，在下则利。不利，进热粥一杯；利不止，进冷粥一杯［一云"冷水一杯"］，身热，皮粟不解，欲引衣自覆。若以水噀之、洗之，更益令热，却不得出，当汗而不汗即烦，假令汗出已，腹中痛，与芍药三两，如上法。

太阳与少阳并病，头痛，或眩冒，如结胸，心下痞而坚，当刺肺俞、肝俞、大椎第一间，慎不可发汗，发汗即谵语，谵语则脉弦。五日谵语不止，当刺期门。

心下但满，而不痛者，此为痞，半夏泻心汤主之。

◎　方

半夏半升，洗　黄芩　干姜　人参　甘草各三两，炙　黄连一两　大枣十二枚，擘

上七味，以水一斗，煮取六升，去滓，温服一升，日三服。

脉浮紧，而下之，紧反入里，则作痞，按之自濡，但气痞耳。

太阳中风，吐下呕逆，表解乃可攻之。其人漐漐汗出，发作有时，头痛，心下痞坚满，引胁下，呕即短气，此为表解里未和。十枣汤主之。

◎　方

芫花熬　甘遂　大戟各等分

上三味，捣为散，以水一升五合，先煮大枣十枚，取八合，去枣，强人纳药末一钱匕，羸人半钱匕，温服，平旦服。若下少不利者，明旦更服，加半钱，得快下，糜粥自养。

太阳病，发其汗，遂发热恶寒，复下之，则心下痞。此表里俱虚，阴阳气并竭。无阳则阴独，复加烧针，胸烦，面色青黄，肤𥆧，此为难治。今色微黄，手足温者，愈。

心下痞，按之自濡，关上脉浮者，大黄黄连泻心汤主之。

◎　方

大黄二两　黄连一两

上二味，以麻沸汤二升渍之，须臾，去滓，分温再服。［此方必有黄芩］

心下痞，而复恶寒，汗出者，附子泻心汤主之。

◎　方

附子一枚，炮，别煮，取汁　大黄二两　黄连　黄芩各一两

上四味，以麻沸汤二升渍之，须臾，去滓，纳附子汁，分温再服。

本以下之，故心下痞，与之泻心，其痞不解，其人渴而口燥烦，小便不利者，五苓散主之。［一方言：忍之一日乃愈。用上方］

伤寒汗出，解之后，胃中不和，心下痞坚，干噫食臭，胁下有水气，腹中雷鸣而利，生姜泻心汤主之。

◎　方

生姜四两，切　半夏半升，洗　干姜一两　黄连一两　人参　黄芩　甘草各三两，炙　大

枣十二枚，擘

上八味，以水一斗，煮取六升，去滓，温服一升，日三服。

伤寒中风，医反下之，其人下利，日数十行，谷不化，腹中雷鸣，心下痞坚而满，干呕而烦，不能得安，医见心下痞，为病不尽，复重下之，其痞益甚，此非结热，但胃中虚，客气上逆，故使之坚，甘草泻心汤主之。

◎　方

甘草四两，炙　黄芩　干姜各三两　黄连一两　半夏半升，洗　大枣十二枚，擘　〔一方有人参三两〕

上六味，以水一斗，煮取六升，去滓，温服一升，日三服。

伤寒，服汤药，下利不止，心下痞坚。服泻心汤，复以他药下之，利不止，医以理中与之，而利益甚。理中治中焦，此利在下焦，赤石脂禹余粮汤主之。

◎　方

赤石脂一斤，碎　太一禹余粮一斤，碎

上二味，以水六升，煮取二升，去滓，分温三服，若不止，当利小便。

伤寒吐、下、发汗，虚烦，脉甚微，八九日心下痞坚，胁下痛，气上冲喉咽，眩冒，经脉动惕者，久而成痿。

伤寒发汗、吐下，解后，心下痞坚，噫气不除者，旋覆代赭汤主之。

◎　方

旋覆花三两　人参二两　生姜五两，切　代赭一两，碎　甘草三两，炙　半夏半升，洗　大枣十二枚，擘

上七味，以水一斗，煮取六升，去滓，温服一升，日三服。

太阳病，外证未除，而数下之，遂挟热而利不止，心下痞坚，表里不解，桂枝人参汤主之。

◎　方

桂枝四两，别切　甘草四两，炙　白术　人参　干姜各二两

上五味，以水九升，先煮四味，取五升，去滓，纳桂更煮，取三升，去滓，温服一升，日再，夜一服。

伤寒，大下后，复发其汗，心下痞，恶寒者，表未解也。不可攻其痞，当先解表，表解乃攻其痞，宜大黄黄连泻心汤。〔用上方〕

病如桂枝证，头项不强痛，脉微浮，胸中痞坚，气上冲喉咽，不得息，此为胸有寒，当吐之，宜瓜蒂散。

◎　方

瓜蒂熬　赤小豆各一分

上二味，捣为散，取半钱匕，豉一合，汤七合渍之，须臾去滓，纳散汤中和，顿服之。若不吐，稍加之，得快吐止。诸亡血虚家，不可与瓜蒂散。

太阳病杂疗法第七　二十证　方一十三首

　　中风发热，六七日不解而烦，有表里证，渴欲饮水，水人而吐，此为水逆，五苓散主之。
〔方见结胸门中〕

　　伤寒二三日，心中悸而烦者，小建中汤主之。

　　◎　方

　　桂枝三两　甘草二两，炙　芍药六两　生姜三两，切　大枣十一枚，擘　胶饴一升

　　上六味，以水七升，煮取三升，去滓，纳饴，温服一升。呕家不可服，以甘故也。

　　伤寒脉浮，而医以火迫劫之，亡阳，惊狂，卧起不安，桂枝去芍药加蜀漆牡蛎龙骨救逆汤主之。

　　◎　方

　　桂枝　生姜切　蜀漆各三两，洗，去腥　甘草二两，炙　牡蛎五两，熬　龙骨四两　大枣十二枚，擘

　　上七味，以水八升，先煮蜀漆，减二升，纳诸药，煮取三升，去滓，温服一升。〔一法：以水一斗二升，煮取五升〕

　　烧针令其汗，针处被寒，核起而亦者，必发奔豚。气从少腹上冲者，灸其核上一壮，与桂枝加桂汤。

　　◎　方

　　桂枝五两　芍药　生姜各三两　大枣十二枚，擘　甘草二两，炙

　　上五味，以水七升，煮取三升，去滓，温服一升。〔本云：桂枝汤，今加桂，满五两。所以加桂者，以能泄奔豚气也〕

　　火逆下之，因烧针烦躁者，桂枝甘草龙骨牡蛎汤主之。

　　◎　方

　　桂枝一两　甘草　龙骨　牡蛎各二两，熬

　　上四味，以水五升，煮取二升，去滓，温服八合，日三服。

　　伤寒，加温针，必惊。

　　太阳病六七日，表证续在，脉微而沉，反不结胸，其人发狂者，以热在下焦，少腹坚满，小便自利者，下血乃愈。所以然者，以太阳随经，瘀热在里故也。宜下之，以抵当汤。

　　太阳病，身黄，脉沉结，少腹坚，小便不利者，为无血；小便自利，其人如狂者，血证谛也。抵当汤主之。

　　伤寒有热，少腹满，应小便不利，今反利者，为有血也，当须下之，不可余药，宜抵当丸。

　　◎　抵当汤方

　　大黄二两，破六片　桃仁二十枚，去皮、尖，熬　虻虫去足、翅，熬　水蛭各三十枚，熬

　　上四味，以水五升，煮取三升，去滓，温服一升，不下更服。

　　◎　抵当丸方

　　大黄三两　桃仁二十五枚，去皮、尖，熬　虻虫去翅、足，熬　水蛭各二十枚，熬

上四味，捣，分为四丸，以水一升煮一丸，取七合服，晬时当下，不下更服。

妇人中风，发热恶寒，经水适来，得七八日，热除而脉迟，身凉，胸胁下满，如结胸状，谵语，此为热入血室，当刺期门，随其虚实而取之。

妇人中风七八日，续得寒热，发作有时，经水适断者，此为热入血室，其血必结，故使如疟状，发作有时，小柴胡汤主之。〔方见柴胡汤门〕

妇人伤寒，发热，经水适来，昼日了了，暮则谵语，如见鬼状，此为热入血室，无犯胃气及上二焦，必当自愈。

伤寒，无大热，口燥渴而烦，其背微恶寒，白虎汤主之。

伤寒，脉浮、发热、无汗，其表不解，不可与白虎汤。渴欲饮水，无表证，白虎汤主之。

伤寒，脉浮滑，此以表有热，里有寒，白虎汤主之。

◎　方

知母六两　石膏一斤，碎　甘草二两，炙　粳米六合

上四味，以水一斗，煮米熟汤成，去滓，温服一升，日三服。

◎　又方

知母六两　石膏一斤，碎　甘草二两，炙　人参三两　粳米六合

上五味，以水一斗，煮米熟汤成，去滓，温服一升，日三服。立夏后至立秋前得用之，立秋后，不可服。春三月，病常苦里冷，白虎汤亦不可与之，与之即呕利而腹痛。诸亡血及虚家，亦不可与白虎汤，得之则腹痛而利，但当温之。

太阳与少阳合病，自下利者，与黄芩汤；若呕者，与黄芩加半夏生姜汤。

◎　黄芩汤方

黄芩三两　芍药　甘草各二两，炙　大枣一十二枚，擘

上四味，以水一斗，煮取三升，去滓，温服一升，日再，夜一服。

◎　黄芩加半夏生姜汤方

半夏半升，洗　生姜一两半，切

上二味，加入前方中即是。

伤寒，胸中有热，胃中有邪气，腹中痛，欲呕吐，黄连汤主之。

◎　方

黄连　甘草炙　干姜　桂枝　人参各三两　半夏半升，洗　大枣十二枚，擘

上七味，以水一斗，煮取六升，去滓，温分五服，昼三夜二服。

伤寒八九日，风湿相搏，身体疼烦，不能自转侧，不呕不渴，下已，脉浮而紧，桂枝附子汤主之。若其人大便坚，小便自利，术附子汤主之。

◎　方

桂枝四两　附子三枚，炮　生姜三两，切　大枣十二枚，擘　甘草二两，炙

上五味，以水六升，煮取二升，去滓，分温三服。

◎　术附子汤方

于前方中去桂，加白术四两即是。

一服觉身痹，半日许复服之尽，其人如冒状，勿怪，即是附子、术并走皮中，逐水气未得除，故使之耳，法当加桂四两。以大便坚，小便自利，故不加桂也。

风湿相搏，骨节疼烦、掣痛、不得屈伸，近之则痛剧，汗出短气，小便不利，恶风，不欲去衣，或身微肿，甘草附子汤主之。

◎　方

甘草二两，炙　附子二枚，炮　白术三两　桂枝四两

上四味，以水六升，煮取三升，去滓，温服一升，日三服。初服得微汗即止；能食，汗止复烦者，将服五合；恐一升多者，后服六七合愈。

伤寒脉结代，心动悸，炙甘草汤主之。

◎　方

甘草四两，炙　桂枝　生姜各三两，切　麦门冬去心，半升　麻子仁半升　人参　阿胶各二两　大枣三十枚，擘　生地黄一斤，切

上九味，以清酒七升，水八升，煮取三升，去滓，纳胶消烊尽，温服一升，日三服。

阳明病状第八　七十五证　方一十一首

阳明之为病，胃中寒是也。

问曰：病有太阳阳明，有正阳阳明，有微阳阳明，何谓也？答曰：太阳阳明者，脾约是也；正阳阳明者，胃家实是也；微阳阳明者，发其汗，若利其小便，胃中燥，便难是也。

问曰：何缘得阳明病？答曰：太阳病，发其汗，若下之，亡其津液，胃中干燥，因属阳明[1]。不更衣而便难，复为阳明病也。

问曰：阳明病，外证云何？答曰：身热汗出，而不恶寒，但反恶热。

问曰：病有得之一日，发热恶寒者，何？答曰：然。虽得之一日[2]，恶寒自罢，即汗出恶热也。

曰：恶寒何故自罢？答曰：阳明处中主土，万物所归，无所复传，故始虽恶寒，二日自止，是为阳明病。

太阳初得病时，发其汗，汗先出，复不彻，因转属阳明。

病发热，无汗，呕不能食，而反汗出濈濈然，是为转在阳明。

伤寒三日，阳明脉大。

病脉浮而缓，手足温，是为系在太阴。太阴当发黄，小便自利者，不能发黄，至七八日而大便坚[3]，为属阳明。

伤寒转系阳明者，其人濈然后汗出。

1　因属阳明：原作"因为阳明"，据保元堂本改。
2　虽得之一日：原作"虽二日"，据保元堂本改。
3　而大便坚：原作"而坚"，据保元堂本改。

阳明中风，口苦咽干，腹满微喘，发热恶寒，脉浮若紧，下之则腹满，小便难也。

阳明病，能食为中风，不能食为中寒。

阳明病，中寒不能食，而小便不利，手足濈然汗出，此为欲作坚瘕也，必头坚后溏。所以然者，胃中冷，水谷不别故也。

阳明病，初为欲食之，小便反不数，大便自调，其人骨节疼，翕翕如有热状，奄然发狂，濈然汗出而解，此为水不胜谷气，与汗共并，坚者即愈。

阳明病，欲解时，从申尽戌。

阳明病，不能食，下之不解，其人不能食，攻其热必哕。所以然者，胃中虚冷故也。其人本虚，攻其热必哕。

阳明病，脉迟，食难用饱，饱即微烦头眩者，必小便难，此欲作谷疸，虽下之，其腹必满如故耳。所以然者，脉迟故也。

阳明病，久久而坚者，阳明病当多汗，而反无汗，其身如虫行皮中之状，此为久虚故也。

冬阳明病，反无汗，但小便利，二三日呕而咳，手足若厥者，其人头必痛；若不呕不咳，手足不厥者，头不痛。

冬阳明病，但头眩，不恶寒，故能食。而咳者，其人咽必痛，若不咳者，咽不痛。

阳明病，脉浮而紧，其热必潮，发作有时，但浮者，必盗汗出。

阳明病，无汗，小便不利，心中懊侬，必发黄。

阳明病，被火，额上微汗出，而小便不利，必发黄。

阳明病，口燥，但欲漱水，不欲咽者，必衄。

阳明病，本自汗出，医复重发其汗，病已瘥，其人微烦不了了，此大便坚也，必亡津液。胃中燥，故令其坚，当问小便日几行。若本日三四行，今日再行者，必知大便不久出。今为小便数少，津液当还入胃中，故知必当大便也。

夫病阳多者热，下之则坚，汗出多极，发其汗亦坚。

伤寒呕多，虽有阳明证，不可攻也。

阳明病，当心下坚满，不可攻之，攻之遂利不止者，利止者愈。

阳明病，合色赤，不可攻之，必发热。色黄者，小便不利也。

阳明病，不吐下而烦者，可与承气汤。

阳明病，其脉迟，虽汗出，不恶寒，其体必重，短气，腹满而喘，有潮热。如此者，其外为欲解[1]，可攻其里，手足濈然汗出，此为大便已坚[2]，承气汤主之。

若汗出多，而微恶寒，外为未解，其热不潮，勿与承气汤。若腹大满，而不大便者，可与小承气汤，微和其胃气，勿令至大下。

阳明病，潮热、微坚可与承气汤，不坚勿与之。

1　其外为欲解：原作"其外为解"，据保元堂本增"欲"字。
2　此为大便已坚：原作"此为已坚"，据保元堂本增"大便"2字。

　　若不大便六七日，恐有燥屎，欲知之法，可与小承气汤。若腹中转矢气者，此为有燥屎，乃可攻之；若不转矢气者，此但头坚后溏，不可攻之，攻之必腹胀满，不能食；欲饮水者即哕。其后发热者，必复坚，以小承气汤和之。若不转矢气者，慎不可攻之。

　　夫实则谵语，虚则郑声。郑声者，重语是也。直视、谵语、喘满者死，下利者亦死。

　　阳明病，其人多汗，津液外出，胃中燥，大便必坚，坚者则谵语，承气汤主之。

　　阳明病，谵语妄言，发潮热，其脉滑疾，如此者，承气汤主之。因与承气汤一升，腹中转气者，复与一升，如不转气者，勿与之。明日又不大便，脉反微涩，此为里虚，为难治，不得复与承气汤。

　　阳明病，谵语，有潮热，反不能食者，必有燥屎五六枚。若能食者，但坚耳，承气汤主之。

　　阳明病，下血而谵语者，此为热入血室，但头汗出者，当刺期门，随其实而泻之，濈然汗出者，则愈。

　　汗出而谵语者，有燥屎在胃中，此风也。必[1]过经乃可下之，下之若早，语言必乱，以表虚里实，下之则愈，宜承气汤。

　　伤寒四五日，脉沉而喘满，沉为在里，而反发其汗，津液越出，大便为难，表虚里实，久则谵语。

　　阳明病，下之，心中懊憹而烦，胃中有燥屎者，可攻。其人腹微满，头坚后溏者，不可下之。有燥屎者，宜承气汤。

　　病者五六日不大便，绕脐痛，躁烦，发作有时，此为有燥屎，故使不大便也。

　　病者烦热，汗出即解；复如疟状，日晡所发者，属阳明。脉实者，当下之；脉浮虚者，当发其汗。下之宜承气汤，发汗宜桂枝汤。［方见桂枝汤门］

　　大下后，六七日不大便，烦不解，腹满痛者，此有燥屎。所以然者，本有宿食故也，宜承气汤。

　　病者小便不利，大便乍难乍易，时有微热，怫郁不能卧，有燥屎故也，宜承气汤。

　　得病二三日，脉弱，无太阳柴胡证，而烦、心下坚，至四日虽能食，以小承气汤少与，微和之，令小安。至六日，与承气汤一升。不大便六七日，小便少者，虽不大便，但头坚后溏，未定成其坚，攻之必溏。当须小便利，定坚，乃可攻之，宜承气汤。

　　伤寒七八日，目中不了了，睛不和，无表里证，大便难，微热者，此为实，急下之，宜承气汤。

　　阳明病，发热汗多者，急下之，宜承气汤。

　　发汗不解，腹满痛者，急下之，宜承气汤。

　　腹满不减，减不足言，当下之，宜承气汤。

　　阳明与少阳合病而利，脉不负者为顺。负者失也，互相克贼，名为负[2]。滑而数者有宿食，

1　必：原无，据保元堂本增。
2　负者失也，互相克贼，名为负：原无，据保元堂本增。

宜承气汤。［方并见承气汤门］

阳明病，脉浮紧，咽干口苦，腹满而喘，发热汗出，不恶寒，反偏恶热，其身体重。发汗即躁，心中愦愦，而反谵语。加温针，必怵惕。又烦躁不得眠。下之，胃中空虚，客气动膈，心中懊侬，舌上白苔[1]者，栀子汤主之。

阳明病，下之，其外有热，手足温，不结胸，心中懊侬，若饥不能食，但头汗出，栀子汤主之。

◎ 方

栀子十四枚，擘　香豉四合，绵裹

上二味，以水四升，先煮栀子，取二升半，纳豉，煮取一升半，去滓，分再服，温进一服，得快吐，止后服。

三阳合病，腹满身重，难以转侧，口不仁，言语向经，谵语遗尿。发汗则谵语；下之则额上生汗，手足厥冷，白虎汤主之。［按：诸本皆云"向经"，不敢刊改］

若渴欲饮水，口干舌燥者，白虎汤主之。［方见杂疗中］

若脉浮，发热，渴欲饮水，小便不利，猪苓汤主之。

◎ 方

猪苓去黑皮　茯苓　泽泻　阿胶　滑石碎，各一两

上五味，以水四升，先煮四味，取二升，去滓，纳胶烊消，温服七合，日三服。

阳明病，汗出多而渴者，不可与猪苓汤，以汗多，胃中燥，猪苓汤复利其小便故也。

胃中虚冷，其人不能食者，饮水即哕。

脉浮，发热，口干，鼻燥，能食者，即衄。

若脉浮迟，表热里寒，下利清谷，四逆汤主之。

◎ 方

甘草二两，炙　干姜一两半　附子一枚，生，去皮，破八片

上三味，以水三升，煮取一升二合，去滓，分温再服。强人可大附子一枚、干姜三两。

阳明病，发潮热，大便溏，小便自可，而胸胁满不去，小柴胡汤主之。

阳明病，胁下坚满，不大便而呕，舌上苔者，可与[2]小柴胡汤。上焦得通，津液得下，胃气因和，身濈然汗出而解。

阳明中风，脉弦浮大而短气，腹都满，胁下及心痛，久按之，气不通，鼻干，不得汗，其人嗜卧，一身及目悉黄，小便难，有潮热，时时哕，耳前后肿。刺之小瘥，外不解。病过十日，脉续浮，与小柴胡汤。但浮，无余证，与麻黄汤。不溺，腹满加哕，不治。［方见柴胡汤门］

阳明病，其脉迟，汗出多，而微恶寒，表为未解，可发汗，宜桂枝汤。

阳明病，脉浮，无汗，其人必喘，发汗即愈，宜麻黄汤。［方并见上］

阳明病，汗出，若发其汗，小便自利，此为内竭，虽坚不可攻，当须自欲大便，宜蜜煎导而通之。若土瓜根、猪胆汁，皆可以导。

◎　方

蜜七合

上一味，纳铜器中，微火煎之，稍凝如饴状，搅之，勿令焦著。欲可丸，捻如指许，长二寸，当热时急作，令头锐，以纳谷道中，以手急抱。欲大便时，乃去之。

◎　又方

大猪胆一枚，泻汁，和少法醋，以灌谷道中，如一食顷，当大便，出宿食恶物。已试，甚良。

阳明病，发热而汗出，此为热越，不能发黄也。但头汗出，其身无汗[1]，齐颈而还，小便不利，渴引水浆，此为瘀热在里，身必发黄，茵陈汤主之。

伤寒七八日，身黄如橘，小便不利，其腹微满，茵陈汤主之。

◎　方

茵陈六两　栀子十四枚，擘　大黄二两

上三味，以水一斗二升，先煮茵陈，减六升，纳二味，煮取三升，去滓，分温三服，小便当利，溺如皂荚沫状，色正赤，一宿黄从小便去。

阳明证，其人喜忘，必有蓄血。所以然者，本有久瘀血，故令喜忘。屎虽坚[2]，大便必黑，抵当汤主之。

病者无表里证，发热七八日，虽脉浮数，可下之。假令下已，脉数不解，而合热消谷喜饥，至六七日，不大便者，有瘀血，抵当汤主之。若数不解，而下不止，必挟热便脓血。〔方见杂疗中〕

食谷而呕者，属阳明，茱萸汤主之。

◎　方

吴茱萸一升　人参三两　生姜六两，切　大枣十二枚，擘

上四味，以水七升，煮取二升，去滓，温服七合，日三服。得汤反剧者，属上焦也。

阳明病，寸口缓，关上小浮，尺中弱，其人发热而汗出，复恶寒，不呕，但心下痞，此为医下之也。若不下，其人复不恶寒而渴者，为转属阳明。小便数者，大便即坚，不更衣十日，无所苦也。渴欲饮水者，但与之，当以法救渴。宜五苓散。〔方见疗痞门〕

脉阳微而汗出少者，为自如；汗出多者为太过。阳脉实，因其发汗，出多者，亦为太过[3]。太过者，阳绝于内，亡津液，大便因坚。

脉浮而芤，浮为阳，芤为阴。浮芤相搏，胃气则生热，其阳则绝。

趺阳脉浮而涩，浮则胃气强，涩则小便数，浮涩相搏，大便即坚，其脾为约，麻子仁丸

1　无汗：原作"无有"，据保元堂本改。

2　屎虽坚：原作"虽坚"，据保元堂本增"屎"字。

3　阳脉实，因其发汗，出多者，亦为太过：原无，据保元堂本增。

主之。

◎ 方

麻子仁二升　芍药　枳实炙，各八两　大黄一斤　厚朴一尺，炙　杏仁一升，去皮、尖，两仁者，熬，别作脂

上六味，蜜和丸，如梧桐子大，饮服十丸，日三服，渐加，以知为度。

伤寒，发其汗，则身目为黄。所以然者，寒湿相搏，在里不解故也。

伤寒，其人发黄，栀子柏皮汤主之。

◎ 方

栀子十五枚，擘　甘草　黄柏十五分

上三味，以水四升，煮取二升，去滓，分温再服。

伤寒，瘀热在里，身体必黄，麻黄连翘赤小豆汤主之。

◎ 方

麻黄去节　连翘各一两　杏仁三十枚，去皮、尖　赤小豆一升　大枣十二枚，擘　生梓白皮切，一斤[1]　甘草二两，炙　　[一方：生姜二两，切]

上七味，以水一斗，煮麻黄一二沸，去上沫，纳诸药，煮取三升，去滓，温服一升。

少阳病状第九　九证

少阳之为病，口苦、咽干、目眩也。

少阳中风，两耳无所闻，目赤，胸中满而烦，不可吐下；吐下则悸而惊。

伤寒病，脉弦细，头痛而发热，此为属少阳。少阳不可发汗，发汗则谵语，为属胃。胃和即愈，不和，烦而悸。

太阳病不解，转入少阳，胁下坚满，干呕，不能食饮，往来寒热，而未吐下，其脉沉紧，可与小柴胡汤。若已吐、下、发汗、温针，谵语，柴胡证罢，此为坏病。知犯何逆，以法治之。

三阳脉浮大，上关上，但欲寐，目合则汗。

伤寒六七日，无大热，其人躁烦，此为阳去入阴故也。

伤寒三日，三阳为尽，三阴当受其邪，其人反能食而不呕此为三阴不受其邪。

伤寒三日，少阳脉小，欲已。

少阳病欲解时，从寅尽辰。

1　一斤：保元堂本作"一升"。

伤寒下

太阴病状第一　　八证　方二首

太阴之为病，腹满，吐，食不下，下之益甚，时腹自痛，胸下坚结。

太阴病，脉浮，可发其汗。

太阴中风，四肢烦疼，阳微阴涩而长，为欲愈。

太阴病，欲解时，从亥尽丑。

自利不渴者，属太阴，其脏有寒故也。当温之，宜四逆辈。

伤寒，脉浮而缓，手足温，是为系在太阴。太阴当发黄，小便自利，利者不能发黄，至七八日，虽烦，暴利十余行，必自止。所以自止者，脾家实，腐秽当去故也。

本太阳病，医反下之，因腹满时痛，为属太阴，桂枝加芍药汤主之。其实痛，加大黄汤主之。

◎　方

桂枝三两　芍药六两　生姜三两，切　甘草二两，炙　大枣十二枚，擘

上五味，以水七升，煮取三升，去滓，分温三服。

◎　加大黄汤方

大黄二两

上，于前方中加此大黄二两，即是。

人[1]无阳证，脉弱，其人续自便利，设当行大黄、芍药者，减之，其人胃气弱，易动故也。

少阴病状第二　　四十五证　方一十六首

少阴之为病，脉微细，但欲寐。

少阴病，欲吐而不烦，但欲寐，五六日自利而渴者，属少阴，虚故引水自救。小便白者，少阴病形悉具。其人小便白者，下焦虚寒，不能制溲，故白也。

夫病其脉阳俱紧，而反汗出，为阳[2]，属少阴，法当咽痛，而复吐利。

少阴病，咳而下利，谵语，是为被火气劫故也，小便必难，为强责少阴汗也。

少阴病，脉细沉数，病在里，不可发其汗。

少阴病，脉微，不可发其汗，无阳故也。阳已虚，尺中弱涩者，复不可下之。

少阴病，脉紧者，至七八日，下利，其脉暴微，手足反温，其脉紧反去，此为欲解，虽

1　人：保元堂本作"本"。

2　阳：保元堂本作"亡阳"。

烦，下利必自愈。

少阴病，下利，若利止，恶寒而蜷，手足温者，可治。

少阴病，恶寒而蜷，时自烦，欲去其衣被，不可治。

少阴中风，其脉阳微阴浮，为欲愈。

少腐病，欲解时，从子尽寅。

少阴病，八九日，而一身手足尽热，热在膀胱，必便血。

少阴病，其人吐利，手足不逆，反发热，不死。脉不足者，灸其少阴七壮。

少阴病，但厥无汗，强发之，必动血，未知从何道出，或从口鼻目出，是为下厥上竭，为难治。

少阴病，恶寒，蜷而利，手足逆者，不治。

少阴病，下利止而眩，时时自冒者死。

少阴病，其人吐利，躁逆者死。

少阴病，四逆，恶寒而蜷，其脉不至，其人不烦而躁者，死。

少阴病，六七日，其息高者，死。

少阴病，脉微细沉，但欲卧，汗出不烦，自欲吐，至五六日自利，复烦躁，不得卧寐者，死。

少阴病，始得之，反发热，脉反沉者，麻黄细辛附子汤主之。

◎　方

麻黄二两，去节　细辛二两　附子一枚，炮，去皮，破八片

上三味，以水二斗，先煮麻黄，减一升，去上沫，纳诸药，煮取三升，去滓，温服一升。

少阴病，得之二三日，麻黄附子甘草汤微发汗。以二三日无证 [1]，故微发汗。

◎　方

麻黄二两，去节　附子一枚，炮，去皮，破八片　甘草二两，炙

上三味，以水七升，先煮麻黄一二沸，去上沫，纳诸药，煮取二升半，去滓，温服八合。

少阴病，得之二三日以上，心中烦、不得卧者，黄连阿胶汤主之。

◎　方

黄连四两　黄芩一两　芍药二两　鸡子黄二枚　阿胶三挺

上五味，以水六升，先煮三味，取二升，去滓，纳胶烊尽，纳鸡子黄，搅令相得，温服七合，日三服。

少阴病，得之一二日，口中和，其背恶寒者，当灸之，附子汤主之。

少阴病，身体痛，手足寒，骨节痛，脉沉者，附子汤主之。

◎　方

附子二枚，炮，去皮，破八片　茯苓三两　人参二两　白术四两　芍药三两

1　无证：保元堂本作"无里证"。

上五味，以水八升，煮取三升，去滓，分温三服。

少阴病，下利，便脓血，桃花汤主之。

少阴病，二三日至四五日，腹痛，小便不利[1]，下利不止，而便脓血者，以桃花汤主之。

◎　方

赤石脂一斤，一半完，一半末　干姜一两　粳米一升

上三味，以水七升，煮米熟汤成，去滓，温取七合，纳赤石脂末一方寸匕。一服止，余勿服。

少阴病，下利便脓血者，可刺。

少阴病，吐利，手足逆，烦躁欲死者，茱萸汤主之。〔方见阳明门〕

少阴病，下利，咽痛，胸满，心烦，猪肤汤主之。

◎　方

猪肤一斤

上一味，以水一斗，煮取五升，去滓，纳白蜜一升、白粉五合，熬香，和令相得，温分六服。

少阴病，二三日，咽痛者，可与甘草汤；不瘥，可与桔梗汤。

◎　方

甘草一两[2]

上一味，以水三升，煮取一升半，去滓，温服七合，日再服。

◎　桔梗汤方[3]

桔梗一大枚　甘草二两

上二味，以水三升，煮取一升，去滓，分温再服。

少阴病，咽中伤，生疮，不能语言，声不出，苦酒汤主之。

◎　方

鸡子一枚，去黄，纳上好苦酒于壳中　半夏洗，破如枣核，十四枚

上二味，纳半夏，著苦酒中。以鸡子壳置刀环中，安火上，令三沸，去滓，少少含咽之，不瘥，更作，三剂愈。

少阴病，咽中痛，半夏散及汤。

◎　方

半夏洗　桂枝　甘草炙

上三味，等分，各异捣，合治之，白饮和，服方寸匕，日三服。若不能散服者，以水一升，煎七沸，纳散两方寸匕，更煮三沸，下火，令小冷，少少含咽之。半夏有毒，不当散服。

1　不利：原无，据保元堂本增。

2　一两：原无，据保元堂本增。

3　桔梗汤方：保元堂本作"桔梗甘草汤"。

少阴病，下利，白通汤主之。

◎　方

附子一枚，生，去皮，破八片　干姜一两　葱白四茎

上三味，以水三升，煮取一升，去滓，分温再服。

少阴病，下利，脉微，服白通汤，利不止，厥逆无脉，干烦者，白通加胆汁汤主之。

◎　方

猪胆汁一合　人尿五合

上二味，纳前汤中，和令相得，温分再服。若无胆，亦可用。服汤，脉暴出者死，微续者生。

少阴病，二三日不已，至四五日，腹痛，小便不利，四肢沉重，疼痛而利，此为有水气。其人或咳，或小便不利，或下利，或呕，玄武汤主之。

◎　方

茯苓　芍药　生姜各三两，切　白术二两　附子一枚，炮，去皮，破八片

上五味，以水八升，煮取三升，去滓，温服七合。咳者加五味子半升、细辛一两、干姜一两。小便自利者，去茯苓；下利者，去芍药，加干姜二两。呕者去附子，加生姜，足前为半斤。利不止，便脓血者，宜桃花汤。

少阴病，下利清谷，里寒外热，手足厥逆，脉微欲绝，身反恶寒，其人面赤，或腹痛，或干呕，或咽痛，或利止而脉不出，通脉四逆汤主之。

◎　方

甘草二两，炙　附子大者一枚，生，去皮，破八片　干姜三两，强人可四两

上三味，以水三升，煮取一升二合，去滓，分温再服，其脉即出者愈。面赤者，加葱白九茎；腹痛者，去葱，加芍药二两；呕者，加生姜二两；咽痛者，去芍药，加桔梗一两；利止脉不出者，去桔梗，加人参二两。病皆与方相应者，乃加减服之。

少阴病，四逆，其人或咳，或悸，或小便不利，或腹中痛，或泄利下重，四逆散主之。

◎　方

甘草炙　枳实炙　柴胡　芍药各十分

上四味，捣为散，白饮和服方寸匕，日三服。咳者加五味子、干姜各五分，兼主利；悸者加桂枝五分；小便不利者，加茯苓五分；腹中痛者，加附子一枚（炮）；泄利下重者，先以水五升，煮薤白三升，取三升，去滓，以散三方寸匕纳汤中，煮取一升半，分温再服。

少阴病，下利六七日，咳而呕渴，心烦不得眠，猪苓汤主之。［方见阳明门］

少阴病，得之二三日，口燥，咽干，急下之，宜承气汤。

少阴病，利清水，色青者，心下必痛，口干燥者，可下之，宜承气汤。［一云"大柴胡"］

少阴病，六七日，腹满，不大便者，急下之，宜承气汤。［方见承气汤中］

少阴病，其脉沉者，当温之，宜四逆汤。

少阴病，其人饮食入则吐，心中温温欲吐，复不能吐。始得之，手足寒，脉弦迟，此胸中实，不可下也，当遂吐之。若膈上有寒饮，干呕者，不可吐，当温之，宜四逆汤。［方见阳

明门〕

少阴病，下利，脉微涩者，即呕，汗者必数更衣，反少，当温其上，灸之。〔一云"灸厥阴五十壮"〕

厥阴病状第三　　五十六证　方七首

厥阴之为病，消渴，气上撞心，心中疼热，饥而不欲食，甚者则欲吐蛔，下之利不肯止。

厥阴中风，其脉微浮为欲愈，不浮为未愈。

厥阴病，欲解时，从丑尽卯。

厥阴病，渴欲饮水者，与水饮之，即愈。

诸四逆厥者，不可下之，虚家亦然。

伤寒，先厥，后发热而利者，必止，见厥复利。

伤寒，始发热六日，厥反九日而下利，厥利当不能食，今反能食，恐为除中。食之黍饼不发热者，知胃气尚在，必愈，恐暴热来出而复去也。后日脉之，其热续在，期之旦日夜半愈。所以然者，本发热六日，厥反九日，复发热三日，并前六日，亦为九日，与厥相应，故期之旦日夜半愈。后三日脉之，数，其热不罢，此为热气有余，必发痈脓。

伤寒脉迟，六七日，而反与黄芩汤彻其热。脉迟为寒，与黄芩汤复除其热，腹中冷，当不能食，今反能食，此为除中，必死。

伤寒，先厥发热，下利必自止，而反汗出，咽中强痛，其喉为痹。发热无汗，而利必自止，便脓血。便脓血者，其喉不痹。

伤寒，一二日至四五日，厥者必发热。前厥者，后必热。厥深热亦深，厥微热亦微。厥应下之，而发其汗者，口伤烂赤。

凡厥者，阴阳气不相顺接，便为厥。厥者，手足逆者是。

伤寒病，厥五日，热亦五日。设六日，当复厥，不厥者自愈。厥不过五日，以热五日，故知自愈。

伤寒，脉微而厥，至七八日肤冷，其人躁，无安时，此为脏寒，蛔上入其膈。蛔厥者，其人当吐蛔。令病者静，而复时烦，此为脏寒。蛔上入其膈，故烦，须臾复止，得食而呕。又烦者，蛔闻食臭必出，其人常自吐蛔。蛔厥者，乌梅丸主之。

◎　方　〔又主久痢〕

乌梅三百枚　细辛六两　干姜十两　黄连十六两　当归四两　蜀椒四两，汗　附子六两，炮　桂枝六两　人参六两　黄柏六两

上一十味，异捣，合治之。以苦酒渍乌梅一宿，去核，蒸之五斗米下，捣成泥，和诸药，令相得。臼中与蜜杵千下，丸如梧桐子大。先食饮服十丸。日三服，少少加至二十丸。禁生冷、滑物、臭食等。

伤寒，热少微厥，稍头寒〔稍头，一作"指头"〕，嘿嘿不欲食，烦躁。数日，小便利，色白

者，热除也。欲得食[1]，其病为愈。若厥而呕，胸胁烦满，其后必便血。

病者手足厥冷，言我不结胸，少腹满，按之痛，此冷结在膀胱关元也。

伤寒，发热四日，厥反三日，复发热四日，厥少热多，其病当愈。四日至六七日不除，必便脓血。

伤寒，厥四日，热反三日，复厥五日，其病为进。寒多热少，阳气退，故为进。

伤寒六七日，其脉数，手足厥，烦躁，灸厥阴[2]，厥不还者，死。

伤寒下利，厥逆，躁不能卧者，死。

伤寒发热，下利至，厥不止者，死。

伤寒，六七日不利，便发热而利，其人汗出不止者死，有阴无阳故也。伤寒五六日，不结胸，腹濡，脉虚复厥者，不可下之，下之亡血，死。

伤寒，发热而厥，七日下利者，为难治。

伤寒，脉促，手足厥逆者，可灸之。

伤寒，脉滑而厥者，其表有热，白虎汤主之。［表热见里，方见杂疗中］

手足厥寒，脉为之细绝，当归四逆汤主之。

◎　方

当归三两　桂心三两　细辛三两　芍药三两　甘草二两，炙　通草二两　大枣二五枚，擘

上七味，以水八升，煮取三升，去滓，温服一升，日三服。

若其人有寒，当归四逆加吴茱萸生姜汤主之。

◎　方

吴茱萸二两　生姜八两，切

上，前方中加此二味，以水四升，清酒四升和煮，取三升，去滓，分温四服。

大汗出，热不去，拘急[3]，四肢疼，若下利，厥而恶寒，四逆汤主之。

大汗出，若大[4]下利而厥，四逆汤主之。［方并见阳明门］

病者手足逆冷，脉乍紧者，邪结在胸中，心下满而烦，饥不能食，病在胸中，当吐之，宜瓜蒂散。［方见疗痞中］

伤寒，厥而心下悸，先治其水，当与茯苓甘草汤，却治其厥，不尔，其水入胃必利，茯苓甘草汤主之。

◎　方

茯苓二两　甘草炙，一两　桂枝二两　生姜三两

上四味，以水四升，煮取二升，去滓，分温三服。

伤寒六七日，其人大下后，脉沉迟，手足厥逆，下部脉不至，咽喉不利，唾脓血，泄利不止，为难治。麻黄升麻汤主之。

1　欲得食：原作"得食"，据保元堂本增"欲"字。
2　灸厥阴：原作"阴"，据保元堂本改。
3　拘急：保元堂本作"内拘急"。
4　大：原作"火"，据保元堂本改。

◎　方

麻黄去节，二两半　知母十八铢　萎蕤十八铢　黄芩十八铢　升麻一两六铢　当归一两
六铢　芍药　桂枝　石膏碎，绵裹　干姜　白术　茯苓　麦门冬去心　甘草炙，各六铢

上一十四味，以水一斗，先煮麻黄二沸，去上沫，纳诸药，煮取三升，去滓，分温三服。
一炊间，当汗出愈。

伤寒四五日，腹中痛，若转气，下趋少腹，为欲自利。

伤寒本自寒下，医复吐之，而寒格，更逆吐，食入即出，干姜黄芩黄连人参汤主之。

◎　方

干姜　黄芩　黄连　人参各三两

上四味，以水六升，煮取二升，去滓，分温再服。

下利，有微热，其人渴，脉弱者，自愈。

下利脉数，若微发热汗出者，自愈。设脉复紧，为未解。

下利，手足厥，无脉，灸之不温，反微喘者，死。少阴负趺阳者，为顺。

下利，脉反浮数，尺中自涩，其人必圊脓血。

下利清谷，不可攻其表，汗出必胀满。

下利，脉沉弦者，下重；其脉大者，为未止；脉微弱数者，为欲自止，虽发热，不死。

下利，脉沉而迟，其人面少赤，身有微热，下利清谷，必郁冒，汗出而解，其人微厥。
所以然者，其面戴阳，下虚故也。

下利，脉反数而渴者，今自愈。设不瘥，必圊脓血，有热故也。

下利后，脉绝，手足厥，晬时脉还，手足温者，生；不还者，死。

伤寒下利，日十余行，其人脉反实者，死。

下利清谷，里寒外热，汗出而厥，通脉四逆汤主之。［方见少阴门］

热利下重，白头翁汤主之。

下利，欲饮水者，为有热，白头翁汤主之。

◎　方

白头翁二两　黄柏三两　黄连三两　秦皮三两

上四味，以水七升，煮取二升，去滓，温服一升，不瘥更服。

下利，腹满，身体疼痛，先温其里，乃攻其表，温里宜四逆汤，攻表宜桂枝汤。方并见上。

下利而谵语，为有燥屎，小承气汤主之。［方见承气门］

下利后更烦，按其心下濡者，为虚烦也，栀子汤主之。［方见阳明门］

呕家有痈脓，不可治呕，脓尽自愈。

呕而发热，小柴胡汤主之。［方见柴胡门］

呕而脉弱，小便复利，身有微热，见厥，难治，四逆汤主之。［方见上］

干呕，吐涎沫，而复头痛，吴茱萸汤主之。［方见阳明门］

伤寒，大吐下之，极虚，复极汗者，其人外气怫郁，复与其水，以发其汗，因得哕，所
以然者，胃中寒冷故也。

伤寒，哕而腹满者[1]，视其前后，知何部不利，利之则愈。

伤寒宜忌第四　十五章

◎　忌发汗第一

少阴病，脉细沉数，病在里，忌发其汗。

脉浮而紧，法当身体疼痛，当以汗解。假令尺中脉迟者，忌发其汗。何以知然，此为荣气不足，血气微少故也。

少阴病，脉微，忌发其汗，无阳故也。

咽中闭塞，忌发其汗，发其汗即吐血，气微绝，手足逆冷[2]。

厥忌发其汗，发其汗即声乱、咽嘶、舌萎。

太阳病，发热恶寒，寒多热少，脉微弱，则无阳也，忌复发其汗。

咽喉干燥者，忌发其汗。

亡血家，忌攻其表，汗出则寒栗而振。

衄家，忌攻其表，汗出必额上促急。

汗家，重发其汗，必恍惚心乱，小便已，阴疼。

淋家，忌发其汗，发其汗，必便血。

疮家，虽身疼痛，忌攻其表，汗出则痓。

冬时忌发其汗，发其汗必吐利，口中烂，生疮。咳而小便利，若失小便，忌攻其表，汗则厥，逆冷。

太阳病，发其汗，因致痓。

◎　宜发汗第二

大法，春夏宜发汗。

凡发汗，欲令手足皆周，漐漐一时间益佳，不欲流离。若病不解，当重发汗；汗多则亡阳，阳虚不得重发汗也。

凡服汤药发汗，中病便止，不必尽剂也。

凡云"宜发汗，而无汤"者，丸、散亦可用，然不如汤药也。

凡脉浮者，病在外，宜发其汗。

太阳病，脉浮而数者，宜发其汗。

阳明病，脉浮虚者，宜发其汗。

阳明病，其脉迟，汗出多，而微恶寒者，表为未解，宜发其汗。

太阴病，脉浮，宜发其汗。

1　哕而腹满者：原作"哕而满者"，据保元堂本改。
2　手足逆冷：原作"逆冷"，据保元堂本增加"手足"2字。

太阳中风，阳浮而阴濡弱，浮者，热自发，濡弱者，汗自出，啬啬恶寒，淅淅恶风，翕翕发热，鼻鸣干呕，桂枝汤主之。

太阳头痛发热，身体疼，腰痛，骨节疼痛，恶风，无汗而喘，麻黄汤主之。

太阳中风，脉浮紧，发热，恶寒，身体疼痛，不汗出而烦躁，大青龙汤主之。

少阴病，得之二三日，麻黄附子甘草汤微发汗。

◎　忌吐第三

太阳病，恶寒而发热，今自汗出，反不恶寒而发热，关上脉细而数。此吐之过也。

少阴病，其人饮食入则吐，心中温温欲吐，复不能吐。始得之，手足寒，脉弦迟[1]，若膈上有寒饮，干呕，忌吐，当温之。

诸四逆病厥，忌吐，虚家亦然。

◎　宜吐第四

大法，春宜吐。

凡服吐汤，中病便止，不必尽剂也。

病如桂枝证，其头项不强痛，寸口脉浮，胸中痞坚，上撞咽喉，不得息，此为有寒，宜吐之。

病胸上诸实，胸中郁郁而痛，不能食，欲使人按之，而反有涎唾，下利日十余行，其脉反迟，寸口微滑，此宜吐之，利即止。

少阴病，其人饮食入则吐，心中温温欲吐，复不能吐，宜吐之。

病者手足逆冷，脉乍紧，邪结在胸中，心下满而烦，饥不能食，病在胸中，宜吐之。

宿食在上管，宜吐之。

◎　忌下第五

咽中闭塞，忌下，下之则上轻下重，水浆不下。诸外实忌下，下之皆发微热，亡脉则厥。

诸虚忌下，下之则渴，引水易愈，恶水者剧。

脉数者忌下，下之必烦，利不止。

尺中弱涩者，复忌下。

脉浮大，医反下之，此为大逆。

太阳证不罢，忌下，下之为逆。

结胸证，其脉浮大，忌下，下之即死。

太阳与阳明合病，喘而胸满者，忌下。

太阳与少阳合病，心下痞坚，颈项强而眩，忌下。

凡四逆病厥者，忌下，虚家亦然。

病欲吐者，忌下。

1　脉弦迟：原作"脉弦运"，据保元堂本改。

病有外证未解，忌下，下之为逆。

少阴病，食入即吐，心中温温欲吐，复不能吐。始得之，手足寒，脉弦必迟。此胸中实，忌下。

伤寒五六日，不结胸，腹濡，脉虚复厥者，忌下，下之亡血则死。

◎　宜下第六

大法，秋宜下。

凡宜下，以汤胜丸、散。

凡服汤下，中病则止，不必尽齐[1]服。

阳明病，发热汗多者，急下之。

少阴病，得之二三日，口燥咽干者，急下之。

少阴病，五六日，腹满，不大便者，急下之。

少阴病，下利清水，色青者，心下必痛，口干者，宜下之。

下利，三部脉皆浮，按其心下坚者，宜下之。

下利，脉迟而滑者，实也，利未欲止，宜下之。

阳明与少阳合病，利而脉不负者为顺，脉数而滑者，有宿食，宜下之。

问曰：人病有宿食，何以别之？答曰：寸口脉浮大，按之反涩，尺中亦微而涩，故知有宿食，宜下之。

下利，不欲食者，有宿食，宜下之。

下利瘥，至其时复发，此为病不尽，宜复下之。

凡病腹中满痛者为实[2]，宜下之。

腹满不减，减不足言，宜下之。

伤寒六七日，目中不了了，睛不和，无表里证，大便难，微热者，此为实，急下之。

脉双弦而迟，心下坚，脉大而紧者，阳中有阴，宜下之。

病者无表里证，发热七八日，虽脉浮数，宜下之[3]。

伤寒有热，而少腹满，应小便不利，今反利，此为血，宜下之。

病者烦热，汗出即解，复如疟，日晡所发者属阳明，脉实者，当下之。

◎　宜温第七

大法，冬宜服温热药。

师曰：病发热头痛，脉反沉，若不瘥，身体更疼痛，当救其里，宜温药，四逆汤。

下利，腹胀满，身体疼痛，先温其里，宜四逆汤。

下利，脉迟紧，为痛，未欲止，宜温之。

下利，脉浮大者，此为虚，以强下之故也。宜温之，与水必哕。

1　齐：保元堂本作"三"。
2　实：原作"寒"，据保元堂本改。
3　病者无表里证，发热七八日，虽脉浮数，宜下之：原无，据保元堂本补。

少阴病，下利，脉微涩，呕者，宜温之。

自利不渴者，属太阴，其脏有寒故也，宜温之。

少阴病，其人饮食入则吐，心中温温欲吐，复不能吐。始得之，手足寒，脉弦迟，若膈上有寒饮，干呕，宜温之。

少阴病，脉沉者，宜急温之。

下利，欲食者，宜就温之。

◎　忌火第八

伤寒，加火针必惊。

伤寒脉浮，而医以火迫劫之，亡阳，必惊狂，卧起不安。

伤寒，其脉不弦紧而弱，弱者必渴，被火必谵语。

太阳病，以火熏之，不得汗，其人必躁，至经不解，必圊血。

阳明病，被火，额上微汗出，而小便不利，必发黄。

少阴病，咳而下利，谵语，是为被火气劫故也，小便必难，为强责少阴汗也。

◎　宜火第九

凡下利，谷道中痛，宜炙枳实，若熬盐等熨之。

◎　忌灸第十

微数之脉，慎不可灸，因火为邪，则为烦逆。

脉浮，当以汗解，而反灸之，邪无从去，因火而盛，病从腰以下，必重而痹，此为火逆。

脉浮，热甚，而反灸之，此为实。实以虚治，因火而动，咽燥，必唾血。

◎　宜灸第十一

少阴病，一二日，口中和，其背恶寒，宜灸之。

少阴病，吐利，手足逆，而脉不足，灸其少阴七壮。

少阴病，下利，脉微涩者即呕，汗者必数更衣，反少者，宜温其上，灸之。［一云"灸厥阴五十壮"］

下利，手足厥，无脉，灸之，主厥，厥阴是也。灸不温，反微喘者，死。

伤寒六七日，其脉微，手足厥，烦躁，灸其厥阴，厥不还者，死。

脉促，手足厥者，宜灸之。

◎　忌刺第十二

大怒无刺，新内无刺，大劳无刺，大醉无刺，大饱无刺，大渴无刺，大惊无刺。

无刺熇熇之热，无刺漉漉之汗，无刺浑浑之脉，无刺病与脉相逆者。

上工刺未生，其次刺未盛，其次刺其衰。工逆此者，是谓伐形。

◎　宜刺第十三

太阳病，头痛，至七日自当愈，其经竟故也。若欲作再经者，宜刺足阳明，使经不传则愈。

太阳病，初服桂枝汤，而反烦不解，宜先刺风池、风府，乃却与桂枝汤则愈。

伤寒，腹满而谵语，寸口脉浮而紧者，此为肝乘脾，名曰纵，宜刺期门。

伤寒发热，啬啬恶寒，其人大渴，欲饮酨浆者，其腹必满，而自汗出小便利，其病欲解，此为肝乘肺，名曰横，宜刺期门。

阳明病，下血而谵语，此为热入血室，但头汗出者，刺期门，随其实而泻之。

太阳与少阳合病，心下痞坚，颈项强而眩，宜刺大椎、肺俞、肝俞，勿下之。

妇人伤寒，怀身，腹满，不得小便，加从腰以下重，如有水气状。怀身七月，太阴当养不养，此心气实，宜刺，泻劳宫及关元，小便利，则愈。

伤寒喉痹，刺手少阴穴，在腕当小指后动脉是也。针入三分，补之。

少阴病，下利便脓血者，宜刺。

◎　忌水第十四

发汗后，饮水多者必喘，以水灌之亦喘。

下利，其脉浮大，此为虚，以强下之故也。设脉浮革，因尔肠鸣，当温之，与水必哕。

太阳病，小便利者，为水多，心下必悸。

◎　宜水第十五

太阳病，发汗后，若大汗出，胃中干燥，烦不得眠，其人欲饮水，当稍饮之，令胃气和则愈。

厥阴，渴欲饮水，与水饮之，即愈。

呕而吐，膈上者，必思煮饼，急思水者，与五苓散饮之，水亦得也。

发汗吐下后病状第五　　三十证　方一十五首

发汗后，水药不得入口，为逆。

未持脉时，病人手叉自冒心，师因教试令咳，而不即咳者，此必两耳无所闻也。所以然者，重发其汗，虚故也。

发汗后身热，又重发其汗，胃中虚冷，必反吐也。

大下后，发汗，其人小便不利，此亡津液，勿治，其小便利，必自愈。

病人脉数，数为热，当消谷引食，而反吐者，以医发其汗，阳气微，膈气虚，脉则为数。数为客热，不能消谷，胃中虚冷，故吐也。

病者有寒，复发其汗，胃中冷，必吐蛔。〔一云"吐逆"〕

发汗后，重发其汗，亡阳谵语，其脉反和者，不死。服桂枝汤，汗出，大烦渴不解，若脉洪大，与白虎汤。〔方见杂疗中〕

发汗后，身体疼痛，其脉沉迟，桂枝加芍药生姜人参汤主之。

◎　方

桂枝三两　芍药四两　生姜四两，切　甘草二两，炙　大枣十二枚，擘　人参三两

上六味，以水一斗二升，煮取三升，去滓，温服一升。〔本云：桂枝汤，今加芍药、生姜、人参〕

太阳病，发其汗而不解，其人发热，心下悸，头眩，身𣊫而动，振振欲擗地者，玄武汤主之。〔方见少阴门〕

发汗后，其人脐下悸，欲作奔豚，茯苓桂枝甘草大枣汤主之。

◎　方

茯苓半斤　桂枝四两　甘草一两，炙　大枣十五枚，擘

上四味，以水一斗，先煮茯苓，减二升，纳诸药，煮取三升，去滓，温服一升，日三服。

发汗过多以后，其人叉手自冒心，心下悸，而欲得按之，桂枝甘草汤主之。

◎　方

桂枝四两　甘草二两，炙

上二味，以水三升，煮取一升，去滓，顿服，即愈。

发汗，脉浮而数，复烦者，五苓散主之。［方见结胸门中］

发汗后，腹胀满，厚朴生姜半夏甘草人参汤主之。

◎　方

厚朴半斤，炙　生姜半斤，切　半夏半升，洗　甘草二两，炙　人参一两

上五味，以水一斗，煮取三升，去滓，温服一升，日三服。

发其汗不解，而反恶寒者，虚故也，芍药甘草附子汤主之。

◎　方

芍药　甘草各三两[1]，炙　附子一枚，炮，去皮，破六片

上三味，以水三升，煮取一升二合，去滓，分温三服。

不恶寒，但热者，实也，当和其胃气，宜小承气汤。［方见承气汤门。一云"调胃承气汤"］

伤寒，脉浮，自汗出，小便数，颇复[2]微恶寒，而脚挛急。反与桂枝汤[3]，欲攻其表，得之便厥，咽干，烦躁，吐逆，当作甘草干姜汤，以复其阳。厥愈足温，更作芍药甘草汤与之，其脚即伸。而胃气不和，可与承气汤；重发汗，复加烧针者，四逆汤主之。

◎　甘草干姜汤方

甘草四两，炙　干姜二两

上二味，以水三升，煮取一升，去滓，分温再服。

◎　芍药甘草汤方

芍药　甘草炙，各四两

上二味，以水三升，煮取一升半，去滓，分温再服。

凡病，若发汗、若吐、若下、若亡血，无津液，而阴阳自和者，必自愈。

伤寒，吐、下、发汗后，心下逆满，气上撞胸，起即头眩，其脉沉紧，发汗即动经，身为振摇，茯苓桂枝白术甘草汤主之。

◎　方

茯苓四两　桂枝三两　白术　甘草炙，各二两

上四味，以水六升，煮取三升，去滓，分温三服。

1　各三两：保元堂本作"各五两"。

2　颇复：保元堂本作"心烦颇复"。

3　桂枝汤：原作"桂枝"，据保元堂本增"汤"字。

发汗、吐、下以后不解，烦躁，茯苓四逆汤主之。

◎　方

茯苓四两　人参一两　甘草二两，炙　干姜一两半　附子一枚，生，去皮，破八片

上五味，以水五升，煮取二升，去滓，温服七合，日三服。

发汗、吐、下后，虚烦不得眠，剧者，反覆颠倒，心中懊憹，栀子汤主之。若少气，栀子甘草汤主之。若呕者，栀子生姜汤主之。[栀子汤方见阳明门]

◎　栀子甘草汤方

于栀子汤中，加甘草二两即是。

◎　栀子生姜汤方

于栀子汤中，加生姜五两即是。

伤寒下后，烦而腹满，卧起不安，栀子厚朴汤主之。

◎　方

栀子十四枚，擘　厚朴四两，炙　枳实四枚，炙

上三味，以水三升半，煮取一升半，去滓，分二服，温进一服，快吐，止后服。

下以后，发其汗，必振寒，又其脉微细。所以然者，内外俱虚故也。

发汗，若下之，烦热，胸中窒者，属栀子汤证。

下以后，复发其汗者，则昼日烦躁不眠，夜而安静，不呕不渴，而无表证，其脉沉微，身无大热，属附子干姜汤。

◎　方

附子一枚，生，去皮，破八片　干姜一两

上二味，以水三升，煮取一升，去滓，顿服即安。

太阳病，先下而不愈，因复发其汗，表里俱虚，其人因冒，冒家当汗出自愈。所以然者，汗出表和故也，表和里未和[1]故下之。

伤寒，医以丸药大下后，身热不去，微烦，栀子干姜汤主之。

◎　方

栀子十四枚，擘　干姜二两

上二味，以水三升半，煮取一升半，去滓，分二服，温进一服。得快吐，止后服。

脉浮数，法当汗出而愈，而下之，则身体重，心悸者，不可发其汗，当自汗出而解。所以然者，尺中脉微，此里虚，须表里实，津液自和，自汗出，愈。

发汗以后，不可行桂枝汤，汗出而喘，无大热，与麻黄杏子石膏甘草汤。

◎　方

麻黄四两，去节　杏仁五十枚，去皮、尖　石膏半斤，碎　甘草二两，炙

1　里未和：原无，据保元堂本加。

上四味，以水七升，先煮麻黄一二沸，去上沫，纳诸药，煮取三升，去滓，温服一升。
［本云：黄耳杯］

伤寒吐、下后，七八日不解，热结在里，表里俱热，时时恶风，大渴，舌上干燥而烦，欲饮水数升，白虎汤主之。［方见杂疗中］

伤寒，吐下后未解，不大便五六日，至十余日，其人日晡所发潮热，不恶寒，犹如见鬼神之状，剧者发则不识人，循衣妄掇，怵惕不安，微喘直视，脉弦者生，涩者死。微者但发热谵语，与承气汤，若下者，勿复服。

大下后，口燥者，里虚故也。

霍乱病状第六　　一十证　方三首

问曰：病有霍乱者，何也？答曰：呕吐而利，此为霍乱。

问曰：病者发热头痛，身体疼痛，恶寒而复吐利，当属何病？答曰：当为霍乱。霍乱吐下，利止，复更发热也。

伤寒，其脉微涩，本是霍乱，今是伤寒，却四五日，至阴经上，转入阴，当利。本素呕下利者，不治；若其人即欲大便，但反矢气，而不利者，是为属阳明，必坚，十二日愈。所以然者，经竟故也。

下利后，当坚，坚能食者愈。今反不能食，到后经中，颇能食，复一经能食，过之一日当愈。若不愈，不属阳明也。

恶寒，脉微而复利，利止必亡血，四逆加人参汤主之。

◎　方

四逆汤中加人参一两，即是。

霍乱而头痛，发热，身体疼痛，热多，欲饮水，五苓散主之。寒多，不饮水者，理中汤主之。

◎　方　［五苓散见结胸门］

人参　干姜　甘草炙　白术各三两

上四味，以水八升，煮取三升，去滓，温服一升，日三服。脐上筑者，为肾气动，去术，加桂四两；吐多者，去术，加生姜三两；下利多者，复用术；悸者，加茯苓二两；渴者，加术至四两半；腹中痛者，加人参至四两半。寒者，加干姜至四两半；腹满者，去术，加附子一枚。服药后，如食顷，饮热粥一升，微自温暖，勿发揭衣被。一方：蜜和丸，如鸡黄许大，以沸汤数合，和一丸，研碎，温服，日三夜二。腹中未热，益至三四丸，然不及汤。

吐利止，而身体痛不休，当消息和解其外，宜桂枝汤小和之。

吐利汗出，发热恶寒，四肢拘急，手足厥，四逆汤主之。既吐且利，小便复利，而大汗出，下利清谷，里寒外热，脉微欲绝，四逆汤主之。

吐已下断，汗出而厥，四肢拘急不解，脉微欲绝，通脉四逆加猪胆汤主之。

◎ 方

于通脉四逆汤中，加猪胆汁半合即是。服之，其脉即出，无猪胆，以羊胆代之。

吐利发汗，其人脉平而小烦，此新虚，不胜谷气故也。

阴易病已后劳复第七 七证 方四首

伤寒阴易之为病，身体重，少气，少腹里急，或引阴中拘挛，热上冲胸，头重不欲举，眼中生花痂，胞赤，膝胫拘急，烧裈散主之。

◎ 方

妇人里裈近隐处烧灰

上一味，水和服方寸匕，日三，小便即利，阴头微肿，此为愈。

大病已后，劳复，枳实栀子汤主之。

◎ 方

枳实三枚，炙 豉一升，绵裹 栀子十四枚，擘

上三味，以酢浆七升，先煮取四升，次纳二味，煮取二升，纳豉，煮五六沸，去滓，分温再服。若有宿食，纳大黄，如博棋子大五六枚，服之愈。

伤寒瘥已后，更发热，小柴胡汤主之。脉浮者，以汗解之。脉沉实［一作“紧”］者，以下解之。

大病已后，腰以下有水气，牡蛎泽泻散主之。

◎ 方

牡蛎熬 泽泻 蜀漆洗 商陆 葶苈熬 海藻洗 栝楼根各等分

上七味，捣为散，饮服方寸匕，日三服，小便即利。

伤寒解后，虚羸少气，气逆欲吐，竹叶石膏汤主之。

◎ 方

竹叶二把 半夏半升，洗 麦门冬一升，去心 甘草炙 人参各二两 石膏一斤，碎 粳米半升

上七味，以水一斗，煮取六升，去滓，纳粳米，米熟汤成，温服一升，日三服。

大病已后，其人喜唾，久久不了，胸上有寒，当温之，宜理中丸。

病人脉已解，而日暮微烦者，以病新瘥，人强与谷，脾胃气尚弱，不能消谷，故令微烦，损谷即愈。

疗君亲之疾，下以救贫贱之厄，中以保身长全，以养其生。而但竞逐荣势，企踵权豪，孜孜汲汲，唯名利是务，崇饰其末，而忽弃其本，欲华其表而悴其内，皮之不存，毛将安附？进不能爱人知物，退不能爱躬知己，卒然遇邪风之气，婴非常之疾，患及祸至而后震栗。身居厄地，蒙蒙昧昧，惷若游魂，降志屈节，钦望巫祝，告穷归天，束手受败。百年之寿命，将至贵之重器，委付庸医，恣其所措，咄嗟喑呜，厥身已毙，神明消灭，变为异物，幽潜重泉，徒为涕泣。痛夫！举世昏迷，莫能觉悟，自弃若是，夫何荣势之云哉。此之谓也。

《千金要方》序

夫清浊剖判，上下攸分，三才肇基，五行俶落，万物淳朴，无得而称。燧人氏出，观斗极以定方名，始有火化。伏羲氏作，因之而画八卦，立庖厨，滋味既兴，痾瘵萌起。大圣神农氏悯黎元之多疾，遂尝百药以救疗之，犹未尽善。黄帝受命，创制九针，与方士岐伯、雷公之伦，备论经脉，旁通问难，详究义理，以为经论，故后世可得依而畅焉。春秋之际，良医和缓，六国之时，则有扁鹊，汉有仓公、仲景，魏有华佗，并皆探赜索隐，穷幽洞微，用药不过二三，灸炷不逾七八，而疾无不愈者。晋宋以来，虽复名医间出，然治十不能愈五六，良由今人嗜欲太甚，立心不常，淫放纵逸，有阙摄养所致耳。余缅寻圣人设教，欲使家家自学，人人自晓。君亲有疾不能疗之者，非忠孝也。末俗小人，多行诡诈，倚傍圣教而为欺，绐遂令朝野士庶咸耻医术之名。多教子弟诵短文，枸小策，以求出身之道。医治之术，阙而弗论，吁可怪也。嗟乎！深乖圣贤之本意。吾幼遭风冷，屡造医门，汤药之资，罄尽家产。所以青衿之岁，高尚兹典，白首之年，未尝释卷。至于切脉诊候，采药合和，服饵节度，将息避慎，一事长于己者，不远千里伏膺取决。至于弱冠，颇觉有悟，是以亲邻国中外有疾厄者，多所济益。在身之患，断绝医门，故知方药本草不可不学。吾见诸方部帙浩博，忽遇仓猝，求检至难，比得方讫，疾已不救矣。呜呼！痛夭枉之幽厄，惜堕学之昏愚，乃博采群经，删裁繁重，务在简易，以为《备急千金要方》一部，凡三十卷。虽不能究尽病源，但使留意于斯者，亦思过半矣。以为人命至重，有贵千金，一方济之，德逾于此，故以为名也。未可传于士族，庶以贻厥私门。张仲景曰：当今居世之士，曾不留神医药，精究方术，上以

（1）论曰：《易》称天地变化，各正性命，然则变化之迹无方，性命之功难测，故有炎凉寒燠、风雨晦冥、水旱妖灾、虫蝗怪异。四时八节，种种施化不同；七十二候，日月运行各别。终其暑度，方得成年，是谓岁功毕矣。天地尚且如然，在人安可无事？故人生天地之间，命有遭际，时有否泰，吉凶悔吝，苦乐安危，喜怒爱憎，存亡忧畏，关心之虑，日有千条，谋身之道，时生万计，乃度一日。是故天无一岁不寒暑，人无一日不忧喜。故有天行瘟疫病者，即天地变化之一气也。斯盖造化必然之理，不得无之。故圣人虽有补天立极之德，而不能废之。虽不能废之，而能以道御之。其次有贤人，善于摄生，能知撙节，与时推移，亦得保全。天地有斯瘴疠，还以天地所生之物以防备之。命曰知方，则病无所侵矣。然此病也，俗人谓之横病，多不解治，皆云日满自瘥，以此致枉者，天下大半。凡始觉不佳，即须救疗，迄至于病愈，汤食竞进，折其毒势，自然而瘥。必不可令病气自在，恣意攻人，拱手待毙，斯为误矣。今博采群经以为上、下两卷，广设备拟，好养生者，可得详焉。

（2）经言：春气温和，夏气暑热，秋气清凉，冬气冰冽，此四时正气之序也。冬时严寒，万类深藏，君子周密，则不伤于寒。或触冒之者，乃为伤寒耳。其伤于四时之气，皆能为病，而以伤寒为毒者，以其最为杀疠之气也。中而即病，名曰伤寒。不即病者，其寒毒藏于肌骨中，至春变为温病，至夏变为暑病。暑病热极，重于温也。是以辛苦之人，春夏多温病、热病者，皆由冬时触冒寒冷之所致，非时行之气也。凡时行者，是春时应暖而反大寒，夏时应热而反大冷，秋时应凉而反大热，冬时应寒而反大温，此非其时而有其气。是以一岁之中，病无长少，多相似者，此则时行之气也。伤寒之病，逐日深浅以施方治。今世人得伤寒，或始不早治，或治不主病，或日数久淹，困乃告师。师苟依方次第而疗，则不中病，皆宜临时消息制方，乃有效耳。

（3）论曰：凡人有少苦，似不如平常，即须早道。若隐忍不治，冀望自瘥，须臾之间，以成痼疾。小儿、女子益以滋甚。若时气不和，当自戒勒。若小有不和，即须治疗，寻其邪由，及在腠理，以时早治，鲜不愈者。患人忍之数日乃说，邪气入脏则难可制止，虽和缓亦无能为也。痈疽疔肿，喉痹客忤，尤为其急，此自养生之要也。

（4）凡作汤药，不可避晨夜时日吉凶，觉病须臾，即宜便治，不等早晚，则易愈矣。服药当如方法，若纵意违师，不须治之也。

（5）凡伤寒，多从风寒得之。始表中风寒，入里则不消矣，未有温覆而当不消也。凡得时气病，五六日而渴欲饮水，饮不能多，不当与也。所以尔者，腹中热尚少，不能消之。便更为人作病矣。若至七八日，大渴欲饮水者，犹当依证而与之，与之勿令极意。言能饮一斗者，与五升。若饮而腹满，小便涩，若喘若哕，不可与之。忽然大汗出者，欲自愈也。人得病能饮水，欲愈也。

（6）例曰：大法春夏宜发汗。凡发汗，欲令手足皆周，至漐漐然一时间许益佳，但不可如水流离霖霖耳。若病不解，当更重发汗。汗出多则亡阳，阳虚不可重发汗也。凡服汤药发汗，中病便止，不必尽剂也。凡云可发汗而无汤者，丸散亦可用，要以汗出为解，然不及汤，随证良验。凡病无故自汗出，复发其汗愈，卫复和故也。

（7）夫脉浮者，病在外，可发汗，宜桂枝汤。

（8）夫阳脉浮大而数者，亦可发汗，为宜桂枝汤。

（9）病常自汗出者，此为荣气和，荣气和而外不解，此为卫气不和也。荣行脉中，卫行脉外，复发其汗，卫和则愈，宜桂枝汤。

（10）病人脏无他病，时时发热，自汗出而不愈者，此卫气不和故也，先其时发汗则愈，宜桂枝汤。

（11）太阳病，发热汗出者，此为荣弱卫强，故令汗出，欲救邪风，宜桂枝汤。

（12）太阳病，头痛发热，汗出，恶风寒，宜桂枝汤。

（13）太阳病，下之微喘者，表未解也，宜桂枝加厚朴杏仁汤。

（14）太阳病，外证未解者，不可下，宜桂枝汤。

（15）太阳病，先发其汗，不解而下之，其脉浮者不愈。浮为在外而反下之，故令不愈。今脉浮，故在外，当须解表则愈，宜桂枝汤。

（16）太阳病，下之，气上冲者，可与桂枝汤，不上冲，不可与。

（17）凡桂枝本为解肌，若脉浮紧，发热无汗者，勿与之，常知此，勿误也。

（18）凡酒客，勿与桂枝汤，若用必呕。

（19）凡服桂枝汤吐者，后必吐脓血也。

（20）桂枝汤：治中风，其脉阳浮而阴弱，阳浮者热自发，阴弱者汗自出。啬啬恶风，淅淅恶寒，翕翕发热，鼻鸣干呕方。

桂枝　芍药　生姜各三两　甘草二两　大枣十二枚

上五味，咬咀三物，切姜，擘枣，以水七升，煮枣令烂，去滓，乃纳诸药，水少者益之，煮令微沸，得三升，去滓。服一升，日三，小儿以意减之。初服少，多便得汗出者，小阔其间；不得汗者，小促其间，令药势相及。汗出，自护如法，特须避风。病若重，宜夜服。若服一剂不解，疾证不变者，当复服之。至有不肯汗出，服两三剂乃愈。服此药食顷，饮热粥以助药力。

（21）治伤寒头及腰痛，身体骨节疼，发热恶寒，不汗而喘，麻黄汤方。

麻黄三两　桂心　甘草各一两　杏仁七十枚，喘不甚，用五十枚

上四味，咬咀，以水九升煮麻黄，减二升，去沫，纳诸药，煮取二升半，绞去滓。服八合，覆令汗。

（22）大青龙汤：治中风伤寒，脉浮紧，发热恶寒，身体疼痛，汗不出而烦躁方。

麻黄六两　桂心　甘草各二两　石膏如鸡子一枚，碎　生姜三两　杏仁四十枚　大枣十二枚

上七味，咬咀，以水九升煮麻黄，去沫，乃纳诸药，煮取三升。分服一升，厚覆，当大汗出，温粉粉之即止，不可再服。服之则筋惕肉瞤，此为逆也。不汗乃再服。

（23）阳毒汤：治伤寒一二日便成阳毒，或服药吐下之后，变成阳毒。身重，腰背痛，烦闷不安，狂言，或走，或见鬼，或吐血、下痢，其脉浮大数，面赤斑斑如锦文，咽喉痛，唾脓血，五日可治，至七日不可治，宜服升麻汤方。

升麻　甘草各半两　当归　蜀椒　雄黄　桂心各六铢

上六味，㕮咀，以水五升，煮取二升半。分三服，如人行五里进一服，温覆手足，毒出则汗，汗出则解。不解，重作服之，得吐亦佳。

（24）阴毒汤：治伤寒初病一二日，便结成阴毒，或服药六七日以上至十日，变成阴毒。身重背强，腹中绞痛，咽喉不利，毒气攻心，心下坚强，短气不得息，呕逆，唇青面黑，四肢厥冷，其脉沉细紧数。仲景云此阴毒之候，身如被打，五六日可治，至七日不可治也。甘草汤方。

甘草　升麻各半两　当归　蜀椒各六铢　鳖甲一两

上五味，㕮咀，以水五升，煮取二升半。分三服，如人行五里顷更进一服。温覆发汗，毒当从汗出，汗出则愈。若不汗则不除，重作服。仲景方去蜀椒。

（25）阴旦汤：治伤寒肢节疼痛，内寒外热，虚烦方。

芍药　甘草各二两　干姜　黄芩各三两　桂心四两　大枣十五枚

上六味，㕮咀，以水一斗，煮取五升，去滓。温服一升，日三夜再，覆令小汗。

（26）阳旦汤：治伤寒中风，脉浮，发热往来，汗出恶风，头项强，鼻鸣干呕，桂枝汤主之。随病加减如下。

以泉水一斗，煮取四升，分服一升，日三。自汗者，去桂枝，加附子一枚；渴者，去桂，加栝楼根三两；利者，去芍药、桂，加干姜三两、附子一枚（炮）；心下悸者，去芍药，加茯苓四两；虚劳里急，正阳旦主之。煎得二升，纳胶饴半斤，为再服；若脉浮紧，发热者，不可与之。

（27）神丹丸：治伤寒敕涩，恶寒发热，体疼者方。

附子　乌头各四两　人参　茯苓　半夏各五两　朱砂一两

上六味，末之，蜜丸，以真丹为色，先食服如大豆二丸，生姜汤下，日三，须臾进热粥二升许，重覆，汗出止。若不得汗，汗少不解，复服如前法。若得汗足，应解而不解者，当服桂枝汤。此药多毒，热者令饮水，寒者温饮解之。治疟，先发服二丸。

（28）例曰：大法春宜吐，凡服吐药，中病便止，不必尽剂也。

（29）病如桂枝证，头不痛，项不强，而脉寸口浮，胸中硬满，气上冲咽喉不得息者，此以内有久痰，宜吐之。

（30）病胸上诸寒，胸中郁郁而痛，不能食，欲得使人按之，按之反有涎出，下利日十余行，而其人脉迟，寸脉微滑者，此宜吐之，吐之利即止。

（31）少阴病，饮食入口则吐，心中愠愠然，欲吐复不能吐者，宜吐之，宿食在上脘，宜吐之。

（32）病手足逆冷，脉乍结者，客气在胸中，心下满而烦，饥不能食者，以病在胸中，宜吐之。

（33）病如桂枝证，头不痛，项不强，寸脉微浮，胸中痞坚，气上撞咽喉，不得息者，此为胸有寒也，宜吐之，瓜蒂散方。

瓜蒂　赤小豆各一两

上二味，治下筛。取一钱匕，香豉一合，熟汤七合，煮作稀粥，去滓取汁，和散，温顿服之。不吐者，少少加，得快吐乃止。

（34）水道散：治时气病，烦热如火，狂言妄语，欲走方。

甘遂半两　　白芷一两

上二味，治下筛。水服方寸匕，须臾令病人饮冷水，腹满即吐之，小便当赤。

（35）藜芦丸：治伤寒不得吐方。

藜芦　　附子各一两

上二味，末之，蜜和如扁豆大。伤寒不食，服二丸，不知增之。此谓得病一日以上、四日以来。服药后日移三丈不吐，进热粥汁发之。

（36）治伤寒温病三四日，胸中恶，欲令吐者，服酒胆方。

醇苦酒半升　　猪胆一具

上二味，尽和饮之，吐即愈。

（37）例曰：大法秋宜下，凡下以汤胜丸、散也，中病便止，不必尽剂也。

（38）伤寒有热而小腹满，应小便不利，今反利者，此为有血也，当须下之，宜抵挡丸。

（39）太阳病，身黄，脉沉结，小腹坚满，小便不利者，为无血也，小便自利，其人如狂者，为血证谛也，属抵挡汤下之。

（40）太阳病不解，热结在膀胱，其人如狂，其血自下即愈。其外不解，尚未可攻，当先解其外；外已解但小腹结者，可攻之。

（41）阳明病，脉迟，虽汗出不恶寒，体必重，短气，腹满而喘，有潮热者，此外欲解，可攻里也。手足濈然汗出者，大便已坚，宜承气汤。若汗多而微热恶寒者，为外未解也，桂枝汤主之。其热不潮，未可与承气。若腹大满而不大便者，可少与承气汤，微和其胃气，勿令大下。

（42）阳明病，潮热，大便微坚，与承气汤；不坚者，不可与之。若不大便六七日，恐有燥屎，欲知之法，少与承气汤。腹中转矢气者，为有燥屎，乃可攻之；若不转气者，此为头坚后溏，不可攻之也，攻之必胀满不能食。欲饮水者，即哕，其后发热者，大便必复坚，宜与小承气和之。不转气者，慎勿攻之。

（43）阳明证，其人喜忘者，必有蓄血，所以然者，本有久瘀血，故令喜忘，屎虽坚，大便必黑，宜抵挡汤下之。

（44）阳明病，发热汗出者，此为越热，不能发黄，但头汗出，身无汗，剂颈而还，小便不利，渴引水浆者，此为瘀热在里，身必发黄，宜下，以茵陈汤。

（45）少阴病，得之二三日，口燥咽干，急下之，宜承气汤。

（46）少阴病，得之六七日，腹满，不大便者急下之，宜承气汤。

（47）夫实则谵语，虚则郑声。郑声，重语也。直视、谵语、喘满者死，下痢者亦死。

（48）伤寒四五日，脉沉喘满，沉为在里，而反发汗，津液越出，大便为难，表虚里实，久则谵语。

（49）大承气汤：主热盛，腹中有燥屎，谵语者方：

大黄四两　　厚朴八两　　枳实五枚　　芒硝五合

上四味，㕮咀，以水一斗，先煮二物，取五升，去滓；纳大黄，煎取二升，去滓；下芒硝，更煎一两沸，分再服，得快利止。

（50）抵当丸方：

水蛭二十枚　桃仁二十三枚　虻虫二十枚　大黄三两

上四味，末之，蜜和合，分为四丸。以水一升，煮一丸，取七合，顿服之。睟时当下血，不下更服。

（51）抵当汤方：

水蛭三十枚　桃仁二十三枚　虻虫二十枚　大黄三两

上四味，㕮咀，以水五升，煮取三升，去滓。服一升，不下更服。

（52）承气汤方：

枳实五枚　大黄四两　芒硝半升　甘草二两

上四味，㕮咀，以水五升，煮取二升，去滓。适寒温，分三服，如人行五里进一服，取下利为度，若不得利，尽服之。

（53）生地黄汤：治伤寒有热，虚羸少气，心下满，胃中有宿食，大便不利方。

生地黄三斤　大黄四两　大枣二枚　甘草一两　芒硝二合

上五味，合捣，令相得，蒸五升米下，熟绞取汁，分再服。

（54）伤寒七八日不解，默默心烦，腹中有干屎，谵语，大柴胡加葳蕤知母汤方。

柴胡半斤　黄芩　芍药各三两　半夏半升　生姜五两　大黄　甘草各一两　人参三两　葳蕤　知母各二两

上十味，㕮咀，以水一斗，煮取二升，去滓。服一升，日三，取下为效。

（55）伤寒已解半日许，复心烦热，其脉浮数者，可更发汗，宜桂枝汤。

（56）凡发汗后饮水者，必喘，宜慎也。

（57）治发汗后，表里虚烦，不可攻者，但当与竹叶汤方。

竹叶二把　人参　甘草各二两　半夏半升　石膏一斤　麦门冬一升　生姜四两

上七味，㕮咀，以水一斗，煮取六升，去滓，纳粳米半升，米熟去之。分服一升，日三。

（58）服桂枝汤大汗后，脉洪大者，与桂枝汤。若形如疟，一日再发，汗出便解者，属桂枝二麻黄一汤方。

桂枝一两十七铢　麻黄十六铢　芍药一两六铢　甘草一两二铢　杏仁十六枚　大枣五枚　生姜一两六铢

上七味，㕮咀，以水五升，煮麻黄再沸，去沫，纳诸药，煮取二升。适寒温，分再服，取微汗而已。

（59）小青龙汤：治伤寒表未解，心下有水气，干呕，发热而咳，或渴，或痢，或噎，或小便不利、小腹满，或喘者。小青龙汤方。

桂心三两　半夏　五味子各半两　麻黄　甘草　干姜　芍药　细辛各三两

上八味，㕮咀，以水一斗，煮麻黄减二升，去上沫，纳诸药，煮取三升，分三服，相去十里顷复服之。若渴者，去半夏，加栝楼根三两；若微痢，去麻黄，加荛花如一鸡子大（熬，令赤色）；若噎，加附子一枚；若小便不利，小腹满者，去麻黄，加茯苓四两；若喘，去麻黄，加杏仁半升。数用神效。

（60）治伤寒，发汗出而喘，无大热，麻黄杏仁石膏甘草汤方。

麻黄四两　杏仁五十枚　石膏半斤　甘草二两

上四味，㕮咀，以水七升，先煮麻黄，令减二升，纳诸药，煎取三升，分三服。

（61）发汗若下后，烦热，胸中窒，气逆抢心者，栀子汤方。

栀子十四枚　香豉四合，绵裹

上二味，以水四升，先煮栀子取二升半，纳豉煮取一升半。分二服，温进一服。得快吐，止后服。

（62）治发汗后，腹胀满，厚朴汤方。

厚朴八两　半夏半升　生姜八两　甘草二两　人参一两

上五味，㕮咀，以水一斗，煮取三升，分三服。

（63）太阳病发汗，汗出不解，其人仍发热，心下悸，头眩，身瞤动，振振欲擗地，属玄武汤方。

茯苓　芍药　生姜各三两　白术二两　附子一枚

上五味，㕮咀，以水八升，煮取二升，温服七合。

（64）太阳病反下之，利遂不止，脉促者，表未解，喘而汗出者，葛根黄连汤方。

葛根半斤　黄芩　黄连各三两　甘草二两

上四味，㕮咀，以水八升，先煮葛根减二升，纳诸药，煮取三升，去滓，分再服。

（65）伤寒发汗吐下后，心下逆满，气上冲胸，起即头眩，其脉沉紧，发汗则动经，身为振摇者，茯苓汤方。

茯苓四两　白术　桂心各三两　甘草二两

上四味，㕮咀，以水六升，煮取三升，去滓，分三服。

（66）凡寸口脉浮，关上自沉，为结胸。

（67）凡伤寒病发于阳，而反下之，热入，因作结胸。

（68）结胸病，项亦强，如柔痉状，下之即和，宜大陷胸丸方。

大黄八两　芒硝　杏仁　葶苈各五两

上四味，捣筛二物，别研杏仁、芒硝如脂，和散，取如弹丸大一枚，甘遂末一钱匕，白蜜二合，水一升，煮取八合。温顿服之，病乃自下。如不下，更服，取下为效。

（69）伤寒六七日，结胸热实，其脉沉紧，心下痛，按之正坚，宜大陷胸汤。

（70）太阳病，重发汗而复下之，不大便五六日，舌上干而渴，日晡所小有潮热，心胸大烦，从心下至小腹，坚满而痛不可近，宜大陷胸汤方。

甘遂末一钱匕　大黄六两，切　芒硝一升

上三味，以水六升，先煮大黄，取二升，去滓，纳芒硝，一沸，纳甘遂，分再服，一服得快利，止后服。

（71）伤寒中风，医反下之，其人下痢，日数十行，谷不化，腹中雷鸣，心下痞坚结满，干呕，心烦不能得安。师见心下痞，谓病不尽，复下之，其痞益甚。此非结热，但以胃中虚，客气上逆使之然也，宜甘草泻心汤方。

甘草四两　黄芩　干姜各二两　黄连一两　半夏半升　大枣十二枚

上六味，㕮咀，以水一斗，煮取六升，去滓。分服一升，日三。

（72）伤寒发汗后，胃中不和，心下痞坚，干噫食臭，胁下有水气，腹中雷鸣，下痢者，属生姜泻心汤方。

生姜四两　甘草三两　半夏半升　黄连一两　干姜一两　人参三两　黄芩三两　大枣十二枚

上八味，㕮咀，以水一斗煮取六升，去滓，分服一升，日三。

（73）伤寒吐下后，七八日不解，结热在里，表里俱热，时时恶风，大渴，舌上干燥而烦，欲饮水数升者，宜白虎汤方。

石膏一升　知母六两　甘草二两　粳米六合

上四味，㕮咀，以水一斗煮，米熟，去滓。分服一升，日三。诸亡血及虚家不可与白虎汤。若立夏后至立秋前得用之，立秋后不可服，春三月尚凛冷亦不可与之，与之则呕利腹痛。

（74）伤寒无大热而口干渴，心烦，背微恶寒，宜服白虎汤。

（75）伤寒脉浮，发热无汗，其表不解，不可与白虎汤。渴欲饮水无表证，宜白虎汤。

（76）若渴欲饮水，口燥舌干者，宜白虎汤。

外台本《伤寒杂病论》

汉·张仲景 著

唐·王焘 辑

导　读

　　《外台本〈伤寒杂病论〉》，又称《王焘本〈伤寒杂病论〉》，是从王焘所著《外台秘要方》（又名《外台秘要》《外台秘方》《外台方》《外台》）中辑录出的张仲景文献。有学者推测，《外台秘要方》所引据的《伤寒杂病论》内容可能是《伤寒杂病论》的另外一个版本，并非得自王叔和所传。因此，要了解《伤寒杂病论》的原貌，《外台秘要方》是不可或缺之书。

　　王焘，今陕西省宝鸡市眉县人，生于唐高宗天皇大圣大弘孝皇帝咸亨元年（670年），卒于唐玄宗至道大圣大明孝皇帝天宝十四年（755年），是唐代著名的医学家。王焘所著的《外台秘要方》颇为后人称赞。

　　《外台秘要方》成书于唐玄宗天宝十一年（752年），共40卷，分1 104门（据现存本，核实得1 048门，似有佚失）。各门记述先论后方，秩序井然，即先引用前人的著述说明疾病的机理，接着大量引载隋唐及其以前历代医家的方药。《外台秘要方》所引用的医学文献全部注明了出处，不但保留了这些文献资料的原始面貌，而且还保存下来一定数量的古医书佚文，因而具有十分重要的学术价值。

　　《外台秘要方》成书后的300多年间，主要靠传抄流传，到北宋熙宁二年（1069年）才由政府设立的校正医书局校正后第一次刻板刊行（宋熙宁初刻本），北宋大观年间又进行了第二次翻刻，南宋绍兴年间则进行了第三次翻刻。到了明代末期，新安程衍道（敬通）将所购"讹缺颇多"的《外台秘要方》写本经10年努力，重新进行了校订刊刻（俗称程本）。此后，中国、日本的刻本多以程本为底本，程本成为影响较大、流通较广的版本。由于程本所据为坊间写本，错讹颇多，所以访求存世的宋刻本成为诸多医家的愿望。18世纪到19世纪间，日本学者多纪元坚等收集到宋本（两部残本、一部足本，足本从中国带至日本）《外台秘要方》，经过校订，"影写二部"（江户影宋精抄本）。这两部影宋精抄本，现一部藏于日本国立公文书馆，另一部藏于中国台北故宫博物院。其实，现在存世的《外台秘要方》宋刻本残卷还有多种，中国内地及中国台湾、日本都有收藏。但保存完整的只有日本静嘉堂藏本（南宋刻本）。此本20世纪初从中国传入日本，多纪元坚当时并不知道此本存世。

　　《外台秘要方》引用张仲景文献的条文很多，这些内容散见于《外台秘要方》的多卷之中，引用的方法多为两类：一类为直接引用，多以"仲景《伤寒论》""张仲景《伤寒论》""仲景论""张仲景曰""仲景曰"等署名方式引用；二为间接引用，引自六朝、隋唐医家著作，但在注文中提示"仲景同"等文字加以说明。将这些内容辑录在一起，即《外台本〈伤寒杂病论〉》。

　　《外台本〈伤寒杂病论〉》，比定型于宋代的《伤寒论》《金匮要略》约早300年，因此较多地保存了张仲景《伤寒杂病论》的原貌。

　　本书以日本静嘉堂藏本（南宋刻本）《外台秘要方》为底本，以日本江户影宋精抄本《外台秘要方》为参校本。

而不能一愈之也。主上尊贤重道，养寿祈年，故张、王、李等数先生继入，皆钦风请益，贵而遵之，故鸿宝金匮、青囊绿帙，往往而有，则知日月所照者远，圣人所感者深，至于喑神养和、沐老补病者，可得闻见也。余敢采而录之，则古所未有，今并缮缉，而能事毕矣。若乃分天地至数，别阴阳至候，气有余则和其经渠以安之，志不足则补其复溜以养之，溶溶波波，

调上调下。吾闻其语矣，未遇其人也。不诬方将，请俟来哲。

其方凡四十卷，名曰《外台秘要方》，非敢传之都邑，且欲施于后贤，如或询谋，亦所不隐。

是岁天宝十一载，岁在执徐，月之哉生明者也。

《外台秘要方》序

唐银青光禄大夫使持节邺郡诸军事兼守刺史上柱国清源县开国伯王焘撰

昔者农皇之治天下也，尝百药，立九候，以正阴阳之变诊，以救性命之昏札，俾厥土宇用能康宁，广矣哉。洎周之王，亦有冢卿，格于医道，掌其政令，聚毒药以供其事焉，岁终稽考而制其食，十全为上，失四下之。我国家率由兹典，动取厥中，置医学，颁良方，亦所以极元气之和也。夫圣人之德，又何以加于此乎？故三代常道，百王不易，又所从来者远矣。

自雷、岐、仓、缓之作，彭、扁、华、张之起，迄兹厥后，仁贤间出，岁且数千，方逾万卷，专车之不受，广厦之不容，然而载祀绵远，简编亏替，所详者虽广，所略者或深，讨简则功倍力烦，取舍则论甘忌苦，永言笔削，未暇尸之。

余幼多疾病，长好医术，遭逢有道，遂蹑亨衢，七登南宫，两拜东掖，便繁台阁二十余载，久知弘文馆图籍方书等，繇是睹奥升堂，皆探其秘要。以婚姻之故，贬守房陵，量移大宁郡，提携江上，冒犯蒸暑，自南徂北，既僻且陋，染瘴婴痾，十有六七，死生契阔，不可问天，赖有经方仅得存者，神功妙用，固难称述，遂发愤刊削，庶几一隅。凡古方纂得五六十家，

新撰者向数千百卷，皆研其总领，核其指归，近代释僧深、崔尚书、孙处士、张文仲、孟同州、许仁则、吴升等十数家，皆有编录，并行于代，美则美矣，而未尽善。何者？各擅风流，递相矛盾，或篇目重杂，或商较繁芜。今并味精英，铃其要妙，俾夜作昼，经之营之，捐众贤之砂砾，掇群才之翠羽，皆出入再三，伏念旬岁，上自炎昊，迄于圣唐，括囊遗阙，稽考隐秘，不愧尽心焉。

客有见余此方曰：嘻，博哉！学乃至于此邪？余答之曰：吾所好者寿也，岂进于学哉？至于遁天倍情，悬解先觉，吾常闻之矣。投药治疾，庶几有瘳乎？又谓余曰：禀生受形，咸有定分，药石其如命何？吾甚非之，请论其目。夫喜怒不节，饥饱失常，嗜欲攻中，寒温伤外，如此之患，岂由天乎？夫为人臣，为人子，自家刑国，由近兼远，何谈之容易哉？则圣人不合启金縢，贤者曷为条玉版，斯言之玷，窃为吾子羞之。客曰：唯唯。呜呼！齐梁之间，不明医术，不得为孝子，鲁、闵之行，宜其用心。若不能精究病源，深探方论，虽百医守疾，众药聚门，适足多疑，

目 录

卷一

（1）《阴阳大论》云：春气温和，夏气暑热，秋气清凉，冬气凛冽。此则四时正气之序也。冬时严寒，万类深藏，君子周密，则不伤于寒。触冒之者乃名伤寒耳。其伤于四时之气，皆能为病，以至春变为温病，至夏变为暑病。暑病者，热极重于温也。是以辛苦之人，春夏多温热病者，皆由冬时触冒寒冷之所致，非时行之气也。凡时行者，春时应暖而反大寒，夏时应热而反大冷，秋时应凉而反大热，冬时应寒而反大温，此非其时而有其气，是以一岁之中长幼之病多相似者，此则时行之气也。［仲景同］

（2）王叔和曰：伤寒之病，逐日浅深，以施方治。今世人得伤寒，或始不早治，或治不对病，或日数久淹，困乃告医。医又不知次第而治之，则不中病。皆以临时消息制方，无不效也。今搜探仲景旧论，录其证候、诊脉声色、对病真方有神验者，拟防世急也。又土地高下，寒温不同，物性刚柔，餐居亦异。是故黄帝兴四方之问，岐伯举四治之能，以训后贤，开其未悟，临病之工，宜须两审也。

（3）又曰：夫表和里病［一作"阳盛阴虚"］，下之而愈，汗之则死；里和表病［一作"阳虚阴盛"］，汗之而愈，下之则死。夫如是，则神丹不可以误发，甘遂何可以妄攻？表里之治，相背千里，吉凶之机，应若影响。然则桂枝下咽，表和则毙，［桂枝汤在此卷，仲景曰：数部中桂枝等五味者是也］承气入胃，里平则亡。此表里虚实之交错，其候至微；发汗吐下之相反，其祸至速。而医术浅狭，为治乃误，使病者陨没，自谓其分，至令冤魂塞于冥路，死尸盈于旷野，仁者鉴此，岂不痛欤！

（4）又凡两感病俱作，治有先后，发表攻里，本自不同，而执迷妄意者，乃云神丹、甘遂合而服之，且解其外，又除其内。言巧似是，于理实违。安危之变，岂可诡哉！夫病发热而恶寒者，发于阳；无热而恶寒者，发于阴。发于阳者可攻其外；发于阴者宜温其内。发表以桂枝；温里以四逆。

（5）华佗曰：夫伤寒始得，一日在皮，当摩膏火灸即愈。若不解者，至二日在肤，可法针，服解肌散发汗，汗出即愈。若不解者，至三日在肌，复一发汗则愈。若不解者，止，勿复发汗也。至四日在胸，宜服藜芦丸，微吐则愈。若病困，藜芦丸不能吐者，服小豆瓜蒂散，吐之则愈。视病尚未醒，醒者复一法针之。五日在腹，六日入胃，入胃则可下也。若热毒在胃外，未入于胃，而先下之者，其热乘虚便入胃，则烂胃也。然热入胃病，要当须复下去之，不得留于胃中也。胃若实热致此为病，三死一生，此辈皆多不愈。胃虚热入，烂胃也。其热微者，赤斑出；剧者黑斑出。赤斑出者，五死一生；黑斑出者，十死一生。但论人有强弱，病有难易，功效相倍耳。病者过日，不以时下之，热不得泻，亦胃烂斑出矣。

若得病无热，但狂言，烦躁不安，精彩言语与人不相主当者，勿以火迫之，但以五苓散一方寸匕，水和服之。当以新汲井水，强饮一升许，若一升半，可至二升益佳。令以指刺喉中，吐之，病随手愈。不即吐者，此病辈多不善，勿强与水，水停即结心下也。当更以余药吐之，皆令相主当者，不尔即危。若此病不急以猪苓散吐解之者，其死殆速耳。亦可先吐去毒物，及法针之尤佳。

又云：春夏无大吐下，秋冬无大发汗。发汗法，冬及始春大寒，宜服神丹丸，亦可膏摩火灸。若末春、夏月、初秋，凡此热月，不宜火灸，又不宜厚覆，宜服六物青散。若崔文行度障散，赤散，雪煎亦善，但单煮柴胡数两，伤寒、时行并可服也，不但一也。至再三发汗不解，当与汤。实者，转下之。其脉朝夕驶者，为实癖也。朝平夕驶者，非癖也。转下汤为可早与，但当少与，勿令下多耳，少与当数其间。

病有虚烦热者，与伤寒相似，然不恶寒，身不疼痛，故知非伤寒也，不可发汗。头不痛，脉不紧数，故知非里实也，不可下。如此内外皆不可攻，而师强攻之，必遂损竭多死矣。诸虚烦，但当行竹叶汤。若呕者，与橘皮汤。一剂不愈者，可重与也。此法官泰数用甚效。伤寒后虚烦，亦宜服此汤。［仲景同］

（6）仲景《伤寒论》：伤寒一二日，心中悸而烦，小建中汤主之方。

桂心三两　甘草二两，炙　生姜三两　大枣十二枚，擘　胶饴一升　芍药六两

上六味，切，以水七升，先煮五味，取三升，去滓，纳饴，更上火微煮，令消解，温服一升，日三服。如呕家，不可服建中汤，以甜故也。忌海藻、菘菜、生葱。［张仲景《伤寒论》"伤寒一二日内，麻黄汤主之"，此云"小建中汤"，非也。此方但治心中悸而烦］

（7）仲景《伤寒论》：疗太阳病三日，发其汗，病不解，蒸蒸发热者，属调胃承气汤方。

甘草三两，炙　芒硝半升　大黄四两

上三味，切，以水三升，煮二物，取一升，去滓，纳芒硝，更煮微沸。温温顿服，以调胃则愈。忌海藻、菘菜。［张仲景《伤寒论》"三日亦可服麻黄汤"，此云"调胃承气汤"，非也。此方但治三日发汗不解，蒸蒸发热者］

（8）仲景《伤寒论》：伤寒四五日，身热恶风，颈项强，胁下满，手足温而渴者，小柴胡汤主之方。

柴胡半斤　栝楼根四两　桂心三两　黄芩二两　牡蛎二两　甘草二两，炙　干姜二两

上七味，切，以水一斗二升，煮取六升，去滓，更煎取三升，温服一升，日三服。初服微烦，温覆汗出者，便愈也。忌生葱、海藻、菘菜。［张仲景《伤寒论》名柴胡姜桂也，合用柴胡、人参、甘草、黄芩、半夏、生姜、大枣七味，小柴胡汤是也］

（9）仲景《伤寒论》：疗伤寒不大便六七日，头痛有热，与承气汤。其人小便反清者［一本作"大便反青"］，知不在里，仍在表也，当须发汗。若头痛者，必衄血，宜桂枝汤方。

桂枝汤方：

桂枝三两　芍药三两　甘草二两，炙　生姜三两　大枣十二枚，擘

上五味，切，以水七升，煮取三升，去滓。温服一升，须臾吃稀粥一升助药力，覆取微汗。忌生葱、海藻、菘菜。［张仲景《伤寒论》此方"六七日，病在表者，可服之"］

（10）又伤寒五六日，呕而发热者，柴胡汤证具，而以他药下之，柴胡证仍在，故可与柴胡汤，此虽已下之，不为逆，必蒸蒸而振，却发热汗出而解。

（11）仲景《伤寒论》：疗伤寒八九日，风湿相搏，身体疼烦，不能自转侧，不呕不渴，下之脉浮虚而涩者，属桂枝附子汤。若大便鞕，小便自利者，附子白术汤方。

桂枝附子汤方：

桂心四两　附子三枚，炮，去皮，破　生姜三两　甘草二两，炙　大枣十二枚，擘

上五味，切，以水六升，煮取二升，去滓。温分三服。忌生葱、猪肉、海藻、菘菜。

附子白术汤方：

白术四两　大枣十二枚，擘　甘草二两，炙　生姜三两　附子三枚，炮，去皮，四破

上五味，切，以水六升，煮取二升，去滓，温分三服。初一服其人身如痹，半日许复服之，都尽。其人如冒状者勿怪，此以附子、术并走皮中，逐水气未除，故使人如冒状也。本云附子一枚，今加之二枚，名附子汤。忌生葱、猪肉、菘菜、海藻、桃李、雀肉等。〔张仲景论法当加桂枝四两。此本一方二法，以大便鞕，小便自利，故去桂也；以大便不鞕，小便不利，当加桂。附子三枚，悉多也，虚弱家及产妇宜减服之。此二方但治风湿，非治伤寒也〕

（12）仲景《伤寒论》：疗吐下之后，不大便五六日至十余日，日晡所发潮热，不恶寒，独语如见鬼状，若剧者，发则不识人，循衣摸床，惕而不安，微喘，但发热诚语者，属大承气汤方。

大黄四两，去皮　陈枳实五枚，炙　芒硝三合　厚朴半斤

上四味，切，以水一斗，先煮二物，取五升，去滓，纳大黄，煮取二升，去滓，纳芒硝，煮一二沸，分为两服。初一服便得利者，止后服，不必尽剂。

（13）太阳病，过经十余日，及二三下之，后四五日，柴胡证仍在者，先与小柴胡汤。呕不止，心下急〔一云"呕止小安"〕，郁郁微烦者，为未解也，可与大柴胡汤，下之即愈方。

柴胡半斤　黄芩　芍药各三两　半夏半斤，水洗　大枣十二枚，擘　生姜五两　枳实四枚，炙

上七味，切，以水一斗二升，煮至六升，去滓，更煎，取三升。温服一升，日三服。一方加大黄二两，今不加大黄，恐不名为大柴胡汤也。忌羊肉、饧。兼主天行。

（14）伤寒十三日不解，胸胁满而呕，日晡所发潮热，热毕而微利，此本柴胡证，下之不得利，今反利者，知医以丸药下之，此非其治也。潮热者，实也，先宜服小柴胡汤以解其外，后以柴胡加芒硝汤主之方。

柴胡二两十六铢　黄芩　人参　甘草炙　生姜各一两　半夏五枚　大枣四枚，擘　芒硝二合

上八味，切，以水四升，煮七味，取二升，去滓，下芒硝，更上火煎一二沸，分为两服，未解更作。忌海藻、菘菜、羊肉、饧等。

（15）麻黄解肌汤，疗伤寒三四日，烦疼不解者方。

麻黄三两，去节　桂心二两　甘草一两，炙　杏仁七十枚，去皮、尖、碎

上四味，切，以水九升，先煮麻黄，减二升，掠去沫，乃纳诸药合煮，取二升半，绞去滓。分服八合，以汗出为度。忌海藻、菘菜、生葱。〔本仲景麻黄汤〕

（16）黄芩汤，疗伤寒六七日，发汗不解，呕逆下利，小便不利，胸胁痞满，微热而烦方。

黄芩　桂心各三两　茯苓四两　前胡八两　半夏半升，洗

上五味，切，以水一斗二升，煮取六升，分为六服，日三服，夜三服，间食生姜粥，投

取小便利为瘥。忌羊肉、饧、生葱、酢物。

（17）石膏汤，疗伤寒病已八九日，三焦热，其脉滑数，昏愦，身体壮热，沉重拘挛。或时呼呻而已攻内，体犹沉重拘挛，由表未解，今直用解毒汤则挛急不瘥，直用汗药则毒因加剧，而方无表里疗者，意思以三黄汤以救其内，有所增加以解其外，故名石膏汤方。

　　石膏　黄连　黄柏　黄芩各二两　香豉一升，绵裹　栀子十枚，擘　麻黄三两，去节

　　上七味，切，以水一斗，煮取三升，分为三服，一日并服出汗。初服一剂小汗，其后更合一剂，分两日服。常令微汗出，拘挛烦愦即瘥。得数行利，心开令语，毒折也。忌猪肉、冷水。

（18）疗伤寒六七日，其人大下，寸脉沉迟，手足厥逆，下部脉不至，咽喉痛不利，唾脓血，泄利不止者，麻黄升麻汤方。

　　麻黄二两半，去节　升麻五分　当归五分　知母　葳蕤［一作"菖蒲"］　黄芩各三分　麦门冬去心［一作"天门冬"］　桂心　芍药　干姜　石膏碎　甘草炙　茯苓　白术各一分

　　上十四味，切，以水一斗，先煮麻黄，减二升，掠去上沫，纳诸药，煮取三升，去滓，温分三服。相去如炊三斗米顷，令尽汗出便愈。忌海藻、菘菜、生葱、醋、桃李、雀肉等。

［此张仲景《伤寒论》方］

（19）疗伤寒七八日不解，默默烦闷，腹中有干粪，谵语，大柴胡汤方。

　　柴胡　半夏汤洗，各八两　生姜四两　知母　芍药　大黄　甘草炙　葳蕤各二两［一方加枳实四枚］　黄芩二两

　　上九味，切，以水一斗，煮取三升，去滓。温服一升，日三服。忌海藻、菘菜、羊肉、饧。

（20）疗伤寒热病十日以上，发汗不解，及吐下后诸热不除，及下利不止斑出方。

　　大青四两　甘草二两，炙　阿胶二两，炙，末　豉一升，绵裹

　　上四味，切，以水八升，煮二物，取三升半，去滓，纳豉，煮三沸，去滓，乃纳胶令烊。分温三服，欲尽更作，常使有余，渴者当饮，但除热、止吐下，无毒。忌海藻、菘菜。

（21）《千金》：治伤寒头痛项强，四肢烦疼，青膏方。

　　当归　芎䓖　吴茱萸　附子　乌头　莽草　蜀椒各三两　白芷三两

　　上八味，切，以醇苦酒渍再宿，以猪脂四斤，缓火煎，候白芷色黄，绞去滓，以暖酒服枣核大三枚。日三服，取汗，不知稍增，可服可摩。如初得伤寒一日，苦头痛背强，宜摩之佳。忌猪肉。

（22）少阴病，得病二三日，口燥咽干，急下之，宜承气汤。

（23）少阴病，六七日，腹满不大便者，急下之，宜承气汤。

（24）阳明证，其人善忘，必有蓄血。所以然者，本有久瘀血，故令善忘，虽坚，大便反易，色必黑，宜抵当汤下之。

（25）伤寒有热，而少腹满，应小便不利，今反利者，此为有血，不可余药，宜抵当丸。

（26）太阳病，身黄，脉沉结，少腹坚，小便不利者，此为无血也。小便自利，其人如狂者，血证谛也，宜抵当汤下之。

（27）阳明病，脉迟，虽汗出不恶寒，体必重，短气，腹满而喘，有潮热者，此外欲解，

可攻里也。手足溅然汗出者，此为大便已坚，宜承气汤主之。若汗多，而微发热恶寒，为外未解，宜桂枝汤。其热不潮，未可与承气汤。若腹大满，不大便，可少与承气汤，微和其胃气，勿令至大下。

（28）阳明病，潮热，微坚者可与承气汤，不坚者勿与之。若不大便六七日，恐胃中有燥粪，欲知之法，可与小承气汤。若腹中转矢气者，为有燥粪，乃可攻之。若不转矢气者，此为但头坚，后溏，不可攻之，攻之必胀满，不能食。欲饮水者即哕。其后发热者，必复坚，与小承气汤和之，不转矢气者，慎不可攻之。

（29）夫实则谵语，虚则郑声。郑声，重语也。直视谵语，喘满者死。若下利者，亦死。

（30）伤寒四五日，脉沉喘满，沉为在里，而反发汗，津液越出，大便为难，表虚里实，久则谵语。

承气汤方：

枳实五枚，陈者，炙　大黄四两　芒硝三合　厚朴半斤

上四味，切，以水一斗，先煮二味，取五升，纳大黄，更煮取二升，去滓，纳芒硝，更上微火一两沸。分温再服，得下，余勿服也。

（31）小承气汤方：

大黄四两　厚朴二两，炙　枳实大者三枚，炙

上三味，切，以水四升，煮取一升二合，去滓。分温再服。若一服得利，谵语止，勿服之也。

（32）又抵当丸方：

水蛭二十枚，熬　桃仁二十五枚，去皮、尖、双仁　虻虫二十枚，去足、翅，熬　大黄三两

上四味，末，下筛，合，分为四丸，以水一升，煮一丸，取七合。顿服，晬时当下血，不下仍须服之，取血下为效。

（33）又抵当汤方：

水蛭熬　虻虫去足、翅，熬，各三十枚　桃仁二十枚，去皮、两仁　大黄三两

上四味，切，以水五升，煮取三升。分为三服，不下更服。

（34）疗伤寒头痛壮热，百节疼痛汤方。

柴胡　芍药　大青　知母　栀子各四两　升麻　黄芩　杏仁去双仁、皮、尖，各三两　香豉一升，绵裹　石膏八两，碎

上十味，切，以水九升，煮取二升七合，分三服。若热盛者，加大黄四两。

（35）《千金翼》：疗少阴病一二日，口中和，其背恶寒者，当灸之，服附子汤方。

大附子二枚，炮　茯苓　芍药各三两　人参二两　白术四两

上五味，切，以水八升，煮取三升。温服一升，日三服。忌猪肉、桃李、雀肉、酢。

（36）疗少阴病，二三日咽痛者，可与甘草汤，不瘥，可与桔梗汤方。

甘草汤方：

甘草二两

上一味，切，以水三升，煮取一升半。服七合，日三服，忌海藻、菘菜。

（37）桔梗汤方：

大桔梗一两　甘草二两，炙

上二味，切，以水三升，煮取一升，分两服。吐脓血矣。忌猪肉、海藻、菘菜。

（38）疗少阴病，二三日至四五日腹痛，小便不利，下利不止，而便脓血。

桃花汤方：

赤石脂一斤（一半全用，绵裹；一半筛末）　干姜一两，切　粳米一升

上三味，以水七升，煮取米熟，去滓。取七合，纳赤石脂末一方寸匕，日三服。［《伤寒论》同］

（39）疗少阴病得之二三日以上，心中烦，不得卧者，黄连阿胶汤主之方。

黄连四两　黄芩一两　鸡子中黄二枚　芍药二两　阿胶三两［一云"三片"］，炙

上五味，切，以水六升，先煮三味，取二升，去滓，纳阿胶煮烊尽，小冷，纳鸡子黄，搅令相得。温服七合，日三服。忌猪肉、冷水。

（40）疗伤寒五六日，中风，往来寒热，胸胁苦满，嘿嘿不欲饮食，心烦喜呕，或胸中烦而不呕，或渴，或腹中痛，或胁下痞坚，或心下卒悸，小便不利，或不渴，外有微热或咳。

小柴胡汤方：

柴胡八两　半夏半斤，洗　生姜　黄芩　人参　甘草炙，各三两　大枣十二枚，擘

上七味，切，以水一斗二升，煮取六升，去滓，更煎取三升。温服一升，日三服。但胸中烦而不呕者，去半夏、人参，加栝楼实一枚；若渴者，去半夏，加人参，合前成四两半，栝楼根四两；若腹中痛者，去黄芩，加芍药三两；若胁下痞坚者，去大枣，加牡蛎六两；若心下卒悸，小便不利者，去黄芩，加茯苓四两；若不渴，外有微热者，去人参，加桂心三两，温覆取微汗；若咳者，去人参、大枣、生姜，加五味子半升、干姜二两。忌羊肉、饧、海藻、菘菜。

（41）疗伤寒五六日，大下之后，身热不去，心中结痛，此为未解。

栀子豉汤方：

肥栀子十四枚，擘　香豉四合，绵裹

上二味，以水四升，先煮栀子，取二升半，去滓，纳豉，更煮取一升半，去滓。温分再服，若一服得吐，余更勿服之。若呕者，后栀子加生姜汤。［《伤寒论》《备急》同。《伤寒》兼疗不得眠］

（42）栀子生姜汤方：

肥栀子十四枚，擘　香豉四合　生姜五两，切

上三味，以水四升，煮栀子、生姜，取二升半，去滓，纳豉，更煮取一升半，去滓。温分再服，若一服安，即勿服。［《伤寒论》同。并疗虚烦不得眠耳］

（43）伤寒六七日，结胸热实，其脉沉紧，心下痛，按之如石坚，宜陷胸汤主之方。

大黄六两，切　甘遂末一钱匕　芒硝一升

上三味，以水六升，先煮大黄，取二升，去滓，纳芒硝，煮一二沸，乃纳甘遂末。温分再服，得快利，止后服。

（44）伤寒若吐、若下后，七八日不解，热结在里，表里俱热，时时恶风，大渴，舌上干燥而烦，欲饮水数升者，白虎汤主之。

（45）诸亡血家，不可与白虎汤，虚者亦不可与，卒得之腹痛而利者，但可温之。

（46）伤寒无大热，而口干渴，心烦，其背微恶寒者，白虎汤主之。

（47）伤寒脉浮，发热无汗，其表不解者，不可与白虎汤。渴欲饮水，无表证者，白虎汤主之方。

知母六两　石膏一升，碎，绵裹　甘草三两，炙　粳米六合

上四味，切，以水一斗二升，煮取米熟，去米纳药，煮取六升，去滓，分六服，日三服。忌海藻、菘菜。［《伤寒论》同］

（48）又白虎汤方：

石膏　粳米各一升　知母六两　人参三两　甘草二两，炙

上五味，切，以水一斗二升，煮米熟，纳药，煮取六升，去滓，分服一升，日三服。此方立秋后、立春前，不可行白虎汤，正二三月时尚冷，亦不可与服。与之则呕利而腹痛。忌海藻、菘菜。

（49）疗伤寒八九日，下之，后胸满烦惊，小便不利，诚语，一身尽重，不可转侧，柴胡加龙骨牡蛎汤方。

柴胡四两　黄芩　生姜　龙骨　人参　牡蛎熬　铅丹　桂心　茯苓各一两半　半夏二合半，汤洗　大枣六枚，擘　大黄二两

上十二味，切，以水八升，煮取四升，纳大黄，切如博棋子，煮取二升，去滓。温分再服。忌羊肉、饧、生葱、酢物。

（50）阳明病，发热而汗出，此为热越，不能发黄也。但头汗出，其身无有，剂颈而还，小便不利，渴引水浆，此为瘀热在里，身必发黄，宜服茵陈汤方。

茵陈六两　大肥栀子十四枚，擘　大黄二两

上三味，切，以水一斗二升，先煮茵陈，减六升，去滓，纳诸药煮取三升，分三服，小便当利，如皂荚沫状，色正赤，一宿腹减，黄从小便去。

（51）小前胡汤，疗伤寒六七日不解，寒热往来，胸胁苦满，默默不欲饮食，心烦喜呕，寒疝腹痛方。［胡洽云：出张仲景］

前胡八两　半夏半升，洗　生姜五两　黄芩　人参　甘草炙，各三两　干枣十一枚，擘

上七味，切，以水一斗，煮取三升，分四服，忌羊肉、饧、海藻、菘菜。［仲景方用柴胡，不用前胡。今详此方治寒疝腹痛，恐性凉耳，合用仲景柴胡桂姜汤，今崔氏用之，未知其可也］

（52）疗伤寒或始得至七八日不大便，或四五日后不大便，或下后秘塞者，承气汤方。

厚朴炙　大黄各三两　枳实六片，炙

上三味，切，以水五升，煮取二升。体强者服一升，羸者服七合，得下必效，止。

（53）若胃中有燥粪，令人错语，正热盛亦令人错语。若秘而错语者，宜服承气汤。通利而错语者，宜服下四物黄连除热汤。承气汤旧用芒硝，余以有毒，故去之。用之数年，安稳得下良。既服汤，亦应外用生姜兑［读作"锐"，下同］，使必去燥粪，若服汤兼兑而并不得下者，

可依本方，芒硝一两。

（54）姜兑法：

削生姜如小指长二寸，盐涂之，纳下部中，立通。

（55）又方：

以猪胆灌下部，用亦立通。〔张仲景《伤寒论》云：猪胆和法醋少许，灌谷道中〕

（56）前军督护刘车者，得时疾三日已汗解，因饮酒复剧，苦烦闷干呕，口燥呻吟，错语不得卧，余思作此黄连解毒汤方。

黄连三两　黄芩　黄柏各二两　栀子十四枚，擘

上四味，切，以水六升，煮取二升。分二服，一服目明，再服进粥，于此渐瘥。余以疗凡大热盛，烦呕呻吟，错语不得眠，皆佳。传语诸人，用之亦效。此直解热毒，除酷热，不必饮酒剧者。此汤疗五日中神效。忌猪肉、冷水。

（57）大前胡汤，疗伤寒八九日不解，心腹坚满，身体疼痛，内外有热，烦呕不安方。〔胡洽云：出张仲景〕

前胡半斤　半夏半升，洗　生姜五两　枳实八片，炙　芍药四两　黄芩三两　枣十二枚，擘

上七味，切，以水一斗，煮取三升，分四服，日三夜一服。忌羊肉、饧等物。〔张仲景用柴胡，不用前胡。本云：加大黄二两，不加大黄，恐不名大柴胡汤〕

（58）疗伤寒二三日以上，至七八日不解者，可服小柴胡汤方。

柴胡半斤　人参　甘草炙　黄芩　生姜各三两　半夏五合，洗　大枣十二枚，擘

上七味，切，以水一斗二升，煮取三升。分三服，微覆取汗，半日便瘥，不瘥更服一剂。忌羊肉、饧、海藻、菘菜。

（59）又疗伤寒五日以上，宜取下利，陶氏云：若汗出大便坚而诚语方。

大黄四两　厚朴二两，炙　枳实四枚，炙

上三味，以水四升，煮取一升二合。分两服，通者一服止。〔此是仲景方〕

（60）《古今录验》：阳毒汤，疗伤寒一二日便成阳毒，或服药吐下之后，变成阳毒。身重腰背痛，烦闷不安，狂言，或走，或见神鬼，或吐血下利。其脉浮大数，面赤斑斑如锦文，喉咽痛，唾脓血。五日可疗，至七日不可疗也，宜服升麻汤方。

升麻二分　当归二分　蜀椒汗，一分　雄黄研　栀子　桂心各一分　甘草二分，炙　鳖甲大如手一片，炙

上八味，切，以水五升，煮取二升半。分三服，如人行五里久再服，温覆手足，毒出则汗，汗出则解，不解重作服，亦取得吐佳。阴毒去雄黄。忌海藻、菘菜、生葱、苋菜。〔张仲景方无栀子、桂心，阴毒去雄黄、蜀椒〕

（61）仲景云：此阴毒之候，身如被打，五六日可疗，至七日不可疗，宜服甘草汤方。

甘草炙　升麻　当归各二分　蜀椒一分，出汗　鳖甲大如手一片，炙

上五味，切，以水五升，煮取二升半。分再服，如人行五里顷复服，温覆当出汗，汗出则愈。若不得汗，则不解，当重服令汗出。忌海藻、菘菜、苋菜。

（62）疗往来寒热，胸胁逆满，桃仁承气汤方。

大黄四两，渍，别下　甘草炙　芒硝（汤成下）　桂心各二两　桃仁五十枚，去皮、尖，碎

上五味，以水七升，煮取二升半，去滓，纳芒硝，更煎一两沸，温分三服。忌海藻、菘菜。［《伤寒论》同］

（63）服桂枝汤大汗出后脉洪大者，与桂枝汤如前法。若形如疟，一日再发者，汗出便解，属桂枝二麻黄一汤主之方。

桂心一两十七铢　杏仁十六枚，去尖、皮　芍药一两六铢　麻黄一十六铢，去节　生姜一两六铢，切　甘草一两二铢，炙　大枣五枚，擘

上七味，切，以水五升，先煮麻黄一两沸，掠去沫，乃纳诸药，煮得二升，去滓，温服一升，日再。本云：桂枝汤二分、麻黄汤一分，合为二升，分再服。今合为一方。忌海藻、菘菜、生葱。［本张仲景《伤寒论》方］

卷二

（64）《病源》：中风伤寒之状，太阳中风，阳浮阴弱，阳浮者热自发，阴弱者汗自出，啬啬恶寒，淅淅恶风，翕翕发热，鼻鸣干呕，此其候也。

（65）太阳中风，以火劫发其汗，邪风被火热，血气流溢，失其常度，两阳相熏灼，其身即发黄，阳盛则欲衄，阴虚小便难，阴阳俱虚竭，身体则枯燥，但头汗出，剂颈而还，腹满微喘，口干咽烂，或不大便，久则谵语，甚者至哕，手足躁扰，循衣摸床。小便利者，其人可疗。

（66）阳明中风，口苦而咽干，腹满微喘，发热恶寒，脉浮紧，若下之，则腹满小便难。

（67）阳明病，若能食为中风，不能食为中寒。

（68）少阳中风，两耳无所闻，目赤，胸中满而烦者，不可吐下，吐下之则悸而惊。

（69）太阴中风，四肢烦疼，其脉阳微阴涩而长者，为欲愈。

（70）少阴中风，其脉阳微阴浮者，为欲愈。

（71）厥阴中风，其脉微浮者为欲愈，不浮为未愈。［仲景《伤寒论》同］

（72）仲景《伤寒论》：桂枝汤，疗太阳中风，阳浮阴弱，阳浮者热自发，阴弱者汗自出，啬啬恶寒，淅淅恶风，翕翕发热，鼻鸣干呕方。

桂心　芍药　生姜各三两　甘草二两，炙　大枣十二枚，擘

上五味，切姜，擘枣，次切余药，以水七升，煮枣令烂，去滓，乃纳诸药，水少者益之，煮令微微沸，得三升，去滓。服一升，日三，小儿以意减之。初一服便得汗出者，后服小小阔其间。如不得汗者，小小促之，令其药势相及，汗出自护，如服六物青散法。若病重者，宜夜服，特须避风。若服一剂晬时不解，病证不变者，当更服之，至有不肯汗出，服二三剂乃愈。服此药食顷，亦当饮热粥以助药力。若初得病甚，便以火发汗，火气太过，汗出不解，烦躁不得眠，用此汤加龙骨、牡蛎各三两，减桂心、生姜各一两，不用芍药。若虚劳里

急，腹中痛者，取前桂枝汤二升，加胶饴一升，适寒温，分再服。若得大汗出者，只用桂枝二两。发汗后重发汗，亡阳谵语，其脉反和者不死。发汗已解，半日所重发烦，其脉浮数，可复发汗，宜桂枝汤方。忌海藻、生葱、菘菜等。

（73）疗伤寒头疼腰痛，身体骨节疼，发热恶风，汗不出而喘，麻黄汤方。

麻黄三两，去节　桂心二两　甘草一两，炙　杏仁七十枚，去皮、尖、两仁，碎

上四味，切，以水九升，煮麻黄减二升，去上沫，纳诸药，煮取二升半，去滓。服八合，覆取微汗，不须啜粥，余如桂枝法将息。忌海藻、菘菜、生葱。〔臣亿等按：张仲景《伤寒论》麻黄汤惟主伤寒，不主中风。若中风，但可服前桂枝汤〕

（74）疗太阳病，项背强几几，反汗不出恶风者，属葛根汤方。

葛根四两　麻黄四两，去节　甘草二两，炙　芍药　桂心各二两　生姜三两　大枣十二枚，擘

上七味，切，以水一斗，煮麻黄、葛根减二升，去上沫，纳诸药，煮取三升，去滓。温服一升，覆取微似汗出，不须吃热粥助药发汗，余将息依桂枝法。忌海藻、菘菜、生葱。〔张仲景《伤寒论》治中风汗出用桂枝此证云"汗不出"，亦伤寒之病，非中风也〕

（75）《千金》：疗伤寒中风，五六日以上，但胸中烦、干呕，栝楼实汤方。

栝楼实一两　柴胡半斤　黄芩三两　甘草三两，炙　生姜四两，切　大枣十枚，擘，破

上六味，切之，勿令大碎，吹去末，以水一斗二升，煮得六升，绞去滓。更煎取三升，适寒温服一升，日三服。忌海藻、菘菜。

（76）《千金翼》：疗中风发热，六七日不解而烦，有表里证，渴欲饮水，饮水而吐，此为水逆，五苓散主之方。

猪苓三分　泽泻五分　茯苓三分　桂心二分　白术三分

上五味，捣筛，水服方寸匕，日三，多饮暖水，汗出愈。忌桃李、醋物、生葱、雀肉等。

（77）又伤寒中风，医反下之，其人下利日数十行，水谷不化，腹中雷鸣，心下痞坚而满，干呕心烦，不能得安，医见心下痞，以为病不尽，复重下之，其痞益甚，此非结热，但以胃中虚，客气上逆，故使之坚，甘草泻心汤主之方。

甘草四两，炙　黄芩三两　大枣十二枚，擘　黄连一两　干姜二两　半夏半升，洗，去滑

上六味，切，以水一斗，煮取六升，分六服。忌海藻、菘菜、猪羊肉、饧。

（78）《古今录验》：疗中风伤寒，脉浮，发热往来，汗出恶风，项颈强，鼻鸣干呕，阳旦汤主之方。

大枣十二枚，擘　桂心三两　芍药三两　生姜三两　甘草二两，炙　黄芩二两

上六物，㕮咀，以泉水六升，煮取四升，分四服，日三。自汗者，去桂心，加附子一枚(炮)。渴者，去桂加栝楼三两。利者，去芍药、桂，加干姜三两、附子一枚（炮）。心下悸者，去芍药，加茯苓四两。虚劳里急者，正阳旦主之，煎得二升，纳胶饴半升，分为再服。若脉浮紧发热者，不可与也。忌海藻、菘菜、生葱等物。

（79）大青龙汤，疗太阳中风，脉浮紧，发热恶寒，身疼痛，汗不出而烦躁方。

　　麻黄六两，去节　桂心二两　甘草二两，炙　石膏如鸡子大，碎，绵裹　生姜三两　杏仁四十枚，去两仁及皮、尖　大枣十枚，擘

　　上七味，切，以水九升，先煮麻黄减二升，去沫，乃纳诸药，煮取三升，去滓。分服一升，厚覆取微汗，汗出多者，温粉粉之。一服汗者，不可再服。若复服，汗多亡阳遂虚，恶风、烦躁、不得眠也。忌海藻、菘菜、生葱等物。[张仲景《伤寒论》云：中风见伤寒脉者，可服之]

　　（80）张仲景《伤寒论》，问曰：病有结胸，有脏结，其状如何？答曰：按之痛，寸脉浮，关脉沉，名结胸也。问曰：何谓脏结？答曰：如结胸状，饮食如故，时时下利，寸口脉浮，关上小细而沉紧，名脏结。舌上白苔滑者，为难治。脏结无阳证，不往来寒热，其人反静，舌上苔滑者，不可攻也。病发于阳而反下之，热入因作结胸；病发于阴而反下之[一作"汗之"]，因作痞也，所以成结胸者，以下之太早故也。

　　（81）结胸证悉具，烦躁者亦死。

　　（82）结胸证，其脉浮大者，不可下也，下之则死。

　　（83）夫结胸病，项亦强，如柔痓状，下之则和，宜大陷胸丸方。

　　蜀大黄半斤　葶苈子半升，熬　杏仁半升，去皮、尖，熬令赤黑色　芒硝半升

　　上四味，捣筛二味，杏仁合芒硝研如泥，和散，合和，丸如弹子大，每服一丸，用甘遂末一钱匕、白蜜一两、水二升同煮，取一升，温顿服之。一宿乃自下，如不下，更服，取下为效。

　　（84）太阳病，脉浮动数，浮则为风，数则为热，动则为痛，数则为虚，头痛发热，微盗汗出，而反恶寒，表未解也。医反下之，动数变迟，膈内拒痛[一云"头痛即眩"]，胃中空虚，客热动膈，短气烦躁，心内懊侬，阳气内陷，心下因坚，则为结胸，大陷胸汤主之。若不结胸，但头汗出，余处无汗，剂颈而还，小便不利，身必发黄，大陷胸汤方。

　　蜀大黄六两　甘遂末一钱匕　芒硝一升

　　上三味，以水六升，先煮大黄取二升，去滓，纳芒硝煮一两沸，纳甘遂末。温服一升，得快利，止后服。

　　（85）伤寒六七日，结胸热实，脉沉紧，心下痛，按之石坚，大陷胸汤主之。方依前法。

　　（86）伤寒十余日，热结在里，复往来寒热者，与大柴胡汤。

　　（87）但结胸，无大热者，此水结在胸胁也，但头微汗出者，大陷胸汤主之。方依前法。

大柴胡汤方：

　　柴胡半斤　枳实四枚，炙　生姜五两　黄芩三两　芍药三两　半夏半升，洗　大枣十二枚，擘

　　上七味，切，以水一斗二升，煮取六升，去滓，更煎取三升。温服一升，日三服。一方加大黄二两，若不加大黄，恐不名为大柴胡汤。忌羊肉、饧。

　　（88）太阳病二三日，不能卧，但欲起，心下必结，脉微弱者，本有久寒也。而反下之，若利止者，必作结胸，未止者，四日复下之，此作协热利也。

　　（89）太阳病下之，其脉促，不结胸者，此为欲解也。若心下满鞕痛者，此为结胸也，

大陷胸汤主之。但满而不痛者，此为痞。柴胡不中与之也，宜半夏泻心汤主之方。

半夏半升，洗　干姜三两　人参三两　甘草三两，炙　黄连一两　大枣十二枚，擘　黄芩三两

上七味，切，以水一斗，煮取六升，去滓。温服一升，日三。若须大陷胸汤服者，如前法。忌羊肉、饧、海藻、菘菜、猪肉、冷水等。

（90）小结胸病，正在心下，按之则痛，脉浮滑者，小陷胸汤主之方。

黄连一两，上好者　栝楼实一枚，大者，破　半夏半升，洗

上三味，切，以水六升，煮栝楼实取三升，去滓，纳诸药，煮取二升，去滓。温分三服。忌羊肉、饧、猪肉。

（91）病在太阳，应以汗解之，反以冷水潠之，若灌之，其热却不得去，弥更益烦，皮上粟起，意欲饮水，而反不渴者，服文蛤散。若不瘥者，与五苓散，用前篇方。

（92）寒实结胸，无热证者，与三物小陷胸汤。方如前法，白散亦可服。

文蛤散方：

文蛤五两

上一味，捣筛为散。以沸汤和一方寸匕服之，汤用五合。

又白散方：

桔梗三分　贝母三分　巴豆一分，去心及皮，熬令黑赤，别研如脂

上三味，捣筛，更于臼内捣之，以白饮和服，强人半钱匕，羸人减之，病在膈上则吐，在膈下则利，利不止，饮冷粥一杯止。忌猪肉、芦笋等。

（93）仲景《伤寒论》：疗呕哕，心下悸，痞鞕不能食，小半夏汤方。

半夏一升，洗　生姜八两，去皮

上二味，切，以水七升，煮取一升半，去滓。分再服。忌羊肉、饧。

（94）疗呕哕，心下痞鞕者，以膈间有水，头眩悸，半夏加茯苓汤方。

半夏一升，洗　生姜八两，去皮　茯苓三两

上三味，切，以水七升，煮取一升半，去滓。温分再服。忌羊肉、饧、酢等物。

（95）疗胸内似喘不喘，似呕不呕，似哕不哕，彻心中愦愦然无赖者，生姜汁半夏汤，兼主天行方。

生姜一升，汁　半夏半升，洗，切

上二味，以水三升，煎半夏取一升，纳姜汁，取一升半，绵漉小冷。分二服，一日一夜服令尽，呕哕一服得止者，停后服。忌羊肉、饧。

（96）疗干呕哕，若手足厥冷者，小橘皮汤，兼主天行方。

橘皮四两　生姜八两，去皮

上二味，狭长切，以水七升，煮取三升，去滓。小冷服一升，下咽则愈。

（97）《千金翼》：干呕、吐涎沫而头痛，茱萸汤主之方。

吴茱萸一升，炒　大枣十二枚，擘　生姜六两，切　人参三两，细锉

上四味，以水五升，煮取二升，去滓。分服七合，日三。　［仲景同。此张仲景《伤寒论》方］

（98）仲景《伤寒论》：少阴病，咽喉痛者，半夏散及汤主之方。

半夏洗　甘草炙　桂心

上三味，等分，各捣筛毕，更合捣之。以白饮服方寸匕，日三服。若不能服散者，水一升，煮七沸，纳散两匕，更煮三沸，下火令小冷，少少含，细咽之。半夏有毒，不当散服之。忌羊肉、生葱、海藻、菘菜、饧。

（99）仲景《伤寒论》：吐血不止者，柏叶汤主之方。

青柏叶三两　干姜三两，切　艾三把

上三味，以水五升，煮取一升，去滓，别绞取新出马通汁一升，相和合，煎取一升，绵滤之。温分再服。马通是马屎汁也。〔一方有阿胶，无艾〕

（100）吐血下血，黄土汤主之方。

釜灶下黄焦土半升，绵裹　甘草三两炙　干地黄三两　白术三两　附子三两，炮，破　阿胶三两，炙　黄芩三两

上七味，切，以水八升，煮六味取二升，去滓，纳胶令烊，分三服。忌海藻、菘菜、芜荑、猪肉、桃李、雀肉等物。

（101）仲景《伤寒论》：疗服桂枝汤大汗后，烦渴热不解，脉洪大者，属白虎加人参汤方。

知母六两　甘草二两，炙　石膏一升，碎，绵裹　人参二两　粳米一升〔《玉函经》用糯米〕

上五味，切，以水一斗二升，煮米熟，去米，纳诸药，煮取六升，去滓，温服一升，日三。忌海藻、菘菜。

（102）若脉浮发热，渴欲饮水，小便不利者，猪苓汤主之方。

猪苓一两，去皮　茯苓一两　阿胶一两，炙　滑石一两，碎，绵裹　泽泻一两

上五味，以水四升，先煮四物，取二升，去滓，纳阿胶令烊消，温服七合，日三服。忌醋物。

（103）《古今录验》：黄龙汤，疗伤寒十余日不解，往来寒热，状如温疟，渴，胸满，心腹痛方。

半夏半升，洗　生姜三两　人参三两　柴胡半斤　黄芩三两　甘草三两，炙　大枣十二枚，擘

上七味，切，以水一斗二升，煮取六升，去滓，更煎取三升，温服一升，日三服，不呕而渴，去半夏，加栝楼根四两，服如前。忌羊肉、饧、海藻、菘菜等物。〔此本张仲景《伤寒论》方〕

（104）《集验》：疗伤寒虚羸少气，气逆若呕吐方。

石膏一斤，碎，绵裹　竹叶二把　麦门冬一升，去心　人参二两　半夏一升，洗　生姜四两　甘草二两，炙

上七味，切，以水一斗二升，煮取六升，去滓，纳粳米一升，米熟去米。饮一升，日三服。忌海藻、菘菜、羊肉、饧。

（105）生地黄汤，疗伤寒有热，虚羸少气，心下满，胃中有宿食，大便不利方。

生地黄三斤　大黄四两　大枣二十枚，擘　甘草一两，炙　芒硝二合

上五味，合捣，令相得，蒸五升米下，熟绞取汁。分再服。忌海藻、菘菜。

（106）《千金》：疗伤寒虚羸少气呕吐，竹叶石膏汤方。

石膏一斤，碎，绵裹　竹叶二把　麦门冬一升，去心　人参二两　半夏半斤，洗　甘草
二两

上六味，以水一斗，煮取六升，去滓，纳粳米一升，煮米熟，去米。饮一升，日三服。
忌海藻、菘菜、羊肉、饧。［此张仲景《伤寒论》方］

（107）仲景《伤寒论》：疗伤寒发汗若吐下后，虚烦不得眠，剧则反复颠倒，心内苦
痛懊憹者，属栀子豉汤证方。

肥栀子十四枚，擘　香豉四合，绵裹

上二物，以水四升，先煮栀子取二升半，去滓，纳豉，更煮取一升半，去豉。分温再服，
得吐，止后服。

（108）仲景《伤寒论》：少阴病，二三日不已，至四五日，腹痛，小便不利，四肢沉重疼痛，
自下利者，此为有水气。或咳，或小便自利，或下利，或呕者，真武汤主之方。

茯苓三两　白芍药三两　附子一枚，炮，去皮，破八片　白术三两　生姜三两，去皮

上五味，切，以水八升，煮取三升，去滓。温服七合，日三。若咳者加五味子半升、细
辛一两、干姜一两。若小便自利者，去茯苓。若下利者，去芍药，加干姜二两。呕者，去附
子，加生姜，足前成半斤。忌酢、猪肉、桃李、雀肉等。

（109）伤寒六七日，已发汗而复下之，胸胁满结，小便不利，渴而不呕，但头汗出，
往来寒热，心烦者，此未解也，属小柴胡桂姜汤主之方。

柴胡半斤，按去土　桂心三两　黄芩三两　牡蛎二两，熬　甘草二两，炙　栝楼根四两
干姜二两

上七味，切，以水一斗二升，煮取六升，去滓，更煎取三升。温服一升，日三。初一服
微烦，后汗出便愈。忌生葱、海藻、菘菜。

（110）疗伤寒七八日，身黄如橘子色，小便不利，腹微满者，茵陈汤主之方。

茵陈六两　肥栀子十四枚，擘　大黄二两，去皮，酒洗，破三片

上三味，以水一斗二升，先煮茵陈减二升，去滓，纳二物，煮取三升，去滓。分温三服，
日三，小便当利，尿如皂荚沫状，色正赤，一宿腹减，黄从小便去。

（111）服桂枝汤，或下之，仍头项强痛，翕翕发热，无汗，心下满微痛，小便不利者，
桂枝去桂加茯苓白术汤主之方。

芍药　生姜切　白术　茯苓各三两　甘草二两，炙　大枣十二枚，擘

上六味，切，以水八升，煮取三升，去滓。温服一升，小便利则愈。忌海藻、菘菜、酢、
桃李、雀肉等。

（112）《千金翼》：疗少阴病四逆，其人或咳，或悸，或小便不利，或腹中痛，或泄利下重，
四逆散方。

甘草十分，炙　枳实十分，炙　柴胡十分　芍药十分

上四味，捣，细筛。白饮和服方寸匕，日三服，嗽者，加五味子、干姜各五分，并主下

利。胸中悸者，加桂心五分。小便不利者，加茯苓五分。腹中痛者，加附子一枚。泄利下重者，先以水五升，煮薤二升，取三升，以散三方寸匕，纳汤中煮之，取一升半，分再服。忌海藻、菘菜。〔仲景、范汪同〕

（113）《病源》：伤寒病，若表实里虚，热气乘虚而入，攻于肠胃，则下黄赤汁。若温毒气盛，则腹痛壮热，下脓血如鱼脑，或如烂肉汁。若寒毒入胃，则腹满身热，下清谷。下清谷者，不可攻表，汗出必胀满，表里俱虚故也。

（114）伤寒六七日，下利[1]，便发热而痢，其人汗出不止者死，但有阴无阳故也。

（115）下利有微热，其人渴，脉弱者今自愈，脉沉弦者下重，其脉大者为未止，脉微数者为欲自止，虽发热不死。少阴病八九日，而一身手足尽热，热在膀胱，必便血。下利，脉反浮数，尺中自涩，其人必圊脓血。少阴病下利，若利自止，恶寒而欲蜷，手足温者可疗。阳明病下利，其脉浮大，此皆为虚弱强下之故也。

（116）伤寒下利，日十余行，其人脉反实者死。〔张仲景《伤寒论》阳明无下利证不可下，或有云：下利，其脉浮大者，此皆为虚，以强下之故也。设脉浮革，因尔肠鸣，当温之，与水即哕〕

（117）仲景《伤寒论》：伤寒本自寒下，医复吐之、下之不解者，寒格更遂吐下，食入还吐出者，属干姜黄连人参汤主之方。

干姜　黄连　黄芩　人参各三两

上四味，切，以水六升，煮取二升，去滓。分再服之。忌猪肉、冷水等。

（118）太阳病桂枝证，医反下之，利遂不止，脉促〔一作"纵"〕者，表未解也，喘而汗出者，属葛根黄连汤方。

葛根八两　黄连三两，金色者　黄芩三两，切　甘草二两

上四味，切，以水八升，先煮葛根减二升，掠去沫，纳诸药，煮取二升，去滓。温分再服。忌猪肉、冷水、海藻、菘菜。

（119）又白通汤，疗伤寒泄利不已，口渴不得下食，虚而烦方。

大附子一枚，生，削去黑皮，破八片　干姜半两，炮　甘草半两，炙　葱白十四茎

上四味，切，以水三升，煮取一升二合，去滓。温分再服。渴，微呕，心下停水者，一方加犀角半两，大良。忌海藻、菘菜、猪肉。〔张仲景《伤寒论》白通汤惟主少阴下利，厥逆无脉，干呕而烦者，白通加猪胆汤主之。本无甘草，仍不加犀角〕

（120）《千金翼》：热利下重，白头翁汤主之方。

白头翁二两　黄柏三两　黄连三两　秦皮三两，切

上四味，切，以水七升，煮取二升，去滓。分服一升，不愈更服。忌猪肉、冷水。〔此张仲景《伤寒论》方〕

（121）崔氏：疗伤寒后，赤白带[2]下无数，阮氏桃花汤方。

1　下利：原作"不利"。
2　白带：原作"白滞"，后同。

赤石脂八两，冷多白带者减四两　粳米一升　干姜四两，冷多白带者加四两，切

上三味，以水一斗，煮米熟汤成，去滓。服一升，不瘥复作。热多则带赤，冷多则带白。《伤寒论》同。〔张仲景《伤寒论》煮汤和赤石脂末一方寸匕服〕

（122）取女人中裈近隐处烧取灰。

上一物，为散，服方寸匕，日三，小便即利，阴头微肿，此为愈矣。女人病可取男子裈如前法，酒水服。〔此本仲景方〕

（123）疗大病已瘥劳复者，枳实栀子汤方。

枳实三枚，炙　栀子十四枚，擘

上二味，以酢浆一斗，先煎取六升，煮药取三升，纳豉一升，煎五六沸，去滓。分再服，覆取汗，如有宿食者，纳大黄如棋子一枚。〔张仲景《伤寒论》纳大黄如博棋子五六枚〕

（124）《病源》：伤寒百合病者，谓无经络百脉一宗，悉致病也，皆因伤寒虚劳，大病之后不平复，变成斯病也。其状，意欲食复不能食，常默默欲得卧复不得卧，欲出行而复不能行，饮食或有美时，或有不用时，闻饮食臭，或如强健人，而欲卧复不得眠，如有寒复如无寒，如有热复如无热，至朝口苦，小便赤黄。百合之病，诸药不能疗，得药则剧，而吐利，如有神灵所加也。身形如和，其人脉微数，每尿辄头痛，其病六十日乃愈。若尿时头不痛，淅淅然如寒者，四十日愈。若尿时快然，但眩者，二十日愈。其证或未病而预见，或病四五日而出，或病二十日、一月日复见，其状恶寒而呕者，病在上焦也，二十三日当愈。其状腹满微喘，大便鞕，三四日一大便。时复小溏者，病在中焦也，六十三日当愈。其状小便淋沥难者，病在下焦也，四十三日当愈。各随其证以疗之耳。

（125）仲景《伤寒论》：疗百合之病，诸药不能疗，若得药则剧而吐利，如有神灵所加也。身体仍和，脉微数，每尿时辄头痛，六十日乃愈。尿时[1]头不痛，淅淅然者，四十日愈。尿时快然，但头眩者，二十日愈。其证或未病而预见，或病四五日而出，或病二十日、一月日复见者，悉疗之。

（126）发汗已，更发者，百合知母汤主之方。

百合七枚，擘　知母三两

上二味，以泉水洗，先渍百合经一宿，上当白沫，泻却其汁，更以好泉水二升，煮取一升，去滓，置之一处，别以泉水二升，煮知母取一升，去滓，二味汁相和，煮取一升半。分温再服之。

（127）下之已，更发者，百合滑石代赭汤主之方。

百合七枚，擘，以泉水渍一宿，上当白沫出，去之　滑石三两，碎　代赭如弹丸一枚，碎

上三味，先以泉水二升，煮百合取一升，去滓。置一厢，又以泉水二升，煮和二味，取一升，去滓，合煎，取一升半。分再服。

1　时：原无。

（128）吐之已，更发者，百合鸡子汤主之方。

百合七枚

上一味，依前法，泉水二升，煮取一升，去滓。扣鸡子一枚，取中黄，纳百合汤中，搅令调。温再服之。

（129）又不吐不下不发汗，病形如初，百合生地黄汤主之方。

百合七枚

上一味，依前法渍，以泉水二升，煮取一升，生地黄汁一升，二味汁相和，煮取一升半。温分再服。一服中病者，更勿服也。大便当出恶沫。

（130）百合病一月不解，变成渴者。

以渍百合水洗身法，其后《千金方》中一味是，后服栝楼牡蛎散，其次则是。

（131）《千金》：百合病，经一月不解，变成渴者方。

百合根切，一升

上一味，以水一斗，渍之一宿，以汁洗病人身也。洗身讫，食白汤饼。勿与盐豉也。渴不瘥，可用栝楼根并牡蛎等分为散，饮调方寸匕，日三服。〔张仲景方同〕

（132）疗百合病变而发热者方。

滑石三两　百合根一两，炙

上二味，末。饮下方寸匕，日三，微利者止，勿服之，热即除。

（133）仲景《伤寒论》：狐惑之病，其气如伤寒，嘿嘿但欲卧，目瞑不得眠，起卧不安，蚀于喉咽者为惑，蚀于阴者为狐。狐惑之病，并恶饮食，不欲闻饮食臭，其面乍赤乍黑乍白，蚀于上部其声嘎，蚀于下部其咽干。蚀于上部，泻心汤主之；蚀于下部，苦参汤淹洗之；蚀于肛外者，雄黄熏之。

（134）泻心汤，兼疗下利不止，心中愊愊坚而呕，肠中鸣者方。

半夏半升，洗　黄芩三两　人参三两　干姜三两　黄连一两　甘草四两，炙　大枣十二枚，擘

上七味，切，以水一斗，煮取六升。分服一升，日三服。忌猪肉、冷水、菘菜、海藻、羊肉、饧。

（135）雄黄熏法，兼主蜃病。

雄黄一物，研末，以两筒瓦合之烧，以熏下部。

（136）《千金》：疗狐惑，薰草黄连汤方。

黄连四两，去皮　薰草四两

上二味，切，以白浆一斗，渍之一宿，煮取二升，去滓。分为二服。忌猪、肉冷水。

（137）又其人脉数无热，微烦，嘿嘿但欲卧，汗出，得之三四日，眼赤如鸠眼者；得之七八日，其四眦黄黑，能食者，脓已成也，疗之方。

以赤小豆三升渍之，令生芽足，复干之，加当归三两为末。浆水服方寸匕，日三。〔此本仲景方〕

卷三

（138）疗二三日以上至七八日不解者，可服小柴胡汤方。

柴胡八两　人参三两　甘草三两，炙　黄芩三两　生姜三两　半夏半升，洗　大枣十二枚，擘

上七味，切，以水一斗二升，煮取六升，去滓，更煎取三升，分三服。微覆取汗，半日便瘥。如不除，更服一剂。忌海藻、菘菜、羊肉、饧。［此张仲景《伤寒论》方］

（139）若有热实，得汗不解，腹胀痛，烦躁欲狂语者，可服大柴胡汤方。

柴胡半斤　大黄二两　黄芩二两　芍药二两　枳实四枚，炙　半夏五两，洗

上六味，切，以水一斗二升，煮取六升，去滓，更煎取三升。温服一升，日三服。当微利。忌羊肉、饧。同上。

（140）《千金翼》：疗天行脉浮紧，无汗而发热，其身疼痛，八九日不解，其表证续在，此当发其汗，服药已微除，发烦目瞑，剧者必衄，衄乃解，所以然者，阳气重故也。宜服麻黄汤方。

麻黄三两，去节　桂心二两　甘草一两，炙　杏仁七十枚，去皮、尖、两仁

上四味，切，以水九升，先煎麻黄减二升，去上沫，纳诸药，煮取二升半。分服八合，取汗，不须饮粥，投此汤易得汗。忌菘菜、海藻、生葱。［此张仲景《伤寒论》方］

（141）疗天行十日以上，腹微满，谵语，或汗出而不恶寒，体重短气，腹满而喘，不大便，绕脐痛，大便乍难乍易，或见鬼者。大承气汤方。

大黄四两　厚朴半斤，炙　陈枳实五枚，炙　芒硝三合

上四味，切，先以水一斗煮二味，取五升，去滓，纳大黄，复煮取二升，去滓，纳芒硝，煎令三两沸。适寒温，分再服，得下者止，不下更服之。［此张仲景《伤寒论》方］

（142）疗天行后哕欲死，兼主伤寒。小半夏汤方。

半夏五两，洗，去滑　生姜八两，切，令薄细，勿令湿恶，经水浸者为好

上二味，各以水三升别煮，各取一升半，去滓，二汁相和一处，共煮取二升。分三服，服相去如人行十里久，当令下食，其哕不过俄顷则止。近二公及任理居中属纩得之，明奉御来象执秘此方，但止者药送来象，与方郎中邻居，后乃方便得之，大良效。忌羊肉、饧。［此张仲景《伤寒论》方］

（143）五苓散，主天行热病，但狂言，烦躁不安，精采言语与人不相主当方。

猪苓三分　白术三分　泽泻五分　茯苓三分　桂心二分

上五味，捣筛为散。水服方寸匕，日三服。多饮暖水，汗出愈。忌大醋、生葱、桃、李、雀肉等。［张仲景同］

（144）经言：春气温和，夏气暑热，秋气清凉，冬气冰寒，此则四时正气之序也。冬时严寒，万类深藏，君子固密，则不伤于寒。触冒之者，乃为伤寒耳。其伤于四时之气，皆能为病，以伤寒为毒者，以其最为杀厉之气。中而即病者，名为伤寒；不即病者，其寒毒藏于肌肤中，至春变为温病，至夏变为暑病。暑病者，热极又重于温也。是以辛苦之人，春夏多温热病者，皆由冬时触冒寒气之所致。［以上与《伤寒论》同］

（145）仲景《伤寒论》：诸黄，猪膏发煎主之方。

猪膏八两　乱发大如鸡子二枚

上二味，纳发膏中煎之，发消尽研，绞去膏细滓。分二服，病从小便去也。

（146）仲景《伤寒论》：黄瘅，麻黄醇酒汤主之方。

麻黄一大把，去节，绵裹

上一味，美清酒五升，煮取二升半，去滓，顿服尽。《古今方》云：伤寒热出表发黄疸，宜汗之则愈。冬月用酒、春宜用水煮之良。

（147）黄疸，茵陈蒿五苓散主之方。

茵陈蒿末十分　五苓散五分

上二味和，先食白饮和方寸匕服之，日三。

（148）又五苓散，利小便，治黄疸方。

猪苓三分，去皮　白术三分　茯苓三分　泽泻五分　桂心二分

上五味，捣筛，和合。白饮和服一方寸匕，日三。多饮暖水，以助药势，汗出便愈。

（149）仲景《伤寒论》：黄家腹满，小便不利而赤，身汗出者，表和里实也，宜下之，大黄黄柏皮栀子硝石汤方。

大黄四分　黄柏四两　栀子十五枚，擘　硝石四两

上四味，切，以水六升煮三物，得二升半，去滓，纳硝石更煎取一升，先食顿服尽。

（150）黄疸。小便色不变，欲自利，腹满而喘者，不可除其热，热除必哕。哕者，小半夏汤主之方。

半夏五两，洗，之　生姜八两，切

上二味，以水六升，煮取一升半，去滓，分温三服。忌羊肉、饧。

（151）仲景《伤寒论》，师曰：黄汗为病，身体肿，发热汗出而渴，状如风水，汗沾衣，色正黄如柏汁，脉自沉也。问曰：从何得之？师曰：以汗出水入汗孔，水从外入而得之，宜黄芪芍药桂心酒汤主之方。

黄芪五两　芍药三两　桂心三两

上三味，切，以苦酒一升、水七升和，煮取三升，去滓，温服一升。正当心烦也，至六七日稍稍自除，其心烦不止者，以苦酒咀故也。［咀，一作"阻"］一方用美清醯代酒。忌生葱。

（152）又凡黄汗之病，两胫自冷，假令发热，此属历节。食已则汗出，又身常夜卧盗汗出者，

此劳气也。若汗出即发热者，久久身必甲错也；发热不止者，必生恶疮也；若身重，汗出已辄轻者，久久必身瞤瞤，则胸中痛，又从腰以上必汗出，下无汗，腰髋弛痛，如虫在皮中状，剧者不能食，身疼重，烦躁，小便不利者，名曰黄汗。桂枝汤加黄芪五两主之方。

　　桂心三两　芍药三两　甘草二两，炙　生姜三两　大枣十二枚，擘　黄芪五两，去皮

　　上六味，切，以水八升，微火煎取三升，去滓，温服一升。覆取微汗，须臾间不汗者，食稀热粥一升余，以助汤力。若不汗者，更服汤也。忌海藻、菘菜、生葱。

　　（153）疗黄疸身肿，发热汗出而渴，状如风水，汗出着衣皆黄。黄汗，吴蓝汤方。

　　吴蓝六分　芍药　麦门冬去心　桑白皮　汉防己　白鲜皮　山栀子各六分

　　上七味，各细切，以水二升，煎取八合，去滓。空腹分二服，未效再合服。［此方未详所出］

　　（154）仲景《伤寒论》：黄家，日晡发热，而反恶寒，此为女劳，得之膀胱急，小腹满，身体尽黄，额上反黑，足下热，因作黑疸，大便必黑，腹胪胀满如水状，大便黑溏者，此女劳之病，非水也。腹满者难疗，硝石矾石散主之方。

　　硝石熬黄　矾石（烧令汁尽）

　　上二味，等分，捣绢筛，以大麦粥汁和服方寸匕，日三。重衣覆取汗，病随大小便去，小便正黄，大便正黑也。大麦则须是无皮麦者。《千金方》云：硝石二分，熬令燥；矾石一分，熬令燥。故注之。

　　（155）仲景《伤寒论》：酒疸者，心中懊侬，或热痛，栀子枳实豉大黄汤主之方。

　　栀子七枚，擘　枳实五枚，破，水渍，炙　香豉一升，绵裹　大黄一两

　　上四味，切，以水六升，煮取二升，去滓，温服七合，日三服。

　　（156）《千金》：湿疸之为病，始得之，一身尽疼，发热，面色黄黑，七八日后壮热，热在里，有血当下去之，如豚肝状。其小腹满者，急下之，亦一身尽黄，目黄，腹满，小便不利。矾石散方。

　　矾石五两　滑石五两

　　上二味，为散。大麦粥汁服方寸匕，日三服。当先食服，便利如血者，当汗出瘥。

卷五

　　（157）张仲景《伤寒论》，辨疟病，师曰：夫阴气孤绝，阳气独发，而脉微者，其候必少气烦满，手足热而欲呕也，名曰瘅疟。若但热不寒者，邪气在心脏，外舍分肉之间，令人消瘦脱肉。

　　（158）又辨疟脉，夫疟脉自弦，弦数者多热，弦迟者多寒，弦小紧者下之瘥，弦迟者温药愈，弦紧者可发汗、针灸也，浮大者吐之瘥，脉弦数者风疾也，以饮食消息之。

　　（159）又辨疟，岁岁发至三岁发，连日发不解者，以胁下有痞也。疗之不得攻其痞，但虚其津液，先其时发汗，其服汤已，先小寒者，渐引衣自覆，汗出小便利则愈。疟者，病

人形瘦，皮上必粟起。

（160）问：病疟，以月一日发，当以十五日愈；设不瘥者，当月尽解也；如期不瘥，当云何？师曰：此结为癥瘕，名曰疟母，宜急疗之，大鳖甲煎方。

鳖甲十二分，炙　乌扇三分　黄芩三分　柴胡六分　鼠妇三分，熬　干姜三分　大黄三分　芍药五分　桂心三分　葶苈二分，熬　石韦二分　厚朴三分，炙　牡丹皮五分　瞿麦二分　紫葳三分　半夏一分，洗　人参一分　䗪虫五分，熬　阿胶三分，炙　蜂窠四分，炙　赤硝十二分　蜣螂六分，炙　桃仁三分，去皮，尖，熬

上二十三味，末之，取煅灶下土一斗，清酒一斛五升浸土，候酒尽一半，着鳖甲于中，煮令泛烂如胶漆，绞取汁，下诸药煎为丸，如梧子大。空心服七丸，日三服。忌苋菜、生葱、胡荽、羊肉、饧等物。

（161）疟发渴者，与小柴胡去半夏加栝楼汤方。

柴胡八两　黄芩三两　人参三两　大枣十二枚，擘　甘草三两，炙　生姜三两　栝楼根四两

上七味，切，以水一斗二升，煮取六升，去滓，更煎取三升。温服一升，日三。忌海藻、菘菜。

（162）《千金》论曰：瘅疟者，阴气孤绝，阳气独发，其候也，少气烦满，手足热，欲呕，热而不寒，气在心脏。

（163）又曰：有温疟者，其脉如平人，无寒时热，其候骨节疼烦，时呕，朝发暮解，暮发朝解，皆白虎加桂心汤主之方。

知母六两　甘草二两，炙　石膏碎，一斤　粳米六合

上四味，切，以水一斗二升，煮取米烂，去滓，加桂心三两，煎取三升。分温三服。覆令汗，先寒发热汗出者愈。忌海藻、菘菜、生葱。《伤寒论》云：用䄼粳米，不熟稻米是也。

（164）仲景《伤寒论》：牝疟多寒者名牝疟，牡蛎汤主之方。

牡蛎四两，熬　麻黄四两，去节　甘草二两，炙　蜀漆三两，若无，用常山代之

上四味，切，以水先洗蜀漆三遍，去腥，以水八升，煮蜀漆及麻黄，去沫，取六升，纳二物，更煎服二升，去滓。温服一升，即吐，勿更服，则愈。忌海藻、菘菜。

（165）疗牝疟，蜀漆散方。

蜀漆洗，去腥　云母　龙骨

上三味，等分，捣筛为散，先未发前一炊顷[1]，以清酢浆水和半钱服，临发时更服一钱。温疟者，加蜀漆半分、云母炭火烧之，三日三夜用。

1　顷：原无，据语意加。

卷六

（166）《仲景论》：霍乱脐上筑者，肾气动也，先疗气，理中汤去术加桂。凡方加术者，以内虚也；加桂者，恐作奔豚也。

理中汤方：

人参三两　甘草三两，炙　白术三两　干姜三两，炮

上四味，切，以水八升，煮取三升，去滓。温服一升，日三夜一。若脐上筑者，肾气动也，去术，加桂心四两；吐多者，去术，加生姜三两；若下多者，复用术；悸者，加茯苓二两；若病先时渴喜得水者，加术，合前成四两半；若腹中痛者，加人参，合前成四两半；若恶寒者，加干姜，合前成四两半；若腹满者，去术，加附子一枚（炮，去皮，破六片），服汤后一食项，饮热粥一升许，汗微出自温，勿发揭衣被也。忌海藻、菘菜、桃李、雀肉等。

（167）又霍乱脐上筑者，以吐多故也。若吐多者，理中汤主之方，如前法加减。霍乱四逆吐少呕多者，附子粳米汤主之方。

附子一枚，炮，去皮，破六片　半夏半升，洗　甘草一两，炙　大枣十枚，擘　粳米半升

上五味，切，以水八升，煮米熟，去滓。温服一升，日三。忌羊肉、猪肉、海藻、菘菜、饧。〔一方有干姜一两〕

（168）《千金》：理中汤，疗霍乱吐下，胀满食不消，心腹痛方。

人参三两　白术三两　甘草三两，炙　干姜三两

上四味，以水六升，煮取三升，绞去滓。温分三服，不瘥，频进两三剂，远行防霍乱，作丸如梧子，服二十丸。散服方寸匕，酒亦得。若转筋者，加石膏三两。忌海藻、菘菜、桃李、雀肉等。〔与前仲景同，加减别〕

（169）仲景《伤寒论》，既吐且痢而大汗出，小便复利，或下利清谷，里寒外热，脉微欲绝，或发热恶寒，四肢拘急，手足厥逆者，四逆汤主之方。

甘草二两，炙　附子一枚，生，去皮，破六片　干姜一两半

上三味，切，以水三升，煮取一升二合，去滓。温分二服，加减依后法。忌海藻、菘菜、猪肉。

（170）吐已下断，汗出厥冷，四肢拘急不解，脉微欲绝者，通脉四逆汤主之方。

甘草二两，炙　大附子一枚，削去皮，破六片　干姜三两，炮，强人可至四两

上三味，以水三升，煮取一升二合，去滓。温分二服，其脉即出愈。若面色赤者，加葱九茎；若腹中痛者，去葱，加芍药二两；若呕者，加生姜二两；若咽痛者，去芍药，加桔梗一两；若利止脉不出者，去桔梗，加人参二两，病皆与方相应，乃合服之。若吐利止，身疼痛不休者，消息和其外。《伤寒论》中又有"疗诸发热霍乱者"，审取之。忌海藻、菘菜、猪肉。仲景《伤寒论》上证合用通脉四逆加猪胆汤。又吐利止，身痛不休者，消息和解其外，宜桂枝汤小和之。

（171）《千金》：四逆汤，主多寒，手足厥冷，脉绝方。

吴茱萸二升　当归三两　桂心三两　芍药三两　细辛二两

通草二两　生姜八两　甘草二两，炙　大枣十二枚，擘

上九味，切，水六升、清酒六升合煮，取三升。分温四服。旧方枣二十五枚，今以霍乱法多痞，故除之。若除枣，入葛根二两佳。忌生葱、生菜、海藻、菘菜。〔仲景《伤寒论》此方名当归四逆加吴茱萸生姜汤〕

（172）又若转筋，入腹中转者方。

取鸡屎白一方寸匕，水六合，煮三沸，温顿服，勿令病者知。〔仲景同〕

（173）又疗上焦虚寒，肠鸣下利，心下痞坚，半夏泻心汤方。

半夏五两，洗　黄芩三两　甘草三两，炙　人参三两　干姜三两　黄连一两　桂心三两

上七味，以水九升，煮取三升，去滓。分三服。忌海藻、菘菜、饧、羊肉、生葱、猪肉、冷水。〔此仲景半夏泻心汤方。本[1]无桂心，有大枣十二枚〕

（174）仲景《伤寒论》：呕吐病在膈上，后必思水者，急与之。思水，与猪苓散方。

猪苓去皮　茯苓　白术

上三味，各等分，捣筛。饮汁和服方寸匕，日三服。欲饮水者，极与之。本虚与水则哕，攻其热亦哕。忌桃李、雀肉、醋物。

（175）仲景《伤寒论》：夫呕家有痈脓者，不可疗也，其呕脓尽自愈。若先呕后渴者，为欲解也。先渴后呕者，为水停在心下，此属饮家。

呕家本渴，今反不渴者，以心下有支饮故也，此属支饮。〔张仲景杂方，此证当用小半夏加茯苓汤方〕

（176）呕脉弱，小便复利，身有微热，见厥者，难疗。四逆汤主之方。

甘草二两，炙　附子一枚，破八片　干姜一两半

上三物，㕮咀，以水三升，煮取一升二合，去滓。温分再服。强人用大附子一枚、干姜三两。忌海藻、菘菜、猪肉。

（177）又呕，心下痞坚者，大半夏汤主之方。

半夏三升，洗，全用　人参三两，切　白蜜一升

上三味，以泉水一斗二升，并蜜和，扬之二百四十遍，煮药取二升半。温服一升，日再服。忌羊肉、饧。

（178）又干呕下利，黄芩汤主之方。

黄芩三两　人参三两　桂心二两　大枣十二枚，擘，破　半夏半升，洗　干姜三两强

上六味，切，以水七升，煮取三升。温分三服。忌羊肉、饧、生葱。

1　本：原无，据语意加。

卷七

（179）张文仲疗心下坚痛，大如碗，边如旋盘，名为气分，水饮所结方。

枳实七枚，炙　白术三两

上二味，切，以水一斗，煮取三升。分三服。腹中软，即当散也。忌桃李、雀肉等。［此张仲景《伤寒论》方］

（180）仲景《伤寒论》：心痛彻背，背痛彻心。乌头赤石脂丸主之方。

乌头一分，炮，去皮　附子一分，炮，去皮　赤石脂二分　干姜二分　蜀椒一分，汗

上五味，捣筛，蜜和丸。先食服如麻子大，一服三丸，少少加之。忌猪肉、冷水。

（181）仲景《伤寒论》：心下悬痛，诸逆大虚者，桂心生姜枳实汤主之方。

桂心三两　生姜三两　枳实五枚，炙，破四片

上三味，切，以水六升，煮取三升，去滓。温分三服。忌生葱。

（182）《千金》：厚朴七味汤，主腹满气胀方。

厚朴半斤，炙　甘草炙　大黄各三两　大枣十枚，擘　枳实五枚，大者四枚，炙　桂心二两　干姜五两

上切，以水一斗，煮取五升，去滓，纳大黄，取四升。服八合，日三。呕者，加半夏五合；利者，去大黄；寒，加生姜至半斤。忌海藻、菘菜、生葱、羊肉、饧。［此本仲景《伤寒论》方］

（183）范汪疗腹中寒气胀，雷鸣切痛，胸胁逆满，附子粳米汤方。

附子一枚，炮　半夏半升，洗，去滑　甘草一两，炙　大枣十枚，擘　粳米半升

上五味，切，以水八升，煮米取熟，去米纳药，煮取三升，绞去滓。适寒温饮一升，日三。［仲景《伤寒论》同］忌海藻、菘菜、猪羊肉、饧。

（184）《小品》：疗胁下偏痛，发热，其脉紧弦，此寒也，当以温药下之。

大黄附子汤方：

大黄三两　附子三枚，炮　细辛二两

上三味，切，以水五升，煮取二升。分三服。若强盛人，煮取三升半，分为三服。服别如人行四五里进一服。［仲景同］忌猪肉、冷水、生菜等。

（185）仲景《伤寒论》：寒疝绕脐苦痛，若发则白汗出，手足厥寒，若脉沉弦者，二物大乌头煎主之方。

大乌头十五枚，炮，不㕮咀　白蜜二斤

上药，以水三升，煮乌头取二升，去乌头，纳蜜，煎令水气尽，得二升。强人服七合，弱人五合。一服不瘥，明日更服。日止一服，不可再也。忌猪肉、冷水。

（186）寒疝腹满，逆冷，手足不仁，若一身尽痛，灸、刺、诸药所不能治者，抵当乌头桂枝汤主之方。

秋乌头，实中大者十枚，去皮，生用［一方五枚］　白蜜二斤［一方一斤］　桂心四两

上三味，先以蜜微火煎乌头减半，去乌头，别一处；以水二升半，煮桂，取一升，去滓，

以桂汁和前蜜合煎之，得一升许。初服二合，不知更服至三合，又不复知，更加至五合。其知如醉状，得吐者，为中病也。忌猪肉、冷水、生葱等。范汪方云：

桂心三两　芍药三两　甘草二两，炙　生姜三两，切　大枣十二枚，擘

上五味，切，以水七升，煮取三升，去滓，取五合，和前乌头、蜜，令得一升余。并同前法服。［仲景《伤寒论》同］

（187）疗寒疝腹中痛，引胁痛及腹，里急者。当归生姜羊肉汤主之方。

当归三两　生姜五两　肥羊肉一斤，去脂

上三味，切，以水一斗，合煮取三升，去滓。温服七合，日三，痛即当止。若寒多者，加生姜，足前成一斤；若痛多而呕者，加橘皮二两、术一两，合前物煮取三升。加生姜者，亦加水五升，煮取三升二合，服之依前。无忌。

（188）疗寒疝腹中痛者。柴胡桂枝汤方。

柴胡四两　大枣六枚，擘　黄芩一两半　人参一两半　甘草一两，炙　半夏二合半，洗
桂心　生姜各一两半　芍药一两半

上九味，以水八升，煮取三升，去滓。温服一升，日三服。本云：人参汤作如桂枝法，加半夏、柴胡、黄芩，复如柴胡汤法。今着人参作半剂。忌海藻、菘菜、羊肉、饧、生葱。

（189）若不瘥，服诸利丸下之，走马汤亦佳，此名寒疝，亦名阴疝，张仲景飞尸走马汤方。

巴豆二枚，去心、皮，熬　杏仁一枚，去皮、尖

上二味，取绵缠，槌令极碎，投热汤二合，捻取白汁服之，须臾瘥。未瘥，更一服，老小量之。通疗鬼击有尸疢（原"疢"）者，常蓄此药，用验。忌野猪肉、芦笋。

卷八

（190）《病源》：痰饮者，由气脉闭塞，津液不通，水饮气停在胸腑，结而成痰。又其人素盛今瘦，水走肠间，漉漉有声，谓之痰饮。其为病也，胸胁胀满，水谷不消，结在腹内、两肋，水入肠胃，动作有声，身体重，多唾，短气，好眠，胸背痛，甚则上气咳逆，倚息短气不得卧，其形如肿，是也。脉偏弦为饮，浮而滑为饮。

（191）《千金》痰饮论，问曰：夫饮有四，何谓？师曰：有痰饮［一云"留饮"］，有悬饮，有溢饮，有支饮。问曰：四饮之证，何以为异？师曰：其人素盛今瘦，水走肠间，沥沥有声，谓之痰饮。饮后水留在胁下，咳唾引痛，谓之悬饮。饮水过多，归于四肢，当汗出而不汗出，身体疼重谓之溢饮。其人咳逆，倚息短气不得卧，其形如肿，谓之支饮。

凡心下有水者，筑筑而悸，短气而恐，其人眩而癫，先寒即为虚，先热即为实。故水在于心，其人心下坚，筑筑短气，恶水而不欲饮；水在于肺，其人吐涎沫，欲饮水；水在于脾，其人少气，身体尽重；水在于肝，胁下支满，嚏而痛；水在于肾，心下悸。夫病人卒饮水多，必暴喘满。凡食少饮多，水停心下，甚者则悸，微者短气，脉双弦者寒也，皆大下后喜虚耳。

脉偏弦者饮也，肺饮不弦，但喜喘短气。支饮亦喘而不能眠，加短气，其脉平也。留饮形不发作，无热，脉微。烦满不能饮食，脉沉滑者，留饮病。病有留饮者，胁下痛引缺盘，咳嗽转甚［一云"辄已"］，其人咳而不得卧，引项上痛，咳者如小儿掣疭状。夫胸中有留饮，其人短气而渴，四肢历节痛；心下有留饮，其人背寒冷大如手。病人胸息上引，此皆有溢饮在胸中。久者缺盘满，马刀肿有剧时，此为气饮所致也。膈上之病，满喘咳吐，发则寒热，背痛恶寒，目泣出，其人振振身，剧必有伏饮。病人一臂不随，时复转移在一臂，其脉沉细，此非风也，必有饮在上焦。其脉虚者，为微劳，荣卫气不周故也。

（192）《延年》：茯苓饮，主心胸中有停痰宿水，自吐水出后，心胸间虚，气满，不能食，消痰气，令能食方。

茯苓三两　人参二两　白术三两　生姜四两　枳实二两，炙　橘皮一两半，切

上六味，切，以水六升，煮取一升八合，去滓。分温三服，如人行八九里进之。忌酢物、桃李、雀肉等。［仲景《伤寒论》同］

（193）《千金》：疗悬饮，十枣汤方。

芫花　甘遂　大戟

上三味，等分，捣筛，以水一升五合，煮大枣十枚，取八合，绞去滓，纳药末。强人取一钱匕，羸人半钱匕，顿服之。平旦不下者，益药半钱。下后以糜粥自养。［此本仲景《伤寒论》方］

（194）范汪：溢饮者，当发其汗，大青龙汤主之方。

麻黄六两，去节　桂心二两　甘草炙，二两　生姜三两　石膏如鸡子一枚　杏仁四十枚，
去双仁、皮、尖　大枣十枚，擘

上七味，㕮咀，以水九升，先煮麻黄减二升，乃纳诸药，煮取三升，绞去滓。适寒温，服一升。温覆令汗，汗出多者，温粉粉之。一服汗出者，勿复服。汗出多亡阳，逆虚，恶风，烦躁不得眠。脉微弱，汗出恶风，不可服，服之则厥逆，筋惕肉眮，此为逆也。忌海藻、菘菜、生葱。［此本仲景《伤寒论》方］

（195）《千金》：溢饮者，当发其汗，宜青龙汤方。

麻黄去节　芍药　细辛　桂心　干姜　甘草炙，各三两　五味子半升　半夏半升，洗

上八味，切，以水一斗，先煮麻黄减二升，乃纳余药，煮三升，去滓。温服一升。忌海藻、菘菜、羊肉、饧、生菜、生葱。［此仲景《伤寒论》小青龙汤也］

（196）《病源》：支饮，谓水饮停于胸膈之间，支乘于心，故云支饮。其病令人咳逆喘息，身体如肿之状，谓之支饮。

（197）深师：疗心下有支饮，其人喜眩［一作"苦冒"］，泽泻汤方。

白术二两　泽泻五两

上二味，切，以水二升，煮取一升，又以水一升，煮取五合，合此二汁，分为再服。忌桃李、雀肉等。［此本仲景《伤寒论》方］

（198）《千金》：疗支饮不得息，葶苈大枣泻肺汤方。

葶苈子，熬令紫色，捣为丸，如弹丸大　大枣十二枚

上二味，先以水三升煮大枣，得汁二升，纳葶苈，煎取一升。顿服，三日服一剂，可服

三四剂。［此本仲景《伤寒论》方］

（199）呕家不渴，渴者为欲解，本渴，今反不渴，心下有支饮故也，小半夏汤主之，加茯苓者是也。先渴却呕，此为水停心下，小半夏加茯苓汤主之。卒呕吐，心下痞，膈间有水，目眩悸，小半夏加茯苓汤方。

半夏一斗，洗　生姜半斤　茯苓四两

上三味，切，以水七升，煮取一升五合。分再服。忌羊肉、饧、大醋。［仲景《伤寒论》茯苓三两。余并同］

（200）假令瘦人，脐下有悸者，吐涎沫而癫眩，水也，五苓散主之方。

猪苓去皮　白术　茯苓各三分　桂心二分，去皮　泽泻五分

上五味，下筛，水服方寸匕，日三。多饮水，汗出愈。忌桃李、雀肉、生葱、醋物等。

［此本仲景《伤寒论》方］

（201）心下有痰饮，胸胁支满，目眩，甘草汤主之方。

甘草二两，炙　桂心　白术各三两　茯苓四两

上四味，细切，以水六升，煮取三升，去滓，服一升，日三，小便当利。忌海藻、菘菜、生葱、桃李、醋物等。［此本仲景《伤寒论》方］

（202）又夫酒客咳者，必致吐血，此坐而极饮过多所致也。其脉虚者必冒，其人本有支饮在胸中也。支饮胸满，厚朴大黄汤主之方。

厚朴一两，炙　大黄六两　枳实四两，炙

上三味，细切，以水五升，煮取二升，去滓。分温再服之。［此本仲景《伤寒论》方］

（203）膈间支饮，其人喘满，心下痞坚，面黧黑，其脉沉紧，得之数十日，医吐下之不愈，木防己汤主之方。

木防己三两　石膏鸡子大十二枚，碎，绵裹　桂心二两　人参四两，切

上四味，以水四升，煮取二升，去滓。分再服，虚者即愈，实者三日复发，则复与。不愈者，宜去石膏加茯苓芒硝汤方。

木防己三两　桂心二两　人参　茯苓各四两　芒硝三合

上五味，以水六升，煮四味，取二升，去滓，纳芒硝，分温再服，取微下利则愈。忌生葱。［此本仲景《伤寒论》方］

（204）《千金》：疗病者脉伏，其人欲自利，利者反快，虽利心下续坚满，此为留饮欲去故也，甘遂半夏汤主之方。

甘遂大者三枚　半夏十二枚，洗，以水一升，煮取半升，去滓　芍药一两，又云三枚　甘草如指大一枚，炙，以水一升，煮取半升，去滓

上四味，以蜜半升，纳药汁及蜜合一升，煎取八合。顿服之。忌海藻、菘菜、羊肉、饧。

［此本仲景《伤寒论》方］

（205）深师：附子汤，疗气分，心下坚如盘，边如旋杯，水饮所作，此汤主之方。

桂心三两　生姜三两　麻黄三两，去节　甘草二两，炙　细辛三两　大附子一枚，炮　大枣十二枚，擘

上七味，切，以水七升，先煮麻黄再沸，掠去沫，乃下诸药，煮取二升，去滓。分服七合，当汗出如虫行皮中，即愈。神验。忌海藻、菘菜、生葱、猪肉、冷水、生菜等。[仲景《伤寒论》名桂枝去芍药加麻黄细辛附子汤]

（206）《备急》：疗心下坚，大如盘，边如旋盘，水饮所作，枳实白术汤方。

枳实七枚，炙　白术三两

上二味，切，以水一斗，煮取三升，分三服，腹中软即散。此出姚大夫方。忌桃李、雀肉等物。[此本仲景《伤寒论》方]

（207）疗胃反，吐水及吐食方。

大黄四两　甘草二两，炙

上二味，切，以水三升，煮取一升，去滓。分温再服。如得可，则隔两日更服一剂。神验。千金不传。忌海藻、菘菜。[此本仲景《伤寒论》方]

卷九

（208）疗大逆上气，喉咽不利，止逆下气，麦门冬汤主之方。

麦门冬二升，去心　半夏一升，洗　人参　甘草各二两，炙　粳米三合　大枣十枚

上六味，切，以水一斗二升，煮取六升。服半升，日三夜一。忌羊肉、饧、海藻、菘菜。[此本仲景《伤寒论》方]

（209）又咳家，其人脉弦为有水，可与十枣汤下之。不能卧坐者，阴不受邪故也。

（210）夫有支饮家，咳烦胸中痛者，不卒死，至一百日、一岁，与十枣汤方。

芫花　甘遂　大戟并熬，等分

上三味，捣，下筛，以水一升五合，煮大枣十枚，取八合，绞去滓，纳药末。强人取重一钱，羸人半钱匕，顿服之。平旦服而不下者，明旦更益药半钱，下后自补养。[此方仲景《伤寒论》方]

（211）又咳而引胁下痛者，亦十枣汤主之。用前方。

（212）又夫酒客咳者，必致吐血，此坐久极饮过度所致也。其脉沉者，不可发汗。久咳数岁，其脉弱者可疗，实大数者死。其脉虚者必苦冒也，其人本有支饮在胸中故也。治属饮家。上气汗出而咳，属饮家。咳而小便利，若失溺，不可发汗，发汗出则厥逆冷。

（213）咳逆倚息不得卧，小青龙汤主之。

麻黄去节　芍药　细辛　桂心　干姜　甘草炙，各三两　五味子半升　半夏半升，洗

上八味，切，以水一斗，先煮麻黄减二升，去沫，乃纳诸药，煮得三升，去滓。服一升。若渴者，去半夏，加栝楼根三两；微利者，去麻黄，加荛花如鸡子大，熬黄；若食饮噎者，去麻黄，加附子（一枚，炮，去皮，六片破）；小便不利，少腹满者，去麻黄，加茯苓四两；若喘，去麻黄，加杏仁（半升，去皮、尖、两仁者，熬）。荛花不主利，麻黄止喘，今语反

之，疑非仲景意加减。忌海藻、菘菜、生葱、生菜、羊肉、饧。〔此本仲景《伤寒论》方〕

（214）青龙下已，多唾口燥，寸脉沉而尺脉微，手足厥逆，气从少腹上撞胸咽，手足痹，其面翕热如醉状，因复下流阴股，小便难，时复冒者，可与茯苓桂心甘草五味子等汤主之，治其气撞方。

茯苓四两　桂心一两　甘草三两，炙　五味子半升

上四味，切，以水八升，煮取三升，去滓，温分三服。忌海藻、菘菜、生葱。〔以《千金》校之，亦脱此方，今于仲景方录附之〕

（215）冲气则抵，而反更咳胸满者，与茯苓、甘草、五味子，去桂心，加干姜、细辛，以治其咳满方。

茯苓四两　甘草炙　干姜　细辛各三两　五味子半升

上五味，切，以水八升，煮取三升，去滓。温服一升，日三。忌海藻、菘菜、生菜、醋等物。

（216）咳满即止，而复更渴，冲气复发者，以细辛、干姜为热药也，此法不当逐渴，而渴反止者，为支饮也。支饮法当冒，冒者必呕，呕者复纳半夏，以去其水方。

茯苓四两　甘草炙　干姜　细辛各三两　五味子半升　半夏半升，洗

上六味，切，以水八升，煮取三升，去滓，温服一升，日三。忌海藻、菘菜、生菜、羊肉、饧、酢等。

（217）水去呕则止，其人形肿，可纳麻黄，以其欲逐痹，故不纳麻黄，乃纳杏仁也。若逆而纳麻黄者，其人必厥，所以然者，以其人血虚，麻黄发其阳故也方。

茯苓四两　干姜三两　细辛三两　五味子半升　半夏半升，洗　杏仁半升，去皮、尖、两仁者　甘草三两，炙

上七味，切，以水一斗，煮取三升，去滓。温服一升，日三。忌海藻、菘菜、生菜、羊肉、饧、酢等。

（218）若面热如醉状者，此为胃中热上冲，熏其面令热，加大黄利之方。

细辛　甘草炙　干姜各三两　茯苓四两　五味子　半夏洗　杏仁去皮、尖，各半升　大黄三两，蒸

上八味，切，以水一斗，煮取三升，去滓。温服一升，日三服。忌海藻、菘菜、生菜、饧、醋、羊肉。

（219）疗咳逆上气，时时唾浊，但坐不得卧。皂荚丸方。

长大皂荚一挺，去皮、子，炙

上一味，捣筛，蜜和。服如梧子一丸，日三夜一，以大枣膏和汤下之。〔此本仲景《伤寒论》方。一名枣膏丸〕

卷十

（220）仲景《伤寒论》：疗肺痿吐涎唾不咳者，其人不渴，必遗溺，小便数，所以然者，以上虚不能制偃下故也，此为冷，必眩，甘草干姜汤主之，以温其脏方。

甘草四两，炙　干姜二两

上二味，切，以水三升，煮取一升半，分温二服，服汤已，小温覆之。若渴者，属消渴。忌海藻、菘菜。

（221）疗肺痿涎唾多，心中温温液液者。炙甘草汤方。

甘草四两，炙　生姜三两，去皮　人参二两　地黄一斤　阿胶三两，炙　大麻子仁半升

大枣四十枚，擘　麦门冬半斤，去心　桂心二两

上九味，切，以美酒七升、水八升相和，先煮八味，取四升，绞去滓，纳胶，上微火烊销。温服七合，日三夜一。忌海藻、菘菜、生葱、芜荑。

（222）《集验》：疗肺痿，咳唾涎沫不止，咽燥而渴〔一云"不渴"〕方。

生姜五两　人参三两　甘草二两，炙　大枣十二枚，擘

上四味，切，以水五升，煮取一升半，分再服。忌海藻、松菜。〔仲景《伤寒论》同〕

（223）仲景《伤寒论》，肺胀者，咳而上气，烦躁而喘，脉浮者，以心下有水。宜服小青龙汤加石膏主之方。

麻黄三两，去节　五味子半升　石膏碎，绵裹　干姜　芍药　细辛各三两　桂心　甘草
炙，各三两　半夏半升，洗

上九味，切，以水一斗，先煮麻黄减二升，去上沫，纳诸药，煮取二升半，去滓。温服，强人一升，瘦人及老小以意减之，日三夜一。忌生葱、生菜、海藻、菘菜、羊肉、饧等。

（224）肺胀者，病人喘，目如脱状，脉浮大也。肺胀而咳者，越婢加半夏汤主之方。

大枣十五枚，擘　半夏半升，洗　生姜三两　麻黄六两，去节　甘草二两，炙　石膏半
斤，碎，绵裹

上六味，切，以水六升，先煮麻黄三二沸，去沫，纳诸药，煮取二升，去滓。温服八合，日三。不知，更作之。忌海藻、菘菜、羊肉、饧。

（225）深师：疗咳而上气，肺胀，其脉浮，心下有水气，小青龙汤加石膏二两；设若有实者，必躁，其人常倚伏，小青龙汤方。〔用前仲景方〕

（226）《千金》：疗肺胀，咳嗽上气，咽燥，脉浮，心下有水，麻黄汤方。

麻黄去节　芍药　生姜五两　细辛　桂心各三两　半夏半升，洗　石膏四两，碎，绵裹
五味子半升

上八味，切，以水一斗，煮取三升。分三服。忌生葱、羊肉、饧、生菜。

（227）仲景《伤寒论》：咳，胸中满，而振寒，脉数，咽干，不渴，时出浊唾腥臭，久久吐脓如粳米粥者，肺痈也，桔梗白散主之方。

桔梗三分　贝母三分　巴豆一分，去皮、心，熬，研作脂

上三味，捣筛。强人饮服半钱匕，羸人减之。若病在膈上者必吐，膈下者必利。若利不止者，饮冷水一杯则定。忌猪肉、芦笋等。

（228）《集验》：疗胸中满而振寒，脉数，咽燥而不渴，时时出浊唾腥臭，久久吐脓如粳米粥，是为肺痈，桔梗汤方。

桔梗二两[《千金》《古今方》云"用一两"]　甘草二两，炙

上二味，切，以水三升，煮取一升。分再服，朝暮吐脓血则瘥。忌海藻、菘菜、猪肉、冷水。[此本仲景《伤寒论》方]

（229）肺痈喘不得卧，葶苈大枣泻肺汤主之。兼疗胸胁胀满，一身面目浮肿，鼻塞清涕出，不闻香臭酸辛，咳逆上气，喘鸣迫塞方。

葶苈三升，熬，令色紫[1]

上一味，捣，令可丸，以水三升，煮、擘大枣二十枚，得汁二升，纳药如弹丸一枚，煎取一升，顿服。[仲景《伤寒论》同]

（230）疗肺痈，苇汤方。

锉苇一升　薏苡仁半升　桃仁五十枚，去皮、尖、两仁者　瓜瓣半升

上四味，㕮咀，以水一斗，先煮苇令得五升，去滓，悉纳诸药，煮取二升。分再服，当吐如脓。仲景《伤寒论》云：苇叶切，二升。

（231）疗咳而上气，咽中如水鸡声。

射干麻黄汤方：

射干十二枚　麻黄去节　生姜各四两　紫菀三两　款冬花三两　细辛三两　五味子半升　半夏如钱大许八枚，洗　大枣七枚

上九味，切，以东流水一斗二升，煮取三升。分三服。忌羊肉、饧、生菜。[此本仲景《伤寒论》方]

卷十一

（232）厥阴之为病，消渴，气上冲，心中疼热，饥不欲食，甚者则欲吐，下之不肯止。

（233）张仲景曰：若热结中焦则为坚热也。热结下焦则为溺血。亦令人淋闭不通。

（234）近效祠部李郎中消渴方二首……是故张仲景云：宜服此八味肾气丸，并不食冷物及饮冷水。……张仲景云：足太阳者，是膀胱之经也。膀胱者，是肾之腑也。而小便数，此为气盛，气盛则消谷，大便鞭。衰则为消渴也。男子消渴，饮一斗水，小便亦得一斗，宜八味肾气丸主之。神方，消渴人宜常服之。

1　紫：原脱。

干地黄八两　薯蓣四两　茯苓三两　山茱萸五两　泽泻四两　牡丹皮三两　附子三两，炮　桂心三两

上药捣筛，蜜和丸如梧子大，酒下十丸，少少加，以知为度。忌猪肉、冷水、芜荑、胡荽、酢物、生葱。

卷十二

（235）仲景《伤寒论》：疗胸痹，理中汤方。

人参三两　甘草三两，炙　白术三两　干姜三两

上四味，切，以水八升，煮取三升，去滓。温服一升，日三夜一，频服三剂愈。忌海藻、菘菜、桃李、雀肉等。[张仲景云：胸痹心中痞坚，留气结于胸，胸满，胁下逆气抢心，理中汤亦主之]

（236）《千金》论曰：夫脉当取太过与不及，阳微阴弦，即胸痹而痛。所以然者，责其极虚故也。今阳虚知在上焦，所以胸痹心痛者，以其脉阴弦故也。平人无寒热，短气不足以息者，实也。[仲景《伤寒论》同]

（237）胸痹之病，喘息咳唾，胸背痛，短气，其脉沉而迟，关上小紧数者，栝楼汤主之方。

栝楼一枚　薤白一斤　半夏半升，洗　生姜四两　枳实二两，炙

上五味，切，以白酨浆一斗煮，取四升。服一升，日三。[《肘后》、仲景《伤寒论》无生姜、枳实、半夏等三味同]。忌羊肉、饧。

（238）又胸中气塞短气，茯苓汤主之方。

茯苓三两　甘草一两，炙　杏仁五十枚，去两仁、皮、尖

上三味，㕮咀，以水一斗，煮取五升。温服一升，日三服。不瘥更合。[仲景《伤寒论》同]忌大醋、海藻、菘菜。

（239）范汪：疗胸痹，心中痞坚，留气结于胸中，胸满，胁下逆气抢心。

枳实汤方：

陈枳实四枚，炙　厚朴四两，炙　薤白八两　桂心一两　栝楼实一枚

上五味，先以水五升，煮枳实、厚朴，取二升半，去滓。纳余药，又煎三两沸，去滓。分温三服。除心气良。忌生葱。[此本仲景《伤寒论》方]

（240）疗胸痹，偏缓急，薏苡仁散方。

薏苡仁五百枚　附子十枚，大者，炮　甘草三两，炙

上三味，捣，下筛。服方寸匕，日三。忌海藻、菘菜、猪肉、冷水。

（241）又疗胸痹，偏缓急，薏苡仁散方。

薏苡仁一千五百枚　附子大者十枚，炮

上二味，捣，下筛。服方寸匕，日三。不知稍增之。忌猪肉、冷水。[仲景方用薏苡仁十五两]

（242）仲景《伤寒论》：胸痹之病，胸中愊愊如满，噎塞习习如痒，喉中涩，唾燥沫是也，

橘皮枳实汤主之方。

橘皮半斤　枳实四枚，炙　生姜半斤

上三味，切，以水五升，煮取二升。分再服。

（243）仲景《伤寒论》：胸痹之病，喘息咳唾，胸背痛，短气，寸脉沉而迟，关脉小紧数者，栝楼薤白白酒汤主之方。

栝楼实一枚　薤白半升，切

上二味，以白酨酒七升，煮取二升，去滓。温分再服。

（244）仲景《伤寒论》：胸痹不得卧，心痛彻背者，栝楼薤白半夏白酨浆汤主之方。

大栝楼一枚　薤白三两，切　半夏半升，洗

上三味，以白酨浆一斗，煮取四升，去滓。温服一升，日三。忌羊肉、饧。

卷十三

（245）《备急》：张仲景疗飞尸，走马汤方。

巴豆二枚，去心、皮　杏仁二枚，去皮、尖

上二物，绵缠，捶令极碎，投热汤二合。指捻取白汁便饮之，食顷当下，老小量服之，通疗鬼击病。忌野猪肉、芦笋。此方已见卒疝中，正疗飞尸，故不删也。

卷十四

（246）深师：疗中风，汗出干呕，桂枝汤方。

桂心　甘草炙，各三两　大枣十二枚，擘

上三味，切，以水五升，煮取二升半。分三服。一方用生姜五两。忌生葱、海藻、菘菜。

（247）桂枝汤，疗中风，身体烦疼，恶寒而自汗出，头强痛急方。

桂心五两　生姜八两　甘草二两，炙　葛根八两　芍药三两　大枣十二枚，擘

上六味，切，以水七升，煮取二升半。服八合，日三，温覆取汗。陆伯庸用良。忌生葱、海藻、菘菜。

（248）麻黄汤，疗中风，气逆满闷，短气方。

麻黄三两，去节　甘草二两，炙　石膏四两，碎，绵裹　杏仁五十枚，去两仁及皮、尖，碎　人参三两　干姜五两　茯苓　防风各四两　桂心三两　半夏一升，洗

上十味，以水九升，煮取三升。先食服一升，日三服，甚良。忌海藻、生葱、羊肉、饧、菘菜。

（249）茯苓汤，疗中风入腹，心下如刺，不得卧，或在胁下，转动无常，腹满短气，惙惙欲死。此病或中虚冷，或素有宿食，食饮不消，或素风气在内，今得他邪，往干五脏，故成。此病方。

茯苓二两　芎䓖　干姜　芍药　白术　当归　人参各一两　枳实三分，炙　甘草一两，炙

上九味，细切，以水九升，煮取三升。日三。若病剧者，可相去如人行五里顷一服。胸中有气，可加人参二两。服一剂不瘥，不过两剂，神良。忌海藻、菘菜、桃李、雀肉、大酢。

（250）《古今录验》：疗中风发三春，脉浮短者多凶，大而长可疗。

青龙汤方：

甘草一两，炙　麻黄二两，去节　桂心七寸　大枣二十枚，擘　生姜　芍药各二两

上六味，切，以水六升，煮取二升半。分为再服。初服覆取汗，后即止。忌海藻、菘菜、生葱等物。

（251）又续命汤，治中风痱，身体不能自收，口不能言，冒昧不知人，不知痛处，或拘急不得转侧。姚云：与大续命同，兼疗产妇大去血者及老人、小儿方。

甘草炙　桂心　当归　人参　石膏碎，绵裹　干姜各二两　麻黄三两，去节　芎䓖一两　杏仁四十枚，去皮、尖、两仁

上九味，㕮咀，以水一斗。煮取四升。服一升当小汗，薄覆脊，凭几坐，汗出则愈。不更服，无所禁，勿当风。并疗但伏不得卧，咳逆上气，面目洪肿。忌海藻、菘菜、生葱。《范汪方》主病及用水升数、煮取多少并同。汪云：是仲景方，本欠两味。

卷十五

（252）侯氏黑散疗风癫方。

菊花四十分　防风　白术各十分　茯苓　细辛　牡蛎熬　钟乳研　矾石泥裹，烧半日，研　人参　干姜　桂心　芎䓖　当归　矾石如马齿者，烧令汁尽，研，各三分　黄芩五分

上十五味，捣，合下筛。以酒服方寸匕。日三。忌桃李、雀肉、胡荽、青鱼鲊、酢物、生葱、生菜。[张仲景此方更有桔梗八分，无钟乳、矾石，以温酒下之。禁一切鱼肉、大蒜，常宜冷食六十日上，即药积在腹中不下也，热食即下矣，冷食自能助药力]

（253）疗大人风引，少小惊痫瘈疭，日数十发，医所不能疗，除热镇心，紫石汤方。

紫石英　滑石　白石脂　石膏　寒水石　赤石脂各八两　大黄　龙骨　干姜各四两　甘草炙　桂心　牡蛎熬，各三两

上十二味，捣筛，盛以苇囊，置于高凉处。大人欲服，乃取水二升，先煮两沸，便纳药方寸匕；又煮取一升二合，滤去滓，顿服之。少小未满百日，服一合。热多者，日二三服，每以意消息之。紫石汤，本无紫石英。紫石英贵者可除之。永嘉二年，大人、小儿频行风痫

之病，得发则[1]不能言，或发热，半身挈缩，或五六日，或七八日死。张思维合此散，所疗皆愈。忌海藻、菘菜、生葱。［此本仲景《伤寒论》方］

（254）《近效》：白术附子汤，疗风虚头重眩苦极，不知食味，暖肌补中益精气。又治风湿相搏，骨节疼痛，不得屈伸，近之则痛剧，汗出短气，小便不利，恶风不欲去衣，身体微肿者方。

白术三两　附子二枚，炮　甘草二两，炙　桂心四两

上四味，切，以水六升，煮取三升。分为三服，日三。初服得微汗即解，能食。复烦者，将服五合以上愈。忌海藻、菘菜、猪肉、生葱、桃李、雀肉等。［此本仲景《伤寒论》方］

卷十六

（255）范汪：疗男子虚，失精。

三物天雄散方：

天雄三两，炮　白术八分　桂心六分

上药捣，下筛。服半钱匕，日三，稍稍增之。忌猪肉、冷水、桃李、雀肉、生葱。张仲景方有龙骨。

卷十七

（256）《集验》：疗虚劳里急诸不足。

黄芪建中汤方：

黄芪三两　桂心三两　甘草三两，炙　芍药二两　生姜四两　大枣十二枚，擘　饴糖一斤

上七味，切，以水一斗二升，煮取六升，去滓，纳饴糖令消。适寒温，服一升，间日可作。呕者，倍生姜；腹满者，去枣，加茯苓四两。忌生葱、海藻、菘菜。［此本仲景方，恐是甘草二两、芍药六两、生姜三两也］

（257）《古今录验》：疗虚劳，腹中痛，梦失精，四肢酸疼，手足烦热，咽干口燥，并妇人少腹痛。

1　则：原作"例"。

芍药汤方：

芍药六两　　桂心三两　　甘草三两，炙　　生姜四两　　大枣十二枚，擘　　饴糖一斤

上六味，切。以水九升，煮取三升，去滓，下糖。分服七合，日三夜一。忌海藻、菘菜、生葱。［此仲景小建中汤方。本云：甘草二两、生姜三两］

卷十八

（258）又若脚气上入少腹，少腹不仁，即服张仲景八味丸方。

干地黄八两　　泽泻四两　　附子二两，炮　　薯蓣四两　　茯苓三两　　桂心三两　　牡丹三两，去心　　山茱萸五两

上八味，捣筛，蜜和为丸如梧子，酒服二十丸，渐加至三十丸，仍灸三里、绝骨。若脚数转筋，灸承山。若脚胫内稍不仁，灸三阴交。忌猪肉、冷水、生葱、醋物、芜荑。

（259）又越婢汤，疗风痹脚弱方。

麻黄六两，去节　　石膏半斤，碎　　白术四两　　大附子一枚，炮　　生姜三两　　大枣十五枚，擘　　甘草二两，炙

上七味，切，以水七升，先煮麻黄再沸，去上沫，纳诸药，煮取二升。分三服，覆取汗。一方用附子二枚。忌海藻、菘菜、猪肉、冷水、桃李、雀肉等。［此仲景方，本云越婢加术汤，又无附子。胡洽云：若恶风者，加附子一枚；多冷疾者，加白术］

（260）麻仁丸，疗大便坚，小便利而不渴方。

麻子仁一升　　枳实八两，炙　　杏仁一升，去两仁、皮、尖，熬　　芍药八两　　大黄一斤　　厚朴一尺，炙

上六味，捣筛，蜜和丸如梧子。饮服五丸，日三，加至十丸。一本芍药六两。［此本仲景《伤寒论》脾约丸方］

卷十九

（261）《千金》：疗中风，手足拘挛，百节疼痛，烦热心乱，恶寒经日，不欲饮食。

张仲景三黄汤方：

麻黄五分，去节　　独活四分　　细辛二分　　黄芪二分　　黄芩三分

上五味，切，以水五升，煮取二升。分二服，一服小汗，两服大汗。心中热加大黄二分，腹满加枳实一分（炙），气逆加人参三分，悸加牡蛎三分（熬），渴加栝楼根三分，先有寒加八角附子一枚（炮）。此方神秘不传。忌生菜。

（262）深师：疗风湿，脉浮身重，汗出恶风方。

汉防己四两　白术三两　蜀黄芪五分　甘草二两，炙　大枣十二枚，擘　生姜三两

上六味，㕮咀，以水六升，煮取二升。分为三服，服汤当坐被中，欲解汗出，如虫行皮中。忌桃李、雀肉、海藻、菘菜。［此本仲景《伤寒论》方］

（263）四物附子汤，疗风湿相搏，骨节疼烦掣痛，不得屈伸，近之则痛，白汗出，短气，小便不利，恶风不欲去衣，或一身悉肿方。

附子二枚，炮，八破　桂心四两　白术三两　甘草二两，炙

上药㕮咀，以水六升，煮取三升，去滓。服一升，日三，当微汗。烦者，一服五合。蔡公数用验。忌猪肉、冷水、生葱、桃李、雀肉、海藻、菘菜等。［此本仲景《伤寒论》方］

（264）疗湿家，始得病时，可与薏苡麻黄汤方。

薏苡半升　麻黄四两，去节　甘草二两，炙　杏仁二两，去皮、尖、两仁，碎

上四味，㕮咀，以水五升，煮取二升。分再服，汗出即愈。湿家烦疼，可以甘草麻黄汤发汗，不瘥更合。饮家加白术四两，名白术麻黄汤。忌海藻、菘菜、桃李、雀肉等。［此本仲景方，分两小异］

（265）张仲景云：四肢者，身之支干也。其气系于五脏六腑，其分度浅薄，灸之不欲过多，须依经数也。过谓余病则宜依之。若脚气不得拘此例。风毒灸之，务欲多也。依此经数，则卒难愈疾。

卷二十

（266）师曰：病有风水，有皮水，有正水，有石水，有黄汗。风水，其脉自浮，外证骨节疼痛，其人恶风。皮水，其脉亦浮，外证胕肿，按之没指，不恶风，其腹如鼓，不满不渴，当发其汗。正水，其脉沉迟，外证自喘。石水，其脉自沉，外证腹满不喘。黄汗，其脉沉迟，身体发热，胸满，四肢、头面肿，久未愈，必致痈脓。

（267）深师：疗大风水脉浮，浮为在表，其人或头汗出，表无他病，但下重，故知从腰以上为和，腰以下当肿及阴，难以屈伸。

木防己汤方：

生姜三两　大枣十二枚，擘　白术四两　木防己四两　甘草二两，炙　黄芪五两

上六味，切，以水六升，煮取二升。分三服。喘者加麻黄，身重、胃中不和者，加芍药，气上冲者加桂心，下久寒者加细辛、防己、黄芪为本。服药欲解，当如虫行皮中状，从腰以下冷如冰，服汤后坐被上，又以一被绕腰温下，令得汗，汗出则愈也。忌海藻、菘菜、桃李、雀肉等。［此本仲景《伤寒论》方］

（268）《古今录验》：疗风水恶风，举身悉肿，脉浮不渴，欲自有汗而无大热。

越婢汤方：

麻黄六两，去节　生姜三两　甘草二两，炙　石膏半斤，碎，绵裹　大枣十五枚，擘

上五味，切，以水六升，先煮麻黄再沸，去上沫，纳诸药，煮取三升。分三服。恶风加附子一枚（炮），风水加术四两，服如上法；咳，肺胀，加半夏五合（洗），一服五合，稍稍增之。忌猪羊肉，饧、海藻、菘菜、桃李、雀肉等。〔此本仲景《伤寒论》方，云：里水，越婢加术汤主之〕

（269）深师：疗皮水如肿，水气在皮肤中，四肢集集动。

木防己汤方：

木防己三两　黄芪三两　桂心三两　茯苓六两　甘草二两，炙

上五味，切，以水六升，煮取二升。分再服。忌海藻、菘菜、生葱、酢物。

（270）范汪：皮水，一身面目悉肿，甘草麻黄汤主之方。

甘草二两，炙，㕮咀　麻黄四两，寸斩之，去节

上二味，以五升水先煮麻黄再沸，去上沫，乃纳甘草煮得一升，绞去滓。适寒温，先服一升，重复之。日移二丈所当汗出，汗出勿复服。不汗乃复服，当慎护风寒，数日乃出入。忌海藻、菘菜。

（271）《古今录验》：皮水，越婢汤加术主之方。

麻黄六两，寸折，去节　大枣十二枚，擘　白术四两　生姜三两，切　甘草二两，炙　石膏半斤，绵裹

上六味，㕮咀，以水七升，煮麻黄一二沸，去上沫，乃纳余药，煮取二升，绞去滓。适寒温服七合，日三。忌海藻、菘菜、桃李、雀肉等。〔以上三方并本出仲景《伤寒论》〕

卷二十三

（272）《古今录验》鸡子汤，疗喉痹方。

半夏末方寸匕

上一味，开鸡子头去中黄白，盛醇苦酒令小满，纳半夏末，着中搅令和，鸡子着刀子镮令稳，炭上令沸，药成，置杯中，及暖稍咽之，但肿即减。忌羊肉、饧。〔此与仲景苦酒汤同。半夏不可作末，剖之可也〕

（273）汗后遂漏不止，其人恶风，小便难，四肢微急，难以屈伸。

桂枝加附子汤方：

大枣十三枚，擘　附子一枚大者，炮，去皮，破八片　桂心三两　芍药三两　生姜三两　甘草二两，炙

上六味，切，以水七升，煮取三升，温服一升。忌猪肉、冷水、海藻、菘菜、生葱。〔此本张仲景《伤寒论》方〕

卷二十五

（274）乌梅丸，疗冷痢久下方。

乌梅三百粒　当归四两　干姜十两　桂心六两　附子六两,炮　黄连十六两　蜀椒四两,
汗　细辛六两　人参六两　黄柏六两

上十味，异捣，筛，合治之。苦酒渍乌梅一宿，去核，蒸之如五斗米下，捣如泥，盘中
揉令相得，蜜和捣二千杵。食前饮服如梧子十丸，日三，稍增至二十丸。忌生冷、猪肉、冷
水、生葱、生菜。[此本仲景《伤寒论》方]

卷二十七

（275）《古今录验》：麻子仁丸，疗大便难，小便利，而反不渴者，脾约方。

麻仁二升，别为膏　枳实半斤，炙　芍药半斤　大黄一斤　厚朴一尺,炙　杏仁一升,
去皮、尖，熬，别为脂

上六味，捣筛为末，炼蜜为丸，如梧桐子大。每服饮下十丸，渐增至三十丸，日三服。
[此本仲景《伤寒论》方]

卷二十八

（276）《肘后》：疗卒魇，昧不寤方。

又方：捣薤取汁，吹两鼻孔，冬日取韭绞汁，灌口。[仲景同]

（277）张仲景云：尸厥病，脉动而无气，气闭不通，故静然如死耳方。

以菖蒲末吹入两鼻孔中，又以桂末着舌下，云扁鹊疗楚王法。

（278）仲景云：自缢死，旦至暮，虽已冷，必可疗；暮至旦，小难也，恐此当言阴气盛故也。
然夏时夜短于昼，又热，犹应可疗。又云：心下若微温者，一日以上犹可活，皆徐徐抱解，
不得截绳，上下安被卧之，一人以脚踏其两肩，手小挽其发，常弦弦，勿纵之，一人以手按
据胸上，微重之，一人摩捋臂胫，屈伸之。若已僵，但渐渐强屈之，并按其腹，如此一炊顷，
气从口出，呼吸，眼开，而犹引按莫置，亦勿苦劳之，须令可，少桂心汤及粥清含与之，裁
令濡喉，渐渐能咽，乃稍止耳。向时兼令两人各以管吹其两耳弥好，此最善，无不活者，并
皆疗之。

（279）肘后夏月中热暍死，凡中暍死，不可使得冷，得冷便死。疗之方。

以屈草带绕暍人脐，使三四人尿其中，令温。亦可用泥土屈草，亦可扣瓦碗底，若脱车
釭，以著暍人脐上，取令尿不得流去而已，此谓道路穷急，无汤，当令人尿其中。仲景云：
欲使多人尿，取令温，若有汤，便可与之。仲景云：不用泥及车釭，恐此物冷，暍既在夏月，
得热土泥、暖车釭，亦可用也。

（280）又凡此疗自经、溺、暍之法，并出自张仲景为之，其意理殊绝，殆非常情所及，
本草之所能开悟，实拯救人之大术矣。伤寒家别复有暍病在上，仲景论中，非此遇热之暍。

卷三十一

（281）仲景三物备急丸，司空裴秀为散，用疗心腹诸卒暴百病方。

大黄　干姜　巴豆各一两，去皮、心，熬，别捣如脂

上药各须精新好药，捣筛，蜜和，更捣一千捣，丸如梧子或小豆。服三丸，老小量之。
为散不及丸也。若中恶客忤，心腹胀满，卒痛如锥刀刺痛，气急口噤，停尸卒死者，以暖水、
苦酒服之。或不下，捧头起灌令下咽，须臾瘥。如未，更与三丸，以腹中雷鸣转，即吐下，
便愈。若口已噤，亦须折齿灌之令入，尤妙，神验。忌芦笋、猪肉、冷水、肥腻。

（282）理中丸，疗三焦不通，呕吐不食，并霍乱吐痢不止者，并主之方。

人参　干姜　白术　甘草炙，各三两

上四味，捣筛，蜜和如梧子。空腹以饮汁服十五丸。忌桃李、雀肉、海藻、菘菜。

（283）食马肝中毒方。

取牡鼠矢二七枚，两头尖者是，水和研，饮之。［仲景同］

（284）又食诸六畜鸟兽肝中毒方。

又方：

清水投豉，绞取汁饮数升，瘥，止。［仲景同］

（285）又禽兽有中毒箭死者，其肉有毒，可以蓝汁、大豆解射罔也。［仲景同］

（286）又食郁肉及漏脯中毒方。

取犬矢烧末，以酒服方寸匕。［仲景同］

卷三十三

（287）《古今录验》：疗妊娠养胎，白术散方。

白术　芎䓖各四分　蜀椒三分，汗　牡蛎二分

上四味，捣，下筛，酒服满一钱匕，日三夜一。但苦痛，加芍药；心下毒痛，倍加芎䓖；

吐唾不能食饮，加细辛一两、半夏大钱二十枚服之，复更以醋浆水服之；若呕，亦以醋浆水服之，复不解者，小麦汁服之，已后其人若渴，大麦粥服之。病虽愈，尽服之，勿置。〔张仲景方〕忌桃李、雀肉等。

病源本《伤寒论》

《伤寒论》

汉·张仲景 著

隋·巢元方 编著

导 读

　　《病源本〈伤寒论〉》是现存最早的《伤寒论》传本之一，收录于《诸病源候论》中。

　　《诸病源候论》，又称《巢氏诸病源候总论》《巢氏诸病源候论》《诸病源候总论》《巢氏病源候论》《巢氏病源论》《巢氏病源》《病源候论》《病源论》《病源》等。

　　《诸病源候论》成书于隋大业六年（610年），是我国现存的第一部由朝廷组织编撰的医书，也是我国第一部论述各种疾病病因、病机和证候之专著。《诸病源候论》系统地总结了隋之前的医学成就，为后人研究隋之前医学提供了重要文献。

　　《诸病源候论》的作者与卷数，历代记载不一。《隋书·经籍志》记载，《诸病源候论》共5卷、目1卷，由吴景贤撰；《旧唐书·经籍志》记载，《诸病源候论》有50卷，由吴景撰；《新唐书·艺文志》记载，《诸病源候论》有两部，各50卷，分别由吴景贤和巢元方撰，《通志·艺文略》亦两书并存。到了《宋史·艺文志》就只记载有巢元方《巢氏诸病源候论》50卷。自宋始刊《诸病源候论》之后，历代均有刊印，且均记为巢元方撰。

　　《诸病源候论》中散见有大量《伤寒论》条文，以卷七、卷八"伤寒病诸候"为主，但这些内容多不是以原文的形式存在，杂有巢元方等编写者阐述病因、病机之语。

　　据南宋绍兴三十一年（1161年）成书的《通志·艺文略》记载，《诸病源候论》中的伤寒部分曾出现过单行本，《诸病源候论·伤寒病诸候》（即《病源本〈伤寒论〉》）的重要性及价值从中可见一斑。

　　本书以元代据宋刻本重刊之《巢氏诸病源候总论》为底本。

序

翰林学士兼侍读学士玉清昭应官判官中散大夫尚书左司郎中知制诰史馆修撰
判馆事上护军常山郡开国侯食邑一千二百户赐紫金鱼袋臣宋绶奉敕撰

臣闻人之生也，陶六气之和，而过则为沴；医之作也，求百病之本，而善则能全。若乃分三部九候之殊，别五声五色之变，揆盈虚于表里，审躁静于性韵，达其消息，谨其攻疗，兹所以辅含灵之命，裨有邦之治也。

国家丕冒万宇，交修庶职。执技服于官守，宽疾存乎政典。皇上秉灵图而迪成宪，奉母仪而隆至化。明烛幽隐，惠绥动植。悯斯民之疾苦，仁嘉医之拯济。且念幅员之辽邈，间巷之穷厄，肄业之士，罕尽精良；传方之家，颇承疑舛。四种之书或阙，七年之习未周，以彼粗工，肆其亿度，夭害生理，可不哀哉！是形惜怛，或怀重慎，以为昔之上手，效应参神，前五日而逆知，经三折而取信，得非究源之微妙，用意之详密乎？

盖诊候之教，肇自轩祖；中古以降，论著弥繁。思索其精，博利族众，乃下明诏，畴咨旧闻，上稽圣经，旁掫奇道，发延阁之秘蕴，敕中尚而雠对。《诸病源候论》者，隋大业中太医巢元方等奉诏所作也。会粹群说，沈研精理，形脉之证，罔不该集。明居处、爱欲、风湿之所感，示针镵、跷引、汤熨之所宜。诚术艺之楷模，而诊察之津涉，固常用此。

乃命与《难经》《素问》图镂方版，传布海内。洪惟祖宗之训，务惟存育之惠。补《农经》之阙漏，班禁方于遐迩。逮今搜采，益穷元本，方论之要殚矣。师药之功备矣。将使后学优而柔之，视色毫而靡惩，应心手而胥验。大哉！昧百草而救枉者，古皇之盛德；忧一夫之失所者，二帝之用心。弭兹札瘥，跻之仁寿，上圣爱人之旨，不其笃欤？

翰林医官副使赵拱等参校既终，缮录以献，爰俾近着，为之题辞。顾惟空疏，莫探秘赜。徒以述善诱之深意，用功方来；杨勤恤之至仁，式昭大庇云尔。谨序。

目　录

伤寒病诸候上（凡三十三论）

伤寒候

经言：春气温和，夏气暑热，秋气清凉，冬气冰寒，此则四时正气之序也。冬时严寒，万类深藏，君子固密，则不伤于寒。夫触冒之者，乃为伤寒耳。其伤于四时之气，皆能为病。而以伤寒为毒者，以其最为杀厉之气也。即病者，为伤寒；不即病者，其寒毒藏于肌骨中，至春变为温病，夏变为暑病。暑病者，热重于温也。是以辛苦之人，春夏必有温病者，皆由其冬时触冒之所致，非时行之气也。其时行者，是春时应暖而反寒，夏时应热而反冷，秋时应凉而反热，冬时应寒而反温，非其时而有其气。是以一岁之中，病无少长，多相似者，此则时行之气也。

夫伤寒病者，起自风寒，入于腠理，与精气交争，荣卫痞隔，周行不通。病一日至二日，气在孔窍皮肤之间，故病者头痛恶寒，腰背强重，此邪气在表，洗浴发汗即愈。病三日以上，气浮在上部，胸心填塞，故头痛、胸中满闷，当吐之则愈。病五日以上，气深结在脏，故腹胀身重，骨节烦疼，当下之则愈。

夫热病者，皆伤寒之类也。或愈或死，其死皆以六七日间，其愈皆以十日以上，何也？巨阳者，诸阳之属也。其脉连于风府，故为诸阳主气。人之伤于寒也，则为病热，热虽甚不死；其两感于寒而病者，必死。两感于寒者，其脉应与其病形何如？两伤于寒者，病一日，则巨阳与少阴俱病，则头痛、口干烦满。二日，则阳明与太阴俱病，则腹满、身热、不食、谵言。三日，则少阳与厥阴俱病，则耳聋、囊缩、厥逆，水浆不入，则不知人，六日而死。夫五脏已伤，六腑不通，荣卫不行，如是之后，三日乃死，何也？阳明者，十二经脉之长也。其气血盛，故不知人，三日其气乃尽，故死。

其不两伤于寒者，一日巨阳受之，故头项痛，腰脊强。二日阳明受之，阳明主肉，其脉夹鼻络于目，故身热而鼻干，不得卧也。三日少阳受之，少阳主骨，其脉循胁络于耳，故胸胁痛、耳聋。三阳经络皆受病，而未入通于脏也，故可汗而已。四日太阴受之，太阴脉布于胃，络于嗌，故腹满而嗌干。五日少阴受之，少阴脉贯肾络肺，系舌本，故口热舌干而渴。六日厥阴受之，厥阴脉循阴器而络于肝，故烦满而囊缩。三阴三阳，五脏六腑皆病，荣卫不行，五脏不通则死矣。其不两感于寒者，七日巨阳病衰，头痛少愈。八日阳明病衰，身热少愈。九日少阳病衰，耳聋微闻。十日太阴病衰，腹减如故，则思饮食。十一日少阴病衰，渴止不满，舌干已而咳。十二日厥阴病衰，囊从少腹微下。大气皆去，病日已矣。

治之奈何？治之各通其脏脉，病日衰。其病未满三日者，可汗而已，其病三日过者，可泄之而已。太阳病，头痛至七日以上，并自当愈，其经竟故也。若欲作再经者，当针补阳明，使经不传则愈矣。

相病之法，视色听声，观病之所。候脉要诀，岂不微乎。脉洪大者，有热，此伤寒病也。夫伤寒脉洪浮，秋佳春成病。寸口脉紧者，伤寒头痛。脉来洪大，伤寒病。少阴病，恶寒身拳[1]而利，手足四逆者，不治；其人吐利，躁逆者死。利止而眩，时时自冒者死。四逆，恶寒而身拳，其脉不至，其人不烦而躁者死。病六日，其息高者死。伤寒热盛，脉浮大者生，沉小者死。头痛，脉短涩者死，浮滑者生。未得汗，脉盛大者生，细小者死。诊人瀼瀼大热，其脉细小者，死不治。伤寒热病，脉盛躁不得汗者，此阳之极，十死不治。未得汗，脉躁疾，得汗生，不得汗难瘥。头痛脉反涩，此为逆，不治；脉浮大而易治；细微为难治。

发汗若吐下者、若亡血无津液者，而阴阳自和必愈。夫下后发汗，其人小便不利，此亡津液，勿治；其小便利，必自愈。阳已虚，尺中弱者，不可发其汗也。咽干者，不可发其汗也。伤寒病，脉弦细，头痛而发热，此为属少阳。少阳不可发汗，发汗则谵语，为属胃。胃和则愈，不和则烦而悸。少阴病，脉细沉而微，病在里，不可发其汗。少阴病，脉微，亦不可发汗，无阳故也。阳已虚，尺中弱涩者，复不可下。太阳病，发热而恶寒，热多而寒少，脉微弱，则无阳，不可发其汗；脉浮，可发其汗。发热自汗出而不恶寒，关上脉细数，不可吐。若诸四逆厥者，不可吐，虚家亦然。寒多热少，可吐者，此谓痰多也。治疟亦如之。头项不强痛，其寸脉微浮，胸中愊牢，气上冲喉咽不得息，可吐之。治伤寒欲下之，切其脉牢，牢实之脉，或不能悉解，宜摸视手掌，漐漐汗湿者，便可下矣。若掌不汗，病虽宜下，且当消息，温暖身体，都皆津液通，掌亦自汗，下之即了矣。太阴之为病，腹满吐食，不可下，下之益甚，时腹自痛。下之，胸下结牢，脉浮，可发其汗。阳明病，心下牢满，不可下，下之遂利，杀人，不可不审，不可脱尔，祸福正在于此。

太阳与少阳并病，心下牢，头项强眩，不可下。三阳合病，腹满身重，大小便调，其脉浮牢而数，渴欲饮水，此不可下。其汤熨针石，别有正方，补养宣导，今附于后。

《养生方·导引法》云：端坐伸腰，徐徐以鼻纳气，以右手持鼻，徐徐闭目吐气。治伤寒头痛洗洗，皆当以汗出为度。

又云：举左手，顿左足，仰掌，鼻纳气四十息止，除身热背痛。

伤寒发汗不解候

伤寒初一日至二日，病在皮肤，名为在表。表者阳也，法宜发汗。今发汗而不解者，此是阳不受病。阳受病者，其人身体疼痛，发热而恶寒，敕啬拘急，脉洪大者，有此证候，则为病在表，发汗则愈。若但烦热，不恶寒，身不疼痛，此为表不受病，故虽强发其汗，而不能解也。

伤寒取吐候

伤寒大法，四日病在胸膈，当吐之愈。有得病二三日，便心胸烦闷，此为毒气已入，有

1　拳：通"蜷"。

痰实者，便宜取吐。

中风伤寒候

中风伤寒之状，阳浮而阴弱。阳浮热自发，阴弱汗自出，啬啬恶寒，淅淅恶风，翕翕发热，鼻鸣干呕，此其候也。

太阳病中风，以火劫发其汗。邪风被火热，血气流溢失常，两阳相熏灼，其身发黄。阳盛即欲衄；阴虚则小便难。阴阳俱虚竭，身体则枯燥，但头汗出，齐颈而还。腹满微喘，口干咽烂，或不大便，久则谵言，甚者至哕，手足躁扰，寻衣摸床。小便利者，其人可治。

阳明中风，口苦而咽干，腹满微喘，发热恶寒，脉浮紧。若下之则腹满，小便难。阳明病，能食为中风；不能食，为中寒。

少阳中风，两耳无闻，目赤，胸中满而烦，不可吐之，吐之则悸而惊。

太阴中风，四肢烦疼，其脉阳微阴涩而长，为欲愈。

少阴中风，其脉阳微阴浮，为欲愈。

厥阴中风，其脉微浮，为欲愈；不浮，为未愈。

伤寒一日候

伤寒一日，太阳受病。太阳者，膀胱之经也，为三阳之首，故先受病。其脉络于腰脊，主于头项。故得病一日，而头项背膊腰脊痛也。

伤寒二日候

伤寒二日，阳明受病。阳明者，胃之经也，主于肌肉，其脉络鼻入目。故得病二日，肉热鼻干，不得眠也。诸阳在表，表始受病，在皮肤之间，可摩膏、火灸，发汗而愈。

伤寒三日候

伤寒三日，少阳受病。少阳者，胆之经也，其脉循于胁，上于颈耳。故得病三日，胸胁热而耳聋也。三阳经络始相传，病未入于脏，故皆可汗而解。

伤寒四日候

伤寒四日，太阴受病。太阴者，脾之经也，为三阴之首。是故三日以前，阳受病讫，传之于阴，而太阴受病焉。其脉络于脾，主于喉嗌。故得病四日，腹满而嗌干也。其病在胸膈，故可吐而愈。

伤寒五日候

伤寒五日，少阴受病。少阴者，肾之经也，其脉贯肾络肺，系于舌。故得病五日，口热舌干，渴而引饮也。其病在腹，故可下而愈。

伤寒六日候

伤寒六日，厥阴受病。厥阴者，肝之经也，其脉循阴器，络于肝。故得病六日，烦满而囊缩也。此则阴阳俱受病，毒气在胃，故可下而愈。

伤寒七日候

伤寒七日，病法当小愈，阴阳诸经，传病竟故也。今七日以后，病反甚者，欲为再经病也。再经病者，是阴阳诸经络，重受病故也。

伤寒八日候

伤寒八日，病不解者，或者诸阴阳经络重受于病，或因发汗、吐、下之后毒气未尽，所以病证犹有也。

伤寒九日以上候

伤寒九日以上病不除者，或初一经受病，即不能相传；或已传三阳讫，而不能传于阴，致停滞累日，病证不罢者；或三阳三阴传病已竟，又重感于寒，名为两感伤寒，则腑脏俱病，故日数多而病候改变。

伤寒咽喉痛候

伤寒病过经而不愈，脉反沉迟，手足厥逆者，此为下部脉不至，阴阳隔绝，邪客于足少阴之络。毒气上熏，故咽喉不利，或痛而生疮。

伤寒斑疮候

伤寒病证在表，或未发汗，或经发汗未解，或吐、下后而热不除，此毒气盛故也。毒既未散，而表已虚，热毒乘虚出于皮肤，所以发斑疮瘾疹如锦文，重者，喉口身体皆成疮也。

伤寒口疮候

夫伤寒，冬时发其汗，必吐利，口中烂生疮，以其表里俱热，热不已，毒气熏上焦故也。

伤寒登豆疮候

伤寒热毒气盛，多发疱疮，其疮色白或赤，发于皮肤，头作瘭浆，戴白脓者，其毒则轻，有紫黑色作根，隐隐在肌肉里，其毒则重。甚者，五内七窍皆有疮。其疮形如豌豆，故以名焉。

伤寒登豆疮后灭瘢候

伤寒病发豌豆疮者，皆是热毒所为。所病折则疮愈，而毒气尚未全散，故疮痂虽落，其瘢犹黡或凹凸肉起，所以宜用消毒灭瘢之药以敷之。

伤寒谬语候

伤寒四五日，脉沉而喘满者，沉为在里，而反发其汗，津液越出，大便为难，表虚里实，久久则谵语。发汗后，重发其汗，亡阳谵语，其脉反和者，不死。阳明病，下血而语者，此为热入血室，但头汗出，当刺期门穴，随其实者而泻之，濈然汗出者则愈。病若谵言妄语，身当有热，脉当得洪大，而反手足四厥，脉反沉细而微者，死病也。谵言妄语，身热，脉洪大生；沉细微，手足四逆者死。

伤寒烦候

此由阴气少，阳气胜，故热而烦满也。少阴病，恶寒而拳，时自烦，欲去其衣被者，可治也。病脉已解，而反发烦者，病新瘥又强与谷，脾胃气尚弱，不能消谷，故令微烦，损谷即愈。少阴病，脉微细而沉，但欲卧，汗出不烦，欲自吐，五六日，自利后，烦躁不得卧寐者死。发汗后下之，脉平而小烦，此新虚不胜谷气故也。

伤寒虚烦候

伤寒发汗、吐、下以后，腑脏俱虚，而热气不散，故虚烦也。

伤寒烦闷候

伤寒毒气攻胃，故烦闷。或服药以后，表不解，心下有水气，其人微呕，热满而烦闷也。

伤寒渴候

伤寒渴者，由热气入于脏，流于少阴之经。少阴主肾，肾恶燥，故渴而引饮。厥阴，渴欲饮水者，与之愈。

伤寒呕候

伤寒阳明病，热入胃，与谷气并，故令呕。或已经吐下，虚热在脏，必饮水，水入则胃家虚冷，亦呕也。伤寒发热无汗，呕不能食，而反汗出濈然，是为转在阳明。伤寒呕多，虽有阳明证，不可攻也。少阴病，下利，脉微涩，呕而汗出，必数更衣，反少者当温其上，灸之。

伤寒干呕候

此谓热气在于脾胃也。或发汗解后，胃中不和，尚有蓄热，热气上熏，则心下痞结，故干呕。

伤寒吐逆候

伤寒少阴病，其人饮食入口则吐，或心中温温，欲吐不能，当遂吐之。若始得之，手足寒，脉弦迟，此中有寒饮，不可吐也，当温之。病人脉数，数为有热，当消谷引食，反吐者，师发其汗，阳微，膈气虚，脉则为数，数为客阳，不能消谷，胃中虚冷故也。

伤寒哕候

伤寒大吐下之后，极虚，复极汗出者，其水郁以发其汗者，因得哕。所以然者，胃中寒冷故也。伤寒哕而腹满者，视其前后，知何部不利，利之即愈。阳明病能食，下之不解，其人不能食，攻其热必哕，所以哕者，胃中虚冷故也。又病人本虚，伏热在胃，则胸满。胸满则气逆，气逆不可攻其热，攻其热必哕。

伤寒喘候

伤寒太阳病，下之微喘者，外未解故也。夫发汗后，饮水多者必喘，以水停心下，肾气乘心故喘也。以水灌之，亦令喘也。

伤寒厥候

厥者，逆也。逆者，谓手足逆冷也。此由阳气暴衰，阴气独盛，阴胜于阳，故阳脉为之逆，不通于手足，所以逆冷也。伤寒，一二日至四五日厥者，必发热。前发热者后必厥，厥深热亦深，厥微热亦微。厥应下之，而反发其汗者，口伤烂赤。伤寒先厥后发热，下利必自止。而反汗出，必咽喉中强痛，其为喉痹。发热无汗，而利必自止，不止，便脓血。便脓血者，其喉不痹。伤寒先厥者，不可下之。后发热而利者，必自止，见厥复利。伤寒病，厥五日，热亦五日，设六日，当复厥，不厥之者，自愈。厥终不过五日，以热五日，故知愈也。发热而厥，七日而下利者，为难治。其脉促，手足厥逆者，可灸之。下利，手足厥，无脉，灸之不温，反微喘者死。下利，厥，烦躁不能卧者死。病六七日，其脉数，手足厥，烦躁，灸厥阴，厥不还者死。发热，下利至甚，厥不止者死。下利后，其脉绝，手足厥，卒时脉还，手足温者生，不还者死。

伤寒悸候

悸者，动也，谓心下悸动也。此由伤寒病发汗以后，因又下之，内有虚热则渴，渴则饮水，水气乘心，必振寒而心下悸也。太阳病，小便不利者，为多饮水，心下必悸。小便少者，必苦里急。夫脉浮数，法当汗出而愈，而下之，身体重，心悸，不可发汗，当自汗出而解。所以然者，尺中微，里虚，须表里实，津液自和，便自汗出愈也。

伤寒痉候

痉之为病，身热足寒，项颈强，恶寒，时头热，面目热，摇头，卒口噤，背直身体反张是也。此由肺移热于肾，传而为痉。痉有刚柔，太阳病，发热无汗，而反恶寒，为刚痉；发热汗出而恶寒，为柔痉。诊其脉沉细，此为痉也。

伤寒心痞候

太阳少阳并病，脉浮紧，而下之，紧反入里，则作痞。痞者，心下满也。病发于阴者，不可下，下之则心下痞，按之自软，但气痞耳，不可复下也。若热毒气乘心，心下痞满，面赤目黄，狂言恍惚者，此为有实，宜速吐下之。

伤寒结胸候

结胸者，谓热毒结聚于心胸也。此由病发于阳，而早下之，热气乘虚而痞结不散也。按之痛，其脉寸口浮，关上反自沉是也。脉大，不可下，下之即死。脉浮而大，下之为逆。若阳脉浮，关上小细沉紧，而饮食如故，时小便利者，名为脏结。脏结病，舌上白苔滑，为难治。不往来寒热，其人反静，舌上不苔者，不可攻之。

伤寒病诸候下（凡四十四论）

伤寒余热候

伤寒病，其人或未发汗、吐、下，或经服药以后，而脉洪大实数，腹内胀满，小便赤黄，大便难，或烦或渴，面色变赤，此为腑脏有结热故也。

伤寒五脏热候

伤寒病，其人先苦身热，嗌干而渴，饮水即心下满，洒淅身热，不得汗，恶风，时咳逆者，此肺热也；若其人先苦身热嗌干，而小腹绕脐痛，腹卜满，狂言默默，恶风臥呕者，此肝热也；若其人先苦手掌心热，烦心欲呕，身热心下满，口干不能多饮，目黄，汗不出，欲得寒水，时妄笑者，此心热也；若其人先苦身热，四肢不举，足胫寒，腹满欲呕而泄，恶闻食臭者，此脾热也；若其人先苦嗌干，内热连足胫，腹满大便难，小便赤黄，腰脊痛者，此肾热也。

伤寒变成黄候

阳明病，无汗，小便不利，心中懊侬，必发黄。若被火，额上微汗出，而但小便不利，亦发黄。其人状，变黄如橘色，或如桃枝色，腹微满，此由寒湿气不散，瘀热在于脾胃故也。

伤寒心腹胀满痛候

此由其人先患冷癖，因发热病，服冷药及饮冷水，结在心下，此为脏虚动于旧癖故也。或吐、下以后，病不解，内外有热，故心腹胀满痛，此为有实也。

伤寒宿食不消候

此谓被下后，六七日不大便，烦热不解，腹满而痛，此为胃内有干粪，挟宿食故也。或先患寒癖，因有宿食，又感于伤寒，热气相搏，故宿食不消。

伤寒大便不通候

伤寒，阳脉微，而汗出少，为自和，汗出多为太过。阳明脉实，因发其汗，汗出多者，亦为太过。太过者，阳气绝于里，阳气绝于里则津液竭。热结在内，故大便牢而不通也。

伤寒小便不通候

伤寒，发汗后而汗出不止，津液少，胃内极干，小肠有伏热，故小便不通。

伤寒热毒利候

此由表实里虚，热气乘虚而入，攻于肠胃，则下黄赤汁，此热毒所为也。

伤寒脓血利候

此由热毒伤于肠胃，故下脓血如鱼脑，或如烂肉汁，壮热而腹痛，此湿毒气盛故也。

伤寒利候

伤寒病，若表实里虚，热乘虚而入，攻于肠胃，则下黄赤汁。若湿毒气盛，则腹痛壮热，下脓血如鱼脑，或如烂肉汁。若寒毒入胃，则腹满，身热，下清谷。下清谷者，不可攻其表，汗出必胀满，表里俱虚故也。伤寒六七日不利，更发热而利者，其人汗出不止者死，但有阴无阳故也。下利有微热，其人渴，脉弱者，今自愈。脉沉弦者，下重，其脉大者，为未止；脉微弱数者，为欲自止，虽发热不死。少阴病，八九日，而身手足尽热，热在膀胱，必便血。下利，脉浮数，尺中自滑，其人必清脓血。少阴病下利，若利止，恶寒而拳，手足温者，可治也。阳明病，下利，其脉浮大，此皆为虚弱强下之故。伤寒下利，日十余行，其脉反实死。

伤寒病后胃气不和利候

此由初受病时，毒热气盛，多服冷药，以自泻下，病折以后，热势既退，冷气乃动，故使心下愊牢，噫哕食臭，腹内雷鸣而泄利，此由脾胃气虚冷故也。

伤寒上气候

此由寒毒气伤于太阴经也。太阴者，肺也。肺主气，肺虚为邪热所客，客则胀，胀则上气也。

伤寒咳嗽候

此由邪热客于肺也。上焦有热，其人必饮水，水停心下，则肺为之浮，肺主于咳，水气乘之，故咳嗽。

伤寒衄血候

伤寒病血衄者，此由五脏热结所为也。心主于血，肝藏于血，热邪伤于心肝，故衄血也。衄者，鼻血出也。肺主于气，而开窍于鼻，血随气行，所以从鼻出。阳明病口燥，但欲漱水，不欲咽者，必衄。衄家不可攻其表，汗出额上拘急而紧，直视而不能眴，不得眠。亡血，不可攻其表，汗出则寒栗而振。脉浮紧，发热，其身无汗，自衄者愈。

伤寒吐血候

此由诸阳受邪，热初在表，应发汗而汗不发，致使热毒入深，结于五脏，内有瘀积，故吐血。

伤寒阴阳毒候

夫欲辨阴阳毒病者，始得病时，可看手足指，冷者是阴，不冷者是阳。若冷至一二三寸病微，若至肘膝为病极，过此难治。阴阳毒病无常也，或初得病便有毒，或服汤药，经五六日以上，或十余日后不瘥，变成毒者。其候身重背强，喉咽痛，糜粥不下，毒气攻心，心腹烦痛，短气，四肢厥逆，呕吐；体如被打，发斑，此皆其候。重过三日则难治。阳毒者，面目赤，或便脓血；阴毒者，面目青而体冷。若发赤斑，十生一死；若发黑斑，十死一生。阳毒为病，面赤，斑斑如锦纹，喉咽痛，清便脓血，七日不治，五日可治，九日死，十一日亦死。

坏伤寒候

此谓得病十二日以上，六经俱受病讫，或已发汗、吐、下，而病证不解，邪热留于腑脏，致令病候多变，故曰坏伤寒。本太阳病不解，转入少阳，胁下牢满，干呕不能食，往来寒热，尚未吐下，其脉沉紧，与小柴胡汤；若已吐、下、发汗、温针、谵语，饮柴胡证罢，此为坏病。知犯何逆，以法治之。寸口脉洪而大，数而滑，洪大荣气长，滑数胃气实，荣长阳即盛，郁怫不得出，胃实即牢，大便难即干燥。三焦闭塞，津液不通，医发其汗，阳气盛不用，复重下之，胃燥热蓄，大便遂候，小便不利。荣卫相搏，烦心发热，两目如火，鼻干面正赤，舌燥齿黄焦，大渴，故过经成坏病。

伤寒百合病

百合病者，谓无经络，百脉一宗，悉致病也。多因伤寒虚劳，大病之后不平复，变成斯疾也。其状，意欲食，复不能食。常默默，欲得卧，复不得卧。欲出行，复不能行。饮食或有美时，或有不用饮时。如强健人，而卧不能行。如有寒，复如无寒。如有热，复如无热。口苦，小便赤黄。百合之病，诸药不能治，得药则剧吐利，如有神灵者。身形如和，其人脉微数，每尿辄头痛，其病六十日乃愈。若尿头不痛，淅淅然者，四十日愈。若尿快然，但眩者，二十日愈。体证或未病而预见，或病四五日而出，或病二十日、一月微见。其状，恶寒而呕者，病在上焦也，二十三日当愈。其状，腹满微喘，大便坚，三四日一大便，时复小溏者，病在中焦也，六十三日当愈。其状，小便淋沥难者，病在下焦也，四十三日当愈。各随其证，以治之耳。

伤寒狐惑候

夫狐惑二病者，是喉、阴之为病也。初得状如伤寒，或因伤寒而变成斯病。其状，默默欲眠，目瞑不得眠，卧起不安。虫蚀于喉咽为惑，蚀于阴肛为狐。恶饮食，不欲闻食臭，其人面目翕赤翕黑翕白。蚀于上部其声嘎，蚀于下部其咽干。此皆由湿毒气所为也。

伤寒湿䘌候

凡得伤寒、时气、热病，腹内有热，又人食少，肠胃空虚，三虫行作求食，食人五脏及下部。䘌病之候，齿无色，舌上尽白，甚者唇里有疮，四肢沉重，忽忽喜眠，如此皆为虫食其肛。肛烂见五脏即死。当数看其上唇内，有疮唾血，唇内如粟疮者，则心内懊侬，此虫在上，食其五脏；下唇内生疮者，其人不寤，此虫食下部，皆能杀人。

伤寒下部痛候

此由大肠偏虚，毒气冲于肛门，故下部卒痛，甚者痛如鸟啄。

伤寒病后热不除候

此谓病已间，五脏尚虚，客邪未散，真气不复，故旦暮犹有余热如疟状。此非真实，但客热也。

伤寒病后渴候

此谓经发汗、吐、下以后，腑脏空虚，津液竭绝，肾家有余热，故渴。

伤寒病后不得眠候

夫卫气昼行于阳，夜行于阴。阴主夜，夜主卧，谓阳气尽，阴气盛，则目瞑矣。今热气未散，与诸阳并，所以阳独盛，阴偏虚。虽复病后，仍不得眠者，阴气未复于本故也。

伤寒病后虚羸候

其人血气先虚，复为虚邪所中，发汗、吐、下之后，经络损伤，阴阳竭绝，热邪始散，真气尚少，五脏犹虚，谷神未复，无津液以荣养，故虚羸而生病焉。

伤寒病后不能食候

此由阳明太阴受病，被下之后，其热已除，而脾胃为之虚冷，谷气未复，故不能食也。

伤寒病后虚汗候

夫诸阳在表，阳气虚则自汗。心主于汗，心脏偏虚，故其液妄出也。

伤寒内有瘀血候

夫人先瘀结在内，因伤寒病。若热搏于久瘀，则发热如狂。若有寒，则小腹满，小便反利，此为血瘀。宜下之。其脉沉结者，血证谛也。

伤寒毒攻眼候

肝开窍于目。肝气虚，热乘虚上冲于目，故目赤痛。重者生疮翳、白膜、息肉。

伤寒毒攻手足候

此由热毒气从内而出，循经络攻于手足也。人五脏六腑井荥俞，皆出于手足指，故毒从脏腑而出。

伤寒毒流肿候

人阴阳俱虚，湿毒气与风热相搏，则荣卫涩，荣卫涩则血气不散，血气不散则邪热致壅，随其经络所生而流肿也。

伤寒病后脚气候

此谓风毒湿气，滞于肾经。肾主腰脚，今肾既湿，故脚弱而肿。其人小肠有余热，即小便不利，则气上，脚弱而气上，故为脚气也。

伤寒病后霍乱候

霍乱吐下，利止后，更发热。伤寒其脉微涩，本是霍乱，今是伤寒，却四五日，至阴经上，转入阴当利，本素呕下利者，不治。若其人似欲大便，但反矢气而仍不利，是为更属阳明，便必强，二十二日愈。所以然者，经竟故也。

下利后便当强，强则能食者愈。今反不能食，到后经中颇能食，复过一经能食，过之一日当愈。若不愈者，不属阳明也。恶寒脉浮而后利，利止必亡血。

伤寒病后疟候

病后邪气未散，阴阳尚虚，因为劳事，致二气交争，阴胜则发寒，阳胜则发热，故寒热往来，有时休作，而成疟也。

伤寒病后渴利候

此谓大渴饮水，而小便多也。其人先患劳损，大病之后，肾气虚则热，热乘之则肾燥，肾燥则渴，渴则引水，肾虚则不能制水，故饮水数升，小便亦数升，名曰渴利也。

伤寒肺痿候

大发汗后，因复下之，则亡津液，而小便反利者，此为上虚不能制于下也。虚邪中于肺，肺痿之病也。欲咳而不能，唾浊涎沫，此为肺痿之病也。

伤寒失声候

邪客于肺，肺主声而通于气。今外邪与真气相搏，真气虚而邪气胜，故声为之不通也。

伤寒梦泄精候

邪热乘于肾，则阴气虚，阴气虚则梦交。肾藏精，今肾虚不能制于精，故因梦而泄。

伤寒劳复候

伤寒病新瘥，津液未复，血气尚虚。若劳动早，更复成病，故劳复也。若言语思虑则劳神，梳头澡洗则劳力。劳则生热，热气乘虚还入经络，故复病也。其脉沉紧者，宜下之。

伤寒病后食复候

伤寒病新瘥，及大病之后，脾胃尚虚，谷气未复，若食猪肉、肠、血、肥鱼及油腻物，必大下利，医所不能治也，必至于死。若食饼、糗、黍、饴、餔、炙、鲙、枣栗诸果脯物，及牢强难消之物，胃气虚弱，不能消化，必更结热。适以药下之，则胃气虚冷，大利难禁。不下之必死，下之亦危，皆难救也。大病之后，多坐此死，不可不慎护也。夫病之新瘥后，但得食糜粥，宁少食乃饥，慎勿饱，不得他有所食，虽思之勿与，引日转久，可渐食羊肉糜若羹，慎不可食猪狗等肉。

伤寒病后令不复候

伤寒病后，多因劳动不节，饮食过度，更发于病，名之为复。复者，谓复病如初也。此由经络尚虚，血气未实，更致于病耳。令预服药及为方法以防之，故云令不复也。

伤寒阴阳易候

阴阳易病者，是男子妇人伤寒病新瘥未平复，而与之交接得病者，名为阴阳易也。其男子病新瘥未平复，而妇人与之交接得病者，名阳易。其妇人得病新瘥未平复，而男子与之交接得病者，名阴易。若二男二女，并不相易。所以呼为易者，阴阳相感，动其毒，度着于人，如换易也。其得病之状，身体重，小腹里急，或引阴中拘挛，热上冲胸，头重不能举，眼内生眵，四肢拘急，小腹疼痛，手足拳，皆即死。其亦有不即死者，病苦小腹里急，热上冲胸，头重不欲举，百节解离，经脉缓弱，气血虚，骨髓空竭，便怳怳吸吸，气力转少，着床不能摇动，起居仰人，或引岁月方死。

伤寒交接劳复候

夫伤寒病新瘥，未满百日，气力未平复而以房室者，略无不死也。有得此病，愈后六十日，其人已能行射猎，因而房室，即吐涎而死。病虽云瘥，若未平复，不可交接，必小腹急痛，手足拘拳，二时之间亡。《范汪方》云：故督邮顾子献，得病已瘥未健，诣华旉视脉。旉曰：虽瘥尚虚，未平复，阳气不足，勿为劳事也。能劳尚可，女劳即死。临死当吐舌数寸。献妇闻其瘥，从百余里来省之，住数宿止，交接之间，三日死。妇人伤寒，虽瘥未满百日，气血骨髓未牢实，而合阴阳快者，当时乃未即觉恶，经日则令百节解离，经络缓弱，气血虚，骨髓空竭，便悦悦吸吸，气力不足，着床不能动摇，起居仰人，食如故，是其证也。丈夫亦然。其新瘥，虚热未除而快意交接者，皆即死。若瘥后与童男交接者，多不发复。复者，亦不必死。

伤寒令不相染易候

伤寒之病，但人有自触冒寒毒之气生病者，此则不染着他人。若因岁时不和，温凉失节，人感其乖戾之气而发病者，此则多相染易。故须预服药，及为方法以防之。

淳化本《伤寒论》

汉·张仲景 著

南唐·高继冲 辑录

导 读

　　《淳化本〈伤寒论〉》是指宋淳化三年（992 年）成书的《太平圣惠方》中的《伤寒论》内容。淳化本《伤寒论》汇集了宋初及宋以前诸家研究《伤寒论》之大成。

　　宋太宗太平兴国三年（978 年），王怀隐、王祐、郑奇、陈昭遇等奉敕编写《太平圣惠方》（简称《圣惠方》），历时 14 年，于淳化三年编成。

　　《天平圣惠方》共有 100 卷，书中保存有宋校正医书局校正之前的《伤寒论》原貌。2007 年，日本东洋学术出版社出版的《宋以前〈伤寒论〉考》一书认为，《太平圣惠方》中有关《伤寒论》的条文散见于卷八到卷十八，并认为卷八可称为《淳化本〈伤寒论〉》，而卷九到卷十八则是隋唐时期伤寒著作集大成者，其中包含了狭义伤寒和广义伤寒（包括时气病和热病，分别为卷十五到卷十六、卷十七到卷十八）的内容，有重要的学术价值。

　　据考证，《太平圣惠方》卷八内容是高继冲（五代十国末期南平国末位君主）在宋太祖开宝年间向宋朝廷进献的古本《伤寒论》，所以《淳化本〈伤寒论〉》又称为《高继冲本〈伤寒论〉》。

　　《天平圣惠方》原刊本问世后，南宋绍兴十七年（1147 年）复刻刊行，元、明、清未予重刊。现原刊已散佚，后者日本有收藏。国内仅存少数残本或抄本，主要有福建路转运使司刊本及抄本、日本永正十一年（1514 年）抄本。

　　1443 年朝鲜开始编纂《医方类聚》，1445 年完成，1450 年对原书全面校正，1477 年全书校正完毕并初次刊行。嗣后，日本将此书掠回日本。1861 年，《医方类聚》在日本得以重刻，并对所缺篇目多有补充。《医方类聚》保存了大量中国明初以前的著名医书，且大多辑录原文，有较高的文献价值，《太平圣惠方》卷八也被收录其中。

　　《淳化本〈伤寒论〉》以日本国立公文书馆所藏福建路转运使司抄本《太平圣惠方》第八卷为底本，以日本文久元年（1861 年）铅印本《医方类聚》第二十九卷为主校本。

目 录

伤寒叙论

论曰[1]：春气温和，夏气暑热，秋气清凉，冬气冰冽，此四时正气之序也。冬时严寒，万类深藏，君子固密，则不伤于寒，或触冒之者，乃为伤寒耳。其伤于四时之气，皆能为病，而以伤寒为毒者，以其最为杀厉之气焉。即病者，名曰伤寒。不即病者，其寒毒藏于肌骨中，至春变为温病，至夏变为暑病。暑病者，热重于温也。是以辛苦之人，春夏多有温病。温病者，皆由冬时触冒寒气所致，非天行之气也。夫[2]天行者，为春时应暖而反大寒，夏时应热而反大冷，秋时应凉而反大热，冬时应寒而反大温，此非其时而有其气，是以一岁之中，长幼之病，多相似者，此则天行之气也。

又土地寒热温凉高下不同，物性则刚柔餐居亦异，是故黄帝兴四方之问，岐伯举四疗之能，以训后贤，开其未悟，临病之工，宜须详审也。

又《千金》云：人生天地之间，命有遭逢，时有否泰，吉凶悔吝，苦乐安危，喜怒爱憎，存亡忧畏，关心之虑，日有千条，谋身之道，时有万计，乃度一日，是故天无一岁不寒暑，人无一日不忧喜，故有天行温疫病者，则天地变化之一气也。斯盖造化必然之理[3]，不得无之[4]，故圣人虽有补天立极之德，而不能废之，虽不能废之，而能以道御之。其次有贤人，善于摄生，调和撙节，与时推移，亦得保全。天地有斯瘴疠，还以天地所生之物以防备之，命曰知方，则病无所侵矣。然此病也，俗人谓之横病，多不解疗，皆云日满自瘥，以此致枉者，天下大半。凡始觉不佳，便须救疗，若至于病，即汤食竞进，折其毒势，自然而瘥，必不可令病气自长，恣意攻人，拱手待毙，斯误矣。

夫得病一日在皮，当摩膏火灸，淋浴发汗则愈。若不解者，二日在肤，可法针，服解肌散发汗，汗出则愈。若不解，至三日，复一发汗则愈。若不解者，则勿复发汗也。至四日在胸，宜服赤小豆瓜蒂散吐之，则愈。至五日在腹，六日入胃，则可下之。若热在胃外，如误下之，其热乘[5]虚入胃。然病要须下者，又不得留于胃中也。若胃实者，热毒为病，三死一生。若胃虚者，热毒入胃，即胃烂矣。其[6]微者赤斑出，此候五死一生。剧者黑斑出，此候十死一生。以病人各有强弱，人有难易，效[7]相倍也。

若得伤寒病无热，但狂言，躁烦不安，精气[8]言语与人不相主当，勿以火迫之，但以五苓散三二钱服之，可与新汲水一升，或一升半，可至二升，强饮之，指刺喉中吐之，随手便

1　论曰：《医方类聚》无"论曰"二字。
2　夫：《医方类聚》作"凡"。
3　理：《医方类聚》作"道"。
4　无之：《医方类聚》作"无畏"。
5　乘：《医方类聚》作"承"。非。
6　其：《医方类聚》无"其"字。
7　效：《医方类聚》作"得效"。
8　精气：《医方类聚》作"精采"。

愈。若不便吐者，此病皆多不善，勿以余药吐也。又此病，不急以猪苓散及吐解之者，其毙速，亦[1]可先以发表之药尤佳。病者过日不已则不是热，不可下之者[2]，热毒承[3]虚入胃，亦令胃烂斑出也。

又春夏无大吐下，秋冬无大发汗。若冬及始春天寒，宜服神丹圆[4]，亦可摩膏火灸。若末春夏月初秋，凡此热月，不宜火灸，又不宜厚覆，宜服六味青散。若无圆[5]散及煎，但用柴胡数两煎服。伤寒时行，皆可服也，亦可以发汗药发汗，不但一也。直至再三发汗不解者，当与阳[6]，实者宜转下之。其脉朝夕驶者，为实癖也。朝平夕驶，非癖也。转阳[7]可早与服，但当少与，勿令下多，其间诸虚烦热者，与伤寒相似，然不恶寒，身不疼痛，故知非伤寒也，不可发汗。若头不痛，脉不紧数，故知非里实，不可下也，如此外内皆不可攻。而医强攻之，必致危损、多死，难痊也。虚烦者，但当与竹叶汤。若呕者，与橘皮汤，不愈，可重与服之[8]。若得病，连服汤药发汗，汗不出者皆死病也，凡难得汗者可蒸之，如蒸中风法。蒸湿之气于外迎之，不得不汗出也。

凡病发热恶寒脉洪者，便宜发汗，后以粉粉之，勿令着风。若当发汗而其人适已失血，及大下利者，虽不可汗，如此者数与桂枝汤，使体中漐漐汗出，连日如此，自当解也。

夫表和里病，下之则愈，汗之则死。里和表病，汗之则愈，下之则死。夫如是则神丹不可以误发，甘遂何可以妄攻！然则桂枝下咽，表和则愈。承气入胃，里平则痊。明当消息病之状候，不可乱投汤药，虚其胃气也。经言脉微不可吐，虚细不可下，此医之大禁也。凡脉有浮沉，转能变化，或人得疾[9]数日，方以告医，虽云初觉，视病已积日矣。其病源已成，非发汗所解，当诊其脉，随时救疗，必得瘥也。不可苟以次第为之，失其机要，乃致祸矣。伤寒病三日已在内[10]，发汗者，谓当风解衣，病卧失覆，寒温所攻，贼风相染，易为恶邪所中也。至于人自饮食生冷过度，腹胀[11]不消，转动稍难，头痛身热，其脉实大者，便可吐下，不可发汗也。

凡人有小病，觉不如常，则须早疗，若隐忍不疗，冀望自瘥，须臾之间，以成痼疾，小儿女子，益以滋甚。若天行不和，当自戒勒，小有不安，便须救疗，寻其邪由，乃在[12]腠理，

1　亦：《医方类聚》作"尔"。

2　不可下之者：《医方类聚》作"不可下之，下之者"。

3　承：《医方类聚》亦作"承"，误，应为"乘"。

4　圆：《医方类聚》作"丸"。

5　圆：《医方类聚》作"丸"。

6　阳：《医方类聚》作"汤"，是。

7　阳：《医方类聚》作"汤"，是。

8　服之：《医方类聚》作"服也"。

9　得疾：《医方类聚》作"得病"。

10　已在内：《医方类聚》作"已内"。是。

11　胀：《医方类聚》作"藏"。

12　在：《医方类聚》作"及"。

阳[1]散以时，鲜有不愈者。若患数日乃说，邪气入脏，则难可制，虽和缓之功，亦无能为也。

天行病[2]五六日而渴欲饮水者，未宜多与也，为腹中热气尚少，不能消之，便更与人作病深矣。若至七八日大渴欲饮水者，然当与之，常令不足，勿极意也。云：能饮一斗者，而与五升，若饮水少腹满[3]，小便不利，若喘若哕者，不可与之，溅然大汗出者，已愈也。凡人得病，能饮水者，为欲愈也。若小渴而强与之，因此成祸者，其数极众。

凡伤寒病，若错医疗，祸如反掌。其病有相类者，伤寒、热病、风温病[4]、阴毒、温疫、天行时气，死生不同，形候亦别，宜审而详之[5]。

辨伤寒脉候[6]

夫脉有阴阳，何谓也？凡脉洪、大、浮、数、动、滑，皆为阳也。脉沉、涩、弱、弦、微、紧，皆为阴也。凡阴病见阳脉者生，阳病见阴脉者死。

脉有阳结阴结者，何以别之？凡脉浮而数，能食不大便者，此为实，名曰阳结，期十七日当剧。其脉沉而迟，不能食，身体重，大便硬者，名曰阴结，期十四日当剧。

病有洒淅恶寒者，何也？凡阴脉不足，阳往乘之；阳脉不足，阴往乘之。假令寸口脉微，名曰阳不足，阴气上入阳中，则洒淅恶寒也。尺部脉弱，名曰阴不足，阳气下入阴中，则发热。

阳脉浮，阴脉弱，弱者则血虚筋急也。其脉沉者，荣气微也。其脉浮，汗如流珠者，卫气衰也。荣气微者，加烧针，若血留不行者，更发热而烦躁也。

脉蔼蔼如车之盖者，名曰阳结也。累累如循长竿者，名曰阴结也。脉瞥瞥如羹上肥者，阳气微。萦萦如蜘蛛丝者，阴气衰。绵绵如泻漆之绝者，亡其血。

脉来缓，时一止复来者，名曰结。脉来数，时一止复来者，名曰纵。阳脉盛则纵，阴脉盛则动，此皆病脉。

阴阳相搏，名曰动也，阳动则汗出，阴动则发热，若形冷恶寒者，三焦伤也。

病有战而汗出，因得解者，何谓也？凡脉浮而紧，按之反芤，此[7]为本虚，故当战而汗出也。以本虚，是以发战；以脉浮，故当汗出得解。若脉浮而数，按之不芤，此本不虚也。病若欲自解者，但汗出尔，不发战也。

1　阳：《医方类聚》作"汤"，是。
2　天行病：《医方类聚》作"凡天行病"。
3　少腹满：《医方类聚》作"腹满"。
4　风温病：《医方类聚》作"风温、湿病"。
5　详之：《医方类聚》作"详也"。
6　辨伤寒脉候：《医方类聚》无此篇。此篇内容与《宋本〈伤寒论〉》和《金匮玉函经》中的"辨脉法"大体相同。
7　此：原文为"往"，误，今据《宋本伤寒论》改正。

又病有不战而汗出解者，何也？凡脉浮大而数，故自汗出而解。

又病有不战不汗而解者，何也？凡脉自微，此已曾发汗，或吐下，或亡血，内无津液，阴阳自和，必自愈也，故不战不汗而解。

伤寒三日，脉浮数而微，患人身凉和者，何也？凡有此候，为欲解也，以夜半，脉浮而溅溅然汗出也。脉数而解者，必能食也。脉微而解者，大汗出也。

病欲知愈及未愈者，何以知之？凡寸口、关上、尺中三处，大小、浮沉、迟疾俱等，有寒热不解者，此脉阴阳和平，虽剧令愈也。

立夏得洪大脉，是其本位，而病人身体若疼痛者，有须大发汗也。若身不疼痛者，不须发汗，汗自出也，当解也。

寸口脉，浮为在表，沉为在里，数为在腑，迟为在脏。今脉迟，为在脏也。

趺阳脉浮而涩，少阴脉如经者，其病在脾也，法当下利。何以知之？若脉浮大者，气实血虚也，今趺阳脉浮而涩，故知脾气不足，胃气大虚也。以少阴脉弦而沉，此谓调脉，故称如经也。或反滑而数者，当知溺脓也。

寸口脉浮，浮即为风，紧即为寒，风即伤卫，寒即伤荣，荣卫俱病，骨节烦疼，当须发汗。

趺阳脉迟而缓，胃气如经也。趺阳脉浮即伤胃，数即动脾，此非本病，因下之所为也。

大发其汗，又数下之，其人亡血，病当恶寒，后乃发热，无休止时。五月盛热，欲着厚衣，冬月盛寒，欲裸其身。所以然者，阳微即恶寒，阴微即恶热，此以医[1]发其汗，使阳气微，又大下之，令阴气弱。五月之时，阳气在表，胃中虚冷，以阳气内弱，不能胜冷，故欲着衣。十一月之时，阳气在里，胃中烦热，以阴气内弱，不得胜热，故欲裸身。又阴脉迟涩，故知亡血。

脉浮而大，身汗如黏，喘而不休，水浆不下，形体不仁，乍静乍乱，此为命绝也。未知何脏先受其病，若汗出发润，而喘不休者，此为肺绝也，身如烟熏，直视摇头，此为心绝也。唇吻反青，四肢絷习者，此为肝绝也。环口黧黑，大汗发黄者，此为脾绝也。大小便遗失，狂语，目反视者，此为肾绝也。又未知何脏阴阳前绝也，若阳气前绝，阴气后竭者，死必肉色青也。若阴气前绝，阳气后竭者，死必肉色赤，腋下温，心下热也。

寸口脉浮大，而反下之，此为大逆。浮即无血，大即为寒，寒气相搏，即为肠鸣。医乃不知，反饮冷水，令汗大出，水得寒气，冷必相搏，其人即噎。

趺阳脉浮，浮即为虚，浮虚相搏，故令气噎，而胃气虚竭。脉滑即哕，脉浮鼻口燥者，必衄也。

诸脉浮数者，当发热而洒淅恶寒，若食饮如常者，蓄积有脓。

脉浮而迟，面热如赤战惕者，六七日当汗出而解，而反发热者瘥迟，迟为无阳，不能作汗，其身必痒。

1　医：原文为"衣"，误，今据《宋本〈伤寒论〉》改正。

寸口脉及阴阳俱紧，法当清邪中于上焦，浊邪中于下焦。清邪中于上，名为洁也。浊邪中于下，名为浑也。阴中于邪，必心栗也。表气微虚，里气不守，故令邪中阴也。阳中于邪，必发热，项强，腰痛胫酸，所为阳中雾露之气，故曰清邪于上也，浊邪中于下。

阴气为栗，足膝逆冷，便溺妄出。表气微虚，里气[1]微急，三焦相浑，内外不和也。上焦怫郁，脏气即相动，致口烂蚀断也。中焦不治，胃气上冲，脾气不转，胃中为浊，荣卫不通，血凝不流。若卫气不通者，小便赤黄，与热相搏，因热作使，游于经络，出入脏腑，热气所过，则为痈脓也。下焦不和，清凉重下，大便数难，脐腹疼痛。

脉阴阳俱紧者，以下焦气出，唇口干燥，蜷卧足冷，鼻中涕出，舌上苔滑，勿妄治也。伤寒七日以上，其人微发热，手足温者，此为欲解也。伤寒八日已上，大发热者，此为难治也。设使恶寒者，必欲呕也。腹中痛者，必欲利也。

病六七日，三部脉皆大，心烦，口噤不能言，其人燥扰者，此为欲解也。

脉浮而数，浮为风，数为虚，风为热，虚为寒，寒风相搏，则洒淅恶寒也。

脉浮而滑，浮为阳，滑为实，浮滑相搏，其脉数疾，此卫气失度。浮滑之脉数疾，发热汗出者，此不可治也。

伤寒咳而上气，其人形损脉散者死。

伤寒受病日数次第病证

伤寒一日，足太阳受病。太阳者，膀胱之经也，为三阳之首，故先受病，其脉络于腰脊，主于头项，故得病一日，头项腰脊痛也。

伤寒二日，足阳明受病。阳明者，胃之经也，主于肌肉，其脉络于鼻，入于目，故得病二日，内热鼻干，不得眠也。诸阳在表，表始受病，在皮肤之间，故可摩膏、火灸、发汗而愈也。

凡五脏不和，六腑不通，荣卫不行，如是之后，三日乃死，何也？夫足阳明者，胃之脉也，十二经之长也，其气血盛，故不通，三日其气乃尽，故死尔。其未满三日者，可汗而已。其满三日者，可下而已也。

伤寒三日，足少阳受病。少阳者，胆之经也，其脉循于胁，上于颈耳，故得病三日，胸胁热而耳聋也，三阳经络始相传，病未入于脏，可汗而解也。

伤寒四日，足太阴受病。太阴者，脾之经也，为三阴之首，是故三日已后，阳受病讫，传之于阴，而太阴受病焉。其脉络于脾，主于喉嗌，故得病四日，肠满而嗌干，其病在胸膈，

1　气：原文脱，今据《宋本〈伤寒论〉》补。

故可吐而愈也。

伤寒五日，足少阴受病。少阴者，肾之经也，其经贯肾络肺系于舌，故得病五日，口热舌干，渴而引水也。其病在肠，故可下而愈矣。

伤寒六日，足厥阴受病。厥阴者，肝之经也，其脉循阴络于肝，故得病六日，烦满而阴缩也。此则阴阳俱受病，毒气在胃，可下而愈矣。

七日太阳病衰，头痛小愈。又伤寒七日，病法当小愈，阴阳诸经传经终故也。今七日已后，病反甚者，欲为再经病也。再经病者，经络重受病也。

伤寒八日，阳明病衰，身热小愈。又八日不解者，或是诸阴阳经络重受于病，或因发汗、吐下之后，毒气未尽，所以病证犹在也。

伤寒九日，少阳病衰，耳聋微闻。又伤寒九日已上，病不除者，或初一经受病，则不能相传，或已传三阳讫，而不能传于阴，致停滞累日，病证不解，故日数多，而病候改变也。

伤寒十日，太阴病衰，腹胃如故，则思欲饮食。

伤寒十一日，少阴病衰，渴止，不烦满，舌干已也。

伤寒十二日，厥阴病愈，囊缩，小腹微下，毒气皆去，病日已矣。

辨太阳病形证

伤寒一日，太阳爱病，若脉静者，未传诸脏，烦躁欲吐，脉急数者，乃传别脏也，宜桂枝汤。

太阳为病，头痛项强而恶寒，其脉浮数，宜桂枝汤。

太阳中风，发热而恶寒，宜桂枝汤。

太阳病中风脉，其阳浮而弱。浮者热自发，弱者汗自出，啬啬恶寒，翕翕发热，鼻鸣干呕，宜桂枝汤。

太阳病发热汗出，此为荣弱卫强，故使汗出，欲去其邪，更宜服桂枝汤。

太阳病，若下之，其气上冲，可与桂枝汤。

太阳病，发其汗，汗出不止者，其人必恶寒，小便难，四肢拘急者，宜桂枝附子汤。

太阳病，若下之，其脉促，胸中满，宜桂枝汤。

太阳病，外证未解，不可下也，宜服桂枝汤发其汗。

太阳病，下之不愈，其脉浮者为在外，汗之则愈，宜桂枝汤。

太阳病，服桂枝汤，烦热不解者，当先针风池、风府穴，乃与桂枝汤即愈。

太阳病，自汗出，此为荣气和，卫气不和。荣行脉中，卫行脉外，复发其汗，表和即愈。宜桂枝汤。

太阳病，时自发热，汗出不愈者，此卫气不和也，当更发汗即愈。宜桂枝汤。

太阳病，发汗已解，半日后复烦躁，其脉浮数者，可复发其汗。宜桂枝汤。

太阳与阳明合病，喘而胸满，不可下也，宜麻黄汤。

太阳病，脉浮紧无汗，发热身痛，心烦目瞑，剧者必衄，衄者欲解也，宜麻黄汤。

太阳病，头痛发热，身体骨节疼痛，恶风，无汗而喘者，宜麻黄汤。

太阳病，脉浮而数者，可发其汗，宜麻黄汤。

太阳与阳明合病而自利，宜术附汤。

太阳与阳明合病[1]而不利，但呕者，宜葛根半夏汤。

太阳病，项背强，无汗而恶风者，宜麻黄汤。

太阳中风，脉浮紧，发热恶寒，身体疼痛，宜大青龙汤。

太阳病，脉浮缓，其身不痛，但重，或有轻时，无少阴证者，可大青龙汤。

太阳病，表不解，心下有水气，干呕发热，或渴或利，小腹满或喘者，宜小青龙汤。

太阳病发汗，汗解后，其人仍发热，心下悸，头眩，身体瞤动，宜玄武汤。

太阳病不解，结热在膀胱，其人如狂，其血自下，其外不解，尚未可攻，当解其外，宜桂枝汤。外已解，小腹结者，乃可攻之，宜桃仁承气汤。

太阳病，反下之，遂利不止，汗出者，宜葛根黄连汤。

太阳病，吐、下、发汗后，而微烦，小便数，大便坚，可小承气汤。

太阳病发汗，大汗出，胃干，烦躁不得眠，其人欲饮水，当稍稍饮之，令胃气和即愈。脉浮，小便利，微热渴者，宜五苓散。

太阳病，发汗后，脉浮而数，复渴者，宜五苓散。

太阳病，汗出而渴，宜五苓散。不渴，宜茯苓散。

太阳与少阳[2]合病，而自利者，宜黄芩汤，呕者加半夏生姜汤。

太阳病，发汗后，腹胀满者，宜厚朴汤。

太阳病，汗后，心下痞满，宜泻心汤。

太阳病，汗出后，胃中不和，心下痞坚，干噫食臭，胁下有水气，腹中雷鸣而利，宜半夏泻心汤。

太阳病，外未解，数下之，遂夹热而利，利不止，心下痞满，表里不解，宜桂枝人参汤。

辨阳明病形证

伤寒二日，阳明受病。阳明者，胃中寒是也。宜桂枝汤。

1　合病：原作"病"，据《宋本〈伤寒论〉》改。
2　少阳：原作"少阴"，据《唐本〈伤寒论〉》《金匮玉函经》《宋本〈伤寒论〉》改。

太阳病而发汗，汗虽出，复不解。不解者，转属阳明也。宜麻黄汤。

阳明病外证，身热汗出，而不恶寒，但恶热，宜柴胡汤。

阳明中风，头痛口苦，腹满微喘，发热恶寒，脉浮而紧，下之即小便难，宜桂枝麻黄汤。

阳明中寒，不能食，小便不利，手足濈然汗出，欲作坚症也。所以然者，胃中水谷不化故也。宜桃仁承气汤。

阳明病，能食，下之不解。其人不能食，攻其热必哕者，胃中虚冷也。宜半夏汤。

阳明病，脉迟发热，头眩，小便难，此欲作谷疸，下之必腹满，宜柴胡汤。

阳明病，当多汗而反无汗，身如虫行皮中之状，此为久虚故也。宜术附汤。

冬阳明病，反无汗，但小便利，呕而咳，手足厥，其头必痛，宜建中汤。

冬阳明病，脉浮而紧，必发潮热，其脉浮者，宜黄芩汤。

阳明病，无汗，小便不利，心中热壅，必发黄也，宜茵陈汤。

阳明病，被火灸，其额上微有汗出，小便不利者，必发黄也，宜茵陈汤。

阳明病，口干，但漱水，不欲咽者，必鼻衄也，宜黄芩汤。

阳明病，若小便少者，津液当还入胃中故也。凡发汗太过，故令大小便难，宜茯苓汤。

阳明病，当心下坚满，不可下之，宜半夏汤。

阳明病，不吐下而烦者，可与承气汤。

阳明病，其脉迟，虽汗出不恶寒，其体必重，腹满而喘，有潮热，可攻其里，手足濈然汗出，为大便已坚，宜承气汤。

阳明病，若汗出多，而微恶寒，为外未解，无潮热，不可与承气汤也。若腹大，便难，可与小承气汤，和其胃气，勿令下多。

阳明病，有潮热，大便坚，可与承气汤。若有结燥，乃可徐徐攻之。若无壅滞，不可攻之，攻之者，必腹满不能食。欲饮水者即哕，其候发热，必腹坚胀，宜与小承气汤。

阳明病，其人多汗，津液外出，胃中干燥，大便必坚，坚者则谵语，宜与大承气汤。

阳明病，谵语妄言，发潮热，其脉滑疾者，宜承气汤。

阳明病，脉浮，咽干，口苦，腹满，汗出而喘，不恶寒反恶热，心躁，谵语不得眠，胃虚，客热舌燥，宜栀子汤。

阳明病，若脉浮发热，渴而欲饮水，小便不利，宜猪苓汤。

阳明病，若脉浮迟，表热里寒，下利水谷，宜四逆汤。

阳明病，若胃中虚冷，其人能食，饮水即哕。

脉浮发热，口鼻中燥，能食者，必衄，宜黄芩汤。

阳明病，汗出而多渴者，不可与猪苓汤。汗多者，胃中燥也。汗少者，宜与猪苓汤，利其小便。

阳明病，固[1]下之，其外有热，手足温者，心中烦壅，饥而不能食，头有汗出，宜栀子汤。

1　固：《医方类聚》作"因"。

阳明病，发潮热，大便溏，小便自利，胸胁烦满不止，宜小柴胡汤。

阳明病，胁下坚满，大便秘而呕，口燥，宜柴胡汤。

阳明病，中风，其脉浮大，短气，心痛，鼻干，嗜卧，不得汗，一身悉黄，小便难，有潮热而哕，耳前后肿，刺之虽小瘥，外若不解，宜柴胡汤。

阳明病，其脉迟，汗出多而微恶寒，为表未解，宜桂枝汤。

阳明病，脉浮无汗，其人必喘，当须发汗，宜麻黄汤。

阳明病，发热而汗出，此为热退，不能发黄也。但头汗出，身体无汗，小便不利，渴引水浆，此为瘀热在里，必发黄也。宜茵陈汤。

阳明病，其人喜忘，必有蓄血，为本有瘀热，大便必秘，宜抵当汤。

阳明病，脉实者当下，脉浮虚者当汗，下者宜承气汤，汗者宜桂枝汤。

阳明病，发作有时，汗不解，腹满痛，宜承气汤。

阳明与少阳[1]合病，而自利脉浮者，为顺也。滑而数者，有宿食，宜承气汤。

阳明病，脉浮，发热无汗，表不解，渴欲饮水，宜白虎汤。

辨少阳病形证

伤寒三日，少阳受病，口苦，干燥，目眩，宜柴胡汤。

少阳病，胁下坚满，干呕，不能饮食，往来寒热，若未吐下，其脉沉紧，可与柴胡汤。

少阳病，若已吐下，发汗谵语，服柴胡汤。若不解，此欲为狂病，随其证而治之。

少阳中风，两耳无听闻，目赤，胸中满而烦，不可吐下，吐下则悸而惊，宜柴胡汤。

伤寒病，脉弦细，头痛而发热，此为属少阳。少阳不可发汗，发汗则谵语，为属胃，胃和即愈，不和即烦而悸，宜柴胡汤。

伤寒三日，无大热，其人烦躁，此为阳去入阴故也。宜茯苓汤。

辨太阴病形证

伤寒四日，太阴受病，腹满吐食，下之益甚，时时腹痛，心胸坚满。若脉浮者，可发其汗，沉者宜攻其里也。发汗者宜桂枝汤，攻里者宜承气汤。

1　少阳：原作"少阴"，据《唐本〈伤寒论〉》
《金匮玉函经》《宋本〈伤寒论〉》改。

太阴中风，四肢烦痛，其脉阳微阴涩而长，为欲愈也，宜青龙汤。

太阴病，利而不渴者，其脏有寒，当温之，以四逆汤。

伤寒脉浮而缓，手足自温，是为系在太阴，小便不利，其人当发黄，宜茵陈汤。

太阴病不解，虽暴烦下利，十余行而自止。所以自止者，脾家实，腐秽已去故也，宜橘皮汤。

太阴病，下之后，腹满时痛，宜桂心芍药汤。若太实腹痛者，宜承气汤下之。

辨少阴病形证

伤寒五日，少阴受病，其脉微细，但欲寐。

其人欲吐而不烦，五日自利而渴者，属阴虚，故引水以自救。小便白而利者，下焦有虚寒，故不能制水而小便白也，宜龙骨牡蛎汤。

少阴病，咳而下利谵语，是为心脏有积热故也，小便必难，宜服猪苓汤。

少阴病，脉细沉数，病在里，不可发其汗，宜承气汤。

少阴病，下利止，恶寒而蜷，手足温者，可治也，宜建中汤。

少阴病，恶寒而蜷，时时自烦，不欲厚衣，宜大柴胡汤。

少阴病，而一身手足尽热，热在膀胱，必便血也，宜黄芩汤。

少阴病，其人吐利，手足不逆，反发热者，宜葛根半夏汤。

少阴病，始得之，其人发热，脉反沉者，宜麻黄附子汤。

少阴病，身体痛，手足寒，脉沉者，宜四逆汤。

少阴病，下利，便脓血者，桃花汤。

少阴病，其人吐利，手足逆，烦躁者，宜吴茱萸汤。

少阴病，下利咽痛，胸满心烦，宜猪苓汤。

少阴病，咽痛者，宜甘草桔梗汤。

少阴病，下利，宜白通汤。

少阴病，下利，服白通汤止后，厥逆无脉烦躁者，宜白通猪苓汤。其脉暴出者死，微微续出者生。

少阴病，四肢心腹痛，小便不利，或咳或呕，此为有水气，宜玄武汤。

少阴病，下利水谷，里寒外热，手足厥逆。脉微欲绝，身反恶寒，其人面赤，或腹痛，或干呕，或咽痛，或时利止而脉不出者，宜四逆汤。

少阴病，下利，咳而呕，烦渴，不得眠卧，宜猪苓汤。

少阴病，口燥咽干，急下之，宜承气汤。

少阴病，利清水，色青者，胸心下必痛，口干燥者，宜大柴胡汤。

少阴病，其人腹满，不大便者，急下之，宜承气汤。

少阴病，其脉沉者，急当温之，宜四逆汤。

少阴病，其人饮食则吐，心中温温欲吐，复不能吐，手足寒，脉弦迟，此胸中实，不可下也，当宜吐之，宜瓜蒂散。

少阴病，若膈上有寒，欲干呕者，不可吐，当温之，以四逆汤。

辨厥阴病形证

伤寒六日，厥阴受病，其脉微浮，为欲愈，不浮为未愈也，宜建中汤。

伤寒六日，渴欲饮水者，宜猪苓汤。

伤寒六日，烦满而囊缩，此则毒气在脏，可下而愈，宜小承气汤。

伤寒六日，身体热，恶风，颈项强，胁下满，手足温而渴，宜小柴胡汤。

伤寒六日，阳脉涩，阴脉弦，当腹中急痛，先与小建中汤，不瘥，宜大柴胡汤。

伤寒六日，发汗、吐下后，虚烦不得眠，剧者心神颠倒，宜栀子汤。

伤寒六日，已发汗及下之，其人胸胁满，大便微结，小便不利而不呕，但头汗出，往来寒热而烦，此为未解，宜小柴胡桂枝汤。

伤寒六日，发热，微恶寒，肢节烦疼，心下支满，外证未去，宜柴胡桂枝汤。

伤寒六日，大下之后，身热不去，心中结痛，此为欲解，宜栀子汤。

伤寒六日，下之，胸满烦惊，小便不利，谵语，一身不可转侧，宜柴胡汤。

伤寒六日不解，结热在里，但热，时时恶风，大渴，舌干烦躁，宜白虎汤。

伤寒六日，风寒相搏，身体疼痛，不能转侧，脉浮虚而涩，宜术附汤。

伤寒病，六日后，至八日九日，如疟，热多寒少，一日再发，其脉微缓者，为欲愈。脉微而恶寒者，为阴明俱虚，不可复吐下也，发汗面色赤有热者，为欲解，宜服桂枝麻黄汤。

辨伤寒热病两感证候

夫热病者，皆伤寒之类也，或愈或死，其死皆以六七日间，其愈皆以十日以上者，何也？夫巨阳者，诸阳之属也，其脉连于风府，故为诸阳主气。人之于寒也。故则为病热，热虽甚不死，其两感于寒而病者必死。

夫两伤于寒病者，一日则巨阳与少阴俱病，故头痛、口干，烦满而渴。

二日，足阳明与足太阴俱病，则腹满，体热，不食，谵语。

三日，足少阳与足厥阴俱病，则耳聋，囊缩，水浆不入口，则不知人，六日而死矣。是为六经阴阳表里也。

　　阳为腑，主表。阴为脏，主里。脏腑俱病，故曰两感。三日而死者，为一日两经受病，故云两感，是表里俱病，故六日而死矣。

辨伤寒热病不可治形候

　　伤寒，三部脉阴阳俱盛，大汗出不解者，不可治。

　　伤寒，阴阳俱虚，热不止者，不可治。

　　伤寒，脉至乍数乍疏者，不可治。

　　伤寒，谵言妄语，身有热，脉浮大，手足温者生。脉沉细，手足逆冷者，不可治。

　　伤寒，咳而上气，其脉散者，不可治。

　　伤寒，热盛，脉浮大者生，沉小者不可治。

　　伤寒，已得汗，脉沉小者生，浮大者不可治。

　　伤寒，谵语，直视而喘者，不可治。

　　伤寒，下利厥逆，躁不能卧者，不可治。

　　伤寒，发热下利，至厥不反者，不可治。

　　伤寒病，恶寒，蜷而利，手足逆者，不可治。

　　伤寒五六日，脉微细沉，但欲卧，汗出不烦，时自吐利，复烦躁，不得卧寐者，不可治。

　　伤寒六七日，喘息高者，不可治。

　　伤寒，发汗不出，若大灌发者，不可治。

　　伤寒，泄而腹满甚者，不可治。

　　伤寒，目不明，热不已者，不可治。

　　伤寒，老人、婴儿热而腹满者，不可治。

　　伤寒，汗不出，呕血者，不可治。

　　伤寒，舌本烂，热不已者，不可治。

　　伤寒，咳血而衄，汗不出，出不至足者，不可治。

　　伤寒，髓热者，不可治。

　　伤寒，热而痉者，不可治。

　　伤寒热病，腰折瘛疭，齿噤者，不可治。

　　伤寒，四逆恶寒，脉不至，其人不热而燥者，不可治。

　　热病，脉代者，一日死。

　　热病二三日，身体热，腹痛头痛，食饮如故，脉直而疾者，至八日不可治。

　　热病三四日，腰以下不得汗，脉大疾者生，脉细小难得者，不可治。

　　热病四五日，头不热，腹不痛而吐，脉来微细，至十二日不可治。

　　热病七八日，其脉微小，便如黑，口干，脉代，舌焦干黑者，不可治。

热病七八日，脉微小，病人便血，口中干，一日半而死。

热病七八日，脉不躁不数，后三日中有汗，三日不汗者，死。

热病八九日，头不疼，身不痛，目不赤，色不变，而反利，脉来叠叠，按不弹手，时大，心下坚者，至十七日不可治。

热病已得汗，而脉尚躁盛，此阴脉之极也，死。

热病，脉常盛躁，而不得汗者，此阳脉之极也，死。脉盛躁得汗者，生也。

热病已得汗，体热不去者，不可治。

热病，其人灢灢大热，脉细小者，不可治。

热病，下利不止，腹中痛甚者，不可治。

辨可发汗形证

大法，春夏宜发汗。

凡发汗，欲令手足周遍，汗出漐漐益佳，不欲流离。病若不解，当复发汗。汗多则亡阳，虚则不得重发汗也。

凡欲发汗，中病便止，不必须尽意也。

太阳病，脉浮数者，宜发汗也。

太阳病，脉浮大数者，宜发汗也。

阳明病，脉迟，汗多而微恶寒者，外未解，宜发汗。

阳明病，脉浮数者，宜发汗。

太阳病，常自微微汗出，更宜发汗。

凡脉浮而紧者，浮则为风，紧则为寒，宜发汗。

太阳病，下之微喘者，外未解也，宜发汗。

太阳病，发热汗出而恶寒，宜发汗。

辨不可发汗形证

凡脉沉数，病在里，不可发汗，无阳故也。

凡脉尺中迟，不可发汗，荣卫不足，血少故也。

凡脉微，软弱者，不可发汗。

凡咽中闭塞，不可发汗。

凡腹中有动气在左右者，不可发汗。

凡有动气在上，不可发汗，发汗则气冲于上，在心端也。

凡有动气在下者，不可发汗，发汗则心中大烦，目眩，恶寒，饮食则吐。

凡诸动气脉微弱者，皆不可发汗，汗则小便难，脐中干，烦躁也。

凡咽燥者，不可发汗。

凡失血者，不可发汗，发汗必恍惚心乱。

凡积热在脏，不宜发汗，汗则必吐，口中烂，生疮。

凡下利水谷，忌攻其表，汗出必胀满。

咳嗽，小便利者，不可攻其表，汗出即逆。

辨可吐形证

凡服汤吐者，中病便止，不必尽剂也

大法，春夏宜吐。

凡病头不强痛，寸口脉浮，胸中痞满，上冲喉咽，不得息，此为有痰，当宜吐之。

夫胸心满实，胸中郁郁而痛，不能食，多涎唾，下利，其脉迟反逆，寸口脉数，此可吐也。

病者手足冷，脉乍结，在胸心下而烦，饥不能食，病在胸中，当宜吐之。

伤寒，胸满，痰逆，干呕，热嗽，及肺壅唾脓等，宜吐之。

夫宿食在胃管，宜吐之。

辨不可吐形证

太阳病，恶寒而发热，自汗出而反不恶寒热，关上脉细数者，不可吐之。

少阴病，其人欲食，入则吐，心中温温欲吐，复不能吐，手足寒，脉弦迟，干呕，此膈上有寒，不可吐之，当宜温也。

诸四逆者，不可吐之。

诸虚羸，不可吐之。

新产者，不可吐之。

病者恶寒，而不欲近衣，不可吐之。

辨可下形证

大法，秋宜下。

凡服汤胜丸，中病便止，不必尽之。

少阴病，得之口燥咽干，宜急下之。

伤寒，病人腹满，不大便者，亦然。

伤寒下痢，三部脉皆和，按其心下坚，宜急下之。

伤寒下痢，脉迟滑者，实也，其痢未得便止，当更宜下之。

伤寒病，腹中满痛者，为实，当宜下之。

伤寒脉数而滑者，有宿食，当下之，则愈。

伤寒六七日，目中瞳子不明，无外证，大便难，微热者，此为实，宜急下之。

太阳病七八日，脉微浮者，其人发狂，此下焦有热，小腹当坚而满，小便自利，下血乃愈，瘀热在里故也，宜下之。

阳明病，但头汗出，其身无汗，小便不利，渴引[1]水浆，此为瘀热在里，身必发黄，宜急下之。

伤寒有热，而小腹满者，小便反利，为有蓄血，当宜下之。

伤寒病五六日，不大便，绕脐痛，烦躁汗出者，此为有结，汗出后则暂解，日晡则复发，脉实者，当宜下之。

伤寒七八日，身黄如橘，小便不利，其腹微满者，宜下之。

阳明病，其人多汗，津液越出，胃中有热，大便必坚，宜下之。

伤寒，大下后，六七日不大便，烦热不解，腹满如痛者，此有宿食，宜下之。

伤寒病，小便不利，大便乍难乍易，时有微热，不能卧，此胃内有结燥故也，宜下之。

辨不可下形证

伤寒，脉濡而弱，阳气不足，不可下之，下之则心下痞，津液内竭，咽燥，鼻干也。

伤寒，脉浮而紧，浮则为风，紧则为寒，风则伤荣，寒则伤卫，荣卫俱病，骨节烦疼，当发其汗，而不可下也。

1　引：原作"计"，据《宋本〈伤寒论〉》改。

伤寒，脉浮濡弱，不得发汗，无阳故也。阳亡虚尺[1]中弱涩者，不可下。

伤寒结胸证，其脉浮大，不可下，下之即死矣。

太阳与阳明合病，喘促胸满，不可下。

太阳与少阳合病，心下坚，颈项强而眩，不可下也。

夫四逆病厥者，不可下也。

夫病欲吐者，不可下也。

夫病有外证未解，不可下之，下之为逆也。

夫病发于阳，而反下之，热入于咽，作结胸也。

太阴病，其人腹满吐食，不可下，下之益甚。

少阳病，当心下坚满，不可下，下之，后利不止者死。

辨可灸形证

少阴病，其人虽里和，其病恶寒者，宜灸之。

少阴病，吐利，手足逆而发热，脉不足者，灸其少阴。

夫吐下，手足厥，无脉者，当其厥阴灸之，不温及微喘者死。

伤寒六七日，脉数，手足厥，烦躁不已，灸厥阴，不顺者死。

辨不可灸形证

凡微数之脉，不可灸，因热为邪，必致烦逆，内有损骨伤筋血枯之患。脉当以汗解，反以灸之，邪无所去，因火而盛，病当必重，此为逆治。若欲解者，当发其汗而解也。

辨可火形证

凡下利后，下部中痛，当温之，宜炒枳实，若熬盐等熨之。

1　尺：原作"尽"，据《宋本〈伤寒论〉》改。

辨不可火形证

伤寒，寸口脉浮而弱，即血气虚，卫气微，其脉浮则汗出如流珠，卫气微，荣气虚，故脉浮汗出也。

太阳病中风，以火劫其汗，风被火热，即令血气流泆，当有潮热，其身发黄，阳盛即衄，阴虚即小便难。阴阳俱虚竭，身体枯燥，但头汗出，至颈而还，腹满微喘，口干咽烂，或不大便，甚者哕，手足躁扰，循衣摸床，苦心下满。小便利者，其人可治。小便不利者，不治。

伤寒，脉浮，而以火逼劫，汗即亡阳，必惊狂，卧起不安。

太阳病，以火蒸之，不得汗者，其人必燥结。若不结，必下清血，其脉躁者，必发黄也。

太阳病，而熨其背，大汗必出，火气入胃，胃中干渴，必发谵语。

辨可水形证

太阳病瘥后，胃中干燥，不得眠睡，渴欲饮水，当稍稍饮之，即愈也。

若呕吐，热在膈上思水者，与五苓散，即可饮水也。

伤寒七八日，大渴，欲饮水，然当与之，常令不足，勿极意也。

凡伤寒病，能饮水者，为欲愈也。若不渴而强与之，因此成祸者，其数多矣。

辨不可水形证

凡发汗后饮水，水灌之，其人必喘。

水药不得入口，入则为逆。

伤寒结胸，无热证者，宜与平和之药，若以水灌之，益令热不得出。当汗而不汗，即烦，微令汗出后，腹中痛，可服和气止痛之药。

寸口脉浮大，医反下之，此为大逆。浮则无血，大则为寒，寒气相搏，即为腹鸣。医不知，而反饮其水，令汗大出，水得寒气，冷必相搏，其病必甚也。

辨可温形证

大法，冬宜热药。

凡病发热头痛，脉浮数，身有疼痛，宜温其里[1]。

太阳病，下利不渴，其脏有寒，当宜温之。

其人欲食，入则吐，手足寒，脉弦迟，此为中寒，不可吐下也，当宜温之。

少阴病，其脉沉者，急当温之。

下利不食者，当宜温之。

下利，脉迟紧，为痛未止。

下利，脉浮大者，此皆为虚，宜温之。

凡脉浮革者，自腹鸣，若渴之，与水者，必哕，宜温之。

夫病下之后，续得下利，水谷不止，身体疼痛，急当救里，宜温之，与治中四逆附子汤，诸温药之辈。

伤寒三阴三阳应用汤散诸方

◎　桂枝汤方

桂枝一两　赤芍药一两　甘草半两，炙微赤，锉

上件药，捣筛为散，每服四钱，以水一中盏，入生姜半分，枣三枚，煎至六分，去滓，不计时候热服。

◎　桂枝附子汤方

桂枝一两　附子一两，炮裂，去皮、脐　赤芍药一两　甘草半分，炙微赤，锉

上件药，捣筛为散，每服四钱，以水一中盏，入生姜半分、枣三枚，煎至五分，去滓，不计时候热服。

◎　桂枝芍药汤方

桂枝一两　赤芍药一两　人参一两，去芦头　甘草半两，炙微赤，锉

上件药，捣粗筛为散，每服四钱，以水一中盏，入生姜半分、枣三枚，煎至五分，去滓，不计时候热服。

1　里：原作"表"，误。

◎　桂枝麻黄汤方

桂枝一两　麻黄一两，去根节　赤芍药一两　杏仁一两，汤浸去皮、尖、双仁，麸炒微黄　甘草半两，炙微赤，锉

上件药，捣筛为散，每服四钱，以水一中盏，入生姜半分、枣三枚，煎至五分，去滓，不计时候热服。

◎　桂枝人参汤方

桂枝二两　人参一两，去芦头　白术一两　干姜一两，炮裂，锉　甘草一两，炙微赤，锉

上件药，捣筛为散，每服三钱，以水一中盏，煎至五分，去滓，不计时候温服。

◎　麻黄汤方

麻黄二两，去根节　桂枝一两　杏仁一两，汤浸去皮、尖、双仁，麸炒微黄　甘草半两，炙微赤，锉

上件药，捣筛为散，每服四钱，以水一中盏，入生姜半分、枣三枚，煎至五分，去滓，不计时候温服。

◎　麻黄附子汤方

麻黄二两，去根节　附子一两，炮裂，去皮、脐　甘草半两，炙微赤，锉

上件药，捣筛为散，每服四钱，以水一中盏，入生姜半分、枣三枚，煎至六（五）分，去滓，不计时候热服。

◎　术附汤方

白术一两　附子一两，炮裂，去皮、脐　桂枝一两　甘草半两，炙微赤，锉

上件药，捣筛为散，每服四钱，以水一中盏，入生姜半分、枣三枚，煎至五分，去滓，不计时候温服。

◎　小柴胡桂枝汤方

柴胡一四，去苗　桂心一两　黄芩一两　人参一两，去芦头　半夏一两，汤洗七遍，去滑　赤芍药一两　甘草半两，炙微赤，锉

上件药，捣筛为散，每服四钱，以水一中盏，入生姜半分、枣三枚，煎至五分，去滓，不计时候热服。

◎　大柴胡汤方

柴胡二两，去苗　枳实半两，麸炒微黄　黄芩一两　赤芍药一两　半夏一两，汤洗七遍，去滑

上件药，捣筛为散，每服四钱，以水一中盏，入生姜半分、枣三枚，煎至五分，去滓，不计时候热服。

◎　小柴胡汤方

柴胡一两，去苗　黄芩一两　人参一两，去芦头　半夏一两，汤浸七遍，去滑　甘草半两，炙微赤，锉

上件药，捣罗为散，每服四钱，以水一中盏，入生姜半分、枣三枚，煎至五分，去滓，不计时候热服。

◎　葛根汤方

葛根二两，锉　麻黄二两　赤芍药一两　桂心一两　甘草半两，炙微赤，锉

上件药，捣筛为散，每服四钱，以水一中盏，入生姜半分、枣三枚，煎至五分，去滓，不计时候热服。

◎　葛根半夏汤方

葛根一两，锉　半夏一两，汤洗七遍，去滑　桂心一两　甘草半两，炙微赤，锉　麻黄一两，去根节　赤芍药一两

上件药，捣筛为散，每服四钱，以水一中盏，入生姜半分、枣三枚，煎至五分，去滓，不计时候热服。

◎　半夏汤方

半夏一两，汤洗七遍，去滑　桂心一两　甘草半两，炙微赤，锉

上件药，捣筛为散，每服五钱，以水一中盏，入生姜半分、枣三枚，煎至五分，去滓，不计时候温服。

◎　厚朴汤方

厚朴一两，去粗皮，涂生姜汁，炙令香熟　半夏二两，汤洗七遍，去滑　人参一两，去芦头　甘草一两，炙微赤，锉

上件药，捣筛为散，每服四钱，以水一中盏，入生姜半分，煎至五分，去滓，不计时候温服。

◎　葛根黄连汤方

葛根二两，锉　黄连半两，去须　黄芩一两　甘草半两，炙微赤，锉

上件药，捣筛为散，每服四钱，以水一中盏，煎至五分，去滓，不计时候温服。

◎　神丹丸方

朱砂一两，细研，水飞过　附子一两半，炮裂，去皮、脐　川乌头一两半，炮裂，去皮、脐　半夏一两，汤洗七遍，去滑　赤茯苓一两　人参一两，去芦头

上件药，捣罗为末，炼蜜和丸，如梧桐子大，每服，以生姜汤下五丸，良久吃热粥一盏投之。以得汗为度。

◎　瓜蒂散方

瓜蒂一两　赤小豆四两

上件药，捣细罗为散，每服二钱，以温水调服，药下便卧，即当有吐，候食顷若不吐，即再服之，如更不吐，即增药服之，以吐为度，吐出青黄如菜汁者为佳。若吐少病除者，次日如前法更服，可至再三，不令虚也。药力过时不吐，即服热汤一盏，以助药力。若服药过多者，饮冷水解之。

◎　甘遂散（一名水导散）方

甘遂半两，煨令微黄　白芷半两

上件药，捣细罗为散，每服一钱，以温水调服。

◎　蒸法出汗

白以薪火烧地，良久扫去火，微用水洒地。取蚕沙、桃叶、柏叶、糠及麦麸等，皆可用之，铺着地上，令厚二三寸，布席卧。上盖覆。以汗出为度，不得过热，当审细消息，汗少，周身便佳，汗不止，后以粉粉之，勿令汗出过多也。

◎　六味青散方

川乌头一两，炮裂，去皮、脐　桔梗一两，去芦头　白术一两　附子一两，炮裂，去皮、脐　防风一两，去芦头　细辛一两

上件药，捣细罗为散，每服二钱，以生姜汤调服，服药后食顷，不汗出者，饮稀粥一盏以发之，暖覆汗出，漐漐可也，勿令流离汗出。若汗大出不止者，温粉粉之，如未得汗者，当更服之，以得汗为度。

◎　大青龙汤方

麻黄二两，去根节　桂心一两　杏仁一两，汤浸，去皮、尖、双仁，麸炒微黄　石膏一两

上件药，捣筛为散，每服四钱，以水一中盏，入生姜半分、枣三枚，煎至五分，去滓，不计时候温服。

◎　小青龙汤方

麻黄二两，去根节　赤芍药一两　细辛一两　桂心一两　五味子一两　干姜一两，炮裂，锉　半夏一两，汤洗七遍，去滑

上件药，捣筛为散，每服四钱，以水一中盏，煎至五分，去滓，不计时候温服。

◎　橘皮汤方

陈橘皮一两，汤浸，去白瓤，焙　生姜一两

上件药，细锉和匀，分为四服，每服以水一中盏，煎至六分，去滓，不计时候温服。

◎　竹叶汤方

竹叶每服入二七片，细切　石膏二两　麦门冬一两，去心　半夏一两，汤洗七遍，去滑　人参一两，去芦头　甘草一两，炙微赤，锉

上件药，捣筛为散，每服四钱，以水一中盏，入生姜半分，煎至五分，去滓，不计时候温服。

◎　猪苓汤方

猪苓一两，去黑皮　赤茯苓一两　泽泻一两　阿胶一两，捣碎，炒令微黄　滑石一两

上件药，捣筛为散，每服四钱，以水一中盏，煎至五分，去滓，不计时候温服。

◎　五苓散方

赤茯苓一两　猪苓一两，去黑皮　白术一两　泽泻一两　桂心一两

上件药，捣筛为散，每服四钱，以水一中盏，入生姜半分、枣三枚，煎至五分，去滓，不计时候热服，以汗出为度。

◎　赤茯苓汤方

赤茯苓一两　桂心一两　甘草半两，炙微赤，锉

上件药，捣筛为散，每服四钱，以水一中盏，入生姜半分、枣三枚，煎至五分，去滓，

不计时候热服。

◎　甘草桔梗汤方

甘草一两，炙微赤，锉　桔梗一两，去芦头

上件药，捣筛为散，每服五钱，以水一中盏，煎至五分，去滓，不计时候温服。

◎　茵陈汤方

茵陈一两　栀子仁一两　川大黄一两，锉碎，微炒

上件药，捣筛为散，每服四钱，以水一中盏，煎至五分，去滓，不计时候温服。

◎　栀子汤方

栀子仁一两　甘草一两，炙微赤，锉

上件药，捣筛为散，每服四钱，以水一中盏，入豉五十粒，煎至五分，去滓，不计时候温服。

◎　泻心汤方

川大黄一两，锉碎，微炒　黄连半两，去须

上件药，并细锉和匀，每服半两，以水一大盏，煎至五分，去滓，不计时候温服。

◎　半夏泻心汤方

半夏二两，汤洗七遍，去滑　黄芩一两　干姜一两，炮裂，锉　人参一两，去芦头　甘草半两，炙微赤，锉　黄连一两，去须

上件药，捣筛为散，每服四钱，以水一中盏，入生姜半分、枣三枚，煎至五分，去滓，不计时候温服。

◎　干姜汤方

干姜一两，炮裂，锉　甘草一两，炙微赤，锉

上件药，捣筛为散，每服三钱，以水一中盏，煎至五分，去滓，不计时候温服。

◎　黄芩汤方

黄芩一两　赤芍药一两　甘草半两，炙微赤，锉

上件药，捣筛为散，每服四钱，以水一中盏，煎至五分，去滓，不计时候温服。

◎　抵当汤方

水蛭半两，微炒　虻虫半两，微炒　桃仁半两，汤浸去皮、尖、双仁，麸炒微黄　川大黄一两，锉碎，微炒

上件药，捣筛为散，每服三钱，以水一中盏，煎至五分，去滓，不计时候温服。

◎　白虎汤方

知母二两　石膏三两　甘草一两，炙微赤，锉

上件药，捣筛为散，每服五钱，以水一大盏，入粳米五十粒，煎至五分，去滓，温服。

◎　玄武汤方

赤茯苓一两　赤芍药一两　附子一两，炮裂，去皮、脐　白术一两

上件药，捣筛为散，每服四钱，以水一中盏，入生姜半分、枣三枚，煎至五分，去滓，不计时候热服。

◎ 建中汤方

桂心一两　白芍药一两　甘草半两，炙微赤，锉

上件药，捣筛为散，每服四钱，以水一中盏，入生姜半分、枣三枚，煎至五分，去滓，后入饧半两和匀，不计时候热服。

◎ 龙骨牡蛎汤方

龙骨一两　牡蛎一两，烧如粉　桂心半两　甘草半两，炙微赤，锉

上件药，捣筛为散，每服三钱，以水一中盏，煎至五分，去滓，不计时候温服。

◎ 四逆汤方

附子一两，炮裂，去皮、脐　干姜一两，炮裂，锉　甘草一两，炙微赤，锉

上件药，捣筛为散，每服四钱，以水一中盏，入枣三枚，煎至五分，去滓，热服。

◎ 当归四逆汤方

当归一两　桂心一两　细辛一两　白芍药一两　木通半两，锉　甘草半两，炙微赤，锉

上件药，捣筛为散，每服五钱，以水一中盏，入生姜半分、枣三枚，煎至六分，去滓，不计时候温服。

◎ 桃仁承气汤方

桃仁半两，汤浸去皮、尖、双仁，麸炒微黄　桂心半两　川大黄一两，锉碎，微炒　川朴消一两　甘草半两，炙微赤，锉

上件药，捣筛为散，每服四钱，以水一中盏，煎至五分，去滓，不计时候温服。

◎ 大承气汤方

川大黄一两，锉碎，微炒　厚朴半两，去粗皮，涂生姜汁，炙令香熟　枳实半两，麸炒微黄　川芒硝一两

上件药，捣筛为散，每服四钱，以水一中盏，煎至五分，去滓，不计时候温服，以利为度。

◎ 小承气汤方

川大黄一两，锉碎，微炒　川芒硝一两　甘草半两，炙微赤，锉

上件药，捣筛为散，每服四钱，以水一中盏，煎至五分，去滓，不计时候温服。

◎ 桃花汤方

桃花石二两，捣碎　干姜半两，炮裂，锉　粳米半合

上件药，以水二大盏，煎至一大盏，去滓，分为二服，食前服之。

◎ 吴茱萸汤方

吴茱萸一两，汤浸七遍，焙干，微炒　人参二两，去芦头

上件药，捣筛为散，每服三钱，以水一中盏，入生姜半分、枣三枚，煎至五分，去滓，不计时候热服。

◎ 白通汤方

附子一两，炮裂，去皮、脐　干姜一两，炮裂，锉

上件药，捣筛为散，每服四钱，以水一中盏，入葱白二茎，煎至五分，去滓，不计时候热服。

◎　**大陷胸汤方**

川大黄一两，锉碎，微炒　川芒硝一两　甘遂半两，煨令微黄

上件药，捣筛为散，每服二钱，以水一中盏，煎至五分，去滓，不计时候温服。

◎　**小陷胸汤方**

黄连一两，去须　半夏二两，汤洗七遍，去滑　栝楼一枚

上件药，并细停，每服半两，以水一大盏，入生姜半分，煎至五分，去滓，不计时候温服。

金匮玉函经

汉·张仲景 著　　晋·王叔和 撰次

宋·林亿等 校正　　清·何义门 鉴定

导 读

　　《金匮玉函经》是王叔和撰次的《伤寒论》的另一个传本。北宋校正医书局在《校正〈金匮玉函经〉疏》中写道："细考前后，乃王叔和撰次之书。缘仲景有《金匮录》，故以《金匮玉函》名，聚宝而藏之之义也。"其书名，日本学者丹波元简认为是西晋葛洪所加。章太炎先生认为，《金匮玉函经》是南朝江南诸师"秘爱仲景方者所别编"。

　　《金匮玉函经》与《伤寒论》同体而别名，原因是"欲人互相检阅而为表里，以防后世之亡逸"（见北宋校正医书局《校正〈金匮玉函经〉疏》）。

　　北宋校正医书局校勘刻印的《金匮玉函经》共8卷，特点是前6卷均为《伤寒论》原文，后2卷收录《伤寒论》方剂，人称"玉函本"或"别本"，其版本早已无存。

　　《金匮玉函经》元代时已很少流传，所以后来少有人提及。清康熙中，陈世杰根据何焯的8卷《金匮玉函经》手抄本重新雕版刊行的版本是现存最早的《金匮玉函经》版本，此后出版的《金匮玉函经》全部源自此本。

　　《金匮玉函经》中的《证治总例》为《伤寒论》其他版本所没有，不同于《伤寒论》其他版本的医理表述，以及前证后方的编排体例，有着独特的文献价值。

　　本书校勘以清康熙五十五年（1716年）陈士杰的雕刻本为底本。

重刻张仲景《金匮玉函经》序

《金匮玉函经》八卷，汉张仲景论著，晋王叔和所撰次也，其标题盖亦后人所加，取珍秘之意。仲景当汉季年，笃好方术以拯夭横，其用心仁矣。故自《素》《难》《本草》《汤液》诸书，咸抉根得髓，其为《伤寒杂病论》，实为万世群方之祖。自叔和尊尚以后，年岁久远，错乱放失者屡矣。宋治平初，命诸臣校定，其目有三：曰《伤寒论》《金匮方论》（一名《金匮玉函要略》）以及此经是也。虽未必尽复仲景本书之旧，然一家之学粗完。余幼读二论，精微简要，务令上口，以通思索，遍求是经，独不可得。后检鄱阳马氏《经籍考》，虽列其目，而所引晁序，则实《金匮玉函要略》也。则此经盖自元时，而不行于世矣。岁壬辰，义门何内翰以予粗习张书句读，手抄宋本见授，拜受卒业，喜忘寝食，甚或不能以句。既无他本可校，乃博考众籍，以相证佐，补亡灭误，十得八九。稿凡数易而始可读，则掩卷而叹思之。

曰：『是可报命于内翰矣。』内翰尝以古明医多以医案示人，见爱过实，嘱刻其平生医药病状之验者。予瞿然不敢当，语云：『三折肱为良医。』予虽老是，然处方设剂，吾斯未信。因念是经，世久未见，而内翰既得禁方，不自秘匿，虽古人尤难之。开以传后，其弘济岂但一师之说哉！夫岐黄之书，经也。仲景之经，律也。临证疗疾，引经案律，十不失一二，论所述略其矣。是书则兼综两者，而整齐形证，附类方药，各有门部，次第不可淆乱，则知经又论之自出，尤医门之金科玉条也。八卷之中，上顺天和，以疗人患，非通三才之道，而得往圣之心者不能。观者苟能潜心玩索，而知其所以，则因病发药，应如桴鼓，顺之则能起死，畔之则立杀人。先儒以孙思邈尚为粗晓其旨，得其书者，未可谓不过与《伤寒论》及《要略》相出入，而卤莽治之也。不揆浅陋，愿与同志者熟读而精思之。

康熙丙申阳月上海陈世杰书

《汉书·艺文志》载，成帝之世，诏李柱国校方技，刘氏《七略》，有医经七家，二百一十六卷，经方十一家，二百七十四卷。其存于今，独《黄帝内经》而已，《素问》《难经》《本草》之属，皆见于郑荀经簿、王阮志录要之最为古，书比于六经，继出者，东汉张仲景《伤寒论》，西晋工叔和撰次《玉函经》，二书实相表里，评病处方，具有条理，各诣其极，乃方技中之《论语》《孟子》书，不得其门者，末由语于生生也。

《隋书·经籍志》与唐宋《艺文志》卷目时有不同，然行于世者，犹山宋治平间，三馆校定，可以据信。吾友陈先生怀三，研精覃思，于张、王二书有年所矣。遇疾危急，群疑共却，必予全济，于是

同术惊诧，目为神奇。不知惟能熟复古贤方剂，视证所宜，不肯妄行胸臆，以人之寄命为戏剧尔。以书考之，一一可覆也。先生深闵其道之暗昧，务思援古正今，谓《伤寒论》世多有，而《金匮玉函经》几无传，乃从藏书家访求善本，与箧中本再三勘校，重开以通流之。盖仁人之用心也博与爱，其禁而戒勿泄者殊绝矣。昔东垣李明之著《伤寒会要》书，遗山元裕之为之作序。余无遗山之文辞，而此书为医学之《论语》《孟子》，其已试之效，亦不假予言而始张，特重先生之用心，可与进于孔孟之道也。辄书其后，盖先生本儒者云。

康熙丁酉正月义门何焯

重刻《金匮玉函经》序

吾宗怀三先生，自幼学儒，以多病废，遂笃嗜方书，壮年由上海流寓吴门，坐卧一阁，近十年所。手不释卷帙，精通诸禁方。然未尝以医自夸，所治辄效，益务实，不近名，名久大震。性高亮疏豁，无软熟态。两游京师，贵人争迎之，皆翩然谢归！出入里中，乘坏肩舆，有谒必往，切脉诊病，其可药与否，常直言以对，不为挟要欺倖。富贵人或为药所误，死乃相招，或投药有起势，遽以庸医富贵人之苦，常谩语来者，曰：吾不能医富贵人也。儒门单户，有急相告，即毒热严冻，随早晚必赴，愈，不计其所酬薄厚。其学长于仲景，尝谓纲要精微，实轩岐之继别，而自晋唐以还，名家撰论，悉衍其绪，故读《伤寒论》及《要略》，不但诵数，悉能心知其意。惟恨未见《金匮玉函经》，市中见杜光庭所撰书，标题恰同，喜极购归，既启乃知非是，于是求之益亟。门人何先生知先生最深，得宋抄本授之，穷日夜校阅，即有脱误，以他书是正，历三四寒温，而后可句。寻考本序，为宋馆阁秘本，元明以来，相沿以《要略》为此经，虽丹溪之精通，安道之淹贯，盖皆未见。先生于是刻而传之，间尝语余，黄岐之经义深以远，仲景之书理切而要，不深其书，晦蚀于诸家之说多矣。然年久散失，注凡七十有二家，皆废而不观，惧其间条绪同于所厖，学者潜心刻意庶几得之，虽然，其久未见，幸其久未见，不为注文多而益昧其经尔。今吾刻是，自成无己外，故吾读是书，自成无己外，注凡七十有二家，皆废而不观，惧《伤寒论》者几什之七，惧或者之，又略而弗观，不知《伤寒论》者几什之七，惧或者之，又略而弗观，不知发凡起例，仲景别有精义存焉，读《论》与《略》者不可阙也。余曰：经籍之显晦存乎其人，仲景悯宗人之彫丧，拯后世之夭横，其利溥矣。是经不绝如线，而今存之，其用心既与古密契，来者难诬其宝，而传之决也，则仲景一家之书，自此大昭矣。

丙申长至后长洲弟汝楫书

校正《金匮玉函经》疏

《金匮玉函经》与《伤寒论》同体而别名，欲人互相检阅而为表里，以防后世之亡逸，其济人之心，不已深乎。细考前后，乃王叔和撰次之书。缘仲景有《金匮录》，故以《金匮玉函》名，取宝而藏之之义也。王叔和西晋人，为太医令，虽博好经方，其学专于仲景，是以独出于诸家之右。仲景之书，及今八百余年，不坠于地者，皆其力也。但此经自晋以来，传之既久，方证讹谬，辨论不伦，历代名医虽学之，皆不得仿佛。惟孙思邈粗晓其旨，亦不能修正之，况其下者乎。

国家诏儒臣校正医书，臣等先校定《伤寒论》，次校成此《经》，其文理或有与《伤寒论》不同者，然其意义皆通。圣贤之法，不敢臆断，故并两存之。凡八卷，依次旧目，总二十九篇，一百一十五方。

恭惟。

主上，大明抚运，视民如伤，广颁其书，为天下生生之具，直欲跻斯民于寿域者矣。

治平三年正月十八日。

太子右赞善大夫 臣 高保衡
尚书员外郎 臣 孙奇
尚书司封郎中秘阁校理 臣 林亿
等谨上

目 录

卷一

证治总例

　　夫二仪之内，惟人最灵，禀天地精英之气，故与天地相参。天一生水，刚柔渐形，是以人之始生，先成其精，脑髓既足，筋骨斯成，皮坚毛长，神舍于心。头圆法天，足方象地，两目应日月，九窍应九州，四肢应四时，十二节应十二月。五脏应五音，六腑应六律。手十指应十干，足十指茎垂应十二支。三百六十节以应一岁。天有风雨，人有喜怒，天有雷电，人有音声，天有阴阳，人有男女，月有大小，人有虚实，万物皆备，乃名为人。服食五味，以养其生。味有所偏，脏有所胜，气增而久，疾病乃成。诸经脏中，金木水火土，自相克贼。地水火风，复加相乘，水行灭火，土救其母，迭为胜负，脏气不精，此为害道。不知经脉，妄治诸经，使气血错乱，正气受刑，阴阳不和，十死一生。经[1]云：地水火风，合和成人。凡人火气不调，举身蒸热，风气不调，全身强直，诸毛孔闭塞，水气不调，身体浮肿，胀满喘粗。土气不调，四肢不举，言无音声，火去则身冷，风止则气绝，水竭则无血，土败则身裂。愚医不思脉道，反治其病，使脏中金木水火土互相攻克，如火炽然，重加以油，不可不慎，又使经脉者如流水迅急，能断其源者，此为上也。

　　凡四气合德，四神安和，人一气不调，百一病生，四神动作，四百四病，同时俱起。其有一百一病，不治自愈；一百一病，须治而愈；一百一病，难治难愈；一百一病，真死不治。

　　问曰：人随土地，得合阴阳，禀食五谷，随时相将，冬得温室，夏遂清凉，消渗调寒暑，四季不遭伤，恐惧畏无时，忽然致不祥，肺魄不能静，肝魂欲飞扬，心神失所养，脾肾亦乖方。六腑彷徨乱，何以致安康。非针药不定，盍自究精详。答曰：肝虚则目暗，其魂自飞扬；肺衰则气上，其魄自掩藏；心虚则不定，诸脏受迍殃，脾肾虚衰至，内结作痈疮；六腑病蜎集，诸脉失经常。及时加针药，勿使及沦亡。

　　古者上医相色，中医听声，下医诊脉。诊候之法，固是不易。又云：问而知之，别病深浅，命曰巧焉。上医相色知病者，色脉与身形不得相失，黑乘赤者死，赤乘青者生之类。中医听声知病者，声合五音，火闻水声，烦闷惊悸，木得金声，恐畏相刑，脾者土也，生育万物，回助四傍，善者不见，恶则归之，太过则四肢不举，不及则九窍不通，六识闭塞，犹如醉人，四季运转，终而复始。下医诊脉知病者，源流移转，四时逆顺，相害相生，审知脏腑之微，此为妙也。

　　夫诊法：常以平旦，阴气未动，阳气未散，饮食未进，经脉未盛，络脉调匀，气血未乱，精取其脉，知其逆顺，必察四难而明告之，然愚医不能如斯。逆四难而生乱阶者，此为误也。

1　经：此处的"经"指佛经《金光明经》。

肝病治肺，心病折肾，其次取俞募，不令流转脏腑。见肝之病，当泻肺金补肝木，木子火为父报仇，故火克金，子病以母补之，母病以子泻之。盖云：王者不受其邪，而为邪传，以得奸贼之侵病，及于一脏之中，五贼相害，于彼前路，当先断之一脏，不可再伤，精神不中数劳，次取俞募，其令五邪气当散去之。

凡妇人之病，比之男子，十倍难治。考诸经言，病本一体，所以难治者，妇人众阴所集，常与湿居，十五以上，阴气浮溢，百想经心，内伤五脏，外损姿容，月水去留，前后交互，瘀血停凝，中路断绝，其中伤堕，不可具论，生熟二脏，虚实交错，恶血内漏，气脉损竭，或饮食无度，损伤非一，或胎疮未愈，而合阴阳，或出行风来便利穴厕之上，风从下入，便成十二痼疾。男子病者，众阳所归，常居于燥，阳气游动，强力施泄，便成劳损，损伤之病，亦众多矣。食草者力，食谷者智，食肉者勇。以金治金，真得其真；以人治人，真得人神。

凡欲和汤合药灸刺之法，宜应精思，必通十二经脉，三百六十孔穴。营卫气行，知病所在，宜治之法，不可不通，汤散丸药，针灸膏摩，一如其法。然愚医不通十二经脉，不知四时之经，或用汤药倒错，针灸失度，顺方治病，更增他疾，惟致灭亡。故张仲景曰：哀哉烝民，枉死者半，可谓世无良医，为其解释。

吾常见愚人疾病，有三不治：重财轻命一不治，服食不节二不治，信邪贼药三不治。若主候常存，形色未病，未入腠理，针药及时，服将调节，委以良医，病无不愈，咸共思之。又自非究明医术，素识明堂流注者，则身中荣俞，尚不能知其所在，安能用针药以治疾哉。今列次第，以示后贤，使得传之万世。

张仲景曰：若欲治疾，当先以汤洗涤五脏六腑，开通经脉，理导阴阳，破散邪气，润泽枯槁，悦人皮肤，益人气血，水能净万物，故用汤也。若四肢病久风冷发动，次当用散，散能逐邪风湿痹，表里移走，居无常处者，散当平之。次当用丸，丸能逐沉冷，破积聚，消诸坚症，进饮食，调营卫，能参合而行之者，可谓上工。医者意也，圣道非不妙，愚医不能寻圣意之要妙，怨嗟药石不治者，此为谬也，非圣人之过也。又能寻膏煎摩之者，亦古之例也。虚则补之，实则泻之，寒则散之，热则去之，不虚不实，以经取之。虚者十补，勿一泻之，实者泻之，虚实等者，泻勿太泄，膏煎摩之，勿使复也。若虚者重泻真气绝，实者补之重其疾，大热之气，寒以取之，盛热之气，以寒发之，又不须汗下而与汗下之者，此为逆也。仲景曰：不须汗而强与汗之者，夺其津液，令人枯竭而死。又须汗而不与汗之者，使诸毛孔闭塞，令人闷绝而死。又不须下而强与下之者，令人开肠洞泄，便溺不禁而死。又须下而不与下之者，令人心内懊憹，胀满烦乱，浮肿而死。又不须灸而强与灸之者，令人火邪入腹，干错五脏，重加其烦而死。又须灸而不与灸之者，使冷结重冰，久而弥固，气上冲心，无地消散，病笃而死。又须珍贵之药，非贫家野居所能立办，由是怨嗟以为药石无验者，此弗之思也。

问曰：凡和合汤药，治诸草石虫兽，用水升合，消减之法则云何？答曰：凡草木有根茎枝叶皮毛花实，诸石有软鞭消走，诸虫有毛羽甲角头尾骨足之属，有须烧炼炮炙，生熟有定，一如后法。顺方是福，逆之者殃。又或须皮去肉，或去皮须肉，或须根去茎，又须花须实，依方拣采，治削极令净洁，然后升合秤两，勿令参差。药有相生相杀，相恶相反，相畏相得，气力有强有弱，有君臣相理，佐使相持。若不广通诸经，焉知草木好恶，或医自以意加减，更不依方分配，使诸草石，强弱相欺，胜负不顺，入人腹内，不能治病，自相斗争，使人逆乱，力胜刀剑，若调和得宜，虽未去病，犹得利安五脏。令病无至增剧。若合治汤药，当取井花水，极令洁净，升斗勿令多少，煮之调和，一如其法。若合蜜丸，当须看第七卷，令童子杵之，极令细熟，杵数千百下，可至千万，过多益佳，依经文和合调匀。当以四时王相日造合。则所求皆得，穰灾灭恶，病者得瘥，死者更生，表针纳药，与之令服，可调千金之药，内消无价之病。

夫用针刺者，先明其孔穴，补虚泻实，送坚付濡，以急随缓，营卫常行，勿失其理，行其针者，不乱乎心，口如衔索，目欲内视，消息气血，不得妄行。针人一分，知天地之气；针入二分，知呼吸之气；针入三分，知逆顺之气。针皮毛者，勿伤血脉；针血脉者，勿伤肌肉；针肌肉者，勿伤筋膜；针筋膜者，勿伤骨髓。经曰：东方甲乙木，主人筋膜魂；南方丙丁火，主人血脉神；西方庚辛金，主人皮毛魄；北方壬癸水，主人骨髓志；中央戊己土，主人肌肉智。针伤筋膜者，令人愕视失魂；针伤血脉者，令人烦乱失神；针伤皮毛者，令人上气失魄；针伤骨髓者，令人呻吟失志；针伤肌肉者，令人四肢不举失智。针能杀生人，亦能起死人。

凡用针之法，补泻为先，呼吸应江汉，补泻应星斗，经纬有法则，阴阳不相干，震为阳气始，兑为阴气终，坎为太玄华，坤为太阴精。欲补从卯南，欲泻从酉北，针入因日明，引出随月光。夫治阴阳风邪，身热脉大者，以烽针刺之。治诸邪风鬼痓痛处少气，以毛针去之。凡用烽针者，除疾速也，先补五呼，刺入五分，留入十呼，刺入一寸，留二十呼，随师而将息之。刺急者，深内而久留之；刺缓者，浅内而疾发针。刺大者，微出其血，刺滑者，浅内而久留之，刺涩者，必得其脉，随其逆顺，久留之，疾出之，压穴勿出其血，刺诸小弱者，勿用大针。然气不足，宜调以甘药，余三针者，止中破痈坚痛结息肉也。非治人疾也。

夫用灸之法，头身腹背肩臂手足偃仰侧其上中诸部，皆是阴阳营卫经络俞募孔穴，各有所主。相病正形，随五脏之脉，当取四时相害之脉，如浮沉滑涩，与灸之人，身有大小长短，骨节丰狭，不可以情取之。宜各以其部分尺寸量之，乃必得其正，诸度孔穴，取病人手大拇指第一节，横度为一寸，四指为一部，亦言一夫，又以文理缝纵会言者，亦宜审详。

凡点灸法，皆取平正身体，不得倾侧宽纵缩狭也。若坐点则坐灸之，卧点则卧灸之，立点则立灸之。反此者，不得其穴。

凡诸言壮数者，皆以中平论也。若其人丁壮，病重者可复一倍，其人老弱，病微者可复减半。然灸数可至二三百也，可复倍加火治之，不然则气不下沉，虽焦而病不愈，又新生小儿，满一期以还者，不过一七止，其壮数多少，随病大小也。凡灸须合阴阳九部诸府，各有孔穴，而有多少。故头背为阳部，参阴而少，臂脚为阳部，亦参阴而少，胸为阴部，参阳而少，腹为阴部，亦参阳而少，此为阴阳营卫经脉事也。行壮多少在数，人病随阴阳而灼灸之。若不知孔穴，勿妄灸之，使病增重。又人体腰以上为上部，腰以下为下部，外为阳部，内为阴部，营卫脏腑周流，名曰经络，是故丈夫四十以上气在腰，妇人四十以上气在乳，以丈夫先衰于下，妇人先衰于上。灸之生熟，亦宜撙节全之，法当随病迁转，大法外气务生，内气务熟，其余随宜耳。头者身之元首，人神之所注，气血精明，三百六十五络，皆归于头。头者诸阳之会也，故头病必宜审之灸其穴，不得乱灸，过多伤神，或阳精玄精阴魄再卒，是以灸头止得满百，背者是体之横梁，五脏之系着，太阳之会合，阴阳动发，冷热成病，灸大过熟，大害人也。臂脚手足者，人之枝干，其神系于五脏六腑，随血脉出，能远近采物，临深履薄，养于诸经，其地狭浅，故灸宜少，过多则内神不得入，精神闭塞，否滞不仁，即手臂不举，故四肢之灸，不宜太熟也。然腹脏之内，性贪五味，无厌成疾，风寒固结，水谷不消，灸当宜熟，若大杼、脊中、肾俞、膀胱、八髎，可至二百壮，心主手足太阴，可至六七十壮，三里、太溪、太冲、阴阳二泉、上下二廉，可至百壮，腹上、上管、下管、太仓、关元，可至一百壮，若病重者，三复之乃愈耳。若治诸沉结寒冷，必灸之宜熟，量病轻重而攻治之，表针纳药，随宜用之，消息将之，与天同心，百年永安，终无横夭。此要略说之，非贤勿传，请秘而用之，今以察色诊脉，辨病救疾，可行合宜之法，并方药共成八卷，号为《金匮玉函经》，其篇目次第，列于卷首。

卷二

辨痉湿暍第一

太阳病，痉、湿、暍三种，宜应别论，以为与伤寒相似，故此见之。

太阳病，发热无汗，而反恶寒，是为刚痉。

太阳病，发热汗出，而不恶寒，是为柔痉。

太阳病，发热，其脉沉细，是为痉。

太阳病，发其汗，因致痉。

病者，身热足寒，颈项强恶寒，时头热面赤，目脉赤，独头动摇，卒口噤，背反张者，为痉。

脊强者，五痉之总名，其证卒口噤，背反张而瘛疭，诸药不已，可灸身柱、大椎、陶道。

太阳病，无汗，而小便反少，气上冲胸，口噤不得语，欲作刚痉，葛根汤主之。

刚痉为病，胸满口噤，卧不著席，脚挛急，其人必齘齿，可与大承气汤。

痉病，发其汗已。其脉浛浛如蛇，暴腹胀大者为欲解，脉如故，反复弦者，必痉。

痉脉来按之筑筑而弦，直上下行。

痉家其脉伏坚，直上下。

夫风病，下之则痉，复发其汗，必拘急。

太阳病，其症备，身体强，几几然，脉沉迟，此为痉，栝楼桂枝汤主之。

痉病有灸疮，难疗。

疮家，虽身疼痛，不可发其汗，汗出则痉。

太阳病，而关节疼烦，其脉沉缓，为中湿。

病者一身尽疼烦，日晡即剧，此为风湿，汗出当风所致也。

湿家之为病，一身尽疼，发热，而身色似熏黄也。

湿家之为病，其人但头汗出而背强，欲得被覆向火。若下之蚤则哕，或胸满，小便不利，舌上如苔，此为丹田有热，胸上有寒，渴欲饮而不能饮，则口燥烦也。

湿家下之，额上汗出，微喘，小便利者，死；若下利不止者，亦死。

问曰：病风湿相搏，身体疼痛，法当汗出而解，值天阴雨溜不止。师云：此可发汗，汗之而其病不愈者，何故？答曰：发其汗，汗大出者，但风气去，湿气仍在，是故不愈。若治风湿者，发其汗，微微似欲出汗者，则风湿俱去也。

病身上疼痛，发热面黄而喘，头痛鼻塞而烦，其脉大，自能饮食，腹中和无病，病在头中寒湿，故鼻塞，纳药鼻中，即愈。

湿家身烦疼，可与麻黄汤加术四两，发其汗为宜，慎不可以火攻之。

风湿脉浮，身汗出，恶风者，防己汤主之。

太阳中热，暍是也，其人汗出，恶寒，身热而渴也，白虎汤主之。

太阳中暍，身热疼重，而脉微弱，此以夏月伤冷水，水行肤中所致也，瓜蒂汤主之。

太阳中暍，发热恶寒，身重而疼痛，其脉弦细芤迟，小便已，洒洒然毛耸，手足逆冷，小有劳，身即热，口开，前板齿燥。若发其汗，恶寒则甚。加温针，发热益甚。数下之，则淋甚。

辨脉第二

问曰：脉有阴阳，何谓也？答曰：脉大为阳，浮为阳，数为阳，动为阳，滑为阳；沉为阴，涩为阴，弱为阴，弦为阴，微为阴。阴病见阳脉者生，阳病见阴脉者死。

问曰：脉有阳结、阴结者，何以别之？答曰：其脉自浮而数，能食不大便，名曰阳结，期十七日当剧。其脉自沉而迟，不能食，身体重，大便反坚，名曰阴结，期十四日当剧。

问曰：病有洒淅恶寒，而复发热者，何也？答曰：阴脉不足，阳往从之；阳脉不足，阴往乘之。何谓阳不足？答曰：假令寸口脉微，为阳不足。阴气上入阳中，则洒淅恶寒。何谓阴不足？答曰：尺脉弱为阴不足，阳气下陷入阴中，则发热。

阳脉浮，阴脉弱者，则血虚。血虚则筋急。

其脉沉者，营气微也。其脉浮，而汗出如流珠者，卫气衰也。营气微，加烧针，血留不行，更发热而躁[1]烦也。

脉蔼蔼如车盖者，名曰阳结也。

脉累累如循长竿者，名曰阴结也。

脉聂聂如吹榆荚者，名曰散也。

---

1 躁：原为"燥"，据《宋本〈伤寒论〉》改。

脉瞥瞥如羹上肥者，阳气脱也。

脉萦萦如蜘蛛丝者，阳气衰也。

脉绵绵如泻漆之绝者，亡其血也。

脉来缓时一止复来，名曰结。脉来数时一止复来，名曰促。脉阳盛则促，阴盛则结，此皆病脉。

阴阳相搏，名曰动。阳动则汗出，阴动则发热。形冷恶寒者，此三焦伤也。若数脉见于关上，上下无头尾，如豆大，厥厥动摇者，名曰动也。

阳脉浮大而濡，阴脉浮大而濡，阴与阳同等者，名曰缓也。

脉浮而紧者，名曰弦也。弦者状如弓弦，按之不移也。脉紧者，如转索无常也。

脉弦而大，弦即为减，大即为芤。减即为寒，芤即为虚。寒虚相搏，脉即为革。妇人即半产漏下，男子即亡血失精。

问曰：病有战而汗出自得解者，何也？答曰：其脉浮而紧，按之反芤，此为本虚，故当战而汗出也。其人本虚，是以发战。以脉浮，故当汗出而解。若脉浮而数，按之不芤，此本不虚。若欲自解，但汗出耳，即不发战也。

问曰：病有不战而汗出解者，何也？答曰：其脉大而浮数，故知不战汗出而解也。

问曰：病有不战，复不汗而解者，何也？答曰：其脉自微，此以曾发汗、若吐、若下、若亡血，内无津液，阴阳自和，必自愈，故不战不汗而解也。

问曰：伤寒三日，其脉浮数而微，病人身自凉和者，何也？答曰：此为欲解也，解以夜半。脉浮而解者，濈然汗出也。脉数而解者，必能食也。脉微而解者，必大汗出也。

问曰：脉病欲知愈未愈，何以别之？答曰：寸口、关上、尺中三处，大小、浮沉、迟数同等，虽有寒热不解者，此脉阴阳为和平，虽剧当愈。

师曰：立夏得洪大脉，是其本位。其人病身体苦疼重者，须发其汗。若明日身不疼不重者，不须发汗。若汗濈濈然自出者，明日便解矣。何以言之？立夏脉洪大[一本作"浮大"]，是其时脉，故使然也。四时仿此。

问曰：凡病欲知何时得？何时愈？答曰：假令夜半得病者，日中愈。日中得病者，夜半愈。何以言之？日中得病夜半愈者，以阳得阴则解也；夜半得病日中愈者，以阴得阳则解也。

夫寸口脉，浮在表，沉在里，数在腑，迟在脏。假令脉迟，此为在脏。

趺阳脉浮而涩，少阴脉如经，其病在脾，法当下利。何以知之？脉浮而大者，气实血虚也。今趺阳脉浮而涩，故知脾气不足，胃气虚也。以少阴脉弦而浮，才见此为调脉，故称如经。而反滑数者，故知当溺脓也。

寸口脉浮而紧，浮即为风，紧即为寒。风即伤卫，寒即伤营。营卫俱病，骨节烦疼，当发其汗也。

趺阳脉迟而缓，胃气如经也。趺阳脉浮而数，浮则伤胃，数则动脾，此非本病，医特下之所为也。营卫内陷，其数先微，脉反但浮，其人必大便坚，气噫而除。何以言之？脾脉本缓，今数脉动脾，其数先微，故知脾气不治，大便坚，气噫而除。今脉反浮，其数改微，邪气独留，心中则饥，邪热不杀谷，潮热发渴，数脉当迟缓，脉因前后度数如法，病者则饥。

数脉不时，则生恶疮也。

师曰：病人脉微而涩者，此为医所病也。大发其汗，又数大下之，其人亡血，病当恶寒，而发热无休止，时夏月盛热，而欲著复衣，冬月盛寒，而欲裸其体，所以然者，阳微即恶寒，阴弱即发热。医发其汗，使阳气微，又大下之，令阴气弱。五月之时，阳气在表，胃中虚冷，内以阳微不能胜冷，故欲著复衣。十一月之时，阳气在里，胃中烦热，内以阴弱不能胜热，故欲裸其体。又阴脉迟涩，故知亡血也。

脉浮而大，心下反坚，有热，属脏者，攻之，不令发汗。属腑者，不令溲数，溲数则便坚。汗多则热愈，汗少即便难，脉迟尚未可攻。

趺阳脉数微涩，少阴反坚，微即下逆，涩即躁烦，少阴坚者，便即为难。汗出在头，谷气为下。便难者令微溏，不令汗出，甚者遂不得便，烦逆鼻鸣，上竭下虚，不得复还。

脉浮而洪，躯汗如油，喘而不休，水浆不下，形体不仁，乍静乍乱，此为命绝，未知何脏先受其灾。若汗出发润，喘而不休，此为肺绝。阳反独留，形体如烟熏，直视摇头，此为心绝。唇吻反青，四肢漐习，此为肝绝。环口黧黑，柔汗发黄，此为脾绝。溲便遗失、狂语、目反直视，此为肾绝，又未知何脏阴阳先绝。若阳气先绝，阴气后竭，其人死，身色必青，肉必冷。阴气先绝，阳气后竭，其人死，身色必赤，腋下温，心下热也。

寸口脉浮大，医反下之，此为大逆。浮即无血，大即为寒，寒气相搏，即为肠鸣。医乃不知，而反饮之水，令汗大出，水得寒气，冷必相搏，其人即噎。趺阳脉浮，浮即为虚，浮虚相搏，故令气噎，言胃气虚竭也。脉滑则为哕。此为医咎，责虚取实，守空迫血。脉浮、鼻口燥者，必衄。

诸脉浮数，当发热，而洒淅恶寒。若有痛处，食饮如常者，蓄积有脓也。

脉浮而迟，面热赤而战惕者，六七日当汗出而解。反发热者瘥迟。迟为无阳，不能作汗，其身必痒也。

脉虚者，不可吐、下、发汗，其面反有热色为欲解。不能汗出，其身必痒。

寸口脉，阴阳俱紧，法当清邪中上，浊邪中下。清邪中上，名曰洁；浊邪中下，各曰浑。阴中于邪，必内栗，表气微虚，里气失守，故使邪中于阴也。阳中于邪，必发热、头痛、项强、颈挛、腰痛、胫酸，所谓阳中雾露之气，故曰清邪中上，浊邪中下。阴气为栗，足膝逆冷，溲便妄出，表气微虚，里气微急。三焦相溷，内外不通。若上焦怫郁，脏气相熏，口烂食断。若中焦不治，胃气上冲，脾气不转，胃中为浊，营卫不通，血凝不流。卫气前通，小便赤黄，与热相搏，因热作使，游于经络，出入脏腑，热气所过，即为痈脓。阴气前通，阳气厥微，阴无所使，客气内入，嚏而出之，声嗢咽塞。寒厥相追，为热所拥，血凝自下，状如豚肝。阴阳俱厥，脾气孤弱，五液注下，若下焦不阖，清便下重，令便数难，脐筑湫痛，命将难全。

脉阴阳俱紧，口中气出，唇口干燥，蜷卧足冷，鼻中涕出，舌上苔滑，勿妄治也。到七日已来，其人微发热，手足温，此为欲解，或到八日以上，反大发热，此为难治。设恶寒者，必欲呕。腹痛者，必欲利也。

脉阴阳俱紧，至于吐利，其脉独不解。紧去人安，此为欲解。若脉迟，至六七日，不欲食，此为晚发，水停故也，为未解。食自可者，为欲解。

病六七日，手足三部脉皆至，大烦，口噤不能言，其人躁扰，此为欲解。若脉和，其人大烦，目重，睑内际黄，亦为欲解。

脉浮而数，浮即为风，数即为虚，风即发热，虚即恶寒，风虚相搏，则洒淅恶寒而发热也。

趺阳脉浮而微，浮即为虚，微即汗出。

脉浮而滑，浮即为阳，滑即为实，阳实相搏，其脉数疾，卫气失度。浮滑之脉数疾，发热汗出者，此为不治。

脉散，其人形损，伤寒而咳上气者，死。

脉微而弱，微即为寒，弱即发热，当骨节疼痛，烦而极出汗。

寸口脉濡而弱，濡即恶寒，弱即发热，濡弱相搏，脏气衰微，胸中苦烦，此非结热，而反劫之，居水渍布冷铫贴之，阳气遂微。诸腑无所依，阴脉凝聚，结在心下，而不肯移。胃中虚冷，水谷不化，小便纵通，复不能多。微则可救，聚寒在心下，当奈何。

辨太阳病形证治上第三

夫病有发热而恶寒者，发于阳也。不热而恶寒者，发于阴也。发于阳者七日愈，发于阴者六日愈，以阳数七，阴数六故也。

太阳之为病，头项强痛而恶寒。

太阳病，其脉浮。

太阳病，发热汗出而恶风，其脉缓，为中风。

太阳中风，发热而恶寒。

太阳病，或已发热，或未发热，必恶寒，体痛，呕逆，其脉阴阳俱紧，为伤寒。

伤寒一日，太阳脉弱，至四日，太阴脉大。

伤寒一日，太阳受之，脉若静者为不传，颇欲吐，躁烦脉数急者，乃为传。

伤寒，其二阳证不见，此为不传。

伤寒三日，阳明脉大者，为欲传。

伤寒三日，少阳脉小者，为欲已。

太阳病，发热而渴，不恶寒，为温病，若发汗已，身体灼热者，为风温，风温之为病，脉阴阳俱浮，汗出体重，多眠，鼻息必鼾，语声难出。若下之，小便不利，直视失溲。若被火，微发黄，剧则如惊痫，时瘛纵发作，复以火熏之。一逆尚引日，再逆促命期。

太阳病，三四日不吐下，见芤乃汗之。

太阳病头痛，至七日有当愈者，其经竟故也，若欲作再经者，当针足阳明，使经不传，则愈。

太阳病欲解时，从巳尽未。

风家表解，而不了了者，十二日愈。

夫病身大热，反欲得衣者，寒在骨髓，热在皮肤，身大寒，反不欲近衣者，热在骨髓，寒在皮肤也。

太阳中风，阳浮而阴濡弱，阳浮者热自发，濡弱者汗自出，啬啬恶寒，淅淅恶风，翕翕发热，鼻鸣干呕，桂枝汤主之。

太阳病，发热汗出，此为营弱卫强，故使汗出，欲解邪风，桂枝汤主之。

太阳病，头痛发热，汗出恶风，桂枝汤主之。

太阳病，项背强几几，而反汗出恶风，桂枝汤主之。论云：桂枝加葛根汤主之。

太阳病，下之，其气上冲者，可与桂枝汤；不冲者，不可与之。

太阳病三日，已发汗，若吐、若下、若温针而不解，此为坏病，桂枝不复中与也。观其脉证，知犯何逆，随证而治之。

桂枝汤，本为解肌，其人脉浮紧，发热无汗，不可与也。常须识此，勿令误也。

酒客不可与桂枝汤，得之则呕，酒客不喜甘故也。

喘家，作桂枝汤加厚朴、杏仁佳。

服桂枝汤吐者，其后必吐脓血。

太阳病，发其汗，遂漏而不止，其人恶风，小便难，四肢微急，难以屈伸，桂枝加附子汤主之。

太阳病，下之，其脉促，胸满，桂枝去芍药汤主之。若微恶寒者，桂枝去芍药加附子汤主之。

太阳病，得之八九日，如疟状，发热而恶寒，热多而寒少，其人不呕，清便自调，日二三发，脉微缓者为欲愈。脉微而恶寒，此阴阳俱虚，不可复吐下发汗也，面反有热色者，为未欲解，以其不能得小汗出，身必当痒，桂枝麻黄各半汤主之。

太阳病，初服桂枝汤，反烦不解者，当先刺风池、风府，却与桂枝汤即愈。

服桂枝汤大汗出，若脉但洪大，与桂枝汤，若其形如疟，一日再发，汗出便解，宜桂枝二麻黄一汤。

服桂枝汤，大汗出后，大烦渴不解，若脉洪大者，白虎加人参汤主之。

太阳病，发热而恶寒，热多寒少，脉微弱者，此无阳也，不可复发其汗，宜桂枝二越婢一汤。

服桂枝汤，或下之，仍头项强痛，翕翕发热，无汗，心下满而微痛，小便不利者，桂枝去桂加茯苓白术汤主之。

伤寒脉浮，自汗，小便数，颇微恶寒。论曰：心烦微恶寒，两脚挛急，反与桂枝汤，欲攻其表，得之便厥，咽干，烦躁，吐逆，当作甘草干姜汤，以复其阳，厥愈足温，更作芍药甘草汤与之，其脚即伸。若胃气不和，谵语，少与调胃承气汤。若重发汗，复加烧针者，四逆汤主之。

问曰：证象阳旦，按法治之而增剧，厥逆，咽中干，两胫拘急而谵语，师言夜半手足当温，两脚当伸，后如师言，何以知之？答曰：寸口脉浮而大，浮即为风，大即为虚，风则生微热，虚则两胫挛，其形象桂枝，因加附子于其间，增桂令汗出，附子温经，亡阳故也。厥逆咽中干，烦躁，阳明内结，谵语烦乱，更饮甘草干姜汤，夜半阳气还，两足当热，胫尚微拘急，与芍药甘草汤，尔乃胫伸，与承气汤微溏，止其谵语，故知其病可愈。

太阳病，项背强几几，无汗恶风者，葛根汤主之。

太阳与阳明合病，必自利，葛根汤主之。不下利但呕者，葛根加半夏汤主之。

太阳病，桂枝证，医反下之，遂利不止，其脉促，表未解，喘而汗出，葛根黄连黄芩汤主之。

太阳病，头痛发热，身体疼，腰痛，骨节疼痛，恶风，无汗而喘，麻黄汤主之。

太阳与阳明合病，喘而胸满者，不可下，宜麻黄汤主之。

病十日已去，其脉浮细，嗜卧，此为外解，设胸满胁痛，与小柴胡汤，脉浮者，与麻黄汤。

太阳中风，脉浮紧，发热恶寒，身体疼痛，不汗出，而烦躁头痛，大青龙汤主之。若脉微弱，汗出恶风不可服，服则厥，筋惕肉瞤，此为逆也。

伤寒脉浮缓，其身不疼，但重乍有轻时，无少阴证者，可与大青龙汤发之。

伤寒表不解，心下有水气，咳而发热，或渴，或利，或噎，或小便不利，小腹满，或微喘，小青龙汤主之。

伤寒心下有水气，咳而微喘，发热不渴，服汤已，而渴者，此为寒去欲解，小青龙汤主之。

太阳病，外证未解，其脉浮弱，当以汗解，宜桂枝汤主之。

太阳病，下之微喘者，表未解故也，桂枝加厚朴杏仁汤主之。

太阳病，外证未解者，不可下，下之为逆，解外者，宜桂枝汤主之。

太阳病，先发汗不解，而下之，其脉浮不愈，浮为在外，而反下之，故令不愈。今脉浮，故知在外，当解其外则愈，宜桂枝汤。

太阳病，脉浮紧，无汗而发热，其身疼痛，八九日不解，其表候仍在，此当发其汗，服药已微除。其人发烦目瞑，剧者必衄，衄乃解，所以然者，阳气重故也，麻黄汤主之。

太阳病，脉浮紧，发热，其身无汗，自衄者愈。

二阳并病，太阳初得病时，发其汗，汗先出不彻。因转属阳明，续自微汗出，不恶寒，若太阳病证不罢，不可下，下之为逆，如此者可小发其汗。设面色缘缘正赤者，阳气怫郁不得越，当解之、熏之，当汗而不汗，其人躁烦，不知痛处，乍在腹中，乍在四肢，按之不可得，其人短气，但坐以汗出不彻故也，更发其汗即愈。何以知汗出不彻，以脉涩故知之。

脉浮数，法当汗出而愈，若下之，身体重心悸者，不可发汗，当自汗出而解。所以然者，尺中脉微，此里虚，须表里实，津液自和，即自汗出愈。

脉浮而紧，法当身疼头痛，宜以汗解之，假令尺中脉迟者，不可发其汗，何以故？此为营气不足，血气微少故也。

脉浮者，病在表，可发汗，宜麻黄汤。一云"桂枝汤"。

脉浮而数者，可发汗，宜麻黄汤。

病常自汗出者，此为营气和，卫气不和故也。营行脉中，为阴主内，卫行脉外，为阳主外，复发其汗，卫和则愈，宜桂枝汤。

病人脏无他病，时发热，自汗出而不愈，此卫气不和也，先时发汗即愈，宜桂枝汤。

伤寒，脉浮紧，不发汗，因致衄者，宜麻黄汤。

伤寒，不大便，六七日，头痛有热，未[1]可与承气汤，其小便反清，此为不在里而在表也，当发其汗。头痛者必衄，宜桂枝汤。

伤寒，发汗已解，半日许，复烦，其脉浮数，可与复发汗，宜桂枝汤。

凡病若发汗、若吐、若下、若亡血无津液，而阴阳自和者，必自愈。

大下后，发汗，其人小便不利，此亡津液，勿治之，其小便利，必自愈。

下之后，发其汗，必振寒，脉微细，所以然者，内外俱虚故也。

下之后，复发其汗，昼日烦躁不得眠，夜而安静，不呕不渴，而无表证，脉沉微，身无大热者，干姜附子汤主之。

发汗后，身体疼痛，其脉沉迟，桂枝加芍药生姜人参汤主之。

发汗后，不可更行桂枝汤，汗出而喘，无大热者，可与麻黄杏子甘草石膏汤。

发汗过多，其人叉手自冒心，心下悸，欲得按者，桂枝甘草汤主之。

发汗后，其人脐下悸者，欲作贲豚，茯苓桂枝甘草大枣汤主之。

发汗后，腹胀满，厚朴生姜甘草半夏人参汤主之。

伤寒，若吐、若下、若发汗后，心下逆满，气上冲胸，起即头眩，其脉沉紧，发汗即动经，身为振振摇，茯苓桂枝白术甘草汤主之。

发其汗不解，而反恶寒者，虚故也，芍药甘草附子汤主之。不恶寒，但热者实也，当和胃气，宜小承气汤[2]。

发汗，若下，病仍不解，烦躁，茯苓四逆汤主之。

太阳病，发汗后，大汗出，胃中干，烦躁不得眠，其人欲引水，当稍饮之，令胃中和则愈，若脉浮，小便不利，微热消渴者，与五苓散主之。

发汗后，脉浮而数，烦渴者，五苓散主之。

伤寒，汗出而渴者，五苓散主之。不渴者，茯苓甘草汤主之。

中风发热，六七日不解而烦，有表里证，渴欲饮水，水入即吐，此为水逆，五苓散主之。

未持脉时，病人叉手自冒心，师因教试令咳，而不即咳者，此必两耳聋无闻也，所以然者，以重发其开，虚故也。

发汗后，饮水多者必喘，以水灌之亦喘。

发汗后，水药不得入口为逆。

发汗吐下后，虚烦不得眠，剧者反覆颠倒，心中懊侬，栀子豉汤主之。若少气，栀子甘草豉汤主之。若呕，栀子生姜豉汤主之。

发汗，若下之，烦热胸中窒者，栀子豉汤主之。

伤寒，五六日，大下之后，身热不去，心中结痛，此为未解，栀子豉汤主之。

伤寒下后，烦而腹满，卧起不安，栀子厚朴汤主之。

1　未：《宋本〈伤寒论〉》《注解伤寒论》均无此字。
2　宜小承气汤：《宋本〈伤寒论〉》《注解伤寒论》均为"与调胃承气汤"。

伤寒，医以丸药大下之，身热不去，微烦，栀子干姜汤主之。

凡用栀子汤证，其人微溏者，不可与服之。

太阳病，发其汗而不解，其人仍发热，心下悸，头眩身瞤而动，振振欲擗地者，真武汤主之。

咽喉干燥者，不可发其汗。

淋家，不可发汗，发其汗必便血。

疮家，虽身疼痛，不可攻其表，汗出则痉。

衄家，不可攻其表，汗出必额上促急而紧，直视不能眴，不得眠。

亡血家，不可攻其表，汗出则寒栗而振。

汗家，重发其汗，必恍惚心乱，小便已，阴疼，与禹余粮丸。

病人有寒，复发其汗，胃中冷，必吐蛔。

本发汗，而复下之，为逆，先发汗者，治不为逆，本先下之，而反汗之，为逆，先下之者，治不为逆。

伤寒，医下之，续得下利清谷不止，身体疼痛，急当救里，后身疼痛，清便自调，急当救表，救里宜四逆汤，救表宜桂枝汤。

病发热头痛，脉反沉，若不瘥，身体更疼痛，当救其里，宜四逆汤。

太阳病，先下之而不愈，因复发其汗，表里俱虚，其人因致冒，冒家当汗出自愈，所以然者，汗出表和故也。里未和，然后复下之。

太阳病未解，脉阴阳俱停，必先振汗而解，但阳微者先汗之而解，阴微者先下之而解，汗之宜桂枝汤，下之宜承气汤。

血弱气尽，腠理开，邪气因入，与正气相搏，结于胁下，正邪分争，往来寒热，休作有时，嘿嘿不欲食饮，脏腑相连，其痛必下，邪高痛下，故使呕也，小柴胡汤主之。

服柴胡汤已，渴者，此为属阳明，以法治之。

得病六七日，脉迟浮弱，恶风寒，手足温，医二三下之，不能食，其人胁下满痛，面目及身黄，颈项强，小便难，与柴胡汤后，必下重，本渴饮水而咽，柴胡汤不复中与也，食谷者哕。

中风，五六日，伤寒，往来寒热，胸胁苦满，嘿嘿不欲饮食，心烦喜呕，或胸中烦而不呕，或渴，或腹中痛，或胁下痞坚，或心中悸，小便不利，或不渴，外有微热，或咳，小柴胡汤主之。

伤寒，四五日，身热恶风，颈项强，胁下满，手足温而渴，小柴胡汤主之。

伤寒，阳脉涩，阴脉弦，法当腹中急痛，先与小建中汤。不瘥，即与小柴胡汤主之。

伤寒中风，有小柴胡证，但见一证便是，不必悉具。

凡柴胡汤证，而下之，柴胡证不罢者，复与柴胡汤，必蒸蒸而振，却发热汗出而解。

伤寒，二三日，心中悸而烦，小建中汤主之。

太阳病，过经十余日，及二三下之，后四五日柴胡证仍在，先与小柴胡汤，呕止小安，其人郁郁微烦者，为未解，与大柴胡汤下之，愈。

伤寒，十三日不解，胸胁满而呕，日晡发潮热而微利，此本柴胡证，下之不得利，今反利者，知医以丸药下之，非其治也。潮热者实也，先再服小柴胡汤解其外，后以柴胡加芒硝汤主之。

伤寒十三日，过经而谵语，内有热也，当以汤下之，小便利者，大便当坚，而反下利，其脉调和者，知医以丸药下之，非其治也。自利者，其脉当微厥，今反和者，此为内实也，调胃承气汤主之。

太阳病不解，热结膀胱，其人如狂，血自下，下者即愈，其外不解，尚未可攻，当先解其外，外解小腹急结者，乃可攻之，宜桃核承气汤。

伤寒八九日，下之，胸满烦惊，小便不利，谵语，一身尽重，不可转侧，柴胡加龙骨牡蛎汤主之。

伤寒，腹满而谵语，寸口脉浮而紧者，此为肝乘脾，名曰纵，当刺期门。

伤寒发热，啬啬恶寒，其人大渴，欲饮酢浆者其腹必满而自汗出，小便利，其病欲解，此为肝乘肺，名曰横，当刺期门。

太阳病二日，而反烧瓦熨其背，而大汗出，火热入胃，胃中水竭，躁烦，必当谵语，十余日，振而反汗出者，此为欲解也。其汗从腰以下不得汗，欲小便不得，反呕，欲失溲，足下恶风，大便坚者，小便当数，而反不数，及不多，大便已，头卓然而痛，其人足心必热，谷气下流故也。

太阳中风，以火劫发其汗，邪风被火热，血气流溢，失其常度，两阳相熏灼，其身发黄，阳盛即欲衄，阴虚小便难，阴阳俱虚竭，身体则枯燥，但头汗出，剂颈而还，腹满微喘，口干咽烂，或不大便，久则谵语，甚者至哕，手足躁扰，寻衣摸床，小便利者，其人可治。

伤寒脉浮，医以火迫劫之，亡阳，惊狂卧起不安，桂枝去芍药加蜀漆牡蛎龙骨救逆汤主之。

伤寒，其脉不弦紧而弱者，必渴，被火必谵语，弱者发热，脉浮，解之，当汗出愈。

太阳病，以火熏之，不得汗者，其人必燥，到经不解，必清血，名火邪。

脉浮热盛，而灸之，此为实，实以虚治，因火而动，咽燥必吐血。

微数之脉，慎不可灸，因火为邪，则为烦逆，追虚逐实，血散脉中，火气虽微，内攻有力，焦骨伤筋，血难复也。

脉浮，当以汗解，而反灸之，邪无从出，因火而盛，病从腰以下必重而痹，此为火逆。

欲自解者，必当先烦，乃有汗，随汗而解，何以知之？脉浮故知汗出而解。

烧针令其汗，针处被寒，核起而赤者，必发贲豚。气从少腹上冲心者，灸其核上各一壮，与桂枝加桂汤。

火逆，下之，因烧针烦躁者，桂枝甘草龙骨牡蛎汤主之。

太阳伤寒，加温针必惊。

太阳病，当恶寒而发热，今自汗出，反不恶寒而发热，关上脉细而数，此医吐之故也。一日、二日吐之者，腹中饥，口不能食。三日、四日吐之者，不喜糜粥，欲食冷食，朝食夕吐，以医吐之所致也，此为小逆。

太阳病，吐之，但太阳病当恶寒，今反不恶寒，不欲近衣，此为吐之内烦也。

病人脉数，数为热，当消谷引食，而反吐者，以医发其汗，阳气微，膈气虚，脉则为数，数为客热，不能消谷，胃中虚冷故吐也。

太阳病，过经十余日，心下嗢嗢欲吐，而又胸中痛，大便反溏，其腹微满，郁郁微烦，先时自极吐下者，与调胃承气汤，不尔者，不可与，反欲呕，胸中痛，微溏，此非汤证，以呕故知极吐下也。

太阳病，七八日，表证仍在，其脉微沉，反不结胸，其人发狂，此热在下焦，少腹当坚而满，小便自利者，下血乃愈。所以然者，太阳随经瘀热在里故也。

太阳病，身黄，其脉沉结，少腹坚，小便不利，为无血也，小便自利，其人如狂者，血证谛也。

伤寒有热，而少腹满，应小便不利，今反利者，为有血也，当下之，不可余药，宜抵当丸。

太阳病，小便利者，为多饮水，心下必悸，小便少者，必苦里急也。

卷三

辨太阳病形证治下第四

问曰：病有结胸，有脏结，其状何如？答曰：按之痛，其脉寸口浮，关上自沉，为结胸。

问曰：何为脏结？答曰：如结胸状，饮食如故，时小便不利，阳脉浮，关上细，沉而紧，为脏结。舌上白苔滑者，为难治。

脏结者无阳证，不往来寒热。一云"寒而不热，其人反静，舌上苔滑者，不可攻也"。

夫病发于阳，而反下之，热入因作结胸，发于阴而反下之，因作痞。结胸者，下之早，故令结胸。

结胸者，其项亦强，如柔痉状，下之即和，宜大陷胸丸。

结胸证，其脉浮大，不可下，下之即死。

结胸证悉具，而躁者死。

太阳病，脉浮而动数，浮则为风，数则为热，动则为痛，数则为虚，头痛发热，微盗汗出，而反恶寒者，其表未解也。医反下之，动数变迟，头痛则眩，胃中空虚，客气动膈，短气烦躁，心中懊侬，阳气内陷，心下因坚，则为结胸，大陷胸汤主之。若不结胸，但头汗出，其余无汗，剂颈而还，小便不利，身必发黄。

伤寒六七日，结胸热实，其脉浮紧，心下痛，按之如石坚，大陷胸汤主之。

伤寒十余日，热结在里，复往来寒热，当与大柴胡汤。但结胸无大热，此为水结在胸胁。头微汗出，大陷胸汤主之。

太阳病，重发其汗，而复下之，不大便，五六日，舌上燥而渴，日晡小有潮热，从心下至少腹坚满而痛，不可近，大陷胸汤主之。

小结胸者，正在心下，按之即痛，其脉浮滑，小陷胸汤主之。

太阳病，二三日不能卧，但欲起者，心下必结，其脉微弱者，此本寒也。而反下之，利止者必结胸。未止者，四日复重下之，此挟热利也。

太阳病，下之，其脉促，不结胸者，此为欲解。其脉浮者，必结胸。其脉紧者，必咽痛。其脉弦者，必两胁拘急。其脉细而数者，头痛未止。其脉沉而紧者，必欲呕。其脉沉而滑者，挟热利。其脉浮而滑者，必下血。

病在阳，当以汗解，而反以水潠之，若灌之，其热被劫不得去，益烦，皮上粟起，意欲饮水，反不渴，服文蛤散。若不瘥，与五苓散。若寒实结胸，无热证者，与三物小白散。

太阳与少阳并病，头项强痛，或眩，时如结胸，心下痞而坚，当刺大椎第一间、肺俞、肝俞，慎不可发汗，发汗即谵语。谵语则脉弦，谵语五六日不止，当刺期门。

妇人中风，发热恶寒，经水适来，得之七八日，热除而脉迟，身凉，胸胁下满，如结胸状，其人谵语，此为热入血室，当刺期门，随其虚实而取之。

妇人中风，七八日，续得寒热，发作有时，经水适断者，此为热入血室，其血必结，故使如疟状，发作有时，小柴胡汤主之。

妇人伤寒，发热，经水适来，昼日明了，暮则谵语，如见鬼状者，此为热入血室。无犯胃气，及上二焦，必当自愈。

伤寒六七日，发热微恶寒，肢节烦疼，微呕，心下支结，外证未去者，柴胡桂枝汤主之。

伤寒五六日，已发汗，而复下之，胸胁满，微结，小便不利，渴而不呕，但头汗出，往来寒热，心烦，此为未解也，柴胡桂枝干姜汤主之。

伤寒五六日，头汗出，微恶寒，手足冷，心下满，口不欲食，大便坚，其脉细，此为阳微结，必有表，复有里。沉亦为病在里，汗出为阳微，假令纯阴结，不得有外证，悉入在于里，此为半在外半在里。脉虽沉紧，不得为少阴，所以然者，阴不得有汗，今头汗出，故知非少阴也，可与小柴胡汤。设不了了者，得屎而解。

伤寒五六日，呕而发热，柴胡汤证具，而以他药下之，柴胡证仍在者，复与柴胡汤，此虽以下之，不为逆，必蒸蒸而振，却发热汗出而解，若心下满而坚痛者，此为结胸。大陷胸汤主之。若但满而不痛者，此为痞，柴胡不复中与也，半夏泻心汤主之。

太阳少阳并病，而反下之，结胸心下坚，利复不止，水浆不肯下，其人必心烦。

脉浮而紧，而反下之，紧反入里，则作痞，按之自濡，但气痞耳。

太阳中风，下利呕逆，表解乃可攻之，其人漐漐汗出，发作有时，头痛，心下痞坚，满引胁下痛，呕即短气，此为表解里未和，十枣汤主之。

太阳病，医发其汗，遂发热恶寒，复下之，则心下痞，表里俱虚，阴阳气并竭，无阳则阴独，复加烧针，因胸烦，面色青黄，肤𥆧，如此者为难治。今色微黄，手足温者，易愈。

心下痞，按之濡，其脉关上自浮，大黄黄连泻心汤主之。

若心下痞，而复恶寒汗出者，附子泻心汤主之。

本以下之，故心下痞，与泻心汤，痞不解，其人渴而口燥烦，小便不利者，五苓散主之。
一方云：忍之一日，乃愈。

伤寒汗出解之后，胃中不和，心下痞坚，干噫食臭，胁下有水气，腹中雷鸣而利，生姜泻心汤主之。

伤寒中风，医反下之，其人下利，日数十行，谷不化，腹中雷鸣，心下痞坚而满，干呕而烦，不得安，医见心下痞，谓病不尽，复下之，其痞益甚，此非结热，但胃中虚，客气上逆，故使之坚，甘草泻心汤主之。

伤寒，服汤药下利不止，心下痞坚。服泻心汤已，复以他药下之，利不止，医以理中与之，利益甚。理中者理中焦，此利在下焦，赤石脂禹余粮汤主之。若不止者，当利其小便。

伤寒吐下后，发汗虚烦，脉甚微，八九日，心下痞坚，胁下痛，气上冲咽喉，眩冒，经脉动惕者，久而成痿。

伤寒汗出，若吐、若下解后，心下痞坚，噫气不除者，旋覆代赭石汤主之。

太阳病，外证未除，而数下之，遂挟热而利不止，心下痞坚，表里不解者，桂枝人参汤主之。

大下以后，不可更行桂枝汤，若汗出而喘，无大热者，可与麻黄杏仁甘草石膏汤。

伤寒大下后，复发其汗，心下痞，恶寒者，表未解也，不可攻痞，当先解表，解乃可攻其痞。解表宜桂枝汤，攻痞宜大黄黄连泻心汤。

伤寒，发热，汗出不解，心下痞坚，呕吐下利者，大柴胡汤主之。

病如桂枝证，头不痛，项不强，寸脉微浮，胸中痞坚，气上冲咽喉不得息者，此为胸有寒也，当吐之，宜瓜蒂散。

病者若胁下素有痞，连在脐傍，痛引少腹，入阴侠阴筋者，此为脏结，死。

伤寒，若吐、若卞后，七八日不解，热结在里，表里俱热，时时恶风，大渴，舌上干燥而烦，欲饮水数升者，白虎加人参汤主之。

伤寒脉浮，发热无汗，其表不解者，不可与白虎汤，渴欲饮水，无表证者，白虎汤主之。

凡用白虎汤，立夏后至立秋前得用之，立秋后不可服也。

春三月病常苦里冷，白虎汤亦不可与，与之则呕利而腹痛。

诸亡血虚家，亦不可与白虎汤，得之腹痛而利者，急当温之。

太阳与少阳并病，心下痞坚，头项强而眩，当刺大椎第一间、肺俞、肝俞，慎勿下之。

伤寒无大热，口燥渴而烦，其背微恶寒者，白虎加人参汤主之。

太阳与少阳合病，自下利者，与黄芩汤，若呕者，黄芩加半夏生姜汤主之。

伤寒，胸中有热，胃中有邪气，腹中痛，欲呕吐，黄连汤主之。

伤寒八九日，风湿相搏，身体疼烦，不能自转侧，不呕不渴，脉浮虚而涩者，桂枝附子汤主之。若其人大便坚，小便自利，术附子汤主之。

风湿相搏，骨节疼烦，掣痛不得屈伸，近之则痛剧，汗出短气，小便不利，恶风不欲去衣，或身微肿，甘草附子汤主之。

伤寒脉浮滑，而表热里寒者，白通汤主之。旧云“白通汤”，一云“白虎”者，恐非。

［旧云“以下，出叔和”］

伤寒脉结代，心中惊悸，炙甘草汤主之。

辨阳明病形证治第五

阳明之为病，胃家实是也。

问曰：病有太阳阳明，有正阳阳明，有微阳阳明，何谓也？

答曰：太阳阳明者脾约[一作"脾结"]是也。正阳阳明者，胃家实是也。微阳阳明者，发其汗，若利其小便，胃中燥，大便难是也。

问曰：何缘得阳明病？答曰：太阳病发其汗，若下之亡其津液，胃中干燥，因转属阳明，不更衣，内实大便难者，为阳明病也。

问曰：阳明病外证云何？答曰：身热汗出，而不恶寒，但反恶热也。

问曰：病有得之一日，不恶热而恶寒者云何？答曰：然虽一日恶寒自罢，即汗出恶热也。

问曰：恶寒何故自罢？答曰：阳明居中土也。万物所归，无所复传，始虽恶寒，二日自止，此为阳明病也。

本太阳初得病时，发其汗，汗先出不彻，因转属阳明也。

病发热无汗，呕不能食，而反汗出濈濈然，是为转属阳明。

伤寒脉浮而缓，手足自温，是为系在太阴，太阴身当发黄，若小便自利者，不能发黄，至七八日便坚，为属阳明。

伤寒转系阳明者，其人濈濈然微汗出也。

阳明中风，口苦咽干，腹满微喘，发热恶寒，脉浮紧，若下之，则腹满小便难也。

阳明病，能食为中风，不能食为中寒。

阳明病，中寒不能食，而小便不利，手足濈然汗出，此欲作坚瘕，必大便初坚后溏，所以然者，胃中冷，水谷不别故也。

阳明病，初欲食，食之小便反不数，大便自调，其人骨节疼，翕翕如有热状，奄然发狂，濈然汗出而解，此为水不胜谷气，与汗共并，脉紧即愈。

阳明病欲解时，从申尽戌。

阳明病，不能食，攻其热必哕，所以然者，胃中虚冷故也，其人本虚，故攻其热必哕。

阳明病脉迟，食难用饱，饱即发烦，头眩，必小便难，此欲作谷疸，虽下之，腹满如故，所以然者，脉迟故也。

阳明病久久而坚者，阳明当多汗，而反无汗，其身如虫行皮中之状，此以久虚故也。

冬[1]阳明病，反无汗而但小便，二三日呕而咳，手足若厥者，其人头必痛，若不呕不咳，手足不厥者，其头不痛。

冬[2]阳明病，但头眩，不恶寒，故能食而咳，其人咽必痛，若不咳者，其咽不痛。

阳明病，脉浮而紧，其热必潮，发作有时，但浮者，必盗汗出。

1　冬：原为"各"，根据《唐本〈伤寒论〉》
　《宋本〈伤寒论〉》改。

2　同上。

阳明病，无汗，小便不利，心中懊恼者，必发黄。

阳明病，被火，额上微汗出，小便不利者，必发黄。

阳明病，口燥，但欲漱水，不欲咽者，必衄。

阳明病，本自汗出，医复重发汗，病已瘥，其人微烦，不了了者，此大便坚也，以亡精液胃中燥，故令其坚，当问其小便日几行？若本日三四行，今日再行者，知必大便不久出，今为小便数少，津液当还入胃中，故知必当大便也。

夫病阳多者热，下之则坚，汗出多，极。发其汗亦坚。

伤寒呕多，虽有阳明证，不可攻之。

阳明病，心下坚满，不可攻之，攻之遂利不止者死，止者愈。

阳明病，面合赤色，不可攻之，攻之必发热色黄，小便不利也。

阳明病，不吐下而烦者，可与调胃承气汤。

阳明病，其脉迟，虽汗出不恶寒者，其身必重，短气腹满而喘，有潮热，如此者其外为欲解，可攻其里也，手足濈然汗出，此为已坚，大承气汤主之。若汗出多，微发热恶寒者，外为未解，其热不潮，未可与承气汤。若腹大满不通者，可与小承气汤，微和其胃气，勿令至大下。

阳明病，潮热，大便微坚者，可与大承气汤，不坚者勿与之，若不大便六七日，恐有燥屎。欲知之法，可与小承气汤，汤入腹中，转矢气者，为有燥屎，乃可攻之；若不转矢气者，此但头坚后溏，不可攻之，攻之必胀满不能食也。欲饮水者，与水即哕，其后发潮热，必复坚而少也，以小承气汤和之。若不转矢气者，慎不可攻也。

夫实则谵语，虚则郑声，郑声者，重语是也。

直视谵语，喘满者死，若下利者亦死。

发汗多，重发其汗，若已下，复发其汗，亡其阳，谵语脉短者死，脉自和者不死。

伤寒，吐下后，不解，不大便五六日，上至十余日，日晡时发潮热，不恶寒，独语如见鬼状，若剧者，发则不识人，循衣撮空，怵惕不安，微喘直视，脉弦者生，涩者死，微者但发热。谵语者，大承气汤主之。若一服利，止后服。

阳明病，其人多汗，以津液外出，胃中燥，大便必坚，坚则谵语，小承气汤主之，一服谵语止，莫复服。

阳明病，谵语，发潮热，其脉滑而疾者，小承气汤主之。因与承气汤一升，腹中转矢气者，复与一升。若不转矢气，勿更与之，明日不大便，脉反微涩者，里虚也，为难治，不可更与承气汤也。

阳明病，谵语，有潮热，而反不能食者，必有燥屎五六枚也。若能食者但坚耳，大承气汤主之。

阳明病，下血谵语者，此为热入血室，但头汗出者，当刺期门，随其实而泻之，濈然汗出则愈。

汗出谵语者，以有燥屎在胃中，此为风也，须下之，过经乃可下之，下之若早，语言必乱，以表虚里实故也。下之则愈，宜大承气汤。

伤寒四五日，脉沉而喘满，沉为在里，而反发其汗，津液越出，大便为难，表虚里实，久则谵语。

三阳合病，腹满身重，难以转侧，口不仁而面垢，谵语遗溺，发汗则谵语甚，下之则额上生汗，手足厥冷，若自汗出者，白虎汤主之。

二阳并病，太阳证罢，但发潮热，手足漐漐汗出，大便难而谵语者，下之即愈，宜大承气汤。

阳明病，其脉浮紧，咽干口苦，腹满而喘，发热，汗出，不恶寒，反恶热，身重，发其汗即躁，心愦愦反谵语，加温针必怵惕烦躁，不得眠，下之，即胃中空虚，客气动膈，心中懊侬，舌上苔者，栀子豉汤主之。

若渴欲饮水，口干舌燥者，白虎汤主之。若脉浮，发热，渴欲饮水，小便不利者，猪苓汤主之。

阳明病，汗出多而渴者，不可与猪苓汤，以汗多胃中燥，猪苓汤复利其小便故也。

脉浮而迟，表热里寒，下利清谷者，四逆汤主之。

若胃中虚冷，其人不能食，饮水即哕。

脉浮，发热，口干鼻燥，能食者即衄。

阳明病，下之，其外有热，手足温，不结胸，心中懊侬，饥不能食，但头汗出，栀子豉汤主之。

阳明病，发潮热，大便溏，小便自可，而胸胁满不去者，小柴胡汤主之。

阳明病，胁下坚满，不大便而呕，舌上白苔者，可与小柴胡汤。上焦得通，津液得下，胃气因和，身濈然汗出而解。

阳明中风，脉弦浮大，而短气，腹都满，胁下及心痛，久按之气不通，鼻干，不得汗，其人嗜卧，一身及面目悉黄，小便难，有潮热，时时哕，耳前后肿，刺之小瘥，其外不解，病过十日，脉续浮者，与小柴胡汤。但浮无余证者，与麻黄汤。不溺腹满，加喘者，不治。

阳明病，自汗出，若发其汗，小便自利，此为津液内竭，虽坚不可攻之，当须自欲大便，宜蜜煎导而通之，若土瓜根、猪胆汁皆可为导。

阳明病，其脉迟，汗出多而微恶寒者，表为未解，可发其汗，宜桂枝汤。

阳明病，脉浮，无汗，其人必喘，发其汗即愈，宜麻黄汤主之。

阳明病，发热而汗出，此为热越，不能发黄也，但头汗出，身无汗，齐颈而还，小便不利，渴引水浆，此为瘀热在里，身必发黄，茵陈汤主之。

阳明证，其人喜忘者，必有蓄血。所以然者，本有久瘀血，故令喜忘，屎虽坚，大便反易，其色必黑，抵当汤主之。

阳明病，下之心中懊侬而烦，胃中有燥屎者，可攻。其人腹微满，头坚后溏者，不可攻之。若有燥屎者，宜大承气汤。

病者五六日不大便，绕脐痛，躁烦，发作有时，此为有燥屎，故使不大便也。

病人烦热，汗出即解，复如疟状，日晡所发热者，属阳明也。脉实者，当下之，脉浮虚者，当发汗，下之宜大承气汤，发汗宜桂枝汤。

大下后，六七日不大便，烦不解，腹满痛者，此有燥屎，所以然者，本有宿食故也，大承气汤主之。

病人小便不利，大便乍难乍易，时有微热，喘冒不能卧者，有燥屎故也，大承气汤主之。

食谷欲呕者，属阳明，吴茱萸汤主之。得汤反剧者，属上焦。

太阳病，寸缓，关小浮，尺弱，其人发热，汗出复恶寒，不呕，但心下痞者，此以医下之也，若不下，其人复不恶寒而渴者，为转属阳明，小便数者，大便即坚，不更衣十日无所苦也。渴欲饮水者，少少与之，但以法救之，渴者，宜五苓散。

脉阳微，而汗出少者，为自和，汗出多者为太过。阳脉实，因发其汗，出多者亦为太过。太过者，阳绝于内，亡津液，大便因坚。

脉浮而芤，浮则为阳，芤则为阴，浮芤相搏，胃气生热，其阳则绝。

跌阳脉浮而涩，浮则胃气强，涩则小便数，浮涩相搏，大便则坚，其脾为约，麻子仁丸主之。

太阳病，三日，发其汗，不解，蒸蒸然发热者，属胃也，调胃承气汤主之。

伤寒吐后，腹胀满者，与调胃承气汤。

太阳病，吐下发汗后，微烦，小便数，大便坚，可与小承气汤和之，愈。

得病二三日，脉弱，无太阳柴胡证，烦躁，心下坚，至四五日虽能食，以小承气汤，少少与，微和之，令小安，至六日，与承气汤一升。若不大便六七日，小便少者，虽不能食，但头坚后溏，未定成坚，攻之必溏，须小便利，屎定坚，乃可攻之，宜大承气汤。

伤寒六七日，目中不了了，睛不和，无表里证，大便难，身微热者，此为实，急下之，宜大承气汤。

阳明病，发热汗多者，急下之，宜大承气汤。

发汗不解，腹满痛者，急下之，宜大承气汤。

腹满不减，减不足言，当下之，宜大承气汤。

伤寒腹满，按之不痛者为虚，痛者为实，当下之。舌黄未下者，下之黄自去，宜大承气汤。

阳明与少阳合病，必下利，其脉不负者为顺，负者为失，互相克贼，名为负。若滑而数者，有宿食也，当下之，宜大承气汤。

病人无表里证，发热七八日，脉虽浮数者，可下之，假令下已，脉数不解，合热则消谷善饥，至六七日，不大便者，有瘀血，宜抵当汤。若脉数不解，而下不止，必挟热便脓血。

伤寒七八日，身黄如橘子色，小便不利，少腹微满，茵陈蒿汤主之。

伤寒，身黄，发热，栀子柏皮汤主之。

伤寒，瘀热在里，身必发黄，宜麻黄连轺赤小豆汤主之。

伤寒，发其汗已，身目为黄，所以然者，以寒湿相搏在里，不解故也，以为非瘀热而不可下，当于寒湿中求之。

辨少阳病形证治第六

少阳之为病，口苦、咽干、目眩也。

少阳中风，两耳无闻，目赤，胸中满而烦，不可吐下，吐下即悸而惊。

伤寒，脉弦细，头痛发热者，属少阳，少阳不可发汗，发汗则谵语，此属胃，胃和即愈，胃不和则烦而悸。

太阳病不解，转入少阳者，胁下坚满，干呕，不能食饮，往来寒热，尚未吐下，其脉沉紧，与小柴胡汤。若已吐下、发汗、温针，谵语，柴胡证罢，此为坏病，知犯何逆，以法治之。

三阳合病，脉浮大，上关上，但欲寐，目合则汗。

伤寒六七日，无大热，其人躁烦，此为阳去入阴也。

伤寒三日，三阳为尽，三阴当受邪，其人反能食而不呕，此为三阴不受邪也。

少阳病欲解时，从寅尽辰。

卷四

辨太阴病形证治第七

太阴之为病，腹满而吐，食不下，自利益甚，时腹自痛，若下之，必胸下痞坚。

太阴病，脉浮者，可发其汗，宜桂枝汤。

太阴中风，四肢烦疼，阳微阴涩而长者，为欲愈。

太阴病欲解时，从亥尽丑。

自利不渴者属太阴，以其脏有寒故也，当温之，宜四逆辈。

伤寒脉浮而缓，手足自温者，系在太阴，太阴当发身黄，若小便自利者，不能发黄，至七八日，虽暴烦，下利日十余行，必自止，所以然者，此脾家实，腐秽当去也。

太阳病，医反下之，因尔腹满时痛者，属太阴也，桂枝加芍药汤主之。大实痛者，桂枝加大黄汤主之。

太阴为病，脉弱，其人续自便利，设当行大黄、芍药者，宜减之，其人胃气弱易动故也。

［下利，先煎芍药三沸］

辨少阴病形证治第八

少阴之为病，脉微细，但欲寐。

少阴病，欲吐不吐，心烦，但欲寐，五六日自利而渴者，属少阴也，虚故引水自救，若其人小便色白者，为少阴病形悉具，所以然者，以下焦虚有寒，不能制溲，故白也。

病人脉阴阳俱紧，而反汗出，为亡阳，此属少阴，法当咽痛，而复吐利。

少阴病，咳而下利，谵语者，被火气劫故也，小便必难，为强责少阴汗也。

少阴病，脉细沉数，病为在里，不可发其汗。

少阴病，脉微，不可发汗，亡阳故也。阳已虚，尺中弱涩者，复不可下之。

其脉暴微，手足反温，脉紧去，此为欲解，虽烦下利，必自愈。

少阴病下利，若利自止，恶寒而蜷，手足温者，可治。

少阴病，恶寒而蜷，时自烦，欲去衣被者，可治。

少阴中风，脉阳微阴浮，为欲愈。

少阴病，欲解时，从子尽寅。

少阴病，八九日，一身手足尽热者，以热在膀胱，必便血也。

少阴病，吐利，手足不逆冷，反发热者，不死，脉不至者，灸少阴七壮。

少阴病，但厥，无汗，而强发之，必动其血，未知从何道出，或从口鼻，或从目出，是名下厥上竭，为难治。

少阴病，恶寒，身蜷而利，手足逆冷者，不治。

少阴病，下利止，而头眩，时时自冒者死。

少阴病，吐利，烦躁，四逆者死。

少阴病，四逆，恶寒而身蜷，脉不至，不烦而躁者死。

少阴病，六七日，息高者死。

少阴病，脉微细沉，但欲卧，汗出不烦，自欲吐，五六日自利，复烦躁不得卧寐者死。

少阴病，始得之反发热，脉沉者，麻黄附子细辛汤主之。

少阴病，得之二三日，麻黄附子甘草汤微发汗，以二三日无里证，故微发汗。

少阴病，得之二三日以上，心中烦，不得卧，黄连阿胶汤主之。

少阴病，得之一二日，口中和，其背恶寒者，当灸之，附子汤主之。

少阴病，身体痛，手足寒，骨节痛，脉沉［一作"微"］者，附子汤主之。

少阴病，下利便脓血，桃花汤主之。

少阴病，二三日至四五日腹痛，小便不利，下利不止而便脓血，桃花汤主之。

少阴病，下利便脓血者，可刺。

少阴病，吐利，而手足逆冷，烦躁欲死者，吴茱萸汤主之。

少阴病，下利，咽痛，胸满心烦，猪肤汤主之。

少阴病，二三日，咽痛者，可与甘草汤。不瘥者，与桔梗汤。少阴病，咽中伤，生疮，不能语言，声不出者，苦酒汤主之。

少阴病，咽中痛，半夏散及汤主之。

少阴病，下利，白通汤主之。

少阴病，下利，脉微，服白通汤利不止，厥逆无脉，干呕烦者，白通加猪胆汁汤主之，服汤脉暴出者死，微续者生。

少阴病，二三日不已，至四五日腹痛，小便不利，四肢沉重，疼痛而利，此为有水气，其人或咳，或小便自利，或下利，或呕者，真武汤主之。

少阴病，下利清谷，里寒外热，手足厥逆，脉微欲绝，身反不恶寒，面赤色，或腹痛，或干呕，或咽痛，或利止而脉不出，通脉四逆汤主之。

少阴病，四逆，其人或咳，或悸，或小便不利，或腹中痛，或泄利下重者，四逆散主之。

少阴病，下利，六七日，咳而呕渴，心烦不得眠者，猪苓汤主之。

少阴病，得之二三日，口燥咽干者，急下之，宜大承气汤。

少阴病，下利清水，色纯青，心下必痛，口干燥者，急下之，宜大承气汤。

少阴病，六七日，腹胀不大便者，急下之，宜大承气汤。

少阴病，脉沉者，急温之，宜四逆汤。

少阴病，饮食入口即吐，心下嗢嗢欲吐，复不能吐，始得之手足寒，脉弦迟者，此胸中实，不可下也，当吐之。若膈上有寒饮，干呕者，不可吐，急温之，宜四逆汤。

少阴病，下利，脉微涩，呕而汗出，必数更衣，反少者，当温其上，灸之。［《脉经》云：灸厥阴五十壮］

辨厥阴病形证治第九

厥阴之为病，消渴，气上撞心，心中疼热，饥不欲食，甚者食则吐蛔，下之不肯止。

厥阴中风，其脉微浮为欲愈，不浮为未愈。

厥阴病欲解时，从丑尽卯。

厥阴病，渴欲饮水者，少少与之即愈。

辨厥利呕哕病形证治第十

诸四逆厥者，不可下之，虚家亦然。

伤寒，先厥后发热而利者，必自止，见厥复利。

伤寒，始发热六日，厥反九日，而利，凡厥利者，当不能食，今反能食，恐为除中，食以索饼，不发热者，知胃气尚在，必愈。恐暴热来出而复去也。后三日脉之，其热续在，期之旦日夜半愈，后三日脉之而数，其热不罢，此为热气有余，必发痈脓。

伤寒脉迟，六七日，而反与黄芩汤彻其热，脉迟为寒，而与黄芩汤复除其热，腹中应冷，当不能食，今反能食，此为除中，必死。

伤寒，先厥后发热，下利必自止，而反汗出，咽中痛者，其喉为痹，发热无汗，而利必自止。不止者必便脓血，便脓血者，其喉不痹。

伤寒一二日，至四五日而厥者，必发热，前热者后必厥，厥深者热亦深，厥微者热亦微，厥应下之，而反发其汗，必口伤烂赤。

凡厥者，阴阳气不相顺接便为厥，厥者手足逆冷是也。

伤寒病，厥五日，热亦五日，设六日当复厥，不厥者，自愈，厥终不过五日，以热五日，故知自愈。

伤寒，脉微而厥，至七八日肤冷，其人躁，无暂安时者，此为脏厥，非蛔厥也。蛔厥者，其人当吐蛔。今病者静，而复时烦，此为脏寒，蛔上入膈，故烦，须臾复止，得食而呕又烦者，蛔闻食臭出，其人当自吐蛔，蛔厥者，乌梅丸主之。

伤寒，热少厥微，指头寒，嘿嘿不欲食，烦躁数日，小便利，色白者，此热除也，欲得食，其病为愈。若厥而呕，胸胁烦满者，其后必便血。

病者手足厥冷，言我不结胸，小腹满，按之痛者，此冷结在膀胱、关元也。

伤寒发热四日，厥反三日，复热四日，厥少热多，其病当愈，四日至七日热不除，必清脓血。

伤寒厥四日，热反三日，复厥五日，其病为进，寒多热少，阳气退，故为进。

伤寒六七日，其脉微，手足厥冷，烦躁，灸厥阴，厥不还者死。

伤寒发热，下利厥逆，躁不得卧者死。

伤寒六七日，不便利，忽发热而利，其人汗出不止者死，有阴无阳故也。

伤寒五六日，不结胸，腹濡，脉虚，复厥者，不可下，此为亡血，下之死。

伤寒，发热而厥，七日下利者，为难治。

伤寒脉促，手足厥逆者，可灸之。

伤寒脉滑而厥者，里有热也，白虎汤主之。

手足厥寒，脉为之细绝，当归四逆汤主之。若其人内有久寒，当归四逆加吴茱萸生姜汤主之。

大汗出，热不去，内拘急，四肢疼，又下利，厥逆而恶寒者，四逆汤主之。

大汗出，若大下利而厥冷者，四逆汤主之。

表热里寒者，脉虽沉而迟，手足微厥，下利清谷，此里寒也，所以阴证亦有发热者，此表热也。

表寒里热者，脉必滑，身厥舌干也，所以少阴恶寒而倦，此表寒也，时时自烦，不欲厚衣，此里热也。

病者手足厥冷，脉乍紧者，邪结在胸中，心中满而烦，饥不能食者，病在胸中，当吐之，宜瓜蒂散。

伤寒厥而心下悸者，宜先治水，当与茯苓甘草汤，却治其厥，不尔，水渍入胃，必作利也。

伤寒六七日，大下后，寸脉沉迟，手足厥逆，下部脉不至，咽喉不利，唾脓血，泄利不止者，为难治，麻黄升麻汤主之。

伤寒四五日，腹中痛，若转气下趋少腹者，为欲自利也。

伤寒本自寒下，医复吐之，寒格更逆吐下，食入即出者，干姜黄芩黄连汤主之。

下利有微热而渴，脉弱者自愈。

下利脉数，有微热，汗出者自愈，设复紧，为未解。

下利手足厥冷，无脉者，灸之不温，而脉不还，反微喘者死。

少阴负趺阳者，为顺也。

下利，寸脉反浮数，尺中自涩者，必清脓血。

下利清谷，不可攻其表，汗出必胀满。

下利，脉沉弦者，下重，脉大者为未止，脉微弱数者，为欲自止，虽发热不死。

下利，脉沉而迟，其人面少赤，身有微热，下利清谷，必郁冒汗出而解，病人必微厥，所以然者，其面戴阳，下虚故也。

下利，脉反数而渴者，今自愈，设不瘥，必清脓血，以有热故也。

下利后，其脉绝，手足厥，晬时脉还，手足温者生，不还不温者死。

伤寒下利，日十余行，脉反实者死。

下利清谷，里寒外热，汗出而厥，通脉四逆汤主之。

热利下重，白头翁汤主之。

下利腹胀满，身体疼痛，先温其里，乃攻其表，温里宜四逆汤，攻表宜桂枝汤。

下利欲饮水，为有热也，白头翁汤主之。

下利谵语者，有燥屎也，宜小承气汤。

下利后更烦，按之心下濡者，为虚烦也，栀子豉汤主之。

呕家有痈脓，不可治呕，脓尽自愈。

呕而发热者，小柴胡汤主之。

呕而脉弱，小便复利，身有微热，见厥者难治，四逆汤主之。

干呕吐涎沫，而复头痛，吴茱萸汤主之。

伤寒，大吐、大下之，极虚复极汗出者，以其人外气怫郁，复与之水，以发其汗，因得哕，所以然者，胃中寒冷故也。

伤寒哕而腹满，问其前后，知何部不利，利之即愈。

辨霍乱病形证治第十一

问曰：病有霍乱者何？答曰：呕吐而利，名曰霍乱。

问曰：病发热、头痛、身疼、恶寒，不复吐利，当属何病？答曰：当为霍乱。吐下利止，复更发热也。

伤寒，其脉微涩，本是霍乱，今是伤寒，却四五日，至阴经上，转入阴，当利，本素呕、下利者，不治，若其人，似欲大便，但反矢气，而仍不利，是为属阳明，便必坚，十三日愈，所以然者，经尽故也。

下利后，便当坚，坚则能食者愈，今反不能食，到后经中，颇能食，复过一经，能食，过之一日当愈，若不愈，不属阳明也。

恶寒，脉微，而复利，利止，亡血也，四逆加人参汤主之。

霍乱，头痛发热，身疼痛，热多欲饮水，五苓散主之。寒多不用水者，理中汤主之。

吐利止，而身痛不休者，当消息和解其外，宜桂枝汤小和之。

吐利，汗出，发热恶寒，四肢拘急，手足厥冷者，四逆汤主之。

既吐且利，小便复利，而大汗出，下利清谷，里寒外热，脉微欲绝者，四逆汤主之。

吐已下断，汗出而厥，四肢拘急不解，脉微欲绝者，通脉四逆加猪胆汁汤主之。

辨阴阳易瘥后劳复病形证治第十二

伤寒，阴阳易之为病，其人身体重，少气，少腹里急，或引阴中拘挛，热上冲胸，头重不欲举，眼中生花，眼胞赤，膝胫拘急，烧裈散主之。

大病瘥后劳复者，枳实栀子汤主之。若有宿食者，加大黄，如博棋子大五六枚。

伤寒瘥已后，更发热者，小柴胡汤主之。脉浮者，以汗解之，脉沉实者，以下解之。

大病瘥后，从腰以下有水气，牡蛎泽泻散主之。

大病瘥后，其人喜唾，久不了了者，胃上有寒，当温之，宜理中丸。

伤寒解后，虚羸少气，气逆欲吐，竹叶石膏汤主之。

伤寒脉已解，而日暮微烦者，以病新瘥，人强与谷，脾胃气尚弱，不能消谷，故令微烦，损谷即愈。吐下发汗后，其人脉平而小烦者，此新虚不胜谷气故也。

病后劳复发热者，麦门冬汤主之。

卷五

辨不可发汗病形证治第十三

夫以为疾病至急，仓猝寻按，要者难得，故重集诸可与不可方治。比之三阴三阳篇中，此易见也，又时有不止是三阴三阳，出在诸可与不可中也。

少阴病，脉细沉数，病为在里，不可发其汗。

脉浮而紧，法当身体疼痛，当以汗解，假令尺中脉迟者，不可发其汗，何以故？此为荣气不足，血气微少故也。

少阴病，脉微，不可发其汗，亡阳故也。

脉濡而弱，弱反在关，濡反在巅，微反在上，涩反在下，微则阳气不足，涩则无血，阳气反微，中风汗出，而反躁烦，涩则无血，厥而且寒，阳微发汗，躁不得眠。

动气在右，不可发汗，发汗则衄而渴，心苦烦，饮即吐水。

动气在左，不可发汗，发汗则头眩，汗不止，筋惕肉𭘹。

动气在上，不可发汗，发汗则气上冲心。

动气在下，不可发汗，发汗则无汗，心中大烦，骨节苦疼，目运恶寒，食则反吐，谷不得前。一云"谷不消化"。

咽中闭塞，不可发汗，发汗则吐血，气微绝，手足逆冷，虽欲蜷卧，不能自温。

诸脉数动微弱，并不可发汗，发汗则小便反难，胞中反干，胃燥而烦，其形相象，根本异源。

脉濡而弱，弱反在关，濡反在巅，弦反在上，微反在下，弦为阳运，微为阴寒，上实下虚，意欲得温，微弦为虚，不可发汗，发汗则寒栗不能自还。

咳者则剧，数吐涎沫，咽中必干，小便不利，心中饥烦，晬时而发，其形似疟，有寒无热，虚而寒栗，咳而发汗，蜷而苦满，腹中复坚。

厥而脉紧，不可发汗，发汗则声乱，咽嘶，舌萎，其声不能出。

诸逆发汗，微者难愈，剧者言乱，睛眩者死，命将难治。

太阳病，得之八九日，如疟状，发热而恶寒，热多寒少，其人不呕，清便续自可，一日再三发，其脉微而恶寒者。此为阴阳俱虚，不可复发其汗。

太阳病，发热恶寒，寒多热少，脉微弱，则无阳也，不可复发其汗。

咽喉干燥者，不可发其汗。

亡血家，不可攻其表，汗出则寒栗而振。

衄家，不可攻其表，汗出则额陷脉上促急而紧，直视而不能眴，不得眠。

汗家，重发其汗，必恍惚心乱，小便已，阴疼，可与禹余粮丸。

淋家，不可发汗，发汗必便血。

疮家，虽身疼痛，不可攻其表，汗出则痉。

冬温，发其汗，必吐利，口中烂，生疮。

下利清谷，不可攻其表，汗出必胀满。

咳而小便利，若失小便者，不可攻其表，汗出则厥逆冷。

伤寒一二日至四五日厥者，必发热，前厥者后必热，厥深热亦深，厥微热亦微，热应下之，而发其汗者，必口伤烂赤。

伤寒头痛，翕翕发热，形象中风，常微汗出，又自呕者，下之益烦，懊憹如饥，发汗即致痉，身强难以屈伸，熏之即发黄，不得小便，灸即发咳唾。

伤寒其脉弦细，头痛发热，此为属少阳，少阳不可发其汗。

中风，往来寒热，伤寒五六日以后，胸胁苦满，嘿嘿不欲食饮，烦心喜呕，或胸中烦而不呕，或渴，或腹中痛，或胁下痞坚，或心中悸，小便不利，或不渴，外有微热，或咳，属小柴胡汤证。

伤寒四五日，身体热，恶风，颈项强，胁下满，手足温而渴，属小柴胡汤。

伤寒六七日，发热，微恶风，肢节烦疼，微呕，心下支结，外证未去者，属柴胡桂枝汤证。

太阳病，发其汗，因致痉。

太阳与少阳并病，头项强痛，或眩，时如结胸，心下痞而坚，不可发其汗。

少阴病，咳而下利，谵语，是为被火气劫故也。小便必难，以强责少阴汗也。

少阴病，但厥无汗，而强发之，必动其血，未知从何道出，或从口鼻，或从耳目出，是为下厥上竭，为难治。

伤寒有五，皆热病之类也，同病异名，同脉异经，病虽俱伤于风，其人自有固疾，则不得同法，其人素伤风，因复伤于热，风热相薄，则发风温，四肢不收，头痛身热，常汗出不解，治在少阴、厥阴，不可发汗，汗出谵语独语，内烦躁扰不得卧，善惊，目乱，无精，治之复发其汗，如此者，医杀之也。

伤寒湿温，其人常伤于湿，因而中暍，湿热相薄，则发湿温病，若两胫逆冷，腹满又胸，头目痛苦，妄言，治在足太阴，不可发汗，汗出必不能言，耳聋，不知痛所在，身青面色变，名曰重暍，如此者，医杀之也。

辨可发汗病形证治第十四

凡发汗，欲令手足俱周，漐漐然一时间许，益佳，不可令如水流漓，若病不解，当重发汗，汗多必亡阳，阳虚不得重发汗也。

凡服汤药发汗，中病便止，不必尽剂也。

凡云可发汗，无汤者，丸散亦可，要以汗出为解，然不如汤，随证良验。

大法，春夏宜发汗。

太阳病，外证未解，脉浮弱者，当以汗解，宜桂枝汤。

太阳病，脉浮而数者，可发汗，宜桂枝汤。［一云"麻黄汤"］

阳明病，其脉迟，汗出多而微恶寒，表为未解，可发其汗，宜桂枝汤。

夫病脉浮大，问病者言但坚耳，设利者为虚，大逆，坚为实，汗出而解，何以故，脉浮当以汗解。

伤寒，其脉不弦紧而弱，弱者必渴，被火必谵语。弱者发热，脉浮，解之当汗出愈。

病者烦热，汗出则解，复如疟状，日晡发热者，属阳明，脉浮虚者，当发其汗，宜桂枝汤。

病常自汗出，此为营气与卫气不和也，营行脉中，为阴主内，卫行脉外，为阳主外，复发其汗，卫和则愈，宜桂枝汤。

病人脏无他病，时发热，自汗出，不愈，此卫气不和也，先其时发汗则愈，宜桂枝汤。

脉浮而紧，浮则为风，紧则为寒，风则伤卫，寒则伤营，营卫俱病，骨节烦疼，可发其汗，宜麻黄汤。

太阳病不解，热结膀胱，其人如狂，血必自下，下者即愈，其外未解，尚未可攻，当先解其外，宜桂枝汤。

太阳病，下之微喘者，表未解故也，宜麻黄汤。又云：桂枝加厚朴杏子汤。

伤寒脉浮紧，不发其汗，因衄，宜麻黄汤。

阳明病，脉浮，无汗，其人必喘，发其汗即愈，宜麻黄汤。

太阳病脉浮者，可发其汗，宜桂枝汤。

太阳脉浮紧，无汗而发热，其身疼痛，八九日不解，其表候续在，此当发其汗，服汤药微除，发烦目眩，剧者必衄，衄乃解，所以然者，阳气重故也，宜麻黄汤。

伤寒不大便，六七日，头痛，有热者，不可与承气汤，其小便清者，此为不在里，仍在表也，当发其汗，头痛者必衄，宜桂枝汤。

下利腹胀满，身体疼痛，先温其里，乃攻其表，宜桂枝汤。

下利后，身体疼痛，清便自调，急当救表，宜桂枝汤。

太阳病，头痛发热，汗出恶风，属桂枝汤证。

太阳中风，脉阳浮而阴濡弱，浮者热自发，濡弱者汗自出，啬啬恶寒，淅淅恶风，翕翕发热，鼻鸣干呕，属桂枝汤。

太阳病，发热汗出，此为营弱卫强，故使汗出，欲救邪风，属桂枝汤证。

太阳病，下之其气上撞，属桂枝汤证。

太阳病，初服桂枝汤，而反烦不解者，当先刺风池、风府，乃与桂枝汤则愈。

烧针令其汗，针处被寒核起而赤者，必发贲豚，气从小腹上撞心者，灸者核上各一壮，却与桂枝加桂汤。

太阳病，项背强几几，反汗出恶风者，属桂枝加葛根汤。

太阳病，项背强几几，无汗恶风，属葛根汤。

太阳与阳明合病而自利，属葛根汤证，不利但呕者，属葛根加半夏汤证。

太阳病，桂枝证，而反下之，遂利不止，其脉促，表未解，喘而汗出，属葛根黄芩黄连汤证。

太阳病，头痛发热，身体疼，腰痛，骨节疼痛，恶风，无汗而喘，属麻黄汤证。

太阳与阳明合病，喘而胸满者，不可下也，属麻黄汤证。

太阳中风，脉浮紧，发热恶寒，身体疼痛，不汗出而烦躁，头痛，属大青龙汤证，脉微弱，汗出恶风，不可服之，服之则厥，筋惕肉瞤，此为逆也。

阳明中风，脉弦浮大，而短气，腹满，胁下及心痛，久按之气不通，鼻干不得汗，其人嗜卧，一身及目悉黄，小便难，有潮热，时时哕，耳前后肿，刺之小瘥，其外不解，病过十日，脉续浮，与柴胡汤，但浮，无余证，与麻黄汤。不溺，腹满，加哕者，不治。

太阳病，十日已去，其脉浮细，嗜卧，此为外解，设胸满胁痛，与小柴胡汤；脉浮，麻黄汤。

伤寒，脉浮缓，其身不疼，但重，乍有轻时，无少阴证者，可与大青龙汤发之。

伤寒，心下有水气，咳而微喘，发热不渴，服汤已而渴者，此为寒去，为欲解，属小青汤证。

少阴病，得之二三日，麻黄附子甘草汤，微发汗。脉浮，小便不利，微热，消渴，可与五苓散，利小便，发汗。

辨不可吐病形证治第十五

太阳病，当恶寒而发热，今自汗出，反不恶寒发热，关上脉细而数者，此医吐之故也。若得病一日、二日吐之者，腹中饥，口不能食，三日、四日吐之者，不喜糜粥，欲食冷食，朝食暮吐，此医吐之所致也，此为小逆。

太阳病，吐之，但太阳病当恶寒，今反不恶寒，不欲近衣，此为吐之内烦也。

少阴病，其人饮食入口即吐，心中嗢嗢欲吐，复不能吐，始得之手足寒，脉弦迟者，此胸中实，不可下也。若膈上有寒饮，干呕者，不可吐，当温之。诸四逆厥者，不可吐之，虚家亦然。

辨可吐病形证治第十六

凡服汤吐，中病便止，不必尽剂也。

大法，春宜吐。

病如桂枝证，其头不痛，项不强，寸口脉微浮，胸中痞坚，气上撞咽喉，不得息，此为胸有寒，当吐之。

病胸上诸实，胸中郁郁而痛，不能食，欲使人按之，而反有涎沫唾，下利日十余行，其脉反迟，寸口微滑，此可吐之，吐之利则止。

少阴病，其人饮食入则吐，心中嗢嗢欲吐，复不能吐，当遂吐之。

宿食在上脘，当吐之。

病者手足逆冷，脉乍紧，邪结在胸中，心下满而烦，饥不能食，病在胸中，当吐之。

辨不可下病形证治第十七

脉濡而弱，濡反在关，弱反在巅，微反在上，涩反在下，微则阳气不涩则无血，阳气反微，中风汗出而反躁烦，涩则无血，厥而且寒，阳微不可下，下之则心下痞坚。

动气在右，不可下，下之则津液内竭，咽燥鼻干，头眩心悸。

动气在左，不可下，下之则腹里拘急，食不下，动气反剧，身虽有热，卧反欲蜷。

动气在上，不可下，下之则掌握热烦，身上浮冷，热汗自泄，欲水自灌。

动气在下，不可下，下之则腹满，卒起头眩，食则下清谷，心下痞坚。

咽中闭塞，不可下，下之则上轻下重，水浆不下，卧则欲蜷，身体急痛，复下利日数十行。

诸外实者，不可下，下之则发微热，亡脉则厥，当脐握热。

诸虚者，不可下，下之则渴，引水者易愈；恶水者剧。

脉濡而弱，弱反在关，濡反在巅，弦反在上，微反在下，弦为阳运，微为阴寒，上实下虚，意欲得温，微弦为虚，虚者不可下，微则为咳，咳则吐涎沫，下之咳则止而利不休，胸中如虫啮，粥入则出，小便不利，两胁拘急，喘息为难，胫背相牵，臂则不仁，极寒反汗出，躯冷若冰，眼睛不慧，语言不休，谷气多人则为除中，口虽欲言，舌不得前。

脉濡而弱，弱反在关，濡反在巅，浮反在上，数反在下，浮则为阳虚，数则为无血，浮则为虚，数则生热，浮则为虚，自汗而恶寒，数则为痛，振而寒栗，微弱在关，心下为急，喘汗不得呼吸，呼吸之中，痛在于胁，振寒相搏，其形如疟，医反下之，令脉急数，发热狂走，见鬼，心下为痞，小便淋漓，小腹甚坚，小便血也。

脉濡而紧，濡则阳气微，紧则营中寒，阳微卫中风，发热而恶寒，营紧胃气冷，微呕心内烦，医以为大热，解肌发其汗，亡阳虚烦躁，心下苦痞坚，表里俱虚竭，卒起而头眩，客热在皮肤，怅怏不得眠，不知胃气冷，紧寒在关元，技巧无所施，汲水灌其身，客热应时罢，栗栗而振寒，重被而覆之。汗出而冒巅，体惕而又振，小便为微难，寒气因水发，清谷不容间，呕吐反肠出，颠倒不得安，手足为微逆，身冷而内烦，迟欲从后救，安可复追还。

脉浮而大，浮为气实，大为血虚，血虚为无阴，孤阳独下阴部，小便难，胞中虚，今反小便利而大汗出，法应卫家当微，今反更实，津液四射，营竭血尽，干烦不得眠，血薄肉消，而成暴液，医复以毒药攻其胃，此为重虚，客阳去有期，必下如污泥而死。

跌阳脉迟而缓，胃气如经也，跌阳脉浮而数，浮则伤胃，数则动脾，此非本病，医特下之所为也。营卫内陷，其数先微，脉反但浮，其人必大便坚，气噫而除，何以言之？脾脉本缓，今数脉动脾，其数先微，故知脾气不治，大便坚，气噫而除。今脉反浮，其数改微，邪气独留，心中则饥，邪热不杀谷，潮热发渴，数脉当迟缓，脉因前后度数如法，病者则饥，数脉不时，则生恶疮也。

脉数者久数不止，止则邪结，血气不能复，正气却结于脏，故邪气浮之，与皮毛相得，脉数者不可下，下之必烦，利不止。

少阴病，脉微，不可发其汗，无阳故也。阳已虚，尺中弱涩者，复不可下之。

脉浮大，宜发汗，医反下之，此为大逆。

脉浮而大，心下反坚，有热，属脏者攻之，不令发汗。属腑者，不令数，溲数则大便坚，汗多即热愈，汗少则便难，脉迟尚未可攻。

二阳并病，太阳初得病时，发其汗，汗先出复不彻，因转属阳明，欲自汗，不恶寒，若太阳证不罢，不可下，下之为逆。

结胸证，其脉浮大，不可下，下之即死。

太阳与阳明合病，喘而胸满，不可下，下之即死。

太阳与少阳合病，心下痞坚，头项强而眩，勿下之。

诸四逆厥者，不可下之，虚家亦然。

病欲吐者，不可下之。

太阳病，有外证未解，不可下，下之为逆。

夫病发于阳，而反下之，热入因作结胸。发于阴，而反下之，因作痞。

脉浮紧，而下之，紧反入里，则作痞。

夫病阳多者热，下之则坚。

本虚攻其热，必哕。

无阳阴强而坚，下之必清谷而腹满。

太阴之为病，腹满而吐，食不下，下之益甚，腹时自痛，胸下痞坚。

厥阴之为病，消渴，气上撞心，心中疼痛热，饥而不欲食，甚者则欲吐，下之不肯止。

少阴病，其人饮食入则吐，心中嗢嗢欲吐，复不能吐，始得之手足寒，脉迟，此胸中实，不可下之。

伤寒五六日，不结胸，腹濡，脉虚，复厥者，不可下，下之亡血死。

伤寒发热，但头痛，微汗出，发其汗则不识人，熏之则喘，不得小便，心腹满，下之短气而腹胀，小便难，头痛背强，加温针则必衄。

伤寒，其脉阴阳俱紧，恶寒发热，则脉欲厥，厥者脉初来大，渐渐小，更来渐大，是其候也。恶寒甚者，翕翕汗出，喉中痛。热多者，目赤睛不慧，医复发之，咽中则伤，若复下之，则两目闭，寒多清谷，热多便脓血，熏之则发黄，熨之则咽燥。小便利者可救，难者危殆。

伤寒发热，口中勃勃气出，头痛目黄，衄不可制，贪水者必呕，恶水者厥，下之咽中生疮。假令手足温者，下重便脓血，头痛目黄者，下之目闭。贪水者，下之其脉必厥，其声嘤，咽喉塞，发其汗则战栗，阴阳俱虚。恶水者，下之里冷，不嗜食，大便完谷出，发其汗，口中伤，舌上苔滑，烦躁，脉数实，不大便，六七日后必便血，发其汗，小便即自利。得病六七日，小便少者，虽不大便，但头坚后溏，未必其成坚，攻之必溏，当须小便利，定坚乃可攻之。

脏结者无阳证，不往来寒热，其人反静，舌上苔滑者，不可攻也。

伤寒呕多，虽有阳明证，不可攻之。

阳明病，潮热微坚，可与承气汤，不坚勿与之。若不大便，六七日，恐有燥屎，欲知之法，可与小承气汤。若腹中转矢气者，为有燥屎，乃可攻之。不转矢气者，此为但头坚后溏，不可攻之，攻之必腹满不能食，欲饮水者，必哕，其后发热者，必复坚，以小承气汤和之。若不转矢气者，慎不可攻之。

阳明病，面合赤色者，不可攻之，必发热；色黄者，小便不利也。

阳明病，当心下坚满，不可攻之，攻之利遂不止者死，止者生。

阳明病，自汗出，若发其汗，小便自利，此为津液内竭，虽坚不可攻之，当须自欲大便，宜蜜煎导而通之，若土瓜根、猪胆汁皆可以导。

伤寒中风，医反下之，其人下利日数十行，谷不化，腹中雷鸣，心下痞坚而满，干呕而烦，不能得安。医见心下痞，为病不尽，复重下之，其痞益甚，此非结热，但以胃中虚，客气上逆，故使之坚，属甘草泻心汤证。

下利，其脉浮大，此为虚，以强下之故也。设脉浮革，因尔肠鸣，属当归四逆汤证。

辨可下病形证治第十八

凡服下药，用汤胜丸，中病即止，不必尽剂。

大法，秋宜下。

阳明病，发热汗多者，急下之，宜承气汤。[一云"大柴胡汤"]

少阴病，得之二三日，口燥咽干，急下之，宜承气汤。

少阴病，六七日，腹满不大便者，急下之，宜承气汤。

少阴病，下利清水，色青者，心下必痛，口干燥者，可下之，宜大柴胡汤、承气汤。

下利，三部脉皆平。[一云"浮"]按其心下坚者，可下之，宜承气汤。

下利脉迟而滑者，内实也，利未欲止，当下之，宜承气汤。

阳明与少阳合病而利，不负者为顺，负者失也，互相克贼为负。

脉滑而数者，有宿食也，当下之，宜大柴胡汤、承气汤。

问曰：人病有宿食，何以别之？师曰：寸口脉浮大，按之反涩，尺中亦微而涩，故知有宿食，当下之，宜承气汤。

下利不欲食者，有宿食也，当下之，宜承气汤。

下利已瘥，至其年月日时复发者，此为病不尽故也，复当下之，宜承气汤。

下利脉反滑，当有所去，下之乃愈，宜承气汤。

病腹中满痛者为实，当下之，宜大柴胡汤。

腹满不减，减不足言，当下之，宜大柴胡汤、承气汤。

伤寒后，脉沉实，沉实者下之解，宜大柴胡汤。

伤寒六七日，目不了了，睛不和，无表里证，大便难，微热者，此为实，急下之，宜大柴胡汤、承气汤。

太阳病未解，其脉阴阳俱停，必先振，汗出而解。但阳脉微者，先汗之而解，阴脉微者，先下之而解，宜承气汤。〔一云“大柴胡汤”〕

脉双弦而迟，心下坚，脉大而坚者，阳中有阴也。可下之，宜承气汤。

结胸者项亦强，如柔痉状。下之即和，宜陷胸丸。

病者无表里证，发热七八日，脉虽浮数，可下之，宜大柴胡汤。

太阳病，六七日，表证续在，其脉微沉，反不结胸，其人发狂，此热在下焦，小腹当坚而满，小便自利者，下血乃愈。所以然者，太阳随经，瘀热在里故也，属抵当汤证。

太阳病身黄，其脉沉结，小腹坚，小便不利，为无血也，小便自利，其人如狂者，血证谛也，属抵当汤。

伤寒有热，而小腹满，应小便不利，今反利者，为有血也，当下之，宜抵当丸。

阳明病，发热而汗出，此为热越，不能发黄也，但头汗出，其身无有，齐颈而还，小便不利，渴饮水浆，此为瘀热在里，身必发黄，属茵陈蒿汤证。

阳明证，其人喜忘，必有蓄血。所以然者，本有久瘀血，故令喜忘。屎虽坚，大便必黑，属抵当证。

汗出而谵语者，有燥屎在胃中，此为风也，过经乃可下之，下之若早，谵语而乱，以表虚里实故也，下之则愈，宜大柴胡汤、承气汤。

病者烦热，得汗出即解，复如疟状，日晡所发热者，属阳明，脉实者当下之，宜大柴胡汤、承气汤。

阳明病谵语，有潮热，而反不能食者，必有燥屎五六枚，若能食者，但坚耳，属承气汤。

下利而谵语者，为有燥屎也，属承气汤。

得病二三日，脉弱，无太阳柴胡证而烦，心下坚。至四日虽能食，以承气汤少与微和之，令小安，至六日，与承气汤一升。不大便六七日，小便少者，虽不能食，但头坚后溏，未定其成坚，攻之必溏，当须小便利，定坚，乃可攻之，宜大柴胡汤、承气汤。

太阳中风，下利呕逆，表解乃可攻之，其人漐漐汗出，发作有时，头痛心下痞坚，满引胁下痛，呕即短气，不恶寒，此为表解里未和，属十枣汤证。

太阳病不解，热结膀胱，其人如狂，血自下，下者即愈，其外不解，尚未可攻，当先解其外，外解小腹急结者，乃可攻之，宜桃仁承气汤。

伤寒七八日，身黄如橘子色，小便不利，小腹微满，属茵陈汤证。

伤寒发热，汗出不解，后心中痞坚，呕而利者，属大柴胡汤证。

伤寒十余日，热结在里，复往来寒热，属大柴胡汤证。但结胸无大热，此为水结在胸胁，头微汗出，属大陷胸汤证。

伤寒六七日，结胸热实，其脉沉紧，心下痛，按之如石坚，属大陷胸汤证。

阳明病，其人汗多，津液外出，胃中燥，大便必坚，坚者则谵语，属承气汤证。

阳明病，不吐下而心烦者，属承气汤证。

阳明病，其脉迟，虽汗出而不恶寒，其体必重，短气腹满而喘，有潮热，如此者，其外为解，可攻其里。若手足漐然汗出，此大便已坚，承气汤主之。其热不潮，腹大满而不大便者，属小承气汤，微和其胃气，勿令至大下。

阳明病，潮热微坚，可与承气汤，不坚勿与之，言不大便六七日，恐有燥屎。欲知之法，可与小承气汤，若腹中转矢气者，为有燥屎，乃可攻之。

阳明病，谵语妄言，发潮热，其脉滑疾，如此者，承气汤主之，因与承气汤一升，腹中转矢气者，复与一升，如不转矢气者，勿与之。明日又不大便，脉反微涩，此为里虚，为难治，不可复与承气汤。

大下后六七日，不大便，烦不解，腹满痛，此有燥屎，所以然者，本有宿食故也，属承气汤证。

病者小便不利，大便乍难乍易，时有微热，怫郁，不能卧，有燥屎故也，属承气汤证。

二阳并病，太阳证罢。但发潮热，手足漐漐汗出，大便难而谵语者，下之即愈，宜承气汤。

卷六

辨发汗吐下后病形证治第十九

发汗后，水药不得入口，为逆。

发汗后，饮水多者必喘，以水灌之亦喘。

未持脉时，病人叉手自冒心。师因教试令咳，而不即咳者，此必两耳无所闻也。所以然者，重发汗虚故也。

发汗后身热，又重发其汗，胸中虚冷，必反吐也。

二阳并病，太阳初得病时，发其汗，汗先出，复不彻，因转属阳明，续自微汗出，不恶寒。若太阳证不罢者，不可下之，下之为逆，如此者，可小发其汗。设面色缘缘正赤者，阳气怫郁在表，当解之、熏之。若发汗不大彻，不足言，阳气怫郁不得越，当汗而不汗，其人燥烦，不知痛处，乍在腹中，乍在四肢，按之不可得，其人短气，但坐汗出而不彻故也，更发其汗即愈。何以知其汗出不彻？以脉涩，故知之。

阳明病，本自汗出，医复重发其汗，病已瘥，其人微烦，不了了，此大便坚也，以亡津液，胃中燥，故令其坚，当问小便日几行？若本日三两行，今日再行者，故知大便不久出，今为小便数少，津液当还入胃中，故知必当大便也。

大下后发汗，其人小便不利，此亡津液，勿治之，其小便利必自愈。

病人脉数，数为热，当消谷引食，而反吐者，以医发其汗，阳气微，膈气虚，脉则为数，数为客热不能消谷，胃中虚冷故吐也。

病者有寒，复发其汗，胃中冷，必吐蛔。

伤寒发其汗，身目为黄，所以然者，寒湿相搏，在里不解故也。

发汗后，重发其汗，亡阳谵语，其脉反和者不死。

伤寒发汗已解，半日许，复烦，其脉浮数，可复发其汗，宜桂枝汤。

伤寒大下后，复发其汗，心下痞，恶寒者，表未解也。不可攻其痞，当先解表，表解乃可攻其痞，解表宜桂枝汤，攻痞宜大黄泻心汤。

发其汗，反躁，无表证者，宜大柴胡汤。

服桂枝汤大汗出，若脉但洪大者，与桂枝汤。若其形如疟状，一日再发，汗出便解，与桂枝二麻黄一汤。

服桂枝汤，大汗出，大烦渴不解，若脉洪大，属白虎汤证。

太阳病，发其汗，遂漏不止，其人恶风，小便难，四肢微急，难以屈伸，属桂枝加附子汤证。

发汗不解，腹满痛者，急下之，宜承气汤。［一云"大柴胡汤"］

发汗后，身体疼痛，其脉沉迟，属桂枝加芍药生姜人参汤证。

太阳病，发其汗而不解，其人发热，心下悸，头眩身瞤而动，振振欲僻地者，属真武汤证。

发汗后，其人脐下悸，欲作贲豚，属茯苓桂枝甘草大枣汤证。

发汗过多，以后其人叉手自冒心，心下悸而欲得按之，属桂枝甘草汤证。

发汗后，腹胀满，属厚朴生姜半夏甘草人参汤。

发其汗不解，而反恶寒者，虚故也，属甘草附子汤证。

不恶寒但热者，实也，当和其胃气，属小承气汤。

太阳病，发汗后，大汗出，胃中干燥，烦不得眠，其人欲饮水，当稍饮之，令胃中和即愈。

太阳病，三日，发其汗不解，蒸蒸发热者，属调胃承气汤。

伤寒脉浮，自汗出，小便数，颇复微恶寒，而脚挛急，反与桂枝汤，欲攻其表，得之便厥，咽燥干，烦吐逆，作甘草干姜汤以复其阳。厥愈足温，更作芍药甘草汤与之。其脚即伸，而胃气不和，谵语，可与承气汤。重发汗，复加烧针者，属四逆汤。

伤寒汗出解之后，胃中不和，心下痞坚，干噫食臭，胁下有水气，腹中雷鸣而利，属生姜泻心汤。

伤寒五六日，其人已发汗，而复下之，胸胁满，微结，小便不利，渴而不呕，但头汗出，往来寒热而烦，此为未解，柴胡桂枝干姜汤证。

阳明病汗出，若复发其汗，小便自利，此为津液内竭，虽坚不可攻之，当须自欲大便，宜蜜煎导而通之，若土瓜根、猪胆汁皆可以导。

凡病，若发汗、若吐、若下、若亡血，无津液而阴阳自和者，必自愈。

伤寒大吐、下之极虚，复极汗者，其人外气怫郁，复与之水，以发其汗，因得哕，所以然者，胃中寒冷故也。

伤寒，吐、下、发汗后，心下逆满，气上撞胸，起则头眩，其脉沉紧，发汗即动经，身为振摇，属茯苓桂枝白术甘草汤证。

发汗、吐下以后，不解烦躁，属茯苓四逆汤证。

发汗、吐下后，虚烦不得眠，剧者反覆颠倒，心中懊憹，属栀子汤。若少气，栀子甘草汤。若呕者，栀子生姜汤证。

伤寒下后，烦而腹满，卧起不安，属栀子厚朴汤。

伤寒吐、下、发汗，虚烦，脉甚微，八九日，心下痞坚，胁下痛，气上冲咽喉，眩冒，经脉动惕者，久而成痿。

伤寒发汗，吐、下解后，心下痞坚，噫气不除者，属旋覆代赭汤证。

太阳病，吐下发汗后，而微烦，小便数，大便因坚，可与小承气汤和之，则愈。

太阳病不解，转入少阳，胁下坚满，干呕不能食，往来寒热，尚未吐下，其脉沉紧，可与小柴胡汤，若已吐、下、发汗、温针，柴胡汤证罢，此为坏病，知犯何逆，以法治之。

吐利发汗，其人脉平而小烦，此新虚不胜谷气故也。

下已，后发其汗，必振寒，又其脉微细，所以然者，内外俱虚故也。

发汗，若下之，烦热胸中塞者，属栀子汤证。

下以后，复发其汗者，则昼日烦躁不眠，夜而安静，不呕不渴，而无表证，其脉沉微，身无大热，属附子干姜汤证。

大汗出，若大下利，厥者，属四逆汤证。

太阳病，先下而不愈，因复发其汗，表里俱虚，其人因冒，冒家当汗出愈，所以然者，汗出表和故也，表和故下之。

太阳病，先发汗，不解，而下之，其脉浮，不愈，浮为在外，而反下之，故不愈。今脉浮，故在外，当解其外则愈，宜桂枝汤。

伤寒六七日，发热微恶寒，支节烦疼，微呕，心下支结，外证未去者，属柴胡桂枝汤证。

发汗多，亡阳狂语者，不可下，可与柴胡桂枝汤，和其营卫，以通津液，后自愈。

太阳病，医发其汗，遂发热恶寒，复下之，则心下痞坚，表里俱虚，阴阳气并竭，无阳则阴独，复加火针，因而烦，面色青黄，肤润，如此者为难治，今色微黄，手足温者易愈。

夫病阳多热，下之则坚，汗出多，极发其汗，亦坚。

太阳病重发汗，而复下之，不大便五六日，舌上燥而渴，日晡所小有潮热，从心下至小腹坚满而痛，不可近，属大陷胸汤证。

三阳合病，腹满身重，难以转侧，口不仁，面垢，谵语，遗溺，发汗则谵语，下之则额上生汗，手足厥冷，自汗，属白虎汤证。

伤寒服汤药，而下利不止，心下痞，服泻心汤已，复以他药下之，利不止，医以理中与之，利益甚，理中者理中焦，此利在下焦，与赤石脂禹余粮汤，若不止者，当利其小便。

伤寒，医以丸药下之，身热不去，微烦，属栀子干姜汤证。

伤寒中风，柴胡汤证具，而以他药下之，若柴胡汤证不罢，复与柴胡汤，必蒸蒸而振，却发汗出而解，此虽已下，不为逆也，若心下满而坚痛者，此为结胸，属大陷胸汤证。若但满而不痛者，此为痞，柴胡不复中与也，属半夏泻心汤证。

得病六七日，脉迟浮弱，恶风寒，手足温，医再三下之，不能食[1]，其人胁下满，面目及身黄，头项强，小便难，与柴胡汤后，必下重，渴饮水而呕，柴胡不复中与也，食谷则哕。

病者无表里证，发热七八日，脉虽浮数者，可下之，假令已下，脉数不解，而合热，则消谷善饥，至六七日不大便者，有瘀血，属抵当汤证。若脉数不解，而下不止，必挟热便脓血。

脉浮数，法当汗出而愈，而下之则体重心悸者，不可发其汗，当自汗出而解，所以然者，尺中脉微，此里虚，须表里实，津液和，自汗出愈。

阳明病，其脉浮紧，咽干口苦，腹满而喘，发热汗出，而不恶寒，反偏恶热，其身体重，发其汗即燥，心愦愦而反谵语，加温针必怵惕，烦躁不得眠，下之即胃中空虚，客气动膈，心中懊侬，舌上苔者，属栀子汤证。若渴欲饮水，口干舌燥者，与白虎汤。若脉浮，发热，渴欲饮水，小便不利，与猪苓汤。

发汗已后，不可更与桂枝汤，汗出而喘，无大热，属麻黄杏子石膏甘草汤证。

病人脉微而涩者，此为医所病也，大发其汗，又数大下之，其人亡血，病当恶寒，而发热无休止，时夏月盛热，而欲着复衣，冬月盛寒，而欲裸其体，所以然者，阳微即恶寒，阴弱即发热，此医发其汗，使阳气微，又大下之，令阴气弱。五月之时，阳气在表，胃中虚冷，阳气内微，不能胜冷，故欲着复衣。十一月之时，阳气在里，胃中烦热，阴气内弱，不能胜热，故欲裸其体。又阴脉迟涩，故知亡血也。

伤寒吐后，腹满者，属承气汤证。

伤寒本自寒下，医复吐下之，寒格更逆吐，食入即出，属干姜黄芩黄连人参汤证。

伤寒吐下，七八日不解，热结在里，表里俱热，时时恶风，大渴，舌上干燥而烦，欲饮水数升，属白虎汤证。

伤寒吐下后，未解，不大便五六日，至十余日，其人日晡所发潮热，不恶寒，独语如见鬼神之状。若剧者发则不识人，循衣妄撮，怵惕不安，微喘直视，脉弦者生，涩者死，微者但发热谵语，属承气汤证，若下者勿复服。

1　食：原为“多”，据本书“辨太阳病形第三”同条改正。

太阳病，过经十余日，心下嗢嗢欲吐，而胸中痛，大便反溏，其腹微满，郁郁微烦，先时自极吐下者，可与承气汤，不尔者不可与，欲呕胸中痛，微溏者，此非柴胡汤证，以呕故知极吐下也。

太阳病，下之微喘者，表未解故也，属桂枝汤证。〔一云"麻黄汤证"〕

太阳病，脉浮而动数，浮则为风，数则为热，动则为痛，数则为虚，头痛发热，微盗汗出，而反恶寒，其表未解，医反下之，动数则迟，头痛则眩，胃中空虚，客气动膈，短气躁烦，心中懊憹，阳气内陷，心下因坚，则为结胸，属大陷胸汤证。若不结胸，但头汗出，其余无有，齐颈而还，小便不利，身必发黄。

太阳病，下之脉促，不结胸者，此为欲解，其脉浮者，必结胸，其脉紧者，必咽痛，其脉弦者，必两胁拘急，其脉细而数者，头痛未止，其脉沉而紧者，必欲呕，脉沉而滑者，挟热利，其脉浮而滑者，必下血。

太阳病，下之，其脉促胸满者，属桂枝去芍药汤。若微恶寒，桂枝去芍药加附子汤证。

太阳病，桂枝证，医反下之，遂利不止，其脉促，表未解，喘而汗出，属葛根黄芩黄连汤证。

太阳病，医反下之，因腹满时痛，为属太阴，属桂枝加芍药汤证，其大实痛，属桂枝加大黄汤证。

太阳病，下之，其气上冲，可与桂枝汤，不上冲者，不可与之也。

太阳病，二三日，终不能卧，但欲起者，心下必结，其脉微弱者，此本寒也，而反下之，利止者，必结胸，未止者，四五日复重下之，此挟热利也。

太阳病，外证未除，而数下之，遂挟热利而不止[1]，心下痞坚，表里不解，属桂枝人参汤证。

大下以后，不可更行桂枝汤，汗出而喘，无大热，属麻黄杏仁石膏甘草汤证。

太阳病，五日，下之，六七日不大便而坚者，属柴胡汤证。

太阳病，过经十余日，反再三下之，后四五日，柴胡汤证续在，先与柴胡汤，呕止小安，其人郁郁微烦者，为未解，属大柴胡汤证。

伤寒八九日，下之，胸满烦惊，小便不利，谵语，一身不可转侧，属柴胡加龙骨牡蛎汤证。

伤寒，十三日不解，胸胁满而呕，日晡所发潮热，而微利，此证当柴胡汤下之，不得利，今反利者，故知医以丸药下之，非其治也，潮热者实也，先再服小柴胡汤以解其外，后属柴胡加芒硝汤。

伤寒十三日，过经而谵语，内有热也，当以汤下之，小便利者，大便当坚，而反利，其脉调和者，故知医以丸药下之，非其治也，自利者，其脉当微厥，今反和者，此为内实，属承气汤证。

伤寒五六日，呕而发热，柴胡汤证具，而以他药下之，心下满而坚痛者，此为结胸，属

1　利而不止：原作"利而止"，据本书"辨太阳病形证治下第四"同条改正。

大陷胸汤。

阳明病，下之，其外有热，手足温，不结胸，心中懊侬者，饥不能食，但头汗出，属栀子汤证。

阳明病，下之，心中懊侬而烦，胃中有燥屎者，可攻，其人腹微满，头坚后溏者，不可下之，有燥屎者，宜承气汤。

阳明病，不能食，下之不解，其人不能食，攻其热必哕，所以然者，胃中虚冷故也。

阳明病，脉迟，食难用饱，饱即发烦，头眩者，必小便难，此欲作谷疸，虽下之，其腹满即如故耳，所以然者，脉迟故也。

趺阳脉微弦，而如此，为强下之。

下利，其脉浮大，此为虚，以强下之故也。设脉浮革，故尔肠鸣，属当归四逆汤证。

伤寒，医下之，续得下利清谷不止，身体疼痛，急当救里，后身体疼痛，清便自调，急当救表，救里宜四逆汤，救表宜桂枝汤。

大下后，五七日不大便，烦不解，腹痛而满，有燥屎者，本有宿食故也。

大下后，口燥者，里虚故也。

火逆下之，因烧针烦躁，属桂枝甘草龙骨牡蛎汤。

辨可温病形证治第二十

大法，冬宜服温热药及灸。

师曰：病发热头痛，脉反沉，若不瘥，身体更疼痛，当救其里，宜温药四逆汤。

下利腹满，身体疼痛，先温其里，宜四逆汤。

自利不渴者属太阴，其脏有寒故也，当温之，宜四逆辈。

少阴病，其人饮食入则吐，心中嗢嗢欲吐，复不能吐，始得之手足寒，脉弦迟，若膈上有寒饮，干呕者，不可吐，当温之，宜四逆汤。

少阴病，其脉沉者，急当温之，宜四逆汤。

下利欲食者，就当温之。

下利，脉迟紧，为痛未欲止者，当温之，得冷者满而便肠垢。

下利，其脉浮大，此为虚，以强下之故也，设脉浮革，因尔肠鸣，当温之，与水者哕，宜当归四逆汤。

少阴病下利，脉微涩者，即呕，汗出必数更衣反少，当温之。

伤寒，医下之，而续得下利清谷不止，身体疼痛，急当救里，宜温之，以四逆汤。

诸温之属，可与理中、四逆、附子汤，热药治之。

辨不可火病形证治第二十一

太阳中风，以火劫发其汗，邪风被火热，血气流溢，失其常度，两阳相熏灼，其身发黄，阳盛即欲衄，阴虚小便难，阴阳俱虚竭，身体即枯燥，但头汗出，齐颈而还，腹满微喘，口干咽烂，或不大便，久则谵语，甚者至哕，手足躁扰，循衣摸床，小便利者，其人可治。

太阳病，医发其汗，遂发热恶寒，复下之，则心下痞，此表里俱虚，阴阳气并竭，无阳则阴独，复加火针，因而烦，面色青黄肤瞤者，难治，今色微黄，手足温者愈。

伤寒，加温针必惊。

阳脉浮，阴脉弱者，则血虚，血虚则筋惕，其脉沉者，营气微也，其脉浮，而汗出如流珠者，卫气衰也，营气微者，加烧针，血留不行，更发热而烦躁也。

伤寒脉浮，医以火迫之，亡阳，惊狂，卧起不安，属桂枝去芍药加蜀漆龙骨牡蛎救逆汤。

问曰：得病十五六日，身体黄，下利，狂欲走，师脉之，言当清血，如豚肝乃愈，后如师言，何以知之？师曰：寸口脉，阳浮，阴濡而弱，阳浮则为风，阴濡弱为少血，浮虚受风，少血发热，风则微寒洒淅，项强，头眩，医加火熏郁令汗出，恶寒遂甚，客热因火而发，怫郁蒸肌肤，身目为黄，小便微难，短气，从鼻出血，而复下之，胃无津液，泄利遂不止，热瘀在膀胱，蓄结成积聚，状如豚肝，当下未下，心乱迷愦，狂走赴水，不能自制，蓄血若去，目明心了。此皆医为，无他祸患，微难得愈，剧者不治。

伤寒，其脉不弦紧而弱，弱者必渴，被火必谵语。

太阳病，以火熏之，不得汗，其人必躁，到经不解，必清血。

阳明病被火，额上微汗出，而小便不利，必发黄。

阳明病，其脉浮紧，咽干口苦，腹满而喘，发热汗出，而不恶寒，反恶热，其身体重，发其汗即躁，心愦愦而反谵语，加温针者必怵惕，又烦躁不得眠。

少阴病，咳而下利，谵语，是为被火气劫故也，小便必难，为强责少阴汗也。

太阳病二日，而反烧瓦熨其背，大汗出，火热入胃，胃中水竭燥烦，必发谵语，十余日振而反汗出者，此为欲解，其汗从腰以下不得汗，其人欲小便不得，反呕，欲失溲，足下恶风，大便坚者，小便当数，而反不数，及多便已，其头必卓然而痛，其人足心必热，谷气从下流故也。

风温为病，脉阴阳俱浮，自汗出，身重多眠，鼻息必鼾，语言难出。若被火者，微发黄色，剧则如惊痫，时瘛疭。若火熏之，一逆尚引日，再逆促命期。

火逆下之，因烧针烦躁者，桂枝甘草龙骨牡蛎汤主之。

伤寒头痛，翕翕发热，形象中风，常微汗出，自呕者，熏之则发黄，不得小便。

伤寒，发热头痛，微汗出，熏之则喘，加温针则必衄。

伤寒，脉阴阳俱紧，恶寒发热，则脉欲厥，厥者脉初来大，渐渐小，更来渐渐大，是其候也，若熏之则发黄，熨之则咽燥，小便利者可救，难者危殆。

辨可火病形证治第二十二

二阳并病，太阳初得病时，发其汗，汗先出不彻，因转属阳明，续自微汗出，不恶寒，若太阳病证不罢者，不可下，可小发其汗。设面色缘缘正赤者，阳气怫郁在表不得越，当解之、熏之，当汗而不汗，其人躁烦，不知痛处，乍在腹中，乍在四肢，按之不可得，其人短气，但坐以汗出不彻故也。更发其汗则愈，何以知汗出不彻？以脉涩故知之。

下利，谷道中痛，当温之，以为宜火熬末盐熨之。［一方：炙枳实熨之］

辨不可灸病形证治第二十三

微数之脉，慎不可灸，因火为邪，则为烦逆，追虚逐实，血散脉中，火气虽微，内攻有力，焦骨伤筋，血难复也。

脉浮，当以汗解，而反灸之，邪无从出，因火而盛，病从腰以下必重而痹，此为火逆。若欲自解，当须汗出。

脉浮，热甚，反灸之，此为实，实以虚治，因火而盛，必咽燥唾血。

辨可灸病形证治第二十四

烧针令其汗，针处被寒核起而赤者，必发贲豚，气从小腹上冲者，灸其核上各一壮，与桂枝加桂汤。

少阴病，得之一二日，口中和，其背恶寒者，当灸之。

少阴病，其人吐利，手足不逆，反发热者，不死，脉不至者，灸其少阴七壮。

少阴病，下利脉微涩者即呕，汗出必数更衣反少，当温其上灸之。

诸下利，皆可灸足大都五壮［一云"七壮"］，商丘、阴陵泉皆三壮。

下利，手足厥冷，无脉，灸之，主足厥阴是也。灸不温，反微喘者死。

伤寒五六日，脉微，手足厥冷，烦躁，灸厥阴，厥不还者死。

伤寒脉促，手足厥逆，可灸之，灸少阴、厥阴。

辨不可刺病形证治第二十五

大［"大"一作"新"，下同］怒无刺，已［"已"一作"新"，下同］刺无怒。

新内无刺，已刺无内。

大劳无刺，已刺无劳。

大醉无刺，已刺无醉。

大饱无刺，已刺无饱。

大饥无刺，已刺无饥。

大渴无刺，已刺无渴。

大惊无刺。

无刺熇熇之热，无刺漉漉之汗，无刺浑浑之脉。身热甚，阴阳皆争者，勿刺也，其可刺者，急取之。不汗则泄，所谓勿刺者，有死征也。

无刺病与脉相逆者，上工刺未生，其次刺未盛，其次刺已衰，粗工逆此，谓之伐形。

辨可刺病形证治第二十六

太阳病，头痛，至七日自当愈，其经竟故也。若欲作再经者，当针足阳明，使经不传则愈。

太阳病，初服桂枝汤，而反烦不解者，当先刺风池、风府，却再与桂枝汤则愈。

伤寒，腹满而谵语，寸口脉浮而紧者，此为肝乘脾，名曰纵，当刺期门。

伤寒，发热，啬啬恶寒，其人大渴，欲饮酢浆者，其腹必满而自汗出，小便利，其病欲解，此为肝乘肺，名曰横，当刺期门。

阳明病，下血而谵语，此为热入血室，但头汗出者，刺期门，随其实而泻之，濈然汗出则愈。

妇人中风，发热恶寒，经水适来，得之七八日，热除，脉迟，身凉，胸胁下满，如结胸状，其人谵语，此为热入血室，当刺期门，随其实而取之。平病云热入血室，无犯胃气，及上二焦，与此相反，岂谓药不谓针。

太阳与少阳并病，心下痞坚，颈项强而眩，当刺大椎第一间，肺俞、肝俞，勿下之。

妇人伤寒，怀娠，腹满不得大便，从腰以下重，如有水气状，怀娠七月，太阴当养不养，此心气实，当刺泻劳宫，及关元，小便利则愈。

伤寒喉痹，刺手少阴，少阴在腕当小指后动脉是也，针入三分补之。

少阴病，下利便脓血者，可刺。

辨不可水病形证治第二十七

发汗后，饮水多者，必喘，以水灌之，亦喘。

伤寒吐下之，极虚复极汗出者，其人外气怫郁。复与之水，以发其汗，因得哕者，胃中寒冷故也。

脉浮而迟，表热里寒，下利清谷，胃中虚冷，其人不能食，饮水即哕。

下利，其脉浮大，此为虚，以强下之故也。设脉浮革，因尔肠鸣，当温之，与水者哕。

阳明病，潮热微坚，可与承气汤，不坚勿与之。若不大便六七日，恐有燥屎，欲知之法，可与小承气汤，若腹中转矢气者，此为但头坚后溏，不可攻之，攻之必腹满不能食，欲饮水者即哕。

病在阳，当以汗解，而反以水潠之，若灌之，其热却不得去，须臾益烦，皮上粟起，意欲饮水，反不渴，服文蛤散。不瘥，与五苓散。寒实结胸，无热证者，与三物小白散。

身热皮粟，不解，欲引衣自覆，若以水灌之、洗之，其热被劫，益不得去，当汗而不汗，即烦，假令汗出已，腹中痛，与芍药三两，如上法。

寸口脉浮大，医反下之，此为大逆，浮即无血，大则为寒，寒气相搏，则为肠鸣，医乃不知，而反饮水，令汗大出，水得寒气，冷必相搏，其人必噎。

寸口脉濡而弱，濡即恶寒，弱则发热，濡弱相搏，脏气衰微，胸中苦烦，此非结热，而反搏之，居水渍布，冷铫贴之，阳气遂微，诸府无依，阴脉凝闭，结在心下，而不肯移，胃中虚冷，水谷不化，小便纵通，复不能多，微则可救，剧则寒在心下，当奈何。

辨可水病形证治第二十八

太阳病，发汗后，若大汗出，胃中干燥，烦不能眠，其人欲饮水，当稍饮之，令胃中和则愈。

厥阴病，渴欲饮水者，与水饮之即愈。

太阳病，寸口缓，关上小浮，尺中弱，其人发热而汗出，复恶寒，欲呕，但苦心下痞者，此为下之故也。若不下，其人复不恶寒而渴者，为转属阳明病，小便数者，大便必坚，不更衣十日无所苦也。欲饮水者，与之，但当如法救之，宜五苓散。

寸口脉洪而大，数而滑，洪大则营气长，滑数则胃气实，营长则阳盛怫郁不得出，胃实则坚难，大便则干燥。三焦闭塞，津液不通，医发其汗，阳盛不周，复重下之，胃燥热蓄，大便遂摈，小便不利，营卫相搏，心烦发热，两眼如火，鼻干面赤，舌燥齿黄焦，故大渴，过经成坏病，针药所不能制，与水灌枯槁，阳气微散，身寒，温衣覆汗出，表里通利，其病即除，形脉多不同，此愈非法治，但医所当慎，妄犯伤营卫。

霍乱而头痛，发热，身体疼痛，热多，欲饮水，属五苓散证。

呕吐，而病在膈上，后必思水者，急与猪苓汤饮之，水亦得也。

论热病阴阳交并生死证第二十九

问曰：温病汗出，辄复热，而脉躁疾，不为汗衰，狂言不能食，病名为何？对曰：病名阴阳交，交者死。人所以汗出者，生于谷，谷生于精，今邪气交争于骨肉之间，而得汗者，是邪却而精胜也，精胜则当能食，而不复热，热者邪气也，汗者精气也，今汗出而辄复热者，邪胜也，不能食者，精无俾也，汗出而热留者，寿可立而倾也。夫汗出而脉尚躁盛者死，今脉不与汗相应，此不能胜其病也，狂言者是失志，失志者死，此有三死，不见一生，虽愈必死。

热病已得汗，而脉尚躁盛，此阴脉之极也，死。其得汗而脉静者生。

热病脉尚躁盛，而不得汗者，此阳脉之极也，死。脉躁盛得汗者生。

热病已得汗，而脉尚躁喘，且复热，勿肤刺，喘甚者死。热病阴阳交者死。

热病阳进阴退，头独汗出死，阴进阳退，腰以下至足汗出，亦死。阳阴俱进，汗出已，热如故，亦死。阴阳俱退，汗出已，寒栗不止，鼻口气冷，亦死。

热病，所谓并阴者，热病已得汗，因得泄，是谓并阴，故治［一作“活”］。

热病，所谓并阳者，热病已得汗，脉尚躁盛，大热汗出，虽不汗出，若衄，是谓并阳，故治。

卷七

方药炮制

凡野葛不入汤，入汤则杀人，不谓今葛根也。凡半夏不㕮咀，以汤洗十数度，令水清滑尽，洗不熟有毒也。茱萸、椒之类，不㕮咀。生姜一斤，出汁三合半，生姜皆薄切之，乃捣绞取汁，汤成乃熟煮，如升数，无生者，用干者一两当二两。附子、大黄之类，皆破解，不㕮咀，或炮或生，皆去黑皮，刀刮取里白者，故曰中白。用木芍药刮去皮。大枣擘去核。厚朴即斜削如脯法。桂削去皮，用里黑润有味者为佳。细辛斩折之，麻黄亦折之，皆先煮数沸，生则令人烦，汗出不可止，折节益佳。用桃核、杏核，皆须泡去皮乃熬，勿取两人者，作汤不熬。巴豆去皮心，复熬变色。瞿麦、小草，斩折不㕮咀。石苇手扑，速吹去毛尽，曝令燥，复扑之，不尽令人淋。藜芦去头毛。葶苈皆熬黄黑色，巴豆、桃仁、杏仁，皆不可从药，别捣令如膏，乃稍纳药末中，更下粗罗。凡㕮咀药，欲如大豆，粗则药力不尽。凡煎药皆去沫，沫浊难饮，令人烦。胶，乃成下，去滓，乃纳之，饴亦然。凡丸药，胶炙之乃可捣。用胶，炙令尽沸，凡捣丸药，欲各异捣，药有难易捣耳。凡煮药用迟火，火驶药力不出尽，当以布绞之，绵不尽汁也。凡筛药欲细筛，筛讫更合治之。和调蜜丸者，益杵数为佳。凡散石药，以药计分之，下绢筛佳。散药粗筛佳，凡作膏欲生，熟则力少。

◎ **桂枝汤方第一**

桂枝三两　芍药三两　甘草二两，炙　生姜三两，切　大枣十二枚，擘

上五味，㕮咀三物，水七升，微火煮取三升，去滓。温服一升。须臾饮热粥一升余，以助药力，温覆令汗出，一时许益佳。若不汗，再服如前，又不汗，后服当小促其间，令半日许，三服尽。病重者，一日一夜服，晬时观之，服一剂尽，病证犹在，当复作服。若汗不出者，服之二三剂，乃解。

◎ **桂枝麻黄各半汤方第二**

桂枝一两十六铢　芍药　生姜　甘草炙　麻黄各一两　大枣四枚　杏仁二十四枚

上七味，㕮咀，以水五升，先煮麻黄一二沸，去上沫，纳诸药，煮取一升八合，去滓，温服六合。本方二汤各三合，并为六合，顿服，今裁为一方。

◎ **桂枝二麻黄一汤方第三**

桂枝一两十七铢　芍药一两六铢　麻黄十六铢　生姜一两六铢　杏仁十六枚　甘草一两二铢　大枣五枚

上七味，以水五升，先煮麻黄一二沸，去上沫，纳诸药，煮取二升，去滓，温服一升，本方桂枝汤二分，麻黄汤一分，合为二升，分再服，今合为一方。

◎ **桂枝二越婢一汤方第四**

桂枝　芍药　甘草　麻黄各十八铢　生姜一两三铢　大枣四枚　石膏二十四铢

上七味，㕮咀，以水五升，先煮麻黄一二沸，去上沫，纳诸药，煮取二升，去滓[1]，温服一升。本方当裁为越脾汤桂枝汤合之，饮一升，今合为一方，桂枝汤二分，越脾汤一分。

◎　**桂枝加桂汤方第五**

桂枝五两　芍药三两　甘草二两，炙　生姜二两　大枣十二枚

上五味，以水七升，煮取三升，去滓，温服一升。本方桂枝汤，今加桂。

◎　**桂枝加附子汤方第六**

桂枝　芍药各三两　甘草二两，炙　生姜三两　大枣十二枚　附子一枚，炮，去皮，破八片

上六味，㕮咀三物，以水七升，煮取三升，去滓，温服一升。本方桂枝汤，今加附子。

◎　**桂枝去芍药汤方第七**

桂枝三两　甘草二两，炙　生姜三两　大枣十二枚

上四味，㕮咀，以水七升，煮取三升，去滓，温服一升。本方桂枝汤，今去芍药。

◎　**桂枝去芍药加附子汤方第八**

桂枝三两　甘草二两，炙　生姜三两　大枣十二枚　附子一枚，炮

上五味，㕮咀，以水七升，煮取三升，去滓，温服一升。本方桂枝汤，今去芍药加附子。

◎　**桂枝去桂加茯苓白术汤方第九**

芍药三两　甘草二两，炙　生姜三两　大枣十二枚　茯苓　白术各三两

上六味，㕮咀，以水七升，煮取三升，去滓，温服一升。小便利即愈。本方桂枝汤，今去桂加茯苓、术。

◎　**桂枝去芍药加蜀漆龙骨牡蛎救逆汤方第十**

桂枝三两　甘草二两，炙　生姜三两　蜀漆三两，洗，去腥　大枣十二枚　牡蛎五两，熬　龙骨四两

上七味，㕮咀，以水升，先煮蜀漆，减二升，纳诸药，取三升，去滓，温服一升。本方桂枝汤，今去芍药，加蜀漆、龙骨、牡蛎。一法以水一斗二升，煮取五升。

◎　**桂枝加芍药生姜人参汤方第十一**

桂枝三两　芍药　生姜各四两　甘草二两，炙　人参三两　大枣十二枚

上六味，㕮咀四味，以水一斗一升，煮取三升，去滓，温服一升。本方桂枝汤，今加芍药、生姜、人参。

◎　**桂枝倍加芍药汤方第十二**

桂枝三两　芍药六两　生姜三两　甘草二两，炙　大枣十二枚

上五味，㕮咀，以水七升，煮取三升，去滓，温服一升。本方桂枝汤，今加用芍药。

◎　**桂枝加大黄汤方第十三**

桂枝三两　芍药六两　生姜三两　甘草二两，炙　大枣十二枚　大黄三两

1　滓：原作"渣"，统一改为"滓"，后同。

上六味，㕮咀，以水七升，煮取三升，去滓，温服一升。

◎　桂枝人参汤方第十四

桂枝　甘草炙，各四两　人参　白术　干姜各三两

上五味，以水九升，煮四味，取五升，去滓，纳桂更煮，取三升，去滓，温服一升，日再，夜一服。

◎　桂枝甘草龙骨牡蛎汤方第十五

桂枝一两　甘草　龙骨　牡蛎熬，各三两

上四味为末，以水五升，煮取二升，去滓，温服八合，日三服。

◎　桂枝甘草汤方第十六

桂枝四两　甘草二两，炙

上二味，以水三升，煮取一升，去滓，顿服。

◎　桂枝加葛根汤方第十七

桂枝三两　芍药二两　甘草二两，炙　生姜三两　大枣十二枚　葛根四两

上六味，以水九升，先煮葛根，减二升，去上沫，纳诸药，煮取三升，去滓，温服一升，覆取微似汗，不须啜粥，余如桂枝法。

◎　葛根汤方第十八

葛根四两　麻黄　生姜各三两　桂枝　芍药　甘草各二两　大枣十二枚

上七味，㕮咀，以水一斗，先煮麻黄、葛根，减二升，去上沫，纳诸药，煮取一升，去滓，温服一升，取汗，不须啜粥。

◎　葛根加半夏汤方第十九

葛根四两　麻黄　生姜　桂枝　芍药　甘草各二两　大枣十二枚　半夏半升，洗

上八味，以水一斗，先煮葛根、麻黄，减二升，去上沫，纳诸药，煮取三升，去滓，温服一升，取汗。

◎　葛根黄芩黄连汤方第二十

葛根半斤　甘草二两，炙　黄芩　黄连各三两

上四味，㕮咀，以水八升，先煮葛根，减二升，纳诸药煮，取二升，去滓，温分服。

◎　麻黄汤方第二十一

麻黄三两　桂枝二两　甘草一两，炙　杏仁七十枚

上四味，㕮咀，以水九升，先煮麻黄，减二升，去上沫，纳诸药，煮取二升半，去滓，温服八合，温覆出汗，不须啜粥，余如桂枝法。

◎　麻黄杏子甘草石膏汤方第二十二

麻黄四两　杏子五十枚　石膏半斤，碎，绵裹　甘草一两，炙

上四味，以水七升，先煮麻黄，减二升，去上沫，纳诸药，煮取二升，去滓，温服一升。

◎　麻黄附子甘草汤方第二十三

麻黄二两　附子一枚，泡，去皮，破八片　甘草二两，炙

上三味，以水七升，先煮麻黄一二沸，去上沫，纳诸药，煮取二升半，去滓，温服八合。

◎ 麻黄附子细辛汤方第二十四

麻黄二两　附子一枚，去皮，破作八片，炮　细辛二两

上三味，以水一斗，先煮麻黄，减二升，去上沫，纳诸药，煮取三升，去滓，温服一升。

◎ 麻黄连轺赤小豆汤方第二十五

麻黄　连轺　生姜各二两　赤小豆一升　杏仁三十枚，去皮、尖　甘草一两，炙　大枣
十二枚　生梓白皮一升

上八味，以潦水一斗，先煮麻黄一二沸，去上沫，纳诸药，煮取三升，去滓，温服一升。

◎ 麻黄升麻汤方第二十六

麻黄二两半　升麻　当归各一两六铢　黄芩　萎蕤　知母各十八铢　石膏碎，绵　甘草
炙　桂枝　芍药　干姜　白术　茯苓　麦门冬去心，各六铢

上十四味，㕮咀，以水一斗，先煮麻黄一二沸，去上沫，纳诸药，煮取三升，去滓，分
温三服，一饭间，当出汗愈。

◎ 大青龙汤方第二十七

麻黄六两　桂枝二两　甘草二两，炙　石膏鸡子大，碎，绵裹　杏仁四十枚　生姜三两
大枣十二枚

上七味，以水九升，先煮麻黄，减二升，去上沫，纳诸药煮，取三升，去滓，温服一升，
覆令汗出，多者温粉扑之，一服汗者，停后服，若复服，汗多亡阳，遂虚，恶风烦躁，不得眠。

◎ 小青龙汤方第二十八

麻黄　芍药　细辛　桂枝　干姜　甘草　五味子碎　半夏各半升

上八味，以水一斗，先煮麻黄，减二升，去上沫，纳诸药，煮取三升，去滓，温服一
升。渴者去半夏加栝楼根三两。微利去麻黄加荛花如鸡子，熬令赤色。噎者去麻黄加附子一
枚（炮）。小便不利，少腹满者去麻黄加茯苓四两。喘者去麻黄加杏仁半升。[荛花不治利，麻
黄定喘，今反之者，疑非仲景意]

◎ 小建中汤方第二十九

桂枝　甘草炙　生姜各三两　芍药六两　大枣十二枚　胶饴一升

上六味，以水七升，煮取三升，去滓，纳胶饴，更上火消解，温服一升。呕家不可服，
以甘故也。

◎ 小柴胡汤方第三十

柴胡半斤　黄芩　人参　甘草　生姜各三两　半夏半升　大枣十枚

上七味，㕮咀，以水一斗二升，煮取六升，去滓，再煮取三升，温服一升，日三。若胸
中烦，不呕者，去半夏、人参加栝楼实一枚。若渴者，去半夏加人参，合前成四两半，栝楼
根四两。若腹中痛者，去黄芩加芍药三两。若胁下痞坚者，去大枣加牡蛎四两。若心下悸，
小便不利者，去黄芩加茯苓四两。若不渴，外有微热者，去人参加桂三两，温覆微发其汗。
若咳者，去人参、大枣、生姜，加五味子半升、干姜二两。

◎ 柴胡桂枝干姜汤方第三十一

柴胡半斤　桂枝三两　干姜二两　甘草二两，炙　牡蛎二两，熬　栝楼根四两　黄芩三两

上七味，以水一斗二升煮取六升，去滓，再煎取三升，温服一升，初服微烦，复服汗出愈。

◎ 柴胡桂枝汤方第三十二

柴胡四两　黄芩　人参各一两半　半夏二合半　甘草一两，炙　桂枝　芍药　生姜各一两半　大枣六枚

上九味，以水七升，煮取三升，去滓，温服一升。

◎ 柴胡加龙骨牡蛎汤方第三十三

柴胡四两　黄芩　生姜　龙骨　人参　桂枝　牡蛎熬　黄丹　茯苓各一两半　半夏二合半　大枣六枚　大黄二两

上十二味，以水八升，煮取四升，纳大黄更煮，取二升，去滓，温服一升。本方柴胡汤内加龙骨、牡蛎、黄丹、桂、茯苓、大黄也，今分作半剂。

◎ 大柴胡汤方第三十四

柴胡半斤　黄芩三两　芍药三两　半夏半升　生姜三两　枳实四枚，炙　大枣十二枚　大黄二两

上八味，以水一斗二升，煮取六升，去滓，再煎取三升，温服一升。一方无大黄，然不加不得名大柴胡汤也。

◎ 柴胡加芒硝汤方第三十五

柴胡二两十六铢　黄芩一两　人参一两　甘草一两，炙　生姜一两　半夏五枚　大枣四枚　芒硝二两

上八味，以水四升，煮取三升，去滓，分二服，以解为瘥，不解更作服。

◎ 柴胡加大黄芒硝桑螵蛸汤方第三十六

柴胡二两　黄芩　人参　甘草炙　生姜各十八铢　半夏五枚　大枣四枚　芒硝三合　大黄四两　桑螵蛸五枚

上前七味，以水四升，煮取二升，去滓，下芒硝、大黄、桑螵蛸，煮取一升半，去滓，温服五合，微下即愈。本方柴胡汤，再服以解其外，余一服加芒硝、大黄、桑螵蛸。

◎ 茯苓桂枝甘草大枣汤方第三十七

茯苓半斤　桂枝四两　甘草二两，炙　大枣十五枚

上四味，以甘澜水一斗，先煮茯苓，减二升，纳诸药，煮取三升，去滓，温服一升，日三。

◎ 茯苓桂枝白术甘草汤方第三十八

茯苓四两　桂枝　白术各三两　甘草二两

上四味，以水六升煮取三升，分温三服，小便即利。

◎ 茯苓甘草汤方第三十九

茯苓三两　甘草一两，炙　桂枝二两　生姜三两

上四味，以水四升，煮取二升，去滓，分温三服。

◎ 五苓散方第四十

猪苓十八铢　泽泻一两六铢　茯苓十八铢　桂半两　白术十八铢

上五味，为末，以白饮和服方寸匕，日三服，多饮暖水，汗出愈。

◎　甘草干姜汤方第四十一

甘草二两，炙　干姜二两

上二味，㕮咀，以水三升煮取一升五合，去滓，分温再服。

◎　芍药甘草汤方第四十二

芍药四两　甘草四两，炙

上二味，㕮咀，以水三升，煮取一升五合，去滓，分温再服。

◎　炙甘草汤方第四十三

甘草四两，炙　生姜三两　人参二两　生地黄一斤　桂枝三两　阿胶　麦门冬半升，去心　麻子仁半升　大枣三十枚

上九味，酒七升，水八升，煮取三升，去滓，纳胶烊尽，温服一升，日三服。

◎　甘草汤方第四十四

甘草二两

上一味，以水三升，煮取一升半，去滓，温服七合，日二服。

◎　厚朴生姜半夏甘草人参汤方第四十五

厚朴　生姜　半夏各半斤　甘草二两　人参一两

上五味，㕮咀，以水一斗，煮取三升，去滓，温服一升，日三服。

◎　栀子豉汤方第四十六

栀子十四枚，擘　香豉四合，绵裹

上二味，以水四升，先煮栀子，得二升半，纳豉，煮取一升半，去滓，分二服，温进一服，得快吐，止后服。

◎　栀子甘草豉汤方第四十七

栀子十四枚，擘　甘草二两　香豉四合，绵裹

上三味，以水四升，先煮栀子、甘草得二升半，纳豉，煮取一升半，去滓，分为二服，温进一服，得快吐，止后服。

◎　栀子生姜豉汤方第四十八

栀子十四枚，擘　生姜五两　香豉四合，绵裹

上三味，以水四升，先煮栀子、生姜，得二升半，纳豉，煮取一升半，去滓，分为二服，温进一服，得快吐，止后服。

◎　栀子厚朴汤方第四十九

栀子十四枚，擘　厚朴四两　枳实四枚，去穰，炒

上三味，以水三升，煮取一升半，去滓，分为二服，温进一服，得吐，止后服。

◎　栀子干姜汤方第五十

栀子十四枚，擘　干姜二两

上二味，以水三升，煮取一升，去滓，分为三服，温进一服，得快吐，止后服。

◎　栀子黄柏汤方第五十一

栀子十四枚，擘　黄柏二两十六铢　甘草一两，炙

上三味，㕮咀，以水四升煮，取一升半，去滓，分温再服。

卷八

◎　小陷胸汤方第五十二

栝楼实一枚　黄连二两　半夏半升

上三味，以水六升，先煮栝楼，取三升，去滓，纳诸药，煮取二升，去滓，分温三服。

◎　大陷胸汤方第五十三

大黄六两，去皮　芒硝一升　甘遂一钱

上三味，以水六升，先煮大黄，取二升，去滓，纳芒硝，煮一二沸，纳甘遂末，温服一升，得快利，止后服。

◎　大陷胸丸方第五十四

大黄半斤　葶苈　芒硝　杏仁各半升

上四味，捣和取如弹丸一枚，甘遂末一钱匕，白蜜一两，水二升，煮取一升，顿服，一宿乃下。

◎　又大陷胸汤方第五十五

桂枝四两　甘遂四两　大枣十二枚　栝楼实一枚，去皮　人参四两

上五味，以水七升煮，取三升，去滓，温服一升，胸中无坚，勿服之。

◎　文蛤散方第五十六

文蛤五两

上一味，为散，沸汤和服，一方寸匕。

◎　白散方第五十七

桔梗　贝母各十八铢　巴豆六铢，去皮、心，熬黑

上三味，为散，白饮和服，强人半钱，羸人减之，病在膈上必吐，在膈下必利，不利进热粥一杯，利过不止，进冷粥一杯。

◎　大黄泻心汤方第五十八

大黄二两　黄连一两

上二味，㕮咀，以麻沸汤二升渍之，须臾绞去滓，分温再服。

◎　附子泻心汤方第五十九

大黄二两　黄连　黄芩各一两　附子一枚，炮，去皮，破，别煮，取汁

上四味，㕮咀，三味以麻沸汤二升渍之，须臾绞去滓，纳附子汁，分温再服。

◎　半夏泻心汤方第六十

半夏半升　黄芩　干姜　甘草炙　人参各三两　黄连一两　大枣十六枚

上七味，以水一斗，煮取六升，去滓，再煮，取三升，温服一升，日三服。

◎　甘草泻心汤方第六十一

甘草四两　黄芩三两　干姜三两　半夏半升　黄连一两　大枣十二枚

上六味，以水一斗煮，取六升，去滓，再煎，取三升，温服一升，日三服。

◎　生姜泻心汤方第六十二

生姜四两　人参　甘草　黄芩各三两　半夏半升　干姜　黄连各一两　大枣十二枚

上八味，以水一斗，煮取六升，去滓，再煎，取三升，温服一升，日三服。

◎　禹余粮丸方

阙。

◎　赤石脂禹余粮汤方第六十三

赤石脂一斤，碎　禹余粮一斤，碎

上二味，以水六升，煮二升，去滓，分温三服。

◎　旋覆代赭石汤方第六十四

旋覆花三两　代赭石一两　人参二两　大枣十二枚　生姜五两　半夏半升　甘草二两

上七味，以水一斗，煮取六升，去滓，再煎，取三升，温服一升，日三服。

◎　瓜蒂散方第六十五

瓜蒂熬黄　赤小豆各六铢

上二味，各别捣，筛为散，合治之，取一钱匕，以香豉一合，用热汤七合煮，作稀糜，去滓，取汁和散，温顿服之，不吐者少少加，得快吐乃止。诸亡血虚家，不可与瓜蒂散。

◎　白虎汤方第六十六

石膏一斤，碎　知母六两　甘草二两　粳米六合

上四味，以水一斗，煮米熟汤成，去滓，温服一升，日三服。

◎　白虎加人参汤方第六十七

人参三两　石膏一斤　知母六两　甘草二两　粳米六合

上五味，以水一斗煮，米熟汤成，去滓，温服一升，日三服。

◎　桂枝附子汤方第六十八

桂枝四两　附子三枚，炮　甘草二两，炙　大枣十五枚　生姜三两

上五味，以水六升，煮取二升，去滓，分温三服。

◎　术附汤方第六十九

白术四两　附子三枚，炮　甘草三两，炙　生姜二两　大枣十五枚

上五味，以水六升，煮取二升，去滓，分温三服。一服觉身痹半日许，再服如冒状，勿怪也，即是附子与术，并走皮中逐水气，未得除，故使之耳，法当加桂四两，其人大便坚，小便自利，故不加桂也。

◎　甘草附子汤方第七十

甘草三两，炙　附子二枚，炮　白术三两　桂枝四两

上四味，以水六升，煮取三升，去滓，温服一升，日三服，汗出即解，能食，汗止复烦者，服五合，恐一升多者，宜服六七合为始。

◎　芍药甘草附子汤方第七十一

芍药　甘草各一两　附子一枚，炮

上三味，㕮咀，以水三升，煮取一升三合，去滓，分温三服。

◎　干姜附子汤方第七十二

干姜一两　附子一枚

上二味，以水三升，煮一升，顿服之。

◎　十枣汤方第七十三

芫花熬　甘遂　大戟

上三味，等分为散，以水一升半，先煮枣十枚，取八合，去滓，纳药末，强人一钱，羸人半钱。若下少病不除，明日加半钱。

◎　附子汤方第七十四

附子二枚，炮　茯苓三两　人参二两　白术四两　芍药三两

上五味，㕮咀，以水八升，煮取三升，去滓，温服一升，日三服。

◎　大承气汤方第七十五

大黄四两，酒洗　厚朴半斤，炙，去皮　枳实五枚，炙　芒硝三合

上四味，以水一斗，先煮二味，取五升，去滓，纳大黄煮，取二升，去滓，纳芒硝，更上微火一二沸，分温再服，得下，余勿服。

◎　小承气汤方第七十六

大黄四两　厚朴二两，炙，去皮　枳实三枚大者，炙

上三味，以水四升，煮取一升二合，去滓，分温三服，初服当更衣，不尔尽饮之，若更衣，勿复服。

◎　调胃承气汤方第七十七

大黄四两，清酒浸　甘草二两，炙　芒硝半升

上三味，㕮咀，以水三升煮，取一升，去滓，纳芒硝更上火，微煮令沸，少少温服。

◎　桃仁承气汤方第七十八

桃仁五十枚，去皮、尖　大黄四两　桂枝二两　甘草二两，炙　芒硝二两

上五味，以水七升，先煮四味，取二升半，去滓，纳硝更煮微沸，温服五合，日三服，微利。

◎　猪苓汤方第七十九

猪苓　茯苓　阿胶　泽泻　滑石碎，各一两

上五味，以水四升，先煮四味，取二升，去滓，纳胶消尽，温服七合，日三服。

◎　蜜煎导方第八十

蜜七合

上一味，纳铜器中，微火煎如饴，勿令焦，俟可丸，捻作挺如指许长二寸，当热作，令头锐，纳谷道中，以手急抱，欲大便时，乃去之。

又大猪胆一枚，泻汁，和醋少许，以灌谷道中，如一食顷，当大便出，宿食恶物。

◎　麻子仁丸方第八十一

麻子仁二升　芍药半斤　大黄一斤　厚朴一斤，炙　枳实半斤，炙　杏仁一斤

上六味，为末，炼蜜为丸桐子大，饮服十丸，日三服，渐加，以和为度。

◎　抵当丸方第八十二

水蛭二十个，熬　虻虫二十五个　桃仁三十个，去皮、尖　大黄三两

上四味，杵分为四丸，以水一升，煮一丸，取七合服之，晬时当下血，若不下，更服。

◎　抵当汤方第八十三

水蛭三十个，熬　虻虫三十个，熬，去翅、足　桃仁二十个，去皮、尖　大黄三两，酒浸

上四味，为末，以水五升，煮取三升，去滓，温服一升，不下再服。

◎　茵陈蒿汤方第八十四

茵陈蒿六两　栀子十四枚，擘　大黄二两，去皮

上三味，以水一斗，先煮茵陈，减六升，纳二味，煮取三升，去滓，分温三服，小便当利，尿如皂角汁状，色正赤，一宿腹减，黄从小便去也。

◎　黄连阿胶汤方第八十五

黄连四两　黄芩一两　芍药二两　鸡子黄二枚　阿胶三两

上五味，以水五升，先煮三物，取二升，去滓，纳胶烊尽，小冷，纳鸡子黄，搅令相得，温服七合，日三服。

◎　黄连汤方第八十六

黄连二两　甘草炙，一两　干姜一两　桂枝二两　人参二两　半夏五合　大枣十二枚

上七味，以水一斗，煮取六升，去滓，分五服，日三服，夜二服。

◎　桃花汤方第八十七

赤石脂一斤，一半全用，一半筛末　干姜一两　粳米一升

上三味，以水七升，煮米令熟，去滓，温服七合，纳赤石脂末方寸匕，日三服，若一服愈，余勿服。

◎　吴茱萸汤方第八十八

吴茱萸一升，洗　人参三两　生姜六两　大枣十二枚

上四味，以水七升，煮取二升，去滓，温服七合，日三服。

◎　猪肤汤方第八十九

猪肤一斤

上以水一斗，煮取五升，去滓，加白蜜一升，白粉五合熬香，和相得，温分六服。

◎　桔梗汤方第九十

桔梗一两　甘草二两

上二味，以水三升，煮取一升，去滓，分温再服。

◎　苦酒汤方第九十一

鸡子一枚，去黄，纳苦酒于壳中　半夏洗，破如枣核大，十四枚，纳苦酒中

上以鸡子壳，置刀环中，安火上，三沸，去滓，细含咽之，不瘥更作。

◎　半夏散方第九十二

半夏　桂枝　甘草炙，各等分

上三味，各别捣，筛合治之，白饮和服方寸匕，日三服。若不能散服，以水一升，煎七沸，纳散一二方寸匕，更煎三沸，下火令小冷，少少咽之。

◎　白通汤方第九十三

葱白四茎　干姜一两　附子一枚，生用，去皮，破

上三味，以水三升，煮取一升，去滓，分温再服。

◎　白通加猪胆汁汤方第九十四

葱白四茎　干姜一两　附子一枚，生　人尿五合　猪胆汁一合

上以水三升，煮一升，去滓，纳入尿胆汁，和相得，分温再服，无胆亦可。

◎　真武汤方第九十五

茯苓　芍药　生姜各三两　白术二两　附子一枚，炮

上五味，以水八升，煮取三升，去滓，温服七合，日三服。若咳者，加五味子半升，细辛、干姜各一两。若小便利者，去茯苓。若下利者，去芍药，加干姜二两。若呕者，去附子，加生姜，足前成半斤。

◎　乌梅丸方第九十六

乌梅三百个　细辛六两　干姜十两　黄连一斤　当归四两　附子六两，炮　蜀椒四两，去子　桂枝六两　人参六两　黄柏六两

上十味，异捣筛，合治之，以苦酒渍乌梅一宿，去核，蒸之五升米下，饭熟取捣成泥，和药令相得，纳臼中，与蜜杵二千下，丸如梧桐子大，先食饮服十丸，日三服，稍加至二十丸，禁生冷、滑物、食臭等。

◎　干姜黄芩黄连人参汤方第九十七

干姜　黄芩　黄连　人参各三两

上四味，以水六升，煮取二升，去滓，分温再服。

◎　白头翁汤方第九十八

白头翁　黄连　黄柏　秦皮各三两

上四味，以水七升，煮取二升，去滓，温服一升，不愈更服一升。

◎　黄芩人参汤方第九十九

黄芩　人参　桂枝　干姜各二两　半夏半升　大枣十二枚

上六味，以水七升，煮取二升，去滓，分温再服。

◎　黄芩汤方第一百

芍药二两　黄芩　甘草二两，炙　大枣十二枚

上四味，以水一斗，煮取三升，去滓，温服一升，日再服，夜一服。

◎　黄芩加半夏生姜汤方第一百一

黄芩三两　芍药　甘草炙，各二两　大枣十二枚　半夏半升　生姜一两半

上六味，以水一斗，煮取三升，去滓，温服一升，日再服，夜一服。

◎　理中丸及汤方第一百二

人参　甘草炙　白术　干姜各三两

上四味，捣筛为末，蜜和丸，如鸡黄大，以沸汤数合，和一丸，研碎温服之，日三服，夜二服，腹中未热，益至三四丸。然不及汤，汤法以四物依两数切，用水八升升煮，取三升，去滓，温服一升，日三服。

加减法：若脐上筑者，肾气动也，去术加桂四两；吐多者，去术加生姜三两；下多者，还用术；悸者，加茯苓二两；渴欲得水者加术，足前成四两半；腹中痛者加人参，足前成四两半；寒者加干姜，足前成四两半；腹满者去术加附子一枚。

服汤后如食顷，饮热粥一升许，微自温，勿发揭衣被。

◎　四逆散方第一百三

甘草炙　柴胡　芍药　枳实炙，各十分

上四味，为散，白饮服方寸匕，日三服。咳者，加五味子、干姜各五分，并主久痢；悸者，加桂枝五分；小便不利者，加茯苓五分；腹痛者，加附子一枚（炮）；泄利下重者，先以水五升煮莲白三升，取三升，去滓，以散三方寸匕，纳汤中煮，取一升半，分温再服。

◎　四逆汤方第一百四

甘草二两，炙　干姜一两半　附子一枚，生，去皮，破

上三味，以水三升，煮取一升二合，去滓，分温再服，强人可大附子一枚、干姜三两。

◎　通脉四逆汤方第一百五

干姜三两，强人四两　甘草二两，炙　附子大者一枚，生用，破

上三味，以水三升，煮取一升二合，去滓，分温再服，其脉即出者愈。

面色赤者，加葱九茎；腹中痛者，加芍药二两；呕者，加生姜二两；咽痛者，加桔梗二两；利止脉不出者，加人参二两。

◎　人参四逆汤方第一百六

人参一两　甘草二两，炙　干姜一两半　附子一枚，生

上四味，以水三升，煮取一升二合，去滓，分温再服。

◎　茯苓四逆汤方第一百七

茯苓四两　甘草二两，炙　干姜一两半　附子一枚，生　人参一两

上五味，㕮咀，以水五升，煮取一升二合，去滓，分温再服。

◎　通脉四逆加猪胆汁汤方第一百八

干姜三两　甘草二两，炙　附子大者一枚，生　猪胆汁四合

前三味，以水三升，煮取一升二合，去滓，纳猪胆汁，分温再服。

◎　当归四逆汤方第一百九

当归　桂枝　芍药各二两　细辛一两　大枣二十五枚　甘草炙　通草各二两

上七味，㕮咀，以水八升，煮取三升，去滓，温服一升，日三服。

◎　当归四逆加吴茱萸生姜汤方第一百十

当归　桂枝　芍药　细辛　甘草炙　通草各三两　大枣二十五枚　吴茱萸二两　生姜半斤

上九味，㕮咀，以水四升、清酒四升，煮取三升，去滓，温服一升，日三。

◎ 烧裈散方第一百十一

上取妇人中裈近隐处，剪烧灰，以水和服方寸匕，日三服。小便即利，阴头微肿则愈。妇人病，取男子裈当烧灰。

◎ 枳实栀子豉汤方第一百十二

枳实三枚，炙　栀子十四枚，擘　豉一升，绵裹

上以清浆水七升，空煎，减三升，纳枳实、栀子煮，取二升，纳豉更煮五六沸，去滓，分温再服，取汗出，若有宿食，加大黄，如博棋子大五六枚。

◎ 牡蛎泽泻散方第一百十三

牡蛎熬　泽泻　栝楼根　蜀漆洗，去腥　葶苈熬　商陆根熬　海藻洗去咸，各等分

上七味，为散，白饮和服方寸匕，小便利即止。

◎ 竹叶石膏汤方第一百十四

竹叶二把　石膏一斤　半夏半升　人参三两　甘草二两，炙　粳米半升　麦门冬一升，去心

上七味，以水一斗，煮取六升，去滓，纳粳米，煮米熟汤成，去米，温服一升，日三服。

◎ 麦门冬汤方第一百十五

麦门冬七升　半夏一升　人参二两　甘草二两，炙　粳米三合　大枣十二枚

上六味，以水一斗六升，煮取六升，温服一升，日三夜一服。

附遗

调气饮：治赤白痢，小腹痛不可忍，下重，或面青手足俱变者，用黄蜡三钱、阿胶三钱，同溶化，入黄连末五钱，搅匀，分三次热服，神妙。

猪肚黄连丸：治消渴饮水，用雄猪肚一枚，入黄连末五两，栝楼根、白粱米各四两，知母三两，麦门冬三两，缝定蒸熟，捣丸如梧子大，每服三十丸，米饮下。

青木香丸：主阳衰诸不足，用昆仑青木香、六路诃子皮各二十两，捣筛，糖和丸，梧子大，每空腹酒下三十丸，日再，其效尤速。

治五噎吐逆，心膈气滞，烦闷不下，用芦根五两，锉，以水三大盏，煮取二盏，去滓，温服。

治小儿羸瘦，用甘草三两，炙焦为末，蜜丸绿豆大，每温水下五丸，日二服。

治小儿撮口发噤，用生甘草二钱半，水一盏，煎六分，温服，令吐痰涎，后以乳汁点儿口中。

治小儿中蛊欲死者，用甘草五钱，水二盏，煎五分服，当吐。

宋本《伤寒论》

汉·张仲景 述　　晋·王叔和 撰次

宋·林亿等 校正　　明·赵开美 校刻

明·沈琳 同校

导 读

　　《宋本〈伤寒论〉》是指北宋校正医书局付梓公世的《伤寒论》，是《伤寒论》的一个单行本。

　　北宋时人们普遍认为"百病之急，无急于伤寒"，于是宋臣林亿、高宝衡、孙奇等便以 693 年降于宋朝的五代十国之荆南国主高继冲编录进献的《伤寒论》（即《高继冲本〈伤寒论〉》，或称《淳化本〈伤寒论〉》）为底本，刊刻了《伤寒论》单行本，这就是著名的《宋本〈伤寒论〉》。因为本书刊印于宋治平二年（1065 年），故称为《治平本〈伤寒论〉》。初刻时为大字本，故又称《大字本〈伤寒论〉》。后于元祐三年又刊行了小字本的《伤寒论》，故称为《元祐本〈伤寒论〉》或《小字本〈伤寒论〉》，有国子监刊刻的小字本和浙路小字本两种。但可惜的是，宋本原刻无论大字本还是小字本，如今均已不见。

　　明万历二十七年（1599 年），常熟赵开美出资行刻的《仲景全书》中收录了友人赠送的《宋本〈伤寒论〉》十卷、成无己的《注解伤寒论》十卷、宋云公的《伤寒类证》三卷、张仲景的《金匮要略方论》三卷。赵开美收录的《宋本〈伤寒论〉》是依照《小字本〈伤寒论〉》摹刻的，所以亦称为《赵开美本〈伤寒论〉》《赵刻本〈伤寒论〉》《赵本〈伤寒论〉》或《仲景全书本〈伤寒论〉》。

　　经赵开美复刻的《宋本〈伤寒论〉》，后来也大多散佚了，目前存世的很少，中国中医科学院、上海图书馆、上海中医药大学、沈阳中国医科大学各藏一部，国家图书馆藏有缩微胶片，原卷藏于中国台湾台北"故宫博物院"，日本藏有一部为日本安政本。

　　《宋本〈伤寒论〉》是宋廷颁布的《伤寒论》标准本，是《伤寒论》传承过程中一个重要的里程碑。目前国内高等院校《伤寒论》教材也依此本为底本。

　　本书校勘以明万历己亥二十七年（1599年）赵开美翻刻宋本《伤寒论》为底本。

　　《宋本〈伤寒论〉》共 10 卷 22 篇。从"辨太阳病脉证并治上"至"辨阴阳易瘥后劳复病脉证并治"（学术界称为"中 10 篇"），是《伤寒论》的主体和核心。1964 年，全国中医学院试用教材（第二版）《伤寒论讲义》将《宋本〈伤寒论〉》的主体厘定为 398 条，此后《伤寒论》398 条便在业内广为流传。这里需要说明的是，《伤寒论》398 条与《宋本〈伤寒论〉》序中所说的《伤寒论》397法不是一回事。本书在 398 段条文前添加了编号，本书在条文后添加的"第 X"编号，即《伤寒论》397 法内容。

刻《仲景全书》序

岁乙未，吾邑疫病大作，予家臧获，率六七就枕席。吾吴和缓明卿沈君南昉在海虞，藉其力而起死亡殆遍，予家得大造于沈君矣！不知沈君操何术而若斯之神，因询之。君曰：「予岂探龙藏秘典，剖青囊奥旨而神斯也哉，特于仲景之《伤寒论》窥一斑、两斑耳。」予曰：「吾闻是书于家大夫之日久矣，而书肆间绝不可得。」君曰：「予诚有之。」予读而知其为成无己所解之书也。然而鱼亥不可正，句读不可离矣。已而购得数本，字为之正，句为之离，补其脱落，订其舛错。沈君曰：「是可谓完书，仲景之忠臣也。」予谢不敏。先大夫命之：「尔其板行，斯以惠厥同胞。」予不肖孤曰：「唯，唯。」沈君曰：「《金匮要略》仲景治杂证之秘也，盍并刻之，以见古人攻击补泻、缓急调停之心法也。」先大夫曰：「小子识之。」不肖孤曰：『敬哉，既合刻则名何从？』先大夫曰：『可哉，命之名《仲景全书》。」既刻已，复得宋板《伤寒论》焉。予襄固知成注非全文，及得是书，不啻拱璧，转卷间而后成之荒也。因复并刻之，所以承先大夫之志欤！又故纸中检得《伤寒类证》三卷，所以臞括仲景之书，去其烦而归之简，聚其散而汇之一，其于病证脉方，若标月指之明且尽，仲景之法于是粲然无遗矣，乃并附于后。予因是哀夫世之人，向故不得尽命而死也。夫仲景殚心思于轩岐，辨证候于丝发，著为百十二方，以全民命，斯何其仁且爱，而跻一世于仁寿之域也。乃今之业医者，舍本逐末，超者曰东垣，局者曰丹溪已矣。而最称高识者则《玉机微义》是宗，若《素问》、若《灵枢》，若《玄珠密语》则嗒焉茫乎而不知旨归。而语之以张仲景、刘河间，几不能知其人与世代，犹觊然曰：「吾能已病足矣，奚高远之是务？」且于今之读轩岐书者，必加诮曰：「是夫也，徒读父书耳，不知兵变已。」夫不知变者，世诚有之，以其变之难通而遂弃之者，是犹食而咽也，去食以求养生者哉？必且不然矣。则今日是书之刻，乌知不为肉食者大嗤乎！说者谓：「陆宣公达而以奏疏医天下，穷而聚方书以医万民，吾子固悠然有世思哉。」予曰：「不，不！是先大夫之志也。先大夫固尝以奏疏医父子之伦，医朋党之渐，医东南之民瘼，以直言敢谏，医诏谀者之膏肓，故蹶之日多，达之日

少。而是书之刻也，其先大夫宣公之志钦！今先大夫
殁，垂四年而书成。先大夫处江湖退忧之心，盖与居
庙堂进忧之心，同一无穷矣。」客曰：「子实为之，

而以为先公之志，殆所谓善则称亲钦！」不肖孤曰：
「不，不！是先大夫之志也！」

万历己亥三月谷旦　海虞清常道人赵开美序

《伤寒论》序

夫《伤寒论》，盖祖述大圣人之意，诸家莫其伦拟。故晋皇甫谧序《甲乙针经》云：伊尹以元圣之才，撰用《神农本草》，以为《汤液》；汉张仲景论广《汤液》，为十数卷，用之多验。近世太医令王叔和，撰次仲景遗论甚精，皆可施用。是仲景本伊尹之法，伊尹本神农之经，得不谓祖述大圣人之意乎？张仲景，《汉书》无传，见《名医录》云：南阳人，名机，仲景乃其字也。举孝廉，官至长沙太守。始受术于同郡张伯祖。时人言：识用精微，过其师。所著论，其言精而奥，其法简而详，非浅闻寡见者所能及。自仲景于今八百余年，惟王叔和能学之，其间如葛洪、陶弘景、胡洽、徐之才、孙思邈辈，非不才也，但各自名家，而不能修明之。开宝中，节度使高继冲曾编录进上，其文理舛错，未尝考正。历代虽藏之书府，亦阙于雠校。是使治病之流，举天下无或知者。国家诏儒臣校正医书，臣奇续被其选。以为百病之急，无急于伤寒。今先校定张仲景《伤寒论》十卷，总二十二篇，证外合三百九十七法，除重复，定有一百一十二方。今请颁行。

太子右赞善大夫　　　　　臣　高保衡

尚书屯田员外郎　　　　　臣　孙　奇

尚书司封郎中秘阁校理　臣　林　亿等谨上

《伤寒卒病论》集

论曰：余每览越人入虢之诊，望齐侯之色，未尝不慨然叹其才秀也。怪当今居世之士，曾不留神医药，精究方术，上以疗君亲之疾，下以救贫贱之厄，中以保身长全，以养其生，但竞逐荣势，企踵权豪，孜孜汲汲，惟名利是务，崇饰其末，忽弃其本，华其外而悴其内。皮之不存，毛将安附焉？卒然遭邪风之气，婴非常之疾，患及祸至，而方震栗，降志屈节，钦望巫祝，告穷归天，束手受败。赍百年之寿命，持至贵之重器，委付凡医，恣其所措。咄嗟呜呼！厥身已毙，神明消灭，变为异物，幽潜重泉，徒为啼泣。痛夫！举世昏迷，莫能觉悟，不惜其命，若是轻生，彼何荣势之云哉？而进不能爱人知人，退不能爱身知己，遇灾值祸，身居厄地，蒙蒙昧昧，蠢若游魂。哀乎！趋世之士，驰竞浮华，不固根本，忘躯徇物，危若冰谷，至于是也。

余宗族素多，向余二百，建安纪年以来，犹未十稔，其死亡者三分有二，伤寒十居其七。感往昔之沦丧，伤横夭之莫救，乃勤求古训，博采众方，撰用《素问》《九卷》《八十一难》《阴阳大论》《胎胪药录》，并《平脉辨证》，为《伤寒杂病论》合十六卷。虽未能尽愈诸病，庶可以见病知源。若能寻余所集，思过半矣。

夫天布五行，以运万类，人禀五常，以有五脏。经络腑俞，阴阳会通，玄冥幽微，变化难极。自非才高识妙，岂能探其理致哉！上古有神农、黄帝、岐伯、伯高、雷公、少俞、少师、仲文，中世有长桑、扁鹊，汉有公乘阳庆及仓公，下此以往，未之闻也。观今之医，不念思求经旨，以演其所知，各承家技，终始顺旧；省疾问病，务在口给；相对斯须，便处汤药；按寸不及尺，握手不及足，人迎趺阳，三部不参；动数发息，不满五十；短期未知决诊，九候曾无仿佛；明堂阙庭，尽不见察，所谓窥管而已。夫欲视死别生，实为难矣。

孔子云：生而知之者上，学则亚之，多闻博识，知之次也。余宿尚方术，请事斯语。

医林列传

张机

张机，字仲景，南阳人也，受业于同郡张伯祖，善于治疗，尤精经方，举孝廉，官至长沙太守，后在京师为名医。于当时为上手，以宗族二百余口，建安纪年以来未及十稔，死者三之二，而伤寒居其七。乃著论二十二篇，证外合三百九十七法，一百一十二方，其文辞简古奥雅，古今治伤寒者未有能出其外者也。其书为诸方之祖，时人以为扁鹊、仓公无以加之，故后世称为医圣。

王叔和

王叔和，高平人也，性度沉静，博好经方，尤精诊处。洞识养生之道，深晓疗病之源，采摭群论撰成《脉经》十卷，叙阴阳表里，辨三部九候，分人迎、气口、神门，条十二经、二十四气、奇经八脉、五脏六腑、三焦、四时之疴，纤悉备具。咸可按用，凡九十七篇。又次张仲景方论为三十六卷，大行于世。

成无己

成无己，聊摄人，家世儒医，性识明敏，记问该博，撰述伤寒，义皆前人未经道之，指在定体分形析证。若同而异者明之，似是而非者辨之。古今言伤寒者祖张仲景，但因其证而用之，初未有发明其意义。成无己博极研耕，深造自得，本《难》《素》《灵枢》诸书以发明其奥，因仲景方论以辨析其理。极表里虚实阴阳死生之说，究药病轻重去取加诚之意，真得长沙公之旨趣，所著《伤寒论》十卷，《明理论》三卷，《论方》一卷，大行于世。

翰林学士朝散大夫给事中知制诰充史馆修撰宗正寺修玉牒官兼判太常寺兼礼仪事兼判秘阁秘书省同提举

集禧观公事兼提举校正医书所轻车都尉汝南郡开国侯食邑一千三百户赐紫金鱼袋臣范镇

概

推忠协谋佐理功臣金紫光禄大夫行尚书吏部侍郎参知政事柱国天水郡开国公食邑三千户食实封八百户臣赵

推忠协谋佐理功臣金紫光禄大夫行尚书吏部侍郎参知政事柱国乐安郡开国公食邑二千八百户食实封八百户

臣欧阳修

推忠协谋同德佐理功臣特进行中书侍郎兼户部尚书同中书门下平章事集贤殿大学士上柱国庐陵郡开国公食

邑七千一百户食实封二千二百户臣曾公亮

推忠协谋同德守正佐理功臣开府仪同三司行尚书右仆射兼门下侍郎同中书门下平章事昭文馆大学士监修国

史兼译经润文使上柱国卫国公食邑一万七千户食实封三千八百户臣韩琦

知兖州录事参军监国子监书库臣郭直卿

奉议郎国子监主簿云骑尉臣孙准

朝奉郎行国子监丞上骑都尉赐绯鱼袋臣何宗元

朝奉郎守国子司业轻车都尉赐绯鱼袋臣丰稷

朝请郎守国子司业上轻车都尉赐绯鱼袋臣盛侨

朝请大夫试国子祭酒直集贤院兼徐王府翊善护军臣郑穆

中大夫守尚书右丞上轻车都尉保定县开国男食邑三百户赐紫金鱼袋臣胡宗愈

中大夫守尚书左丞上护军太原郡开国侯食邑一千八百户食实封二百户赐紫金鱼袋臣王存

中大夫守中书侍郎护军彭城郡开国侯食邑一千一百户食实封二百户赐紫金鱼袋臣刘挚

正议大夫守门下侍郎上柱国乐安郡开国公食邑四千户食实封九百户臣孙固

太中大夫守尚书右仆射兼中书侍郎上柱国高平郡开国侯食邑一千六百户食实封五百户臣范纯仁

太中大夫守尚书左仆射兼门下侍郎上柱国汲郡开国公食邑二千九百户食实封六百户臣吕大防

国子监

准　尚书礼部元祐三年八月八日符，元祐三年八月七日酉时

准　都省送下当月六日

敕中书省勘会，下项医书册数重大，纸墨价高，民间难以买置，

圣旨令国子监别作小字雕印。内有浙路小字本者，令所属官司校对，八月一日奉

敕如右，牒到奉行，前批八月七日未时付礼部施行，续准礼部符元祐三年九月二十日准

都省送下，当月十七日

敕中书省、尚书省送到国子监状，据书库状，准

朝旨雕印小字《伤寒论》等医书出卖。契勘工钱，支用五千余贯，未委于是何官钱支给应副使用，本监比

欲依雕四子等体例，于书库卖书钱内借支。又缘所降

朝旨，候雕造了日，令只收官纸工墨本价，即别不收息，虑日后难以拨还，欲乞

朝廷特赐应副上件钱数支使，候指挥尚书省勘当，欲用本监见在卖书钱，候将来成书出卖，每部只收息一

分，余依元降指挥。奉

圣旨依国子监主者，一依

敕命，指挥施行

广行印造，只收官纸工墨本价，许民间请买，仍送诸路出卖，奉

圣旨令国子监别作小字雕印，别无差错，即摹印雕版，并候了日，

都省送下，当月十七日

进呈　奉

圣旨镂版施行

朝奉郎守太子右赞善大夫同校正医书飞骑尉赐绯鱼袋 臣 高保衡

宣德郎守尚书都官员外郎同校正医书骑都尉 臣 孙奇

朝奉郎守尚书司封郎中充秘阁校理判登闻检院护军赐绯鱼袋 臣 林亿

治平二年二月四日

目 录

方目次

卷一

辨脉法第一

问曰：脉有阴阳，何谓也？答曰：凡脉大、浮、数、动、滑，此名阳也；脉沉、涩、弱、弦、微，此名阴也。凡阴病见阳脉者生，阳病见阴脉者死。

问曰：脉有阳结、阴结者，何以别之？答曰：其脉浮而数，能食，不大便者，此为实，名曰阳结也，期十七日当剧。其脉沉而迟，不能食，身体重，大便反鞕，名曰阴结也，期十四日当剧。

问曰：病有洒淅恶寒，而复发热者，何？答曰：阴脉不足，阳往从之；阳脉不足，阴往乘之。曰：何谓阳不足？答曰：假令寸口脉微，名曰阳不足，阴气上入阳中，则洒淅恶寒也。曰：何谓阴不足？答曰：尺脉弱，名曰阴不足，阳气下陷入阴中，则发热也。

阳脉浮［一作"微"］，阴脉弱者，则血虚，血虚则筋急也。其脉沉者，荣气微也。其脉浮，而汗出如流珠者，卫气衰也。荣气微者，加烧针，则血留不行，更发热而躁烦也。

脉蔼蔼，如车盖者，名曰阳结［一云"秋脉"］也。

脉累累，如循长竿者，名曰阴结［一云"夏脉"］也。

脉瞥瞥，如羹上肥者，阳气微也。

脉萦萦，如蜘蛛丝者，阳气［一云"阴气"］衰也。

脉绵绵，如泻漆之绝者，亡其血也。

脉来缓，时一止复来者，名曰结。脉来数，时一止复来者，名曰促［一作"纵"］。脉阳盛则促，阴盛则结，此皆病脉。

阴阳相搏，名曰动。阳动则汗出，阴动则发热。形冷恶寒者，此三焦伤也。

若数脉见于关上，上下无头尾，如豆大，厥厥动摇者，名曰动也。阳脉浮大而濡，阴脉浮大而濡，阴脉与阳脉同等者，名曰缓也。脉浮而紧者，名曰弦也。弦者状如弓弦，按之不移也。脉紧者，如转索无常也。

脉弦而大，弦则为减，大则为芤。减则为寒，芤则为虚。寒虚相搏，此名为革。妇人则半产、漏下，男子则亡血、失精。

问曰：病有战而汗出，因得解者，何也？答曰：脉浮而紧，按之反芤，此为本虚，故当战而汗出也。其人本虚，是以发战，以脉浮，故当汗出而解也。若脉浮而数，按之不芤，此人本不虚，若欲自解，但汗出耳，不发战也。

问曰：病有不战而汗出解者，何也？答曰：脉大而浮数，故知不战汗出而解也。

问曰：病有不战、不汗出而解者，何也？答曰：其脉自微，此以曾发汗，若吐、若下、若亡血，以内无津液，此阴阳自和，必自愈，故不战、不汗出而解也。

问曰：伤寒三日，脉浮数而微，病人身凉和者，何也？答曰：此为欲解也，解以夜半。脉浮而解者，濈然汗出也。脉数而解者，必能食也。脉微而解者，必大汗出也。

　　问曰：脉病，欲知愈未愈者，何以别之？答曰：寸口、关上、尺中三处，大小、浮沉、迟数同等，虽有寒热不解者，此脉阴阳为和平，虽剧当愈。

　　师曰：立夏得洪［一作"浮"］大脉，是其本位。其人病，身体苦疼重者，须发其汗。若明日身不疼不重者，不须发汗。若汗濈濈自出者，明日便解矣。何以言之？立夏脉洪大，是其时脉，故使然也。四时仿此。

　　问曰：凡病欲知何时得？何时愈？答曰：假令夜半得病者，明日日中愈；日中得病者，夜半愈。何以言之？日中得病，夜半愈若，以阳得阴则解也；夜半得病，明日日中愈者，以阴得阳则解也。

　　寸口脉浮为在表，沉为在里，数为在腑，迟为在脏。假令脉迟，此为在脏也。

　　趺阳脉浮而涩，少阴脉如经者，其病在脾，法当下利。何以知之？若脉浮大者，气实血虚也。今趺阳脉浮而涩，故知脾气不足，胃气虚也。以少阴脉弦而浮［一作"沉"］才见，此为调脉，故称如经也。若反滑而数者，故知当溺脓[1]也

　　寸口脉浮而紧，浮则为风，紧则为寒。风则伤口，寒则伤荣。荣卫俱病，骨节烦疼，当发其汗也。

　　趺阳脉迟而缓，胃气如经也。趺阳脉浮而数，浮则伤胃，数则动脾，此非本病，医特下之所为也。荣卫内陷，其数先微，脉反但浮，其人必大便鞕，气噫而除。何以言之？本以数脉动脾，其数先微，故知脾气不治，大便鞕，气噫而除。今脉反浮，其数改微，邪气独留，心中则饥，邪热不杀谷，潮热发渴，数脉当迟缓，脉因前后度数如法，病者则饥。数脉不时，则生恶疮也。

　　师曰：病人脉微而涩者，此为医所病也。大发其汗，又数大下之，其人亡血，病当恶寒，后乃发热，无休止时，夏月盛热，欲著复衣，冬月盛寒，欲裸其身，所以然者，阳微则恶寒，阴弱则发热。此医发其汗，使阳气微，又大下之，令阴气弱。五月之时，阳气在表，胃中虚冷，以阳气内微，不能胜冷，故欲著复衣。十一月之时，阳气在里，胃中烦热，以阴气内弱，不能胜热，故欲裸其身。又阴脉迟涩，故知血亡也。

　　脉浮而大，心下反鞕，有热，属脏者，攻之，不令发汗。属腑者，不令溲数，溲数则大便鞕。汗多则热愈，汗少则便难，脉迟尚未可攻。

　　脉浮而洪，身汗如油，喘而不休，水浆不下，形体不仁，乍静乍乱，此为命绝也。又未知何脏先受其灾，若汗出发润，喘不休者，此为肺先绝也。阳反独留，形体如烟熏，直视摇头者，此为心绝也。唇吻反青，四肢漐习者，此为肝绝也。环口黧黑，柔汗发黄者，此为脾绝也。溲便遗失、狂言、目反直视者，此为肾绝也。又未知何脏阴阳前绝，若阳气前绝，阴气后竭者，其人死，身色必青。阴气前绝，阳气后竭者，其人死，身色必赤，腋下温，心下热也。

1　溺脓：原作"屎脓"，据《金匮玉函经》改。

　　寸口脉浮大，而医反下之，此为大逆。浮则无血，大则为寒，寒气相搏，则为肠鸣。医乃不知，而反饮冷水，令汗大出，水得寒气，冷必相搏，其人即噎。

　　趺阳脉浮，浮则为虚，浮虚相搏，故令气噎，言胃气虚竭也。脉滑则为哕。此为医咎，责虚取实，守空迫血。脉浮，非中燥者，必衄也。

　　诸脉浮数，当发热，而洒淅恶寒。若有痛处，饮食如常者，蓄积有脓也。

　　脉浮而迟，而热赤而战惕者，六七日当汗出而解。反发热者，瘥迟。迟为无阳，不能作汗，其身必痒也。

　　寸口脉阳阳俱紧者，法当清邪中于上焦，浊邪中于下焦。清邪中上，名曰洁也；浊邪中下，各曰浑也。阴中于邪，必内栗也，表气微虚，里气不守，故使邪中于阴也。阳中于邪，必发热、头痛、项强、颈挛、腰痛、胫酸，所为阳中雾露之气。故曰清邪中上，浊邪中下。阴气为栗，足膝逆冷，便溺妄出，表气微虚，里气微急，三焦相溷，内外不通。上焦怫郁，脏气相熏，口烂食断也。中焦不治，胃气上冲，脾气不转，胃中为浊，荣卫不通，血凝不流。若卫气前通者，小便赤黄，与热相搏，因热作使，游于经络，出入脏腑，热气所过，则为痈脓。若阴气前通者，阳气厥微，阴无所使，客气内入，嚏而出之，声嗢咽塞。寒厥相追，为热所拥，血凝自下，状如豚肝。阴阳俱厥，脾气孤弱，五液注下。下焦不盍〔一作"阖"〕，清便下重，令便数难，齐筑湫痛，命将难全。

　　脉阴阳俱紧者，口中气出，唇口干燥，蜷卧足冷，鼻中涕出，舌上苔滑，勿妄治也。到七日以来，其人微发热，手足温者，此为欲解。或到八日以上，反大发热者，此为难治。设使恶寒者，必欲呕也。腹内痛者，必欲利也。

　　脉阴阳俱紧，至于吐利，其脉独不解。紧去入安，此为欲解。若脉迟，至六七日，不欲食，此为晚发，水停故也，为未解。食自可者，为欲解。病六七日，手足三部脉皆至，大烦而口噤不能言，其人躁扰者，必欲解也。若脉和，其人大烦，目重，睑内际黄者，此欲解也。

　　解浮而数，浮为风，数为虚，风为热，虚为寒，风虚相搏，则洒淅恶寒也。

　　脉浮而滑，浮为阳，滑为实，阳实相搏，其脉数疾，卫气失度。浮滑之脉数疾，发热汗出者，此为不治。

　　伤寒咳逆上气，其脉散者死，谓其形损故也。

平脉法第二

　　问曰：脉有三部，阴阳相乘。荣卫血气，在人体躬。呼吸出入，上下于中，因息游布，津液流通。随时动作，效象形容，春弦秋浮，冬沉夏洪。察色观脉，大小不同，一时之间，变无经常，尺寸参差，或短或长。上下乖错，或存或亡。病辄改易，进退低昂。心迷意惑，动失纪纲。愿为其陈，令得分明。

　　师曰：子之所问，道之根源。脉有三部，尺寸及关。荣卫流行，不失衡铨。肾沉、心洪、肺浮、肝弦，此自经常，不失铢分，出入升降，漏刻周旋，水下百刻，一周循环。当复寸口，虚实见焉。变化相乘，阴阳相干，风则浮虚，寒则牢坚。沉潜水滀，支饮急弦。动则为痛，数则热烦。设有不应，知变所缘，三部不同，病各异端。大过可怪，不及亦然。邪不空见，终必有奸，审察表里，三焦别焉。知其所舍，消息诊看，料度腑脏，独见若神。为子条记，传与贤人。

师曰：呼吸者，脉之头也。初持脉，来疾去迟，此出疾入迟，名曰内虚外实也。初持脉，来迟去疾，此出迟入疾，名曰内实外虚也。

问曰：上工望而知之，中工问而知之，下工脉而知之，愿闻其说。师曰：病家人请，云病人苦发热，身体疼，病人自卧。师到，诊其脉，沉而迟者，知其瘥也。何以知之？若表有病者，脉当浮大，今脉反沉迟，故知愈也。假令病人云，腹内卒痛，病人自坐。师到，脉之，浮而大者，知其瘥也。何以知之？若里有病者，脉当沉而细，今脉浮大，故知愈也。

师曰：病家人来请，云病人发热、烦极。明日师到，病人向壁卧，此热已去也。设令脉不和，处言已愈。设令向壁卧，闻师到，不惊起而盼视，若三言三止，脉之，咽唾者，此诈病也。设令脉自和，处言此病大重，当须服吐下药，针灸数十百处，乃愈。

师持脉，病人欠者，无病也。脉之，呻者，病也。言迟者，风也。摇头言者，里痛也。行迟者，表强也。坐而伏者，短气也。坐而下一脚者，腰痛也。里实护腹，如怀卵物者，心痛也。

师曰：伏气之病，以意候之，今月之内，欲有伏气。假令旧有伏气，当须脉之。若脉微弱者，当喉中痛似伤，非喉痹也。病人云：实咽中痛。虽尔，今复欲下利。

问曰：人恐怖者，其脉何状？师曰：脉形如循丝累累然，其面白脱色也。问曰：人不饮，其脉何类？师曰：脉自涩，唇口干燥也。问曰：人愧者，其脉何类？师曰：脉浮，而面色乍白乍赤。

问曰：经说，脉有三菽、六菽重者，何谓也？师曰：脉，人以指按之，如三菽之重者，肺气也；如六菽之重者，心气也；如九菽之重者，脾气也；如十二菽之重者，肝气也；按之至骨者，肾气也。〔菽者，小豆也〕假令下利，寸口、关上、尺中，悉不见脉，然尺中时一小见，脉再举头〔一云"按投"〕者，肾气也。若见损脉来至，为难治。〔肝为脾所胜，脾胜不应时〕

问曰：脉有相乘、有纵、有横、有逆、有顺，何谓也？师曰：水行乘火，金行乘木，名曰纵。火行乘水，木行乘金，名曰横。水行乘金，火行乘木，名曰逆。金行乘水，木行乘火，名曰顺也。

问曰：脉有残贼，何谓也？师曰：脉有弦、紧、浮、滑、沉、涩，此六脉，名曰残贼，能为诸脉作病也。

问曰：脉有灾怪，何谓也？师曰：假令人病，脉得太阳，与形证相应，因为作汤，比还送汤，如食顷，病人乃大吐，若下利，腹中痛。师曰：我前来不见此证，今乃变异，是名灾怪。又问曰：何缘作此吐利？答曰：或有旧时服药，今乃发作，故为灾怪耳。

问曰：东方肝脉，其形何似？师曰：肝者，木也，名厥阴，其脉微弦濡弱而长，是肝脉也。肝病自得濡弱者，愈也。假令得纯弦脉者，死。何以知之？以其脉如弦直，此是肝脏伤，故知死也。

南方心脉，其形何似？师曰：心者火也，名少阴，其脉洪大而长，是心脉也。心病自得洪大者，愈也。假令脉来微去大，故名反，病在里也。脉来头小本大，故名复，病在表也。上微头小者，则汗出。下微本大者，则为关格不通，不得尿。头无汗者，可治，有汗者，死。

西方肺脉，其形何似？师曰：肺者金也，名太阴，其脉毛浮也。肺病自得此脉，若得缓迟者，皆愈。若得数者，则剧。何以知之？数者，南方火，火克西方金，法当痈肿，为难治也。

问曰：二月得毛浮脉，何以处言，至秋当死？师曰：二月之时，脉当濡弱，反得毛浮者，故知至秋死。二月肝用事，肝属木，脉应濡弱，反得毛浮脉者，是肺脉也。肺属金，金来克木，故知至秋死。他皆仿此。

师曰：脉，肥人责浮，瘦人责沉。肥人当沉，今反浮；瘦人当浮，今反沉，故责之。

师曰：寸脉下不至关，为阳绝；尺脉上不至关，为阴绝。此皆不治，决死也。若计其余命生死之期，期以月节克之也。

师曰：脉病人不病，名曰行尸，以无王气，卒眩仆不识人者，短命则死。人病脉不病，名曰内虚，以无谷神，虽困无苦。

问曰：翕奄沉，名曰滑，何谓也？师曰：沉为纯阴，翕为正阳，阴阳和合，故令脉滑，关尺自平。阳明脉微沉，食饮自可。少阴脉微滑，滑者，紧之浮名也，此为阴实，其人必股内汗出，阴下湿也。

问曰：曾为人所难，紧脉从何而来？师曰：假令亡汗，若吐，以肺里寒，故令脉紧也。假令咳者，坐饮冷水，故令脉紧也。假令下利，以胃虚冷，故令脉紧也。

寸口卫气盛，名曰高。〔高者，暴狂而肥〕

荣气盛，名曰章。〔章者，暴泽而光〕

高章相搏，名曰纲。〔纲者，身筋急，脉强直故也〕

卫气弱，名曰惵。〔惵者，心中气动迫怯〕

荣气弱，名曰卑。〔卑者，心中常自羞愧〕

惵卑相搏，名曰损。〔损者，五脏六腑俱乏气虚惙故也〕

卫气和，名曰缓。〔缓者，四肢不能自收〕

荣气和，名曰迟。〔迟者，身体俱重，但欲眠也〕

迟缓相搏，名曰沉。〔沉者，腰中直，腹内急痛，但欲眠，不欲行〕

寸口脉缓而迟，缓则阳气长，其色鲜，其颜光，其声商，毛发长。迟则阴气盛，骨髓生，血满，肌肉紧薄鲜鞕。阴阳相抱，荣卫俱行，刚柔相得，名曰强也。

趺阳脉滑而紧，滑者胃气实，紧者脾气强。持实击强，痛还自伤，以手把刃，坐作疮也。

寸口脉浮而大，浮为虚，大为实。在尺为关，在寸为格。关则不得小便，格则吐逆。

趺阳脉伏而涩，伏则吐逆，水谷不化，涩则食不得入，名曰关格。

脉浮而大，浮为风虚，大为气强，风气相搏，必成隐疹，身体为痒。痒者名泄风，久久为痂癞。〔眉少发稀，身有干疮而腥臭也〕

寸口脉弱而迟，弱者卫气微，迟者荣中寒。荣为血，血寒则发热。卫为气，气微者，心内饥，饥而虚满，不能食也。趺阳脉大而紧者，当即下利，为难治。

寸口脉弱而缓，弱者阳气不足，缓者胃气有余。噫而吞酸，食卒不下，气填于膈上〔一作"下"]也。

跌阳脉紧而浮，浮为气，紧为寒。浮为腹满，紧为绞痛。浮紧相搏，肠鸣而转，转即气动，膈气乃下。少阴脉不出，其阴肿大而虚也。

寸口脉微而涩，微者卫气不行，涩者荣气不逮。荣卫不能相将，三焦无所仰，身体痹不仁。荣气不足，则烦疼，口难言。卫气虚者，则恶寒数欠。三焦不归其部，上焦不归者，噫而酢吞。中焦不归者，不能消谷引食。下焦不归者，则遗溲。

跌阳脉沉而数，沉为实，数消谷。紧者，病难治。

寸口脉微而涩，微者卫气衰，涩者荣气不足。卫气衰，面色黄。荣气不足，面色青。荣为根，卫为叶。荣卫俱微，则根叶枯槁，而寒栗、咳逆、唾腥、吐涎沫也。

跌阳脉浮而芤，浮者卫气虚，芤者荣气伤，其身体瘦，肌肉甲错，浮芤相搏，宗气微衰，四属断绝。[四属者，谓皮、肉、脂、髓。俱竭，宗气则衰矣]

寸口脉微而缓，微者胃气疏，疏则其肤空。缓者胃气实，实则谷消而水化也。谷入于胃，脉道乃行，水入于经，其血乃成。荣盛，则其肤必疏，三焦绝经，名曰血崩。

跌阳脉微而紧，紧则为寒，微则为虚，微紧相搏，则为短气。少阴脉弱而涩，弱者微烦，涩者厥逆。跌阳脉不出，脾不上下，身冷肤鞭。

少阳脉不至，肾气微，少精血。奔气促迫，上入胸膈，宗气反聚，血结心下，阳气退下，热归阴股。与阴相动，令身不仁，此为尸厥。当刺期门、巨阙。[宗气者，三焦归气也，有名无形，气之神使也。下荣玉茎，故宗筋聚缩之也]

寸口脉微，尺脉紧，其人虚损，多汗，知阴常在，绝不见阳也。

寸口诸微亡阳，诸濡亡血，诸弱发热，诸紧为寒。诸乘寒者，则为厥，郁冒不仁，以胃无谷气，脾涩不通，口急不能言，战而栗也。

问曰：濡弱何以反适十一头？师曰：五脏六腑相乘，故令十一。

问曰：何以知乘腑？何以知乘脏？师曰：诸阳浮数为乘腑，诸阴迟涩为乘脏也。

卷二

伤寒例第三

四时八节、二十四气、七十二候决病法：

立春正月节斗指艮	雨水正月中指寅
惊蛰二月节指甲	春分二月中指卯
清明三月节指乙	谷雨三月中指辰
立夏四月节指巽	小满四月中指巳
芒种五月节指丙	夏至五月中指午

小暑六月节指丁　　　大暑六月中指未

立秋七月节指坤　　　处暑七月中指申

白露八月节指庚　　　秋分八月中指酉

寒露九月节指辛　　　霜降九月中指戌

立冬十月节指乾　　　小雪十月中指亥

大雪十一月节指壬　　冬至十一月中指子

小雪十二月节指癸　　大寒十二月中指丑

[二十四气，节有十二，中气有十二，五日为一候，气亦同，合有七十二候，决病生死。此须洞解之也]

《阴阳大论》云：春气温和，夏气暑热，秋气清凉，冬气冰冽，此则四时正气之序也。

冬时严寒，万类深藏，君子固密，则不伤于寒。触冒之者，乃名伤寒耳。

其伤于四时之气，皆能为病。以伤寒为毒者，以其最成杀厉之气也。中而即病者，名曰伤寒。不即病者，寒毒藏于肌肤，至春变为温病，至夏变为暑病。暑病者，热极重于温也。

是以辛苦之人，春夏多温热病者，皆由冬时触寒所致，非时行之气也。凡时行者，春时应暖，而反大寒；夏时应热，而反大凉；秋时应凉，而反大热；冬时应寒，而反大温。此非其时而有其气，是以一岁之中，长幼之病多相似者，此则时行之气也。

大凡候知四时正气为病，及时行疫气之法，皆当按斗历占之。九月霜降节后，宜渐寒，向冬大寒，至正月，雨水节后，宜解也。所以谓之雨水者，以冰雪解而为雨水故也。至惊蛰二月节后，气渐和暖，向夏大热，至秋便凉。从霜降以后，至春分以前，凡有触冒霜露，体中寒即病者，谓之伤寒也。九月、十月，寒气尚微，为病则轻。十一月、十二月，寒冽已严，为病则重。正月、二月，寒渐将解，为病亦轻。此以冬时不调，适有伤寒之人，即为病也。

其冬有非节之暖者，名为冬温。冬温之毒，与伤寒大异，冬温复有先后，更相重沓，亦有轻重，为治不同，证如后章。

从立春节后，其中无暴大寒，又不冰雪，而有人壮热为病者，此属春时阳气，发于冬时伏寒，变为温病。

从春分以后，至秋分节前，天有暴寒者，皆为时行寒疫也。三月、四月，或有暴寒，其时阳气尚弱，为寒所折，病热犹轻。五月、六月，阳气已盛，为寒所折，病热则重。七月、八月，阳气已衰，为寒所折，病热亦微。其病与温及暑病相似，但治有殊耳。

十五日得一气，于四时之中，一时有六气，四六名为二十四气也。

然气候亦有应至仍不至，或有未应至而至者，或有至而太过者，皆成病气也。但天地动静，阴阳鼓击者，各正一气耳。

是以彼春之暖，为夏之暑。彼秋之忿，为冬之怒。

是故冬至之后，一阳爻升，一阴爻降也。夏至之后，一阳气下，一阴气上也。斯则冬夏二至，阴阳合也。春秋二分，阴阳离也。阴阳交易，人变病焉。此君子春夏养阳，秋冬养阴，顺天地之刚柔也。小人触冒，必婴暴疹。须知毒烈之气，留在何轻，而发何病，详而取之。

是以春伤于风，夏必飧泄。夏伤于暑，秋必病疟。秋伤于湿，冬必咳嗽。冬伤于寒，春必病温。此必然之道，可不审明之！

伤寒之病，逐日浅深，以施方治。今世人伤寒，或始不早治，或治不对病，或日数久淹，困乃告医。医人又不依次第而治之，则不中病。皆宜临时消息制方，无不效也。

今搜采仲景旧论，录其证候、诊脉声色，对病真方，有神验者，拟防世急也。

又土地温凉，高下不同。物性刚柔，飡居亦异。是故黄帝兴四方之问，岐伯举四治之能，以训后贤，开其未悟者。临病之工，宜须两审也。凡伤于寒，则为病热，热虽甚，不死。若两感于寒而病者，必死。尺寸俱浮者，太阳受病也，当一二日发。以其脉上连风府，故头项痛、腰脊强。

尺寸俱长者，阳明受病也，当二三日发。以其脉侠鼻、络于目，故身热、目疼、鼻干、不得卧。

尺寸俱弦者，少阳受病也，当三四日发。以其脉循胁络于耳，故胸胁痛而耳聋。

此三经皆受病，未入于腑者，可汗而已。

尺寸俱沉细者，太阴受病也，当四五日发。以其脉布胃中，络于嗌，故腹满而嗌干。

尺寸俱沉者，少阴受病也，当四五日发。以其脉贯肾，络于肺，系舌本，故口燥舌干而渴。尺寸俱微缓者，厥阴受病也，当六七日发。以其脉循阴器，络于肝，故烦满而囊缩。

此三经皆受病，已入于腑，可下而已。

若两感于寒者，一日太阳受之，即与少阴俱病，则头痛、口干、烦满而渴。二日阳明受之，即与太阴俱病，则腹满身热、不欲食、谵语。三日少阳受之，即与厥阴俱病，则耳聋，囊缩而厥，水浆不入，不知人者，六日死。若三阴三阳、五脏六腑皆受病，则荣卫不行。脏腑不通，则死矣。

其不两感于寒，更不传经，不加异气者，至七日太阳病衰，头痛少愈也。八日阳明病衰，身热少歇也。九日少阳病衰，耳聋微闻也。十日太阴病衰，腹减如故，则思饮食。十一日少阴病衰，渴止舌干，已而嚏也。十二日厥阴病衰，囊纵，少腹微下，大气皆去，病人精神爽慧也。若过十三日以上不间，寸尺陷者，大危。

若更感异气，变为他病者，当依后坏病证而治之。若脉阴阳俱盛，重感于寒者，变成温疟。

阳脉浮滑，阴脉濡弱者，更遇于风，变为风温。

阳脉洪数，阴脉实大者，更遇温热，变为温毒。温毒为病最重也。

阳脉濡弱，阴脉弦紧者，更遇温气，变为温疫［一本作“疟”］。以此冬伤于寒，发为温病，脉之变证，方治如说。

凡人有疾，不时即治，隐忍冀瘥，以成痼疾。小儿女子，益以滋甚。时气不和，便当早言，寻其邪由，及在腠理，以时治之，罕有不愈者。患人忍之，数日乃说，邪气入脏，则难可制。此为家有患，备虑之要。凡作汤药，不可避晨夜，觉病须臾，即宜便治，不等早晚，则易愈矣。如或瘥迟，病即传变，虽欲除治，必难为力。服药不如方法，纵意违师，不须治之。

凡伤寒之病，多从风寒得之。始表中风寒，入里则不消矣。未有温复而当，不消散者。不在证治，拟欲攻之，犹当先解表，乃可下之。若表已解，而内不消，非大满，犹生寒热，则病不除。若表已解，而内不消，大满大实，坚有燥屎，自可除下之，虽四五日，不能为祸也。若不宜下，而便攻之，内虚热入，协热遂利，烦躁诸变，不可胜数，轻者困笃，重者必死矣。

夫阳盛阴虚，汗之则死，下之则愈。阳虚阴盛，汗之则愈，下之则死。夫如是，则神丹安可以误发？甘遂何可以妄攻？虚盛之治，相背千里，吉凶之机，应若影响，岂容易哉！况桂枝下咽，阳盛即毙。承气入胃，阴盛以亡。死生之要，在乎须臾，视身之尽，不暇计日。此阴阳虚实之交错，其候至微，发汗吐下之相反，其祸至速。而医术浅狭，懵然不知病源，为治乃误，使病者殒殁，自谓其分。至今冤魂塞于冥路，死尸盈于旷野，仁者鉴此，岂不痛欤！

凡两感病俱作，治有先后，发表攻里，本自不同。而执迷用意者，乃云神丹、甘遂，合而饮之，且解其表，又除其里。言巧似是，其理实违。夫智者之举错也，常审以慎。愚者之动作也，必果而速。安危之变，岂可诡哉！世上之士，但务彼翕习之荣，而莫见此倾危之败，惟明者，居然能护其本，近取诸身，夫何远之有焉。

凡发汗温暖汤药，其方虽言日三服，若病剧不解，当促其间，可半日中尽三服。若与病相阻，即便有所觉。病重者，一日一夜，当晬时观之，如服一剂，病证犹在，故当复作本汤服之。至有不肯汗出，服三剂乃解。若汗不出者，死病也。

凡得时气病，至五六日，而渴欲饮水，饮不能多，不当与也，何者？以腹中热尚少，不能消之，便更与人作病也。至七八日，大渴，欲饮水者，犹当依证而与之。与之常令不足，勿极意也。言能饮一斗，与五升。若饮而腹满，小便不利，若喘若哕，不可与之也。忽然大汗出，是为自愈也。

凡得病，反能饮水，此为欲愈之病。其不晓病者，但闻病饮水自愈，小渴者，乃强与饮之，因成其祸，不可复数也。

凡得病，厥脉动数，服汤药更迟，脉浮大减小，初躁后静，此皆愈证也。

凡治温病，可刺五十九穴。又身之穴，三百六十有五，其三十穴，灸之有害。七十九穴，刺之为灾。并中髓也。

脉四损，三日死。平人四息，病人脉一至，名曰四损。

脉五损，一日死。平人五息，病人脉一至，名曰五损。

脉六损，一时死。平人六息，病人脉一至，名曰六损。

脉盛身寒，得之伤寒。脉虚身热，得之伤暑。

脉阴阳俱盛，大汗出，不解者，死。脉阴阳俱虚，热不止者死。脉至乍数乍疏者死。脉至如转索，其日死。谵言妄语，身微热，脉浮大，手足温者生。逆冷，脉沉细者，不过一日死矣。此以前是伤寒热病证候也。

辨痉 [又作"痓"] 湿暍脉证第四

伤寒所致太阳病痉、湿、暍此三种，宜应别论，以为与伤寒相似，故此见之。

太阳病，发热无汗，反恶寒者，多曰刚痉。

太阳病，发热汗出而不恶寒 [《病源》云"恶寒"]，名曰柔痉。

太阳病，发热，脉沉而细者，名曰痉。

太阳病，发汗太多，因致痉。

病身热足寒，颈项强急，恶寒，时头热面赤，目脉赤，独头面摇，卒口噤，背反张者，痉病也。

太阳病，关节疼痛而烦，脉沉而细［一作"缓"］者，此名湿痹［一云"中湿"］。湿痹之候，其人小便不利，大便反快，但当利其小便。

湿家之为病，一身尽疼，发热，身色如似熏黄。

湿家，其人但头汗出，背强，欲得被复向火。若下之早则哕，胸满，小便不利，舌上如苔者，以丹田有热，胸中有寒，渴欲得水，而不能饮，口燥烦也。

湿家下之，额上汗出，微喘，小便利［一云"不利"］者死，若下利不止者亦死。

问曰：风湿相搏，一身尽疼痛，法当汗出而解。值天阴雨不止，医云：此可发汗，汗之，病不愈者，何也？答曰：发其汗，汗大出者，但风气去，湿气在，是故不愈也。若治风湿者，发其汗，但微微似欲出汗者，风湿俱去也。

湿家病，身上疼痛，发热面黄而喘，头痛，鼻塞而烦，其脉大，自能饮食，腹中和无病，病在头中寒湿，故鼻塞。纳药鼻中，则愈。

病者一身尽疼，发热，日晡所剧者，此名风湿。此病伤于汗出当风，或久伤取冷所致也。

太阳中热者，暍是也。其人汗出恶寒，身热而渴也。

太阳中暍者，身热疼重，而脉微弱，此以夏月伤冷水，水行皮中所致也。

太阳中暍者，发热恶寒，身重而疼痛，其脉弦细芤迟，小便已，洒洒然毛耸，手足逆冷，小有劳，身即热，口开，前板齿燥。若发汗，则恶寒甚。加温针，则发热甚。数下之，则淋甚。

辨太阳病脉证并治上第五　　合一十六法　方一十四首

太阳中风，阳浮阴弱，发热汗出恶寒，鼻鸣干呕者，桂枝汤主之。［第一］［五味。前有太阳病一十一证］

太阳病，头痛发热，汗出恶风者，桂枝汤主之。［第二］［用前第一方］

太阳病，项背强几几，反汗出恶风者，桂枝加葛根汤主之。［第三］［七味］

太阳病下之后，其气上冲者，桂枝汤主之。［第四］［用前第一方。下有太阳坏病一证］

桂枝本为解肌，若脉浮紧，发热汗不出者，不可与之。［第五］［下有酒客不可与桂枝一证］

喘家作桂枝汤，加厚朴、杏子。［第六］［下有服汤吐脓血一证］

太阳病，发汗，遂漏不止，恶风小便难，四肢急，难以屈伸，桂枝加附子汤主之。［第七］［六味］

太阳病，下之后，脉促胸满者，桂枝去芍药汤主之。［第八］［四味］

若微寒者，桂枝去芍药加附子汤主之。［第九］［五味］

太阳病，八九日如疟状，热多寒少，不呕，清便自可，宜桂枝麻黄各半汤。［第十］［七味］

太阳病，服桂枝汤，烦不解，先刺风池、风府，却与桂枝汤。［第十一］［用前第一方］

服桂枝汤，大汗出，脉洪大者，与桂枝汤。若形似疟，一日再发者，宜桂枝二麻黄一汤。［第十二］［七味］

服桂枝汤，大汗出，大烦渴不解，脉洪大者，白虎加人参汤主之。［第十三］［五味］

太阳病，发热恶寒，热多寒少，脉微弱者，宜桂枝二越婢一汤。［第十四］［七味］

服桂枝汤，或下之，头项强痛，发热无汗，心下满痛，小便不利者，桂枝去桂加茯苓白术汤主之。［第十五］［六味］

伤寒脉浮，自汗出，小便数，心烦，微恶寒，脚挛急，与桂枝，得之便厥，咽干，烦躁，吐逆，作甘草干姜汤与之。厥愈，更作芍药甘草汤与之，其脚即伸。若胃气不和，与调胃承气汤。若重发汗，加烧针者，四逆汤主之。［第十六］［甘草干姜汤、芍药甘草汤并二味。调胃承气汤、四逆汤并三味］

（1）太阳之为病，脉浮，头项强痛而恶寒。

（2）太阳病，发热，汗出，恶风，脉缓者，名为中风。

（3）太阳病，或已发热，或未发热，必恶寒，体痛，呕逆，脉阴阳俱紧者，名为伤寒。

（4）伤寒一日，太阳受之，脉若静者，为不传；颇欲吐，若躁烦，脉数急者，为传也。

（5）伤寒二三日，阳明、少阳证不见者，为不传也。

（6）太阳病，发热而渴，不恶寒者，为温病。若发汗已，身灼热者，名风温。风温为病，脉阴阳俱浮，自汗出，身重，多眠睡，鼻息必鼾，语言难出。若被下者，小便不利，直视失溲。若被火者，微发黄色，剧则如惊痫，时瘈疭，若火熏之。一逆尚引日，再逆促命期。

（7）病有发热恶寒者，发于阳也；无热恶寒者，发于阴也。发于阳，七日愈；发于阴，六日愈。以阳数七、阴数六故也。

（8）太阳病，头痛至七日以上自愈者，以行其经尽故也。若欲作再经者，针足阳明，使经不传则愈。

（9）太阳病欲解时，从巳至未上。

（10）风家，表解而不了了者，十二日愈。

（11）病人身大热，反欲得衣者，热在皮肤，寒在骨髓也；身大寒，反不欲近衣者，寒在皮肤，热在骨髓也。

（12）太阳中风，阳浮而阴弱。阳浮者，热自发；阴弱者，汗自出。啬啬恶寒，淅淅恶风，翕翕发热，鼻鸣干呕者，桂枝汤主之。［方一］

桂枝三两，去皮　芍药三两　甘草一两，炙　生姜三两，切　大枣十二枚，擘

上五味，㕮咀三味，以水七升，微火煮取三升，去滓。适寒温，服一升。服已须臾，啜热稀粥一升余，以助药力。温服令一时许，遍身漐漐微似有汗者益佳，不可令如水流漓，病必不除。若一服汗出病瘥，停后服，不必尽剂。若不汗，更服，依前法；又不汗，后服小促其间。半日许，令三服尽。若病重者，一日一夜服，周时观之，服一剂尽，病证犹在者，更作服。若汗不出，乃服至二三剂。禁生冷、黏滑、肉面、五辛、酒酪、臭恶等物。

（13）太阳病，头痛，发热，汗出，恶风，桂枝汤主之。［方二］［用前第一方］

（14）太阳病，项背强几几，反汗出恶风者，桂枝加葛根汤主之。［方三］

葛根四两　麻黄三两，去节　芍药二两　生姜三两，切　甘草二两，炙　大枣十二枚，擘　桂枝二两，去皮

上七味，以水一斗，先煮麻黄、葛根，减二升，去上沫，纳诸药，煮取三升，去滓。温服一升，覆取微似汗，不须啜粥。余如桂枝法将息及禁忌。臣亿等谨按：仲景本论，太阳中风自汗用桂枝，伤寒无汗用麻黄，今证云汗出恶风，而方中有麻黄，恐非本意也。第三卷有葛根汤证云无汗恶风，正与此方同，是合用麻黄也。此云桂枝加葛根汤，恐是桂枝中但加葛根耳。

（15）太阳病，下之后，其气上冲者，可与桂枝汤，方用前法；若不上冲者，不得与之。〔方四〕

（16）太阳病三日，已发汗，若吐、若下、若温针，仍不解者，此为坏病，桂枝不中与之也。观其脉证，知犯何逆，随证治之。桂枝本为解肌，若其人脉浮紧，发热汗不出者，不可与之也。常须识此，勿令误也。〔方五〕

（17）若酒客病，不可与桂枝汤，得之则呕，以酒客不喜甘故也。

（18）喘家，作桂枝汤，加厚朴、杏子佳。〔方六〕

（19）凡服桂枝汤吐者，其后必吐脓血也。

（20）太阳病，发汗，遂漏不止，其人恶风，小便难，四肢微急，难以屈伸者，桂枝加附子汤主之。〔方七〕

桂枝三两，去皮　芍药三两　甘草三两，炙　生姜三两，切　大枣十二枚，擘　附子一枚，炮，去皮，破八片

上六味，以水七升，煮取三升，去滓。温服一升。本云桂枝汤，今加附子。将息如前法。

（21）太阳病，下之后，脉促，胸满者，桂枝去芍药汤主之。〔方八〕〔促，一作"纵"〕

桂枝三两，去皮　甘草二两，炙　生姜三两，切　大枣十二枚，擘

上四味，以水七升，煮取三升，去滓。温服一升，本云：桂枝汤，今去芍药。将息如前法。

（22）若微寒者，桂枝去芍药加附子汤主之。〔方九〕

桂枝三两，去皮　甘草二两，炙　生姜三两，切　大枣十二枚，擘　附子一枚，炮，去皮，破八片

上五味，以水七升，煮取三升，去滓。温服一升。本云：桂枝汤，今去芍药，加附子。将息如前法。

（23）太阳病，得之八九日，如疟状，发热恶寒，热多寒少，其人不呕，清便欲自可，一日二三度发。脉微缓者，为欲愈也；脉微而恶寒者，此阴阳俱虚，不可更发汗、更下、更吐也；面色反有热色者，未欲解也，以其不能得小汗出，身必痒，宜桂枝麻黄各半汤。〔方十〕

桂枝一两十六铢，去皮　芍药　生姜切　甘草炙　麻黄去节，各一两大枣四枚，擘　杏仁二十四枚，汤浸，去皮、尖及两仁者

上七味，以水五升，先煮麻黄一二沸，去上沫，纳诸药，煮取一升八合，去滓。温服六合。本云：桂枝汤三合、麻黄汤三合，并为六合，顿服。将息如上法。〔臣亿等谨按：桂枝汤方，桂枝、芍药、生姜各三两，甘草二两，大枣十二枚；麻黄汤方，麻黄三两，桂枝二两，甘草一两，杏仁七十个。今以算法约之，二汤各取三分之一，即得桂枝一两十六铢，芍药、生姜、甘草各一两，大枣四枚，杏仁二十三个零三分枚之一，收之得二十四个，合方。详此方乃三分之一，非各半也，宜云合半汤〕

（24）太阳病，初服桂枝汤，反烦不解者，先刺风池、风府，却与桂枝汤则愈。［方十一］
［用前第一方］

（25）服桂枝汤，大汗出，脉洪大者，与桂枝汤，如前法。若形似疟，一日再发者，汗出必解，宜桂枝二麻黄一汤。［方十二］

桂枝一两十七铢，去皮　芍药一两六铢　麻黄十六铢，去节　生姜一两六铢，切　杏仁十六个，去皮、尖　甘草一两二铢，炙　大枣五枚，擘

上七味，以水五升，先煮麻黄一二沸，去上沫，纳诸药，煮取二升，去滓。温服一升，日再服。本云：桂枝汤二分、麻黄汤一分，合为二升，分再服。今合为一方，将息如前法。
［臣亿等谨按：桂枝汤方，桂枝、芍药、生姜各三两，甘草二两，大枣十二枚；麻黄汤方，麻黄三两，桂枝二两，甘草一两，杏仁七十个。今以算法约之，桂枝汤取十二分之五，即得桂枝、芍药、生姜各一两六铢，甘草二十铢，大枣五枚。麻黄汤取九分之二，即得麻黄十六铢，桂枝十铢三分铢之二，收之得十一铢，甘草五铢三分铢之一，收之得六铢，杏仁十五个九分枚之四，收之得十六个。二汤所取相合，即共得桂枝一两十七铢，麻黄十六铢，生姜、芍药各一两六铢，甘草一两二铢，大枣五枚，杏仁十六个，合方］

（26）服桂枝汤，大汗出后，大烦渴不解，脉洪大者，白虎加人参汤主之。［方十三］

知母六两　石膏一斤，碎，绵裹　甘草二两，炙　粳米六合　人参三两

上五味，以水一斗，煮米熟汤成，去滓。温服一升，日三服。

（27）太阳病，发热恶寒，热多寒少。脉微弱者，此无阳也，不可发汗。宜桂枝二越婢一汤。［方十四］

桂枝去皮　芍药　麻黄　甘草炙，各十八铢　大枣四枚，擘　生姜一两二铢，切　石膏二十四铢，碎，绵裹

上七味，以水五升，煮麻黄一二沸，去上沫，纳诸药，煮取二升，去滓。温服一升。本云：当裁为越婢汤、桂枝汤合之，饮一升。今合为一方，桂枝汤二分、越婢汤一分。［臣亿等谨按：桂枝汤方，桂枝、芍药、生姜各三两，甘草二两，大枣十二枚；越婢汤方，麻黄二两，生姜三两，甘草二两，石膏半斤，大枣十五枚。今以算法约之，桂枝汤取四分之一，即得桂枝、芍药、生姜各十八铢，甘草十二铢，大枣三枚。越婢汤取八分之一，即得麻黄十八铢、生姜九铢、甘草六铢、石膏二十四铢、大枣一枚八分之七，弃之。二汤所取相合，即共得桂枝、芍药、甘草、麻黄各十八铢，生姜一两三铢，石膏二十四铢，大枣四枚，合方。旧云：桂枝三，今取四分之一，即当云桂枝二也。越婢汤方，见仲景杂方中。《外台秘要》一云"起脾汤"］

（28）服桂枝汤，或下之，仍头项强痛，翕翕发热，无汗，心下满微痛，小便不利者，桂枝去桂加茯苓白术汤主之。［方十五］

芍药三两　甘草二两，炙　生姜切　白术　茯苓各三两　大枣十二枚，擘

上六味，以水八升，煮取三升，去滓。温服一升。小便利则愈。本云：桂枝汤，今去桂枝加茯苓、白术。

（29）伤寒，脉浮，自汗出，小便数，心烦，微恶寒，脚挛急。反与桂枝，欲攻其表，此误也。得之便厥，咽中干，烦躁吐逆者，作甘草干姜汤与之，以复其阳；若厥愈足温者，更作芍药甘草汤与之，其脚即伸；若胃气不和，谵语者，少与调胃承气汤。若重发汗，复加烧针者，四逆汤主之。［方十六］

◎　甘草干姜汤方

甘草四两，炙　干姜二两

上二味，以水三升，煮取一升五合，去滓。分温再服。

◎　芍药甘草汤方

白芍药　甘草炙，各四两

上二味，以水三升，煮取一升五合，去滓。分温再服。

◎　调胃承气汤方

大黄四两，去皮，清酒洗　甘草二两，炙　芒硝半升

上三味，以水三升，煮取一升，去滓。纳芒硝，更上火微煮令沸。少少温服之。

◎　四逆汤方

甘草二两，炙　干姜一两半　附子一枚，生用，去皮，破八片

上三味，以水三升，煮取一升二合，去滓。分温再服。强人可大附子一枚、干姜三两。

（30）问曰：证象阳旦，按法治之而增剧，厥逆，咽中干，两胫拘急而谵语。师曰：言夜半手足当温，两脚当伸，后如师言。何以知此？答曰：寸口脉浮而大。浮为风，大为虚，风则生微热，虚则两胫挛，病形像桂枝，因加附子参其间，增桂令汗出，附子温经，亡阳故也。厥逆，咽中干，烦躁，阳明内结，谵语烦乱，更饮甘草干姜汤。夜半阳气还，两足当热，胫尚微拘急，重与芍药甘草汤，尔乃胫伸。以承气汤微溏，则止其谵语，故知病可愈。

卷三

辨太阳病脉证并治中第六　合六十六法　方三十九首
并见太阳阳明合病法

太阳病，项背强几几，无汗，恶风，葛根汤主之。［第一］［七味］

太阳阳明合病，必自利，葛根汤主之。［第二］［用第一方。一云"用后第四方"］

太阳阳明合病，不下利，但呕者，葛根加半夏汤主之。［第三］［八味］

太阳病，桂枝证，医反下之，利不止，葛根黄芩黄连汤主之。［第四］［四味］

太阳病，头痛发热，身疼，恶风，无汗而喘者，麻黄汤主之。［第五］［四味］

太阳阳明合病，喘而胸满，不可下，宜麻黄汤主之。［第六］［用前第五方］

太阳病，十日以去，脉浮细而嗜卧者，外已解。设胸满痛，与小柴胡汤。脉但浮者，与麻黄汤。［第七］［用前第五方。小柴胡汤，七味］

太阳中风，脉浮紧，发热恶寒，身疼痛，不汗出而烦躁者，大青龙汤主之。［第八］［七味］

伤寒，脉浮缓，身不疼，但重，乍有轻时，无少阴证，大青龙汤发之。［第九］［用前第八方］

伤寒表不解，心下有水气，干呕，发热而咳，小青龙汤主之。［第十］［八味，加减法附］

伤寒，心下有水气，咳而微喘，小青龙汤主之。［第十一］［用前第十方］

太阳病，外证未解，脉浮弱者，当以汗解，宜桂枝汤。［第十二］［五味］

太阳病，下之微喘者，表未解，桂枝加厚朴杏子汤主之。［第十三］［七味］

太阳病，外证未解，不可下也，下之为逆，解外宜桂枝汤。［第十四］［用前第十二方］

太阳病，先发汗不解，复下之，脉浮者，当解外，宜桂枝汤。［第十五］［用前第十二方］

太阳病，脉浮紧无汗，发热身疼痛，八九日不解，表证在，发汗已，发烦，必衄，麻黄汤主之。［第十六］［用前第五方。下有太阳病，并二阳并病四证］

脉浮者，病在表，可发汗，宜麻黄汤。［第十七］［用前第五方。一法用桂枝汤］

脉浮数者，可发汗，宜麻黄汤。［第十八］［用前第五方］

病常自汗出，荣卫不和也，发汗则愈，宜桂枝汤。［第十九］［用前第十二方］

病人脏无他病，时自汗出，卫气不和也，宜桂枝汤。［第二十］［用前第十二方］

伤寒脉浮紧，不发汗，因衄，麻黄汤主之。［第二十一］［用前第五方］

伤寒不大便，六七日，头痛，有热，与承气汤。小便清者，知不在里，当发汗，宜桂枝汤。［第二十二］［用前第十二方］

伤寒发汗解半日许，复热烦，脉浮数者，可更发汗，宜桂枝汤。［第二十三］［用前第十二方。下别有三病证］

下之后，复发汗，昼日烦躁不得眠，夜而安静，不呕不渴，无表证，脉沉微者，干姜附子汤主之。［第二十四］［二味］

发汗后，身疼痛，脉沉迟者，桂枝加芍药、生姜各一两，人参三两，新加汤主之。［第二十五］［六味］

发汗后，不可行桂枝汤。汗出而喘，无大热者，可与麻黄杏子甘草石膏汤。［第二十六］［四味］

发汗过多，其人叉手自冒心，心悸欲得按者，桂枝甘草汤主之。［第二十七］［二味］

发汗后，脐下悸，欲作奔豚，茯苓桂枝甘草大枣汤主之。［第二十八］［四味。下有作甘澜水法］

发汗后，腹胀满者，厚朴生姜半夏甘草人参汤主之。［第二十九］［五味］

伤寒吐下后，心下逆满，气上冲胸，头眩，脉沉紧者，茯苓桂枝白术甘草汤主之。［第三十］［四味］

发汗病不解，反恶寒者，虚故也，芍药甘草附子汤主之。［第三十一］［三味］

发汗，若下之，不解，烦躁者，茯苓四逆汤主之。［第三十二］［五味］

发汗后恶寒，虚故也。不恶寒，但热者，实也，与调胃承气汤。［第三十三］［三味］

太阳病，发汗后，大汗出，胃中干燥，不能眠，欲饮水，小便不利者，五苓散主之。［第三十四］［五味，即猪苓散是］

发汗已，脉浮数，烦渴者，五苓散主之。［第三十五］［用前第三十四方］

伤寒汗出而渴者，五苓散；不渴者，茯苓甘草汤主之。［第三十六］［四味］

中风发热，六七日不解而烦，有表里证，渴欲饮水，水入则吐，名曰水逆，五苓散主之。［第三十七］［用前第三十四方。下别有三病证］

发汗吐下后，虚烦不得眠，心中懊恼，栀子豉汤主之。若少气者，栀子甘草豉汤主之。若呕者，栀子生姜豉汤主之。［第三十八］［栀子豉汤二味。栀子甘草豉汤、栀子生姜豉汤，并三味］

发汗，若下之，烦热，胸中窒者，栀子豉汤主之。［第三十九］［用上初方］

伤寒五六日，大下之，身热不去，心中结痛者，栀子豉汤主之。［第四十］［用上初方］

伤寒下后，心烦腹满，卧起不安者，栀子厚朴汤主之。［第四十一］［三味］

伤寒，医以丸药下之，身热不去，微烦者，栀子干姜汤主之。［第四十二］［二味。下有不可
与栀子汤一证］

太阳病，发汗不解，仍发热，心下悸，头眩，身瞤，真武汤主之。［第四十三］［五味。下有
不可汗五证］

汗家重发汗、必恍惚心乱，禹余粮丸主之。［第四十四］［方本阙。下有吐蛔，先汗下二证］

伤寒，医下之，清谷不止，身疼痛，急当救里。后身疼痛，清便自调，急当救表。救里
宜四逆汤，救表宜桂枝汤。［第四十五］［桂枝汤用前第十二方。四逆汤三味］

太阳病未解，脉阴阳俱停，阴脉微者，下之解，宜调胃承气汤。［第四十六］［用前第三十三方。
一云"用大柴胡汤"。前有太阳病一证］

太阳病，发热汗出，荣弱卫强，故使汗出。欲救邪风，宜桂枝汤。［第四十七］［用前第十二方］

伤寒五六日，中风，往来寒热，胸胁满，不欲食，心烦喜呕者，小柴胡汤主之。［第四十
八］［再见柴胡汤，加减法附］

血弱气尽，腠理开，邪气因入，与正气分争，往来寒热，休作有时，小柴胡汤主之。［第
四十九］［用前方。渴者属阳明证附，下有柴胡不中与一证］

伤寒四五日，身热恶风，项强，胁下满，手足温而渴者，小柴胡汤主之。［第五十］［用前方］

伤寒阳脉涩，阴脉弦，法当腹中急痛，先与小建中汤。不瘥者，小柴胡汤主之。［第五十
一］［用前方。小建中汤六味。下有呕家不可用建中汤，并服小柴胡汤一证］

伤寒二三日，心中悸而烦者，小建中汤主之。［第五十二］［用前第五十一方］

太阳病，过经十余日，反二三下之，后四五日，柴胡证仍在，微烦者，大柴胡汤主之。
［第五十三］［加大黄，八味］

伤寒十三日不解，胸胁满而呕，日晡发潮热，柴胡加芒硝汤主之。［第五十四］［八味］

伤寒十三日，过经谵语者，调胃承气汤主之。［第五十五］［用前第三十二方］

太阳病不解，热结膀胱，其人如狂，宜桃核承气汤。［第五十六］［五味］

伤寒八九日，下之，胸满烦惊，小便不利，谵语，身重者，柴胡加龙骨牡蛎汤主之。［第
五十七］［十二味］

伤寒腹满谵语，寸口脉浮而紧，此肝乘脾也，名曰纵，刺期门。［第五十八］

伤寒发热，啬啬恶寒，大渴欲饮水，其腹必满，自汗出，小便利，此肝乘肺也，名曰横，
刺期门。［第五十九］［下有太阳病二证］

伤寒脉浮，医火劫之，亡阳，必惊狂，卧起不安者，桂枝去芍药加蜀漆牡蛎龙骨救逆汤
主之。［第六十］［七味。下有不可火五证］

烧针被寒，针处核起，必发奔豚气，桂枝加桂汤主之。［第六十一］［五味］

火逆下之，因烧针烦躁者，桂枝甘草龙骨牡蛎汤主之。［第六十二］［四味。下有太阳四证］

太阳病，过经十余日，温温欲吐，胸中痛，大便微溏，与调胃承气汤。［第六十三］［用前

第三十三方]

　　太阳病，六七日，表证在，脉微沉，不结胸，其人发狂，以热在下焦，少腹满，小便自利者，下血乃愈，抵当汤主之。［第六十四］［四味］

　　太阳病，身黄，脉沉结，少腹鞕，小便自利，其人如狂者，血证谛也，抵当汤主之。［第六十五］［用前方］

　　伤寒有热，少腹满，应小便不利，今反利者，有血也，当下之，宜抵当丸。［第六十六］［四味。下有太阳病一证］

　　（31）太阳病，项背强几几，无汗，恶风，葛根汤主之。［方一］

　　葛根四两　麻黄三两，去节　桂枝二两，去皮　生姜三两，切　甘草二两，炙　芍药二两　大枣十二枚，擘

　　上七味，以水一斗，先煮麻黄、葛根，减二升，去白沫，纳诸药，煮取三升，去滓。温服一升，覆取微似汗。余如桂枝法将息及禁忌。诸汤皆仿此。

　　（32）太阳与阳明合病者，必自下利，葛根汤主之。［方二］［用前第一方，一云"用后第四方"］

　　（33）太阳与阳明合病，不下利，但呕者，葛根加半夏汤主之。［方三］

　　葛根四两　麻黄三两，去节　甘草二两，炙　芍药二两　桂枝二两，去皮　生姜二两，切　半夏半升，洗　大枣十二枚，擘

　　上八味，以水一斗，先煮葛根、麻黄，减二升，去白沫，纳诸药，煮取三升，去滓。温服一升。覆取微似汗。

　　（34）太阳病，桂枝证，医反下之，利遂不止。脉促者，表未解也。喘而汗出者，葛根黄芩黄连汤主之。［方四］［促，一作"纵"］

　　葛根半斤　甘草二两，炙　黄芩三两　黄连三两

　　上四味，以水八升，先煮葛根，减二升，纳诸药，煮取二升，去滓。分温再服。

　　（35）太阳病，头痛，发热，身疼，腰痛，骨节疼痛，恶风，无汗而喘者，麻黄汤主之。［方五］

　　麻黄三两，去节　桂枝二两，去皮　甘草一两，炙　杏仁七十个，去皮、尖

　　上四味，以水九升，先煮麻黄，减二升，去上沫，纳诸药，煮取二升半，去滓。温服八合。覆取微似汗，不须啜粥，余如桂枝法将息。

　　（36）太阳与阳明合病，喘而胸满者，不可下，宜麻黄汤。［方六］［用前第五方］

　　（37）太阳病，十日以去，脉浮细而嗜卧者，外已解也。设胸满胁痛者，与小柴胡汤。脉但浮者，与麻黄汤。［方七］［用前第五方］

　　◎　小柴胡汤方

　　柴胡半斤　黄芩　人参　甘草炙　生姜切，各三两　大枣十二枚，擘　半夏半升，洗

　　上七味，以水一斗二升，煮取六升，去滓，再煎取三升。温服一升，日三服。

　　（38）太阳中风，脉浮紧，发热恶寒，身疼痛，不汗出而烦躁者，大青龙汤主之。若脉微弱，汗出恶风者，不可服之。服之则厥逆，筋惕肉瞤，此为逆也。大青龙汤方。［方八］

　　麻黄六两，去节　桂枝二两，去皮　甘草二两，炙　杏仁四十枚，去皮、尖　生姜三两，

切 大枣十枚，擘 石膏如鸡子大，碎

上七味，以水九升，先煮麻黄，减二升，去上沫，纳诸药，煮取三升，去滓。温服一升。取微似汗。汗出多者，温粉粉之。一服汗者，停后服。若复服，汗多亡阳，遂[一作"逆"]虚，恶风，烦躁，不得眠也。

（39）伤寒，脉浮缓，身不疼但重，乍有轻时，无少阴证者，大青龙汤发之。[方九][用前第八方]

（40）伤寒表不解，心下有水气，干呕，发热而咳，或渴，或利，或噎，或小便不利、少腹满，或喘者，小青龙汤主之。[方十]

麻黄去节 芍药 细辛 干姜 甘草炙 桂枝去皮，各三两 五味子半升 半夏半升，洗

上八味，以水一斗，先煮麻黄，减二升，去上沫，纳诸药，煮取三升，去滓，温服一升。若渴，去半夏，加栝楼三两；若微利，去麻黄，加荛花，如一鸡子，熬令赤色；若噎者，去麻黄，加附子一枚，炮；若小便不利、少腹满者，去麻黄，加茯苓四两；若喘，去麻黄，加杏仁半升，去皮、尖。且荛花不治利，麻黄主喘，今此语反之，疑非仲景意。[臣亿等谨按：小青龙汤，大要治水。又按，《本草》：荛花下十二水，若水去，利则止也。又按，《千金》：形肿者，应纳麻黄，乃纳杏仁者，以麻黄发其阳故也。以此证之，岂非仲景意也]

（41）伤寒，心下有水气，咳而微喘，发热不渴。服汤已，渴者，此寒去欲解也，小青龙汤主之。[方十一][用前第十方]

（42）太阳病，外证未解，脉浮弱者，当以汗解，宜桂枝汤。[方十二]

桂枝去皮 芍药 生姜切，各三两 甘草二两，炙 大枣十二枚，擘

上五味，以水七升，煮取三升，去滓。温服一升。须臾啜热稀粥一升，助药力，取微汗。

（43）太阳病，下之微喘者，表未解故也，桂枝加厚朴杏子汤主之。[方十三]

桂枝三两，去皮 甘草二两，炙 生姜三两，切 芍药三两 大枣十二枚，擘 厚朴二两，炙，去皮 杏仁五十枚，去皮、尖

上七味，以水七升，微火煮取三升，去滓，温服一升。覆取微似汗。

（44）太阳病，外证未解，不可下也，下之为逆。欲解外者，宜桂枝汤。[方十四][用前第二十方]

（45）太阳病，先发汗不解，而复下之，脉浮者不愈。浮为在外，而反下之，故令不愈。今脉浮，故在外，当须解外则愈，宜桂枝汤。[方十五][用前第十二方]

（46）太阳病，脉浮紧，无汗，发热，身疼痛，八九日不解，表证仍在，此当发其汗。服药已微除，其人发烦目瞑，剧者必衄，衄乃解。所以然者，阳气重故也。麻黄汤主之。[方十六][用前第五方]

（47）太阳病，脉浮紧，发热，身无汗，自衄者愈。

（48）二阳并病。太阳初得病时，发其汗，汗先出不彻，因转属阳明，续自微汗出，不恶寒。若太阳病证不罢者，不可下，下之为逆，如此可小发汗。设面色缘缘正赤者，阳气怫郁在表，当解之、熏之。若发汗不彻，不足言，阳气怫郁不得越，当汗不汗，其人躁烦，不知痛处，乍在腹中，乍在四肢，按之不可得，其人短气，但坐以汗出不彻故也，更发汗则

愈。何以知汗出不彻？以脉涩，故知也。

（49）脉浮数者，法当汗出而愈。若下之，身重、心悸者，不可发汗，当自汗出乃解。所以然者，尺中脉微，此里虚，须表里实，津液自和，便自汗出愈。

（50）脉浮紧者，法当身疼痛，宜以汗解之。假令尺中迟者，不可发汗。何以知然？以荣气不足，血少故也。

（51）脉浮者，病在表，可发汗，宜麻黄汤。［方十七］［用前第五方，法用桂枝汤］

（52）脉浮而数者，可发汗，宜麻黄汤。［方十八］［用前第五方］

（53）病常自汗出者，此为荣气和，荣气和者，外不谐，以卫气不共荣气谐和故尔。以荣行脉中，卫行脉外。复发其汗，荣卫和则愈。宜桂枝汤。［方十九］［用前第十二方］

（54）病人脏无他病，时发热，自汗出而不愈者，此卫气不和也。先其时发汗则愈，宜桂枝汤。［方二十］［用前第十二方］

（55）伤寒，脉浮紧，不发汗，因致衄者，麻黄汤主之。［方二十一］［用前第五方］

（56）伤寒不大便六七日，头痛有热者，与承气汤。其小便青［一云"大便青"］者，知不在里，仍在表也，当须发汗。若头痛者，必衄，宜桂枝汤。［方二十二］［用前第十二方］

（57）伤寒发汗已解，半日许复烦，脉浮数者，可更发汗，宜桂枝汤。［方二十三］［用前第十二方］

（58）凡病，若发汗，若吐，若下、若亡血亡津液，阴阳自和者，必自愈。

（59）大下之后，复发汗，小便不利者，亡津液故也。勿治之，得小便利，必自愈。

（60）下之后，复发汗，必振寒，脉微细。所以然者，以内外俱虚故也。

（61）下之后，复发汗，昼日烦躁不得眠，夜而安静，不呕，不渴，无表证，脉沉微，身无大热者，干姜附子汤主之。［方二十四］

干姜一两　附子一枚，生用，去皮，切，八片

上二味，以水三升，煮取一升，去滓。顿服。

（62）发汗后，身疼痛，脉沉迟者，桂枝加芍药生姜各一两人参三两新加汤主之。［方二十五］

桂枝三两，去皮　芍药四两　甘草二两，炙　人参三两　大枣十二枚，擘　生姜四两

上六味，以水一斗二升，煮取三升，去滓。温服一升。本云：桂枝汤，今加芍药、生姜、人参。

（63）发汗后，不可更行桂枝汤。汗出而喘，无大热者，可与麻黄杏仁甘草石膏汤。［方二十六］

麻黄四两，去节　杏仁五十个，去皮、尖　甘草二两，炙　石膏半斤，碎，绵裹

上四味，以水七升，煮麻黄，减二升，去上沫，纳诸药，煮取二升，去滓。温服一升。本云：黄耳杯。

（64）发汗过多，其人叉手自冒心，心下悸，欲得按者，桂枝甘草汤主之。［方二十七］

桂枝四两，去皮　甘草二两，炙

上二味，以水三升，煮取一升，去滓。顿服。

（65）发汗后，其人脐下悸者，欲作奔豚，茯苓桂枝甘草大枣汤主之。［方二十八］

茯苓半斤　桂枝四两，去皮　甘草二两，炙　大枣十五枚，擘

上四味，以甘澜水一斗，先煮茯苓，减二升，纳诸药，煮取三升，去滓。温服一升，日三服。

作甘澜水法：取水二斗，置大盆内，以杓扬之，水上有珠子五六千颗相逐，取用之。

（66）发汗后，腹胀满者，厚朴生姜半夏甘草人参汤主之。［方二十九］

厚朴半斤，炙，去皮　生姜半斤，切　半夏半升，洗　甘草二两　人参一两

上五味，以水一斗，煮取三升，去滓。温服一升，日三服。

（67）伤寒，若吐、若下后，心下逆满，气上冲胸，起则头眩，脉沉紧，发汗则动经，身为振振摇者，茯苓桂枝白术甘草汤主之。［方三十］

茯苓四两　桂枝三两，去皮　白术　甘草各二两，炙

上四味，以水六升，煮取三升，去滓。分温三服。

（68）发汗，病不解，反恶寒者，虚故也，芍药甘草附子汤主之。［方三十一］

芍药　甘草炙，各三两　附子一枚，炮，去皮，破八片

上三味，以水五升，煮取一升五合，去滓。分温三服。疑非仲景方。

（69）发汗，若下之，病仍不解，烦躁者，茯苓四逆汤主之。［方三十二］

茯苓四两　人参一两　附子一枚，生用，去皮，破八片　甘草二两，炙　干姜一两半

上五味，以水五升，煮取三升，去滓。温服七合，日二服。

（70）发汗后，恶寒者，虚故也；不恶寒，但热者，实也。当和胃气，与调胃承气汤。［方三十三］［《玉函》云：与小承气汤］

芒硝半升　甘草二两，炙　大黄四两，去皮，清酒洗

上三味，以水三升，煮取一升，去滓，纳芒硝，更煮两沸。顿服。

（71）太阳病，发汗后，大汗出，胃中干，烦躁不得眠，欲得饮水者，少少与饮之，令胃气和则愈。若脉浮，小便不利，微热，消渴者，五苓散主之。［方三十四］［即猪苓散，是］

猪苓十八铢，去皮　泽泻一两六铢　白术十八铢　茯苓十八铢　桂枝半两，去皮

上五味，捣为散。以白饮和服方寸匕，日三服。多饮暖水，汗出愈。如法将息。

（72）发汗已，脉浮数，烦渴者，五苓散主之。［方三十五］［用前第三十四方］

（73）伤寒，汗出而渴者，五苓散主之；不渴者，茯苓甘草汤主之。［方三十六］

茯苓二两　桂枝二两，去皮　甘草一两，炙　生姜三两，切

上四味，以水四升，煮取二升，去滓。分温三服。

（74）中风发热，六七日不解而烦，有表里证，渴欲饮水，水入则吐者，名曰水逆，五苓散主之。［方三十七］［用前第三十四方］

（75）未持脉时，病人手叉自冒心。师因教试令咳而不咳者，此必两耳聋无闻也。所以然者，以重发汗，虚故如此。发汗后，饮水多必喘，以水灌之亦喘。

（76）发汗后，水药不得入口为逆，若更发汗，必吐下不止。发汗吐下后，虚烦不得眠，若剧者，必反复颠倒，心中懊憹，栀子豉汤主之；若少气者，栀子甘草豉汤主之；若呕者，栀子生姜豉汤主之。［方三十八］

◎　栀子豉汤方

栀子十四个，擘　香豉四合，绵裹

上二味，以水四升，先煮栀子，得二升半，纳豉，煮取一升半，去滓。分为二服，温进一服。得吐者，止后服。

◎　栀子甘草豉汤方

栀子十四个，擘　甘草二两，炙　香豉四合，绵裹

上三味，以水四升，先煮栀子、甘草，取二升半，纳豉，煮取一升半，去滓。分二服，温进一服。得吐者，止后服。

◎　栀子生姜豉汤方

栀子十四个，擘　生姜五两　香豉四合，绵裹

上三味，以水四升，先煮栀子、生姜，取二升半，纳豉，煮取一升半，去滓。分二服，温进一服。得吐者，止后服。

（77）发汗，若下之，而烦热、胸中窒者，栀子豉汤主之。［方三十九］［用上初方］

（78）伤寒五六日，大下之后，身热不去，心中结痛者，未欲解也。栀子豉汤主之。［方四十］［用上初方］

（79）伤寒下后，心烦，腹满，卧起不安者，栀子厚朴汤主之。［方四十一］

栀子十四个，擘　厚朴四两，炙，去皮　枳实四枚，水浸，炙，令黄

上三味，以水三升半，煮取一升半，去滓。分二服，温进一服。得吐者，止后服。

（80）伤寒，医以丸药大下之，身热不去，微烦者，栀子干姜汤主之。［方四十二］

栀子十四个，擘　干姜二两

上二味，以水三升半，煮取一升半，去滓。分二服，温进一服。得吐者，止后服。

（81）凡用栀子汤，病人旧微溏者，不可与服之。

（82）太阳病，发汗，汗出不解，其人仍发热，心下悸，头眩，身瞤动，振振欲擗［一作
"僻"］地者，真武汤主之。［方四十三］

茯苓　芍药　生姜切，各三两　白术二两　附子一枚，炮，去皮，破八片

上五味，以水八升，煮取三升，去滓。温服七合，日三服。

（83）咽喉干燥者，不可发汗。

（84）淋家不可发汗，发汗必便血

（85）疮家虽身疼痛，不可发汗，汗出则痉。

（86）衄家不可发汗，汗出必额上陷，脉急紧，直视不能眴［一作"瞬"］，不得眠。

（87）亡血家不可发汗，发汗则寒栗而振。

（88）汗家重发汗，必恍惚心乱，小便已阴疼，与禹余粮丸。［方四十四］［方本阙］

（89）病人有寒，复发汗，胃中冷，必吐蛔［一作"逆"］。

（90）本发汗，而复下之，此为逆也；若先发汗，治不为逆。本先下之，而反汗之，为逆。
若先下之，治不为逆。

（91）伤寒，医下之，续得下利，清谷不止，身疼痛者，急当救里；后身疼痛，清便自

调者，急当救表。救里宜四逆汤，救表宜桂枝汤。［方四十五］［用前第十二方］

（92）病发热，头痛，脉反沉，若不瘥，身体疼痛，当救其里，四逆汤方。

甘草二两，炙　干姜一两半　附子一枚，炮，去皮，破八片

上三味，以水三升，煮取一升二合，去滓。分温再服。强人可大附子一枚、干姜三两。

（93）太阳病，先下而不愈，因复发汗，以此表里俱虚，其人因致冒，冒家汗出自愈。所以然者，汗出表和故也。里未和，然后复下之。

（94）太阳病未解，脉阴阳俱停［一作"微"］，必先振栗，汗出而解。但阳脉微者，先汗出而解。但阴脉微［一作"尺脉实"］者，下之而解。若欲下之，宜调胃承气汤。［方四十六］［用前第三十三方，一云"用大柴胡汤"］

（95）太阳病，发热、汗出者，此为荣弱卫强，故使汗出。欲救邪风者，宜桂枝汤。［方四十七］［方用前法］

（96）伤寒五六日，中风，往来寒热，胸胁苦满，嘿嘿不欲饮食，心烦喜呕，或胸中烦而不呕，或渴，或腹中痛，或胁下痞鞕，或心下悸、小便不利，或不渴、身有微热，或咳者，小柴胡汤主之。［方四十八］

柴胡半斤　黄芩三两　人参三两　半夏半升，洗　甘草炙　生姜切，各三两　大枣十二枚，擘

上七味，以水一斗二升，煮取六升，去滓，再煎，取三升。温服一升，日三服。

若胸中烦而不呕者，去半夏、人参，加栝楼实一枚；若渴，去半夏，加人参，合前成四两半，栝楼根四两；若腹中痛者，去黄芩，加芍药三两；若胁下痞鞕，去大枣，加牡蛎四两；若心下悸、小便不利者，去黄芩，加茯苓四两；若不渴，外有微热者，去人参，加桂枝三两，温覆微汗愈；若咳者，去人参、大枣、生姜，加五味子半升、干姜二两。

（97）血弱气尽，腠理开，邪气因入，与正气相搏，结于胁下。正邪分争，往来寒热，休作有时，嘿嘿不欲饮食。脏腑相连，其痛必下。邪高痛下，故使呕也［一云"脏腑相违，其病必下，胁膈中痛"］，小柴胡汤主之。服柴胡汤已，渴者属阳明，以法治之。［方四十九］［用前方］

（98）得病六七日，脉迟浮弱，恶风寒，手足温。医二三下之，不能食，而胁下满痛，面目及身黄，颈项强，小便难者，与柴胡汤，后必下重。本渴，饮水而呕者，柴胡汤不中与也。食谷者哕。

（99）伤寒四五日，身热，恶风，颈项强，胁下满，手足温而渴者，小柴胡汤主之。［方五十］［用前方］

（100）伤寒，阳脉涩，阴脉弦，法当腹中急痛，先与小建中汤，不瘥者，小柴胡汤主之。［方五十一］［用前方］

◎　小建中汤方

桂枝三两，去皮　甘草二两，炙　大枣十二枚，擘　芍药六两　生姜三两，切　胶饴一升

上六味，以水七升，煮取三升，去滓，纳饴，更上微火消解。温服一升，日三服。呕家不可用建中汤，以甜故也。

（101）伤寒中风，有柴胡证，但见一证便是，不必悉具。凡柴胡汤病证而下之，若柴

胡证不罢者，复与柴胡汤，必蒸蒸而振，却复发热汗出而解。

（102）伤寒二三日，心中悸而烦者，小建中汤主之。［方五十二］［用前第五十一方］

（103）太阳病，过经十余日，反二三下之，后四五日，柴胡证仍在者，先与小柴胡。呕为不止，心下急［一云"呕止小安"］，郁郁微烦者，未解也，与大柴胡汤，下之则愈。［方五十三］

柴胡半斤　黄芩三两　芍药三两　半夏半升，洗　生姜五两，切　枳实四枚，炙　大枣十二枚，擘

上七味，以水一斗二升，煮取六升，去滓，再煎。温服一升，日三服。一方，加大黄二两，若不加，恐不为大柴胡汤。

（104）伤寒十三日不解，胸胁满而呕，日晡所发潮热，已而微利。此本柴胡证，下之以不得利，今反利者，知医以丸药下之，此非其治也。潮热者，实也。先宜服小柴胡汤以解外，后以柴胡加芒硝汤主之。［方五十四］

柴胡二两十六铢　黄芩一两　人参一两　甘草一两，炙　生姜一两，切　半夏二十株，本云五枚，洗　大枣四枚，擘　芒硝二两

上八味，以水四升，煮取二升，去滓，纳芒硝，更煮微沸。分温再服。不解更作。［臣亿等谨按：《金匮玉函》方中无芒硝。别一方云：以水七升，下芒硝二合、大黄四两、桑螵蛸五枚，煮取一升半，服五合，微下即愈。本云：柴胡再服，以解其外，余二升，加芒硝、人黄、桑螵蛸也］

（105）伤寒十三日，过经，谵语者，以有热也，当以汤下之。若小便利者，大便当鞕，而反下利，脉调和者，知医以丸药下之，非其治也。若自下利者，脉当微厥，今反和者，此为内实也，调胃承气汤主之。［方五十五］［用前第三十三方］

（106）太阳病不解，热结膀胱，其人如狂，血自下，下者愈。其外不解者，尚未可攻，当先解其外。外解已，但少腹急结者，乃可攻之，宜桃核承气汤。［方五十六］［后云：解外宜桂枝汤］

桃仁五十个，去皮、尖　大黄四两　桂枝二两，去皮　甘草二两，炙　芒硝二两

上五味，以水七升，煮取二升半，去滓，纳芒硝，更上火，微沸下火。先食温服五合，日三服，当微利。

（107）伤寒八九日，下之，胸满烦惊，小便不利，谵语，一身尽重，不可转侧者，柴胡加龙骨牡蛎汤主之。［方五十七］

柴胡四两　龙骨　黄芩　生姜切　铅丹　人参　桂枝去皮　茯苓各一两半　半夏二合半，洗　大黄二两　牡蛎一两半，熬　大枣六枚，擘

上十二味，以水八升，煮取四升，纳大黄，切如棋子，更煮一二沸，去滓。温服一升。本云：柴胡汤，今加龙骨等。

（108）伤寒，腹满谵语，寸口脉浮而紧，此肝乘脾也，名曰纵，刺期门。［方五十八］

（109）伤寒发热，啬啬恶寒，大渴欲饮水，其腹必满，自汗出，小便利，其病欲解，此肝乘肺也，名曰横，刺期门。［方五十九］

（110）太阳病二日，反躁。凡熨其背而大汗出，大热入胃［一作"二日内，烧瓦熨背，大汗出，火气入胃"］，胃中水竭，躁烦，必发谵语。十余日，振栗，自下利者，此为欲解也。故其汗从腰以下不得汗，欲小便不得，反呕，欲失溲，足下恶风，大便鞕，小便当数，而反不数，

及不多，大便已，头卓然而痛，其人足心必热，谷气下流故也。

（111）太阳病中风，以火劫发汗，邪风被火热，血气流溢，失其常度。两阳相熏灼，其身发黄。阳盛则欲衄，阴虚小便难。阴阳俱虚竭，身体则枯燥。但头汗出，剂颈而还，腹满微喘，口干咽烂，或不大便，久则谵语，甚者至哕，手足躁扰，捻衣摸床。小便利者，其人可治。

（112）伤寒脉浮，医以火迫劫之，亡阳，必惊狂，卧起不安者，桂枝去芍药加蜀漆牡蛎龙骨救逆汤主之。［方六十］

桂枝三两，去皮　甘草二两，炙　生姜三两，切　大枣十二枚，擘　牡蛎五两，熬　蜀漆三两，洗，去腥　龙骨四两

上七味，以水一斗二升，先煮蜀漆，减二升，纳诸药，煮取三升，去滓。温服一升。本云：桂枝汤，今去芍药，加蜀漆、牡蛎、龙骨。

（113）形作伤寒，其脉不弦紧而弱。弱者必渴，被火必谵语。弱者发热，脉浮，解之当汗出愈。

（114）太阳病，以火熏之，不得汗，其人必躁。到经不解，必清血，名为火邪。

（115）脉浮，热甚，而反灸之，此为实。实以虚治，因火而动，必咽燥、吐血。

（116）微数之脉，慎不可灸。因火为邪，则为烦逆，追虚逐实，血散脉中，火气虽微，内攻有力，焦骨伤筋，血难复也。脉浮，宜以汗解，用火灸之，邪无从出，因火而盛，病从腰以下必重而痹，名火逆也。欲自解者，必当先烦，烦乃有汗而解。何以知之？脉浮，故知汗出解。

（117）烧针令其汗，针处被寒，核起而赤者，必发奔豚。气从少腹上冲心者，灸其核上各一壮，与桂枝加桂汤，更加桂二两也。［方六十一］

桂枝五两，去皮　芍药三两　生姜三两，切　甘草二两，炙　大枣十二枚，擘

上五味，以水七升，煮取三升，去滓。温服一升。本云：桂枝汤，今加桂满五两。所以加桂者，以能泄奔豚气也。

（118）火逆下之，因烧针烦躁者，桂枝甘草龙骨牡蛎汤主之。［方六十二］

桂枝一两，去皮　甘草二两，炙　牡蛎二两，熬　龙骨二两

上四味，以水五升，煮取二升半，去滓。温服八合，日三服。

（119）太阳伤寒者，加温针必惊也。

（120）太阳病，当恶寒发热，今自汗出，反不恶寒发热，关上脉细数者，以医吐之过也。一二日吐之者，腹中饥，口不能食。三四日吐之者，不喜糜粥，欲食冷食，朝食暮吐。以医吐之所致也，此为小逆。

（121）太阳病吐之，但太阳病当恶寒，今反不恶寒，不欲近衣，此为吐之内烦也。

（122）病人脉数，数为热，当消谷引食，而反吐者，此以发汗，令阳气微，膈气虚，脉乃数也。数为客热，不能消谷，以胃中虚冷，故吐也。

（123）太阳病，过经十余日，心下温温欲吐，而胸中痛，大便反溏，腹微满，郁郁微烦。先此时自极吐下者，与调胃承气汤。若不尔者，不可与。但欲呕，胸中痛，微溏者，此非柴

胡汤证，以呕故知极吐下也。调胃承气汤。［方六十三］［用前第三十三方］

（124）太阳病六七日，表证仍在，脉微而沉，反不结胸，其人发狂者，以热在下焦，少腹当鞕满，小便自利者，下血乃愈。所以然者，以太阳随经，瘀热在里故也。抵当汤主之。［方六十四］

水蛭熬　虻虫去翅、足，熬，各三十个　桃仁二十个，去皮、尖　大黄三两，酒洗

上四味，以水五升，煮取三升，去滓。温服一升，不下更服。

（125）太阳病，身黄，脉沉结，少腹鞕，小便不利者，为无血也。小便自利，其人如狂者，血证谛也。抵当汤主之。［方六十五］［用前方］

（126）伤寒有热，少腹满，应小便不利，今反利者，为有血也，当下之，不可余药，宜抵当丸。［方六十六］

水蛭二十个，熬　虻虫二十个，去翅、足，熬　桃仁二十五个，去皮、尖　大黄三两

上四味，捣分四丸，以水一升，煮一丸。取七合服之。晬时当下血，若不下者，更服。

（127）太阳病，小便利者，以饮水多，必心下悸。小便少者，必苦里急也。

卷四

辨太阳病脉证并治下第七　合三十九法　方三十首
并见太阳少阳合病法

结胸，项强，如柔痉状。下则和，宜大陷胸丸。［第一］［六味。前后有结胸、脏结病六证］

太阳病，心中懊憹，阳气内陷，心下鞕，大陷胸汤主之。［第二］［三味］

伤寒六七日，结胸热实，脉沉紧，心下痛，大陷胸汤主之。［第三］［用前第二方］

伤寒十余日，热结在里，往来寒热者，与大柴胡汤。［第四］［八味。水结附］

太阳病，重发汗，复下之，不大便五六日，舌燥而渴，潮热，从心下至少腹满痛，不可近者，大陷胸汤主之。［第五］用前第二方］

小结胸病，正在心下，按之痛，脉浮滑者，小陷胸汤主之。［第六］［三味。下有太阳病二证］

病在阳，应以汗解，反以水潠，热不得去，益烦不渴，服文蛤散不瘥，与五苓散。寒实结胸，无热证者，与三物小陷胸汤，白散亦可服。［第七］［文蛤散一味。五苓散五味。小陷胸汤用前第六方。白散三味］

太阳少阳并病，头痛，眩冒，心下痞者，刺肺俞、肝俞，不可发汗，发汗则谵语，谵语不止。当刺期门。［第八］

妇人中风，经水适来，热除脉迟，胁下满，谵语，当刺期门。［第九］

妇人中风，七八日，寒热，经水适断，血结如疟状，小柴胡汤主之。［第十］［七味］

妇人伤寒，经水适来，谵语，无犯胃气，及上二焦，自愈。［第十一］

伤寒六七日，发热微恶寒，肢节疼，微呕，心下支结，柴胡桂枝汤主之。［第十二］［九味］

伤寒五六日，已发汗，复下之，胸胁满，小便不利，渴而不呕，头汗出，往来寒热，心烦，柴胡桂枝干姜汤主之。［第十三］［七味］

伤寒五六日，头汗出，微恶寒，手足冷，心下满，不欲食，大便鞕，脉细者，为阳微结，非少阴也，可与小柴胡汤。［第十四］［用前第十方］

伤寒五六日，呕而发热，以他药下之，柴胡证仍在，可与柴胡汤，蒸蒸而振，却发热汗出解。心满痛者，为结胸。但满而不痛为痞，宜半夏泻心汤。［第十五］［七味。下有太阳并病，并气痞二证］

太阳中风，下利呕逆，表解乃可攻之，十枣汤主之。［第十六］［三味。下有太阳一证］

心下痞，按之濡者，大黄黄连泻心汤主之。［第十七］［二味］

心下痞，而复恶寒汗出者，附子泻心汤主之。［第十八］［四味］

心下痞，与泻心汤，不解者，五苓散主之。［第十九］［用前第七证方］

伤寒汗解后，胃中不和，心下痞，生姜泻心汤主之。［第二十］［八味］

伤寒中风，反下之，心下痞，医复下之，痞益甚，甘草泻心汤主之。［第二十一］［六味］

伤寒服药，利不止，心下痞，与理中，利益甚，宜赤石脂禹余粮汤。［第二十二］［二味。下有痞一证］

伤寒发汗，若吐下，心下痞，噫不除者，旋覆代赭汤主之。［第二十三］［七味］

下后，不可更行桂枝汤，汗出而喘，无大热者，可与麻黄杏子甘草石膏汤。［第二十四］［四味］

太阳病，外未除，数下之，遂协热而利，桂枝人参汤主之。［第二十五］［五味］

伤寒大下后，复发汗，心下痞，恶寒者，不可攻痞，先解表，表解乃可攻痞。解表宜桂枝汤，攻痞宜大黄黄连泻心汤。［第二十六］［泻心汤用前第十七方］

伤寒发热，汗出不解，心中痞，呕吐下利者，大柴胡汤主之。［第二十七］［用前第四方］

病如桂枝证，头不痛，项不强，寸脉浮，胸中痞，气上冲不得息，当吐之，宜瓜蒂散。［第二十八］［三味。下有不可与瓜蒂散证］

病胁下素有痞，连脐痛，引少腹者，此名脏结。［第二十九］

伤寒若吐下后，不解，热结在里，恶风，大渴，白虎加人参汤主之。［第三十］［五味。下有不可与白虎证］

伤寒无大热，口燥渴，背微寒者，白虎加人参汤主之。［第三十一］［用前方］

伤寒脉浮，发热无汗，表未解，不可与白虎汤。渴者，白虎加人参汤主之。［第三十二］［用前第三十方］

太阳少阳并病，心下鞕，颈项强而眩者，刺大椎、肺俞、肝俞，慎勿下之。［第三十三］

太阳少阳合病，自下利，黄芩汤；若呕，黄芩加半夏生姜汤主之。［第三十四］［黄芩汤四味。加半夏生姜汤六味］

伤寒胸中有热，胃中有邪气，腹中痛，欲呕者，黄连汤主之。［第三十五］［七味］

伤寒八九日，风湿相搏，身疼烦，不能转侧，不呕，不渴，脉浮虚而涩者，桂枝附子汤主之。大便鞕［一云"脐下、心下鞕"］，小便自利者，去桂加白术汤主之。［第三十六］［桂附汤加术汤并五味］

风湿相搏，骨节疼烦，掣痛不得屈伸，汗出短气，小便不利，恶风，或身微肿者，甘草

附子汤主之。［第三十七］［四味］

　　伤寒脉浮滑，此表有热，里有寒，白虎汤主之。［第三十八］［四味］

　　伤寒脉结代，心动悸，炙甘草汤主之。［第三十九］［九味］

　　（128）问曰：病有结胸，有脏结，其状何如？答曰：按之痛，寸脉浮，关脉沉，名曰结胸也。

　　（129）何谓脏结？答曰：如结胸状，饮食如故，时时下利，寸脉浮，关脉小细沉紧，名曰脏结。舌上白苔滑者，难治。

　　（130）脏结无阳证，不往来寒热［一云"寒而不热"］，其人反静，舌上苔滑者，不可攻也。

　　（131）病发于阳而反下之，热入因作结胸；病发于阴而反下之［一作"汗出"］，因作痞也。所以成结胸者，以下之太早故也。结胸者，项亦强，如柔痉状。下之则和，宜大陷胸丸。［方一］

　　大黄半斤　葶苈子半斤，熬　芒硝半升　杏仁半升，去皮、尖，熬黑

　　上四味，捣筛二味，纳杏仁、芒硝，合研如脂，和散。取如弹丸一枚，别捣甘遂末一钱匕，白蜜二合，水二升，煮取一升。温顿服之，一宿乃下。如不下，更服，取下为效。禁如药法。

　　（132）结胸证，其脉浮大者，不可下，下之则死。

　　（133）结胸证悉具，烦躁者亦死。

　　（134）太阳病，脉浮而动数，浮则为风，数则为热，动则为痛，数则为虚。头痛，发热，微盗汗出，而反恶寒者，表未解也。医反之下，动数变迟，膈内拒痛［一云"头痛即眩"］，胃中空虚，客气动膈，短气躁烦，心中懊侬，阳气内陷，心下因鞕，则为结胸，大陷胸汤主之。若不结胸，但头汗出，余处无汗，剂颈而还，小便不利，身必发黄。

　　◎　大陷胸汤［方二］

　　大黄六两，去皮　芒硝一升　甘遂一钱匕

　　上三味，以水六升，先煮大黄，取二升，去滓，纳芒硝，煮一二沸，纳甘遂末。温服一升，得快利，止后服。

　　（135）伤寒六七日，结胸热实，脉沉而紧，心下痛，按之石鞕者，大陷胸汤主之。［方三］［用前第二方］

　　（136）伤寒十余日，热结在里，复往来寒热者，与大柴胡汤。但结胸，无大热者，此为水结在胸胁也。但头微汗出者，大陷胸汤主之。［方四］［用前第二方］

　　◎　大柴胡汤方

　　柴胡半斤　枳实四枚，炙　生姜五两，切　黄芩三两　芍药三两　半夏半升，洗　大枣十二枚，擘

　　上七味，以水一斗二升，煮取六升，去滓，再煎。温服一升，日三服。一方加大黄二两，若不加，恐不名大柴胡汤。

　　（137）太阳病，重发汗而复下之，不大便五六日，舌上燥而渴，日晡所小有潮热［一云"日晡所发，心胸大烦"］，从心下至少腹鞕满而痛，不可近者，大陷胸汤主之。［方五］［用前第二方］

（138）小结胸病，正在心下，按之则痛，脉浮滑者，小陷胸汤主之。［方六］

黄连一两　半夏半升，洗　栝楼实大者一枚

上三味，以水六升，先煮栝楼，取三升，去滓，纳诸药，煮取二升，去滓。分温三服。

（139）太阳病二三日，不能卧，但欲起，心下必结，脉微弱者，此本有寒分也。反下之，若利止，必作结胸。未止者，四日复下之，此作协热利也。

（140）太阳病，下之，其脉促［一作"纵"］，不结胸者，此为欲解也。脉浮者，必结胸；脉紧者，必咽痛；脉弦者，必两胁拘急；脉细数者，头痛未止；脉沉紧者，必欲呕；脉沉滑者，协热利；脉浮滑者，必下血。

（141）病在阳，应以汗解之。反以冷水潠之，若灌之，其热被劫不得去，弥更益烦，肉上粟起，意欲饮水，反不渴者，服文蛤散。若不瘥者，与五苓散。寒实结胸，无热证者，与三物小陷胸汤［用前第六方］，白散亦可服。［方七］［一云"与三物小白散"］

◎ 文蛤散方

文蛤五两

上一味，为散，以沸汤和一方寸匕服，汤用五合。

◎ 五苓散方

猪苓十八铢，去黑皮　白术十八铢　泽泻一两六铢　茯苓十八铢　桂枝半两，去皮

上五味为散，更于臼中杵之。白饮和方寸匕服之，日三服。多饮暖水，汗出愈。

◎ 白散方

桔梗三分　巴豆一分，去皮、心，熬黑，研如脂　贝母三分

上三味，为散，纳巴豆，更于臼中杵之。以白饮和服，强人半钱匕，羸者减之。病在膈上必吐，在膈下必利，不利，进热粥一杯，利过不止，进冷粥一礼身热，皮粟不解，欲引衣自覆，若以水潠之、洗之，益令热劫不得出，当汗而不汗则烦。假令汗出已，腹中痛，与芍药三两如上法。

（142）太阳与少阳并病，头项强痛，或眩冒，时如结胸，心下痞鞕者，当刺大椎第一间、肺俞、肝俞，慎不可发汗。发汗则谵语，脉弦。五日谵语不止，当刺期门。［方八］

（143）妇人中风，发热恶寒，经水适来，得之七八日，热除而脉迟，身凉，胸胁下满，如结胸状，谵语者，此为热入血室也，当刺期门，随其实而取之。［方九］

（144）妇人中风，七八日续得寒热，发作有时，经水适断者，此为热入血室，其血必结，故使如疟状，发作有时，小柴胡汤主之。［方十］

柴胡半斤　黄芩三两　人参三两　半夏半升，洗　甘草三两　生姜三两，切　大枣十二枚，擘

上七味，以水一斗二升，煮取六升，去滓，再煎取三升。温服一升，日三服。

（145）妇人伤寒，发热，经水适来，昼日明了，暮则谵语，如见鬼状者，此为热入血室。无犯胃气及上二焦，必自愈。［方十一］

（146）伤寒六七日，发热，微恶寒，肢节烦疼，微呕，心下支结，外证未去者，柴胡桂枝汤主之。［方十二］

桂枝去皮　黄芩一两半　人参一两半　甘草一两,炙　半夏二合半,洗　芍药一两半　大枣六枚, 擘　生姜一两半, 切　柴胡四两

上九味, 以水七升, 煮取三升, 去滓。温服一升。本云: 人参汤, 作如桂枝法, 加半夏、柴胡、黄芩, 复如柴胡法。今用人参作半剂。

（147）伤寒五六日, 已发汗而复下之, 胸胁满微结, 小便不利, 渴而不呕, 但头汗出, 往来寒热, 心烦者, 此为未解也, 柴胡桂枝干姜汤主之。［方十三］

柴胡半斤　桂枝三两, 去皮　干姜二两　栝楼根四两　黄芩三两　牡蛎二两, 熬　甘草二两, 炙

上七味, 以水一斗二升, 煮取六升, 去滓, 再煎取三升。温服一升, 日三服。初服微烦, 复服汗出便愈。

（148）伤寒五六日, 头汗出, 微恶寒, 手足冷, 心下满, 口不欲食, 大便鞕, 脉细者, 此为阳微结。必有表, 复有里也。脉沉, 亦在里也。汗出为阳微, 假令纯阴结, 不得复有外证, 悉入在里, 此为半在里半在外也。脉虽沉紧, 不得为少阴病, 所以然者, 阴不得有汗, 今头汗出, 故知非少阴也, 可与小柴胡汤。设不了了者, 得屎而解。［方十四］［用前第十方］

（149）伤寒五六日, 呕而发热者, 柴胡汤证具, 而以他药下之, 柴胡证仍在者, 复与柴胡汤。此虽已下之, 不为逆, 必蒸蒸而振, 却发热汗出而解。若心下满而鞕痛者, 此为结胸也, 大陷胸汤主之。但满而不痛者, 此为痞, 柴胡不中与之, 宜半夏泻心汤。［方十五］

半夏半斤, 洗　黄芩　干姜　人参　甘草炙, 各三两　黄连一两　大枣十二 枚, 擘

上七味, 以水一斗, 煮取六升, 去滓, 再煎取三升。温服一升, 日三服。须大陷胸汤者, 方用前第二法。［一方用半夏一升］

（150）太阳、少阳并病, 而反下之, 成结胸, 心下鞕, 下利不止, 水浆不下, 其人心烦。

（151）脉浮而紧, 而复下之, 紧反入里, 则作痞。按之自濡, 但气痞耳。

（152）太阳中风, 下利, 呕逆, 表解者, 乃可攻之。其人漐漐汗出, 发作有时, 头痛, 心下痞鞕满, 引胁下痛, 干呕, 短气, 汗出不恶寒者, 此表解里未和也, 十枣汤主之。［方十六］

芫花熬　甘遂　大戟

上三味, 等分, 各别捣为散。以水一升半, 先煮大枣肥者十枚, 取八合, 去滓, 纳药末。强人服一钱匕, 羸人服半钱, 温服之, 平旦服。若下少, 病不除者, 明日更服, 加半钱。得快下利后, 糜粥自养。

（153）太阳病, 医发汗, 遂发热、恶寒, 因复下之, 心下痞。表里俱虚, 阴阳气并竭, 无阳则阴独, 复加烧针, 因胸烦, 面色青黄, 肤𥆧者, 难治。今色微黄, 手足温者, 易愈。

（154）心下痞, 按之濡, 其脉关上浮者, 大黄黄连泻心汤主之。［方十七］

大黄二两　黄连一两

上二味, 以麻沸汤二升, 渍之须臾, 绞去滓。分温再服。［臣亿等看详大黄黄连泻心汤, 诸本皆二味。又后附子泻心汤, 用大黄、黄连、黄芩、附子, 恐是前方中亦有黄芩, 后但加附子也。故后云: 附子泻心汤, 本云加附子也］

（155）心下痞，而复恶寒汗出者，附子泻心汤主之。［方十八］

大黄二两　黄连一两　黄芩一两　附子一枚，炮，去皮，破，别煮取汁

上四味，切三味，以麻沸汤二升，渍之须臾，绞去滓，纳附子汁。分温再服。

（156）本以下之，故心下痞，与泻心汤。痞不解，其人渴而口燥烦，小便不利者，五苓散主之。［方十九］［一方云：忍之一日乃愈。用前第七证方］

（157）伤寒汗出，解之后，胃中不和，心下痞鞕，干噫食臭，胁下有水气，腹中雷鸣，下利者，生姜泻心汤主之。［方二十］

生姜四两，切　甘草三两，炙　人参三两　干姜一两　黄芩三两　半夏半升，洗　黄连一两　大枣十二枚，擘

上八味，以水一斗，煮取六升，去滓，再煎取三升。温服一升，日三服。附子泻心汤，本云加附子。半夏泻心汤、甘草泻心汤，同体别名耳。生姜泻心汤，本云：理中人参黄芩汤，去桂枝、术，加黄连，并泻肝法。

（158）伤寒中风，医反下之，其人下利，日数十行，谷不化，腹中雷鸣，心下痞鞕而满，干呕，心烦不得安。医见心下痞，谓病不尽，复下之，其痞益甚。此非结热，但以胃中虚，客气上逆，故使鞕也。甘草泻心汤主之。［方二十一］

甘草四两，炙　黄芩三两　干姜三两　半夏半升，洗　大枣十二枚，擘　黄连一两

上六味，以水一斗，煮取六升，去滓，再煎取三升。温服一升，日三服。［臣亿等谨按：上生姜泻心汤法，本云理中人参黄芩汤，今详泻心以疗痞。痞气因发阴而生，是半夏、生姜、甘草泻心三方，皆本于理中也。其方必各有人参，今甘草泻心中无者，脱落之也。又按：《千金》并《外台秘要》治伤寒䘌食，用此方，皆有人参，知脱落无疑］

（159）伤寒服汤药，下利不止，心下痞鞕，服泻心汤已，复以他药下之，利不止，医以理中与之，利益甚。理中者，理中焦，此利在下焦，赤石脂禹余粮汤主之。复不止者，当利其小便。赤石脂禹余粮汤。［方二十二］

赤石脂一斤，碎　太一禹余粮一斤，碎

上二味，以水六升，煮取二升，去滓。分温三服。

（160）伤寒吐下后，发汗，虚烦，脉甚微，八九日心下痞鞕，胁下痛，气上冲咽喉，眩冒，经脉动惕者，久而成痿。

（161）伤寒发汗，若吐，若下，解后，心下痞鞕，噫气不除者，旋覆代赭汤主之。［方二十三］

旋覆花三两　人参二两　生姜五两　代赭一两　甘草三两，炙　半夏半升，洗　大枣十二枚，擘

上七味，以水一斗，煮取六升，去滓，再煎取三升。温服一升，日三服。

（162）下后，不可更行桂枝汤，若汗出而喘，无大热者，可与麻黄杏子甘草石膏汤。［方二十四］

麻黄四两　杏仁五十个，去皮、尖　甘草二两，炙　石膏半斤，碎，绵裹

上四味，以水七升，先煮麻黄，减二升，去白沫，纳诸药，煮取三升，去滓。温服一升。本云：黄耳杯。

（163）太阳病，外证未除而数下之，遂协热而利，利下不止，心下痞鞕，表里不解者，桂枝人参汤主之。[方二十五]

桂枝四两，别切　甘草四两，炙　白术三两　人参三两　干姜三两

上五味，以水九升，先煮四味，取五升，纳桂，更煮取三升，去滓。温服一升，日再夜一服。

（164）伤寒大下后，复发汗，心下痞，恶寒者，表未解也。不可攻痞，当先解表，表解乃可攻痞。解表宜桂枝汤，攻痞宜大黄黄连泻心汤。[方二十六][泻心汤用前第十七方]

（165）伤寒发热，汗出不解，心中痞鞕，呕吐而下利者，大柴胡汤主之。[方二十七][用前第四方]

（166）病如桂枝证，头不痛，项不强，寸脉微浮，胸中痞鞕，气上冲喉咽不得息者，此为胸有寒也。当吐之，宜瓜蒂散。[方二十八]

瓜蒂一分，熬黄　赤小豆一分

上二味，各别捣筛，为散已，合治之，取一钱匕，以香豉一合，用热汤七合，煮作稀糜，去滓，取汁和散。温顿服之。不吐者，少少加，得快吐乃止。诸亡血、虚家，不可与瓜蒂散。

（167）病胁下素有痞，连在脐旁，痛引少腹，入阴筋者，此名脏结，死。[方二十九]

（168）伤寒若吐、若下后，七八日不解，热结在里，表里俱热，时时恶风，大渴，舌上干燥而烦，欲饮水数升者，白虎加人参汤主之。[方三十]

知母六两　石膏一斤，碎　甘草二两，炙　人参二两　粳米六合

上五味，以水一斗，煮米熟汤成，去滓。温服一升，日三服。此方立夏后、立秋前乃可服，立秋后不可服。正月、二月、三月尚凛冷，亦不可与服之，与之则呕利而腹痛。诸亡血、虚家，亦不可与，得之则腹痛利者，但可温之，当愈。

（169）伤寒无大热，口燥渴，心烦，背微恶寒者，白虎加人参汤主之。[方三十一][用前方]

（170）伤寒脉浮，发热，无汗，其表不解，不可与白虎汤。渴欲饮水，无表证者，白虎加人参汤主之。[方三十二][用前方]

（171）太阳、少阳并病，心下鞕，颈项强而眩者，当刺大椎、肺俞、肝俞，慎勿下之。[方三十三]

（172）太阳与少阳合病，自下利者，与黄芩汤。若呕者，黄芩加半夏生姜汤主之。[方三十四]

◎　黄芩汤方

黄芩三两　芍药二两　甘草二两，炙　大枣十二枚，擘

上四味，以水一斗，煮取三升，去滓。温服一升，日再，夜一服。

◎　黄芩加半夏生姜汤方

黄芩三两　芍药二两　甘草二两，炙　大枣十二枚，擘　半夏半升，洗　生姜一两，一方三两，切

上六味，以水一斗，煮取三升，去滓。温服一升，日再，夜一服。

（173）伤寒，胸中有热，胃中有邪气，腹中痛，欲呕吐者，黄连汤主之。[方三十五]

黄连三两　甘草三两,炙　干姜三两　桂枝三两,去皮　人参二两　半夏半升　大枣十二枚,擘

上七味,以水一斗,煮取六升,去滓。温服,昼三夜二。疑非仲景方。

（174）伤寒八九日,风湿相搏,身体疼烦,不能自转侧,不呕,不渴,脉浮虚而涩者,桂枝附子汤主之。若其人大便鞕〔一云"脐下、心下鞕"〕,小便自利者,去桂加白术汤主之。〔方三十六〕

◎　桂枝附子汤方

桂枝四两,去皮　附子三枚,炮,去皮,破　生姜三两,切　大枣十二枚,擘　甘草二两,炙

上五味,以水六升,煮取二升,去滓。分温三服。

◎　去桂加白术汤方

附子三枚,炮,去皮,破　白术四两　生姜三两,切　甘草二两,炙　大枣十二枚,擘

上五味,以水六升,煮取二升,去滓。分温三服。初一服,其人身如痹,半日许复服之,三服都尽,其人如冒状,勿怪。此以附子、术,并走皮内,逐水气未得除,故使之耳。法当加桂四两。此本一方二法,以大便鞕,小便自利,去桂也。以大便不鞕,小便不利,当加桂。附子三枚恐多也,虚弱家及产妇宜减服之。

（175）风湿相搏,骨节疼烦,掣痛不得屈伸,近之则痛剧,汗出短气,小便不利,恶风不欲去衣,或身微肿者,甘草附子汤主之。〔方三十七〕

甘草二两,炙　附子二枚,炮,去皮,破　白术二两　桂枝四两,去皮

上四味,以水六升,煮取三升,去滓。温服一升,日三服。初服得微汗则解。能食,汗止复烦者,将服五合。恐一升多者,宜服六七合为始。

（176）伤寒,脉浮滑,此以表有热,里有寒,白虎汤主之。〔方三十八〕

知母六两　石膏一斤,碎　甘草二两,炙　粳米六合

上四味,以水一斗,煮米熟汤成,去滓。温服一升,日三服。〔臣亿等谨按,前篇云:热结在里,表里俱热者,白虎汤主之。又云:其表不解,不可与白虎汤。此云"脉浮滑……表有热,里有寒"者,必"表""里"字差矣。又阳明一证云:脉浮迟,表热里寒,四逆汤主之。又少明一证云:里寒外热,通脉四逆汤主之。以此"表""里"自差,明矣。《千金翼》云:白通汤。非也〕

（177）伤寒,脉结代,心动悸,炙甘草汤主之。〔方三十九〕

甘草四两,炙　生姜三两,切　人参二两　生地黄一斤　桂枝三两,去皮　阿胶二两　麦门冬半升,去心　麻仁半升　大枣三十枚,擘

上九味,以清酒七升,水八升,先煮八味,取三升,去滓,纳胶烊消尽,温服一升,日三服。一名复脉汤。

（178）脉按之来缓,时一止复来者,名曰结。又,脉来动而中止,更来小数,中有还者反动,名曰结阴也;脉来动而中止,不能自还,因而复动者,名曰代阴也。得此脉者,必难治。

卷五

辨阳明病脉证并治第八　合四十四法　方一十首　一方附
并见阳明少阳合病法

阳明病，不吐不下，心烦者，可与调胃承气汤。［第一］［三味，前有阳明病二十七证］

阳明病，脉迟，汗出不恶寒，身重短气，腹满潮热，大便鞕，大承气汤主之。若腹大满不通者，与小承气汤。［第二］［大承气四味，小承气三味］

阳明病，潮热，大便微鞕者，可与大承气汤。若不大便六七日，恐有燥屎，与小承气汤。若不转矢气，不可攻之。后发热复鞕者，小承气汤和之。［第三］［用前第二方，下有二病证］

伤寒若吐下不解，至十余日，潮热，不恶寒，如见鬼状，微喘直视，大承气汤主之。［第四］［用前第二方］

阳明病，多汗，胃中燥，大便鞕，谵语，小承气汤主之。［第五］［用前第二方］

阳明病，谵语，潮热，脉滑疾者。小承气汤主之。［第六］［用前第二方］

阳明病，谵语，潮热，不能食，胃中有燥屎，宜大承气汤下之。［第七］［用前第二方，下有阳明病一证］

汗出谵语，有燥屎在胃中。过经乃可下之，宜大承气汤。［第八］［用前第二方，下有伤寒病一证］

三阳合病，腹满身重，谵语遗尿，白虎汤主之。［第九］［四味］

二阳并病，太阳证罢，潮热汗出，大便难，谵语者，宜大承气汤。第十］［用前第二方］

阳明病，脉浮紧，咽燥口苦，腹满而喘，发热汗出，恶热身重。若下之，则胃中空虚，客气动膈，心中懊憹，舌上苔者，栀子豉汤主之。［第十一］［二味］

若渴欲饮水，舌燥者，白虎加人参汤主之。［第十二］［五味］

若脉浮发热，渴欲饮水，小便不利者，猪苓汤主之。［第十三］［五味。下有不可与猪苓汤一证］

脉浮迟，表热里寒，下利清谷者，四逆汤主之。［第十四］［三味，下有二病证］

阳明病下之，外有热，手足温，不结胸，心中懊憹，不能食，但头汗出，栀子豉汤主之。［第十五］［用前第十一方］

阳明病，发潮热，大便溏，胸满不去者，与小柴胡汤。［第十六］［七味］

阳明病，胁下满，不大便而呕，舌上苔者，与小柴胡汤。［第十七］［用上方］

阳明中风，脉弦浮大，短气腹满，胁下及心痛，鼻干不得汗，嗜卧，身黄，小便难，潮热而哕，与小柴胡汤。［第十八］［用上方］

脉但浮，无余证者，与麻黄汤。［第十九］［四味］

阳明病，自汗出，若发汗，小便利，津液内竭，虽鞕不可攻之。须自大便，蜜煎导而通之。若土瓜根、猪胆汁。［第二十］［一味。猪胆方附，二味］

阳明病，脉迟，汗出多，微恶寒，表未解，宜桂枝汤。［第二十一］［五味］

阳明病，脉浮，无汗而喘，发汗则愈，宜麻黄汤。［第二十二］［用前第十九方］

阳明病，但头汗出，小便不利，身必发黄，茵陈蒿汤主之。［第二十三］［三味］

阳明证，喜忘，必有蓄血，大便黑，宜抵当汤下之。［第二十四］［四味］

阳明病下之，心中懊憹而烦，胃中有燥屎者，宜大承气汤。［第二十五］［用前第二方。下有一病证］

病人烦热，汗出解，如疟状，日晡发热。脉实者，宜大承气汤；脉浮虚者，宜桂枝汤。［第二十六］［大承气汤用前第二方。桂枝汤用前第二十一方］

大下后，六七日不大便，烦不解，腹满痛，本有宿食，宜大承气汤。［第二十七］［用前第二方］

病人小便不利，大便乍难乍易，时有微热，宜大承气汤。［第二十八］［用前第二方］

食谷欲呕，属阳明也，吴茱萸汤主之。［第二十九］［四味］

太阳病，发热，汗出恶寒，不呕，心下痞，此以医下之也。如不下，不恶寒而渴，属阳明，但以法救之。宜五苓散。［第三十］［五味。下有二病证］

趺阳脉浮而涩，小便数，大便鞕，其脾为约，麻子仁丸主之。［第三十一］［六味］

太阳病三日，发汗不解，蒸蒸热者，调胃承气汤主之。［第三十二］［用前第一方］

伤寒吐后，腹胀满者，与调胃承气汤。［第三十三］［用前第一方］

太阳病，若吐、下、发汗后，微烦，大便鞕，与小承气汤和之。［第三十四］［用前第二方］

得病二三日，脉弱，无太阳、柴胡证，烦躁，心下鞕，小便利，屎定鞕，宜大承气汤。［第三十五］［用前第二方］

伤寒六七日，目中不了了，睛不和，无表里证，大便难，宜大承气汤。［第三十六］［用前第二方］

阳明病，发热汗多者，急下之，宜大承气汤。［第三十七］［用前第二方］

发汗不解，腹满痛者，急下之，宜大承气汤。［第三十八］［用前第二方］

腹满不减，减不足言，当下之，宜大承气汤。［第三十九］［用前第二方］

阳明少阳合病，必下利，脉滑而数，有宿食也，当下之，宜大承气汤。［第四十］［用前第二方］

病人无表里证，发热七八日，脉数，可下之。假令已下，不大便者，无瘀血，宜抵当汤。［第四十一］［用前第二十四方，下有二病证］

伤寒七八日，身黄如橘色，小便不利，茵陈蒿汤主之。［第四十二］［用前第二十三方］

伤寒身黄发热，栀子柏皮汤主之。［第四十三］［三味］

伤寒瘀热在里，身必黄，麻黄连轺赤小豆汤主之。［第四十四］［八味］

（179）问曰：病有太阳阳明，有正阳阳明，有少阳阳明，何谓也？答曰：太阳阳明者，脾约［一云"络"］是也；正阳阳明者，胃家实是也；少阳阳明者，发汗、利小便已，胃中燥、烦、实，大便难是也。

（180）阳明之为病，胃家实［一作"寒"］是也。

（181）问曰：何缘得阳明病？答曰：太阳病，若发汗、若下、若利小便，此亡津液，胃中干燥，因转属阳明。不更衣，内实，大便难者，此名阳明也。

（182）问曰：阳明病外证云何？答曰：身热，汗自出，不恶寒，反恶热也。

（183）问曰：病有得之一日，不发热而恶寒者，何也？答曰：虽得之一日，恶寒将自罢，即自汗出而恶热也。

（184）问曰：恶寒何故自罢？答曰：阳明居中，主土也，万物所归，无所复传。始虽恶寒，二日自止，此为阳明病也。

（185）本太阳，初得病时，发其汗，汗先出不彻，因转属阳明也。伤寒发热，无汗，呕不能食，而反汗出濈濈然者，是转属阳明也。

（186）伤寒三日，阳明脉大。

（187）伤寒，脉浮而缓，手足自温者，是为系在太阴。太阴者，身当发黄，若小便自利者，不能发黄。至七八日，大便鞕者，为阳明病也。

（188）伤寒转系阳明者，其人濈然微汗出也。

（189）阳明中风，口苦咽干，腹满微喘，发热恶寒，脉浮而紧。若下之，则腹满、小便难也。

（190）阳明病，若能食，名中风；不能食，名中寒。

（191）阳明病，若中寒者，不能食，小便不利，手足濈然汗出，此欲作固瘕，必大便初鞕后溏。所以然者，以胃中冷，水谷不别故也。

（192）阳明病，初欲食，小便反不利，大便自调，其人骨节疼，翕翕如有热状，奄然发狂，濈然汗出而解者，此水不胜谷气，与汗共并，脉紧则愈。

（193）阳明病欲解时，从申至戌上。

（194）阳明病，不能食，攻其热必哕。所以然者，胃中虚冷故也。以其人本虚，攻其热必哕。

（195）阳明病，脉迟，食难用饱，饱则微烦，头眩，必小便难，此欲作谷疸。虽下之，腹满如故。所以然者，脉迟故也。

（196）阳明病，法多汗，反无汗，其身如虫行皮中状者，此以久虚故也。

（197）阳明病，反无汗而小便利，二三日呕而咳，手足厥者，必苦头痛。若不咳、不呕、手足不厥者，头不痛。［一云"冬阳明"］

（198）阳明病，但头眩，不恶寒，故能食而咳，其人咽必痛。若不咳者，咽不痛。［一云"冬阳明"］

（199）阳明病，无汗，小便不利，心中懊憹者，身必发黄。

（200）阳明病，被火，额上微汗出，而小便不利者，必发黄。

（201）阳明病，脉浮而紧者，必潮热，发作有时。但浮者，必盗汗出。

（202）阳明病，口燥，但欲漱水不欲咽者，此必衄。

（203）阳明病，本自汗出，医更重发汗，病已瘥，尚微烦不了了者，此必大便鞕故也。以亡津液，胃中干燥，故令大便鞕。当问其小便日几行，若本小便日三四行，今日再行，故知大便不久出。今为小便数少，以津液当还入胃中，故知不久必大便也。

（204）伤寒呕多，虽有阳明证，不可攻之。

（205）阳明病，心下鞕满者，不可攻之。攻之，利遂不止者死，利止者愈。

（206）阳明病，面合色赤，不可攻之，攻之必发热，色黄者，小便不利也。

（207）阳明病，不吐不下，心烦者，可与调胃承气汤。［方一］

甘草二两，炙　芒硝半升　大黄四两，清酒洗上三味，切，以水三升，煮二物至一升，去滓，纳芒硝，更上微火一二沸。温顿服之，以调胃气。

（208）阳明病，脉迟，虽汗出，不恶寒者，其身必重，短气，腹满而喘，有潮热者，此外欲解，可攻里也。手足濈然汗出者，此大便已鞕也，大承气汤主之。若汗多，微发热恶寒者，外未解也。[一法：与桂枝汤]其热不潮，未可与承气汤。若腹大满不通者，可与小承气汤，微和胃气，勿令至大泄下。大承气汤。[方二]

大黄四两，酒洗　厚朴半斤，炙，去皮　枳实五枚，炙　芒硝三合

上四味，以水一斗，先煮二物，取五升，去滓，纳大黄，更煮取二升，去滓，纳芒硝，更上微火一二沸。分温再服。得下，余勿服。

◎ 小承气汤方

大黄四两，酒洗　厚朴二两，炙，去皮　枳实三枚，大者，炙

上三味，以水四升，煮取一升二合，去滓。分温二服。初服汤当更衣，不尔者尽饮之。若更衣者，勿服之。

（209）阳明病，潮热，大便微鞕者可与大承气汤，不鞕者不可与。若不大便六七日，恐有燥屎，欲知之法，少与小承气汤，汤入腹中，转矢气者，此有燥屎也，乃可攻之；若不转矢气者，此但初头鞕，后必溏，不可攻之，攻之必胀满不能食也。欲饮水者，与水则哕。其后发热者，必大便复鞕而少也，以小承气汤和之。不转矢气者，慎不可攻也。小承气汤。[方三][用前第二方]

（210）夫实则谵语，虚则郑声。郑声者，重语也。直视，谵语，喘满者死，下利者亦死。

（211）发汗多，若重发汗者，亡其阳，谵语，脉短者死，脉自和者不死。

（212）伤寒若吐、若下后不解，不大便五六日，上至十余日，日晡所发潮热，不恶寒，独语如见鬼状。若剧者，发则不识人，循衣摸床，惕而不安[一云"顺衣妄撮，怵惕不安"]，微喘直视，脉弦者生，涩者死。微者，但发热谵语者，大承气汤主之。若一服利，则止后服。[方四][用前第二方]

（213）明阳病，其人多汗，以津液外出，胃中燥，大便必鞕，鞕则谵语，小承气汤主之。若一服，谵语止者，更莫复服。[方五][用前第二方]

（214）阳明病，谵语，发潮热，脉滑而疾者，小承气汤主之。因与承气汤一升，腹中转气者，更服一升，若不转气者，勿更与之。明日又不大便，脉反微涩者，里虚也，为难治，不可更与承气汤也。[方六][用前第二方]

（215）阳明病，谵语，有潮热，反不能食者，胃中必有燥屎五六枚也。若能食者，但鞕耳，宜大承气汤下之。[方七][用前第二方]

（216）阳明病，下血，谵语者，此为热入血室。但头汗出者，刺期门，随其实而写之，濈然汗出则愈。

（217）汗[一作"卧"]出谵语者，以有燥屎在胃中，此为风也。须下者，过经乃可下之。下之若早，语言必乱，以表虚里实故也。下之愈，宜大承气汤。[方八][用前第二方，一云"大柴胡汤"]

（218）伤寒四五日，脉沉而喘满，沉为在里，而反发其汗，津液越出，大便为难，表虚

里实，久则谵语。

（219）三阳合病，腹满身重，难以转侧，口不仁，面垢［又作"枯"，一云"向经"］，谵语，遗尿。发汗则谵语。下之则额上生汗，手足逆冷。若自汗出者，白虎汤主之。［方九］

知母六两　石膏一斤，碎　甘草二两，炙　粳米六合

上四味，以水一斗，煮米熟汤成，去滓。温服一升，日三服。

（220）二阳并病，太阳证罢，但发潮热，手足漐漐汗出，大便难而谵语者，下之则愈，宜大承气汤。［方十］［用前第二方］

（221）阳明病，脉浮而紧，咽燥口苦，腹满而喘，发热汗出，不恶寒反恶热，身重。若发汗则躁，心愦愦［公对切］，反谵语。若加温针，必怵惕，烦躁不得眠。若下之，则胃中空虚，客气动膈，心中懊恼，舌上苔者，栀子豉汤主之。［方十一］

肥栀子十四枚，擘　香豉四合，绵裹

上二味，以水四升，煮栀子取二升半，去滓，纳豉，更煮取一升半，去滓。分二服，温进一服。得快吐者，止后服。

（222）若渴欲饮水，口干舌燥者，白虎加人参汤主之。［方十二］

知母六两　石膏一斤，碎　甘草二两，炙　粳米六合　人参三两

上五味，以水一斗，煮米熟汤成，去滓。温服一升，日三服。

（223）若脉浮，发热，渴欲饮水，小便不利者，猪苓汤主之。［方十三］

猪苓去皮　茯苓　泽泻　阿胶　滑石碎，各一两

上五味，以水四升，先煮四味，取二升，去滓，纳阿胶烊消。温服七合，日三服。

（224）阳明病，汗出多而渴者，不可与猪苓汤，以汗多，胃中燥，猪苓汤复利其小便故也。

（225）脉浮而迟，表热里寒，下利清谷者，四逆汤主之。［方十四］

甘草二两，炙　干姜一两半　附子一枚，生用，去皮，破八片

上三味，以水三升，煮取一升二合，去滓。分温二服。强人可大附子一枚、干姜三两。

（226）若胃中虚冷，不能食者，饮水则哕。

（227）脉浮，发热，口干，鼻燥，能食者则衄。

（228）阳明病，下之，其外有热，手足温，不结胸，心中懊恼，饥不能食，但头汗出者，栀子豉汤主之。［方十五］［用前第十一方］

（229）阳明病，发潮热，大便溏，小便自可，胸胁满不去者，与小柴胡汤。［方十六］

柴胡半斤　黄芩三两　人参三两　半夏半升，洗　甘草三两，炙　生姜三两，切　大枣十二枚，擘

上七味，以水一斗二升，煮取六升，去滓，再煎取三升。温服一升，日三服。

（230）阳明病，胁下鞭满，不大便而呕，舌上白苔者，可与小柴胡汤。上焦得通，津液得下，胃气因和，身濈然汗出而解。［方十七］［用上方］

（231）阳明中风，脉弦浮大而短气，腹都满，胁下及心痛，久按之气不通，鼻干，不得汗，嗜卧，一身及目悉黄，小便难，有潮热，时时哕，耳前后肿，刺之小瘥。外不解，病过十日，

脉续浮者，与小柴胡汤。［方十八］［用上方］

（232）脉但浮，无余证者，与麻黄汤。若不尿，腹满加哕者，不治。麻黄汤。［方十九］

麻黄三两，去节　桂枝二两，去皮　甘草一两，炙　杏仁七十个，去皮、尖

上四味，以水九升，煮麻黄，减二升，去白沫，纳诸药，煮取二升半，去滓。温服八合，覆取微似汗。

（233）阳明病，自汗出，若发汗，小便自利者，此为津液内竭，虽鞭不可攻之，当须自欲大便，宜蜜煎导而通之。若土瓜根及大猪胆汁，皆可为导。［方二十］

◎　蜜煎方

食蜜七合

上一味，于铜器内，微火煎，当须凝如饴状，搅之勿令焦著，欲可丸，并手捻作挺，令头锐，大如指，长二寸许。当热时急作，冷则鞭。以纳谷道中，以手急抱，欲大便时，乃去之。疑非仲景意，已试甚良。

◎　又

大猪胆一枚，泻汁，和少许法醋，以灌谷道内，如一食顷，当大便出宿食、恶物，甚效。

（234）阳明病，脉迟，汗出多，微恶寒者，表未解也，可发汗，宜桂枝汤。［方二十一］

桂枝三两，去皮　芍药三两　生姜三两　甘草二两，炙　大枣十二枚，擘

上五味，以水七升，煮取三升，去滓。温服一升，须臾，啜热稀粥一升，以助药力取汗。

（235）阳明病，脉浮，无汗而喘者，发汗则愈，宜麻黄汤。［方二十二］［前第十九方］

（236）阳明病，发热汗出者，此为热越，不能发黄也。但头汗出，身无汗，剂颈而还，小便不利，渴引水浆者，此为瘀热在里，身必发黄，茵陈蒿汤主之。［方二十三］

茵陈蒿六两　栀子十四枚，擘　大黄二两，去皮

上三味，以水一斗二升，先煮茵陈，减六升，纳二味，煮取三升，去滓。分三服。小便当利，尿如皂荚汁状，色正赤，一宿腹减，黄从小便去也。

（237）阳明证，其人喜忘者，必有蓄血。所以然者，本有久瘀血，故令喜忘。屎虽鞭，大便反易，其色必黑者，宜抵当汤下之。［方二十四］

水蛭熬　虻虫去翅、足，熬，各三十个　大黄三两，酒洗　桃仁二十个，去皮、尖及两仁者

上四味，以水五升，煮取三升，去滓。温服一升，不下更服。

（238）阳明病，下之，心中懊侬而烦，胃中有燥屎者，可攻。腹微满，初头鞭，后必溏，不可攻之。若有燥屎者，宜大承气汤。［方二十五］［用前第二方］

（239）病人不大便五六日，绕脐痛，烦躁，发作有时者，此有燥屎，故使不大便也。

（240）病人烦热，汗出则解，又如疟状，日晡所发热者，属阳明也。脉实者，宜下之。脉浮虚者，宜发汗。下之与大承气汤，发汗宜桂枝汤。［方二十六］［大承气汤用前第二方，桂枝汤用前第二十一方］

（241）大下后，六七日不大便，烦不解，腹满痛者，此有燥屎也。所以然者，本有宿食故也，宜大承气汤。［方二十七］［用前第二方］

（242）病人小便不利，大便乍难乍易，时有微热，喘冒［一作"拂郁"］不能卧者，有燥屎也，宜大承气汤。［方二十八］［用前第二方］

（243）食谷欲呕，属阳明也，吴茱萸汤主之。得汤反剧者，属上焦也。吴茱萸汤。［方二十九］

吴茱萸一升，洗　人参三两　生姜六两，切　大枣十二枚，擘

上四味，以水七升，煮取二升，去滓。温服七合，日三服。

（244）太阳病，寸缓、关浮、尺弱，其人发热汗出，复恶寒，不呕，但心下痞者，此以医下之也。如其不下者，病人不恶寒而渴者，此转属阳明也。小便数者，大便必鞕，不更衣十日，无所苦也。渴欲饮水，少少与之，但以法救之。渴者，宜五苓散。［方三十］

猪苓去皮　白术　茯苓各十八铢　泽泻一两六铢　桂枝半两，去皮

上五味，为散，白饮和服方寸匕。日三服。

（245）脉阳微，而汗出少者，为自和［一作"如"］也；汗出多者，为太过。阳脉实，因发其汗，出多者，亦为太过。太过者，为阳绝于里，亡津液，大便因鞕也。

（246）脉浮而芤，浮为阳，芤为阴，浮芤相搏，胃气生热，其阳则绝。

（247）趺阳脉浮而涩，浮则胃气强，涩则小便数，浮涩相搏，大便则鞕，其脾为约，麻子仁丸主之。［方三十一］

麻子仁二升　芍药半斤　枳实半斤，炙　大黄一斤，去皮　厚朴一尺，炙，去皮　杏仁一升，去皮、尖，熬，别作脂

上六味，蜜和丸如梧桐子大。饮服十丸，日三服，渐加，以知为度。

（248）太阳病三日，发汗不解，蒸蒸发热者，属胃也，调胃承气汤主之。［方三十二］［用前第一方］

（249）伤寒吐后，腹胀满者，与调胃承气汤。［方三十三］［用前第一方］

（250）太阳病，若吐、若下、若发汗后，微烦，小便数，大便因鞕者，与小承气汤和之愈。［方三十四］［用前第二方］

（251）得病二三日，脉弱，无太阳、柴胡证，烦躁，心下鞕。至四五日，虽能食，以小承气汤，少少与，微和之，令小安。至六日，与承气汤一升。若不大便六七日，小便少者，虽不受食［一云"不大便"］，但初头鞕，后必溏，未定成鞕，攻之必溏。须小便利，屎定鞕，乃可攻之，宜大承气汤。［方三十五］［用前第二方］

（252）伤寒六七日，目中不了了，睛不和，无表里证，大便难，身微热者，此为实也。急下之，宜大承气汤。［方三十六］［用前第二方］

（253）阳明病，发热汗多者，急下之，宜大承气汤。［方三十七］［用前第二方，一云"大柴胡汤"］

（254）发汗不解，腹满痛者，急下之，宜大承气汤。［方三十八］［用前第二方］

（255）腹满不减，减不足言，当下之，宜大承气汤。［方三十九］［用前第二方］

（256）阳明、少阳合病，必下利。其脉不负者，为顺也。负者，失也。互相克贼，名为负也。脉滑而数者，有宿食也，当下之，宜大承气汤。［方四十］［用前第二方］

（257）病人无表里证，发热七八日，虽脉浮数者，可下之。假令已下，脉数不解，合

热则消谷喜饥，至六七日不大便者，有瘀血，宜抵当汤。［方四十一］［用前第二十四方］

（258）若脉数不解，而下不止，必协热便脓血也。

（259）伤寒发汗已，身目为黄，所以然者，以寒湿［一作"温"］在里不解故也。以为不可下也，于寒湿中求之。

（260）伤寒七八日，身黄如橘子色，小便不利，腹微满者，茵陈蒿汤主之。［方四十二］［用前第二十三方］

（261）伤寒，身黄、发热，栀子柏皮汤主之。［方四十三］

肥栀子十五个，擘　甘草一两，炙　黄柏二两

上三味，以水四升，煮取一升半，去滓。分温再服。

（262）伤寒，瘀热在里，身必黄，麻黄连轺赤小豆汤主之。［方四十四］

麻黄二两，去节　连轺二两，连翘根是　杏仁四十个，去皮、尖　赤小豆一升　大枣十二枚，擘　生梓白皮一升，切　生姜二两，切　甘草二两，炙

上八味，以潦水一斗，先煮麻黄，再沸，去上沫，纳诸药，煮取三升，去滓。分温三服，半日服尽。

辨少阳病脉证并治第九　　方一首　并见 三阳合病法

太阳病不解，转入少阳，胁下鞕满，干呕不能食，往来寒热，尚未吐下，脉沉紧者，与小柴胡汤。［第一］［七味］

（263）少阳之为病，口苦，咽干，目眩也。

（264）少阳中风，两耳无所闻，目赤，胸中满而烦者，不可吐下，吐下则悸而惊。

（265）伤寒，脉弦细，头痛发热者，属少阳。少阳不可发汗，发汗则谵语，此属胃。胃和则愈，胃不和，烦而悸［一云"躁"］。

（266）本太阳病不解，转入少阳者，胁下鞕满，干呕不能食，往来寒热，尚未吐下，脉沉紧者，与小柴胡汤。［方一］

柴胡八两　人参三两　黄芩三两　甘草三两，炙　半夏半升，洗　生姜三两，切　大枣十二枚，擘

上七味，以水一斗二升，煮取六升，去滓，再煎取三升。温服一升。日三服。

（267）若已吐、下、发汗、温针，谵语，柴胡汤证罢，此为坏病。知犯何逆，以法治之。

（268）三阳合病，脉浮大，上关上，但欲眠睡，目合则汗。

（269）伤寒六七日，无大热，其人躁烦者，此为阳去入阴故也。

（270）伤寒三日，三阳为尽，三阴当受邪。其人反能食而不呕，此为三阴不受邪也。

（271）伤寒三日，少阳脉小者，欲已也。

（272）少阳病欲解时，从寅至辰上。

卷六

辨太阴病脉证并治第十　　合三法　方三首

太阴病，脉浮，可发汗，宜桂枝汤。［第一］［五味。前有太阴病三证］

自利不渴者，属太阴，以其脏寒故也，宜服四逆辈。［第二］［下有利自止一证］

本太阳病，反下之，因腹满痛，属太阴，桂枝加芍药汤主之；大实痛者，桂枝加大黄汤主之。［第三］［桂枝加芍药汤，五味。加大黄汤，六味。减大黄、芍药法附］

（273）太阴之为病，腹满而吐，食不下，自利益甚，时腹自痛，若下之，必胸下结鞕。

（274）太阴中风，四肢烦疼，阳微阴涩而长者，为欲愈。

（275）太阴病欲解时，从亥至丑上。

（276）太阴病，脉浮者，可发汗，宜桂枝汤。［方一］

桂枝三两，去皮　芍药三两　甘草二两，炙　生姜三两，切　大枣十二枚，擘

上五味，以水七升，煮取三升，去滓。温服一升。须臾，啜热稀粥一升，以助药力，温覆取汗。

（277）自利，不渴者，属太阴，以其脏有寒故也。当温之，宜服四逆辈。［方二］

（278）伤寒，脉浮而缓，手足自温者，系在太阴。太阴当发身黄，若小便自利者，不能发黄。至七八日，虽暴烦，下利日十余行，必自止，以脾家实，腐秽当去故也。

（279）本太阳病，医反下之，因尔腹满时痛者，属太阴也，桂枝加芍药汤主之。大实痛者，桂枝加大黄汤主之。［方三］

◎　桂枝加芍药汤方

桂枝三两，去皮　芍药六两　甘草二两，炙　大枣十二枚，擘　生姜三两，切

上五味，以水七升，煮取三升，去滓。温分三服。本云：桂枝汤，今加芍药。

◎　桂枝加大黄汤方

桂枝三两，去皮　大黄二两　芍药六两　生姜三两，切　甘草二两，炙　大枣十二枚，擘

上六味，以水七升，煮取三升，去滓。温服一升，日三服。

（280）太阴为病，脉弱，其人续自便利，设当行大黄、芍药者，宜减之，以其人胃气弱，易动故也。下利者，先煎芍药二沸。

辨少阴病脉证并治第十一　　合二十三法
　　　　　　　　　　　　　　　方一十九首

少阴病，始得之，发热脉沉者，麻黄细辛附子汤主之。［第一］［三味，前有少阴病二十证］

少阴病，二三日，麻黄附子甘草汤微发汗。［第二］［三味］

少阴病，二三日以上，心烦，不得卧，黄连阿胶汤主之。［第三］［五味］

少阴病，一二日，口中和，其背恶寒，附子汤主之。［第四］［五味］

少阴病，身体痛，手足寒，骨节痛，脉沉者，附子汤主之。［第五］［用前第四方］

少阴病，下利便脓血者，桃花汤主之。［第六］［三味］

少阴病，二三日至四五日，腹痛，小便不利，便脓血者，桃花汤主之。［第七］［用前第六方，下有少阴病一证］

少阴病，吐利，手足逆冷，烦躁欲死者，吴茱萸汤主之。［第八］［四味］

少阴病，下利咽痛，胸满心烦者，猪肤汤主之。［第九］［三味］

少阴病，二三日，咽痛，与甘草汤；不瘥，与桔梗汤。［第十］［甘草汤一味，桔梗汤二味］

少阴病，咽中生疮，不能语言，声不出者，苦酒汤主之。［第十一］［三味］

少阴病，咽痛，半夏散及汤主之。［第十二］［三味］

少阴病，下利，白通汤主之。［第十三］［三味］

少阴病，下利脉微，与白通汤。利不止，厥逆无脉，干呕者，白通加猪胆汁汤主之。［第十四］［白通汤用前第十三方，如猪胆汁汤，五味］

少阴病，至四五日，腹痛，小便不利，四肢沉重疼痛，自下利，真武汤主之。［第十五］［五味，加减法附］

少阴病，下利清谷，里寒外热，手足厥逆，脉微欲绝，恶寒，或利止脉不出，通脉四逆主之。［第十六］［三味，加减法附］

少阴病，四逆，或咳，或悸，四逆散主之。［第十七］［四味，加减法附］

少阴病，下利六七日，咳而呕渴，烦不得眠，猪苓汤主之。［第十八］［五味］

少阴病，二三日，口燥咽干者，宜大承气汤。［第十九］［四味］

少阴病，自利清水，心下痛，口干者，宜大承气汤。［第二十］［用前第十九方］

少阴病，六七日，腹满不大便，宜大承气汤。［第二十一］［用前第十九方］

少阴病，脉沉者，急温之，宜四逆汤。［第二十二］［三味］

少阴病，食入则吐，心中温温欲吐，手足寒，脉弦迟，当温之，宜四逆汤。［第二十三］［用前第二十二方，下有少阴病一证］

（281）少阴之为病，脉微细，但欲寐也。

（282）少阴病，欲吐不吐，心烦，但欲寐。五六日自利而渴者，属少阴也。虚故引水自救。若小便色白者，少阴病形悉具。小便白者，以下焦虚有寒，不能制水，故令色白也。

（283）病人脉阴阳俱紧，反汗出者，亡阳也，此属少阴，法当咽痛而复吐利。

（284）少阴病，咳而下利，谵语者，被火气劫故也。小便必难，以强责少阴汗也。

（285）少阴病，脉细沉数，病为在里，不可发汗。

（286）少阴病，脉微，不可发汗，亡阳故也。阳已虚，尺脉弱涩者，复不可下之。

（287）少阴病，脉紧，至七八日，自下利，脉暴微，手足反温，脉紧反去者，为欲解也。虽烦，下利，必自愈。

（288）少阴病，下利。若利自止，恶寒而蜷卧，手足温者，可治。

（289）少阴病，恶寒而蜷，时自烦，欲去衣被者，可治。

（290）少阴中风，脉阳微阴浮者，为欲愈。

（291）少阴病欲解时，从子至寅上。

（292）少阴病，吐利，手足不逆冷，反发热者，不死。脉不至［一作"足"］者，灸少阴七壮。

（293）少阴病八九日，一身手足尽热者，以热在膀胱，必便血也。

（294）少阴病，但厥、无汗，而强发之，必动其血。未知从何道出，或从口鼻或从目
出者，是名下厥上竭，为难治。

（295）少阴病，恶寒，身蜷而利，手足逆冷者，不治。

（296）少阴病，吐，利，躁烦，四逆者死。

（297）少阴病，下利止而头眩，时时自冒者死。

（298）少阴病，四逆，恶寒而身蜷，脉不至，不烦而躁者死［一作"吐利而躁逆者死"］。

（299）少阴病六七日，息高者死。

（300）少阴病，脉微细沉，但欲卧，汗出不烦，自欲吐，至五六日，自利，复烦躁不
得卧寐者死。

（301）少阴病，始得之，反发热，脉沉者，麻黄细辛附子汤主之。［方一］

麻黄二两，去节　细辛二两　附子一枚，炮，去皮，破八片

上三味，以水一斗，先煮麻黄，减二升，去上沫，纳诸药，煮取三升，去滓，温服一升，
日三服。

（302）少阴病，得之二三日，麻黄附子甘草汤微发汗。以二三日无证，故微发汗也。［方二］

麻黄二两，去节　甘草二两，炙　附子一枚，炮，去皮，破八片

上三味，以水七升，先煮麻黄一二沸，去上沫，纳诸药，煮取三升，去滓。温服一升，
日三服。

（303）少阴病，得之二三日以上，心中烦，不得卧，黄连阿胶汤主之。［方三］

黄连四两　黄芩二两　芍药二两　鸡子黄二枚　阿胶三两［一云"三挺"］

上五味，以水六升，先煮三物，取二升，去滓，纳胶烊尽，小冷，纳鸡子黄，搅令相得。
温服七合，日三服。

（304）少阴病，得之一二日，口中和，其背恶寒者，当灸之，附子汤主之。［方四］

附子二枚，炮，去皮，破八片　茯苓三两　人参二两　白术四两　芍药三两

上五味，以水八升，煮取三升，去滓。温服一升，日三服。

（305）少阴病，身体痛，手足寒，骨节痛，脉沉者，附子汤主之。［方五］［用前第四方］

（306）少阴病，下利，便脓血者，桃花汤主之。［方六］

赤石脂一斤，一半全用，一半筛末　干姜一两　粳米一升

上三味，以水七升，煮米令熟，去滓。温服七合，纳赤石脂末方寸匕，日三服。若一服
愈，余勿服。

（307）少阴病，二三日至四五日，腹痛，小便不利，下利不止，便脓血者，桃花汤主之。
［方七］［用前第六方］

（308）少阴病，下利，便脓血者，可刺。

（309）少阴病，吐利，手足逆冷，烦躁欲死者，吴茱萸汤主之。［方八］

吴茱萸一升　人参二两　生姜六两，切　大枣十二枚，擘

上四味，以水七升，煮取二升，去滓。温服七合，日三服。

（310）少阴病，下利，咽痛，胸满，心烦，猪肤汤主之。〔方九〕

猪肤一斤

上一味，以水一斗，煮取五升，去滓，加白蜜一升，白粉五合，熬香，和令相得。温分六服。

（311）少阴病，二三日，咽痛者，可与甘草汤；不瘥，与桔梗汤。〔方十〕

◎　甘草汤方

甘草二两

上一味，以水三升，煮取一升半，去滓。温服七合，日二服。

◎　桔梗汤方

桔梗一两　甘草二两

上二味，以水三升，煮取一升，去滓。温分再服。

（312）少阴病，咽中伤，生疮，不能语言，声不出者，苦酒汤主之。〔方十一〕

半夏洗，破如枣核，十四枚　鸡子一枚，去黄，纳上苦酒，着鸡子壳中

上二味，纳半夏，著苦酒中，以鸡子壳置刀环中，安火上，令三沸，去滓。少少含咽之，不瘥，更作三剂。

（313）少阴病，咽中痛，半夏散及汤主之。〔方十二〕

半夏洗　桂枝去皮　甘草炙

上三味，等分，各别捣筛已，合治之。白饮和服方寸匕，日三服。若不能散服者，以水一升，煎七沸，纳散二方寸匕，更煮三沸，下火，令小冷，少少咽之。半夏有毒，不当散服。

（314）少阴病，下利，白通汤主之。〔方十三〕

葱白四茎　干姜一两　附子一枚，生，去皮，破八片

上三味，以水三升，煮取一升，去滓。分温再服。

（315）少阴病，下利，脉微者，与白通汤；利不止，厥逆无脉，干呕，烦者，白通加猪胆汁汤主之。服汤，脉暴出者死，微续者生。白通加猪胆汁汤。〔方十四〕〔白通汤用上方〕

葱白四茎　干姜一两　附子一枚，生，去皮，破八片　人尿五合　猪胆汁一合

上五味，以水三升，煮取一升，去滓，纳胆汁、人尿，和令相得。分温再服。若无胆，亦可用。

（316）少阴病，二三日不已，至四五日，腹痛，小便不利，四肢沉重疼痛，自下利者，此为有水气。其人或咳，或小便利，或下利，或呕者，真武汤主之。〔方十五〕

茯苓三两　芍药三两　白术二两　生姜三两，切　附子一枚，炮，去皮，破八片

上五味，以水八升，煮取三升，去滓。温服七合，日三服。

若咳者，加五味子半升、细辛一两、干姜一两。若小便利者，去茯苓。若下利者，去芍药，加干姜二两。若呕者，去附子，加生姜，足前为半斤。

（317）少阴病，下利清谷，里寒外热，手足厥逆，脉微欲绝，身反不恶寒，其人面色赤，

或腹痛，或干呕，或咽痛，或利止，脉不出者，通脉四逆汤主之。〔方十六〕

甘草二两，炙　附子大者一枚，生用，去皮，破八片　干姜三两，强人可四两

上三味，以水三升，煮取一升三合，去滓，分温再服，其脉即出者愈。

面色赤者，加葱九茎；腹中痛者，去葱，加芍药二两；呕者，加生姜二两。咽痛者，去芍药，加桔梗一两；利止脉不出者，去桔梗，加人参二两。病皆与方相应者，乃服之。

（318）少阴病，四逆，其人或咳，或悸，或小便不利，或腹中痛，或泄利下重者，四逆散主之。〔方十七〕

甘草炙　枳实破，水渍，炙干　柴胡　芍药

上四味，各十分，捣筛。白饮和服方寸匕，日三服。

咳者，加五味子、干姜各五分，并主下利；悸者，加桂枝五分；小便不利者，加茯苓五分；腹中痛者，加附子一枚，炮令坼；泄利下重者，先以五升，煮薤白三升，煮取三升，上去滓，以散三方寸匕，纳汤中，煮取一升半。分温再服。

（319）少阴病，下利六七日，咳而呕，渴，心烦不得眠者，猪苓汤主之。〔方十八〕

猪苓去皮　茯苓　阿胶　泽泻　滑石各一两

上五味，以水四升，先煮四物，取二升，去滓，纳阿胶烊尽。温服七合，日三服。

（320）少阴病，得之二三日，口燥咽干者，急下之，宜大承气汤。〔方十九〕

枳实五枚，炙　厚朴半斤，去皮，炙　大黄四两，酒洗　芒硝三合

上四味，以水一斗，先煮二味，取五升，去滓，纳大黄，更煮取二升，去滓，纳芒硝，更上火，令一二沸。分温再服，一服得利，止后服。

（321）少阴病，自利清水，色纯青，心下必痛，口干燥者，可下之，宜大承气汤。〔方二十〕〔用前第十九方，一法：用大柴胡〕

（322）少阴病，六七日，腹胀，不大便者，急下之，宜大承气汤。〔方二十一〕〔用第十九方〕

（323）少阴病，脉沉者，急温之，宜四逆汤。〔方二十二〕

甘草二两，炙　干姜一两半　附子一枚，生用，去皮，破八片

上三味，以水三升，煮取一升二合，去滓。分温再服。强人可大附子一枚、干姜三两。

（324）少阴病，饮食入口则吐，心中温温欲吐，复不能吐。始得之，手足寒，脉弦迟者，此胸中实，不可下也，当吐之。若膈上有寒饮，干呕者，不可吐也，当温之，宜四逆汤。〔方二十三〕〔方依上法〕

（325）少阴病，下利，脉微涩，呕而汗出，必数更衣。反少者，当温其上，灸之。〔《脉经》云：灸厥阴可五十壮〕

辨厥阴病脉证并治第十二　厥利呕哕附　合一十九法　方一十六首

伤寒病，蛔厥，静而时烦，为脏寒。蛔上入膈，故烦。得食而呕吐蛔者，乌梅丸主之。〔第一〕〔十味。前后有厥阴病四证，哕逆。一十九法〕

伤寒，脉滑而厥，里有热，白虎汤主之。〔第二〕〔四味〕

手足厥寒，脉细欲绝者，当归四逆汤主之。［第三］［七味］

若内有寒者，宜当归四逆加吴茱萸生姜汤。［第四］［九味］

大汗出，热不去，内拘急，四肢疼，下利厥逆，恶寒者，四逆汤主之。［第五］［三味］

大汗，若大下利而厥冷者，四逆汤主之。［第六］［用前第五方］

病人手足厥冷，脉乍紧，心下满而烦，宜瓜蒂散。［第七］［三味］

伤寒厥而心下悸，宜先治水，当服茯苓甘草汤。［第八］［四味］

伤寒六七日，大下后，寸脉沉迟，手足厥逆，麻黄升麻汤主之。［第九］［十四味。下有欲自利一证］

伤寒本自寒下，医复吐下之，若食入口即吐，干姜黄芩黄连人参汤主之。［第十］［四味。下有下利一十病证］

下利清谷，里寒外热，汗出而厥者，通脉四逆汤主之。［第十一］［三味］

热利下重者，白头翁汤主之。［第十二］［四味］

下利腹胀满，身疼痛者，先温里，乃攻表。温里宜四逆汤，攻表宜桂枝汤。［第十三］［四逆汤用第五方。桂枝汤，五味］

下利欲饮水者，以有热也，白头翁汤主之。［第十四］［用前第十二方］

下利谵语者，有燥屎也，宜小承气汤。［第十五］［三味］

下利后更烦，按之心下濡者，虚烦也，宜栀子豉汤。［第十六］［二味］

呕而脉弱，小便利，身有微热，见厥者难治，四逆汤主之。［第十七］［用前第五方。前有呕脓血证］

干呕，吐涎沫，头痛者，吴茱萸汤主之。［第十八］［四味］

呕而发热者，小柴胡汤主之。［第十九］［七味。下有哕二证］

（326）厥阴之为病，消渴，气上撞心，心中疼热，饥而不欲食，食则吐蛔，下之，利不止。

（327）厥阴中风，脉微浮，为欲愈；不浮，为未愈。

（328）厥阴病欲解时，从丑到卯上。

（329）厥阴病，渴欲饮水者，少少与之，愈。

（330）诸四逆厥者，不可下之，虚家亦然。

（331）伤寒，先厥，后发热而利者，必自止。见厥复利。

（332）伤寒，始发热六日，厥反九日而利。凡厥利者，当不能食，今以能食者，恐为除中［一云"消中"］。食以索饼，不发热者，知胃气尚在，必愈。恐暴热来出而复去也。后三日脉之，其热续在者，期之旦日夜半愈。所以然者，本发热六日，厥为九日，复发热三日，并前六日，亦为九日，与厥相应，故期之旦日夜半愈。后三日脉之，而脉数，其热不罢者，此为热气有余，必发痈脓也。

（333）伤寒，脉迟六七日，而反与黄芩汤彻其热。脉迟为寒，今与黄芩汤。复除其热，腹中应冷，当不能食。今反能食，此名除中，必死。

（334）伤寒，先厥后发热，下利必自止。而反汗出，咽中痛者，其喉为痹。发热无汗，而利必自止。若不止，必便脓血。便脓血者，其喉不痹。

（335）伤寒，一二日至四五日，厥者，必发热。前热者，后必厥，厥深者热亦深，厥微者热亦微。厥应下之，而反发汗者，必口伤烂赤。

（336）伤寒病，厥五日，热亦五日，设六日当复厥，不厥者自愈。厥终不过五日，以热五日，故知自愈。

（337）凡厥者，阴阳气不相顺接，便为厥。厥者，手足逆冷者是也。

（338）伤寒，脉微而厥，至七八日，肤冷，其人躁无暂安时者，此为脏厥，非蛔厥也。蛔厥者，其人当吐蛔。令病者静，而复时烦者，此为脏寒。蛔上入其膈，故烦，须臾复止；得食而呕，又烦者，蛔闻食臭出，其人常自吐蛔。蛔厥者，乌梅丸主之。又主久利。［方一］

乌梅三百枚　细辛六两　干姜十两　黄连十六两　当归四两　附子六两，炮，去皮　蜀椒四两，出汗　桂枝六两，去皮　人参六两　黄柏六两

上十味，异捣筛，合治之。以苦酒渍乌梅一宿，去核，蒸之五斗米下，饭熟捣成泥，和药令相得，纳臼中，与蜜，杵二千下，丸如梧桐子大。先食饮，服十丸，日三服，稍加至二十丸。禁生冷、滑物、臭食等。

（339）伤寒，热少微厥，指［一作"稍"］头寒，嘿嘿不欲食，烦躁。数日，小便利，色白者，此热除也。欲得食，其病为愈。若厥而呕，胸胁烦满者，其后必便血。

（340）病者手足厥冷，言"我不结胸"，小腹满，按之痛者，此冷结在膀胱关元也。

（341）伤寒发热四日，厥反三日，复热四日，厥少热多者，其病当愈。四日至七日，热不除者，必便脓血。

（342）伤寒厥四日，热反三日，复厥五日，其病为进。寒多热少，阳气退，故为进也。

（343）伤寒六七日，脉微，手足厥冷，烦躁，灸厥阴，厥不还者死。

（344）伤寒发热，下利，厥逆，躁不得卧者死。

（345）伤寒发热，下利至甚，厥不止者死。

（346）伤寒六七日，不利，便发热而利，其人汗出不止者死，有阴无阳故也。

（347）伤寒五六日，不结胸，腹濡，脉虚，复厥者，不可下，此亡血，下之死。

（348）发热而厥，七日，下利者，为难治。

（349）伤寒脉促，手足厥逆，可灸之。［促，一作"纵"］

（350）伤寒脉滑而厥者，里有热，白虎汤主之。［方二］

知母六两　石膏一斤，碎，绵裹　甘草二两，炙　粳米六合

上四味，以水一斗，煮米熟汤成，去滓。温服一升，日三服。

（351）手足厥寒，脉细欲绝者，当归四逆汤主之。［方三］

当归三两　桂枝三两，去皮　芍药三两　细辛三两　甘草二两，炙　通草二两　大枣二十五枚，擘［一法：十二枚］

上七味，以水八升，煮取三升，去滓。温服一升，日三服。

（352）若其人内有久寒者，宜当归四逆加吴茱萸生姜汤。［方四］

当归三两　芍药三两　甘草二两，炙　通草二两　桂枝三两，去皮　细辛三两　生姜半

斤，切　吴茱萸二升　大枣二十五枚，擘

上九味，以水六升，清酒六升和，煮取五升，去滓。温分五服。一方：水、酒各四升。

（353）大汗出，热不去，内拘急，四肢疼，又下利，厥逆而恶寒者，四逆汤主之。［方五］

甘草二两，炙　干姜一两半　附子一枚，生用，去皮，破八片

上三味，以水三升，煮取一升二合，去滓。分温再服。若强人，可用大附子一枚、干姜三两。

（354）大汗，若大下利，而厥冷者，四逆汤主之。［方六］［用前第五方］

（355）病人手足厥冷，脉乍紧者，邪结在胸中。心下满而烦，饥不能食者，病在胸中，当须吐之，宜瓜蒂散。［方七］

瓜蒂　赤小豆

上二味，各等分，异捣筛，合纳臼中，更治之。别以香豉一合，用热汤七合，煮作稀糜，去滓，取汁，和散一钱匕。温顿服之。不吐者，少少加，得快吐乃止。诸亡血、虚家，不可与瓜蒂散。

（356）伤寒，厥而心下悸，宜先治水，当服茯苓甘草汤，却治其厥。不尔，水渍入胃，必作利也。茯苓甘草汤。［方八］

茯苓二两　甘草一两，炙　生姜三两，切　桂枝二两，去皮

上四味，以水四升，煮取二升，去滓。分温三服。

（357）伤寒六七日，大下后，寸脉沉而迟，手足厥逆，下部脉不至，咽喉不利，唾脓血，泄利不止者，为难治，麻黄升麻汤主之。［方九］

麻黄二两半，去节　升麻一两一分　当归一两一分　知母十八铢　黄芩十八铢　葳蕤十八铢［一作"菖蒲"］　芍药六铢　天门冬六铢，去心　桂枝六铢，去皮　茯苓六铢　甘草六铢，炙　石膏六铢，碎，绵裹　白术六铢　干姜六铢

上十四味，以水一斗，先煮麻黄一二沸，去上沫，纳诸药，煮取三升，去滓。分温三服。相去如炊三斗米顷，令尽，汗出，愈。

（358）伤寒四五日，腹中痛，若转气下趋少腹者，此欲自利也。

（359）伤寒本自寒下，医复吐下之，寒格，更逆吐下，若食入口即吐，干姜黄芩黄连人参汤主之。［方十］

干姜　黄芩　黄连　人参各三两

上四味，以水六升，煮取二升，去滓。分温再服。

（360）下利，有微热而渴，脉弱者，今自愈。

（361）下利，脉数，有微热汗出，今自愈。设复紧，为未解。［一云"设脉浮复紧"］

（362）下利，手足厥冷，无脉者，灸之不温，若脉不还，反微喘者死。少阴负趺阳者，为顺也。

（363）下利，寸脉反浮数，尺中自涩者，必清脓血。

（364）下利清谷，不可攻表，汗出必胀满。

（365）下利，脉沉弦者，下重也；脉大者，为未止；脉微弱数者，为欲自止，虽发热，

不死。

（366）下利，脉沉而迟，其人面少赤，身有微热，下利清谷者，必郁冒，汗出而解，病人必微厥。所以然者，其面戴阳，下虚故也。

（367）下利，脉数而渴者，今自愈。设不瘥，必清脓血，以有热故也。

（368）下利后脉绝，手足厥冷，晬时脉还，手足温者生，脉不还者死。

（369）伤寒，下利日十余行，脉反实者死。

（370）下利清谷，里寒外热，汗出而厥者，通脉四逆汤主之。〔方十一〕

甘草二两，炙　附子大者一枚，生，去皮，破八片　干姜三两，强人可四两

上三味，以水三升，煮取一升二合，去滓。分温再服，其脉即出者愈。

（371）热利下重者，白头翁汤主之。〔方十二〕

白头翁二两　黄柏三两　黄连三两　秦皮三两

上四味，以水七升，煮取二升，去滓。温服一升，不愈，更服一升。

（372）下利，腹胀满，身体疼痛者，先温其里，乃攻其表。温里宜四逆汤，攻表宜桂枝汤。〔方十三〕四逆汤用前第五方。

◎　桂枝汤方

桂枝三两，去皮　芍药三两　甘草二两，炙　生姜三两，切　大枣十二枚，擘

上五味，以水七升，煮取三升，去滓。温服一升，须臾，啜热稀粥一升，以助药力。

（373）下利，欲饮水者，以有热故也，白头翁汤主之。〔方十四〕〔用前第十二方〕

（374）下利，谵语者，有燥屎也，宜小承气汤。〔方十五〕

大黄四两，酒洗　枳实三枚，炙　厚朴二两，去皮，炙

上三味，以水四升，煮取一升二合，去滓。分二服，初一服谵语止，若更衣者，停后服。不尔，尽服之。

（375）下利后更烦，按之心下濡者，为虚烦也，宜栀子豉汤。〔方十六〕

肥栀子十四个，擘　香豉四合，绵裹

上二味，以水四升，先煮栀子，取二升半，纳豉，更煮取一升半，去滓。分再服。一服得吐，止后服。

（376）呕家有痈脓者，不可治呕，脓尽自愈。

（377）呕而脉弱，小便复利，身有微热，见厥者难治，四逆汤主之。〔方十七〕〔用前第五方〕

（378）干呕，吐涎沫，头痛者，吴茱萸汤主之。〔方十八〕

吴茱萸一升，汤洗七遍　人参三两　大枣十二枚，擘　生姜六两，切

上四味，以水七升，煮取二升，去滓。温服七合，日三服。

（379）呕而发热者，小柴胡汤主之。〔方十九〕

柴胡八两　黄芩三两　人参三两　甘草三两，炙　生姜三两，切　半夏半升，洗　大枣十二枚，擘

上七味，以水一斗二升，煮取六升，去滓，更煎取三升。温服一升，日三服。

（380）伤寒，大吐、大下之，极虚，复极汗者，其人外气怫郁，复与之水，以发其汗，

因得哕。所以然者，胃中寒冷故也。

（381）伤寒，哕而腹满，视其前后，知何部不利，利之即愈。

卷七

辨霍乱病脉证并治第十三　　合六法　方六首

恶寒，脉微而利，利止者，亡血也，四逆加人参汤主之。［第一］［四味，前有吐利三证］

霍乱，头痛，发热，身疼，热多饮水者，五苓散主之。寒多不用水者，理中丸主之。［第二］［五苓散，五味。理中丸，四味。作加减法附］

吐利止，身痛不休，宜桂枝汤，小和之。［第三］［五味］

吐利汗出，发热恶寒，四肢拘急，手足厥冷者，四逆汤主之。［第四］［三味］

吐利，小便利，大汗出，下利清谷，内寒外热，脉微欲绝，四逆汤主之。［第五］［用前第四方］

吐已下断，汗出而厥，四肢不解，脉微绝，通脉四逆加猪胆汤主之。［第六］［四味。下有不胜谷气一证］

（382）问曰：病有霍乱者何？答曰：呕吐而利，此名霍乱。

（383）问曰：病发热头痛，身疼恶寒，吐利者，此属何病？答曰：此名霍乱。霍乱自吐下，又利止，复更发热也。

（384）伤寒，其脉微涩者，本是霍乱，今是伤寒，却四五日，至阴经上，转入阴必利，本呕，下利者，不可治也。欲似大便，而反矢气，仍不利者，此属阳明也，便必鞭，十三日愈。所以然，经尽故也。下利后，当便鞭，鞭则能食者愈。今反不能食，到后经中，颇能食，复过一经能食，过之一日当愈。不愈者，不属阳明也。

（385）恶寒，脉微［一作"缓"］而复利，利止，亡血也，四逆加人参汤主之。［方一］

甘草二两，炙　附子一枚，生，去皮，破八片　干姜一两半　人参一两

上四味，以水三升，煮取一升二合，去滓。分温再服。

（386）霍乱，头痛发热，身疼痛，热多欲饮水者，五苓散主之。寒多不用水者，理中丸主之。［方二］

◎　五苓散方

猪苓去皮　白术　茯苓各十八铢　桂枝半两，去皮　泽泻一两六铢

上五味，为散，更治之。白饮和服方寸匕，日三服。多饮暖水，汗出愈。

◎　理中丸方［下有作汤加减法］

人参　干姜　甘草炙　白术各三两

上四味，捣筛，蜜和为丸，如鸡子黄许大。以沸汤数合，和一丸，研碎，温服之，日三四，夜二服。腹中未热，益至三四丸，然不及汤。汤法：以四物依两数切，用水八升，煮取

三升，去滓。温服一升，日三服。若脐上筑者，肾气动也，去术，加桂枝四两。吐多者，去术，加生姜三两。下多者，还用术。悸者，加茯苓二两。渴欲得水者，加术，足前成四两半。腹中痛者，加人参，足前成四两半。寒者，加干姜，足前成四两半。腹满者，去术，加附子一枚。服汤后，如食顷，饮热粥一升许，微自温，勿发揭衣被。

（387）吐利止，而身痛不休者，当消息和解其外，宜桂枝汤小和之。［方三］

桂枝三两，去皮　芍药三两　生姜三两　甘草二两，炙　大枣十二枚，擘

上五味，以水七升，煮取三升，去滓。温服一升。

（388）吐利汗出，发热恶寒，四肢拘急，手足厥冷者，四逆汤主之。［方四］

甘草二两，炙　干姜一两半　附子一枚，生，去皮，破八片

上三味，以水三升，煮以一升二合，去滓。分温再服。强人可大附子一枚、干姜三两。

（389）既吐且利，小便复利，而大汗出，下利清谷，内寒外热，脉微欲绝者，四逆汤主之。［方五］［用前第四方］

（390）吐已下断，汗出而厥，四肢拘急不解，脉微欲绝者，通脉四逆加猪胆汤主之。［方六］

甘草二两，炙　干姜三两，强人可四两　附子大者一枚，生，去皮，破八片　猪胆汁　半合

上四味，以水三升，煮取一升二合，去滓，纳猪胆汁。分温再服，其脉即来。无猪胆，以羊胆代之。

（391）吐利，发汗，脉平，小烦者，以新虚不胜谷气故也。

辨阴阳易瘥后劳复病脉证并治第十四　　合六法　方六首

伤寒阴易病，身重，少腹里急，热上冲胸，头重不欲举，眼中生花，烧裈散主之。［第一］［一味］

大病瘥后，劳复者，枳实栀子汤主之。［第二］［三味。下有宿食，加大黄法附］

伤寒瘥以后，更发热，小柴胡汤主之。［第三］［七味］

大病瘥后，从腰以下有水气者，牡蛎泽泻散主之。［第四］［七味］

大病瘥后，喜唾，久不了了，胸上有寒，当以丸药温之，宜理中丸。［第五］［四味］

伤寒解后，虚羸少气，气逆欲吐，竹叶石膏汤主之。［第六］［七味。下有病新瘥一证］

（392）伤寒，阴阳易之为病，其人身体重，少气，少腹里急，或引阴中拘挛，热上冲胸，头重不欲举，眼中生花［一作“眹”］，膝胫拘急者，烧裈散主之。［方一］

妇人中裈，近隐处，取烧作灰

上一味，水服方寸匕，日三服，小便即利，阴头微肿，此为愈矣。妇人病，取男子裈烧服。

（393）大病瘥后，劳复者，枳实栀子豉汤主之。［方二］

枳实三枚，炙　栀子十四个，擘　豉一升，绵裹

上三味，以清浆水七升，空煮取四升，纳枳实、栀子，煮取二升，下豉，更煮五六沸，去滓。温分再服，覆令微似汗。若有宿食者，纳大黄如博棋子五六枚，服之愈。

（394）伤寒瘥以后，更发热，小柴胡汤主之。脉浮者，以汗解之；脉沉实[一作"紧"]者，以下解之。[方三]

柴胡八两　人参二两　黄芩二两　甘草二两，炙　生姜二两　半夏半升，洗　大枣十二枚，擘

上七味，以水一斗二升，煮取六升，去滓，再煎取三升。温服一升，日三服。

（395）大病瘥后，从腰以下有水气者，牡蛎泽泻散主之。[方四]

牡蛎熬　泽泻　蜀漆暖水洗，去腥　葶苈子熬　商陆根熬　海藻洗，去咸　栝楼根各等分

上七味，异捣，下筛为散，更于白中治之。白饮和服方寸匕，日三服。小便利，止后服。

（396）大病瘥后，喜唾，久不了了，胸上有寒，当以丸药温之，宜理中丸。[方五]

人参　白术　甘草炙　干姜各三两

上四味，捣筛，蜜和为丸，如鸡子黄许大，以沸汤数合，和一丸。研碎，温服之，日三服。

（397）伤寒解后，虚羸少气，气逆欲吐，竹叶石膏汤主之。[方六]

竹叶二把　石膏一斤　半夏半升，洗　麦门冬一升，去心　人参二两甘草二两，炙　粳米半升

上七味，以水一斗，煮取六升，去滓，纳粳米，煮米熟汤成，去米。温服一升，日三服。

（398）病人脉已解，而日暮微烦，以病新瘥，人强与谷，脾胃气尚弱，不能消谷，故令微烦，损谷则愈。

辨不可发汗病脉证并治第十五　一法　方本阙

汗家不可发汗，发汗必恍惚心乱，小便已，阴疼，宜禹余粮丸。[第一][方本阙，前后有十九病证]

夫以为疾病至急，仓卒寻按，要者难得，故重集诸可与不可方治，比之三阴三阳篇中，此易见也。又时有不止是三阳三阴，出在诸可与不可中也。

少阴病，脉细沉数，病为在里，不可发汗。

脉浮紧者，法当身疼痛，宜以汗解之。假令尺中迟者，不可发汗，何以知然？以荣气不足，血少故也。少阴病，脉微不可发汗，亡阳故也。

脉濡而弱，弱反在关，濡反在巅，微反在上，涩反在下。微则阳气不足，涩则无血，阳气反微，中风汗出，而反躁烦，涩则无血，厥而且寒。阳微发汗，躁不得眠。

动气在右，不可发汗。发汗则衄而渴，心苦烦，饮即吐水。动气在左，不可发汗。发汗则头眩，汗不止，筋惕肉瞤。动气在上，不可发汗。发汗则气上冲，正在心端。

动气在下，不可发汗。发汗则无汗，心中大烦，骨节苦疼，目运恶寒，食则反吐，谷不得前。咽中闭塞，不可发汗。发汗则吐血，气微绝，手足厥冷，欲得蜷卧，不能自温。

诸脉得数动微弱者，不可发汗。发汗则大便难，腹中干[一云"小便难，胞中干"]胃躁而烦，其形相象，根本异源。

脉濡而弱，弱反在关，濡反在巅，弦反在上，微反在下。弦为阳运，微为阴寒，上实下

虚，意欲得温。微弦为虚，不可发汗，发汗则寒栗，不能自还。

咳者则剧，数吐涎沫，咽中必干，小便不利，心中饥烦，晬时而发，其形似疟，有寒无热，虚而寒栗，咳而发汗，蜷而苦满，腹中复坚。厥，脉紧，不可发汗。发汗则声乱，咽嘶舌萎，声不得前。

诸逆发汗，病微者难瘥，剧者言乱、目眩者死〔一云"谵言、目眩、睛乱者死"〕，命将难全。

太阳病，得之八九日，如疟状，发热恶寒，热多寒少，其人不呕，清便续自可，一日二三度发，脉微而恶寒者，此阴阳俱虚，不可更发汗也。太阳病，发热恶寒，热多寒少，脉微弱者，无阳也，不可发汗。咽喉干燥者，不可发汗。

亡血不可发汗，发汗则寒栗而振。

衄家不可发汗，汗出必额上陷，脉急紧，直视不能眴，不得眠。

汗家不可发汗，发汗必恍惚心乱，小便已，阴疼，宜禹余粮丸。〔一〕〔方本阙〕

淋家不可发汗，发汗必便血。

疮家虽身疼痛，不可发汗，汗出则痓。下利不可发汗，汗出必胀满。

咳而小便利，若失小便者，不可发汗，汗出则四肢厥逆冷。

伤寒一二日至四五日厥者，必发热，前厥者后必热，厥深者热亦深，厥微者热亦微。厥应下之，而反发汗者，必口伤烂赤。伤寒脉弦细，头痛发热者，属少阳，少阳不可发汗。

伤寒头痛，翕翕发热，形象中风，常微汗出，自呕者，下之益烦，心懊恼如饥。发汗则致痓，身强难以伸屈。熏之则发黄，不得小便，久则发咳唾。

太阳与少阳并病，头项强痛，或眩冒，时如结胸，心下痞鞕者，不可发汗。

太阳病发汗，因致痓。

少阴病，咳而下利，谵语者，此被火气劫故也。小便必难，以强责少阴汗也。

少阴病，但厥无汗，而强发之，必动其血，未知从何道出，或从口鼻，或从目出者，是名下厥上竭，为难治。

辨可发汗病脉证并治第十六　合四十一法
　　　　　　　　　　　　　　　　方一十四首

太阳病，外证未解，脉浮弱，当以汗解，宜桂枝汤。〔第一〕〔五味，前别有四法〕

脉浮而数者，可发汗，属桂枝汤证。〔第二〕〔用前第一方。一法：用麻黄汤〕

阳明病，脉迟，汗出多，微恶寒，表未解也，属桂枝汤证。〔第三〕〔用前第一方，下有可汗二证〕

病人烦热，汗出解，又如疟状，脉浮虚者，当发汗，属桂枝汤证。〔第四〕〔用前第一方〕

病常自汗出，此荣卫不和也，发汗则愈，属桂枝汤证。〔第五〕〔用前第一方〕

病人脏无他病，时发热汗出，此卫气不和也，先其时发汗则愈，属桂枝汤证。〔第六〕〔用前第一方〕

脉浮紧，浮为风，紧为寒，风伤卫，寒伤荣，荣卫俱病，骨节烦疼，可发汗，宜麻黄汤。〔第七〕〔四味〕

太阳病不解，热结膀胱，其人如狂，血自下愈，外未解者，属桂枝汤证。〔第八〕〔用前第一方〕

太阳病，下之微喘者，表未解，宜桂枝加厚朴杏子汤。［第九］［七味］

伤寒脉浮紧，不发汗，因衄者，属麻黄汤证。［第十］［用前第七方］

阳明病，脉浮无汗而喘者，发汗愈，属麻黄汤证。［第十一］［用前第七方］

太阴病，脉浮者，可发汗，属桂枝汤证。［第十二］［用前第一方］

太阳病，脉浮紧，无汗，发热，身疼痛，八九日表证在，当发汗，属麻黄汤证。［第十三］［用前第七方］

脉浮者，病在表，可发汗，属麻黄汤证。［第十四］［用前第七方。一法：用桂枝汤］

伤寒不大便六七日，头痛有热者，与承气汤。其小便清者，知不在里，续在表，属桂枝汤证。［第十五］［用前第一方］

下利腹胀满，身疼痛者，先温里，乃攻表。温里宜四逆汤，攻表宜桂枝汤。［第十六］［四逆汤三味。桂枝汤用前第一方］

下利后，身疼痛，清便自调者，急当救表，宜桂枝汤。［第十七］［用前第一方］

太阳病，头痛发热，汗出恶风寒者，属桂枝汤证。［第十八］［用前第一方］

太阳中风，阳浮阴弱，发热汗出，恶寒恶风，鼻鸣干呕者，属桂枝汤证。［第十九］［用前第一方］

太阳病，发热汗出，此为荣弱卫强，属桂枝汤证。［第二十］［用前第一方］

太阳病下之，气上冲者，属桂枝汤证。［第二十一］［用前第一方］

太阳病，服桂枝汤反烦者，先刺风池、风府，却与桂枝汤愈。［第二十二］［用前第一方］

烧针被寒，针处核起者，必发奔豚气，与桂枝加桂汤。［第二十三］［五味］

太阳病，项背强几几，汗出恶风者，宜桂枝加葛根汤。［第二十四］［七味。注见第二卷中］

太阳病，项背强几几，无汗恶风者，属葛根汤证。［第二十五］［用前方］

太阳阳明合病，自利，属葛根汤证。［第二十六］［用前方。一云"用后第二十八方"］

太阳阳明合病，不利，但呕者，属葛根加半夏汤。［第二十七］［八味］

太阳病，桂枝证，反下之，利遂不止，脉促者，表未解也，喘而汗出，属葛根黄芩黄连汤。［第二十八］［四味］

太阳病，头痛发热，身疼，恶风无汗，属麻黄汤证。［第二十九］［用前第七方］

太阳阳明合病，喘而胸满者，不可下，属麻黄汤证。［第三十］［用前第七方］

太阳中风，脉浮紧，发热恶寒，身疼不汗而烦躁者，大青龙汤主之。［第三十一］［七味。下有一病证］

阳明中风，脉弦浮大，短气腹满，胁下及心痛，鼻干，不得汗，嗜卧，身黄，小便难，潮热，外不解，过十日，脉浮者，与小柴胡汤。脉但浮，无余证者，与麻黄汤。［第三十二］［小柴胡汤七味。麻黄汤用前第七方］

太阳病，十日以去，脉浮细嗜卧者，外解也；设胸满胁痛者，与小柴胡汤；脉但浮，与麻黄汤。［第三十三］［并用前方］

伤寒脉浮缓，身不疼但重，乍有轻时，无少阴证，可与大青龙汤发之。［第三十四］［用前第三十一方］

伤寒表不解，心下有水气，干呕，发热而咳，或渴，或利，或噎，或小便不利，或喘，小青龙汤主之。［第三十五］［八味。加减法附］

伤寒心下有水气，咳而微喘，发热不渴，属小青龙汤证。［第三十六］［用前方］

伤寒五六日中风，往来寒热，胸胁苦满，不欲饮食，心烦喜呕者，属小柴胡汤证。［第三十七］［用前第三十二方］

伤寒四五日，身热恶风，颈项强，胁下满，手足温而渴，属小柴胡汤证。［第三十八］［用前第三十二方］

伤寒六七日，发热微恶寒，肢节烦疼，微呕，心下支结，外证未去者，柴胡桂枝汤主之。［第三十九］［九味］

少阴病，得之二三日，麻黄附子甘草汤，微发汗。［第四十］［三味］

脉浮，小便不利，微热消渴者，与五苓散。［第四十一］［五味］

大法，春夏宜发汗。

凡发汗，欲令手足俱周，时出似漐漐然，一时间许，益佳。不可令如水流离。若病不解，当重发汗。汗多者必亡阳，阳虚不得重发汗也。凡服汤发汗，中病便止，不必尽剂也。

凡云：可发汗，无汤者，丸散亦可用。要以汗出为解，然不如汤，随证；良验。

太阳病，外证未解，脉浮弱者，当以汗解，宜桂枝汤。［方一］

桂枝三两，去皮　芍药三两　甘草二两，炙　生姜三两，切　大枣十二枚，擘

上五味，以水七升，煮取三升，去滓，温服一升。啜粥，将息如初法。

脉浮而数者，可发汗，属桂枝汤证。［方二］［用前第一方。一法：用麻黄汤］

阳明病，脉迟，汗出多，微恶寒者，表未解也，可发汗，属桂枝汤证。［方三］［用前第一方］

夫病脉浮大，问病者，言但便鞭耳。设利者，为大逆。鞭为实，汗出而解。何以故？脉浮当以汗解。

伤寒，其脉不弦紧而弱，弱者必渴，被火必谵语，弱者发热脉浮，解之，当汗出愈。病人烦热，汗出即解，又如疟状，日晡所发热者，属阳明也。脉浮虚者，当发汗，属桂枝汤证。［方四］［用前第一方］

病常自汗出者，此为荣气和，荣气和者，外不谐，以卫气不共荣气谐和故尔。以荣行脉中，卫行脉外，复发其汗，荣卫和则愈，属桂枝汤证。［方五］［用前第一方］

病人脏无他病，时发热自汗出，而不愈者，此卫气不和也。先其时发汗则愈，属桂枝汤证。［方六］［用前第一方］

脉浮而紧，浮则为风，紧则为寒，风则伤卫，寒则伤荣，荣卫俱病，骨节烦疼，可发其汗，宜麻黄汤。［方七］

麻黄三两，去节　桂枝二两　甘草一两，炙　杏仁七十个，去皮、尖

上四味，以水八升，先煮麻黄，减二升，去上沫，纳诸药，煮取二升半，去滓。温服八合。温复取微似汗，不须啜粥，余如桂枝将息。

太阳病不解，热结膀胱，其人如狂，血自下，下者愈。其外未解者，尚未可攻，当先解其外，属桂枝汤证。［方八］［用前第一方］

太阳病，下之微喘者，表未解也，宜桂枝加厚朴杏子汤。［方九］

桂枝三两，去皮　芍药三两　生姜三两，切　甘草二两，炙　厚朴二两，炙，去皮　杏仁五十个，去皮、尖　大枣十二枚，擘

上七味，以水七升，煮取三升，去滓。温服一升。

伤寒脉浮紧，不发汗，因致衄者，属麻黄汤证。［方十］［用前第七方］

阳明病，脉浮，无汗而喘者，发汗则愈，属麻黄汤证。［方十一］［用前第七方］

太阴病，脉浮者，可发汗，属桂枝汤证。［方十二］［用前第一方］

太阳病，脉浮紧，无汗发热，身疼痛，八九日不解，表证仍在，当复发汗。服汤已微除，其人发烦目瞑，剧者必衄，衄乃解。所以然者，阳气重故也。属麻黄汤证。［方十三］［用前第七方］

脉浮者，病在表，可发汗，属麻黄汤证。［方十四］［用前第七方。一法：用桂枝汤］

伤寒不大便六七日，头痛有热者，与承气汤。其小便清［一云"大便青"］者，知不在里，续在表也，当须发汗。若头痛者，必衄，属桂枝汤证。［方十五］［用前第一方］

下利腹胀满，身体疼痛者，先温其里，乃攻其表，温里宜四逆汤，攻表宜桂枝汤。［十六］［用前第一方］

◎　四逆汤方

甘草二两，炙　干姜一两半　附子一枚，生，去皮，破八片

上三味，以水三升，煮取一升二合，去滓。分温再服。强人可大附子一枚、干姜三两。

下利后，身疼痛，清便自调者，急当救表，宜桂枝汤发汗。［方十七］［用前第一方］

太阳病，头痛发热，汗出恶风寒者，属桂枝汤证。［方十八］［用前第一方］

太阳中风，阳浮而阴弱，阳浮者，热自发；阴弱者，汗自出；啬啬恶寒，淅淅恶风，翕翕发热，鼻鸣干呕者，属桂枝汤证。［方十九］［用前第一方］

太阳病，发热汗出者，此为荣弱卫强，故使汗出，欲救邪风，属桂枝汤证。［方二十］［用前第一方］

太阳病，下之后，其气上冲者，属桂枝汤证。［方二十一］［用前第一方］

太阳病，初服桂枝汤，反烦不解者，先刺风池、风府，却与桂枝汤则愈。［方二十二］［用前第一方］

烧针令其汗，针处被寒，核起而赤者，必发奔豚。气从少腹上撞心者，灸其核上各一壮，与桂枝加桂汤。［方二十三］

桂枝五两，去皮　甘草二两，炙　大枣十二枚，擘　芍药三两　生姜三两，切

上五味，以水七升，煮取三升，去滓。温服一升。本云：桂枝汤，今加桂满五两。所以加桂者，以能泄奔豚气也。

太阳病，项背强几几，反汗出恶风者，宜桂枝加葛根汤。［方二十四］

葛根四两　麻黄三两，去节　甘草二两，炙　芍药三两　桂枝二两　生姜三两　大枣十二枚，擘

上七味，以水一斗，煮麻黄、葛根，减二升，去上沫，纳诸药，煮取三升，去滓。温服一升。复取微似汗，不须啜粥助药力，余将息依桂枝法。注见第二卷中。

太阳病，项背强几几，无汗恶风者，属葛根汤证。［方二十五］［用前第二十四方］

太阳与阳明合病，必自下利，不呕者，属葛根汤证。［方二十六］［用前方。一云"用后第二十八方"］

太阳与阳明合病，不下利，但呕者，宜葛根加半夏汤。［方二十七］。

葛根四两　半夏半升，洗　大枣十二枚，擘　桂枝去皮，二两　芍药二两　甘草二两，炙　麻黄三两，去节　生姜三两

上八味，以水一斗，先煮葛根、麻黄，减二升，去上沫，纳诸药，煮取三升，去滓。温服一升，复取微似汗。

太阳病，桂枝证，医反下之，利遂不止，脉促者，表未解也，喘而汗出者，宜葛根黄芩黄连汤。［方二十八］［"促"作"纵"］

葛根八两　黄连三两　黄芩三两　甘草二两，炙

上四味，以水八升，先煮葛根，减二升，纳诸药，煮取二升，去滓。分温再服。

太阳病，头痛发热，身疼腰痛，骨节疼痛，恶风无汗而喘者，属麻黄汤证。［方二十九］［用前第七方］

太阳与阳明合病，喘而胸满者，不可下，属麻黄汤证。［方三十］［用前第七方］

太阳中风，脉浮紧，发热恶寒，身疼痛，不汗出而烦躁者，大青龙汤主之。若脉微弱，汗出恶风者，不可服之。服之则厥逆，筋惕肉瞤，此为逆也。大青龙汤方。［方三十一］

麻黄六两，去节　桂枝二两，去皮　杏仁四十枚，去皮、尖　甘草二两，炙　石膏如鸡子大，碎　生姜三两，切　大枣十二枚，擘

上七味，以水九升，先煮麻黄，减二升，去上沫，纳诸药，煮取三升。温服一升。复取微似汗，汗出多者，温粉粉之。一服汗者，勿更服。若复服，汗出多者，亡阳遂［一作"逆"］虚，恶风烦躁，不得眠也。

阳明中风，脉弦浮大而短气，腹都满，胁下及心痛，久按之气不通，鼻干不得汗，嗜卧，一身及目悉黄，小便难，有潮热，时时哕，耳前后肿，刺之小瘥，外不解，过十日，脉续浮者，与小柴胡汤。脉但浮，无余证者，与麻黄汤。用前第七方。不溺，腹满加哕者，不治。［方三十二］

◎　小柴胡汤方

柴胡八两　黄芩三两　人参三两　甘草三两，炙　生姜三两，切　半夏半升，洗　大枣十二枚，擘

上七味，以水一斗二升，煮取六升，去滓，再煎取三升。温服一升，日三服。

太阳病，十日以去，脉浮而细，嗜卧者，外已解也。设胸满胁痛者，与小柴胡汤；脉但浮者，与麻黄汤。［方三十三］［并用前方］

伤寒脉浮缓，身不疼，但重，乍有轻时，无少阴证者，可与大青龙汤发之。［方三十四］［用前第三十一方］

伤寒表不解，心下有水气，干呕，发热而咳，或渴，或利，或噎，或小便不利、少腹满，或喘者，宜小青龙汤。［方三十五］

麻黄二两，去节 芍药二两 桂枝二两，去皮 甘草二两，炙 细辛二两 五味子半升

半夏半升，洗 干姜三两

上八味，以水一斗，先煮麻黄，减二升，去上沫，纳诸药，煮取三升，去滓。温服一升。

若渴，去半夏，加栝楼根三两；若微利，去麻黄，加荛花如一鸡子，熬令赤色；若噎，

去麻黄，加附子一枚（炮）；若小便不利，少腹满，去麻黄，加茯苓四两；若喘，去麻黄，

加杏仁半升，去皮、尖。且荛花不治利，麻黄主喘，今此语反之，疑非仲景意。［注见第三卷中］

伤寒心下有水气，咳而微喘，发热不渴，服汤已渴者，此寒去欲解也，属小青龙汤证。

［方三十六］［用前方］

中风往来寒热，伤寒五六日以后，胸胁苦满，嘿嘿不欲饮食，烦心喜呕，或胸中烦而不

呕，或渴，或腹中痛，或胁下痞鞕，或心下悸、小便不利，或不渴、身有微热，或咳者，属

小柴胡证。［方三十七］［用前第三十二方］

伤寒四五日，身热恶风，颈项强，胁下满，手足温而渴者，属小柴胡汤证。［方三十八］［用

前第三十二方］

伤寒六七日，发热微恶寒，肢节烦痛，微呕，心下支结，外证未去者，柴胡桂枝汤主之。

［方三十九］

柴胡四两 黄芩一两半 人参一两半 桂枝一两半，去皮 生姜一两半，切 半夏二合

半，洗 芍药一两半 大枣六枚，擘 甘草一两，炙

上九味，以水六升，煮取三升，去滓。温服一升，日三服。本云：人参汤，作如桂枝法，

加半夏、柴胡、黄芩，如柴胡法，今著人参，作半剂。

少阴病，得之二三日，麻黄附子甘草汤微发汗，以二三日无证，故微发汗也。［方四十］

麻黄二两，去根节 甘草二两，炙 附子一枚，炮，去皮，破八片

上三味，以水七升，先煮麻黄一二沸，去上沫，纳诸药，煮取二升半，去滓。温服八合，

日三服。

脉浮，小便不利，微热消渴者，与五苓散，利小便，发汗。［方四十一］

猪苓十八铢，去皮 茯苓十八铢 白术十八铢 泽泻一两六铢 桂枝半两，去皮

上五味，捣为散，以白饮和，服方寸匕，日三服。多饮暖水，汗出愈。

卷八

辨发汗后病脉证并治第十七 <small>合二十五法
方二十四首</small>

太阳病，发汗后，遂漏不止，恶风，小便难，四肢急，难以屈伸者，属桂枝加附子汤。

［第一］［六味。前有八病证］

太阳病，服桂枝汤，烦不解，先刺风池、风府，却与桂枝汤。［第二］［五味］

服桂枝汤，汗出，脉洪大者，与桂枝汤。若形似疟，一日再发者，属桂枝二麻黄一汤。［第三］［七味］

服桂枝汤，汗出后，烦渴不解，脉洪大者，属白虎加人参汤。［第四］［五味］

伤寒，脉浮，自汗出，小便数，心烦，恶寒，脚挛急，与桂枝攻表，得之便厥，咽干，烦躁吐逆，作甘草干姜汤；厥愈，更作芍药甘草汤，其脚即伸。若胃气不和，与调胃承气汤。若重发汗，加烧针者，与四逆汤。［第五］［甘草干姜汤、芍药甘草汤，并二味。调胃承气汤、四逆汤，并三味］

太阳病，脉浮紧，无汗发热，身疼，八九日不解，服汤已，发烦必衄，宜麻黄汤。［第六］［四味］

伤寒发汗已解，半日复烦，脉浮数者，属桂枝汤证。［第七］［用前第二方］

发汗后，身疼，脉沉迟者，属桂枝加芍药生姜各一两人参三两新加汤。［第八］［六味］

发汗后，不可行桂枝汤，汗出而喘，无大热者，可与麻黄杏子甘草石膏汤。［第九］［四味］

发汗过多，其人叉手自冒心，心下悸，欲得按者，属桂枝甘草汤。［第十］［二味］

发汗后，脐下悸，欲作奔豚，属茯苓桂枝甘草大枣汤。［第十一］［四味。甘澜水法附］

发汗后，腹胀满者，属厚朴生姜半夏甘草人参汤。［第十二］［五味］

发汗病不解，反恶寒者，虚也，属芍药甘草附子汤。［第十三］［三味］

发汗后，不恶寒，但热者，实也，当和胃气，属调胃承气汤证。［第十四］［用前第五方］

太阳病，发汗后，大汗出，胃中干，烦躁，不得眠。若脉浮，小便不利，渴者，属五苓散。［第十五］［五味］

发汗已，脉浮数，烦渴者，属五苓散证。［第十六］［用前第十五方］

伤寒，汗出而渴者，宜五苓散；不渴者，属茯苓甘草汤。［第十七］［四味］

太阳病，发汗不解，发热，心悸，头眩，身𥆧动，欲擗［一作"僻"］地者，属真武汤。［第十八］［五味］

伤寒，汗出解之后，胃中不和，心下痞，干噫，腹中雷鸣下利者，属生姜泻心汤。［第十九］［八味］

伤寒汗出不解，心中痞，呕吐下利者，属大柴胡汤。［第二十］［八味］

阳明病自汗，若发其汗，小便自利，虽鞭不可攻，须自欲大便，宜蜜煎，若土瓜根、猪胆汁为导。［第二十一］［蜜煎一味，猪胆方二味］

太阳病三日，发汗不解，蒸蒸发热者，属调胃承气汤证。［第二十二］［用前第五方］

大汗出，热不去，内拘急，四肢疼，又下利厥逆恶寒者，属四逆汤证。［第二十三］［用前第五方］

发汗后不解，腹满痛者，急下之，宜大承气汤。［第二十四］［四味］

发汗多，亡阳谵语者，不可下，与柴胡桂枝汤和其荣卫，后自愈。［第二十五］［九味］

二阳并病，太阳初得病时，发其汗，汗先出不彻，因转属阳明，续自微汗出，不恶寒。若太阳病证不罢者，不可下，下之为逆，如此可小发汗。设面色缘缘正赤者，阳气怫郁在表，当解之、熏之。若发汗不彻，不足言，阳气怫郁不得越，当汗不汗，其人烦躁，不知痛处，乍在腹中，乍在四肢，按之不可得，其人短气，但坐以汗出不彻故也，更发汗则愈。何以知汗出不彻，以脉涩故知也。

　　未持脉时，病人叉手自冒心，师因教试令咳，而不即咳者，此必两耳聋无用也。所以然者，以重发汗，虚故如此。发汗后，饮水多必喘，以水灌之亦喘。

　　发汗后，水药不得入口为逆。若更发汗，必吐下不止。

　　阳明病，本自汗出，医更重发汗，病已瘥，尚微烦不了了者，必大便鞭故也。以亡津液，胃中干燥，故令大便鞭。当问小便日几行，若本小便日三四行，今日再行，故知大便不久出。今为小便数少，以津液当还入胃中，故知不久必大便也。

　　发汗多，若重发汗者，亡其阳，谵语。脉短者死，脉自和者不死。伤寒发汗已，身目为黄，所以然者，以寒湿〔一作"温"〕在里不解故也。以为不可下也，于寒湿中求之。

　　病人有寒，复发汗，胃中冷，必吐蛔。

　　太阳病，发汗，遂漏不止，其人恶风，小便难，四肢微急，难以屈伸者，属桂枝加附子汤。〔方一〕

　　桂枝三两，去皮　芍药三两　甘草二两，炙　生姜三两，切　大枣十二枚，擘　附子一枚，炮

　　上六味，以水七升，煮取三升，去滓。温服一升。本云：桂枝汤，今加附子。

　　太阳病，初服桂枝汤，反烦不解者，先刺风池、风府，却与桂枝汤则愈。〔方二〕

　　桂枝三两，去皮　芍药三两　生姜三两，切　甘草二两，炙　大枣十二枚，擘

　　上五味，以水七升，煮取三升，去滓。温服一升。须臾啜热稀粥一升，以助药力。

　　服桂枝汤，大汗出，脉洪大者，与桂枝汤，如前法。若形似疟，一日再发者，汗出必解，属桂枝二麻黄一汤。〔方三〕

　　桂枝一两十七铢　芍药一两六铢　麻黄十六铢，去节　生姜一两六铢　杏仁十六个，去皮、尖　甘草一两二铢，炙　大枣五枚，擘

　　上七味，以水五升，先煮麻黄一二沸，去上沫，纳诸药，煮取二升，去滓。温服一升，日再服。本云：桂枝汤二分、麻黄汤一分，合为二升，分再服，今合为一方。

　　服桂枝汤，大汗出后，大烦渴不解，脉洪大者，属白虎加人参汤。〔方四〕

　　知母六两　石膏一斤，碎，绵裹　甘草二两，炙　粳米六合　人参二两

　　上五味，以水一斗，煮米熟汤成，去滓。温服一升，日三服。

　　伤寒脉浮，自汗出，小便数，心烦，微恶寒，脚挛急。反与桂枝欲攻其表，此误也。得之便厥，咽中干，烦躁吐逆者，作甘草干姜汤与之，以复其阳。若厥愈足温者，更作芍药甘草汤与之，其脚即伸。若胃气不和，谵语者，少与调胃承气汤。若重发汗，复加烧针者，与四逆汤。〔方五〕

　　◎　甘草干姜汤方

　　甘草四两，炙　干姜二两

　　上二味，以水三升，煮取一升五合，去滓。分温再服。

　　◎　芍药甘草汤方

　　白芍药四两　甘草四两，炙

　　上二味，以水三升，煮取一升五合，去滓。分温再服。

◎　调胃承气汤方

大黄四两，去皮，清酒洗　甘草二两，炙　芒硝半升

上三味，以水三升，煮取一升，去滓，纳芒硝，更上微火，煮令沸。少少温服之。

◎　四逆汤方

甘草二两，炙　干姜一两半　附子一枚，生用，去皮，破八片

上三味，以水三升，煮取一升二合，去滓。分温再服。强人可大附子一枚、干姜三两。

太阳病，脉浮紧，无汗发热，身疼痛，八九日不解，表证仍在，此当复发汗。服汤已微除，其人发烦目瞑，剧者必衄，衄乃解。所以然者，阳气重故也，宜麻黄汤。［方六］

麻黄三两，去节　桂枝二两，去皮　甘草一两，炙　杏仁七十个，去皮、尖

上四味，以水九升，先煮麻黄，减二升，去上沫，纳诸药，煮取二升半，去滓。温服八合，复取微似汗，不须啜粥。

伤寒发汗已解，半日许复烦，脉浮数者，可更发汗，属桂枝汤证。［方七］［用前第二方］

发汗后身疼痛，脉沉迟者，属桂枝加芍药生姜各一两人参三两新加汤。［方八］

桂枝三两，去皮　芍药四两　生姜四两　甘草二两，炙　人参三两　大枣十二枚，擘

上六味，以水一斗二升，煮取三升，去滓。温服一升。本云：桂枝汤今加芍药、生姜、人参。

发汗后，不可更行桂枝汤，汗出而喘，无大热者，可与麻黄杏子甘草石膏汤。［方九］

麻黄四两，去节　杏仁五十个，去皮、尖　甘草二两，炙　石膏半斤，碎

上四味，以水七升，先煮麻黄，减二升，去上沫，纳诸药，煮取二升，去滓。温服一升。本云：黄耳杯。

发汗过多，其人叉手自冒心，心下悸，欲得按者，属桂枝甘草汤。［方十］

桂枝二两，去皮　甘草二两，炙

上二味，以水三升，煮取一升，去滓。顿服。

发汗后，其人脐下悸者，欲作奔豚，属茯苓桂枝甘草大枣汤。［方十一］

茯苓半斤　桂枝四两，去皮　甘草二两，炙　大枣十五枚，擘

上四味，以甘澜水一斗，先煮茯苓，减二升，纳诸药，煮取三升，去滓。温服一升，日三服。

作甘澜水法：取水二斗，置大盆内，以杓扬之，水上有珠子五六千颗相逐，取用之。

发汗后，腹胀满者，属厚朴生姜半夏甘草人参汤。［方十二］

厚朴半斤，炙　生姜半斤　半夏半升，洗　甘草二两，炙　人参一两

上五味，以水一斗，煮取三升，去滓。温服一升，日三服。

发汗病不解，反恶寒者，虚故也，属芍药甘草附子汤。［方十三］

芍药三两　甘草三两　附子一枚，炮，去皮，破六片

上三味，以水三升，煮取一升二合，去滓。分温三服。疑非仲景方。

发汗后，恶寒者，虚故也；不恶寒，但热者，实也，当和胃气，属调胃承气汤证。［方十四］

［用前第五方。一法：用小承气汤］

太阳病，发汗后，大汗出，胃中干，烦躁不得眠，欲得饮水者，少少与饮之，令胃气和则愈。若脉浮，小便不利，微热消渴者，属五苓散。［方十五］

猪苓十八铢，去皮　泽泻一两六铢　白术十八铢　茯苓十八铢　桂枝半两，去皮

上五味，捣为散，以白饮和服方寸匕，日三服，多饮暖水，汗出愈。

发汗已，脉浮数，烦渴者，属五苓散证。［方十六］［用前第十五方］

伤寒，汗出而渴者，宜五苓散；不渴者，属茯苓甘草汤。［方十七］

茯苓二两　桂枝二两　甘草一两，炙　生姜一两

上四味，以水四升，煮取二升，去滓。分温三服。

太阳病发汗，汗出不解，其人仍发热，心下悸，头眩，身𥆧动，振振欲擗一作"僻"地者，属真武汤。［方十八］

茯苓三两　芍药三两　生姜三两，切　附子一枚，炮，去皮，破八片　白术二两

上五味，以水八升，煮以三升，去滓。温服七合，日三服。

伤寒，汗出解之后，胃中不和，心下痞鞕，干噫食臭，胁下有水气，腹中雷鸣下利者，属生姜泻心汤。［方十九］

生姜四两　甘草三两，炙　人参三两　干姜一两　黄芩三两　半夏半升，洗　黄连一两　大枣十二枚，擘

上八味，以水一斗，煮取六升，去滓，再煎取三升。温服一升，日三服。生姜泻心汤，本云：理中人参黄芩汤去桂枝、术，加黄连，并泻肝法。

伤寒发热，汗出不解，心中痞鞕，呕吐而下利者，属大柴胡汤。［方二十］

柴胡半斤　枳实四枚，炙　生姜五两　黄芩三两　芍药三两　半夏半升，洗　大枣十二枚，擘

上七味，以水一斗二升，煮取六升，去滓，再煎取三升。温服一升，日三服。一方加大黄二两，若不加，恐不名大柴胡汤。

阳明病，自汗出，若发汗，小便自利者，此为津液内竭，虽鞕不可攻之。须自欲大便，宜蜜煎导而通之。若土瓜根及大猪胆汁，皆可为导。［方二十一］

◎　蜜煎方

食蜜七合

上一味，于铜器内，微火煎，当须凝如饴状，搅之勿令焦著，欲可丸，并手捻作挺，令头锐，大如指许，长二寸。当热时急作，冷则鞕。以纳谷道中，以手急抱，欲大便时，乃去之。疑非仲景意，已试甚良。

又大猪胆一枚，泻汁，和少许法醋，以灌谷道内，如一食顷，当大便出宿食、恶物，甚效。

太阳病三日，发汗不解，蒸蒸发热者，属胃也，属调胃承气汤证。［方二十二］［用前第五方］

大汗出，热不去，内拘急，四肢疼，又下利厥逆而恶寒者，属四逆汤证。［方二十三］［用前第五方］

发汗后不解，腹满痛者，急下之，宜大承气汤。［方二十四］

大黄四两，酒洗　厚朴半斤，炙　枳实五枚，炙　芒硝三合

上四味，以水一斗，先煮二物，取五升，纳大黄，更煮取二升，去滓，纳芒硝，更一二沸，分再服。得利者，止后服。

发汗多，亡阳谵语者，不可下，与柴胡桂枝汤，和其荣卫，以通津液，后自愈。[方二十五]

柴胡四两　桂枝一两半，去皮　黄芩一两半　芍药一两半　生姜一两半　大枣六个，擘　人参一两半　半夏二合半，洗　甘草一两，炙

上九味，以水六升，煮取三升，去滓。温服一升，日三服。

辨不可吐第十八　　合四证

太阳病，当恶寒发热，今自汗出，反不恶寒发热，关上脉细数者，以医吐之过也。若得病一二日吐之者，腹中饥，口不能食；三四日吐之者，不喜糜粥，欲食冷食，朝食暮吐。以医吐之所致也，此为小逆。

太阳病，吐之，但太阳病当恶寒，今反不恶寒，不欲近衣者，此为吐之内烦也。

少阴病，饮食入口则吐，心中温温欲吐，复不能吐，始得之，手足寒，脉弦迟者，此胸中实，不可下也。若膈上有寒饮，干呕者，不可吐也，当温之。

诸四逆厥者，不可吐也，虚家亦然。

辨可吐第十九　　合二法　五证

大法，春宜吐。

凡用吐，汤中病便止，不必尽剂也。

病如桂枝证，头不痛，项不强，寸脉微浮，胸中痞鞭，气上撞咽喉不得息者，此为有寒，当吐之。[一云"此以内有久痰，宜吐之"]

病胸上诸实[一作"寒"]，胸中郁郁而痛，不能食，欲使人按之，而反有涎唾，下利日十余行，其脉反迟，寸口脉微滑，此可吐之。吐之，利则止。

少阴病，饮食入口则吐，心中温温欲吐复不能吐者，宜吐之。

宿食在上管者，当吐之。

病手足逆冷，脉乍结，以客气在胸中。心下满而烦，欲食不能食者，病在胸中，当吐之。

卷九

辨不可下病脉证并治第二十　　合四法　方六首

阳明病，潮热，大便微鞭，与大承气汤。若不大便六七日，恐有燥屎，与小承气汤和之。

[第一]［大承气四味、小承气三味。前有四十病证］

伤寒，中风，反下之，心下痞，医复下之，痞益甚，属甘草泻心汤。[第二][六味]

下利脉大者，虚也，以强下之也。设脉浮革，肠鸣者，属当归四逆汤。[第三][七味，下有阳明病二证]

阳明病，汗自出，若发汗，小便利，津液内竭，虽鞕，不可攻，须自大便，宜蜜煎，若土瓜根、猪胆汁导之。[第四][蜜煎一味、猪胆汁二味]

脉濡而弱，弱反在关，濡反在巅，微反在上，涩反在下。微则阳气不足，涩则无血，阳气反微，中风汗出，而反躁烦。涩则无血，厥而且寒。阳微则不可下，下之则心下痞鞕。

动气在右，不可下。下之则津液内竭，咽燥，鼻干，头眩，心悸也。

动气在左，不可下。下之则腹内拘急，食不下，动气更剧，虽有身热，卧则欲蜷。

动气在上，不可下。下之则掌握热烦，身上浮冷，热汗自泄，欲得水自灌。

动气在下，不可下。下之则腹胀满，卒起头眩，食则下清谷，心下痞也。

咽中闭塞，不可下。下之则上轻下重，水浆不下，卧则欲蜷，身急痛，下利日数十行。

诸外实者，不可下。下之则发微热，亡脉厥者，当齐握热。诸虚者，不可下。下之则大渴，求水者易愈，恶水者剧。

脉濡而弱，弱反在关，濡反在巅，弦反在上，微反在下。弦为阳运，微为阴寒，上实下虚，意欲得温。微弦为虚，虚者不可下也。微则为咳，咳则此涎，下之则咳止，而利因不休，利不休，则胸中如虫啮，粥入则出，小便不利，两胁拘急，喘息为难，颈背相引，臂则不仁，极寒反汗出，身冷若冰，眼睛不慧，语言不休，而谷气多入，此为除中［亦云：消中］，口虽欲言，舌不得前。

脉濡而弱，弱反在关，濡反在巅，浮反在上，数反在下。浮为阳虚，数为无血。浮为虚，数生热，浮为虚，自汗出而恶寒。数为痛，振而寒栗。微弱在关，胸下为急，喘汗而不得呼吸，呼吸之中，痛在于胁，振寒相搏，形如疟状。医反下之，故令脉数发热，狂走见鬼，心下为痞，小便淋漓，少腹甚鞕，小便则尿血也。

脉濡而紧，濡则卫气微，紧则荣中寒，阳微卫中风，发热而恶寒，荣紧胃气冷，微呕心内烦。医谓有大热，解肌而发汗，亡阳虚烦躁，心下苦痞坚，表里俱虚竭，卒起而头眩，客热在皮肤，怅怏不得眠。不知胃气冷，紧寒在关元，技巧无所施，汲水灌其身。客热应时罢，栗栗而振寒，重被而复之，汗出而冒巅，体惕而又振，小便为微难。寒气因水发，清谷不容间，呕变反肠出，颠倒不得安，手足为微逆，身冷而内烦，迟欲从后救，安可复追还。

脉浮而大，浮为气实，大为血虚。血虚为无阴，孤阳独下阴部者，小便当赤而难，胞中当虚，今反小便利，而大汗出，法应卫家当微，今反更实，津被四射，荣竭血尽，干烦而不眠，血薄肉消，而成暴［一云"黑"］液。医复以毒药攻其胃，此为重虚，客阳去有期，必下如汗泥而死。

脉浮而紧，浮则为风，紧则为寒，风则伤卫，寒则伤荣，荣卫俱病，骨节烦疼，当发其汗，而不可下也。趺阳脉迟而缓，胃气如经也。趺阳脉浮而数，浮则伤胃，数则动脾，此非本病，医特下之所为也。荣卫内陷，其数先微，脉反但浮，其人必大便鞕，气噫而除。何以言之，本以数脉动脾，其数先微，故知脾气不治，大便鞕，气噫而除。今脉反浮，其数改微，邪气独留，心中则饥，邪热不杀谷，潮热发渴，数脉当迟缓，脉因前后变数加法，病者则饥。效脉不时，则生恶疮也。

脉数者，久数不止。止则邪结，正气不能复，正气却结于脏，故邪气浮之，与皮毛相得。脉数者不可下，下之必烦，利不止。

少阴病，脉微，不可发汗，亡阳故也。阳已虚，尺中弱涩者，复不可下之。脉浮大，应发汗，医反下之，此为大逆也。

脉浮而大，心下反鞕有热属脏者，攻之，不令发汗。属腑者，不令溲数，溲数则大便鞕，汗多则热愈，汗少则便难。脉迟尚未可攻。二阳并病，大阳初得病时，而发其汗，汗先出不彻，因转属阳明，续自微汗出，不恶寒。若太阳证不罢者，不可下，下之为逆。结胸证，脉浮大者，不可下，下之即死。太阳与阳明合病，喘而胸满者，不可下。

太阳与少阳合病者，心下鞕，颈项强而眩者，不可下。诸四逆厥者，不可下之，虚家亦然。病欲吐者，不可下。

太阳病，有外证未解，不可下，下之为逆。

病发于阳，而反下之，热入因作结胸；病发于阴，而反下之，因作痞。病脉浮而紧，而复下之，紧反入里，则作痞。夫病阳多者热，下之则鞕。本虚，攻其热必口哕

无阳阴强，大便鞕者，下之必清谷腹满。

太阴之为病，腹满而吐，食不下，自利益甚，时腹自痛，下之必胸下结鞕。

厥阴之为病，消渴，气上撞心，心中疼热，饥而不欲食，食则吐蛔。下之利不止。

少阴病，饮食入口则吐，心中温温欲吐，复不能吐，始得之，手足寒，脉弦迟者，此胸中实，不可下也。

伤寒五六日，不结胸，腹濡，脉虚，复厥者，不可下。此亡血，下之死。

伤寒，发热头痛，微汗出，发汗则不识人；熏之则喘，不得小便，心腹满；下之则短气，小便难，头痛背强；加温针则衄。

伤寒，脉阴阳俱紧，恶寒发热，则脉欲厥。厥者，脉初来大，渐渐小，更来渐大，是其候也。如此者恶寒，甚者翕翕汗出，喉中痛，若热多者，目赤脉多，睛不慧。医复发之，咽中则伤。若复下之，则两目闭，寒多便清谷，热多便脓血。若熏之，则身发黄。若熨之，则咽燥。若小便利者，可救之。若小便难者，为危殆。

伤寒发热，口中勃勃气出，头痛目黄，衄不可制，贪水者，必呕，恶水者厥。若下之，咽中生疮，假令手足温者，必下重便脓血。头痛目黄者，若下之，则目闭。贪水者，若下之，其脉必厥，其声嘤，咽喉塞。若发汗，则战栗，阴阳俱虚。恶水者，若下之，则里冷不嗜食，大便完谷出。若发汗，则口中伤，舌上白苔，烦躁。脉数实，不大便六七日，后必便血。若发汗，则小便自利也。

得病二三日，脉弱，无太阳柴胡证，烦躁，心下痞。至四日，虽能食，以承气汤，少少与微和之，令小安，至六日与承气汤一升。若不大便六七日，小便少，虽不大便，但头鞕，后必溏，未定成鞕，攻之必溏。须小便利，屎定鞕，乃可攻之。

脏结无阳证，不往来寒热，其人反静，舌上苔滑者，不可攻也。伤寒呕多，虽有阳明证，不可攻之。

阳明病，潮热，大便微鞕者，可与大承气汤；不鞕者，不可与之。若不大便六七日，恐有燥屎，欲知之法，少与小承气汤，汤入腹中，转矢气者，此有燥屎也，乃可攻之。若不转矢气者，此但初头鞕后必溏，不可攻之，攻之必胀满不能食也，欲饮水者，与水则哕。其后发热者，大便必复鞕而少也，宜小承气汤和之。不转矢气者，慎不可攻也。大承气汤。［方一］

大黄四两　厚朴八两，炙　枳实五枚，炙　芒硝三合

上四味，以水一斗，先煮二味，取五升，下大黄，煮取二升，去滓，下芒硝，再煮一二沸。分二服，利则止后服。

◎　小承气汤方

大黄四两，酒洗　厚朴二两，炙，去皮　枳实三枚，炙

上三味，以水四升，煮取一升二合，去滓。分温再服。

伤寒中风，医反下之，其人下利日数十行，谷不化，腹中雷鸣，心下痞鞕而满，干呕，心烦不得安。医见心下痞，谓病不尽，复下之，其痞益甚。此非结热，但以胃中虚，客气上逆，故使鞕也，属甘草泻心汤。［方二］

甘草四两，炙　黄芩三两　干姜三两　大枣十二枚，擘　半夏半升，洗　黄连一两

上六味，以水一斗，煮取六升，去滓，再煎，取三升。温服一升，日三服。［有人参，见第四卷中］

下利脉大者，虚也，以强下之故也。设脉浮革，因尔肠鸣者，属当归四逆汤。［方三］

当归三两　桂枝三两，去皮　细辛三两　甘草二两，炙　通草二两　芍药三两　大枣二十五枚，擘

上七味，以水八升，煮取三升，去滓。温服一升，半日三服。

阳明病，身合色赤，不可攻之，必发热，色黄者，小便不利也。阳明病，心下鞕满者，不可攻之。攻之，利遂不止者死，利止者愈。

阳明病，自汗出，若发汗，小便自利者，此为津液内竭，虽鞕不可攻之。须自欲大便，宜蜜煎导而通之，若土瓜根及猪胆汁，皆可为导。［方四］

食蜜七合

上一味，于铜器内，微火煎，当须凝如饴状，搅之勿令焦著，欲可丸，并手捻作挺，令头锐，大如指，长二寸许。当热时急作，冷则鞕。以纳谷道中，以手急抱，欲大便时，乃去之。疑非仲景意，已试甚良。又大猪胆一枚，泻汁，和少许法醋，以灌谷道内。如一食顷，当大便出宿食、恶物，甚效。

辨可下病脉证并治第二十一　合四十四法
方一十一首

阳明病，汗多者，急下之，宜大柴胡汤。［第一］［加大黄，八味。一法：用小承气汤，前别有二法］

少阴病，得之二三日，口燥咽干者，急下之，宜大承气汤。［第二］［四味］

少阴病，六七日腹满不大便者，急下之，宜大承气汤。［第三］［用前第二方］

少阴病，下利清水，心下痛，口干者，可下之，宜大柴胡、大承气汤。［第四］［大柴胡汤
用前第一方，大承气汤用前第二方］

下利，三部脉平，心下鞕者，急下之，宜大承气汤。［第五］［用前第二方］

下利，脉迟滑者，内实也。利未止，当下之，宜大承气汤。［第六］［用前第二方］

阳明少阳合病，下利，脉不负者，顺也。脉滑数者，有宿食，当下之，宜大承气汤。［第
七］［用前第二方］

寸脉浮大反涩，尺中微而涩，故知有宿食。当下之，宜大承气汤。［第八］［用前第二方］

下利，不欲食者，以有宿食，当下之，宜大承气汤。［第九］［用前第二方］

下利瘥，至其年月日时复发者，以病不尽，当下之，宜大承气汤。［第十］［用前第二方］

病腹中满痛，此为实，当下之，宜大承气、大柴胡汤。［第十一］［大承气汤用前第二方，大柴
胡用前第一方］

下利，脉反滑，当有所去，下乃愈，宜大承气汤。［第十二］［用前第二方］

腹满不减，减不足言，当下之，宜大柴胡、大承气汤。［第十三］［大柴胡用前第一方，大承气
用前第二方］

伤寒后，脉沉。沉者，内实也，下之解，宜大柴胡汤。［第十四］［用前第一方］

伤寒六七日，目中不了了，睛不和，无表里证。大便难，身微热者，实也，急下之。宜
大承气、大柴胡汤。［第十五］［大柴胡用前第一方，大承气用前第二方］

太阳病未解，脉阴阳俱停，先振栗汗出而解。阴脉微者，下之解，宜大柴胡汤。［第十六］
［用前第一方。一法：用调胃承气汤］

脉双弦而迟者，心下鞕，脉大而紧者，阳中有阴也，可下之，宜大承气汤［第十七］［用前
第二方］

结胸者，项亦强，如柔痓状，下之和。［第十八］［结胸门用大陷胸丸］

病人无表里证，发热七八日，虽脉浮数者，可下之，宜大柴胡汤。［第十九］［用前第一方］

太阳病，表证仍在，脉微而沉，不结胸，发狂，少腹满，小便利，下血愈，宜下之，以
抵当汤。［第二十］［四味］

太阳病，身黄，脉沉结，少腹鞕，小便自利，其人如狂，血证谛，属抵当汤证。［第二十
一］［用前第二十方］

伤寒有热，少腹满，应小便不利，今反利，为有血。当下之，宜抵当丸。［第二十二］［四味］

阳明病，但头汗出，小便不利，身必发黄。宜下之，茵陈蒿汤。［第二十三］［三味］

阳明证，其人喜忘，必有蓄血，大便色黑，宜抵当汤下之。［第二十四］［用前第二十方］

汗出谵语，以有燥屎，过经可下之，宜大柴胡、大承气汤。［第二十五］［大柴胡用前第一方，
大承气用前第二方］

病人烦热，汗出，如疟状，日晡发热，脉实者，可下之，宜大柴胡、大承气汤。［第二十
六］［大柴胡用前第一方，大承气用前第二方］

阳明病，谵语，潮热，不能食，胃中有燥屎。若能食，便鞕耳。属大承气汤证。［第二十

七〕〔用前第二方〕

下利谵语者，有燥屎也，属小承气汤。〔第二十八〕〔三味〕

得病二三日，脉弱，无太阳柴胡证，烦躁，心下痞。小便利，屎定鞕，宜大承气汤。〔第二十九〕〔用前第二方。一云"大柴胡汤"〕

太阳中风，下利呕逆，表解，乃可攻之，属十枣汤。〔第三十〕〔二味〕

太阳病不解，热结膀胱，其人如狂，宜桃核承气汤。〔第三十一〕〔五味〕

伤寒七八日，身黄如橘子色，小便不利，腹微满者，属茵陈蒿汤证。〔第三十二〕〔用前第二十三方〕

伤寒发热，汗出不解，心中痞鞕，呕吐下利者，属大柴胡汤证。〔第三十三〕〔用前第一方〕

伤寒十余日，热结在里，往来寒热者，属大柴胡汤证。〔第三十四〕〔用前第一方〕

但结胸，无大热，水结在胸胁也，头微汗出者，属大陷胸汤。〔第三十五〕〔三味〕

伤寒六七日，结胸热实，脉沉紧，心下痛者，属大陷胸汤证。〔第三十六〕〔用前第三十五方〕

阳明病，多汗，津液外出，胃中燥，大便必鞕，谵语，属小承气汤证。〔第三十七〕〔用前第二十八方〕

阳明病，不吐不下，心烦者，属调胃承气汤。〔第三十八〕〔三味〕

阳明病脉迟，虽汗出不恶寒，身必重，腹满而喘，有潮热，大便鞕，大承气汤主之。若汗出多，微发热恶寒，桂枝汤主之。热不潮，腹大满不通，与小承气汤。〔第三十九〕〔大承气汤用前第二方，小承气汤用前第二十八方。桂枝汤五味〕

阳明病，潮热，大便微鞕，与大承气汤。若不大便六七日，恐有燥屎，与小承气汤。若不转气，不可攻之。后发热，大便复鞕者，宜以小承气和之。〔第四十〕〔并用前方〕

阳明病，谵语，潮热，脉滑疾者，属小承气汤证。〔第四十一〕〔用前第二十八方〕

二阳并病，太阳证罢，但发潮热，汗出，大便难，谵语者，下之愈，宜大承气汤。〔第四十二〕〔用前第二方〕

病人小便不利，大便乍难乍易，微热喘冒者，属大承气汤证。〔第四十三〕〔用前第二方〕

大下，六七日不大便，烦不解，腹满痛者，属大承气汤证。〔第四十四〕〔用前第二方〕

大法，秋宜下。

凡可下者，用汤胜丸、散，中病便止，不必尽剂也。

阳明病，发热，汗多者，急下之，宜大柴胡汤。〔方一〕〔一法：用小承气汤〕

柴胡八两　枳实四枚，炙　生姜五两　黄芩三两　芍药三两　大枣十二枚，擘　半夏半升，洗

上七味，以水一斗二升，煮取六升，去滓，更煎取三升。温服一升，日三服。一方云：加大黄二两。若不加，恐不成大柴胡汤。

少阴病，得之二三日，口燥咽干者，急下之，宜大承气汤。〔方二〕

大黄四两，酒洗　厚朴半斤，炙，去皮　枳实五枚，炙　芒硝三两

上四味，以水一斗，先煮二物，取五升，纳大黄，更煮取二升，去滓，纳芒硝，更上微火一二沸。分温再服。得下余勿服。

少阴病，六七日腹满不大便者，急下之，宜大承气汤。［方三］［用前第二方］

少阴病，下利清水，色纯青，心下必痛，口干燥者，可下之，宜大柴胡、大承气汤。［方四］［用前第二方］

下利，三部脉皆平，按之心下鞕者，急下之，宜大承气汤。［方五］［用前第二方］

下利，脉迟而滑者，内实也，利未欲止，当下之，宜大承气汤。［方六］［用前第二方］

阳明少阳合病，必下利，其脉不负者，为顺也。负者，失也，互相克贼，名为负也。脉滑而数者，有宿食，当下之，宜大承气汤。［方七］［用前第二方］

问曰：人病有宿食，何以别之？师曰：寸口脉浮而大，按之反涩，尺中亦微而涩，故知有宿食。当下之，宜大承气汤。［方八］［用前第二方］

下利，不欲食者，以有宿食故也，当下之，宜大承气汤。［方九］［用前第二方］

下利瘥，至其年月日时复发者，以病不尽故也，当下之，宜大承气汤。［方十］［用前第二方］

病腹中满痛者，此为实也，当下之，宜大承气、大柴胡汤。［方十一］［用前第一、第二方］

下利，脉反滑，当有所去，下乃愈，宜大承气汤。［方十二］［用前第二方］

腹满不减，减不足言，当下之，宜大柴胡、大承气汤。［方十三］［用前第一、第二方］

伤寒后脉沉，沉者，内实也，下之解，宜大柴胡汤。［方十四］［用前第一方］

伤寒六七日，目中不了了，睛不和，无表里证，大便难，身微热者，此为实也，急下之，宜大承气、大柴胡汤。［方十五］［用前第一、第二方］

太阳病未解，脉阴阳俱停［一作“微”］，必先振栗汗出而解，但阴脉微［一作“尺脉实”］者，下之而解，宜大柴胡汤。［方十六］［用前第一方。一法：用调胃承气汤］

脉双弦而迟者，必心下鞕。脉大而紧者，阳中有阴也，可下之，宜大承气汤。［方十七］［用前第二方］

结胸者，项亦强，如柔痉状，下之则和。［方十八］［结胸门用大陷胸丸］

病人无表里证，发热七八日，虽脉浮数者，可下之，宜大柴胡汤。［方十九］［用前第一方］

太阳病，六七日表证仍在，脉微而沉，反不结胸，其人发狂者，以热在下焦，少腹当鞕满，而小便自利者，下血乃愈。所以然者，以太阳随经，瘀热在里故也，宜下之，以抵当汤。［方二十］

水蛭三十枚，熬　桃仁二十枚，去皮、尖　虻虫三十枚，去翅、足，熬　大黄三两，去皮，破六片

上四味，以水五升，煮取三升，去滓。温服一升。不下者，更服。

太阳病，身黄，脉沉结，少腹鞕满，小便不利者，为无血也。小便自利，其人如狂者，血证谛，属抵当汤证。［方二十一］［用前第二十方］

伤寒有热，少腹满，应小便不利，今反利者，为有血也。当下之，宜抵当丸。［方二十二］

大黄三两　桃仁二十五个，去皮、尖　虻虫去翅、足，熬　水蛭各二十个，熬

上四味，捣筛，为四丸，以水一升，煮一丸，取七合，服之。晬时当下血，若不下者，更服。阳明病，发热汗出者，此为热越，不能发黄也。但头汗出，身无汗，剂颈而还，小便不利，渴引水浆者，以瘀热在里，身必发黄，宜下之，以茵陈蒿汤。［方二十三］

茵陈蒿六两　栀子十四个，擘　大黄二两，破

上三味，以水一斗二升，先煮茵陈，减六升，纳二味，煮取三升，去滓。分温三服。小便当利，尿如皂荚汁状，色正赤，一宿腹减，黄从小便去也。

阳明证，其人喜忘者，必有蓄血。所以然者，本有久瘀血，故令喜忘。屎虽鞭，大便反易，其色必黑，宜抵当汤下之。［方二十四］［用前第二十方］

汗［一作"卧"］出谵语者，以有燥屎在胃中，此为风也。须下者，过经乃可下之。下之若早者，语言必乱，以表虚里实故也。下之愈，宜大柴胡、大承气汤。［方二十五］［用前第一、第二方］

病人烦热，汗出则解，又如疟状，日晡所发热者，属阳明也。脉实者，可下之，宜大柴胡、大承气汤。［方二十六］［用前第一、第二方］

阳明病，谵语有潮热，反不能食者，胃中有燥屎五六枚也。若能食者，但鞭耳，属大承气汤证。［方二十七］［用前第二方］

下利谵语者，有燥屎也，属小承气汤。［方二十八］

大黄四两　厚朴二两，炙，去皮　枳实三枚，炙

上三味，以水四升，煮取一升二合，去滓。分温再服。若更衣者，勿服之。

得病二三日，脉弱，无太阳柴胡证，烦躁，心下痞，至四五日，虽能食，以承气汤，少少与微和之，令小安，至六日，与承气汤一升。若不大便六七日，小便少者，虽不大便，但初头鞭，后必溏，此未定成鞭也，攻之必溏，须小便利，屎定鞭，乃可攻之，宜大承气汤。［方二十九］［用前第二方。一云"大柴胡汤"］

太阳病中风，下利呕逆，表解者，乃可攻之。其人漐漐汗出，发作有时，头痛，心下痞鞭满，引胁下痛，干呕则短气，汗出不恶寒者，此表解里未和也，属十枣汤。［方三十］

芫花熬赤　甘遂　大戟各等分。

上三味，各异捣筛，秤已，合治之。以水一升半，煮大肥枣十枚，取八合，去枣，纳药末。强人服一钱匕，羸人半钱，温服之，平旦服。若下之，病不除者，明日更服，加半钱。得快下利后，糜粥自养。

太阳病不解，热结膀胱，其人如狂，血自下，下者愈。其外未解者，尚未可攻，当先解其外。外解已，但少腹急结者，乃可攻之，宜桃核承气汤。［方三十一］

桃仁五十枚，去皮、尖　大黄四两　甘草二两，炙　芒硝二两　桂枝二两，去皮

上五味，以水七升，煮四物，取二升半，去滓，纳芒硝，更上火煎微沸。

先食温服五合，日三服，当微利。

伤寒七八日，身黄如橘子色，小便不利，腹微满者，属茵陈蒿汤证。［方三十二］［用前第二十三方］

伤寒发热，汗出不解，心中痞鞭，呕吐而下利者，属大柴胡汤证。［方三十三］［用前第一方］

伤寒十余日，热结在里，复往来寒热者，属大柴胡汤证。［方三十四］［用前第一方］

但结胸，无大热者，以水结在胸胁也，但头微汗出者，属大陷胸汤。［方三十五］

大黄六两　芒硝一升　甘遂末一钱匕

上三味，以水六升，先煮大黄，取二升，去滓，纳芒硝，更煮一二沸，纳甘遂末。温服一升。

伤寒六七日，结胸热实，脉沉而紧，心下痛，按之石鞕者，属大陷胸汤证。[方三十六][用前第三十五方]

阳明病，其人多汗，以津液外出，胃中燥，大便必鞕，鞕则谵语，属小承气汤证。[方三十七][用前第二十八方]

阳明病不吐不下，心烦者，属调胃承气汤。[方三十八]

大黄四两，酒洗　甘草二两，炙　芒硝半升

上三味，以水三升，煮取一升，去滓，纳芒硝，更上火微煮令沸，温顿服之。

阳明病脉迟，虽汗出不恶寒者，其身必重，短气腹满而喘，有潮热者，此外欲解，可攻里也。手足濈然汗出者，此大便已鞕也，大承气汤主之。若汗出多，微发热恶寒者，外未解也，桂枝汤主之。其热不潮，未可与承气汤。若腹大满不通者，与小承气汤，微和胃气，勿令至大泄下。[方三十九][大承气汤用前第二方，小承气用前第二十八方]

◎　桂枝汤方

桂枝去皮　芍药　生姜切，各三两　甘草二两，炙　大枣十二枚，擘

上五味，以水七升，煮取三升，去滓，温服一升。服汤后，饮热稀粥一升余，以助药力，取微似汗。

阳明病潮热，大便微鞕者，可与大承气汤；不鞕者，不可与之。若不大便六七日，恐有燥屎，欲知之法，少与小承气汤，汤入腹中，转矢气者，此有燥屎也，乃可攻之。若不转矢气者，此但初头鞕，后必溏，不可攻之，攻之必胀满不能食也，欲饮水者，与水则哕。其后发热者，大便必复鞕而少也，宜以小承气汤和之。不转矢气者，慎不可攻也。[方四十][并用前方]

阳明病，谵语，发潮热，脉滑而疾者，小承气汤主之。因与承气汤一升，腹中转气者，更服一升；若不转气者，勿更与之。明日又不大便，脉反微涩者，里虚也，为难治，不可更与承气汤。[方四十一][用前第二十八方]

二阳并病，太阳证罢，但发潮热，手足漐漐汗出，大便难，而谵语者，下之则愈，宜大承气汤。[方四十二][用前第二方]

病人小便不利，大便乍难乍易，时有微热，喘冒不能卧者，有燥屎也，属大承气汤证。[方四十三][用前第二方]

大下后，六七日不大便，烦不解，腹满痛者，此有燥屎也。所以然者，本有宿食故也，属大承气汤证。[方四十四][用前第二]

卷十

辨发汗吐下后病脉证并治第二十二 合四十八法
方三十九首

太阳病，八九日，如疟状，热多寒少，不呕，清便，脉微而恶寒者，不可更发汗吐下也，以其不得小汗，身必痒，属桂枝麻黄各半汤。〔第一〕〔七味。前有二十二病证〕

服桂枝汤，或下之，仍头项强痛，发热，无汗，心下满痛，小便不利，属桂枝去桂加茯苓白术汤。〔第二〕〔六味〕

太阳病，发汗不解，而下之，脉浮者为在外，宜桂枝汤。〔第三〕〔五味〕

下之后，复发汗，昼日烦躁，夜安静，不呕，不渴，无表证，脉沉微者，属干姜附子汤。〔第四〕〔二味〕

伤寒若吐、下后，心下逆满，气上冲胸，起则头眩，脉沉紧，发汗则身为振摇者，属茯苓桂枝白术甘草汤。〔第五〕〔四味〕

发汗若下之，病不解，烦躁者，属茯苓四逆汤。〔第六〕〔五味〕

发汗吐、下后，虚烦不眠，若剧者，反覆颠倒，心中懊憹，属栀子豉汤。少气者，栀子甘草豉汤；呕者，栀子生姜豉汤。〔第七〕〔栀子豉汤二味。栀子甘草豉汤、栀子生姜豉汤，并三味〕

发汗下之，而烦热胸中窒者，属栀子豉汤证。〔第八〕〔用上初方〕

太阳病，过经十余日，心下欲吐，胸中痛，大便溏，腹满，微烦，先此时极吐、下者，与调胃承气汤。〔第九〕〔三味〕

太阳病，重发汗，复下之，不大便五六日，舌上燥而渴，日晡潮热，心腹鞕满痛，不可近者，属大陷胸汤。〔第十〕〔三味〕

伤寒五六日，发汗复下之，胸胁满微结，小便不利，渴而不呕，头汗出，寒热，心烦者，属柴胡桂枝干姜汤。〔第十一〕〔七味〕

伤寒发汗、吐、下，解后，心下痞鞕，噫气不除者，属旋覆代赭汤。〔第十二〕〔七味〕

伤寒下之，复发汗，心下痞，恶寒，表未解也。表解乃可攻痞，解表宜桂枝汤；攻痞宜大黄黄连泻心汤。〔第十三〕〔桂枝汤用前第三方。大黄泻心汤二味〕

伤寒吐、下后，七八日不解，热结在里，表里俱热，恶风，大渴，舌上燥而烦，欲饮水数升者，属白虎加人参汤。〔第十四〕〔五味〕

伤寒吐、下后，不解，不大便至十余日，日晡发潮热，不恶寒，如见鬼状。剧者不识人，循衣摸床，惕而不安，微喘直视，发热谵语者，属大承气汤。〔第十五〕〔四味〕

三阳合病，腹满身重，口不仁，面垢，谵语遗尿。发汗则谵语，下之则额上汗，手足逆冷，自汗出者，属白虎汤。〔第十六〕〔四味〕

阳明病，脉浮紧，咽躁口苦，腹满而喘，发热汗出，反恶热，身重。若发汗则谵语；加温针必怵惕，烦躁不眠；若下之，则心中懊憹，舌上苔者，属栀子豉汤证。〔第十七〕〔用前第七方〕

阳明病，下之，心中懊憹而烦，胃中有燥屎，可攻，宜大承气汤。〔第十八〕〔用前第十五方〕

太阳病，吐、下、发汗后，微烦，小便数，大便鞕者，与小承气汤和之。［第十九］［三味］

大汗、大下而厥者，属四逆汤。［第二十］［三味］

太阳病，下之，气上冲者，与桂枝汤。［第二十一］［用前第三方］

太阳病，下之后，脉促胸满者，属桂枝去芍药汤。［第二十二］［四味］

若微寒者，属桂枝去芍药加附子汤。［第二十三］［五味］

太阳桂枝证，反下之，利不止，脉促，喘而汗出者，属葛根黄芩黄连汤。［第二十四］［四味］

太阳病，下之微喘者，表未解也，属桂枝加厚朴杏子汤。［第二十五］［七味］

伤寒，不大便六七日，头痛有热者，与承气汤。小便清者［一云“大便青”］，知不在里，当发汗，宜桂枝汤。［第二十六］［用前第三方］

伤寒五六日，下之后，身热不去，心中结痛者，属栀子豉汤证。［第二十七］［用前第七方］

伤寒下后，心烦腹满，卧起不安，属栀子厚朴汤。［第二十八］［三味］

伤寒，以丸药下之，身热不去，微烦者，属栀子干姜汤。［第二十九］［二味］

伤寒下之，续得下利不止，身疼痛，急当救里。后身疼痛，清便自调者，急当救表。救里宜四逆汤，救表宜桂枝汤。［第三十］［并用前方］

太阳病，过经十余日，二三下之，柴胡证仍在，与小柴胡汤。呕止小安，郁郁微烦者，可与大柴胡汤。［第三十一］［八味］

伤寒十三日不解，胸胁满而呕，日晡发潮热，微利。潮热者，实也。先服小柴胡汤以解外，后以柴胡加芒硝汤主之。［第三十二］［八味］

伤寒十三日，过经谵语，有热也。若小便利，当大便鞕，而反利者，知以丸药下之也。脉和者，内实也，属调胃承气汤证。［第三十三］［用前第九方］

伤寒八九日，下之，胸满烦惊，小便不利，谵语，身重不可转侧者，属柴胡加龙骨牡蛎汤。［第三十四］［十二味］

火逆下之，因烧针烦躁者，属桂枝甘草龙骨牡蛎汤。［第三十五］［四味］

太阳病，脉浮而动数，头痛发热，盗汗，恶寒，反下之，膈内拒痛，短气躁烦，心中懊憹，心下因鞕，则为结胸，属大陷胸汤证。［第三十六］［用前第十方］

伤寒五六日，呕而发热者，小柴胡汤证具，以他药下之，柴胡证仍在者，复与柴胡汤，必蒸蒸而振，却发热汗出而解。若心满而鞕痛者，此为结胸，大陷胸汤主之。但满而不痛者，为痞，属半夏泻心汤。［第三十七］［七味］

本以下之，故心下痞，其人渴而口燥烦，小便不利者，属五苓散。［第三十八］［五味］

伤寒中风，下之，其人下利日数十行，腹中雷鸣，心下痞鞕，干呕，心烦。复下之，其痞益甚，属甘草泻心汤。［第三十九］［六味］

伤寒服药，下利不止，心下痞鞕。复下之，利不止，与理中，利益甚，属赤石脂禹余粮汤。［第四十］［二味］

太阳病，外证未除，数下之，遂协热而利，利不止，心下痞鞕，表里不解，属桂枝人参汤。［第四十一］［五味］

下后，不可更行桂枝汤，汗出而喘，无大热者，属麻黄杏子甘草石膏汤。［第四十二］［四味］

阳明病，下之，外有热，手足温，心中懊憹，饥不能食，但头汗出，属栀子豉汤证。〔第四十三〕〔用前第七方〕

伤寒吐后，腹胀满者，属调胃承气汤证。〔第四十四〕〔用前第九方〕

病人无表里证，发热七八日，脉虽浮数，可下之。假令已下，脉数不解，不大便者，有瘀血，属抵当汤。〔第四十五〕〔四味〕

本太阳病，反下之，腹满痛，属太阴也，属桂枝加芍药汤。〔第四十六〕〔五味〕

伤寒六七日，大下，寸脉沉而迟，手足厥，下部脉不至，喉咽不利，唾脓血者，属麻黄升麻汤。〔第四十七〕〔十四味〕

伤寒本自寒下，复吐、下之，食入口即吐，属干姜黄芩黄连人参汤。〔第四十八〕〔四味〕

师曰：病人脉微而涩者，此为医所病也。大发其汗，又数大下之，其人亡血，病当恶寒，后乃发热，无休止时。夏月盛热，欲著复衣，冬月盛寒，欲裸其身。所以然者，阳微则恶寒，阴弱则发热，此医发其汗，使阳气微，又大下之，令阴气弱。五月之时，阳气在表，胃中虚冷，以阳气内微，不能胜冷，故欲著复衣。十一月之时，阳气在里，胃中烦热，以阴气内弱，不能胜热，故欲裸其身。又阴脉迟涩，故知亡血也。

寸口脉浮大，而医反下之，此为大逆。浮则无血，大则为寒，寒气相搏，则为肠鸣。医乃不知，而反饮冷水，令汗大出，水得寒气，冷必相搏，其人则噎。

太阳病三日，已发汗，若吐、若下、若温针，仍不解者，此为坏病，桂枝不中与之也。观其脉证，知犯何逆，随证治之。

脉浮数者，法当汗出而愈，若下之，身重，心悸者，不可发汗，当自汗出乃解。所以然者，尺中脉微，此里虚，须表里实，津液和，便自汗出愈。

凡病若发汗、若吐、若下、若亡血，无津液，阴阳脉自和者，必自愈。

大下之后，复发汗，小便不利者，亡津液故也。勿治之，得小便利，必自愈。

下之后，复发汗，必振寒，脉微细。所以然者，以内外俱虚故也。本发汗，而复下之，此为逆也。若先发汗，治不为逆。本先下之，而反汗之，为逆。若先下之，治不为逆。

太阳病，先下而不愈，因复发汗，以此表里俱虚，其人因致冒，冒家汗出自愈。所以然者，汗出表和故也。得表和，然后复下之。

得病六七日，脉迟浮弱，恶风寒，手足温，医二三下之，不能食，而胁下满痛，面目及身黄，颈项强，小便难者，与柴胡汤，后必下重。本渴饮水而呕者，柴胡不中与也，食谷者哕。

太阳病，二三日不能卧，但欲起，心下必结，脉微弱者，此本有寒分也。反下之，若利止，必作结胸，未止者，四日复下之，此作协热利也。

太阳病，下之，其脉促〔一作“纵”〕，不结胸者，此为欲解也。脉浮者，必结胸。脉紧者，必咽痛。脉弦者，必两胁拘急。脉细数者，头痛未止。脉沉紧者，必欲呕。脉沉滑者，协热利。脉浮滑者，必下血。

太阳少阳并病，而反下之，成结胸，心下鞕，下利不止，水浆不下，其人心烦。

脉浮而紧，而复下之，紧反入里，则作痞，按之自濡，但气痞耳。伤寒吐、下、发汗后，虚烦，脉甚微，八九日心下痞鞕，胁下痛，气上冲咽喉，眩冒，经脉动惕者，久而成痿。

阳明病，能食，下之不解者，其人不能食，若攻其热必哕。所以然者，胃中虚冷故也，以其人本虚，攻其热必哕。

阳明病，脉迟，食难用饱，饱则发烦，头眩，必小便难，此欲作谷疸。虽下之，腹满如故，所以然者，脉迟故也。

夫病阳多者热，下之则鞕。汗多，极发其汗亦鞕。

太阳病，寸缓关浮尺弱，其人发热，汗出，复恶寒，不呕，但心下痞者，此以医下之也。

太阴之为病，腹满而吐，食不下，自利益甚，时腹自痛。若下之，必胸下结鞕。

伤寒大吐、大下之，极虚，复极汗者，其人外气怫郁，复与之水，以发其汗，因得哕。所以然者，胃中寒冷故也。

吐、利、发汗后，脉平，小烦者，以新虚不胜谷气故也。

太阳病，医发汗，遂发热恶寒，因复下之，心下痞。表里俱虚，阴阳气并竭，无阳则阴独。复加烧针，因胸烦，面色青黄，肤瞤者，难治。今色微黄，手足温者，易愈。

太阳病，得之八九日，如疟状，发热恶寒，热多寒少，其人不呕，清便欲自可，一日二三度发。脉微缓者，为欲愈也。脉微而恶寒者，此阴阳俱虚，不可更发汗、更下、更吐也。面色反有热色者，未欲解也，以其不能得小汗出，身必痒，属桂枝麻黄各半汤。〔方一〕

　　桂枝一两十六铢　芍药一两　生姜一两，切　甘草一两，炙　麻黄一两，去节　大枣四枚，擘　杏仁二十四个，汤浸，去皮、尖及两仁者

上七味，以水五升，先煮麻黄一二沸，去上沫，纳诸药，煮取一升八合，去滓。温服六合。本云：桂枝汤三合、麻黄汤三合，并为六合，顿服。

服桂枝汤，或下之，仍头项强痛，翕翕发热，无汗，心下满微痛，小便不利者，属桂枝去桂加茯苓白术汤。〔方二〕

　　芍药三两　甘草二两，炙　生姜三两，切　白术三两　茯苓三两　大枣十二枚，擘

上六味，以水八升，煮取三升，去滓。温服一升。小便利则愈，本云：桂枝汤，今去桂枝，加茯苓、白术。

太阳病，先发汗不解，而下之，脉浮者不愈。浮为在外，而反下之，故令不愈。今脉浮，故在外，当须解外则愈，宜桂枝汤。〔方三〕

　　桂枝三两，去皮　芍药三两　生姜三两，切　甘草二两，炙　大枣十二枚，擘

上五味，以水七升，煮取三升，去滓。温服一升，须臾啜热稀粥一升，以助药力，取汗。

下之后，复发汗，昼日烦躁不得眠，夜而安静，不呕，不渴，无表证，脉沉微，身无大热者，属干姜附子汤。〔方四〕

　　干姜一两　附子一枚，生用，去皮，破八片

上二味，以水三升，煮取一升，去滓。顿服。

伤寒若吐、若下后，心下逆满，气上冲胸，起则头眩，脉沉紧，发汗则动经，身为振振摇者，属茯苓桂枝白术甘草汤。〔方五〕

　　茯苓四两　桂枝三两，去皮　白术二两　甘草二两，炙

上四味，以水六升，煮取三升，去滓。分温三服。

发汗，若下之后，病仍不解，烦躁者，属茯苓四逆汤。[方六]

茯苓四两　人参一两　附子一枚，生用，去皮，破八片　甘草二两，炙　干姜一两半

上五味，以水五升，煮取二升，去滓。温服七合，日三服。发汗、吐、下后，虚烦不得眠，若剧者，必反复颠倒，心中懊憹，属栀子豉汤。若少气者，栀子甘草豉汤；若呕者，栀子生姜豉汤。[方七]

肥栀子十四个，擘　香豉四合，绵裹

上二味，以水四升，先煮栀子，得二升半，纳豉，煮取一升半，去滓，分，为二服，温进一服。得吐者，止后服。

◎　栀子甘草豉汤方

肥栀子十四个，擘　甘草二两，炙　香豉四合，绵裹

上三味，以水四升，先煮二味，取二升半，纳豉，煮取一升半，去滓。分二服，温进一服。得吐者，止后服。

◎　栀子生姜豉汤

肥栀子十四个，擘　生姜五两，切　香豉四合，绵裹

上三味，以水四升，先煮二味，取二升半，纳豉，煮取一升半，去滓。分二服，温进一服。得吐者，止后服。

发汗若下之，而烦热胸中窒者，属栀子豉汤证。[方八][用前初方]

太阳病，过经十余日，心下温温欲吐，而胸中痛，大便反溏，腹微满，郁郁微烦，先此时极吐下者，与调胃承气汤。若不尔者，不可与。但欲吐，胸中痛，微溏者，此非柴胡汤证。以呕故知极吐下也，调胃承气汤。[方九]

大黄四两，酒洗　甘草二两，炙　芒硝半升

上三味，以水三升，煮取一升，去滓，纳芒硝，更上火令沸。顿服之。

太阳病，重发汗，而复下之，不大便五六日，舌上燥而渴，日晡所小有潮热一云"日晡所发，心胸大烦"，从心下至少腹鞕满而痛，不可近者，属大陷胸汤。[方十]

大黄六两，去皮，酒洗　芒硝一升　甘遂末一钱匕

上三味，以水六升，煮大黄，取二升，去滓，纳芒硝，煮二沸，纳甘遂末。温服一升，得快利，止后服。

伤寒五六日，已发汗，而复下之，胸胁满微结，小便不利，渴而不呕，但头汗出，往来寒热，心烦者，此为未解也，属柴胡桂枝干姜汤。[方十一]

柴胡半斤　桂枝三两，去皮　干姜二两　栝楼根四两　黄芩三两　甘草二两，炙　牡蛎二两，熬

上七味，以水一斗二升，煮取六升，去滓，再煎取三升。温服一升，日三服。初服微烦，后汗出便愈。

伤寒发汗，若吐、若下，解后，心下痞鞕，噫气不除者，属旋覆代赭汤。[方十二]

旋覆花三两　人参三两　生姜五两　代赭一两　甘草三两，炙　半夏半升，洗　大枣十二枚，擘

上七味，以水一斗，煮取六升，去滓，再煎取三升。温服一升，日三服。

伤寒大下之，复发汗，心下痞，恶寒者，表未解也，不可攻痞，当先解表，表解乃攻痞，解表宜桂枝汤，用前方；攻痞宜大黄黄连泻心汤。［方十三］

大黄二两，酒洗　黄连一两

上二味，以麻沸汤二升渍之，须臾，绞去滓，分温再服。［有黄芩，见第四卷中］

伤寒若吐、下后，七八日不解，热结在里，表里俱热，时时恶风，大渴，舌上干燥而烦，欲饮水数升者，属白虎加人参汤。［方十四］

知母六两　石膏一斤，碎　甘草二两，炙　粳米六合　人参三两

上五味，以水一斗，煮米熟汤成，去滓。温服一升，日三服。

伤寒若吐、若下后，不解，不大便五六日，上至十余日，日晡所发潮热，不恶寒，独语如见鬼状。若剧者，发则不识人，循衣摸床，惕而不安［一云"顺衣妄撮，怵惕不安"］，微喘直视，脉弦者生，涩者死。微者，但发热，谵语者，属大承气汤。［方十五］

大黄四两，去皮，酒洗　厚朴半斤，炙　枳实五枚，炙　芒硝三合

上四味，以水一斗，先煮二味，取五升，纳大黄，煮取二升，去滓，纳芒硝，更煮令一沸。分温再服。得利者，止后服。

三阳合病，腹满身重，难以转侧，口不仁，面垢［又作"枯"。一云"向经"］，谵语遗尿，发汗则谵语，下之则额上生汗，若手足逆冷，自汗出者，属白虎汤。［方十六］

知母六两　石膏一斤，碎　甘草二两，炙　粳米六合

上四味，以水一半，煮米熟汤成，去滓。温服一升，日三服。

阳明病，脉浮而紧，咽燥口苦，腹满而喘，发热汗出，不恶寒，反恶热，身重。若发汗则躁，心愦愦而反谵语。若加温针，必怵惕烦躁不得眠。若下之，则胃中空虚，客气动膈，心中懊憹，舌上苔者，属栀子豉汤证。［方十七］［用前第七方］

阳明病，下之，心中懊憹而烦，胃中有燥屎者，可攻。腹微满，初头鞕，后必溏，不可攻之。若有燥屎者，宜大承气汤。［方十八］［用前第十五方］

太阳病，若吐、若下、若发汗后，微烦，小便数，大便因鞕者，与小承气和之，愈。［方十九］

大黄四两，酒洗　厚朴二两，炙　枳实三枚，炙

上三味，以水四升，煮取一升二合，去滓。分温二服。大汗，若大下，而厥冷者，属四逆汤。［方二十］

甘草二两，炙　干姜一两半　附子一枚，生用，去皮，破八片

上三味，以水三升，煮取一升二合，去滓。分温再服。强人可大附子一枚、干姜四两。

太阳病，下之后，其气上冲者，可与桂枝汤。若不上冲者，不得与之。［方二十一］［用前第三方］

太阳病，下之后，脉促胸满者，属桂枝去芍药汤。［方二十二］［促，一作"纵"］

桂枝三两，去皮　甘草二两，炙　生姜三两　大枣十二枚，擘

上四味，以水七升，煮取三升，去滓。温服一升。本云：桂枝汤，今去芍药。

若微寒者，属桂枝去芍药加附子汤。［方二十三］

桂枝三两，去皮　甘草二两，炙　生姜三两，切　大枣十二枚，擘　附子一枚，炮

上五味，以水七升，煮取三升，去滓。温服一升，本去：桂枝汤，今去芍药加附子。

太阳病桂枝证，医反下之，利遂不止，脉促者，表未解也。喘而汗出者，属葛根黄芩黄连汤。〔方二十四〕〔促，一作"纵"〕

葛根半斤　甘草二两，炙　黄芩三两　黄连三两

上四味，以水八升，先煮葛根，减二升，纳诸药，煮取二升，去滓。温分再服。

太阳病，下之微喘者，表未解故也，属桂枝加厚朴杏子汤。〔方二十五〕

桂枝三两，去皮　芍药三两　生姜三两，切　甘草二两，炙　厚朴二两，炙，去皮　大枣十二枚，擘　杏仁五十个，去皮、尖

上七味，以水七升，煮取三升，去滓。温服一升。

伤寒，不大便六七日，头痛有热者，与承气汤。其小便清者〔一云"大便青"〕，知不在里，仍在表也，当须发汗。若头痛者，必衄，宜桂枝汤。〔方二十六〕〔用前第三方〕

伤寒五六日，大下之后，身热不去，心中结痛者，未欲解也，属栀子豉汤证。〔方二十七〕〔用前第七方〕

伤寒下后，心烦腹满，卧起不安者，属栀子厚朴汤。〔方二十八〕

栀子十四枚，擘　厚朴四两，炙　枳实四个，水浸，炙，令赤

上三味，以水三升半，煮取一升半，去滓。分二服，温进一服。得吐者，止后服。

伤寒，医以丸药大下之，身热不去，微烦者，属栀子干姜汤。〔方二十九〕

栀子十四个，擘　干姜二两

上二味，以水三升半，煮取一升半，去滓。分二服。一服得吐者，止后服。

凡用栀子汤，病人旧微溏者，不可与服之。

伤寒医下之，续得下利，清谷不止，身疼痛者，急当救里。后身疼痛，清便自调者，急当救表。救里宜四逆汤；救表宜桂枝汤。〔方三十〕〔并用前方〕

太阳病，过经十余日，反二三下之，后四五日，柴胡证仍在者，先与小柴胡汤。呕不止，心下急〔一云"呕止小安"〕，郁郁微烦者，为未解也，可与大柴胡汤，下之则愈。〔方三十一〕

柴胡半斤　黄芩三两　芍药三两　半夏半升，洗　生姜五两　枳实四枚，炙　大枣十二枚，擘

上七味，以水一斗二升，煮取六升，去滓。再煎取三升，温服一升，日三服，一方：加大黄二两，若不加，恐不为大柴胡汤。

伤寒十三日不解，胸胁满而呕，日晡所发潮热，已而微利，此本柴胡，下之不得利，今反利者，知医以丸药下之，此非其治也。潮热者，实也，先服小柴胡汤以解外，后以柴胡加芒硝汤主之。〔方三十二〕

柴胡二两十六铢　黄芩一两　人参一两　甘草一两，炙　生姜一两　半夏二十铢〔旧云：五枚，洗〕　大枣四枚，擘　芒硝二两

上八味，以水四升，煮取二升，去滓，纳芒硝，更煮微沸。温分再服，不解更作。

伤寒十三日，过经谵语者，以有热也，当以汤下之。若小便利者，大便当鞕，而反下利，脉调和者，知医以丸药下之，非其治也。若自下利者，脉当微厥，今反和者，此为内实也，

属调胃承气汤证。［方三十三］［用前第九方］

伤寒八九日，下之胸满烦惊，小便不利，谵语，一身尽重，不可转侧者，属柴胡加龙骨牡蛎汤。［方三十四］

柴胡四两　龙骨一两半　黄芩一两半　生姜一两半，切　铅丹一两半　人参一两半　桂枝一两半，去皮　茯苓一两半　半夏二合半，洗　大黄二两　牡蛎一两半，熬　大枣六枚，擘

上十二味，以水八升，煮取四升，纳大黄，切如棋子，更煮一二沸，去滓。温服一升。本云：柴胡汤，今加龙骨等。火逆下之，因烧针烦躁者，属桂枝甘草龙骨牡蛎汤。［方三十五］

桂枝一两，去皮　甘草二两，炙　龙骨二两　牡蛎二两，熬

上四味，以水五升，煮取二升半，去滓。温服八合，日三服。

太阳病，脉浮而动数，浮则为风，数则为热，动则为痛，数则为虚。头痛发热，微盗汗出，而反恶寒者，表未解也。医反下之，动数变迟，膈内拒痛［一云"头痛即眩"］，胃中空虚，客气动膈，短气躁烦，心中懊憹，阳气内陷，心下因鞕，则为结胸，属大陷胸汤证。若不结胸，但头汗出，余处无汗，剂颈而还，小便不利，身必发黄。［方三十六］［用前第十方］

伤寒五六日，呕而发热者，柴胡汤证具，而以他药下之，柴胡证仍在者，复与柴胡汤。此虽已下之，不为逆，必蒸蒸而振，却发热汗出而解。若心下满而鞕者，此为结胸也，大陷胸汤主之，用前方。但满而不痛者，此为痞，柴胡不中与之，属半夏泻心汤。［方三十七］

半夏半升，洗　黄芩三两　干姜三两　人参三两　甘草三两，炙　黄连一两　大枣十二枚，擘

上七味，以水一斗，煮取六升，去滓，再煎，取三升。温服一升，日三服。

本以下之，故心下痞，与泻心汤。痞不解，其人渴而口燥烦，小便不利者，属五苓散。［方三十八］［一方云：忍之一日，乃愈］

猪苓十八铢，去黑皮　白术十八铢　茯苓十八铢　泽泻一两六铢　桂心半两，去皮

上五味，为散，白饮和服方寸匕，日三服。多饮暖水，汗出愈。

伤寒中风，医反下之，其人下利日数十行，谷不化，腹中雷鸣，心下痞鞕而满，干呕，心烦不得安。医见心下痞，谓病不尽，复下之，其痞益甚，此非结热，但以胃中虚，客气上逆，故使鞕也，属甘草泻心汤。［方三十九］

甘草四两，炙　黄芩三两　干姜三两　半夏半升，洗　大枣十二枚，擘　黄连一两

上六味，以水一斗，煮取六升，去滓，再煎，取三升。温服一升，日三服。［有人参。见第四卷中］

伤寒服汤药，下利不止，心下痞鞕。服泻心汤已，复以他药下之，利不止。医以理中与之，利益甚。理中，理中焦，此利在下焦，属赤石脂禹余粮汤。复不止者，当利其小便。［方四十］

赤石脂一升，碎　太一禹余粮一斤，碎

上二味，以水六升，煮取二升，去滓，分温三服。

太阳病，外证未除，而数下之，遂协热而利，利下不止，心下痞鞕，表里不解者，属桂枝人参汤。［方四十一］

桂枝四两，别切，去皮　甘草四两，炙　白术三两　人参三两　干姜三两

上五味，以水九升，先煮四味，取五升，纳桂，更煮取三升，去滓。温服一升，日再夜一服。

下后，不可更行桂枝汤，汗出而喘，无大热者，属麻黄杏子甘草石膏汤。〔方四十二〕

麻黄四两，去节　杏仁五十个，去皮、尖　甘草二两，炙　石膏半斤，碎

上四味，以水七升，先煮麻黄，减二升，去上沫，纳诸药，煮取三升，去滓，温服一升。本云：黄耳杯。

阳明病，下之，其外有热，手足温，不结胸，心中懊侬，饥不能食，但头汗出者，属栀子豉汤证。〔方四十三〕〔用前第七初方〕

伤寒吐后，腹胀满者，属调胃承气汤证。〔方四十四〕〔用前第九方〕

病人无表里证，发热七八日，脉虽浮数者，可下之。假令已下，脉数不解，今热则消谷喜饥，至六七日，不大便者，有瘀血，属抵当汤。〔方四十五〕

大黄三两，酒洗　桃仁二十枚，去皮、尖　水蛭十三枚，熬　虻虫去翅、足，三十枚，熬

上四味，以水五升，煮取三升，去滓。温服一升，不下更服。

本太阳病，医反下之，因尔腹满时痛者，属太阴也，属桂枝加芍药汤。〔方四十六〕

桂枝三两，去皮　芍药六两　甘草二两，炙　大枣十二枚，擘　生姜三两，切

上五味，以水七升，煮取三升，去滓。分温三服。本云：桂枝汤，今加芍药。

伤寒六七日，大下，寸脉沉而迟，手足厥逆，下部脉不至，喉咽不利，睡脓血，泄利不止者，为难治，属麻黄升麻汤。〔方四十七〕

麻黄二两半，去皮　升麻一两六铢　当归一两六铢　知母十八铢　黄芩十八株　葳蕤十八铢〔一作"菖蒲"〕　芍药六铢　天门冬六铢，去心　桂枝六铢，去皮　茯苓六铢　甘草六铢，炙　石膏六铢，碎，绵裹　白术六铢　干姜六铢

上十四味，以水一斗，先煮麻黄一二沸，去上沫，纳诸药，煮取三升，去滓。分温三服。相去如炊三斗米顷令尽，汗出愈。

伤寒本自寒下，医复吐、下之，寒格更逆吐下，若食入口即吐，属干姜黄芩黄连人参汤。〔方四十八〕

干姜　黄芩　黄连　人参各三两

上四味，以水六升，煮以二升，去滓。分温再服。

《伤寒论》后序

夫治伤寒之法，历观诸家方书，得仲景之多者，惟孙思邈。犹曰：见大医疗伤寒，惟大青、知母等诸冷物投之，极与仲景本意相反。又曰：寻方之大意，不过三种：一则桂枝，二则麻黄，三则青龙。凡疗伤寒不出之也，呜呼！是未知法之深者也。奈何仲景之意，治病发于阳者，以桂枝、生姜、大枣之类；发于阴者，以干姜、甘草、附子之类，非谓全用温热药。盖取《素问》辛甘发散之说。且风与寒，非辛甘不能发散之也。而又中风自汗用桂枝，伤寒无汗用麻黄，中风见寒脉、伤寒见风脉用青龙，若不知此，欲治伤寒者，是未得其门矣。然则此之三方，春冬所宜用之，若夏秋之时，病多中暍，当行白虎也。故《阴阳大论》云：脉盛身寒，得之伤寒；脉虚身热，得之伤暑。又云：五月、六月，阳气已盛，为寒所折，病热则重。《别论》云：太阳中热，暍是也，其人汗出恶寒，身热而渴，白虎主之。若误服桂枝、麻黄辈，未有不黄发斑出，脱血而得生者。此古人所未至，故附于卷之末云。

注解伤寒论

汉·张仲景 述

晋·王叔和 撰次

宋·成无己 注解

导　读

　　《注解伤寒论》的作者是宋代著名医学家成无己。因《注解伤寒论》据《宋本〈伤寒论〉》（《治平本〈伤寒论〉》或《元祐本〈伤寒论〉》）注解而成，故《伤寒论》学术界称其为《成本〈伤寒论〉》或《成注本〈伤寒论〉》。

　　成无己（约 1063~1156 年），宋代聊摄（今山东聊城市茌平区）人，靖康（1126 年）后，聊摄地入于金，遂为金人。

　　成无己在《宋本〈伤寒论〉》的基础上，全面做注，著成《注解伤寒论》一书，于南宋绍兴十四年（亦即金皇统四年，1144 年）刊行。

　　《注解伤寒论》现今流行的版本主要有两种：一种是明代汪济川校勘的《注解伤寒论》，一种是明代赵开美收入《仲景全书》的《注解伤寒论》。

　　因《注解伤寒论》既有原文，又有注文，便于学习，故流传较广，以致很长时间内，人们只知《成本〈伤寒论〉》，而不知《宋本〈伤寒论〉》。

　　《注解伤寒论》是第一个系统注解《伤寒论》的版本，对《伤寒论》的传承做出了不可磨灭的贡献。

　　本书校勘以明万历己亥年（1599 年）赵开美翻刻南宋绍兴甲子年成无己的《注解伤寒论》版本为底本，以明嘉靖乙巳年（1545 年）汪济川校勘的《注解伤寒论》刊本为主校本。

　　本书条文前的编号与《宋本〈伤寒论〉》的条文编号相对应，以便读者查阅。

《伤寒论》序

夫《伤寒论》，盖祖述大圣人之意，诸家莫其伦拟。故晋·皇甫谧序《甲乙针经》云：伊尹以元圣之才，撰用《神农本草》，以为《汤液》。汉·张仲景论广《汤液》，为数十卷，用之多验；近世太医令王叔和，撰次仲景遗论甚精，皆可施用。是仲景本伊尹之法，伊尹本神农之经，得不谓祖述大圣人之意乎？

张仲景，《汉书》无传，见《名医录》云：南阳人，名机，仲景乃其字也。举孝廉，官至长沙太守。始受术于同郡张伯祖。时人言：识用精微，过其师。所著论，其言精而奥，其法简而详，非浅闻寡见者所能及。自仲景于今八百余年，惟王叔和能学之。其间如葛洪、陶弘景、胡洽、徐之才、孙思邈辈，非不才也，但各自名家，而不能修明之。

开宝中，节度使高继冲曾编录进上，其文理舛错，未尝考正。历代虽藏之书府，亦阙于雠校。是使治病之流，举天下无或知者。国家诏儒臣校正医书，臣奇续被其选，以为百病之急，无急于伤寒。今先校定张仲景《伤寒论》十卷，总二十二篇，证外合三百九十七法，除重复，定有一百一十二方。今请颁行。

太子右赞善大夫　　　臣　高保衡

尚书屯田员外郎　　　臣　孙奇

尚书司封郎中秘阁校理　臣　林亿等谨上

《伤寒卒病论》集

论曰：余每览越人入虢之诊，望齐侯之色，未尝不慨然叹其才秀也。怪当今居世之士，曾不留神医药，精究方术，上以疗君亲之疾，下以救贫贱之厄，中以保身长全，以养其生，但竞逐荣势，企踵权豪，孜孜汲汲，惟名利是务，崇饰其末，忽弃其本，华其外而悴其内。皮之不存，毛将安附焉？卒然遭邪风之气，婴非常之疾，患及祸至，而方震栗，降志屈节，钦望巫祝，告穷归天，束手受败。赍百年之寿命，持至贵之重器，委付凡医，恣其所措。咄嗟呜呼！厥身已毙，神明消灭，变为异物，幽潜重泉，徒为啼泣。痛夫！举世昏迷，莫能觉悟，不惜其命，若是轻生，彼何荣势之云哉？而进不能爱人知人，退不能爱身知己，遇灾值祸，身居厄地，蒙蒙昧昧，蠢若游魂。哀乎！趋世之士，驰竞浮华，不固根本，忘躯徇物，危若冰谷，至于是也！

余宗族素多，向余二百，建安纪年以来，犹未十稔，其死亡者三分有二，伤寒十居其七。感往昔之沦丧，伤横夭之莫救，乃勤求古训，博采众方，撰用《素问》《九卷》《八十一难》《阴阳大论》《胎胪药录》，并《平脉辨证》，为《伤寒杂病论》合十六卷。虽未能尽愈诸病，庶可以见病知源。若能寻余所集，思过半矣。

夫天布五行，以运万类，人禀五常，以有五脏。经络腑俞，阴阳会通，玄冥幽微，变化难极，自非才高识妙，岂能探其理致哉！上古有神农、黄帝、岐伯、伯高、雷公、少俞、少师、仲文，中世有长桑、扁鹊，汉有公乘阳庆及仓公，下此以往，未之闻也。观今之医，不念思求经旨，以演其所知，各承家技，始终顺旧；省疾问病，务在口给；相对斯须，便处汤药；按寸不及尺，握手不及足，人迎趺阳，三部不参；动数发息，不满五十，短期未知决诊，九候曾无仿佛；明堂阙庭，尽不见察，所谓窥管而已。夫欲视死别生，实为难矣！

孔子云：生而知之者上，学则亚之，多闻博识，知之次也。余宿尚方术，请事斯语。

《注解伤寒论》序

夫前圣有作，后必有继述之者，则其教乃得著于世矣。医之道，源自炎黄，以至神之妙，始兴经方。继而伊尹以元圣之才撰成《汤液》，俾黎庶之疾疢咸遂蠲除，使万代之生灵普蒙拯济。后汉张仲景，又广《汤液》为《伤寒卒病论》十数卷，然后方大备。兹先圣、后圣，若合符节。至晋太医令王叔和，以仲景之书，撰次成叙，得为完帙。昔人以仲景方一部为众方之祖，盖能继述先圣之所作，迄今千有余年，不坠于地者，又得王氏阐明之力也。

《伤寒论》十卷，其言精而奥，其法简而详，非寡闻浅见所能赜究。后虽有学者，又各自名家，未见发明。仆忝医业，自幼祖老，耽味仲景之书五十余年矣。虽粗得其门，而近升乎堂，然未入于室，常为之慊然。

昨者，邂逅聊摄成公，议论赅博，术业精通，而有家学，注成《伤寒论》十卷，出以示仆。其三百九十七法之内，分析异同，彰明隐奥，调陈脉理，区别阴阳，使表里以昭然，俾汗下而灼见。百一十二方之后，通明名号之由，彰显药性之主，十剂轻重之攸分，七精制用之斯见；别气味之所宜，明补泻之所适。又皆引《内经》，旁牵众说，方法之辨，莫不允当，实前贤所未言，后学所未识，是得仲景之深意者也。昔所谓慊然者，今悉达其奥矣！亲睹其书，诚难默默，不揆荒芜，聊序其略。

时甲子中秋日洛阳严器之序

目　录

　　以上十卷内，计方一百一十二道。

　　此经方剂，并按古法，锱铢分两，与今不同。谓如㕮咀者，即今之锉如麻豆大是也。云一升者，即今之大白盏也。云铢者，六铢为一分［即二钱半也］，二十四铢为一两也。云三两者，即今之一两。云二两，即今之六钱半也。料例大者，只合三分之一足矣。

首　卷

南政北政三阴图、阴阳交图、寸尺脉图

北政三阴司天脉
厥阴　少阴　太阴
壬子午　　丙戊庚
右手　尺不应　金运　尺不应　左手

南政三阴在泉脉
左手　尺不应　土运　尺部应　右手
　　甲申　　甲寅
少阴　厥阴　太阳

南政三阴司天脉
少阴　太阴　少阳
己未　　己丑
左手　寸不应　土运　寸口应　右手

南政三阴司天脉
厥阴　少阴　太阴
甲午　　甲子
左手　寸不应　土运　寸不应　右手

北政三阴司天脉
太阳　厥阴　少阴
癸巳亥　　乙辛丁
右手　尺部应　火运　尺不应　左手

南政三阴在泉脉
左手　尺部应　土运　尺不应　右手
　　甲戌　　甲辰
少阳　太阴　少阴

南政三阴在泉脉
左手　尺不应　土运　尺不应　右手
　　己酉　　己卯
太阴　少阴　厥阴

南政三阴司天脉
太阳　厥阴　少阴
己亥　　己巳
左手　寸口应　土运　寸不应　右手

南政阴阳脉交死
少阴　太阴　少阳
己未　　己丑
交天左

南政阴阳脉交死
太阳　厥阴　少阴
己亥　　己巳
交天左

北政三阴在泉脉
右手　寸不应　木运　寸口应　左手
庚寅申　　丙壬戊
少阴　厥阴　太阳

北政三阴司天脉
少阴　太阴　少阳
癸丑未　　乙辛丁
右手　尺不应　水运　尺部应　左手

南政阴阳脉交死
交地左
　　甲戌　甲辰
　　少阳　太阴　少阴

南政阴阳脉交死
交地左
　　甲申　甲寅
　　少阴　厥阴　太阳

北政三阴在泉脉
右手　寸口应　金运　寸不应　左手
壬辰戌　　丙戊庚
少阳　太阴　少阴

北政三阴在泉脉
右手　寸不应　火运　寸不应　左手
癸卯酉　　乙辛丁
太阴　少阴　厥阴

续表

北政寸尺脉反死	南政寸尺脉反死	北政阴阳脉交死	南政阴阳脉交死
寸　寸 阴 壬子午　丙戊庚 阳 尺　尺	寸　寸 阳 甲午　甲子 阴 尺　尺	少阴　太阴　少阳 癸丑未　乙辛丁 交天左	太阳　厥阴　少阴 癸己亥　乙辛丁 交天左

北政寸尺脉反死	南政寸尺脉反死	北政阴阳脉交死	北政阴阳脉交死
寸　寸 阳 癸卯酉　乙辛丁 阴 尺　尺	寸　寸 阴 己酉　己卯 阳 尺　尺	交地左 壬辰戌　丙戊庚 少阳　太阴　少阳	交地左 壬寅申　丙戊庚 少阴　厥阴　太阳

阳明上下加临补泻
病证之图　　　　　　太阳上下加临补泻
病证之图

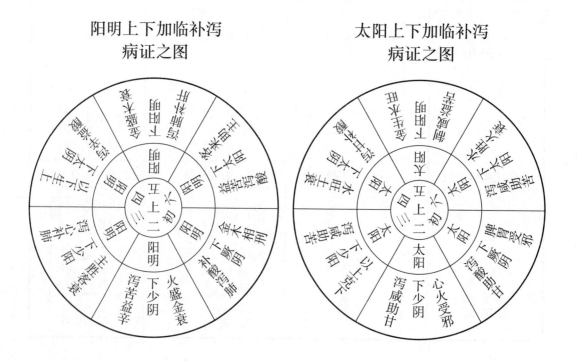

太阴上下加临补泻
病证之图

少阳上下加临补泻
病证之图

厥阴上下加临补泻
病证之图

少阴上下加临补泻
病证之图

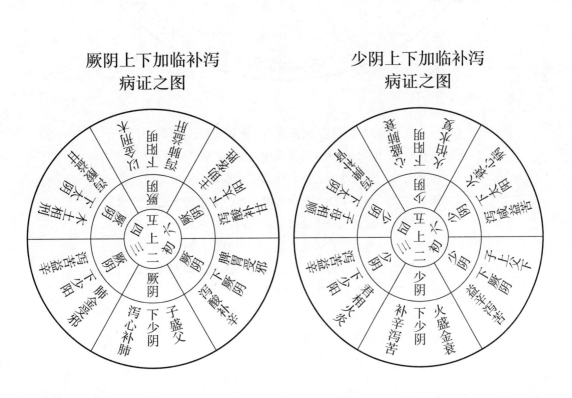

五运六气主病加临转移之图

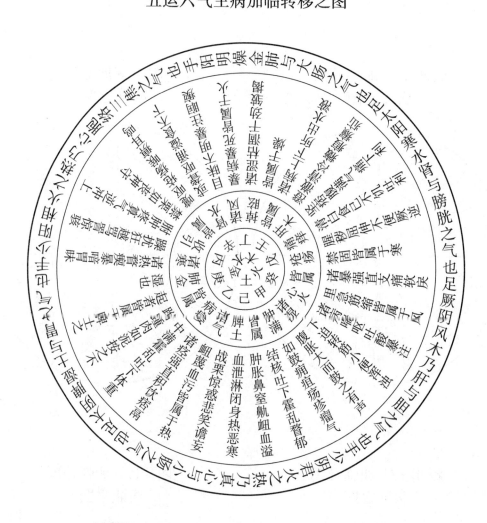

　　夫五运六气，主病阴阳虚实，无越此图，经曰：上，天也；下，地也；周天，谓天周也。五行之位，天垂六气，地布五行，天顺地而左回，地承天而东转。木运之后，天气常余，余气不加，君火却退一步，加临相火之上，是以每五岁已，退一位而右迁。故曰：左右周天，余而复合。会，遇也，言天地之道，常五岁毕，则以余气迁加，复与五行座位再相会，合而为岁法也。周天谓天周地位，非周天之六气也。

　　经曰：加临。《法》曰：先立其年，以知其气，左右应见，然后乃言生死也。

运气图解

经曰：天地之气，胜复之作，不形于诊也。

言平气及胜复，皆以形证观察，不以诊知也。

《脉法》曰：天地之变，无以脉诊，此之谓也。又曰：随气所在，期于左右。

于左右尺寸四部分位察之，以知应与不应，过与不过也。

从其气则和，违其气则病。

谓当沉浮涩钩弦大之类，而不应，盖至而和则平，至而甚则病，至而反则病，至而不至者病，未至而至者病，阴阳易者危。

不当其位者病。

见于他位也。

迭移其位者病。

谓左见右脉，右见左脉，气差错故尔。

失守其位者危。

已见于他部，本官见贼杀之气，故病危。

尺寸反者死。

子午卯酉四岁有之，反，谓岁当阴在寸，而脉反见于尺，岁当阳在尺，而脉反见于寸，尺寸俱见乃为反也，若尺独然，或寸独然，是不应气，非反也。

阴阳交者死。

寅申巳亥丑未辰戌八年有之。交，谓岁当阴在右，脉反见左，岁当阳在左，脉反见右，左右交见，是谓交，若左独然，或右独然，是不应气，非交也。

先立其年，以知其气，左右应见，然后乃可以言生死之逆顺也。凡三阴司天在泉，上下南北二政，或左或右，两手寸尺不相应，皆为脉沉下者，仰手而沉，覆手则沉为浮，细为大者也。若不明此法，如过渊海问津，岂不愚乎，区区白首不能晓明也。况因旬月邪，仆亦留入式之法，加临五运六气，三阴三阳标本，南北之政，司天在泉，主病立成图局，易晓其义，又何不达于圣意哉！

释运气加临民病吉凶图

金见丁辛火乙丁　丙己木水乙己并
戊壬土水火丙己　水木元来号甲丁
土水甲己从来道　金土丁壬汗似蒸
木土丙辛之日瘥　火金乙己汗如倾
水金甲戊言交汗　木火乙戊不瘥争
土火乙庚疾大减　金木安康在丙庚

金燥水寒中土湿　木风火热气和清
此是加临安愈诀　莫与迷人取次轻

汗瘥棺墓总括歌

木土棺临墓上知　尸临墓下土金归
二木棺中无气止　金水尸中有命随
火水气前逢命者　金火尸中有气微
木火棺中生有气　尸临棺下木金危
水火命前逢气可　土木逢之不可推
墓临棺上多应死　尸临棺下救应迟
金土尸来临墓上　病人危困不须疑
尸向棺头金木立　患家犹是好求医

　　夫运气阴阳者，各有上下相得不得，乃可从天令乎，于是立此图局，细述在前，布分十二经，令配合五运六气，虚实盛衰，或逆或顺，相生不和，自知民病吉凶各有所归，对六十首图，周而复始，各随气运中明解利安愈凶兆，并生数相假，定其征验也。

　　且如二木者〔丙己〕、火者〔乙丁〕、土者〔戊壬〕、金者〔丁辛〕、二水者〔乙己〕，盖以土无成数，惟九宫为准，其余气运并化，总不离十干。从甲至癸内藏九日，明矣。

运气加临汗瘥足经指掌之图　　　　运气加临汗瘥手经指掌之图

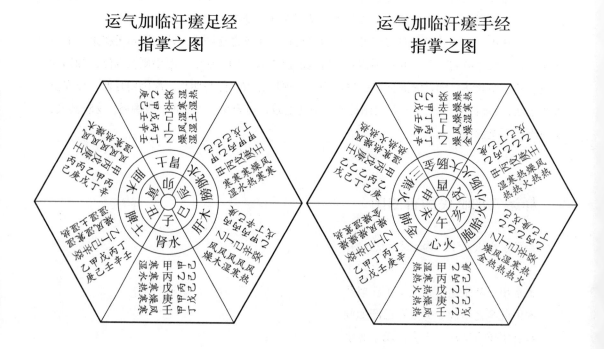

运气加临棺墓足经指掌之图

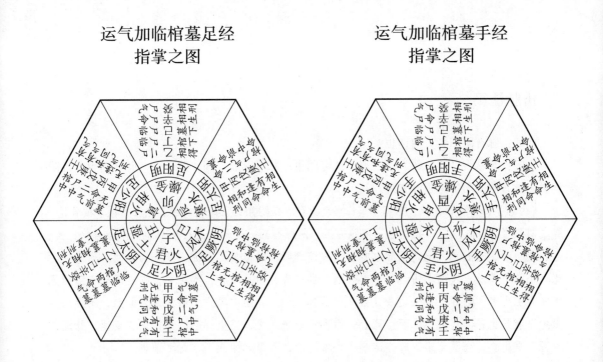

运气加临棺墓手经指掌之图

运气加临脉候寸尺不应之图

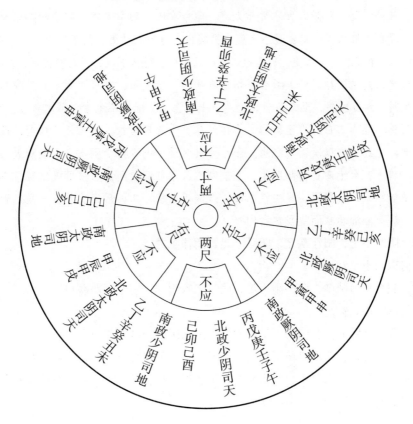

卷一

辨脉法第一

问曰：脉有阴阳者，何谓也？

答曰：凡脉大、浮、数、动、滑，此名阳也；脉沉、涩、弱、弦、微，此名阴也。凡阴病见阳脉者生，阳病见阴脉者死。

《内经》曰：微妙在脉，不可不察；察之有纪，从阴阳始。始之有经，从五行生。兹首论：脉之阴阳者，以脉从阴阳始故也。阳脉有五，阴脉有五，以脉从五行生故也。阳道常饶，大、浮、数、动、滑五者，比之平脉也有余，故谓之阳；阴道常乏，沉、涩、弱、弦、微五者，比之平脉也不及，故谓之阴。伤寒之为病，邪在表，则见阳脉；邪在里，则见阴脉。阴病见阳脉而主生者，则邪气自里之表，欲汗而解也，如"厥阴中风，脉微浮，为欲愈；不浮，为未愈"者是也；阳病见阴脉而主死者，则邪气自表入里，正虚邪胜，如"谵言妄语，脉沉细者死"是也。《金匮要略》曰"诸病在外者可治，入里者即死"，此之谓也。

问曰：脉有阳结、阴结者，何以别之？

答曰：其脉浮而数，能食，不大便者，此为实，名曰阳结也。期十七日当剧。其脉沉而迟，不能食，身体重，大便反鞕，名曰阴结也。期十四日当剧。

结者，气偏结固，阴阳之气不得而杂之。阴中有阳，阳中有阴，阴阳相杂以为和，不相杂以为结。浮数，阳脉也；能食而不大便，里实也，为阳气结固，阴不得而杂之，是名阳结。沉迟，阴脉也；不能食，身体重，阴病也。阴病见阴脉，则当下利，今大便鞕者，为阴气结固，阳不得而杂之，是名阴结。论其数者，伤寒之病，一日太阳，二日阳明，三日少阳，四日太阴，五日少阴，六日厥阴，至六日为传经尽，七日当愈。七日不愈者，谓之再经。言再经者，再自太阳而传，至十二日，再至厥阴，为传经尽，十三日当愈。十三日不愈者，谓之过经。言再传过太阳之经，亦以次而传之也。阳结为火，至十七日传少阴水，水能制火，火邪解散则愈；阴结属水，至十四日传阳明土，土能制水，水邪解散则愈。彼邪气结甚，水又不能制火，土又不能制水，故当剧。《内经》曰：一候后则病，二候后则病甚，三候后则病危也。

问曰：病有洒淅恶寒而复发热者何？

答曰：阴脉不足，阳往从之；阳脉不足，阴往乘之。

曰：何谓阳不足？

答曰：假令寸口脉微，名曰阳不足，阴气上入阳中，则洒淅恶寒也。

曰：何谓阴不足？

答曰：假令尺脉弱，名曰阴不足，阳气下陷入阴中，则发热也。

一阴一阳谓之道，偏阴偏阳谓之疾。阴偏不足，则阳得而从之；阳偏不足，则阴得而乘之。阳不足，则阴气上入阳中，为恶寒者，阴胜则寒矣；阴不足，阳气下陷入阴中，为发热者，阳胜则热矣。

阳脉浮，阴脉弱者，则血虚，血虚则筋急也。

阳为气，阴为血。阳脉浮者，卫气强也；阴脉弱者，荣血弱也。《难经》曰：气主呴之，血主濡之。血虚则不能濡润筋络，故筋急也。

其脉沉者，荣气微也。

《内经》云：脉者，血之府也。脉实则血实，脉虚则血虚，此其常也。脉沉者，知荣血内微也。

其脉浮，而汗出如流珠者，卫气衰也。

《针经》云：卫气者，所以温分肉，充皮毛，肥腠理，司开阖者也。脉浮，汗出如流珠者，腠理不密，开阖不司，为卫气外衰也。浮主候卫，沉主候荣，以浮沉别荣卫之衰微，理固然矣。然而衰甚于微，所以于荣言微而卫言衰者，以其汗出如流珠，为阳气外绝，所以卫病甚于荣也。

荣气微者，加烧针，则血留不行，更发热而躁烦也。

卫，阳也；荣，阴也。烧针益阳而损阴。荣气微者，谓阴虚也。《内经》曰：阴虚而内热。方其内热，又加烧针以补阳，不惟两热相合而荣血不行，必更外发热而内躁烦也。

脉蔼蔼如车盖者，名曰阳结也。

蔼蔼如车盖者，大而厌厌聂聂也。为阳气郁结于外，不与阴气和杂也。

脉累累如循长竿者，名曰阴结也。

累累如循长竿者，连连而强直也。为阴气郁结于内，不与阳气和杂也。

脉瞥瞥如羹上肥者，阳气微也。

轻浮而主微也。

脉萦萦如蜘蛛丝者，阳气衰也。

萦萦，滞也，若萦萦惹惹之不利也。如蜘蛛丝者，至细也。微为阳微，细为阳衰。《脉要》曰"微为气痞"，是未至于衰。《内经》曰"细则气少"，以至细为阳衰，宜矣。

脉绵绵如泻漆之绝者，亡其血也。

绵绵者，连绵而软也。如泻漆之绝者，前大而后细也。《正理论》曰：天枢开发，精移气变，阴阳交会，胃和脉生，脉复生也。阳气先至，阴气后至，则脉前为阳气，后为阴气。脉来前大后细，为阳气有余而阴气不足，是知亡血。

脉来缓，时一止复来者，名曰结。脉来数，时一止复来者，名曰促。脉，阳盛则促，阴盛则结，此皆病脉。

脉一息四至曰平，一息三至曰迟，小快于迟曰缓，一息六至曰数，时有一止者，阴阳之气不得相续也。阳行也速，阴行也缓。缓以候阴，若阴气胜而阳不能相续，则脉来缓而时一止；数以候阳，若阳气胜而阴不能相续，则脉来数而时一止。伤寒有结代之脉，动而中止，不能自还，为死脉。此结促之脉，止是阴阳偏胜，而时有一止，即非脱绝而止，云此皆病脉。

阴阳相搏，名曰动。阳动则汗出，阴动则发热。形冷恶寒者，此三焦伤也。

动，为阴阳相搏，方其阴阳相搏而虚者，则动。阳动为阳虚，故汗出；阴动为阴虚，故发热也。如不汗出发热，而反形冷恶寒者，三焦伤也。三焦者，原气之别使，主行气于阳。

三焦既伤，则阳气不通而微，致身冷而恶寒也。《金匮要略》曰：阳气不通，即身冷。经曰：阳微则恶寒。

若数脉见于关上，上下无头尾，如豆大，厥厥动摇者，名曰动也。

《脉经》云：阳出阴入，以关为界。关为阴阳之中也。若数脉见于关上，上下无头尾，如豆大，厥厥动摇者，是阴阳之气相搏也，故名曰动。

阳脉浮大而濡，阴脉浮大而濡，阴脉与阳脉同等者，名曰缓也。

阳脉，寸口也；阴脉，尺中也。上下同等，无有偏胜者，是阴阳之气和缓也，非若迟缓之有邪也。阴阳偏胜者，为结，为促；阴阳相搏者，为动；阴阳气和者，为缓。学者不可不知也。

脉浮而紧者，名曰弦也。弦者，状如弓弦，按之不移也。脉紧者，如转索无常也。

《脉经》云：弦与紧相类。以弦为虚，故虽紧如弦，而按之不移，不移则不足也。经曰：弦则为减。以紧为实，是切之如转索无常而不散。《金匮要略》曰：脉紧，如转索无常者，有宿食也。

脉弦而大，弦则为减，大则为芤，减则为寒，芤则为虚，寒虚相搏，此名为革。妇人则半产、漏下，男子则亡血、失精。

弦则为减，减则为寒。寒者，谓阳气少也。大则为芤，芤则为虚者，谓血不足也。所谓革者，言其既寒且虚，则气血改革，不循常度。男子得之，为真阳减而不能内固，故主亡血、失精；妇人得之，为阴血虚而不能滋养，故主半产、漏下。

问曰：病有战而汗出，因得解者，何也？

答曰：脉浮而紧，按之反芤，此为本虚，故当战而汗出也。其人本虚，是以发战；以脉浮，故当汗出而解也。

浮为阳，紧为阴，芤为虚。阴阳争则战，邪气将出，邪与正争，其人本虚，是以发战。正气胜则战，战已，复发热而大汗解也。

若脉浮而数，按之不芤，此人本不虚，若欲自解，但汗出耳，不发战也。

浮、数，阳也。本实阳胜，邪不能与正争，故不发战也。

问曰：病有不战而汗出解者，何也？

答曰：脉大而浮数，故知不战汗出而解也。

阳胜则热，阴胜则寒，阴阳争则战。脉大而浮数，皆阳也。阳气全胜，阴无所争，何战之有？

问曰：病有不战、不汗出而解者，何也？

答曰：其脉自微，此以曾经发汗、若吐、若下、若亡血，以内无津液，此阴阳自和，必自愈，故不战、不汗出而解也。

脉微者，邪气微也。邪气已微，正气又弱，脉所以微。既经发汗、吐、下、亡阳、亡血，内无津液，则不能作汗，得阴阳气和而自愈也。

问曰：伤寒三日，脉浮数而微，病人身凉和者，何也？

答曰：此为欲解也。解以夜半。脉浮而解者，濈然汗出也；脉数而解者，必能食也；脉微而解者，必大汗出也。

伤寒三日，阳去入阴之时，病人身热，脉浮数而大，邪气传也；若身凉和，脉浮数而微者，则邪气不传而欲解也。解以夜半者，阳生于子也。脉浮，主濈然汗出而解者，邪从外散也；脉数，主能食而解者，胃气和也；脉微，主大汗出而解者，邪气微也。

问曰：脉病，欲知愈未愈者，何以别之？

答曰：寸口、关上、尺中三处，大小、浮沉、迟数同等，虽有寒热不解者，此脉阴阳为和平，虽剧，当愈。

三部脉均等，即正气已和，虽有余邪，何害之有？

立夏，得洪大脉，是其本位，其人病身体苦疼重者，须发其汗；若明日身不疼不重者，不须发汗；若汗濈濈自出者，明日便解矣。何以言之？立夏得洪大脉，是其时脉，故使然也。四时仿此。

脉来应时，为正气内固，虽外感邪气，但微自汗出而亦解尔。《内经》曰：脉得四时之顺者，病无他。

问曰：凡病，欲知何时得？何时愈？

答曰：假令夜半得病，明日日中愈；日中得病，夜半愈。何以言之？日中得病，夜半愈者，以阳得阴则解也；夜半得病，明日日中愈者，以阴得阳则解也。

日中得病者，阳受之；夜半得病者，阴受之。阳不和，得阴则和，是解以夜半；阴不和，得阳则和，是解以日中。经曰：用阳和阴，用阴和阳。

寸口脉，浮为在表，沉为在里，数为在腑，迟为在脏。假令脉迟，此为在脏也。

经曰：诸阳浮数为乘腑，诸阴迟涩为乘脏。

趺阳脉浮而涩，少阴脉如经也，其病在脾，法当下利。何以知之？若脉浮大者，气实血虚也。今趺阳脉浮而涩，故知脾气不足，胃气虚也。以少阴脉弦而浮，才见此为调脉，故称如经也。若反滑而数者，故知当屎脓也。

趺阳者，胃之脉。诊得浮而涩者，脾胃不足也。浮者以为气实，涩者以为血虚者，此非也。经曰：脉浮而大，浮为气实，大为血虚。若脉浮大，当为气实血虚。今趺阳脉浮而涩，浮则胃虚，涩则脾寒，脾胃虚寒，则谷不消而水不别，法当下利。少阴，肾脉也。肾为肺之子，为肝之母。浮为肺脉，弦为肝脉，少阴脉弦而浮，为子母相生，故云调脉。若滑而数者，则客热在下焦，使血流腐而为脓，故屎脓也。

寸口脉浮而紧，浮则为风，紧则为寒，风则伤卫，寒则伤荣，荣卫俱病，骨节烦疼，当发其汗也。

《脉经》云：风伤阳，寒伤阴。卫为阳，荣为阴，风为阳，寒为阴，各从其类而伤也，《易》曰"水流湿，火就燥"者是矣！卫得风则热，荣得寒则痛，荣卫俱病，故致骨节烦疼，当与麻黄汤，发汗则愈。

趺阳脉迟而缓，胃气如经也。趺阳脉浮而数，浮则伤胃，数则动脾，此非本病，医特下之所为也。荣卫内陷，其数先微，脉反但浮，其人必大便鞕，气噫而除。何以言之？本以数脉动脾，其数先微，故知脾气不治，大便鞕，气噫而除。今脉反浮，其数先微，邪气独留，心中则饥，邪热不杀谷，潮热发渴，数脉当迟缓，脉因前后度数如法，病者则饥。数脉不时，则生恶疮也。

经，常也。趺阳之脉，以候脾胃，故迟缓之脉为常。若脉浮数，则为医妄下，伤胃动脾，邪气乘虚内陷也。邪在表则见阳脉，邪在里则见阴脉。邪在表之时，脉浮而数也，因下里虚，荣卫内陷，邪客于脾，以数则动脾。今数先微，则是脾邪先陷于里也，胃虚脾热，津液干少，大便必鞕。《针经》曰：脾病善噫，得后出余气，则快然而衰。今脾客邪热，故气噫而除。脾能消磨水谷，今邪气独留于脾，脾气不治，心中虽饥，而不能杀谷也。脾主为胃行其津液，脾为热烁，故潮热而发渴也。趺阳之脉，本迟而缓，因下之后，变为浮数，荣卫内陷，数复改微，是脉因前后度数如法，邪热内陷于脾，而心中善饥也。数脉不时者，为数当改微而复不微，如此则是邪气不传于里，但郁于荣卫之中，必出自肌皮，为恶疮也。

师曰：病人脉微而涩者，此为医所病也，大发其汗，又数大下之，其人亡血，病当恶寒，后乃发热，无休止时。夏月盛热，欲着复衣；冬月盛寒，欲裸其身。所以然者，阳微则恶寒，阴弱则发热。此医发其汗，令阳气微；又大下之，令阴气弱。五月之时，阳气在表，胃中虚冷，以阳气内微，不能胜冷，故欲着复衣；十一月之时，阳气在里，胃中烦热，以阴气内弱，不能胜热，故欲裸其身。又，阴脉迟涩，故知血亡也。

微为亡阳，涩则无血。不当汗而强与汗之者，令阳气微，阴气上入阳中，则恶寒，故曰阳微则恶寒。不当下而强与下之者，令阴气弱，阳气下陷入阴中，则发热，故曰阴弱则发热。气为阳，血为阴，阳脉以候气，阴脉以候血。阴脉迟涩，为荣血不足，故知亡血。经曰：尺脉迟者，不可发汗，以荣气不足，血少故也。

脉浮而大，心下反鞕，有热属脏者，攻之，不令发汗。

浮大之脉，当责邪在表，若心下反鞕者，则热已甚而内结也。有热属脏者，为别无虚寒，而但见里热也。脏属阴，为悉在里，故可下之。攻之，谓下之也。不可谓脉浮大，更与发汗。《病源》曰：热毒气乘心，心下痞满，此为有实，宜速下之。

属腑者，不令溲数。溲数则大便鞕，汗多则热愈，汗少则便难，脉迟尚未可攻。

虽心下鞕，若余无里证，但见表证者，为病在阳，谓之属腑，当先解表，然后攻痞。溲，小便也。勿为饮结而利小便，使其溲数，大便必鞕也。经曰“小便数者，大便必鞕”，谓走其津液也。汗多则邪气除而热愈，汗少则邪热不尽，又走其津液，必便难也。鞕家当下，设脉迟，则未可攻，以迟为不足，即里气未实故也。

脉浮而洪，身汗如油，喘而不休，水浆不下，形体不仁，乍静乍乱，此为命绝也。

病有不可治者，为邪气胜于正气也。《内经》曰：大则邪至。又曰：大则病进。脉浮而洪者，邪气胜也；身汗如油，喘而不休者，正气脱也；四时以胃气为本，水浆不下者，胃气尽也；一身以荣卫为充，形体不仁者，荣卫绝也；不仁，为痛痒俱不知也。《针经》曰：荣卫不行，故为不仁。争则乱，安则静，乍静乍乱者，正与邪争，正负邪胜也。正气已脱，胃气又尽，荣卫俱绝，邪气独胜，故曰命绝也。

又未知何脏先受其灾，若汗出发润，喘不休者，此为肺先绝也。

肺为气之主，为津液之帅。汗出发润者，津脱也；喘不休者，气脱也。

阳反独留，形体如烟熏，直视摇头，此心绝也。

肺主气，心主血，气为阳，血为阴。阳反独留者，则为身体大热，是血先绝而气独在也。形体如烟熏者，为身无精华，是血绝不荣于身也。心脉侠咽系目，直视者，心经绝也。头为诸阳之会，摇头者，阴绝而阳无根也。

唇吻反青，四肢漐习者，此为肝绝也。

唇吻者，脾之候。肝色青，肝绝则真色见于所胜之部也。四肢者，脾所主。肝主筋，肝绝则筋脉引急，发于所胜之分也。漐习者，为振动，若搐搦，手足时时引缩也。

环口黧黑，柔汗发黄者，此为脾绝也。

脾主口唇，绝则精华去，故环口黧黑。柔为阴，柔汗，冷汗也。脾胃为津液之本，阳气之宗，柔汗发黄，脾绝而阳脱，真色见也。

溲便遗失，狂言，目反直视者，此为肾绝也。

肾司开阖，禁固便溺。溲便遗失者，肾绝不能约制也。肾藏志，狂言者，志不守也。《内经》曰：狂言者，是失志矣。失志者死。《针经》曰：五脏之精气皆上注于目，骨之精为瞳子。目反直视者，肾绝则骨之精不荣于瞳子，而瞳子不转也。

又，未知何脏阴阳前绝，若阳气前绝，阴气后竭者，其人死，身色必青；阴气前绝，阳气后竭者，其人死，身色必赤，腋下温，心下热也。

阳主热而色赤，阴主寒而色青。其人死也，身色青，则阴未离乎体，故曰阴气后竭；身色赤，腋下温，心下热，则阳未离乎体，故曰阳气后竭。《针经》曰"人有两死，而无两生"，此之谓也。

寸口脉浮大，而医反下之，此为大逆。浮则无血，大则为寒，寒气相搏，则为肠鸣。医乃不知，而反饮冷水，令汗大出，水得寒气，冷必相搏，其人即噎。

经云：脉浮大，应发汗，若反下之，为大逆。浮大之脉，邪在表也，当发其汗；若反下之，是攻其正气，邪气得以深入，故为大逆。浮则无血者，下后亡血也；大则为寒者，邪气独在也。寒邪因里虚而入，寒气相搏，乃为肠鸣。医见脉大，以为有热，饮以冷水，欲令水寒胜热而作大汗，里先虚寒，又得冷水，水寒相搏，使中焦之气涩滞，故令噎也。

趺阳脉浮，浮则为虚，浮虚相搏，故令气噎，言胃气虚竭也。脉滑则为哕。此为医咎，责虚取实，守空迫血，脉浮、鼻中燥者，必衄也。

趺阳脉浮为噎，脉滑为哕，皆医之咎，责虚取实之过也。《内经》曰：阴在内，阳之守也；阳在外，阴之使也。发汗攻阳，亡津液，而阳气不足者，谓之守空。经曰：表气微虚，里气不守，故使邪中于阴也。阴不为阳守，邪气因得而入之，内搏阴血，阴失所守，血乃妄行，未知从何道而出，若脉浮、鼻燥者，知血必从鼻中出也。

诸脉浮数，当发热，而洒淅恶寒，若有痛处，饮食如常者，蓄积有脓也。

浮数之脉，主邪在经，当发热；而洒淅恶寒，病人一身尽痛，不欲饮食者，伤寒也。若虽发热，恶寒而痛，偏着一处，饮食如常者，即非伤寒，是邪气郁结于经络之间，血气壅遏不通，欲蓄聚而成痈脓也。

脉浮而迟，面热赤而战惕者，六七日当汗出而解；反发热者，瘥迟。迟为无阳，不能作汗，其身必痒也。

　　脉浮，面热赤者，邪气外浮于表也；脉迟，战惕者，本气不足也。六七日为邪传经尽，当汗出而解之时。若当汗不汗，反发热者，为里虚，津液不多，不能作汗。既不汗，邪无从出，是以瘥迟。发热为邪气浮于皮肤，必作身痒也。经曰：以其不能得小汗出，故其身必痒也。

　　寸口脉阴阳俱紧者，法当清邪中于上焦，浊邪中于下焦。清邪中上，名曰洁也；浊邪中下，名曰浑也。阴中于邪，必内栗也。表气微虚，里气不守，故使邪中于阴也。阳中于邪，必发热头痛、项强颈挛、腰痛胫酸，所为阳中雾露之气，故曰清邪中上。浊邪中下，阴气为栗，足膝逆冷、便溺妄出，表气微虚，里气微急，三焦相溷，内外不通，上焦怫郁，脏气相熏，口烂食断也。中焦不治，胃气上冲，脾气不转，胃中为浊，荣卫不通，血凝不流。若卫气前通者，小便赤黄，与热相搏，因热作使，游于经络，出入脏腑，热气所过，则为痈脓。若阴气前通者，阳气厥微，阴无所使，客气内入，嚏而出之，声嗢咽塞，寒厥相逐，为热所拥，血凝自下，状如豚肝。阴阳俱厥，脾气独弱，五液注下，下焦不阖，清便下重，令便数、难，脐筑湫痛，命将难全。

　　浮为阳，沉为阴。阳脉紧，则雾露之气中于上焦；阴脉紧，则寒邪中于下焦。上焦者，太阳也；下焦者，少阴也。发热头痛、项强颈挛、腰疼胫酸者，雾露之气中于太阳之经也；浊邪中下，阴气为栗，足胫逆冷、便溺妄出者，寒邪中于少阴也。因表气微虚，邪入而客之，又里气不守，邪乘里弱，遂中于阴，阴虚遇邪，内为惧栗，致气微急矣。《内经》曰：阳病者，上行极而下；阴病者，下行极而上。此上焦之邪，甚则下干中焦；下焦之邪，甚则上干中焦，由是三焦溷乱也。

　　三焦主持诸气。三焦既相溷乱，则内外之气俱不得通。膻中为阳气之海，气因不得通于内外，怫郁于上焦而为热，与脏相熏，口烂食断。《内经》曰：隔热不便，上为口糜。中焦为上、下二焦之邪溷乱，则不得平治，中焦在胃之中，中焦失治，胃气因上冲也。脾，坤也，坤助胃气，磨消水谷。脾气不转，则胃中水谷不得磨消，故胃中浊也。《金匮要略》曰：谷气不消，胃中苦浊。

　　荣者，水谷之精气也；卫者，水谷之悍气也。气不能布散，致荣卫不通，血凝不流。卫气者，阳气也；荣血者，阴气也。阳主为热，阴主为寒。卫气前通者，阳气先通，而热气得行也。《内经》曰：膀胱者，津液藏焉，化则能出。以小便赤黄，知卫气前通也。热气与卫气相搏而行，出入脏腑，游于经络，经络客热，则血凝肉腐而为痈脓，此见其热气得行。

　　若阴气前通者，则不然。阳在外，为阴之使，因阳气厥微，阴无所使，遂阴气前通也。《内经》曰：阳气者，卫外而为固也。阳气厥微，则不能卫外，寒气因而客之。鼻者肺之候，肺主声。寒气内入者，客于肺经，则嚏而出之，声嗢咽塞。寒者，外邪也；厥者，内邪也。外内之邪合并，相逐为热，则血凝不流，今为热所拥，使血凝自下，如豚肝也。

　　上焦阳气厥，下焦阴气厥，二气俱厥，不相顺接，则脾气独弱，不能行化气血，滋养五脏，致五脏俱虚，而五液注下。《针经》曰：五脏不和，使液溢而下流于阴。阖，合也。清，圊也。下焦气脱而不合，故数便而下重。脐为生气之原，脐筑湫痛，则生气欲绝，故曰命将难全。

脉阴阳俱紧者，口中气出，唇口干燥，蜷卧足冷，鼻中涕出，舌上苔滑，勿妄治也。到七日已来，其人微发热，手足温者，此为欲解；或到八日以上，反大发热者，此为难治。设使恶寒者，必欲呕也；腹内痛者，必欲利也。

脉阴阳俱紧，为表里客寒，寒为阴，得阳则解。口中气出，唇口干燥者，阳气渐复，正气方温也。虽尔，然而阴未尽散，蜷卧足冷，鼻中涕出，舌上滑苔，知阴犹在也。方阴阳未分之时，不可妄治，以偏阴阳之气。到七日以来，其人微发热，手足温者，为阴气已绝，阳气得复，是为欲解。若过七日不解，到八日以上反发大热者，为阴极变热，邪气胜正，故云难治。阳脉紧者，寒邪发于上焦，上焦主外也；阴脉紧者，寒邪发于下焦，下焦主内也。设使恶寒者，上焦寒气胜，是必欲呕也；复内痛者，下焦寒气胜，是必欲利也。

脉阴阳俱紧，至于吐利，其脉独不解，紧去入安，此为欲解。若脉迟至六七日，不欲食，此为晚发，水停故也，为未解；食自可者，为欲解。

脉阴阳俱紧，为寒气甚于上下。至于吐利之后，紧脉不罢者，为其脉独不解。紧去则人安，为欲解。若脉迟至六七日，不欲食者，为吐利后脾胃大虚。《内经》曰：饮入于胃，游溢精气，上输于脾，脾气散精，上归于肺，通调水道，下输膀胱，水精四布，五经并行。脾胃气强，则能输散水饮之气；若脾胃气虚，则水饮内停也。所谓晚发者，后来之疾也。若至六七日而欲食者，则脾胃已和，寒邪已散，故云欲解。

病六七日，手足三部脉皆至，大烦而口噤不能言，其人躁扰者，必欲解也。

烦，热也。传经之时，病人身大烦，口噤不能言，内作躁扰，则阴阳争胜。若手足三部脉皆至，为正气胜，邪气微，阳气复，寒气散，必欲解也。

若脉和，其人大烦，目重，睑内际黄者，此为欲解也。

《脉经》曰：病人两目眦有黄色起者，其病方愈。病以脉为主，若目黄大烦，脉不和者，邪胜也，其病为进；目黄大烦，而脉和者，为正气已和，故云欲解。

脉浮而数，浮为风，数为虚，风为热，虚为寒，风虚相搏，则洒淅恶寒也。

《内经》曰：有者为实，无者为虚。气并则无血，血并则无气。风则伤卫，数则无血。浮数之脉，风邪并于卫，卫胜则荣虚也。卫为阳，风搏于卫，所以为热；荣为阴，荣气虚，所以为寒。风并于卫者，发热恶寒之证具矣。

脉浮而滑，浮为阳，滑为实，阳实相搏，其脉数疾，卫气失度，浮滑之脉数疾，发热汗出者，此为不治。

浮为邪气并于卫，而卫气胜；滑为邪气并于荣，而荣气实。邪气胜实，拥于荣卫，则荣卫行速，故脉数疾。一息六至曰数。平人脉一息四至，卫气行六寸，今一息六至，则卫气行九寸，计过平人之半，是脉数疾，知卫气失其常度也。浮滑数疾之脉，发热汗出而当解；若不解者，精气脱也，必不可治。经曰：脉阴阳俱盛，大汗出，不解者死。

伤寒咳逆上气，其脉散者死，谓其形损故也。

《千金方》云：以喘嗽为咳逆，上气者肺病，散者心脉，是心火刑于肺金也。《内经》曰：心之肺，谓之死阴，死阴之属，不过三日而死。以形见其损伤故也。

平脉法第二

问曰：脉有三部，阴阳相乘，荣卫血气，在人体躬。呼吸出入，上下于中，因息游布，津液流通。随时动作，效象形容，春弦秋浮，冬沉夏洪。察色观脉，大小不同，一时之间，变无经常。尺寸参差，或短或长，上下乖错，或存或亡。病辄改易，进退低昂，心迷意惑，动失纪纲。愿为具陈，令得分明。

师曰：子之所问，道之根源。脉有三部，尺寸及关。

寸为上部，关为中部，尺为下部。

荣卫流行，不失衡铨。

衡铨者，称也，可以称量轻重。《内经》曰：春应中规，夏应中矩，秋应中衡，冬应中权。荣行脉中，卫行脉外，荣卫与脉相随，上下应四时，不失其常度。

肾沉心洪，肺浮肝弦，此自经常，不失铢分。

肾，北方，水，王于冬，而脉沉。心，南方，火，王于夏，而脉洪。肺，西方，金，王于秋，而脉浮。肝，东方，木，王于春，而脉弦。此为经常，铢分之不差也。

出入升降，漏刻周旋，水下二刻，一周循环。

人身之脉，计长一十六丈二尺，一呼脉行三寸，一吸脉行三寸，一呼一吸为一息，脉行六寸。一日一夜，漏水下百刻，人一万三千五百息，脉行八百一十丈，五十度周于身。则一刻之中，人一百三十五息，脉行八丈一尺；水下二刻，人二百七十息，脉行一十六丈二尺，一周于身也。脉经之行，终而复始，若循环之无端也。

当复寸口，虚实见焉。

脉经之始，从中焦注于手太阴寸口，二百七十息，脉行一周身，复还至于寸口。寸口为脉之经始，故以诊视虚实焉。经曰：虚实死生之要，皆见于寸口之中。

变化相乘，阴阳相干。风则浮虚，寒则牢坚。沉潜水蓄，支饮急弦。动则为痛，数则热烦。

风伤阳，故脉浮虚；寒伤阴，故脉牢坚。蓄积于内者，谓之水蓄，故脉沉潜；支散于外者，谓之支饮，故脉急弦。动则阴阳相搏，相搏则痛生焉；数为阳邪气胜，阳胜则热烦焉。

设有不应，知变所缘，三部不同，病各异端。

脉与病不相应者，必缘传变之所致，三部以候五脏之气，随部察其虚实焉。

太过可怪，不及亦然。邪不空见，中必有奸。审察表里，三焦别焉。知其所舍，消息诊看。料度腑脏，独见若神。为子条记，传与贤人。

太过、不及之脉，皆有邪气干于正气，审看在表在里，入腑入脏，随其所舍而治之。

师曰：呼吸者，脉之头也。

《难经》曰：一呼脉行三寸，一吸脉行三寸。以脉随呼吸而行，故言脉之头也。

初持脉，来疾去迟，此出疾入迟，名曰内虚外实也。初持脉，来迟去疾，此出迟入疾，名曰内实外虚也。

外为阳，内为阴。《内经》曰：来者为阳，去者为阴。是出以候外，入以候内。疾为有余，有余则实；迟为不足，不足则虚。来疾去迟者，阳有余而阴不足，故曰内虚外实；来迟去疾者，阳不足而阴有余，故曰内实外虚。

问曰：上工望而知之，中工问而知之，下工脉而知之，愿闻其说。

师曰：病家人请云"病人若发热，身体疼"，病人自卧，师到，诊其脉沉而迟者，知其瘥也。何以知之？表有病者，脉当浮大，今脉反沉迟，故知愈也。

望以观其形证，问以知其所苦，脉以别其表里。病苦发热、身疼，邪在表也，当卧不安而脉浮数，今病人自卧而脉沉迟者，表邪缓也，是有里脉而无表证，则知表邪当愈也。

假令病人云"腹内卒痛"，病人自坐，师到，脉之浮而大者，知其瘥也。何以知之？若里有病者，脉当沉而细，今脉浮大，故知愈也。

腹痛者，里寒也。痛甚则不能起，而脉沉细。今病人自坐，而脉浮大者，里寒散也，是有表脉而无里证也，则知里邪当愈。是望证、问病、切脉三者，相参而得之，可为十全之医。《针经》曰：知一为上，知二为神，知三神且明矣。

师曰：病家人来请云"病人发热烦极"，明日师到，病人向壁卧，此热已去也。设令脉不和，处言已愈。

发热烦极，则不能静卧，今向壁静卧，知热已去。

设令向壁卧，闻师到，不惊起而盼视，若三言三止，脉之，咽唾者，此诈病也。设令脉自和，处言此病大重，当须服吐下药，针灸数十百处，乃愈。

诈病者，非善人，以言恐之，使其畏惧则愈。医者意也，此其是欤？

师持脉，病人欠者，无病也。

《针经》曰：阳引而上，阴引而下，阴阳相引，故欠。阴阳不相引则病，阴阳相引则和。是欠者，无病也。

脉之，呻者，病也。

呻，为呻吟之声，身有所苦则然也。

言迟者，风也。

风客于中，则经络急，舌强难运用也。

摇头言者，里痛也。

里有病，欲言则头为之战摇。

行迟者，表强也。

表强者，由筋络引急，而行步不利也。

坐而伏者，短气也。

短气者，里不和也，故坐而喜伏。

坐而下一脚者，腰痛也。

《内经》曰：腰者，身之大关节也。腰痛为大关节不利，故坐不能正，下一脚，以缓腰中之痛也。

里实护腹，如怀卵物者，心痛也。

心痛则不能伸仰，护腹以按其痛。

师曰：伏气之病，以意候之。今月之内，欲有伏气。假令旧有伏气，当须脉之。若脉微弱者，当喉中痛似伤，非喉痹也。病人云"实咽中痛"，虽尔，今复欲下利。

　　冬时感寒，伏藏于经中，不即发者，谓之伏气。至春分之时，伏寒欲发，故云今月之内，欲有伏气。假令伏气已发，当须脉之，审在何经。得脉微弱者，知邪在少阴。少阴之脉，循喉咙，寒气客之，必发咽痛；肾司开阖，少阴治在下焦，寒邪内甚，则开阖不治，下焦不约，必成下利。故云虽尔咽痛，复欲下利。

　　问曰：人病恐怖者，其脉何状？

　　师曰：脉形如循丝累累然，其面白脱色也。

　　《内经》曰：血气者，人之神。恐怖者，血气不足，而神气弱也。脉形似循丝累累然，面白脱色者，《针经》曰：血夺者，色夭然不泽。其脉空虚，是知恐怖，为血气不足。

　　问曰：人不饮，其脉何类？

　　师曰：脉自涩，唇口干燥也。

　　涩为阴，虽主亡津液而唇口干燥，以阴为主内，故不饮也。

　　问曰：人愧者，其脉何类？

　　师曰：脉浮，而面色乍白乍赤。

　　愧者，羞也。愧则神气怯弱，故脉浮，而面色变改不常也。

　　问曰：经说"脉有三菽、六菽重者"，何谓也？

　　师曰：脉者，人以指按之，如三菽之重者，肺气也；如六菽之重者，心气也；如九菽之重者，脾气也；如十二菽之重者，肝气也；按之至骨者，肾气也。

　　菽，豆也。《难经》曰：如三菽之重，与皮毛相得者，肺部也；如六菽之重，与血脉相得者，心部也；如九菽之重，与肌肉相得者，脾部也；如十二菽之重，与筋平者，肝部也；按之至骨，举指来疾者，肾部也。各随所主之分，以候脏气。

　　假令下利，寸口、关上、尺中悉不见脉，然尺中时一小见，脉再举头者，肾气也。若见损脉来至，为难治。

　　《脉经》曰：冷气在胃中，故令脉不通。下利不见脉，则冷气客于脾胃。今尺中时一小见，为脾虚肾气所乘；脉再举头者，脾为肾所乘也。若尺中之脉更或减损，为肾气亦衰，脾复胜之，鬼贼相刑，故云难治，是脾胜不应时也。

　　问曰：脉有相乘，有纵有横，有逆有顺，何也？

　　师曰：水行乘火，金行乘木，名曰纵；火行乘水，木行乘金，名曰横；水行乘金，火行乘木，名曰逆；金行乘水，木行乘火，名曰顺也。

　　金胜木，水胜火。纵者，言纵任其气，乘其所胜；横者，言其气横逆，反乘所不胜也。纵横，与恣纵、恣横之义通。水为金子，火为木子，子行乘母，其气逆也；母行乘子，其气顺也。

　　问曰：脉有残贼，何谓也？

　　师曰：脉有弦、紧、浮、滑、沉、涩，此六者名曰残贼，能为诸脉作病也。

　　为人病者，名曰八邪，风寒暑湿伤于外也，饥饱劳逸伤于内也。经脉者，荣卫也。荣卫者，阴阳也。其为诸经脉作病者，必由风寒暑湿伤于荣卫，客于阴阳之中，风则脉浮，寒则脉紧，中暑则脉滑，中湿则脉涩，伤于阴则脉沉，伤于阳则脉浮。所以谓之残贼者，伤良曰残，害良曰贼，以能伤害正气也。

问曰：脉有灾怪，何谓也？

师曰：假令人病，脉得太阳，与形证相应，因为作汤。比还送汤，如食顷，病人乃大吐，若下利，腹中痛。

师曰：我前来不见此证，今乃变异，是名灾怪。

又问曰：何缘作此吐利？

答曰：或有旧时服药，今乃发作，故名灾怪耳。

医以脉证与药相对而反变异，为其灾可怪，故名灾怪。

问曰：东方肝脉，其形何似？

师曰：肝者，木也，名厥阴，其脉微弦，濡弱而长，是肝脉也。肝病自得濡弱者，愈也。

《难经》曰：春脉弦者，肝，东方，木也，万物始生，未有枝叶，故脉来濡弱而长，故曰弦。是肝之平脉，肝病得此脉者，为肝气已和也。

假令得纯弦脉者，死。何以知之？以其脉如弦直，是肝脏伤，故知死也。

纯弦者，为如弦直而不软，是中无胃气，为真脏之脉。《内经》曰：死肝脉来，急益劲，如新张弓弦。

南方心脉，其形何似？

师曰：心者，火也，名少阴，其脉洪大而长，是心脉也。心病自得洪大者，愈也。

心王于夏，夏则阳外胜，气血淖溢，故其脉来洪大而长也。

假令脉来微去大，故名反，病在里也；脉来头小本大者，故名复，病在表也。上微头小者，则汗出；下微本大者，则为关格不通，不得尿。头无汗者可治，有汗者死。

心脉来盛去衰为平，来微去大是反本脉。《内经》曰：大则邪至，小则平。微为正气，大为邪气。来以候表，来微则知表和；去以候里，去大则知里病。《内经》曰：心脉来不盛，去反盛，此为不及，病在中。头小本大者，即前小后大也。小为正气，大为邪气，则邪气先在里，今复还于表，故名曰复。不云去，而止云来者，是知在表。《脉经》曰：在上为表，在下为里。汗者，心之液。上微，为浮之而微；头小，为前小，则表中气虚，故主汗出。下微，沉之而微；本大，为后大，沉则在里，大则病进。《内经》曰：心为牡脏，小肠为之使。今邪甚下行，格闭小肠，使正气不通，故不得尿，名曰关格。《脉经》曰：阳气上出，汗见于头。今关格，正气不通，加之头有汗者，则阳气不得下通而上脱也；其无汗者，虽作关格，然阳未衰，而犹可治。

西方肺脉，其形何似？

师曰：肺者，金也，名太阴，其脉毛浮也，肺病自得此脉，若得缓迟者，皆愈；若得数者，则剧。何以知之？数者，南方火，火克西方金，法当痈肿，为难治也。

轻虚浮曰毛，肺之平脉也；缓迟者，脾之脉。脾为肺之母，以子母相生，故云皆愈。数者，心之脉，火克金，为鬼贼相刑，故剧。肺主皮毛，数则为热，热客皮肤，留而不去，则为痈疡。经曰：数脉不时，则生恶疮。

问曰：二月得毛浮脉，何以处言"至秋当死"？

师曰：二月之时，脉当濡弱，反得毛浮者，故知至秋死。二月肝用事，肝脉属木，应濡弱，反得毛浮者，是肺脉也。肺属金，金来克木，故知至秋死。他皆仿此。

当春时反见秋脉，为金气乘木，肺来克肝，夺王脉而见，至秋肺王，肝气则绝，故知至秋死也。

师曰：脉，肥人责浮，瘦人责沉。肥人当沉，今反浮；瘦人当浮，今反沉，故责之。

肥人肌肤厚，其脉当沉；瘦人肌肤薄，其脉当浮。今肥人脉反浮，瘦人脉反沉，必有邪气相干，使脉反常，故当责之。

师曰：寸脉下不至关，为阳绝；尺脉上不至关，为阴绝。此皆不治，决死也。若计其余命死生之期，期以月节克之也。

《脉经》曰：阳生于寸，动于尺；阴生于尺，动于寸。寸脉下不至关者，为阳绝，不能下应于尺也；尺脉上不至关者，为阴绝，不能上应于寸也。《内经》曰：阴阳离决，精气乃绝。此阴阳偏绝，故皆决死。期以月节克之者，谓如阳绝死于春夏，阴绝死于秋冬。

师曰：脉病，人不病，名曰行尸，以无王气，卒眩仆不识人者，短命则死。人病，脉不病，名曰内虚，以无谷神，虽困，无苦。

脉者，人之根本也。脉病，人不病，为根本内绝，形虽且强，卒然气脱，则眩晕僵仆而死，不曰行尸而何？人病，脉不病，则根本内固，形虽且羸，止内虚尔。谷神者，谷气也。谷气既足，自然安矣。《内经》曰：形气有余，脉气不足死；脉气有余，形气不足生。

问曰：翕奄沉，名曰滑，何谓也？

师曰：沉为纯阴，翕为正阳，阴阳和合，故令脉滑。关尺自平，阳明脉微沉，食饮自可。少阴脉微滑，滑者，紧之浮名也，此为阴实，其人必股内汗出，阴下湿也。

脉来大而盛，聚而沉，谓之翕奄沉，正如转珠之状也。沉为脏气，故曰纯阴；翕为腑气，故曰正阳。滑者，阴阳气不为偏胜也。关尺自平，阳明脉微沉者，当阳部见阴脉，则阴偏胜而阳不足。阳明胃脉，胃中阴多，故食饮自可。少阴脉微滑者，当阴部见阳脉，则阳偏胜而阴不足也，以阳凑阴分，故曰阴实。股与阴，少阴之部也，今阳热凑阴，必熏发津液，泄达于外，股内汗出而阴下湿也。

问曰：曾为人所难，紧脉从何而来？

师曰：假令亡汗若吐，以肺里寒，故令脉紧也。假令咳者，坐饮冷水，故令脉紧也。假令下利，以胃中虚冷，故令脉紧也。

《金匮要略》曰：寒令脉急。经曰：诸紧为寒。

寸口卫气盛，名曰高。

高者，暴狂而肥。《内经》曰：阴不胜其阳，则脉流薄疾，并乃狂。卫为阳气，卫盛而暴狂者，阴不胜阳也。《针经》曰：卫气者，所以温分肉，充皮毛，肥腠理，司开阖者也。卫气盛，为肥者气盛于外也。

荣气盛，名曰章。

章者，暴泽而光。荣者，血也，荣华于身者也。荣盛，故身暴光泽也。

高章相搏，名曰纲。

纲者，身筋急，脉直。荣卫俱盛，则筋络满急。

卫气弱，名曰惵。

惵者，心中气动迫怯。卫出上焦，弱则上虚，而心中气动迫怯也。

荣气弱，名曰卑。

卑者，心中常自羞愧。《针经》曰：血者，神气也。血弱则神弱，故常自羞愧。

卑惵相搏，名曰损。

损者，五脏六腑之虚也。卫以护阳，荣以养阴，荣卫俱虚，则五脏六腑失于滋养，致俱乏气虚惵也。

卫气和，名曰缓。

缓者，四肢不能自收。卫气独和，不与荣气相谐，则荣病。《内经》曰：肝受血而能视，足受血而能步，掌受血而能握，指受血而能摄。四肢不收，由荣血病，不能灌养故也。

荣气和，名曰迟。

迟者，身体重，但欲眠也。荣气独和，不与卫气相谐，则卫病，身体重而眠。欲眠者，卫病而气不敷布也。

迟缓相搏，名曰沉。

沉者，腰中直，腹内急痛，但欲卧，不欲行，荣气独和于内，卫气独和于外，荣卫不相和谐，相搏而为病。腰中直者，卫不利于外也；腹内痛者，荣不和于内也；但欲卧，不欲行者，荣卫不营也。

寸口脉缓而迟，缓则阳气长，其色鲜，其颜光，其声商，毛发长；迟则阴气盛，骨髓生，血满，肌肉紧薄鲜鞕。阴阳相抱，荣卫俱行，刚柔相搏，名曰强也。

缓为胃脉，胃合卫气，卫温分肉，充皮毛，肥腠理，司开阖。卫和气舒，则颜色光润，声清毛泽矣。迟为脾脉，脾合荣气，荣养骨髓，实肌肉，濡筋络，利关节。荣和血满，则骨正髓生，肌肉紧鞕矣。阴阳调和，二气相抱而不相戾，荣卫流通，刚柔相得，是为强壮。

趺阳脉滑而紧，滑者胃气实，紧者脾气强。持实击强，痛还自伤，以手把刃，坐作疮也。

趺阳之脉，以候脾胃。滑则谷气实，是为胃实；紧则阴气胜，是为脾强。以脾胃一实一强而相搏击，故令痛也。若一强一弱相搏，则不能作痛。此脾胃两各强实相击，腑脏自伤而痛，譬若以手把刃而成疮，岂非自贻其害乎？

寸口脉浮而大，浮为虚，大为实。在尺为关，在寸为格。关则不得小便，格则吐逆。

经曰：浮为虚。《内经》曰：大则病进。浮则为正气虚，大则为邪气实。在尺，则邪气关闭下焦，里气不得下通，故不得小便；在寸，则邪气格拒上焦，使食不得入，故吐逆。

趺阳脉伏而涩，伏则吐逆，水谷不化；涩则食不得入，名曰关格。

伏则胃气伏而不宣，中焦关格，正气壅塞，故吐逆，而水谷不化；涩则脾气涩而不布，邪气拒于上焦，故食不得入。

脉浮而大，浮为风虚，大为气强，风气相搏，必成瘾疹，身体为痒。痒者名泄风，久久为痂癞。

痂癞者，眉少发稀，身有干疮而腥臭。《内经》曰：脉风成疠。

寸口脉弱而迟，弱者卫气微，迟者荣中寒。荣为血，血寒则发热；卫为气，气微者，心内饥，饥而虚满不能食也。

卫为阳，荣为阴。弱者，卫气微，阳气不足也；迟者，荣中寒，经中客邪也。荣客寒邪，搏而发热也；阳气内微，心内虽饥，饥而虚满不能食也。

跌阳脉大而紧者，当即下利，为难治。

大为虚，紧为寒。胃中虚寒，当即下利，下利脉当微小，反紧者邪胜也，故云难治。经曰：下利脉大者，为未止。

寸口脉弱而缓，弱者阳气不足，缓者胃气有余，噫而吞酸，食卒不下，气填于膈上也。

弱者，阳气不足。阳能消谷，阳气不足，则不能消化谷食。缓者，胃气有余，则胃中有未消谷物也，故使噫而吞酸，食卒不下，气填于膈上也。《金匮要略》曰：中焦未和，不能消谷，故令噫。

跌阳脉紧而浮，浮为气，紧为寒，浮为腹满，紧为绞痛，浮紧相搏，肠鸣而转，转即气动，膈气乃下。少阴脉不出，其阴肿大而虚也。

浮为胃气虚，紧为脾中寒，胃虚则满，脾寒则痛，虚寒相搏，肠鸣而转，转则膈中之气，因而下泄也。若少阴脉不出，则虚寒之气里于下焦，结于少阴而聚于阴器，不得发泄，使阴肿大而虚也。

寸口脉微而涩，微者卫气不行，涩者荣气不逮，荣卫不能相将，三焦无所仰，身体痹不仁。荣气不足，则烦疼，口难言；卫气虚，则恶寒，数欠。三焦不归其部，上焦不归者，噫而酢吞；中焦不归者，不能消谷引食；下焦不归者，则遗溲。

人养三焦者，血也；护三焦者，气也。荣卫俱损，不能相将而行，三焦无所依仰，身体为之顽痹而不仁。《内经》曰：荣气虚而不仁。《针经》曰：卫气不行，则为不仁。荣为血，血不足则烦疼；荣属心，荣弱心虚，则口难言。卫为阳，阳微则恶寒；卫为气，气虚则数欠。三焦因荣卫不足，无所依仰，其气不能归其部。《金匮要略》曰：上焦竭，善噫。上焦受中焦气，中焦未和，不能消谷，故令噫耳。下焦竭，即遗溺失便，以上焦在膈上，物未化之分也。不归者，不至也。上焦之气不至其部，则物未能传化，故噫而酢吞。中焦在胃之中，主腐熟水谷，水谷化则思食。中焦之食不归其部，则水谷不化，故云不能消谷引食。下焦在膀胱上口，主分别清浊。溲，小便也。下焦不归其部，不能约制溲便，故遗溲。

跌阳脉沉而数，沉为实，数消谷，紧者病难治。

沉为实者，沉主里也。数消谷者，数为热也。紧为肝脉，见于脾部，木来克土，为鬼贼相刑，故云难治。

寸口脉微而涩，微者卫气衰，涩者荣气不足。卫气衰，面色黄；荣气不足，面色青。荣为根，卫为叶，荣卫俱微，则根叶枯槁，而寒栗，咳逆，唾腥，吐涎沫也。

卫为气，面色黄者，卫气衰也；荣为血，面色青者，荣血衰也。荣行脉中为根，卫行脉外为叶。荣为阴，卫为阳；荣为根，卫为叶。根叶俱微，则阴阳之气内衰，致生寒栗而咳逆，唾腥，吐涎沫也。

趺阳脉浮而芤，浮者卫气衰，芤者荣气伤，其身体瘦，肌肉甲错，浮芤相搏，宗气衰微，四属断绝。

经曰：卫气盛，名曰高（高者，暴狂而肥）。荣气盛，名曰章。章者，暴泽而光。其身体瘦而不肥者，卫气衰也；肌肉甲错而不泽者，荣气伤也。宗气者，三焦归气也。四属者，皮肉脂髓也。荣卫衰伤则宗气亦微，四属失所滋养，致断绝矣。

寸口脉微而缓，微者卫气疏，疏则其肤空；缓者胃气实，实则谷消而水化也。谷入于胃，脉道乃行，水入于经，其血乃成。荣盛，则其肤必疏，三焦绝经，名曰血崩。

卫为阳，微为亡阳。脉微者，卫气疏，卫温分肉，肥腠理，卫气既疏，皮肤不得温肥，则空虚也。经曰：缓者，胃气有余，有余为实，故云缓者胃气实。《内经》曰：食入于胃，淫精于脉。是谷入于胃，脉道乃行也。《针经》曰：饮而液渗于络，合和于血，是水入于经，其血乃成也。胃中谷消水化而为血气，今卫疏荣盛，是荣气强而卫气弱也。卫气弱者，外则不能固密皮肤，而气为之疏；内则不能卫护其血，而血为之崩。经，常也。三焦者，气之道路。卫气疏，则气不循常度，三焦绝其常度也。

趺阳脉微而紧，紧则为寒，微则为虚，微紧相搏，则为短气。

中虚且寒，气自短矣。

少阴脉弱而涩，弱者微烦，涩者厥逆。

烦者，热也。少阴脉弱者，阴虚也。阴虚则发热，以阴部见阳脉，非大虚也，故生微烦。厥逆者，四肢冷也。经曰：阴阳不相顺接便为厥。厥者，手足厥冷是也。少阴脉涩者，阴气涩，不能与阳相顺相接，故厥逆也。

趺阳脉不出，脾不上下，身冷肤鞕。

脾胃为荣卫之根，脾能上下，则水谷磨消，荣卫之气得以行。脾气虚衰，不能上下，则荣卫之气不得通营于外，故趺阳脉不出。身冷者，卫气不温也；肤鞕者，荣血不濡也。

少阴脉不至，肾气微，少精血，奔气促迫，上入胸膈，宗气反聚，血结心下，阳气退下，热归阴股，与阴相动，令身不仁，此为尸厥。当刺期门、巨阙。

尸厥者，为其从厥而生，形无所知，其状若尸，故名尸厥。少阴脉不出，则厥气客于肾，而肾气微，少精血，厥气上奔，填塞胸膈，壅遏阳气，使宗气反聚，而血结心下。《针经》曰：五谷入于胃，其糟粕、津液、宗气，分为三隧，宗气积于胸中，出于喉咙，以贯心肺，而行呼吸。又曰：荣气者，泌其津液，注之于脉，化而为血，以营四末。今厥气大甚，宗气反聚而不行，则绝其呼吸；血结心下而不流，则四体不仁。阳气为厥气所拥，不能宣发，退下至阴股间，与阴相动。仁者，柔也。不仁者，言不柔和也，为寒热痛痒俱不觉知者也。阳气外不为使，内不得通，荣卫俱不能行，身体不仁，状若尸也。《内经》曰：厥气上行，满脉去形。刺期门者，以通心下结血；刺巨阙者，以行胸中宗气，血气流通，厥气退则苏矣。

寸口脉微，尺脉紧，其人虚损多汗，知阴常在，绝不见阳也。

寸微为亡阳，尺紧为阴胜，阳微阴胜，故云虚损。又加之多汗，则愈损阳气，是阴常在，而绝不见阳也。

寸口诸微亡阳，诸濡亡血，诸弱发热，诸紧为寒。诸乘寒者，则为厥，郁冒不仁，以胃无谷气，脾涩不通，口急不能言，战而栗也。

卫，阳也，微为卫气微，故云亡阳。荣，血也，濡为荣气弱，故云亡血。弱为阴虚，虚则发热。紧为阴胜，故为寒。诸乘寒者，则阴阳俱虚，而为寒邪乘之也。寒乘气虚，抑伏阳气，不得宣发，遂成厥也。郁冒，为昏冒不知人也。不仁，为强直而无觉也，为尸厥焉。以胃无谷气，致脾涩不通于上下，故使口急不能言。战者，寒在表也；栗者，寒在里也。

问曰：濡弱何以反适十一头？

师曰：五脏六腑相乘，故令十一。

濡弱者，气血也。往反有十一头者，五脏六腑共有十一也。

问曰：何以知乘腑，何以知乘脏？

师曰：诸阳浮数为乘腑，诸阴迟涩为乘脏也。

腑，阳也，阳脉见者，为乘腑也。脏，阴也，阴脉见者，为乘脏也。

卷二

伤寒例第三

《阴阳大论》云：春气温和，夏气暑热，秋气清凉，冬气冷冽，此则四时正气之序也。

春夏为阳，春温夏热者，阳之动，始于温，盛于暑故也。秋冬为阴，秋凉而冬寒者，以阴之动，始于清，盛于寒故也。

冬时严寒，万类深藏，君子固密，则不伤于寒。触冒之者，乃名伤寒耳。

冬三月，纯阴用事，阳乃伏藏，水冰地坼，寒气严凝。当是之时，善摄生者，出处固密，去寒就温，则不伤于寒。其涉寒冷，触冒霜雪为病者，谓之伤寒也。

其伤于四时之气，皆能为病。

春风、夏暑、秋湿、冬寒，谓之四时之气。

以伤寒为毒者，以其最成杀厉之气也。

热为阳，阳主生；寒为阴，阴主杀。阴寒为病，最为肃杀毒厉之气。

中而即病者，名曰伤寒；不即病者，寒毒藏于肌肤，至春变为温病，至夏变为暑病。暑病者，热极重于温也。

《内经》曰：先夏至日为温病，后夏至日为暑病。温暑之病，本伤于寒而得之，故大医均谓之伤寒也。

是以辛苦之人，春夏多温热病，皆由冬时触寒所致，非时行之气也。凡时行者，春时应暖而反大寒，夏时应大热而反大凉，秋时应凉而反大热，冬时应寒而反大温，此非其时而有其气，是以一岁之中，长幼之病多相似者，此则时行之气也。

四时气候不正为病，谓之时行之气。时气所行为病，非暴厉之气，感受必同，是以一岁之中，长幼之病多相似也。

夫欲候知四时正气为病，及时行疫气之法，皆当按斗历占之。

四时正气者，春风、夏暑、秋湿、冬寒是也。时行者，时行之气是也。温者，冬时感寒，至春发者是也。疫者，暴厉之气是也。占前斗建，审其时候之寒温，察其邪气之轻重而治之。故下文曰：

九月霜降节后，宜渐寒，向冬大寒，至正月雨水节后，宜解也。所以谓之雨水者，以冰雪解而为雨水故也。至惊蛰二月节后，气渐和暖，向夏大热，至秋便凉。

冬寒、春温、夏热、秋凉，为四时之正气也。

从霜降以后，至春分以前，凡有触冒霜露，体中寒即病者，谓之伤寒也。九月、十月，寒气尚微，为病则轻；十一月、十二月，寒冽已严，为病则重；正月、二月，寒渐将解，为病亦轻。此以冬时不调，适有伤寒之人，即为病也。

此为四时正气中而即病者也。

其冬有非节之暖者，名曰冬温。冬温之毒，与伤寒大异，冬温复有先后，更相重沓，亦有轻重，为治不同，证如后章。

此为时行之气，前云"冬时应寒而反大温"者是也。

从立春节后，其中无暴大寒，又不冰雪，而有人壮热为病者，此属春时阳气发于冬时，伏寒变为温病。

此为温病也。《内经》曰：冬伤于寒，春必病温。

从春分以后，至秋分节前，天有暴寒者，皆为时行寒疫也。三月、四月，或有暴寒，其时阳气尚弱，为寒所折，病热犹轻；五月、六月，阳气已盛，为寒所折，病热则重；七月、八月，阳气已衰，为寒所折，病热亦微。其病与温及暑病相似，但治有殊耳。

此为疫气也。是数者，以明前斗历之法，占其随时气候，发病寒热、轻重不同耳。

十五日得一气，于四时之中，一时有六气，四六名为二十四气也。

节气十二，中气十二，共二十四。《内经》曰：五日谓之候，三候谓之气，六气谓之时，四时谓之岁。

然气候亦有应至而不至，或有未应至而至者，或有至而太过者，皆成病气也。

疑脱"或有至而不去"句，今补。按《金匮要略》曰：有未至而至，有至而不至，有至而不去，有至而太过，何故也？师曰：冬至之后，甲子夜半，少阳起。少阴之时，阳始生，天得温和，以未得甲子，天因温和，此为未至而至也；以得甲子，而天未温和，此为至而不至也；以得甲子，天大寒不解，此为至而不去也；以得甲子，而天温如盛夏五六月时，此为至而太过也。《内经》曰：至而和则平，至而甚则病，至而反者病，至而不至者病，未至而至者病。即是观之，脱漏明矣。

但天地动静，阴阳鼓击者，各正一气耳。

《内经》曰：阴阳者，天地之道。清阳为天，动而不息；浊阴为地，静而不移。天地阴阳之气，鼓击而生，春夏秋冬，寒热温凉，各正一气也。

是以彼春之暖，为夏之暑；彼秋之忿，为冬之怒。

春暖为夏暑，从生而至长也；秋忿为冬怒，从肃而至杀也。

是故冬至之后，一阳爻升，一阴爻降也。夏至之后，一阳气下，一阴气上也。

十月，六爻皆阴，坤卦为用，阴极阳来，阳生于子。冬至之后，一阳爻升，一阴爻降，于卦为复，言阳气得复也。四月，六爻皆阳，乾卦为用，阳极阴来，阴生于午。夏至之后，一阳气下，一阴气上，于卦为姤，言阴得遇阳也。《内经》曰：冬至四十五日，阳气微上，阴气微下；夏至四十五日，阴气微上，阳气微下。

斯则冬夏二至，阴阳合也；春秋二分，阴阳离也。

阳生于子，阴生于午，是阴阳相接，故曰合。阳退于酉，阴退于卯，是阴阳相背，故曰离。《内经》曰：气至之谓至，气分之谓分，至则气同，分则气异。

阴阳交易，人变病焉。

天地阴阳之气，既交错而不正，人所以变病。《内经》曰：阴阳相错，而变由生也。

此君子春夏养阳，秋冬养阴，顺天地之刚柔也。

《内经》曰：养生者必顺于时，春夏养阳，以凉以寒；秋冬养阴，以温以热。所以然者，从其根故也。

小人触冒，必婴暴疹。须知毒烈之气，留在何经，而发何病，详而取之。

不能顺四时调养，触冒寒温者，必成暴病。医者当在意审详而治之。

是以春伤于风，夏必飧泄；夏伤于暑，秋必病疟；秋伤于湿，冬必咳嗽；冬伤于寒，春必病温。此必然之道，可不审明之？

当春之时，风气大行。春伤于风，风气通于肝，肝以春适王，风虽入之，不能即发，至夏肝衰，然后始动。风淫末疾，则当发于四肢。夏以阳气外盛，风不能外发，故攻内而为飧泄。飧泄者，下利米谷不化而色黄。

当夏之时，暑气大行。夏伤于暑，夏以阴为主内，暑虽入之，势未能动，及秋阴出，而阳为内主，然后暑动搏阴而为痎疟。痎者二日一发，疟者一日一发。

当秋之时，湿气大行。秋伤于湿，湿则干于肺，肺以秋适王，湿虽入之，不能即发，至冬肺衰，然后湿始动也。雨淫腹疾，则当发为下利。冬以阳气内固，湿气不能下行，故上逆而为咳嗽。

当冬之时，寒气大行。冬伤于寒，冬以阳为主内，寒虽入之，势未能动，及春阳出，而阴为内主，然后寒动搏阳而为温病。

是感冒四时正气为病必然之道。

伤寒之病，逐日浅深，以斯方治。

《内经》曰：未满三日者，可汗而已；其满三日者，可泄而已。

今世人伤寒，或始不早治，或治不对病，或日数久淹，困乃告医。医人又不依次第而治之，则不中病。皆宜临时消息制方，无不效也。今搜采仲景旧论，录其证候、诊脉、声色，对病真方有神验者，拟防世急也。

仲景之书，逮今千年而显用于世者，王叔和之力也。

又，土地温凉、高下不同，物性刚柔，餐居亦异。是黄帝兴四方之问，岐伯举四治之能，以训后贤，开其未悟者。临病之工，宜须两审也。

东方地气温，南方地气热，西方地气凉，北方地气寒；西北方高，东南方下，是土地温凉、高下不同也。东方安居食鱼，西方陵居华食，南方湿处而嗜酸，北方野处而食乳，是餐居之异也。东方治宜砭石，西方治宜毒药，南方治宜微针，北方治宜灸焫，是四方医治不同也。医之治病，当审其土地所宜。

凡伤于寒，则为病热，热虽甚，不死。

《内经》曰：风寒客于人，使人毫毛毕直，皮肤闭而为热。是伤寒为病热也。《针经》曰：多热者易已，多寒者难已。是热虽甚，不死。

若两感于寒而病者，必死。

表里俱病者，谓之两感。

尺寸俱浮者，太阳受病也，当一二日发。以其脉上连风府，故头项痛，腰脊强。

太阳为三阳之长，其气浮于外，故尺寸俱浮，是邪气初入皮肤外，在表也，当一二日发。风府，穴名也，项中央。太阳之脉，从巅入络脑，还出别下项，是以上连风府，其经循肩膊内，侠脊，抵腰中，故病头项痛，腰脊强。

尺寸俱长者，阳明受病也，当二三日发。以其脉侠鼻，络于目，故身热，目疼鼻干，不得卧。

阳明血气俱多，尺寸俱长者，邪并阳明，而血气潨溢也。太阳受邪不已，传于阳明，是当二三日发。其脉侠鼻者，阳明脉起于鼻交頞中，络于目。阳明之脉，正上頞颅，还出系目系。身热者，阳明主身之肌肉，《针经》曰：阳明气盛，则身以前皆热。目疼鼻干者，经中客邪也。不得卧者，胃气逆，不得从其道也。《内经》曰：胃不和，则卧不安。

尺寸俱弦者，少阳受病也，当三四日发。以其脉循胁络于耳，故胸胁痛而耳聋。

《内经》曰：阳中之少阳，通于春气。春脉弦，尺寸俱弦者，知少阳受邪也。二三日，阳明之邪不已，传于少阳，是当三四日发。胸胁痛而耳聋者，经壅而不利也。

此三经皆受病，未入于腑者，可汗而已。

三阳受邪，为病在表，法当汗解。然三阳亦有便入腑者，入腑则宜下，故云：未入于腑者，可汗而已。

尺寸俱沉细者，太阴受病也，当四五日发。以其脉布胃中，络于嗌，故腹满而嗌干。

阳极则阴受之，邪传三阳既遍，次乃传于阴经。在阳为在表，在阴为在里。邪在表则见阳脉，邪在里则见阴脉。阳邪传阴，邪气内陷，故太阴受病，而脉尺寸俱沉细也。自三阳传于太阴，是当四五日发也。邪入于阴，则渐成热，腹满而嗌干者，脾经壅而成热也。

尺寸俱沉者，少阴受病也，当五六日发。以其脉贯肾，络于肺，系舌本，故口燥舌干而渴。

少阴，肾，水也，性趣下。少阴受病，脉尺寸俱沉也。四五日，太阴之邪不已，至五六日则传于少阴也，是少阴病当五六日发。人伤于寒，则为病热，谓始为寒，而终成热也。少阴为病，口燥舌干而渴，邪传入里，热气渐深也。

尺寸俱微缓者，厥阴受病也，当六七日发。以其脉循阴器、络于肝，故烦满而囊缩。

缓者，风脉也。厥阴脉微缓者，邪传厥阴，热气已剧，近于风也。当六七日发，以少阴邪传于厥阴。烦满而囊缩者，热气聚于内也。

此三经皆受病，已入于腑，可下而已。

三阴受邪，为病在里，于法当下。然三阴亦有在经者，在经则宜汗，故云：已入于腑者，可下而已。经曰：临病之工，宜须两审。

若两感于寒者，一日，太阳受之，即与少阴俱病，则头痛口干，烦满而渴；二日，阳明受之，即与太阴俱病，则腹满身热，不欲食，谵语；三日，少阳受之，即与厥阴俱病，则耳聋囊缩而厥，水浆不入，不知人者，六日死。若三阴三阳、六脏六腑皆受病，则荣卫不行，腑脏不通，则死矣。

阴阳俱病，表里俱伤者，为两感。以其阴阳两感，病则两证俱见，至于传经，则亦阴阳两经俱传也。始得一日，头痛者太阳，口干烦满而渴者少阴；至二日，则太阳传于阳明，而少阴亦传于太阴，身热谵语者阳明，腹满不欲食者太阴；至三日，阳明传于少阳，而太阴又传于厥阴，耳聋者少阳，囊缩而厥者厥阴，水浆不入，不知人者，胃气不通也。《内经》曰：五脏已伤，六腑不通，荣卫不行，如是之后，三日乃死，何也？岐伯曰：阳明者，十二经脉之长也，其血气盛，故云不知人，三日其气乃尽，故死矣。谓三日六经俱病，荣卫之气不得行于内外，腑脏之气不得通于上下，至六日腑脏之气俱尽，荣卫之气俱绝，则死矣。

其不两感于寒，更不传经，不加异气者，至七日，太阳病衰，头痛少愈也；八日，阳明病衰，身热少歇也；九日，少阳病衰，耳聋微闻也；十日，太阴病衰，腹减如故，则思饮食；十一日，少阴病衰，渴止舌干，已而嚏也；十二日，厥阴病衰，囊纵，少腹微下，大气皆去，病人精神爽慧也。

六日传遍，三阴三阳之气皆和，大邪之气皆去，病人精神爽慧也。

若过十三日以上不间，尺寸陷者，大危。

间者，瘥也。十二日传经尽，则当瘥愈。若过十三日以上不瘥，尺寸之脉沉陷者，即正气内衰，邪气独胜，故云大危。

若更感异气，变为他病者，当依旧坏证病而治之。若脉阴阳俱盛，重感于寒者，变为温疟。

异气者，为先病未已，又感别异之气也。两邪相合，变为他病，脉阴阳俱盛者，伤寒之脉也。《难经》曰：伤寒之脉，阴阳俱盛而紧涩。经曰"脉盛身寒，得之伤寒"，则为前病热未已，再感于寒，寒热相搏，变为温疟。

阳脉浮滑，阴脉濡弱者，更遇于风，变为风温。

此前热未歇，又感于风者也。《难经》曰：中风之脉，阳浮而滑，阴濡而弱。风来乘热，故变风温。

阳脉洪数，阴脉实大者，遇温热，变为温毒。温毒为病最重也。

此前热未已，又感温热者也。阳主表，阴主里，洪数、实大皆热也，两热相合，变为温毒。以其表里俱热，故为病最重。

阳脉濡弱，阴脉弦紧者，更遇温气，变为温疫。以此冬伤于寒，发为温病，脉之变证，方治如说。

此前热未已，又感温气者也，温热相合，变为温疫。

凡人有疾，不时即治，隐忍冀瘥，以成痼疾。

凡觉不佳，急须求治，苟延时日，则邪气入深，难可复制。《千金》曰"凡有少苦，似不如平常，即须早道；若隐忍不治，冀望自瘥，须臾之间，以成痼疾"，此之谓也。

小儿、女子，益以滋甚。

小儿气血未全，女子血室多病，凡所受邪，易于滋蔓。

时气不和，便当早言，寻其邪由，及在腠理，以时治之，罕有不愈者。

腠理者，津液腠泄之所，文理缝会之中也。《金匮要略》曰：腠者，是三焦通会元真之处，为血气所注；理者，是皮肤脏腑之文理也。邪客于皮肤，则邪气浮浅，易为散发，若以时治之，罕有不愈者矣。《金匮玉函》曰：主候常存，形色未病，未入腠理，针药及时，服将调节，委以良医，病无不愈。

患人忍之，数日乃说，邪气入脏，则难可制。此为家有患备虑之要。

邪在皮肤，则外属阳而易治；邪传入里，则内属阴而难治。《内经》曰：善治者治皮毛，其次治肌肤，其次治筋脉，其次治六腑，其次治五脏。治五脏者，半死半生也。昔桓侯怠于皮肤之微疾，以至骨髓之病。家有患者，可不备虑？

凡作汤药，不可避晨夜，觉病须臾，即宜便治，不等早晚，则易愈矣。

《千金》曰：凡始觉不佳，即须治疗，迄至于病，汤食竞进，折其毒势，自然而瘥。

若或瘥迟，病即传变，虽欲除治，必难为力。

传有常也，变无常也。传，为循经而传，如太阳传阳明是也；变，为不常之变，如阳证变阴证是也。邪既传变，病势深也。《本草》曰：病势已成，可得半愈；病势已过，命将难全。

服药不如方法，纵意违师，不须治之。

《内经》曰：拘于鬼神者，不可与言至德；恶于针石者，不可与言至巧；病不许治者，病必不治，治之无功矣。

凡伤寒之病，多从风寒得之。

凡中风与伤寒为病，自古通谓之伤寒。《千金》曰：夫伤寒病者，起自风寒，入于腠理，与精气分争，荣卫偏隔，周身不通而病。

始表中风寒，入里则不消矣。

始自皮肤，入于经络，传于脏腑是也。

未有温覆而当，不消散者。

风寒初客于皮肤，便投汤药，温暖发散而当者，则无不消散之邪。

不在证治，拟欲攻之，犹当先解表，乃可下之。

先解表而后下之，则无复传之邪也。

若表已解，而内不消，非大满，犹生寒热，则病不除。

表证虽罢，里不至大坚满者，亦未可下之。是邪未收敛成实，下之则里虚，而邪复不除，犹生寒热也。

若表已解，而内不消，大满大实，坚有燥屎，自可除下之。虽四五日，不能为祸也。

外无表证，里有坚满，为下证悉具。《外台》云：表和里病，下之则愈。下证既具，则不必拘于日数。

若不宜下，而便攻之，内虚热入，协热遂利，烦躁诸变，不可胜数，轻者困笃，重者必死矣。

下之不当，病轻者证犹变易而难治，又矧重者乎？

夫阳盛阴虚，汗之则死，下之则愈；阳虚阴盛，汗之则愈，下之则死。

表为阳，里为阴。阴虚者，阳必凑之。阳盛之邪，乘其里虚而入于腑者，为阳盛阴虚也，经曰"尺脉弱，名曰阴不足，阳气下陷入阴中，则发热"者是矣。下之，除其内热而愈；若反汗之，则竭其津液而死。阴脉不足，阳往从之；阳脉不足，阴往乘之。阴邪乘其表虚，客于荣卫之中者，为阳虚阴盛也，经曰："假令寸口脉微，名曰阳不足，阴气上入阳中，则洒淅恶寒"者是矣。汗之，散其表寒则愈；若反下之，则脱其正气而死。经曰：本发汗而复下之，此为逆也；本先下之，而反汗之为逆。

夫如是，则神丹安可以误发，甘遂何可以妄攻？虚盛之治，相背千里，吉凶之机，应若影响，岂容易哉？

神丹者，发汗之药也。甘遂者，下药也。若汗下当则吉，汗下不当则凶，其应如影随形，如响应声。

况桂枝下咽，阳盛则毙；承气入胃，阴盛以亡。

桂枝汤者，发汗药也。承气汤者，下药也。《金匮玉函》曰：不当汗而强与汗之者，令人夺其津液，枯槁而死；不当下而强与下之者，令人开肠洞泄，便溺不禁而死。

死生之要，在乎须臾，视身之尽，不暇计日。

投汤不当，则灾祸立见，岂暇计其日数哉？

此阴阳虚实之交错，其候至微，发汗、吐、下之相反，其祸至速。而医术浅狭，懵然不知病源，为治乃误，使病者殒殁，自谓其分，至今冤魂塞于冥路，死尸盈于旷野，仁者鉴此，岂不痛欤！

凡两感病俱作，治有先后，发表、攻里，本自不同。而执迷妄意者，乃云：神丹、甘遂合而饮之，且解其表，又除其里。言巧似是，其理实违。夫智者之举错也，常审以慎；愚者之动作也，必果而速。安危之变，岂可诡哉？世上之士，但务彼奇习之荣，而莫见此倾危之败；惟明者，居然能护其本，近取诸身，夫何远之有焉？

两感病俱作，欲成不治之疾，医者大宜消息，审其先后，次第而治之；若妄意攻治，以求速效者，必致倾危之败。

凡发汗，温服汤药，其方虽言"日三服"，若病剧不解，当促其间，可半日中尽三服。若与病相阻，即便有所觉。重病者，一日一夜，当晬时观之，如服一剂，病证犹在，故当复作本汤服之。至有不肯汗出，服三剂乃解。若汗不出者，死病也。

发汗药，须温暖服者，易为发散也。日三服者，药势续也。病势稍重，当促急服之，以折盛热，不可拘于本方。设药病不相对，汤入即便知之。如阴多者，投以凉药，即寒逆随生；阳多者，饮以温剂，则热毒即起，是便有所觉。晬时者，周时也。一日一夜，服汤药尽剂，更看其传，如病证犹在，当复作本汤，以发其汗；若服三剂不解，汗不出者，邪气大甚，汤不能胜，必成大疾。《千金》曰：热病，脉躁盛而不得汗者，此阳脉之极也，死。

凡得时气病，至五六日，而渴欲饮水，饮不能多，不当与也。何者？以腹中热尚少，不能消之，便更与人作病也。至七八日，大渴，欲饮水者，犹当依证与之，与之常令不足，勿极意也。言能饮一斗，与五升。若饮而腹满，小便不利，若喘若哕，不可与之，忽然大汗出，是为自愈也。

热在上焦，则为消渴，言热消津液，而上焦干燥，则生渴也。大热则能消水，热少不能消之，若强饮，则停饮，变为诸病。至七八日，阳胜气温，向解之时，多生大渴也，亦须少少与之，以润胃气，不可极意饮也。若饮而腹满，小便不利，若喘若哕者，为水饮内停而不散，不可更与之；忽然阳气通，水气散，先发于外，作大汗而解。

凡得病，反能饮水，此为欲愈之病。其不晓病者，但闻"病饮水自愈"，小渴者乃强与饮之，因成其祸，不可复数。

小渴者，为腹中热少，若强与水，水饮不消，复为诸饮病也。

凡得病厥，脉动数，服汤药更迟，脉浮大减小，初躁后静，此皆愈证也。

动数之脉，邪在阳也，汤入而变迟者，阳邪愈也。浮大之脉，邪在表也，而复减小者，表邪散也。病初躁乱者，邪所烦也，汤入而安静者，药胜病也。是皆为愈证。

凡治温病，可刺五十九穴。

五十九穴者，以泻诸经之温热。《针经》曰：热病，取之诸阳五十九穴，刺以泻其热而出其汗，实其阴而补其不足。所谓五十九刺，两手内外侧各三，凡十二痏；五指间各一，凡八痏；足亦如是；头入发际一寸，旁三分，各三，凡六痏；更入发三寸，边五，凡十痏；耳前后、口下，各一，项中一穴，凡六痏；巅上一、囟会一、发际一、廉泉一、风池二、天柱二。又，《内经》曰：热俞五十九，头上五行，行五者，以泻诸阳之热逆也。大杼、膺俞、缺盆、背俞，此八者，以泻胸中之热也；气冲、三里、巨虚、上下廉，此八者，以泻胃中之热也；云门、髃骨、委中、髓空，此八者，以泻四肢之热也；五脏俞，旁五，此十者，以泻五脏之热也。凡此五十九穴者，皆热之左右也。

又，身之穴三百六十有五，其三十穴灸之有害，七十九穴刺之为灾，并中髓也。

穴有三百六十五，以应一岁。其灸刺之禁，皆肉薄骨解之处，血脉虚少之分，针灸并中髓也。

脉四损，三日死。平人四息，病人脉一至，名曰四损。脉五损，一日死。平人五息，病人脉一至，名曰五损。脉六损，一时死。平人六息，病人脉一至，名曰六损。

四脏气绝者，脉四损；五脏气绝者，脉五损；五脏六腑俱绝者，脉六损。

脉盛身寒，得之伤寒；脉虚身热，得之伤暑。

《内经》曰：脉者，血之府也。脉实血实，脉虚血虚。寒则伤血，邪并于血，则血盛而气虚，故伤寒者，脉盛而身寒。热则伤气，邪并于气，则气盛而血虚，故伤暑者，脉虚而身热。

脉阴阳俱盛，大汗出，不解者，死。

脉阴阳俱盛，当汗出而解，若汗出不解，则邪气内胜，正气外脱，故死。《内经》曰：汗出，而脉尚躁盛者，死。《千金》曰：热病已得汗，脉尚躁盛，此阳脉之极也，死。

脉阴阳俱虚，热不止者，死。

脉阴阳俱虚者，真气弱也；热不止者，邪气胜也。《内经》曰：病温，虚甚者，死。

脉至乍疏乍数者，死。

为天真荣卫之气断绝也。

脉至如转索者，其日死。

为紧急而不软，是中无胃气，故不出其日而死。

谵言妄语，身微热，脉浮大，手足温者，生。逆冷，脉沉细者，不过一日，死矣。

谵言妄语，阳病也。身微热，脉浮大，手足温，为脉病相应；若身逆冷，脉沉细，为阳病见阴脉，脉病不相应，故不过一日而死。《难经》曰：脉不应病，病不应脉，是为死病。

此以前是伤寒热病证候也。

辨痉湿暍脉证第四

伤寒所致太阳，痉、湿、暍三种，宜应别论，以为与伤寒相似，故此见之。

"痓"当作"痉"，传写之误也。痉者，恶也，非强也。《内经》曰：肺移热于肾，传为柔痉。柔为筋柔而无力，痉谓骨痉而不随。痉者，强也，《千金》以强直为痉。经曰：颈项强急，口噤背反张者，痉。即是观之，为"痉"字明矣。

太阳病，发热无汗，反恶寒者，名曰刚痉。

《千金》曰：太阳中风，重感寒湿，则变痉。太阳病，发热无汗，为表实，则不当恶寒；今反恶寒者，则太阳中风，重感于寒，为痉病也。以表实感寒，故名刚痉。

太阳病，发热汗出，不恶汗者，名曰柔痉。

太阳病，发热汗出为表虚，则当恶寒；其不恶寒者，为阳明病。今发热汗出，而不恶寒者，非阳明证，则是太阳中风，重感于湿，为柔痉也。表虚感湿，故曰柔痉。

太阳病，发热，脉沉而细者，名曰痉。

太阳主表，太阳病发热为表病，脉当浮大；今脉反沉细，既不愈，则太阳中风，重感于湿，而为痉也。《金匮要略》曰：太阳病，其证备，身体强几几然，脉反沉迟，此为痉，栝楼桂枝汤主之。

太阳病，发汗太多，因致痉。

太阳病，发汗太多，则亡阳。《内经》曰：阳气者，精则养神，柔则养筋。阳微不能养筋，则筋脉紧急而成痉也。

病身热足寒，颈项强急，恶寒，时头热面赤，目脉赤，独头面摇，卒口噤，背反张者，痉病也。

太阳中风，为纯中风也；太阳伤寒，为纯伤寒也，皆不作痉。惟是太阳中风，重感寒湿，乃变为痉也。身热足寒者，寒湿伤下也。时头热面赤，目脉赤，风伤于上也。头摇者，风主动也；独头摇者，头为诸阳之会，风伤阳也。若纯伤风者，身亦为之动摇，手足为之搐搦；此者内挟寒湿，故头摇也。口噤者，寒主急也；卒口噤者，不常噤也，有时而缓。若风寒相拼，则口噤而不时开；此者加之风湿，故卒口噤也。足太阳之脉，起于目内，上额，交巅上；其支别者，从巅入络脑，还出别下项，循肩膊内，夹脊，抵腰中，下贯臀，以下至足。风寒客于经中，则筋脉拘急，故颈项强急，而背反张也。

太阳病，关节疼痛而烦，脉沉而细者，此名湿痹。湿痹之候，其人小便不利，大便反快，但当利其小便。

《金匮要略》曰：雾伤皮腠，湿流关节。疼痛而烦者，湿气内流也。湿同水也，脉沉而细者，水性趣下也。痹，痛也。因其关节烦疼，而名曰湿痹，非脚气之痹也。《内经》曰：湿胜则濡泄。小便不利，大便反快者，湿气内胜也，但当利其小便，以宣泄腹中湿气。古云：治湿之病，不利小便，非其治也。

湿家之为病，一身尽疼，发热，身色如似熏黄。

身黄如橘子色者，阳明瘀热也；此身色如似熏黄，即非阳明瘀热。身黄发热者，栀子柏皮汤主之，为表里有热，则身不疼痛；此一身尽疼，非伤寒客热也，知湿邪在经而使之。脾恶湿，湿伤则脾病而色见，是以身发黄者，为其黄如烟熏，非正黄色也。

湿家，其人但头汗出，背强，欲得被覆向火，若下之早则哕，胸满，小便不利，舌上如苔者，以丹田有热，胸中有寒，渴欲得水而不能饮，则口燥烦也。

湿家，有风湿，有寒湿，此寒湿相搏者也。湿胜则多汗，伤寒则无汗，寒湿相搏，虽有汗而不能周身，故但头汗出也。背，阳也；腹，阴也。太阳之脉，夹脊抵腰，太阳客寒湿，表气不利而背强也。里有邪者，外不恶寒；表有邪者，则恶寒。欲得被覆向火者，寒湿在表而恶寒也。若下之早，则伤动胃气，损其津液，故致哕而胸满，小便不利。下后里虚，上焦阳气因虚而陷于下焦，为丹田有热，表中寒乘而入于胸中，为胸上有寒，使舌上生白苔滑也。脏燥则欲饮水，以胸上客寒湿，故不能饮而但口燥烦也。

湿家下之，额上汗出，微喘，小便利者死。若下利不止者亦死。

湿家发汗则愈。《金匮要略》曰：湿家身烦疼，可与麻黄加术四两，发其汗为宜；若妄下，则大逆。额上汗出而微喘者，乃阳气上逆也；小便自利或下利者，阴气下流也。阴阳相离，故云死矣。《内经》曰：阴阳离决，精气乃绝。

问曰：风湿相搏，一身尽疼痛，法当汗出而解，值天阴雨不止，医云"此可发汗"，汗之病不愈者，何也？

答曰：发其汗，汗大出者，但风气去，湿气在，是故不愈也。若治风湿者，发其汗，但微微似欲汗出者，风湿俱去也。

值天阴雨不止，明其湿胜也。《内经》曰：阳受风气，阴受湿气。又曰：伤于风者，上先受之；伤于湿者，下先受之。风湿相搏，则风在外，而湿在内。汗大出者，其气暴，暴则外邪出，而里邪不能出，故风去而湿在。汗微微而出者，其气缓，缓则内外之邪皆出，故风湿俱去也。

湿家病，身上疼痛，发热，面黄而喘，头痛，鼻塞而烦，其脉大，自能饮食，腹中和无病，病在头中寒湿，故鼻塞，纳药鼻中则愈。

病有浅深，证有中外，此则湿气浅者也。何以言之？湿家不云"关节烦疼"，而云"身

上疼痛"，是湿气不流关节，而外客肌表也；不云"发热，身似熏黄"，复云"发热，面黄
而喘"，是湿不干于脾，而薄于上焦也。阴受湿气，则湿邪为深；今头痛，鼻塞而烦，是湿
客于阳，而不客于阴也。湿家之脉当沉细，为湿气内流；脉大者，阳也，则湿不内流，而外
在表也。又以自能饮食，胸腹别无满痞，为腹中和无病，知其湿气微浅。纳药鼻中，以宣泄
头中寒湿。

　　病者一身尽疼，发热，日晡所剧者，此名风湿。此病伤于汗出当风，或久伤取冷所致也。

　　一身尽疼者，湿也；发热，日晡所剧者，风也。若汗出当风而得之者，则先客湿而后感风；
若久伤取冷得之者，则先伤风而后中湿。可与麻黄杏仁薏苡仁甘草汤，见《金匮要略》中。

　　太阳中热者，暍是也。其人汗出恶寒，身热而渴也。

　　汗出恶寒，身热而不渴者，中风也；汗出恶寒，身热而渴者，中暍也。白虎加人参汤主
之，见《金匮要略》中方。

　　太阳中暍者，身热疼重，而脉微弱，此亦夏月伤冷水，水行皮中所致也。

　　经曰：脉虚身热，得之伤暑。身热，脉微弱者，暍也；身体疼重者，水也。夏时暑热，
以水灌洗而得之。一物瓜蒂散主之，见《金匮要略》中方。

　　太阳中暍者，发热恶寒，身重而疼痛，其脉弦细芤迟，小便已，洒洒然毛耸，手足逆冷，
小有劳，身即热，口开，前板齿燥。若发汗，则恶寒甚；加温针，则发热甚；数下之，则淋甚。

　　病有在表，有在里者，有表里俱病者。此则表里俱病者也。发热恶寒，身重疼痛者，表
中暍也。脉弦细芤迟者，中暑脉虚也。小便已，洒洒然毛耸，手足逆冷者，太阳经气不足也。
小有劳，身即热者，谓劳动其阳而即发也。口开，前板齿燥者，里有热也。《内经》曰：因
于暑汗，烦则喘喝。口开，谓喘喝也；以喘喝不止，故前板齿干燥。若发汗以去表邪，则外
虚阳气，故恶寒甚。若以温针助阳，则火热内攻，故发热甚。若下之，以除里热则内虚，而
膀胱燥，故淋甚。

辨太阳病脉证并治上第五

　　（1）太阳之为病，脉浮，头项强痛而恶寒。

　　经曰：尺寸俱浮者，太阳受病。太阳受病，太阳主表，为诸阳主气，脉浮，头项强痛而
恶寒者，太阳表病也。

　　（2）太阳病，发热，汗出，恶风，脉缓者，名为中风。

　　风，阳也；寒，阴也。风则伤卫，发热，汗出，恶风者，卫中风。荣病，发热，无汗，
不恶风而恶寒；卫病，则发热，汗出，不恶寒而恶风。以卫为阳，卫外者也，病则不能卫固
其外，而皮腠疏，故汗出而恶风也。伤寒脉紧，伤风脉缓者，寒性劲急，而风性解缓故也。

　　（3）太阳病，或已发热，或未发热，必恶寒，体痛，呕逆，脉阴阳俱紧者，名曰伤寒。

　　经曰：凡伤于寒，则为病热。为寒气客于经中，阳经怫结而成热也。中风即发热者，风
为阳也；及《伤寒》云"或已发热，或未发热"，以寒为阴邪，不能即热，郁而方变热也。
风则伤卫，寒则伤荣，卫虚者恶风，荣虚者恶寒。荣伤寒者，必恶寒也。气病者则麻，血病

者则痛；风令气缓，寒令气逆。体痛，呕逆者，荣中寒也。经曰：脉盛身寒，得之伤寒。脉阴阳俱紧者，知其伤寒也。

（4）伤寒一日，太阳受之，脉若静者，为不传；颇欲吐，若燥烦，脉数急者，为传也。

太阳主表，一日则太阳受邪，至二日当传阳明，若脉气微而不传阳明，胃经受邪，则喜吐；寒邪传里者，则变热。如颇欲吐，若烦躁，脉急数者，为太阳寒邪变热，传于阳明也。

（5）伤寒二三日，阳明、少阳证不见者，为不传也。

伤寒二三日，无阳明、少阳证，知邪不传，止在太阳经中也。

（6）太阳病，发热而渴，不恶寒者，为温病。

发热而渴，不恶寒者，阳明也。此太阳受邪，知为温病，非伤寒也。积温成热，所以发热而渴，不恶寒也。

若发汗已，身灼热者，名曰风温。风温为病，脉阴阳俱浮，自汗出，身重，多眠睡，鼻息必鼾，语言难出。若被下者，小便不利，直视失溲。若被火者，微发黄色，剧则如惊痫，时瘛疭；若火熏之，一逆尚引日，再逆促命期。

伤寒，发汗已，则身凉；若发汗已，身灼热者，非伤寒，为风温也。风伤于上，而阳受风气，风与温相合，则伤卫。脉阴阳俱浮，自汗出者，卫受邪也。卫者，气也，风则伤卫，温则伤气。身重，多眠睡者，卫受风温而气昏也。鼻息必鼾，语言难出者，风温外甚，而气拥不利也。若被下者，则伤脏气，太阳膀胱经也。《内经》曰：膀胱不利为癃，不约为遗溺。癃者，小便不利也。太阳之脉起目内眦，《内经》曰：瞳子高者，太阳不足；戴眼者，太阳已绝。小便不利，直视失溲，为下后竭津液，损脏气，风温外胜，经曰：欲绝也，为难治。若被火者，则火助风温成热，微者热瘀而发黄，剧者热甚生风，如惊痫而时瘛疭也。先曾被火为一逆，若更以火熏之，是再逆也。一逆尚犹延引时日而不愈，其再逆者必致危殆，故云促命期。

（7）病有发热恶寒者，发于阳也；无热恶寒者，发于阴也。发于阳者七日愈，发于阴者六日愈，以阳数七，阴数六故也。

阳为热也，阴为寒也。发热而恶寒，寒伤阳也；无热而恶寒，寒伤阴也。阳法火，阴法水，火成数七，水成数六。阳病七日愈者，火数足也；阴病六日愈者，水数足也。

（8）太阳病，头痛至七日以上自愈者，以行其经尽故也。若欲作再经者，针足阳明，使经不传则愈。

伤寒自一日至六日，传三阳三阴经尽，至七日当愈。经曰：七日，太阳病衰，头痛少愈。若七日不愈，则太阳之邪再传阳明，针足阳明，为迎而夺之，使经不传则愈。

（9）太阳病欲解时，从巳至未上。

巳为正阳，则阳气得以复也。始于太阳，终于厥阴，六经各以三时为解。而太阳从巳至未，阳明从申至戌，少阳从寅至辰；至于太阴从亥至丑，少阴从子至寅，厥阴从丑至卯者，以阳行也速，阴行也缓。阳主于昼，阴主于夜。阳三经解时，从寅至戌，以阳道常饶也；阴三经解时，从亥至卯，以阴道常乏也。《内经》曰：阳中之太阳，通于夏气。则巳、午、未，太阳乘王也。

（10）风家，表解而不了了者，十二日愈。

中风家，发汗解后，未全快畅者，十二日大邪皆去，六经悉和则愈。

（11）病人身大热，反欲得近衣者，热在皮肤，寒在骨髓也；身大寒，反不欲近衣者，寒在皮肤，热在骨髓也。

皮肤言浅，骨髓言深；皮肤言外，骨髓言内。身热，欲得衣者，表热里寒也；身寒，不欲衣者，表寒里热也。

（12）太阳中风，阳浮而阴弱。阳浮者，热自发；阴弱者，汗自出。啬啬恶寒，淅淅恶风，翕翕发热，鼻鸣干呕者，桂枝汤主之。

阳以候卫，阴以候荣。阳脉浮者，卫中风也；阴脉弱者，荣气弱也。风并于卫，则卫实而荣虚，故发热、汗自出也，经曰"太阳病，发热汗出者，此为荣弱卫强"者是也。啬啬者，不足也，恶寒之貌也。淅淅者，洒淅也，恶风之貌也。卫虚则恶风，荣虚则恶寒。荣弱卫强，恶寒复恶风者，以自汗出，则皮肤缓，腠理疏，是亦恶风也。翕翕者，熔熔然而热也，若合羽所覆，言热在表也。鼻鸣干呕者，风拥而气逆也。与桂枝汤，和荣卫而散风邪也。

◎　桂枝汤方

桂枝三两，去皮。味辛热　芍药三两。味苦酸，微寒　甘草二两，炙。味甘平　生姜三两，切。味辛温　大枣十二枚，擘。味甘温

《内经》曰：辛甘发散为阳。桂枝汤，辛甘之剂也，所以发散风邪。《内经》曰：风淫所胜，平以辛，佐以苦甘，以甘缓之，以酸收之。是以桂枝为主，芍药、甘草为佐也。《内经》曰：风淫于内，以甘缓之，以辛散之。是以生姜、大枣为使也。

上五味，吹咀，以水七升，微火煮取三升，去滓，适寒温，服一升。服已须臾，啜热稀粥一升余，以助药力，温覆令一时许，遍身漐漐微似有汗者益佳；不可令如水流漓，病必不除。若一服汗出病瘥，停后服，不必尽剂；若不汗，更服，依前法；又不汗，后服小促役其间，半日许令三服尽。若病重者，一日一夜服，周时观之，服一剂尽，病证犹在者，更作服；若汗不出者，乃服至二三剂。禁生冷、黏滑、肉面、五辛、酒酪、臭恶等物。

（13）太阳病，头痛，发热，汗出，恶风者，桂枝汤主之。

头痛者，太阳也。发热，汗出，恶风者，中风也。与桂枝汤，解散风邪。

（14）太阳病，项背强几几，反汗出恶风者，桂枝加葛根汤主之。

几几者，伸颈之貌也，动则伸颈，摇身而行。项背强者，动则如之。项背几几者，当无汗；反汗出，恶风者，中风表虚也。与桂枝汤以和表，加麻黄、葛根以祛风，且麻黄主表实。后葛根汤证云：太阳病，项背强几几，无汗恶风，葛根汤主之。药味正与此方同。其无汗者，当用麻黄；今自汗出，恐不加麻黄，但加葛根也。

（15）太阳病，下之后，其气上冲者，可与桂枝汤，方用前法；若不上冲者，不可与之。

太阳病属表，而反下之，则虚其里，邪欲乘虚传里，若气上冲者，里不受邪，而气逆上与邪争也，则邪仍在表，故当复与桂枝汤解外；其气不上冲者，里虚不能与邪争，邪气已传里也，故不可更与桂枝汤攻表。

（16）太阳病三日，已发汗，若吐、若下、若温针，仍不解者，此为坏病，桂枝不中与也。

观其脉证，知犯何逆，随证治之。

太阳病，三日中，曾经发汗、吐、下、温针，虚其正气，病仍不解者，谓之坏病，言为医所坏病也。不可复与桂枝汤。审观脉证，知犯何逆，而治之逆者，随所逆而救之。

桂枝本为解肌，若其人脉浮紧，发热，汗不出者，不可与也。常须识此，勿令误也。

脉浮，发热，汗出，恶风者，中风也，可与桂枝汤解肌；脉浮紧，发热，不汗出者，伤寒也，可与麻黄汤。常须识此，勿妄治也。

（17）若酒客病，不可与桂枝汤，得汤则呕，以酒客不喜甘故也。

酒客内热，喜辛而恶甘，桂枝汤甘，酒客得之，则中满而呕。

（18）喘家，作桂枝汤，加厚朴、杏子佳。

太阳病，为诸阳主气，风甚气拥，则生喘也。与桂枝汤以散风，加厚朴、杏仁以降气。

（19）凡服桂枝汤吐者，其后必吐脓血也。

内热者，服桂枝汤则吐，如酒客之类也。既亡津液，又为热所搏，其后必吐脓血。吐脓血，谓之肺痿。《金匮要略》曰：热在上焦为肺痿。谓或从汗，或从呕吐，重亡津液，故得之。

（20）太阳病，发汗，遂漏不止，其人恶风，小便难，四肢微急，难以屈伸者，桂枝加附子汤主之。

太阳病，因发汗，遂汗漏不止，而恶风者，为阳气不足，因发汗，阳气益虚，而皮腠不固也。《内经》曰：膀胱者，州都之官，津液藏焉，气化则出。小便难者，汗出亡津液，阳气虚弱，不能施化。四肢者，诸阳之本也。四肢微急，难以屈伸者，亡阳而脱液也。《针经》曰：液脱者，骨属屈伸不利。与桂枝加附子汤，以温经复阳。

（21）太阳病，下之后，脉促，胸满者，桂枝去芍药汤主之。

（22）若微恶寒者，去芍药，方中加附子汤主之。

脉来数，时一止复来者，名曰促。促为阳盛，则不因下后而脉促者也；此下后脉促，不得为阳盛也。太阳病下之，其脉促，不结胸者，此为欲解；此下后脉促，而复胸满，则不得为欲解，由下后阳虚，表邪渐入，而客于胸中也。与桂枝汤，以散客邪，通行阳气。芍药益阴，阳虚者非所宜，故去之。阳气已虚，若更加之微恶寒，则必当温剂以散之，故加附子。

（23）太阳病，得之八九日，如疟状，发热恶寒，热多寒少，其人不呕，清便欲自可，一日二三度发。脉微缓者，为欲愈也；脉微而恶寒者，此阴阳俱虚，不可更发汗、更下、更吐也；面色反有热色者，未欲解也，以其不能得小汗出，身必痒，宜桂枝麻黄各半汤。

伤寒八九日，则邪传再经又遍三阳，欲传三阴之时也。传经次第，则三日传遍三阳，至四日，阳去入阴，不入阴者，为欲解；其传阴经，第六日传遍三阴，为传经尽而当解。其不解，传为再经者，至九日又遍三阳，阳不传阴则解。如疟，发作有时也，寒多者为病进，热多者为病退。经曰：厥少热多，其病为愈。寒多热少，阳气退，故为进也。今虽发热恶寒，而热多寒少，为阳气进而邪气少也。里不和者，呕而利；今不呕，清便自调者，里和也。寒热间日发者，邪气深也；日一发者，邪气复常也；日再发者，邪气浅也；日二三发者，邪气微也。《内经》曰：大则邪至，小则平。言邪甚则脉大，邪少则脉微。今日数多而脉微缓者，是邪气微缓也，故云欲愈。脉微而恶寒者，表里俱虚也。阳，表也；阴，里也。脉微为里虚，恶寒为表虚，以表里俱虚，故不可更发汗、更下、更吐也。阴阳俱虚，则面色青白，反有热色者，表未解也，热色为赤色也。得小汗则和，不得汗，则得邪气外散皮肤而为痒也。与桂枝麻黄各半汤，小发其汗，以除表邪。

（24）太阳病，初服桂枝汤，反烦不解者，先刺风池、风府，却与桂枝汤则愈。

烦者，热也。服桂枝汤后，当汗出而身凉和；若反烦不解者，风甚而未能散也。先刺风池、风府，以通太阳之经，而泄风气，却与桂枝汤解散则愈。

（25）服桂枝汤，大汗出，脉洪大者，与桂枝汤，如前法。若形如疟，日再发者，汗出必解，宜桂枝二麻黄一汤。

经曰：如服一剂，病证犹在者，故当复作本汤服之。服桂枝汤汗出后，脉洪大者，病犹在也。若形如疟，日再发者，邪气客于荣卫之间也。与桂枝二麻黄一汤，解散荣卫之邪。

（26）服桂枝汤，大汗出后，大烦渴不解，脉洪大者，白虎加人参汤主之。

大汗出，脉洪大而不渴，邪气犹在表也，可更与桂枝汤。若大汗出，脉洪大，而烦渴不解者，表里有热，不可更与桂枝汤，可与白虎加人参汤，生津止渴，和表散热。

（27）太阳病，发热恶寒，热多寒少，脉微弱者，此无阳也，不可发汗，宜桂枝二越婢一汤。

◎ 桂枝二越婢一汤方

桂枝去皮　芍药　甘草各十八铢　生姜一两三钱，切　大枣四枚，擘　麻黄十八铢，去节　石膏二十四铢，碎，绵裹

胃为十二经之主，脾治水谷，为卑脏，若婢。《内经》曰：脾主为胃行其津液。是汤所以谓之"越婢"者，以发越脾气，通行津液。《外台方》一名越脾汤，即此义也。

上七味，㕮咀，以五升水，煮麻黄一二沸，去上沫，纳诸药，煮取二升，去滓，温服一升。本方当裁为越婢汤、桂枝汤，合饮一升，今合为一方，桂枝二越婢一。

（28）服桂枝汤，或下之，仍头项强痛，翕翕发热，无汗，心下满微痛，小便不利者，桂枝汤去桂加茯苓白术汤主之。

头项强痛，翕翕发热，虽经汗下，为邪气仍在表也。心下满，微痛，小便利者，则欲成结胸。今外证未罢，无汗，小便不利，则心下满微痛，为停饮也。与桂枝汤以解外，加茯苓、白术，利小便，行留饮。

（29）伤寒，脉浮，自汗出，小便数，心烦，微恶寒，脚挛急。反与桂枝汤，欲攻其表，此误也。得之便厥，咽中干，烦燥吐逆者，作甘草干姜汤与之，以复其阳；若厥愈足温者，更作芍药甘草汤与之，其脚即伸；若胃气不和，谵语者，少与调胃承气汤。若重发汗，复加烧针者，四逆汤主之。

脉浮，自汗出，小便数而恶寒者，阳气不足也；心烦，脚挛急者，阴气不足也。阴阳血气俱虚，则不可发汗。若与桂枝汤攻表，则又损阳气，故为误也。得之便厥，咽中干，烦燥吐逆者，先作甘草干姜汤，复其阳气；得厥愈足温，乃与芍药甘草汤，益其阴血，则脚胫得伸；阴阳虽复，其有胃燥谵语，少与调胃承气汤，微溏以和其胃。重发汗为亡阳，加烧针则损阴。《内经》曰：荣气微者，加烧针则血不流行。重发汗，复烧针，是阴阳之气大虚，四逆汤以复阴阳之气。

◎　甘草干姜汤方

甘草四两，炙。味甘平　干姜二两，炮。味辛热

《内经》曰：辛甘发散为阳。甘草、干姜相合，以复阳气。

上咬咀，以水三升，煮取一升五合，去滓，分温再服。

◎　芍药甘草汤方

白芍药四两。味酸，微寒　甘草四两，炙。甘平

芍药，白补而赤泻，白收而赤散也。酸以收之，甘以缓之，酸甘相合，用补阴血。

上二味，咬咀，以水三升，煮取一升半，去滓，分温再服之。

◎　调胃承气汤方

大黄四两，去皮，清酒浸　甘草二两，炙。味甘平　芒硝半斤。味咸苦，大寒

《内经》曰：热淫于内，治以咸寒，佐以苦甘。芒硝咸寒以除热，大黄苦寒以荡实，甘草甘平，助二物推陈而缓中。

上三味，咬咀，以水三升，煮取一升，去滓，纳芒硝，更上火微煮，令沸，少少温服。

◎　四逆汤方

甘草二两，炙。味甘平　干姜一两半。味辛热　附子一枚，生用，去皮，破八片。辛，大热

《内经》曰：寒淫于内，治以甘热。又曰：寒淫所胜，平以辛热。甘草、姜、附相合，为甘辛大热之剂，乃可发散阴阳之气。

上三味，咬咀，以水三升，煮取一升二合，去滓，分温再服。强人可大附子一枚、干姜三两。

（30）问曰：证象阳旦，按法治之而增剧，厥逆，咽中干，两胫拘急而谵语，师曰"言夜半手足当温，两脚当伸"，后如师言，何以知此？

答曰：寸口脉浮而大，浮则为风，大则为虚，风则生微热，虚则两胫挛，病证象桂枝，因加附子参其间，增桂令汗出，附子温经，亡阳故也。厥逆，咽中干，烦燥，阳明内结，谵语烦乱，更饮甘草干姜汤，夜半阳气还，两足当热，胫尚微拘急，重与芍药甘草汤，尔乃胫伸，以承气汤微溏，则止其谵语，故知病可愈。

阳旦，桂枝汤别名也。前证脉浮，自汗出，小便数，心烦，微恶寒，脚挛急，与桂枝汤证相似，是证象阳旦也。与桂枝汤而增剧，得寸口脉浮大，浮为风邪，大为血虚，即于桂枝汤加附子温经以补虚，增桂令汗出以祛风。其有治之之逆而增厥者，与甘草干姜汤，阳复而足温；更与芍药甘草汤，阴和而胫伸。表邪已解，阴阳已复，而有阳明内结，谵语烦乱，少与调胃承气汤，微溏泄以和其胃，则阴阳之气皆和，内外之邪悉去，故知病可愈。

卷三

辨太阳病脉证并治中第六

（31）太阳病，项背强几几，无汗，恶风，葛根汤主之。

太阳病，项背强几几，汗出恶风者，中风表虚也；项背强几几，无汗恶风者，中风表实也。表虚宜解肌，表实宜发汗，是以葛根汤发之也。

◎　葛根汤方

葛根四两　麻黄三两，去节　桂二两，去皮　芍药二两，切　甘草二两，炙　生姜三两，切　大枣十二枚，擘

《本草》云：轻可去实，麻黄、葛根之属是也。此以中风表实，故加二物于桂枝汤中也。

上七味，㕮咀，以水一斗，先煮麻黄、葛根，减二升，去沫，纳诸药，煮取三升，去滓，温服一升，覆取微似汗，不须啜粥，余如桂枝法将息及禁忌。

（32）太阳与阳明合病者，必自下利，葛根汤主之。

伤寒有合病，有并病。本太阳病不解，并于阳明者，谓之并病；二经俱受邪，相合病者，谓之合病。合病者，邪气甚也。太阳、阳明合病者，与太阳、少阳合病，阳明、少阳合病，皆言"必自下利"者，有 5 如以邪气并于阴，则阴实而阳虚；邪气并于阳，则阳实而阴虚。寒邪气甚，客于二阳，二阳方外实而不主里，则里气虚，故必下利。与葛根汤，以散经中甚邪。

（33）太阳与阳明合病，不下利，但呕者，葛根加半夏汤主之。

邪气外甚，阳不主里，里气不和，气下而不上者，但下利而不呕；里气上逆而不下者，但呕而不下利。与葛根汤以散其邪，加半夏以下逆气。

◎　葛根加半夏汤方

葛根四两　麻黄三两，去节，汤泡，去黄汁，焙干称　生姜三两，切　甘草二两，炙　芍药二两　桂枝二两，去皮　大枣十二枚，擘　半夏半斤，洗

上八味，以水一斗，先煮葛根、麻黄，减二升，去白沫，纳诸药，煮取三升，去滓，温服一升，覆取微似汗。

（34）太阳病，桂枝证，医反下之，利遂不止，脉促者，表未解也；喘而汗出者，葛根黄芩黄连汤主之。

经曰：不宜下而便攻之，内虚热入，协热遂利。桂枝证者，邪在表也，而反下之，虚其肠胃，为热所乘，遂利不止。邪在表则见阳脉，邪在里则见阴脉。下利，脉微迟，邪在里也；促为阳盛，虽下利而脉促者，知表未解也。病有汗出而喘者，为自汗出而喘也，即邪气外甚所致；喘而汗出者，为因喘而汗出也，即里热气逆所致。与葛根黄芩黄连汤，散表邪，除里热。

◎　葛根黄芩黄连汤方

葛根半斤　甘草二两，炙。味甘平　黄芩二两。味苦寒　黄连三两。味苦寒

《内经》曰：甘发散为阳。表未解者，散以葛根、甘草之甘苦；以坚里气弱者，坚以黄芩、黄连之苦。

上四味，以水八升，先煮葛根，减二升，纳诸药，煮取二升，去滓，分温再服。

（35）太阳病，头痛发热，身疼腰痛，骨节疼痛，恶风无汗而喘者，麻黄汤主之。

此太阳伤寒也，寒则伤荣，头痛、身疼腰痛，以至牵连骨节疼痛者，太阳经荣血不利也。《内经》曰：风寒客于人，使人毫毛毕直。皮肤闭而为热者，寒在表也。风并于卫，卫实而荣虚者，自汗出而恶风寒也；寒并于荣，荣实而卫虚者，无汗而恶风也。以荣强卫弱，故气逆而喘。与麻黄汤，以发其汗。

◎　麻黄汤方

麻黄三两，去节。味甘温　桂枝二两，去皮。味辛热　甘草一两，炙。味甘平　杏仁七十个，汤去皮、尖。味辛温

《内经》曰：寒淫于内，治以甘热，佐以苦辛。麻黄、甘草开肌发汗，桂枝、杏仁散寒下气。

上四味，以水九升，先煮麻黄，减二升，去上沫，纳诸药，煮取二升半，去滓，温服八合，覆取微似汗，不须啜粥，余如桂枝法将息。

（36）太阳与阳明合病，喘而胸满者，不可下，宜麻黄汤。

阳受气于胸中，喘而胸满者，阳气不宣发，壅而逆也。心下满、腹满皆为实，当下之。此以为胸满，非里实，故不可下。虽有阳明，然与太阳合病，为属表，是与麻黄汤发汗。

（37）太阳病，十日以去，脉浮细而嗜卧者，外已解也。设胸满胁痛者，与小柴胡汤；脉但浮者，与麻黄汤。

十日以去，向解之时也。脉浮细而嗜卧者，表邪已罢也。病虽已利解之，若脉但浮而不细者，则邪气但在表也，与麻黄汤发散之。

（38）太阳中风，脉浮紧，发热恶寒，身疼痛，不汗出而烦躁者，大青龙汤主之。若脉微弱，汗出恶风者，不可服。服之则厥逆，筋惕肉瞤，此为逆也。

此中风见寒脉也。浮则为风，风则伤卫；紧则为寒，寒则伤荣。荣卫俱病，故发热恶寒，身疼痛也。风并于卫者，为荣弱卫强；寒并于荣者，为荣强卫弱。今风寒两伤，则荣卫俱实，故不汗出而烦躁也。与大青龙汤发汗，以除荣卫风寒。若脉微弱，汗出恶风者，为荣卫俱虚，反服青龙汤，则必亡阳，或生厥逆，筋惕肉瞤，此治之逆也。

◎　大青龙汤方

麻黄六两，去节。味甘温　桂枝二两，去皮。味辛热　甘草二两，炙。味甘平　杏仁四十个，去皮、尖。味苦，甘温　生姜三两，切。味辛温　大枣十二枚，擘。味甘温　石膏如鸡子大，碎。味甘，微寒

辛甘均为发散，然风宜辛散，寒宜甘发，辛甘相合，乃能发散荣卫之风寒。麻黄、甘草、石膏、杏仁，以发散荣中之寒；桂枝、姜、枣，以解除卫中之风。

上七味，以水九升，先煮麻黄，减二升，去上沫，纳诸药，煮取三升，去滓，温服一升，取微似汗。汗出多者，温粉粉之。一服汗者，停后服。汗多亡阳，遂虚，恶风烦躁，不得眠也。

（39）伤寒，脉浮缓，身不疼但重，乍有轻时，无少阴证者，大青龙汤发之。

此伤寒见风脉也。伤寒者，身疼；此以风胜，故身不疼。中风者，身重；此以兼风，故乍有轻时。不久厥、吐、利，无少阴里证者，为风寒外甚也。与大青龙汤，以发散表中风寒。

（40）伤寒表不解，心下有水气，干呕发热而咳，或渴，或利，或噎，或小便不利、少腹满，或喘者，小青龙汤主之。

伤寒表不解，心下有水饮，则水寒相搏，肺寒气逆，故干呕发热而咳。《针经》曰：形寒饮冷则伤肺。以其两寒相感，中外皆伤，故气逆而上行，此之谓也。与小青龙汤，发汗散水。水气内渍，则所传不一，故有或为之证，随证增损，以解化之。

◎　小青龙汤方

麻黄三两，去节。味甘温　芍药三两。味酸，微寒　五味子半升。味酸温　干姜三两。味辛热　甘草三两，炙。味甘平　桂枝三两，去皮。味辛热　半夏半升，汤洗。味辛，微温　细辛三两。味辛温

寒邪在表，非甘辛不能散之。麻黄、桂枝、甘草之辛甘，以发散表邪。水停心下而不行，则肾气燥，《内经》曰：肾苦燥，急食辛以润之。干姜、细辛、半夏之辛，以行水气而润肾。咳逆而喘，则肺气逆，《内经》曰：肺欲收，急食酸以收之。芍药、五味子之酸，以收逆气而安肺。

上八味，以水一斗，先煮麻黄，减二升，去上沫，纳诸药，煮取三升，去滓，温服一升。

加减法：

若微利者，去麻黄，加荛花，如鸡子，熬令赤色。

下利者，不可攻其表，汗出必胀满。麻黄发其阳，水渍入胃，必作利。荛花下十二水，水去利则止。

若渴者，去半夏，加栝楼根三两。

辛燥而苦润，半夏辛而燥津液，非渴者所宜，故去之；栝楼味苦而生津液，故加之。

若噎者，去麻黄，加附子一枚，炮。

经曰：水得寒气，冷必相搏，其人即噎。加附子，温散水寒。病人有寒，复发汗，胃中冷，必吐蛔，去麻黄，恶发汗。

若小便不利，少腹满，去麻黄，加茯苓四两。

水蓄下焦不行，为小便不利，少腹满。麻黄发津液于外，非所宜也；茯苓泄蓄水于下，加所当也。

若喘者，去麻黄，加杏仁半升，去皮、尖。

《金匮要略》曰：其人形肿，故不纳麻黄，纳杏仁。以麻黄发其阳故也。喘呼形肿，水气标本之疾。

（41）伤寒，心下有水气，咳而微喘，发热不渴。服汤已，渴者，此寒去欲解也，小青龙汤主之。

咳而微喘者，水寒射肺也；发热不渴者，表证未罢也。与小青龙汤，发表散水。服汤已渴者，里气温，水气散，为欲解也。

（42）太阳病，外证未解，脉浮弱者，当以汗解，宜桂枝汤。

脉浮弱者，荣弱卫强也。

（43）太阳病，下之微喘者，表未解故也，桂枝加厚朴杏仁汤主之。

下后大喘，则为里气太虚，邪气传里，正气将脱也；下后微喘，则为里气上逆，邪不能传里，犹在表也。与桂枝汤以解外，加厚朴、杏仁以下逆气。

（44）太阳病，外证未解者，不可下也，下之为逆。欲解外者，宜桂枝汤主之。

经曰：本发汗而复下之，为逆也；若先发汗，治不为逆。

（45）太阳病，先发汗不解，而复下之，脉浮者不愈。浮为在外，而反下之，故令不愈。今脉浮，故知在外，当须解外则愈，宜桂枝汤。

经曰“柴胡汤证具，而以他药下之，柴胡汤证仍在者，复与柴胡汤。此虽已下之，不为逆”，则其类矣。

（46）太阳病，脉浮紧，无汗，发热，身疼痛，八九日不解，表证仍在，此当发其汗。服药已微除，其人发烦目瞑，剧者必衄，衄乃解。所以然者，阳气重故也。麻黄汤主之。

脉浮紧，无汗，发热，身疼痛，太阳伤寒也。虽至八九日，而表证仍在，亦当发其汗。既服温暖发散汤药，虽未作大汗，亦微除也。烦者，身热也，邪气不为汗解，郁而变热，蒸于经络，发于肌表，故生热烦。肝受血而能视，始者气伤荣，寒既变热，则血为热搏，肝气不治，故目瞑也。剧者热甚于经，迫血妄行而为衄，得衄则热随血散而解。阳气重者，热气重也。与麻黄汤，以解前太阳伤寒之邪也。

（47）太阳病，脉浮紧，发热，身无汗，自衄者愈。

风寒在经，不得汗解，郁而变热，衄则热随血散，故云自衄者愈。

（48）二阳并病。太阳初得病时，发其汗，汗先出不彻，因转属阳明，续自微汗出，不恶寒。若太阳病证不罢者，不可下，下之为逆，如此可小发汗。设面色缘缘正赤者，阳气怫郁在表，当解之、熏之。若发汗不彻，不足言，阳气怫郁，不得越，当汗不汗，其人躁烦，不知痛处，乍在腹中，乍在四肢，按之不可得，其人短气但坐，以汗出不彻故也，更发汗则愈。何以知汗出不彻？以脉涩故知也。

太阳病未解，传并入阳明，而太阳证未罢者，名曰并病。续自微汗出，不恶寒者，为太阳证罢，阳明证具也，法当下之；若太阳证未罢者，为表未解，则不可下，当小发其汗，先解表也。阳明之经循面，色缘缘正赤者，阳气怫郁在表也，当解之、熏之，以取其汗。若发汗不彻者，不足言阳气怫郁，止是当汗不汗，阳气不得越散，邪无从出，拥甚于经，故燥烦也。邪循经行，则痛无常处，或在腹中，或在四肢，按之不可得，而短气，但责以汗出不彻，更发汗则愈。《内经》曰：证过者，切之涩者，阳气有余，为身热无汗。是以脉涩，知阳气拥郁，而汗出不彻。

（49）脉浮数者，法当汗出而愈，若下之，身重、心悸者，不可发汗，当自汗出乃解。所以然者，尺中脉微，此里虚，须表里实，津液自和，便自汗出愈。

经曰：诸脉浮数，当发热而洒淅恶寒。言邪气在表也，是当汗出愈。若下之，身重心悸者，损其津液，虚其胃气。若身重心悸，而尺脉实者，则下后里虚，邪气乘虚传里也。今尺脉微，身重心悸者，知下后里虚，津液不足，邪气不传里，但在表也。然以津液不足，则不可发汗。须里气实，津液足，便自汗出而愈。

　　（50）脉浮紧者，法当身疼痛，宜以汗解之。假令尺中迟者，不可发汗。何以知之然？以荣气不足，血少故也。

　　《针经》曰：夺血者无汗。尺脉迟者，为荣血不足，故不可发汗。

　　（51）脉浮者，病在表，可发汗，宜麻黄汤。

　　浮为轻手得之，以候皮肤之气。《内经》曰：其在皮者，汗而发之。

　　（52）脉浮而数者，可发汗，宜麻黄汤。

　　浮则伤卫，数则伤荣，荣卫受邪，为病在表，故当汗散。

　　（53）病常自汗出者，此为荣气和，荣气和者，外不谐，以卫气不共荣气和谐故尔。以荣行脉中，卫行脉外，复发其汗，荣卫和则愈，宜桂枝汤。

　　风则伤卫，寒则伤荣。卫受风邪，而荣不病者，为荣气和也。卫既客邪，则不能与荣气和谐，亦不能卫护皮腠，是以常自汗出。与桂枝汤，解散风邪，调和荣卫，则愈。

　　（54）病人脏无他病，时发热，自汗出而不愈者，此卫气不和也。先其时发汗则愈，宜桂枝汤主之。

　　脏无他病，里和也。卫气不和，表病也。《外台》云：里和表病，汗之则愈。所谓先其时者，先其发热汗出之时，发汗则愈。

　　（55）伤寒，脉浮紧，不发汗，因致衄者，麻黄汤主之。

　　伤寒，脉浮紧，邪在表也，当与麻黄汤发汗；若不发汗，则邪无从出，拥甚于经，迫血妄行，因致衄也。

　　（56）伤寒，不大便六七日，头痛有热者，与承气汤。其小便清者，知不在里，仍在表也，当须发汗。若头痛者，必衄，宜桂枝汤。

　　不大便六七日，头痛有热者，故宜当下。若小便清者，知里无热，则不可下。经曰：小便数者，大便必鞕，不更衣十日，无所苦也。况此不大便六七日，小便清者，不可责邪在里，是仍在表也，与桂枝汤以解外。若头疼不已，为表不罢，郁甚于经，迫血妄行，上为衄也。

　　（57）伤寒，发汗解，半日许复烦，脉浮数者，可更发汗，宜桂枝汤主之。

　　烦者，热也。发汗身凉为已解，至半日许身复热，脉浮数者，邪不尽也，可更发汗，与桂枝汤。

　　（58）凡病，若发汗、若吐、若下、若亡津液，阴阳自和者，必自愈。

　　重亡津液，则不能作汗，必待阴阳自和，乃自愈矣。

　　（59）大下之后，复发汗，小便不利者，亡津液故也，勿治之，得小便利，必自愈。

　　因亡津液而小便不利者，不可以药利之，俟津液足，小便利，必自愈也。

　　（60）下之后，复发汗，必振寒，脉微细。所以然者，以内外俱虚故也。

　　发汗则表虚而亡阳，下之则里虚而亡血。振寒者，阳气微也；脉微细者，阴血弱也。

　　（61）下之后，复发汗，昼日烦躁不得眠，夜而安静，不呕，不渴，无表证，脉沉微，身无大热者，干姜附子汤主之。

　　下之虚其里，汗之虚其表，既下又汗，则表里俱虚。阳主于昼，阳欲复，虚不胜邪，正邪交争，故昼日烦躁不得眠；夜阴为主，阳虚不能与之争，是夜则安静。不呕不渴者，里无热也；身无大热者，表无热也。又，无表证而脉沉微，知阳气大虚，阴寒气胜。与干姜附子汤，退阴复阳。

◎　干姜附子汤方

干姜一两。味辛热　附子一枚生用，去皮，破八片。味辛热

《内经》曰：寒淫所胜，平以辛热。虚寒太甚，是以辛热剂胜之也。

上二味，以水三升，煮取一升，去滓，顿服。

（62）发汗后，身疼痛，脉沉迟者，桂枝加芍药生姜各一两人参三两新加汤主之。

汗后身疼痛，邪气未尽也；脉沉迟，荣血不足也。经曰：其脉沉者，荣气微也。又曰：迟者，荣气不足，血少故也。与桂枝汤，以解未尽之邪；加芍药、生姜、人参，以益不足之血。

（63）发汗后，不可更行桂枝汤，汗出而喘，无大热者，可与麻黄杏仁甘草石膏汤主之。

发汗后喘，当作桂枝加厚朴杏仁汤，汗出则喘愈；今汗出而喘，为邪气拥甚，桂枝汤不能发散，故不可更行桂枝汤。汗出而喘，有大热者，内热气甚也；无大热者，表邪必甚也。与麻黄杏仁甘草石膏汤，以散其邪。

◎　麻黄杏仁甘草石膏汤方

麻黄四两，去节。味甘温　杏仁五十个，去皮、尖。味甘温　甘草二两，炙。味甘平　石膏半斤，碎，绵裹。味甘寒

《内经》曰：肝苦急，急食甘以缓之。风气通于肝，风邪外甚，故以纯甘之剂发之。

上四味，以水七升，先煮麻黄，减二升，去上沫，纳诸药，煮取二升，去滓，温服一升。

［本云：黄耳杯］

（64）发汗过多，其人叉手自冒心，心下悸，欲得按者，桂枝甘草汤主之。

发汗过多，亡阳也。阳受气于胸中，胸中阳气不足，故病叉手自冒心。心下悸，欲得按者，与桂枝甘草汤，以调不足之气。

◎　桂枝甘草汤方

桂枝四两，去皮。味辛热　甘草二两，炙。味甘平

桂枝之辛，走肺而益气；甘草之甘，入脾而缓中。

上二味，以水三升，煮取一升，去滓，顿服。

（65）发汗后，其人脐下悸者，欲作奔豚，茯苓桂枝甘草大枣汤主之。

汗者，心之液。发汗后，脐下悸者，心气虚而肾气发动也。肾之积，名曰奔豚，发则从少腹上至心下，为肾气逆，欲上凌心。今脐下悸，为肾气发动，故云"欲作奔豚"。与茯苓桂枝甘草大枣汤，以降肾气。

◎　茯苓桂枝甘草大枣汤方

茯苓半斤。味甘平　甘草二两，炙。味甘平　大枣十五枚，擘。味甘平　桂枝四两，去皮

茯苓以伐肾邪；桂枝能泄奔豚；甘草、大枣之甘，滋助脾土，以平肾气；煎用甘澜水者，扬之无力，取不助肾气也。

　　上四味，以甘澜水一斗，先煮茯苓，减二升，纳诸药，煮取三升，去滓，温服一升，日三服。作甘澜水法，取水二斗，置大盆内，以勺扬之，水上有珠子五六千颗相逐，取用之。

　　（66）发汗后，腹胀满者，厚朴生姜甘草半夏人参汤主之。

　　吐后腹胀与下后腹满皆为实，言邪气乘虚入里为实。发汗后，外已解也；腹胀满，知非里实，由脾胃津液不足，气涩不通，壅而为满。与此汤，和脾胃而降气。

　　◎　厚朴生姜甘草半夏人参汤方

　　厚朴半斤，去皮，炙。味苦温　生姜半斤，切。味辛温　半夏半斤，洗。味辛平　人参一两。味温　甘草二两，炙。味甘平

　　《内经》曰：脾欲缓，急食甘以缓之，用苦泄之。厚朴之苦，以泄腹满；人参、甘草之甘，以益脾胃；半夏、生姜之辛，以散滞气。

　　上五味，以水一斗，煮取三升，去滓，温服一升，日三服。

　　（67）伤寒，若吐、若下后，心下逆满，气上冲胸，起则头眩，脉沉紧，发汗则动经，身为振振摇者，茯苓桂枝白术甘草汤主之。

　　吐下后，里虚，气上逆者，心下逆满，气上冲胸；表虚，阳不足，起则头眩。脉浮紧，为邪在表，当发汗；脉沉紧，为邪在里，则不可发汗。发汗则外动经络，损伤阳气，阳气外虚，则不能主持诸脉，身为振振摇也。与此汤，以和经益阳。

　　◎　茯苓桂枝白术甘草汤方

　　茯苓四两。味甘平　桂枝三两，去皮。味辛热　白术二两。味苦甘温　甘草二两，炙。味甘平

　　阳不足者，补之以甘，茯苓、白术生津液而益阳也；里气逆者，散之以辛，桂枝、甘草行阳散气。

　　上四味，以水六升，煮取三升，去滓，分温三服。

　　（68）发汗，病不解，反恶寒者，虚故也，芍药甘草附子汤主之。

　　发汗病解，则不恶寒；发汗病不解，表实者，亦不恶寒；今发汗，病且不解，又反恶寒者，荣卫俱虚也。汗出则荣虚，恶寒则卫虚，与芍药甘草附子汤，以补荣卫。

　　◎　芍药甘草附子汤方

　　芍药三两。味酸，微寒　甘草三两，炙。味甘平　附子一枚，炮，去皮，破八片。味辛热

　　芍药之酸，收敛津液而益荣；附子之辛温，固阳气而补卫；甘草之甘，调和辛酸而安正气。

　　以上三味，以水五升，煮取一升五合，去滓，分温服。疑非仲景意。

　　（69）发汗，若下之，病仍不解，烦躁者，茯苓四逆汤主之。

　　发汗若下，病宜解也，若病仍不解，则发汗外虚阳气，下之内虚阴气，阴阳俱虚，邪独不解，故生烦躁。与茯苓四逆汤，以复阴阳之气。

　　◎　茯苓四逆汤方

　　茯苓六两。味甘平　人参一两。味甘温　甘草二两，炙。味甘平　干姜一两半。味辛热　附子一枚，生用，去皮，破八片。味辛热

　　四逆汤以补阳，加茯苓、人参以益阴。

上五味，以水五升，煮取三升，去滓，温服七合，日三服。

（70）发汗后，恶寒者，虚故也；不恶寒，但热者，实也。当和胃气，与调胃承气汤。

汗出而恶寒者，表虚也；汗出而不恶寒，但热者，里实也。经曰：汗出不恶寒者，此表解里未和。与调胃承气汤，和胃气。

（71）太阳病，发汗后，大汗出，胃中干，烦躁不得眠，欲得饮水者，少少与饮之，令胃气和则愈。若脉浮，小便不利，微热，消渴者，与五苓散主之。

发汗已解，胃中干，烦躁不得眠，欲饮水者，少少与之，胃气得润则愈。若脉浮者，表未解也。饮水多，而小便少者，谓之消渴，里热甚实也。微热消渴者，热未成实，上焦燥也。与五苓散，生津液，和表里。

◎　五苓散方

猪苓十八铢，去皮。味甘平　泽泻一两六铢半。味酸咸　茯苓十八铢。味甘平　桂半两，去皮。味辛热　白术十八铢。味甘平

淡者一也，口入一而为甘，甘甚而反淡，甘缓而淡渗。猪苓、白术、茯苓三味之甘，润虚燥而利津液；咸味下泄为阴，泽泻之咸，以泄伏水；辛甘发散为阳，桂枝之辛甘，以和肌表。

上五味为末，以白饮和，服方寸匕，日三服，多饮暖水，汗出愈。

（72）发汗已，脉浮数，烦渴者，五苓散主之。

发汗已，脉浮数者，表邪未尽也；烦渴，亡津液，胃燥也。与五苓散，和表润燥。

（73）伤寒，汗出而渴者，五苓散主之；不渴者，茯苓甘草汤主之。

伤寒，汗出而渴者，亡津液，胃燥，邪气渐传里也，五苓散以和表里；若汗出不渴者，邪气不传里，但在表而表虚也，与茯苓甘草汤，和表合卫。

◎　茯苓甘草汤方

茯苓二两。味甘平　桂枝二两，去皮。味辛热　生姜三两，切。味辛温　甘草一两，炙。味甘平

茯苓、甘草之甘，益津液而和卫；桂枝、生姜之辛，助阳气而解表。

上四味，以水四升，煮取二升，去滓，分温三服。

（74）中风发热，六七日不解而烦，有表里证，渴欲饮水，水入则吐者，名曰水逆，五苓散主之。

中风发热，至六七日，则当解；若不解，烦者，邪在表也；渴欲饮水，邪传里也。里热甚则能饮水，水入则不吐；里热少则不能消水，停积不散，饮而吐水也。以其因水而吐，故名水逆。与五苓散，和表里、散停饮。

（75）未持脉时，病人手叉自冒心，师因教试令咳而不咳者，此必两耳聋无闻也。所以然者，以重发汗，虚故如此。

发汗多，亡阳，胸中阳气不足者，病人手叉自冒心。师见外证，知阳气不足也；又试令咳而不即咳者，耳聋也，知阳气虚，明矣。耳聋者，阳气虚，精气不得上通于耳故也。

发汗后，饮水多必喘，以水灌之，亦喘。

喘，肺疾。饮水多，喘者，饮冷伤肺也；以冷水灌洗而喘者，形寒伤肺也。

（76）发汗后，水药不得入口为逆，若更发汗，必吐下不止。

发汗后，水药不得入口，为之吐逆，发汗亡阳，胃中虚冷也。若更发汗，则愈损阳气，胃气大虚，故吐下不止。

发汗吐下后，虚烦不得眠，若剧者，必反复颠倒，心中懊憹，栀子豉汤主之。

发汗吐下后，邪热乘虚，客于胸中，谓之虚烦者，热也，胸中烦热郁闷而不得发散者是也。热气伏于里者，则喜睡；今热气浮于上，烦扰阳气，故不得眠。心恶热，热甚则必神昏，是以剧者反复颠倒而不安，心中懊憹而愦闷。懊憹者，俗谓鹘突是也。《内经》曰：其高者因而越之。与栀子豉汤，以吐胸中之邪。

◎　**栀子豉汤方**

栀子十四枚，擘。味苦寒　香豉四合，绵裹。味苦寒

酸苦涌泄为阴。苦以涌吐，寒以胜热，栀子豉汤相合，吐剂宜矣。

上二味，以水四升，先煮栀子，得二升半，纳豉，煮取一升半，去滓，分为二服，温进一服。得吐者，止后服。

若少气者，栀子甘草豉汤主之。若呕者，栀子生姜豉汤主之。

少气者，热伤气也，加甘草以益气；呕者，热烦而气逆也，加生姜以散气。少气，则气为热搏，散而不收者，甘以补之可也；呕，则气为热搏，逆而不散者，辛以散之可也。

（77）发汗，若下之，而烦热、胸中窒者，栀子豉汤主之。

阳受气于胸中，发汗若下，使阳气不足，邪热客于胸中，结而不散，故烦热而胸中窒塞。与栀子豉汤，以吐胸中之邪。

（78）伤寒五六日，大下之后，身热不解，心中结痛者，未欲解也，栀子豉汤主之。

伤寒五六日，邪气在里之时。若大下后，身热去，心胸空者，为欲解；若大下后，身热去，而心结痛者，结胸也；身热不去，心中结痛者，虚烦也。结胸为热结胸中，为实，是热气已收敛于内，则外身热去；虚烦为热客胸中，未结为热，散漫为烦，是以身热不去。六七日为欲解之时，以热为虚烦，故云未欲解也。与栀子豉汤，以吐除之。

（79）伤寒下后，心烦，腹满，卧起不安者，栀子厚朴汤主之。

下后但腹满，而不心烦，即邪气入里，为里实；但心烦，而不腹满，即邪气在胸中，为虚烦；既烦且满，则邪气壅于胸腹之间也，满则不能坐，烦则不能卧，故卧起不安。与栀子厚朴汤，吐烦泄满。

◎　**栀子厚朴汤方**

栀子十四枚，擘。味苦寒　厚朴四两，姜炙，去皮。苦温　枳实四枚，水浸，去穰，炒。味苦寒

酸苦涌泄。栀子之苦，以涌虚烦；厚朴枳实之苦，以泄腹满。

以上三味，以水三升半，煮取一升半，去滓，分二服，温进一服，得吐者，止后服。

（80）伤寒，医以丸药大下之，身热不去，微烦者，栀子干姜汤主之。

丸药不能除热，但损正气，邪气乘虚，留于胸中，而未入深者，则身热不去而微烦。与栀子干姜汤，吐烦，益正气。

◎　栀子干姜汤方

栀子十四枚，擘。味苦寒　干姜二两，切。味辛热

苦以涌之，栀子之苦以吐烦；辛以润之，干姜之辛以益气。

上二味，以水三升半，煮取一升半，去滓，分二服。温进一服，得吐者，止后服。

（81）凡用栀子汤，病人旧微溏者，不可与服之。

病人旧微溏者，里虚而寒在下也，虽烦，则非蕴热，故不可与栀子汤。《内经》曰：先泄而后生他病者，治其本，必且调之，后乃治其他病。

（82）太阳病，发汗，汗出不解，其人仍发热，心下悸，头眩，身瞤动，振振欲擗地者，真武汤主之。

发汗不解，仍发热，邪气未解也；心下悸，头眩，身瞤动，振振欲擗地者，汗出亡阳也。里虚为悸，上虚为眩，经虚为身瞤振振摇，与真武汤主之，温经复阳。

（83）咽喉干燥者，不可发汗。

津液不足也。

（84）淋家不可发汗，发汗必便血。

膀胱里热则淋，反以汤药发汗，亡耗津液，增益客热，膀胱虚燥，必小便血。

（85）疮家虽身疼痛，不可发汗，发汗则痉。

表虚聚热则生疮，疮家身疼如伤寒，不可发汗，发汗则表气愈虚，热势愈甚生风，故变痉也。

（86）衄家不可发汗，汗出必额上陷，脉急紧，直视不能眴，不得眠。

衄者，上焦亡血也。若发汗，则上焦津液枯竭，经络干涩，故额上陷，脉急紧。诸脉者皆属于目，筋脉紧急，则牵引其目，故直视不能眴。眴，瞬，合目也。《针经》曰：阴气虚则目不眩。亡血为阴虚，是以不得眠也。

（87）亡血家不可发汗，发汗则寒栗而振。

《针经》曰：夺血者无汗，夺汗者无血。亡血发汗，则阴阳俱虚，故寒栗而振摇。

（88）汗家重发汗，必恍惚心乱，小便已阴疼，与禹余粮丸（阙）。

汗者心之液，汗家重发汗，则心虚，恍惚心乱；夺汗则无水，故小便已，阴中疼。

（89）病人有寒，复发汗，胃中冷，必吐蛔。

病人有寒，则当温散，反发汗，损阳气，胃中冷，必吐蛔也。

（90）本发汗而复下之，此为逆也；若先发汗，治不为逆。本先下之，而反汗之，为逆；若先下之，治不为逆。

病在表者，汗之为宜，下之为逆；病在里者，下之为宜，汗之为逆。经曰：阳盛阴虚，汗之则死，下之则愈；阳虚阴盛，汗之则愈，下之则死。

（91）伤寒，医下之，续得下利，清谷不止，身疼痛者，急当救里；后身疼痛，清便自调者，急当救表。救里宜四逆汤，救表宜桂枝汤。

伤寒下之，续得下利，清谷不止，身疼痛者，急当救里者，以里气不足，必先救之，急与四逆汤。得清便自调，知里气已和，然后急与桂枝汤以救表，身疼者，表邪也。《内经》

曰：病发而不足，标而本之，先治其标，后治其本。此以寒为本也。

（92）病发热，头痛，脉反沉，若不瘥，身体疼痛，当救其里，宜四逆汤。

发热头痛，表病也。脉反沉者，里脉也。经曰：表有病者，脉当浮大，今脉反沉迟，故知愈也。见表病而得里脉则当瘥，若不瘥，为内虚寒甚也。与四逆汤，救其里。

（93）太阳病，先下之而不愈，因复发汗，以此表里俱虚，其人因致冒，冒家汗出自愈。所以然者，汗出表和故也。里未和，然后复下之。

冒者，郁也。下之则里虚而亡血，汗之则表虚而亡阳，表里俱虚，寒气怫郁，其人因致冒。《金匮要略》曰：亡血复汗，寒多，故令郁冒。汗出则怫郁之邪得解，则冒愈。《金匮要略》曰：冒家欲解，必大汗出。汗出表和而里未和者，然后复下之。

（94）太阳病未解，脉阴阳俱停，必先振栗，汗出而解。但阳脉微者，先汗出而解。但阴脉微者，下之而解。若欲下之，宜调胃承气汤主之。

脉阴阳俱停，无偏胜者，阴阳气和也。经曰：寸口、关上、尺中三处，大小、浮沉、迟数同等，此脉阴阳为和平，虽剧，当愈。今阴阳既和，必先振栗汗出而解。但阳脉微者，阳不足而阴有余也。经曰：阳虚阴盛，汗之则愈。阴脉微者，阴不足而阳有余也。经曰：阳盛阴虚，下之则愈。

（95）太阳病，发热、汗出者，此为荣弱卫强，故使汗山。欲救邪风者，宜桂枝汤。

太阳中风，风并于卫，则卫实而荣虚。荣者，阴也；卫者，阳也。发热汗出，阴弱阳强也。《内经》曰：阴虚者，阳必凑之。故少气时热而汗出，与桂枝汤，解散风邪，调和荣卫。

（96）伤寒五六日，中风，往来寒热，胸胁苦满，默默不欲饮食，心烦喜呕，或胸中烦而不呕，或渴，或腹中痛，或胁下痞鞕，或心下悸、小便不利，或不渴、身有微热，或咳者，与小柴胡汤主之。

病有在表者，有在里者，有在表里之间者。此邪气在表里之间，谓之半表半里证。五六日，邪气自表传里之时。中风者，或伤寒至五六日也。《玉函》曰"中风五六日，伤寒，往来寒热"即是或中风，或伤寒，非是伤寒再中风，中风复伤寒也。经曰"伤寒中风，有柴胡证，但见一证便是，不必悉具"者，正是谓或中风，或伤寒也。邪在表则寒，邪在里则热，今邪在半表半里之间，未有定处，是以寒热往来也。邪在表则心腹不满，邪在里则心腹胀满，今止言胸胁苦满，知邪气在表里之间，未至于心腹满。言胸胁苦满，知邪气在表里也。默默，静也。邪在表则呻吟不安，邪在里则烦闷乱。《内经》曰：阳入之阴则静。默默者，邪方自表之里，在表里之间也。邪在表则能食，邪在里则不能食，不欲食者，邪在表里之间，未至于必不能食也。邪在表则不烦不呕，邪在里则烦满而呕，烦喜呕者，邪在表，方传里也。邪初入里，未有定处，则所传不一，故有或为之证。有柴胡证，但见一证便是，即是此或为之证。

◎ **小柴胡汤方**

柴胡半斤。味苦，微寒 黄芩三两。味苦寒 人参三两。味甘温 甘草三两。味甘平 半夏半升，洗。味辛温 生姜三两，切。味辛温 大枣十二枚，擘。味甘温

《内经》曰：热淫于内，以苦发之。柴胡、黄芩之苦，以发传邪之热。里不足者，以甘缓之。人参、甘草之甘，以缓中和之气。邪半入里，则里气逆，辛以散之，半夏以除烦呕；邪半在

表，则荣卫争之，辛甘解之，姜枣以和荣卫。

上七味，以水一斗二升，煮取六升，去滓，再煎，取三升，温服一升，日三服。

后加减法：

若胸中烦而不呕，去半夏、人参，加栝楼实一枚。

胸中烦而不呕，热聚而气不逆也。甘者令人中满，方热聚，无用人参之补；辛散逆气，既不呕，无用半夏之辛温。热宜寒疗，聚宜苦，栝楼实苦寒，以泄胸中蕴热。

若渴者，去半夏，加人参，合前成四两半，栝楼根四两。

半夏燥津液，非渴者所宜。人参甘而润，栝楼根苦而凉，彻热生津，二物为当。

若腹中痛者，去黄芩，加芍药三两。

去黄芩，恶寒中。加芍药，以通壅。

若胁下痞鞭，去大枣，加牡蛎四两。

甘令人中满，痞者，去大枣之甘。咸以软之，痞鞭者，加牡蛎之咸。

若心下悸、小便不利者，去黄芩，加茯苓四两。

饮而水蓄不行，为悸、小便不利。《内经》曰"肾欲坚，急食苦以坚肾"，则水益坚，故去黄芩。淡味渗泄为阳，茯苓甘淡以泄伏水。

若不渴，外有微热者，去人参，加桂三两，温覆，取微汗，愈。

不渴者，里和也，故去人参。外有微热，表未解也，加桂以发汗。

若咳者，去人参、大枣、生姜，加五味子半升，干姜二两。

咳者，气逆也。甘则壅气，故去人参、大枣。《内经》曰：肺欲收，急食酸以收之。五味子之酸，以收逆气。肺寒则咳，散以辛热，故易生姜以干姜之热也。

（97）血弱气尽，腠理开，邪气因入，与正气相搏，结于胁下，正邪分争，往来寒热，休作有时，默默不欲饮食。脏腑相连，其痛必下。邪高痛下，故使呕也，小柴胡汤主之。

人之气血随时盛衰，当月廓空之时，则为血弱气尽，腠理开疏之时也。邪气乘虚，伤人则深，《针经》曰"月廓空，则海水东盛，人血气虚，卫气去，形独居，肌肉减，皮肤缓，腠理开，毛发残，膲理薄，垢落，当是时遇贼风，则其入深"者是矣。邪因正虚，自表之里，而结于胁下，与正分争，作往来寒热，默默不欲饮食，此为自外之内。经络与脏腑相连，气随经必传于里，故曰其痛下。"痛"，一作"病"。邪在上焦为邪高，邪渐传里为痛下；里气与邪气相搏，逆而上行，故使呕也。与小柴胡汤，以解半表半里之邪。

服柴胡汤已，渴者，属阳明也，以法治之。

服小柴胡汤，表邪已，而渴，里邪传于阳明也，以阳明治之。

（98）得病六七日，脉迟浮弱，恶风寒，手足温，医二三下之，不能食，而胁下满痛，面目及身黄，颈项强，小便难者，与柴胡汤，后必下重。本渴，而饮水呕者，柴胡汤不中与也。食谷者哕。

得病六七日，脉迟浮弱，恶风寒，手足温，则邪气在半表半里，未为实，反二三下之，虚其胃气，损其津液，邪蕴于里，故不能食而胁下满痛。胃虚为热蒸之，熏发于外，面目及身悉黄也。颈项强者，表仍未解也。小便难者，内亡津液。虽本柴胡汤证，然以里虚，下焦气涩而小便难，若与柴胡汤，又走津液，后必下重也。不因饮水而呕者，柴胡汤证；若本因饮而呕者，水停心下也。《金匮要略》曰：先渴却呕者，为水停心下，此属饮家。饮水者，水停而呕；食谷者，物聚而哕，皆非小柴胡汤所宜。二者皆柴胡汤之戒，不可不识也。

（99）伤寒四五日，身热，恶风，颈项强，胁下满，手足温而渴者，小柴胡汤主之。

身热恶风，颈项强者，表未解也。胁下满而渴者，里不和也。邪在表则手足通热，邪在里则手足厥寒，今手足温者，知邪在表里之间也。与小柴胡汤，以解表里之邪。

（100）伤寒，阳脉涩，阴脉弦，法当腹中急痛者，先与小建中汤，不瘥者，与小柴胡汤主之。

脉阳涩阴弦，而腹中急痛者，当作里有虚寒治之，与小建中汤，温中散寒；若不瘥者，非里寒也，必由邪气自表之里，里气不利所致，与小柴胡汤，去黄芩，加芍药，以除传里之邪。

◎　小建中汤方

桂枝三两，去皮。味辛热　甘草三两，炙。味甘平　大枣十二枚，擘。味甘温　芍药六两。味酸微寒　生姜三两，切。味辛温　胶饴一升。味甘温

建中者，建脾也。《内经》曰：脾欲缓，急食甘以缓之。胶饴、大枣、甘草之甘以缓中也。辛，润散也。荣卫不足，润而散之。桂枝、生姜之辛，以行荣卫。酸，收也，泄也。正气虚弱，收而行之。芍药之酸，以收正气。

上六味，以水七升，煮取三升，去滓，纳胶饴，更上微火消解，温服　升，日三服。呕家不可用建中汤，以甜故也。

（101）伤寒中风，有柴胡证，但见一证便是，不必悉具。

柴胡证是邪气在表里之间也，或胸中烦而不呕，或渴，或腹中痛，或胁下痞鞕，或心下悸、小便不利，或不渴、身有微热，或咳，但见一证，便宜与柴胡汤治之，不必待其证候全具也。

凡柴胡汤病证而下之，若柴胡证不罢者，复与柴胡汤，必蒸蒸而振，却发热汗出而解。

邪在半表半里之间，为柴胡证，即未作里实，医便以药下之，若柴胡证仍在者，虽下之，不为逆，可复与柴胡汤，以和解之。得汤，邪气还表者，外作蒸蒸而热，先经下里虚，邪气欲出，内则振振然也。正气胜，阳气生，却复发热汗出而解也。

（102）伤寒二三日，心中悸而烦者，小建中汤主之。

伤寒二三日，邪气在表，未当传里之时，心中悸而烦，是非邪气搏所致。心悸者，气虚也；烦者，血虚也。以气血内虚，与小建中汤，先建其里。

（103）太阳病，过经十余日，反二三下之，后四五日，柴胡证仍在者，先与小柴胡汤。呕不止，心下急，郁郁微烦者，为未解也，与大柴胡汤，下之则愈。

日数过多，累经攻下，而柴胡证不罢者，亦须先与小柴胡汤，以解其表，经曰"凡柴胡汤疾证而下之，若柴胡证不罢者，复与柴胡"者是也。呕止者，表里和也；若呕不止，郁郁微烦者，里热已甚，结于胃中也，与大柴胡汤，下其里热，则愈。

◎　大柴胡汤方

柴胡半斤。味甘平　黄芩三两。味苦寒　芍药三两。味酸，微寒　半夏半升，洗。味辛温　生姜五两，切。味辛温　枳实四枚，炙。味苦寒　大枣十二枚，擘。味甘温　大黄二两。味苦寒

柴胡、黄芩之苦，入心而折热；枳实、芍药之酸苦，涌泄而扶阴。辛者，散也，半夏之辛，以散逆气；辛甘，和也，姜、枣之辛甘，以和荣卫。

上八味，以水一斗二升，煮取六升，去滓，再煎，温服一升，日三服。一方用大黄二两。若不加大黄，恐不为大柴胡汤也。

（104）伤寒十三日不解，胸胁满而呕，日晡所发潮热，已而微利。此本柴胡证，下之而不得利，今反利者，知医以丸药下之，非其治也。潮热者，实也。先宜小柴胡汤以解外，后以柴胡加芒硝汤主之。

伤寒十三日，再传经尽，当解之时也。若不解，胸胁满而呕者，邪气犹在表里之间，此为柴胡汤证，若以柴胡汤下之，则更无潮热、自利；医反以丸药下之，虚其肠胃，邪热乘虚入腑，日晡所发潮热，热已而利也。潮热虽为热实，然胸胁之邪未已，故先与小柴胡汤以解外，后以柴胡加芒硝以下胃热。

（105）伤寒十三日不解，过经谵语者，以有热也，当以汤下之。若小便利者，大便当鞕，而反下利，脉调和者，知医以丸药下之，非其治也。若自下利者，脉当微厥，今反和者，此为内实也，调胃承气汤主之。

伤寒十三日，再传经尽，谓之过经。谵语者，阳明胃热也，当以诸承气汤下之。若小便利者，津液偏渗，大便当鞕，反下利者，知医以丸药下之也。下利，脉微而厥者，虚寒也；今脉调和，则非虚寒，由肠虚胃热，协热而利也。与调胃承气汤，以下胃热。

（106）太阳病不解，热结膀胱，其人如狂，血自下，下者愈。其外不解者，尚未可攻，当先解外。外解已，但少腹急结者，乃可攻之，宜桃核承气汤方。

太阳，膀胱经也。太阳经邪热不解，随经入腑，为热结膀胱，其人如狂者，为未至于狂，但不宁尔。经曰：其人如狂者，以热在下焦。太阳多热，热在膀胱，必与血相搏，若血不为蓄，为热迫之则血自下，血下则热随血出而愈；若血不下者，则血为热搏，蓄积于下，而少腹急结，乃可攻之。与桃核承气汤，下热散血。《内经》曰"从外之内，而盛于内者，先治其外，后调其内"，此之谓也。

◎　**桃核承气汤方**

桃仁五十个，去皮、尖。味甘平　桂枝二两，去皮。味辛热　大黄四两　芒硝二两　甘草二两，炙

甘以缓之，辛以散之。少腹急结，缓以桃仁之甘；下焦蓄血，散以桂枝辛热之气，寒以取之。热甚搏血，故加二物于调胃承气汤中也。

上五味，以水七升，煮取二升半，去滓，纳芒硝，更上火微沸，下火，先食温服五合，日三服，当微利。

（107）伤寒八九日，下之，胸满烦惊，小便不利，谵语，一身尽重，不可转侧者，柴胡加龙骨牡蛎汤主之。

伤寒八九日，邪气已成热，而复传阳经之时。下之，虚其里，而热不除。胸满而烦者，阳热客于胸中也；惊者，心恶热而神不守也；小便不利者；里虚津液不行也；谵语者，胃热也；一身尽重，不可转侧者，阳气内行于里，不营于表也。与柴胡汤，以除胸满而烦；加龙

骨、牡蛎、铅丹，收敛神气而镇惊；加茯苓，以行津液，利小便；加大黄，以逐胃热，止谵语；加桂枝，以行阳气，而解身重。错杂之邪，斯悉愈矣。

◎　柴胡加龙骨牡蛎汤方

半夏二合，洗　大枣六枚　柴胡四两　生姜一两半，切　人参一两半　龙骨一两半　铅丹一两半　桂枝一两半，去皮　茯苓一两半　大黄二两　牡蛎一两半，煅

上十一味，以水八升，煮取四升，纳大黄，切如棋子，更煮一二沸，去滓，温服一升。

（108）伤寒，腹满谵语，寸口脉浮而紧，此肝乘脾也，名曰纵，刺期门。

腹满谵语者，脾胃疾也。浮而紧者，肝脉也。脾病见肝脉，木行乘土也。经曰"水行乘火，木行乘土，名曰纵"，此其类矣。期门者，肝之募，刺之以泻肝经盛气。

（109）伤寒发热，啬啬恶寒，大渴欲饮水，其腹必满，自汗出，小便利，其病欲解，此肝乘肺也，名曰横，刺期门。

伤寒发热，啬啬恶寒，肺病也。大渴欲饮水，肝气胜也。《玉函》曰：作大渴，欲饮酢浆，是知肝气胜也。伤寒欲饮水者愈，若不愈而腹满者，此肝行乘肺，水不得行也。经曰：木行乘金，名横。刺期门，以泻肝之盛气。肝肺气平水散，而津液得通，外作自汗出，内为小便利而解也。

（110）太阳病二日，反躁，反熨其背，而大汗出，大热入胃，胃中水竭，躁烦，必发谵语。十余日，振栗，自下利者，此为欲解也。故其汗从腰以下不得汗，欲小便不得，反呕，欲失溲，足下恶风，大便鞕，小便当数，而反不数及不多，大便已，头卓然而痛，其人足心必热，谷气下流故也。

太阳病二日，则邪在表，不当发躁，而反躁者，热气行于里也。反熨其背而发汗，大汗出，则胃中干燥，火热入胃，胃中燥热，躁烦而谵语，至十余日，振栗，自下利者，火邪势微，阴气复生，津液得复也，故为欲解。火邪去，大汗出则愈。若从腰以下不得汗，则津液不得下通，故欲小便不得，热气上逆而反呕也。欲失溲，足下恶风者，气不得通于下而虚也。津液偏渗，令大便鞕者，小便当数。经曰：小便数者，大便必鞕也。此以火热内燥，津液不得下通，故小便不数及不多也。若火热消，津液和，则结鞕之便得润，因自大便也。便已，头卓然而痛者，先大便鞕，则阳气不得下通；既得大便，则阳气降下，头中阳虚，故卓然而痛。谷气者，阳气也。先阳气不通于下之时，足下恶风，今阳气得下，故足心热也。

（111）太阳病中风，以火劫发汗，邪风被火热，血气流溢，失其常度。两阳相熏灼，其身发黄。阳盛则欲衄，阴虚则小便难。阴阳俱虚竭，身体则枯燥。但头汗出，剂颈而还，腹满微喘，口干咽烂，或不大便，久则谵语，甚者至哕，手足躁扰，捻衣摸床。小便利者，其人可治。

风为阳邪，因火热之气，则邪风愈甚，迫于血气，使血气流溢，失其常度。风与火气，谓之两阳，两阳相熏灼，热发于外，必发身黄。若热搏于经络，为阳盛外热，迫血上行，必衄；热搏于内者，为阴虚内热，必小便难。若热消血气，血气少，为阴阳俱虚，血气虚少，不能荣于身体，为之枯燥。三阳经络至颈，三阴至胸中而还。但头汗出，剂颈而还者，热气炎上搏阳，而不搏于阴也。《内经》曰：诸胀腹大，皆属于热。腹满微喘者，热气内郁也。《内

经》曰：火气内发，上为口干咽烂者，火热上熏也。热气上而不下者，则大便不鞕。若热气下入胃，消耗津液，则大便鞕，故云"或不大便"。久则胃中燥热，必发谵语。《内经》曰：病深者，其声哕。火气大甚，正气逆乱，则哕。《内经》曰：四肢者，诸阳之本也。阳盛则四肢实，火热大甚，故手足躁扰，捻衣摸床，扰乱也。小便利者，为火未剧，津液未竭，而犹可治也。

（112）伤寒脉浮，医以火迫劫之，亡阳，必惊狂、起卧不安者，桂枝去芍药加蜀漆牡蛎龙骨救逆汤主之。

伤寒脉浮，责邪在表，医以火劫发汗，汗大出者，亡其阳。汗者心之液，亡阳则心气虚。心恶热，火邪内迫，则心神浮越，故惊狂、起卧不安。与桂枝汤，解未尽表邪；去芍药，以芍药益阴，非亡阳所宜也；火邪错逆，加蜀漆之辛以散之；阳气亡脱，加龙骨、牡蛎之涩以固之。《本草》云"涩可去脱"，龙骨、牡蛎之属是也。

◎　桂枝去芍药加蜀漆龙骨牡蛎救逆汤方

桂枝三两，去皮　甘草二两，炙　生姜三两，切　牡蛎五两，熬。味酸咸　龙骨四两。味甘平　大枣十二枚，擘　蜀漆三两，洗，去腥。味辛平

上为末，以水一斗二升，先煮蜀漆，减二升，纳诸药，煮取三升，去滓，温服一升。

（113）形作伤寒，其脉不弦紧而弱，弱者必渴，被火者必谵语。弱者发热，脉浮，解之当汗出愈。

形作伤寒，谓头痛身热也。脉不弦紧，则无伤寒表脉也。经曰：诸弱发热。则脉弱为里热，故云弱者必渴。若被火气，两热相合，传于胃中，胃中躁烦，必发谵语。脉弱发热者，得脉浮，为邪气还表，当汗出而解矣。

（114）太阳病，以火熏之，不得汗，其人必躁，到经不解，必清血，名为火邪。

此火邪迫血，而血下行者也。太阳病，用火熏之，不得汗，则热无从出，阴虚被火，必发躁也。六日传经尽，至七日再到太阳经，则热气当解；若不解，热气迫血下行，必清血。清，厕也。

（115）脉浮，热甚，反灸之，此为实。实以虚治，因火而动，必咽燥、唾血。

此火邪迫血，而血上行者也。脉浮热甚为表实，医以脉浮为虚，用火灸之，因火气动血，迫血上行，故咽燥、唾血。

（116）微数之脉，慎不可灸。因火为邪，则为烦逆，追虚逐实，血散脉中，火气虽微，内攻有力，焦骨伤筋，血难复也。

微数之脉，则为热也，灸则除寒，不能散热，是慎不可灸也。若反灸之，热因火则甚，遂为烦逆。灸本以追虚，而复逐热为实，热则伤血，又加火气，使血散脉中，气主呴之，血主濡之，气血消散，不能濡润筋骨，致骨焦筋伤，血散而难复也。

脉浮，宜以汗解，用火灸之，邪无从出，因火而盛，病从腰以下必重而痹，名火逆也。

脉浮在表，宜以汗解之，医以火灸取汗，而不得汗，邪无从出，又加火气相助，则热愈甚。身半以上，同天之阳；半身以下，同地之阴。火性炎上，则腰以下阴气独治，故从腰以下必重而痹也。

欲自解者，必当先烦，乃有汗而解。何以知之？脉浮，故知汗出解也。

烦，热也。邪气还表，则为烦热，汗出而解。以脉浮，故为邪还表也。

（117）烧针令其汗，针处被寒，核起而赤者，必发奔豚。气从少腹上冲心者，灸其核上各一壮，与桂枝加桂汤，更加桂二两。

烧针发汗，则损阴血，而惊动心气，针处被寒，气聚而成核。心气因惊而虚，肾气乘寒气而动，发为奔豚。《金匮要略》曰：病有奔豚，从惊发得之。肾气欲上乘心，故其气从少腹上冲心也。先灸核上，以散其寒；与桂枝加桂汤，以泄奔豚之气。

（118）火逆下之，因烧针烦躁者，桂枝甘草龙骨牡蛎汤主之。

先火为逆，复以下除之，里气因虚，又加烧针，里虚而为火热所烦，故生烦躁。与桂枝甘草龙骨牡蛎汤，以散火邪。

◎　桂枝甘草龙骨牡蛎汤方

桂枝一两　甘草二两　牡蛎二两，熬　龙骨二两

辛甘发散，桂枝、甘草之辛甘，以发散经中之火邪；涩可去脱，龙骨、牡蛎之涩，以收敛浮越之正气。

上为末，以水五升，煮取二升半，去滓，温服八合，日三服。

（119）太阳伤寒者，加温针必惊也。

寒则伤荣，荣气微者，加烧针，则血留不行。惊者，温针损荣血而动心气。《金匮要略》曰：血气少者，属于心。

（120）太阳病，当恶寒发热，今自汗出，不恶寒发热，关上脉细数者，以医吐之过也。一二日吐之者，腹中饥，口不能食。三四日吐之者，不喜糜粥，欲食冷食，朝食暮吐。以医吐之所致也，此为小逆。

恶寒发热，为太阳表病；自汗出，不恶寒发热者，阳明证。本太阳表病，医反吐之，伤动胃气，表邪乘虚传于阳明也。以关脉细数，知医吐之所致。病一二日，为表邪尚寒而未成热，吐之则表寒传于胃中，胃中虚寒，故腹中饥而口不能食。病三四日，则表邪已传成热，吐之则表热乘虚入胃，胃中虚热，故不喜糜粥，欲食冷食，朝食暮吐也。朝食暮吐者，晨食入胃，胃虚不能克化，即知，至暮胃气行里，与邪气相搏，则胃气反逆，而以胃气尚在，故止云小逆。

（121）太阳病吐之，但太阳病当恶寒，今反不恶寒，不欲近衣，此为吐之内烦也。

太阳表病，医反吐之，伤于胃气，邪热乘虚入胃，胃为邪热内烦，故不恶寒，不欲近衣也。

（122）病人脉数，数为热，当消谷引食，而反吐者，此以发汗，令阳气微，膈气虚，脉乃数也。数为客热，不能消谷，以胃中虚冷，故吐也。

阳受气于胸中，发汗外虚阳气，是令阳气微，膈气虚也。数为热，本热则合消谷，客热则不能消谷。因发汗，外损阳气，致胃中虚冷，故吐也。

（123）太阳病，过经十余日，心下温温欲吐，而胸中痛，大便反溏，腹微满，郁郁微烦。先此时自极吐下者，与调胃承气汤。若不尔者，不可与。但欲呕，胸中痛，微溏者，此非柴胡证，以呕故知极吐下也。

心下温温欲吐，郁郁微烦，胸中痛，当责邪热客于胸中。大便反溏，腹微满，则邪热已下于胃也。日数虽多，若不经吐下，止是传邪，亦未可下，当与柴胡汤，以除上中二焦之邪。若曾吐下，伤损胃气，胃虚则邪乘虚入胃为实，非柴胡汤所能去，与调胃承气汤下胃热。以呕，知胃气先曾伤动也。

（124）太阳病六七日，表证仍在，脉微而沉，反不结胸，其人发狂者，以热在下焦，少腹当鞕满，小便自利者，下血乃愈。所以然者，以太阳随经，瘀热在里故也。抵当汤主之。

太阳，经也；膀胱，腑也。此太阳随经入腑者也。六七日，邪气传里之时。脉微而沉，邪气在里之脉也。表证仍在者，则邪气犹浅，当结于胸中；若不结于胸中，其人发狂者，热结在膀胱也。经曰：热结膀胱，其人如狂。此发狂，则热又深也。少腹鞕满，小便不利者，为无血也；小便自利者，血证谛也，与抵当汤，以下蓄血。

◎　抵当汤方

水蛭三十个，熬。味咸，苦寒　虻虫三十个，熬，去翅、足。味苦，微寒　桃仁二十个，去皮、尖。味苦甘平　大黄三两，酒浸。味苦寒

苦走血，咸胜血，虻虫、水蛭之咸苦，以除蓄血。甘缓结，苦泄热，桃仁、大黄之苦，以下结热。

上四味为末，以水五升，煮取三升，去滓，温服一升，不下再服。

（125）太阳病，身黄，脉沉结，少腹鞕，小便不利者，为无血也。小便自利，其人如狂者，血证谛也。抵当汤主之。

身黄，脉沉结，少腹鞕，小便不利者，胃热发黄也，可与茵陈汤。身黄，脉沉结，少腹鞕，小便自利，其人如狂者，非胃中瘀热，为热结下焦，而为蓄血也，与抵当汤以下蓄血。

（126）伤寒有热，少腹满，应小便不利，今反利者，为有血也，当下之，不可余药，宜抵当丸。

伤寒有热，少腹满，是蓄血于下焦，若热蓄津液不通，则小便不利；其热不蓄津液而蓄血不行，小便自利者，乃为蓄血，当与桃仁承气汤、抵当汤下之。然此无身黄屎黑，又无喜忘发狂，是未至于甚，故不可余快峻之药也，可与抵当丸，小可下之也。

◎　抵当丸方

水蛭二十个。味苦寒　虻虫二十五个，去翅、足，熬。味苦，微寒　桃仁二十个，去皮、尖　大黄三两

上四味，杵分为四丸，以水一升，煮一丸，取七合服之，晬时当下血。若不下者，更服。

（127）太阳病，小便利者，以饮水多，必心下悸。小便少者，必苦里急也。

饮水多而小便自利者，则水不内蓄，但腹中水多，令心下悸。《金匮要略》曰：食少饮多，水停心下，甚者则悸。饮水多而小便不利，则水蓄于内而不行，必苦里急也。

卷四

辨太阳病脉证并治下第七

（128）问曰：病有结胸，有脏结，其状何如？

答曰：按之痛，寸脉浮，关脉沉，名曰结胸也。

（129）何谓脏结？

答曰：如结胸状，饮食如故，时时下利，寸脉浮，关脉小细沉紧，名曰脏结。舌上白苔滑者，难治。

结胸者，邪结在胸；脏结者，邪结在脏，二者皆下后邪气乘虚入里所致。下后邪气入里，与阳相结者，为结胸，以阳受气于胸中故尔；与阴相结者，为脏结，以阴受之则入五脏故尔。气与宜通而塞，故痛。邪结阳分，则阴气不得上通；邪结阴分，则阳气不得下通，是二者皆心下鞕痛。寸脉浮，关脉沉，知邪结在阳也；寸脉浮，关脉小细沉紧，知邪结在阴也。阴结而阳不结，虽心下结痛，饮食亦自如，故阴气乘肠虚而下，故时时自下利。阴得阳则解，脏结得热证多，则易治；舌上白皆滑者，其胸中亦寒，故云难治。

（130）脏结无阳证，不往来寒热，其人反静，舌上苔滑者，不可攻也。

脏结，于法当下。无阳证，为表无热；不往来寒热，为半表半里无热；其人反静，为里无热。经曰：舌上如苔者，以丹田有热，胸中有寒邪气。以表里皆寒，故不可攻。

（131）病发于阳而反下之，热入因作结胸；病发于阴而反下之，因作痞。所以成结胸者，以下之太早故也。

发热恶寒者，发于阳也，而反下之，则表中阳邪入里，结于胸中，为结胸。无热恶寒者，发于阴也，而反下之，表中之阴入里，结于心下，为痞。

结胸者，项亦强，如柔痓状。下之则和，宜大陷胸丸方。

结胸病，项强者，为邪结胸中，胸膈结满，心下紧实，但能仰而不能俯，是项强，亦如柔痓之状也。与大陷胸丸，下结泄满。

◎ **大陷胸丸方**

大黄半斤。味苦寒　葶苈半升，熬。味苦寒　芒硝半升。味咸寒　杏仁半升，去皮、尖，熬黑。味苦甘温

大黄、芒硝之苦咸，所以下热；葶苈、杏仁之苦甘，所以泄满；甘遂取其直达，白蜜取其润利，皆以下泄满实物也。

上四味，捣筛二味，纳杏仁、芒硝，合研如脂，和散，取如弹丸一枚；别捣甘遂末一钱匕，白蜜二合，水二升，煮取一升，温顿服之，一宿乃下。如不下，更服，取下为效。禁如药法。

（132）结胸证，其脉浮大者，不可下，下之则死。

结胸，为邪结胸中，属上焦之分，得寸脉浮、关脉沉者，为在里，则可下。若脉浮大，心下虽结，是在表者犹多，未全结也，下之重虚，邪气复结，则难可制，故云"下之则死"。

（133）结胸证悉具，烦躁者亦死。

结胸证悉具，邪结已深也。烦躁者，正气散乱也。邪气胜正，病者必死。

（134）太阳病，脉浮而动数，浮则为风，数则为热，动则为痛，数则为虚。头痛，发热，微盗汗出，而反恶寒者，表未解也。医反下之，动数变迟，膈内拒痛，胃中空虚，客气动膈，短气躁烦，心中懊侬，阳气内陷，心下因鞕，则为结胸，大陷胸汤主之。若不结胸，但头汗出，余处无汗，剂颈而还，小便不利，身必发黄也。

动数皆阳脉也，当责邪在表。睡而汗出者，谓之盗汗，为邪气在半表半里，则不恶寒；此头痛发热，微盗汗出，反恶寒者，表未解也，当发其汗。医反下之，虚其胃气，表邪乘虚则陷。邪在表则见阳脉，邪在里则见阴脉。邪气内陷，动数之脉所以变迟；而浮脉独不变者，以邪结胸中，上焦阳结，脉不得而沉也。客气者，外邪乘胃中空虚入里，结于胸膈，膈中拒痛者，客气动膈也。《金匮要略》曰：短气不足以息者，实也。短气躁烦，心中懊侬，皆邪热为实。阳气内陷，气不得通于膈，壅于心下，为鞕满而痛，成结胸也。与大陷胸汤，以下结热。若胃中空虚，阳气内陷，不结于胸膈，下入于胃中者，遍身汗出，则为热越，不能发黄；若但头汗出，身无汗，剂颈而还，小便不利者，热不得越，必发黄也。

◎　大陷胸汤方

大黄六两，去皮。苦寒　芒硝一升。咸寒　甘遂一钱。苦寒

大黄，谓之将军，以苦荡涤。芒硝，一名硝石，以其咸能软鞕。夫间有遂，以通水也。甘遂，若夫间之遂，其气可以直达透结。陷胸，三物为允。

上三味，以水六升，先煮大黄，取二升，去滓，纳芒硝，煮一两沸，纳甘遂末，温服一升，得快利，止后服。

（135）伤寒六七日，结胸热实，脉沉而紧，心下痛，按之石鞕者，大陷胸汤主之。

病在表而下之，热入因作结胸，此不云"下后"，而云"伤寒六七日"，则是传里之实热也。沉为在里，紧为里实，以心下痛，按之实鞕，是以为结胸。与大陷胸汤，以下结热。

（136）伤寒十余日，热结在里，复往来寒热者，与大柴胡汤。但结胸，无大热者，此为水结在胸胁也，但头微汗出者，大陷胸汤主之。

伤寒十余日，热结在里，是可下之证；复往来寒热，为正邪分争，未全敛结，与大柴胡汤下之。但结胸，无大热者，非热结也，是水饮结于胸胁，谓之水结胸。周身汗出者，是水饮外散，则愈；若但头微汗出，余处无汗，是水饮不得外泄，停蓄而不行也，与大陷胸汤，以逐其水。

（137）太阳病，重发汗而复下之，不大便五六日，舌上燥而渴，日晡所小有潮热，从心下至少腹鞕满而痛，不可近者，大陷胸汤主之。

重发汗而复下之，则内外重亡津液，而邪热内结，致不大便五六日，舌上燥而渴也。日晡潮热者，属胃；此日晡小有潮热，非但在胃，从心下至少腹鞕满而痛不可近者，是一腹之中，上下邪气俱甚也。与大陷胸汤，以下其邪。

（138）小结胸病，正在心下，按之则痛，脉浮滑者，小陷胸汤主之。

心下鞕痛，手不可近者，结胸也。正在心下，按之则痛，是热气犹浅，谓之小结胸。结

胸，脉沉紧，或寸浮关沉；今脉浮滑，知热未深结。与小陷胸汤，以除胸膈上结热也。

◎　小陷胸汤方

黄连一两。苦寒　半夏半升，洗。辛温　栝楼实大者一个。味苦寒

苦以泄之，辛以散之，黄连、栝楼实苦寒以泄热，半夏之辛以散结。

上三味，以水六升，先煮栝楼取三升，去滓，纳诸药，煮取二升，去滓，分温三服。

（139）太阳病二三日，不能卧，但欲起，心下必结，脉微弱者，此本有寒分也。反下之，若利止，必作结胸。未止者，四日复下之，此作协热利也。

太阳病二三日，邪在表也。不能卧，但欲起，心下必结者，以心下结满，卧则气壅而愈甚，故不能卧而但欲起也。心下结满，有水分，有寒分，有气分。今脉微弱，知本有寒分。医见心下结，而反下之，则太阳表邪乘虚入里，利止则邪气留结，为结胸；利不止，至次日复如前下利不止者，是邪热下攻肠胃，为协热利也。

（140）太阳病，下之，其脉促，不结胸者，此为欲解也。脉浮者，必结胸也；脉紧者，必咽痛；脉弦者，必两胁拘急；脉细数者，头痛未止；脉沉紧者，必欲呕；脉沉滑者，协热利；脉浮滑者，必下血。

此太阳病下之后，邪气传变。其脉促者为阳盛，下后脉促，为阳胜阴也，故不作结胸，为欲解。下后脉浮，为上焦阳邪结，血为结胸也。经曰：结胸者，寸脉浮，关脉沉。下后脉紧，则太阳之邪传于少阴。经曰：脉紧者，属少阴。《内经》曰：邪客于少阴之络，令人咽痛，不可纳食。所以脉紧者，必咽痛。脉弦则太阳之邪传于少阳。经曰：尺寸俱弦者，少阳受病也。其脉循胁，络于耳，所以脉弦者必两胁拘急。下后邪气传里，则头痛未止，脉细数为邪未传里而伤气也，细为气少，数为在表，故头痛未止。脉沉紧，则太阳之邪传于阳明，为里实也。沉为在里，紧为里实，阳明里实，故必欲呕。脉滑，则太阳之邪传于肠胃，以滑为阴气有余，知邪气入里，干于下焦也。沉为血胜气虚，是为协热利；浮为气胜血虚，是知必下血。经曰“不宜下而便攻之，诸变不可胜数”，此之谓也。

（141）病在阳，应以汗解之，反以冷水潠之，若灌之，其热被劫不得去，弥更益烦，肉上粟起，意欲饮水，反不渴者，服文蛤散。若不瘥者，与五苓散；寒实结胸，无热证者，与三物小陷胸汤，白散亦可服。

病在阳，为邪在表也，法当汗出而解；反以冷水潠之，灌洗，热被寒水，外不得出，则反攻其里，弥更益烦，肉上粟起者，水寒之气客于皮肤也；意欲饮水者，里有热也；反不渴者，寒在表也。与文蛤散，以散表中水寒之气。若不瘥，是水热相搏，欲传于里，与五苓散发汗以和之。始热在表，因水寒制之，不得外泄，内攻于里，结于胸膈，心下鞭痛，本以水寒伏热为实，故谓之寒实结胸。无热证者，外无热，而热悉收敛于里也，与小陷胸汤，以下逐之。白散下热，故亦可攻。

◎　文蛤散方

文蛤五两。味咸寒

咸走肾，则可以胜水气。

上一味，为散，以沸汤和一钱匕服，汤用五合。

◎　白散方

桔梗三分。味辛苦，微温　巴豆一分，去皮，心，熬黑，研如脂。辛温　贝母三分。味辛苦平

辛散而苦泄，桔梗、贝母之苦辛，用以下气；巴豆之辛，用以散实。

上件三味为末，纳巴豆，更于臼中杵之，以白饮和服。强人半钱，羸者减之。病在膈上必吐，在膈下必利。不利，进热粥一杯；利过不止，进冷粥一杯。身热皮粟不解，欲引衣自覆者，若水以潠之洗之，益令热却不得出，当汗而不汗，则烦。假令汗出已，腹中痛，与芍药三两，如上法。

（142）太阳与少阳并病，头项强痛，或眩冒，时如结胸，心下痞鞭者，当刺大椎第一间、肺俞、肝俞，慎不可发汗。发汗则谵语，脉弦。五六日谵语不止，当刺期门。

太阳之脉，络头，下项。头项强痛者，太阳表病也。少阳之脉，循胸，络胁。如结胸，心下痞鞭者，少阳里病也。太阳、少阳相并为病，不纯在表，故头项不但强痛，而或眩冒；亦未全入里，故时如结胸，心下痞鞭，此邪在半表半里之间也。刺大椎第一间、肺俞，以泻太阳之邪；刺肝俞，以泻少阳之邪。邪在表，则可发汗；邪在半表半里，则不可发汗，发汗则亡津液，损动胃气，少阳之邪因干于胃，土为木刑，必发谵语。脉弦，至五六日，传经尽，邪热去，而谵语当止；若复不止，为少阳邪热甚也，刺期门，以泻肝胆之气。

（143）妇人中风，发热恶寒，经水适来，得之七八日，热除而脉迟，身凉，胸胁下满，如结胸状，谵语者，此为热入血室也，当刺期门，随其实而泻之。

中风，发热恶寒，表病也。若经水不来，表邪传里则入腑，而不入血室也；因经水适来，血室空虚，至七八日邪气传里之时，更不入腑，乘虚而入于血室。热除，脉迟身凉者，邪气内陷而表证罢也。胸胁下满，如结胸状，谵语者，热入血室而里实。期门者，肝之募，肝主血。刺期门者，泻血室之热。审看何经气实，更随其实而泻之。

（144）妇人中风，七八日续得寒热，发作有时，经水适断者，此为热入血室，其血必结，故使如疟状，发作有时，小柴胡汤主之。

中风七八日，邪气传里之时。本无寒热，而续得寒热，经水适断者，此为表邪乘血室虚，入于血室，与血相搏，而血结不行，经水所以断也。血气与邪分争，致寒热如疟，而发作有时。与小柴胡汤，以解传经之邪。

（145）妇人伤寒，发热，经水适来，昼日明了，暮则谵语，如见鬼状者，此为热入血室。无犯胃气及上二焦，必自愈。

伤寒发热者，寒已成热也。经水适来，则血室虚空，邪热乘虚入于血室。若昼日谵语，为邪客于腑，与阳争也；此昼日明了，暮则谵语，如见鬼状，是邪不入腑，入于血室，与阴争也。阳盛谵语，则宜下；此热入血室，不可与下药，犯其胃气。热入血室，血结实热者，与小柴胡汤，散邪发汗；此虽热入血室，而不留结，不可与发汗药，犯其上焦。热入血室，胸胁满，如结胸状者，可刺期门；此虽热入血室，而无满结，不可刺期门，犯其中焦。必自愈者，以经行则热随血去，血下也已，则邪热悉除而愈矣。所为发汗为犯上焦者，发汗则动卫气，卫气出上焦故也；刺期门为犯中焦者，刺期门则动荣气，荣气出中焦故也。《脉经》

曰：无犯胃气及上二焦，必自愈。岂谓药不谓针耶？

（146）伤寒六七日，发热，微恶寒，肢节烦疼，微呕，心下支结，外证未去者，柴胡加桂枝汤主之。

伤寒六七日，邪当传里之时。支，散也。呕而心下结者，里证也，法当攻里。发热，微恶寒，肢节烦疼，为外证未去，不可攻里，与柴胡桂枝汤以和解之。

（147）伤寒五六日，已发汗而复下之，胸胁满微结，小便不利，渴而不呕，但头汗出，往来寒热，心烦者，此为未解也，柴胡桂枝干姜汤主之。

伤寒五六日，已经汗下之后，则邪当解；今胸胁满微结，小便不利，渴而不呕，但头汗出，往来寒热，心烦者，即邪气犹在半表半里之间，为未解也。胸胁满微结，寒热，心烦者，邪在半表半里之间也。小便不利而渴者，汗下后亡津液，内燥也。若热消津液，令小便不利而渴者，其人必呕；今渴而不呕，知非里热也。伤寒汗出则和，今但头汗出，而余处无汗者，津液不足，而阳虚于上也。与柴胡桂枝干姜汤，以解表里之邪，复津液而助阳也。

◎ **柴胡桂枝干姜汤方**

柴胡半斤。苦平　桂枝三两，去皮。味辛热　干姜三两。味辛热　栝楼根四两。味苦寒
黄芩三两。苦味寒　牡蛎三两，熬。味咸寒　甘草二两，炙。味甘平

《内经》曰：热淫于内，以苦发之。柴胡、黄芩之苦，以解传里之邪。辛甘发散为阳，桂枝、甘草之辛甘，以散在表之邪。咸以软之，牡蛎之咸，以消胸胁之满。辛以润之，干姜之辛，以固阳虚之汗。津液不足而为渴，苦以坚之，栝楼之苦，以生津液。

上七味，以水一斗二升，煮取六升，去滓，再煎，取三升，温服一升，日三服。初服微烦，复服汗出便愈。

（148）伤寒五六日，头汗出，微恶寒，手足冷，心下满，口不欲食，大便鞕，脉细者，此为阳微结，必有表，复有里也。脉沉，亦在里也。汗出为阳微，假令纯阴结，不得复有外证，悉入在里，此为半在里半在外也。脉虽沉紧，不得为少阴病。所以然者，阴不得有汗，今头汗出，故知非少阴也。可与小柴胡汤。设不了了者，得屎而解。

伤寒五六日，邪当传里之时。头汗出，微恶寒者，表仍未解也。手足冷，心下满，口不欲食，大便鞕，脉细者，邪结于里也。大便鞕为阳结，此邪热虽传于里，然以外带表邪，则热结犹浅，故曰阳微结。脉沉虽为在里，若纯阴结，则更无头汗恶寒之表证。诸阴脉皆至颈、胸中而还，不上循头，今头汗出，知非少阴也。与小柴胡汤，以除半表半里之邪。服汤已，外证罢，而不了了者，为里热未除，与汤取其微利则愈，故云"得屎而解"。

（149）伤寒五六日，呕而发热者，柴胡汤证具，而以他药下之，柴胡证仍在者，复与柴胡汤。此虽已下之，不为逆，必蒸蒸而振，却发热汗出而解。若心下满而鞕痛者，此为结胸也，大陷胸汤主之。但满而不痛者，此为痞，柴胡不中与之，宜半夏泻心汤。

伤寒五六日，邪在半表半里之时；呕而发热，邪在半表半里之证，是为柴胡证具。以他药下之，柴胡证不罢者，不为逆，却与柴胡汤则愈。若下后邪气传里者，邪在半表半里，则阴阳俱有邪。至于下后邪气传里，亦有阴阳之异。若下后阳邪传里者，则结于胸中，为结胸，以胸中为阳受气之分，与大陷胸汤，以下其结；阴邪传里者，则留于心下，为痞，以心下为

阴受气之分，与半夏泻心汤，以通其痞。经曰"病发于阳而反下之，热入因作结胸；病发于阴而反下之，因作痞"，此之谓也。

◎　半夏泻心汤方

半夏半升，洗。味辛平　黄芩味苦寒　干姜味辛热　人参以上各三两。味甘温　黄连一两。味苦寒　大枣十二枚，擘。味甘　甘草三两，炙。味甘平

辛入肺而散气，半夏之辛，以散结气。苦入心而泄热，黄芩、黄连之苦，以泄痞热。脾欲缓，急食甘以缓之，人参、甘草、大枣之甘以缓之。

上七味，以水一斗，煮取六升，去滓，再煮，取三升，温服一升，日三服。

（150）太阳、少阳并病，而反下之，成结胸，心下鞕，下利不止，水浆不下，其人心烦。

太阳、少阳并病，为邪气在半表半里也，而反下之，二经之邪乘虚而入。太阳表邪入里，结于胸中，为结胸，心下鞕。少阳里邪乘虚下干肠胃，遂利不止，若邪结阴分，则饮食如故，而为脏结；此为阳邪内结，故水浆不下，而心烦。

（151）脉浮而紧，而复下之，紧反入里，则作痞，按之自濡，但气痞耳。

浮而紧，浮为伤阳，紧为伤阴，当发其汗而反下之，若浮入里，为阳邪入里，则作结胸；浮不入里，而紧入里者，阴邪入里，则作痞。

（152）太阳中风，下利，呕逆，表解者，乃可攻之。其人漐漐汗出，发作有时，头痛，心下痞鞕满，引胁下痛，干呕，短气，汗出不恶寒者，此表解里未和也，十枣汤主之。

下利，呕逆，里受邪也，邪在里者可下，亦须待表解者，乃可攻之。其人漐漐汗出，发作有时，不恶寒者，表已解也；头痛，心下痞鞕满，引胁下痛，干呕短气者，邪热内蓄，而有伏饮，是里未和也。与十枣汤，下热逐饮。

◎　十枣汤方

芫花熬。味辛苦　甘遂味苦寒　大戟味苦寒　大枣十枚，擘。味甘温

辛以散之，芫花之辛，以散饮；苦以泄之，甘遂、大戟之苦，以泄水。水者，肾所主也；甘者，脾之味也。大枣之甘者，益土而胜水。

上三味等分，各别捣为散，以水一升半，先煮大枣肥者十枚，取八合，去滓，纳药末，强人服一钱匕，羸人服半钱，温服之。平旦服。若下少，病不除者，明日更服，加半钱。得快下利后，糜粥自养。

（153）太阳病，医发汗，遂发热、恶寒，因复下之，心下痞，表里俱虚，阴阳气并竭，无阳则阴独，复加烧针，因胸烦，面色青黄，肤瞤者，难治。今色微黄，手足温者，易愈。

太阳病，因发汗，遂发热恶寒者，外虚阳气，邪复不除也；因复下之，又虚其里，表中虚，邪内陷，传于心下为痞。发汗表虚，为竭阳；下之里虚，为竭阴。表证罢，为无阳；里有痞，为阴独。又加烧针，虚不胜火，火气内攻，致胸烦也。伤寒之病，以阳为主，其人面色青，肤肉瞤动者，阳气太虚，故云"难治"；若面色微黄，手足温者，即阳气得复，故云"易愈"。

（154）心下痞，按之濡，其脉关上浮者，大黄黄连泻心汤主之。

心下鞕，按之痛，关脉沉者，实热也。心下痞，按之濡，其脉关上浮者，虚热也。大黄

黄连汤，以导其虚热。

◎ **大黄黄连泻心汤方**

大黄二两。味苦寒　黄连一两。味苦寒

《内经》曰：火热受邪，心病生焉。苦入心，寒除热，大黄、黄连之苦寒，以导泻心下之虚热。但以麻沸汤渍服者，取其气薄而泄虚热。

上二味，以麻沸汤二升渍之，须臾，绞去滓，分温再服。

（155）心下痞，而复恶寒汗出者，附子泻心汤主之。

心下痞者，虚热内伏也；恶寒汗出者，阳气外虚也。与泻心汤攻痞，加附子以固阳。

（156）本以下之，故心下痞，与泻心汤。痞不解，其人渴而口燥烦，小便不利者，五苓散主之。

本因下后成痞，当与泻心汤除之；若服之，痞不解，其人渴而口燥烦，小便不利者，为水饮内蓄，津液不行，非热痞也，与五苓散，发汗散水则愈。一方"忍之一日乃愈"者。不饮者，外水不入，所停之水得行，而痞亦愈也。

（157）伤寒汗出，解之后，胃中不和，心下痞鞭，干噫食臭，胁下有水气，腹中雷鸣，下利者，生姜泻心汤主之。

胃为津液之主，阳气之根。大汗出后，外亡津液，胃中空虚，客气上逆，心下痞鞭。《金匮要略》曰：中焦气未和，不能消谷，故令噫。干噫食臭者，胃虚而不杀谷也。胁下有水气，腹中雷鸣，土弱不能胜水也。与泻心汤以攻痞，加生姜以益胃。

（158）伤寒中风，医反下之，其人下利，日数十行，谷不化，腹中雷鸣，心下痞鞭而满，干呕，心烦不得安。医见心下痞，谓病不尽，复下之，其痞益甚。此非结热，但以胃中虚，客气上逆，故使鞭也。甘草泻心汤主之。

伤寒中风，是伤寒或中风也。邪气在表，医反下之，虚其肠胃，而气内陷也。下利日数十行，谷不化，腹中雷鸣者，下后里虚胃弱也。心下痞鞭，干呕，心烦不得安者，胃中空虚，客气上逆也。与泻心汤以攻表（以汤攻表之"表"，一作"里"，一作"痞"）[1]，加甘草以补虚。前以汗后胃虚，是外伤阳气，故加生姜；此以下后胃虚，是内损阴气，故加甘草。

（159）伤寒服汤药，下利不止，心下痞鞭，服泻心汤已，复以他药下之，利不止，医以理中与之，利益甚。理中者，理中焦，此利在下焦，赤石脂禹余粮汤主之。复利不止者，当利其小便。

伤寒，服汤药下后，利不止，而心下痞鞭者，气虚而客气上逆也。与泻心汤攻之，则痞已；医复以他药下之，又虚其里，致利不止也。理中丸，脾胃虚寒下利者，服之愈；此以下焦虚，故与之，其利益甚。《圣济经》曰：滑则气脱，欲其收也。如开肠洞泄、便溺遗失，涩剂所以收之。此利由下焦不约，与赤石脂禹余粮汤，以涩洞泄。下焦主厘清浊，下利者，

1　此为原书眉批。

水谷不分也。若服涩剂而利不止，当利小便，以分其气。

◎ 赤石脂禹余粮汤方

赤石脂一斤，碎。味甘温　禹余粮一斤，碎。味甘平

《本草》云：涩可去脱。石脂之涩，以收敛之；重可去怯。余粮之重，以镇固。

以上二味，以水六升，煮取二升，去滓，三服。

（160）伤寒吐下后，发汗，虚烦，脉甚微，八九日心下痞鞕，胁下痛，气上冲咽喉，眩冒，经脉动惕者，久而成痿。

伤寒吐下后，发汗则表里之气俱虚，虚烦，脉甚微，为正气内虚，邪气独在。至七八日，正气当复，邪气当罢，而心下痞，胁下痛，气上冲咽喉，眩冒者，正气内虚而不复，邪气留结而不去。经脉动惕者，经络之气虚极，久则热气还经，必成痿弱。

（161）伤寒发汗，若吐，若下，解后，心下痞鞕，噫气不除者，旋覆代赭石汤主之。

大邪虽解，以曾发汗、吐、下，胃气弱而未和，虚气上逆，故心下痞鞕，噫气不除。与旋覆代赭石汤，降虚气而和胃。

◎ 旋覆代赭石汤方

旋覆花三两。味咸温　人参二两。味甘温　生姜五两，切。味辛温　半夏半升，洗。味辛温　代赭石一两。味苦寒　大枣十二枚，擘。甘温　甘草三两，炙。味甘平

鞕则气坚，咸味可以软之，旋覆之咸，以软痞鞕。怯则气浮，重剂可以镇之，代赭石之重，以镇虚逆。辛者，散也，生姜、半夏之辛，以散虚痞。甘者，缓也，人参、甘草、大枣之甘，以补胃弱。

上七味，以水一斗，煮取六升，去滓，再煎，取三升，温服一升，日三服。

（162）下后，不可更行桂枝汤，若汗出而喘，无大热者，可与麻黄杏子甘草石膏汤。

前第三卷二十六证云：发汗后，不可更行桂枝汤。汗出而喘，无大热者，为与此证治法同。汗下虽殊，既不当损正气则一；邪气所传既同，遂用一法治之，经所谓"若发汗、若下、若吐后者"是矣。

（163）太阳病，外证未除而数下之，遂协热而利，利下不止，心下痞鞕，表里不解者，桂枝人参汤主之。

外证未除而数下之，为重虚其里，邪热乘虚而入，里虚协热，遂利不止，而心下痞。若表解，而下利，心下痞者，可与泻心汤；若不下利，表不解，而心下痞者，可先解表，而后攻痞。以表里不解，故与桂枝人参汤，和里解表。

◎ 桂枝人参汤方

桂枝四两，去皮。味辛热　甘草四两，炙。味甘平　白术三两。味甘平　人参三两。味甘温　干姜三两。味辛热

表未解者，辛以散之；里不足者，甘以缓之。此以里气大虚，表里不解，故加桂枝、甘草于理中汤也。

上五味，以水九升，先煮四味，取五升，纳桂，更煮，取三升，温服一升，日再夜一服。

（164）伤寒大下后，复发汗，心下痞，恶寒者，表未解也，不可攻痞，当先解表，表

解乃可攻痞。解表宜桂枝汤，攻痞宜大黄黄连泻心汤。

大下后，复发汗，则表里之邪当悉已，此心下痞而恶寒者，表里之邪俱不解也。因表不解而下之，为心下痞，先与桂枝汤解表；表解，乃与大黄黄连泻心汤，攻痞。《内经》曰：从外之内而盛于内者，先治其外，而后调其内。

（165）伤寒发热，汗出不解，心下痞鞕，呕吐而下利者，大柴胡汤主之。

伤寒发热，寒已成热也。汗出不解，表和而里病也。吐利，心腹濡软，为里虚；呕吐而下利，心下痞鞕者，是里实也。与大柴胡汤，以下里热。

（166）病如桂枝证，头不痛，项不强，寸脉微浮，胸中痞鞕，气上冲咽喉不得息者，此为胸有寒也。当吐之，宜瓜蒂散。

病如桂枝证，为发热、汗出、恶风，言邪在表也。头痛、项强，为桂枝汤证具。若头不痛，项不强，则邪不在表而传里也。浮为在表，沉为在里。今寸脉微浮，则邪不在表，亦不在里，而在胸中也。胸中与表相应，故知邪在胸中者，犹如桂枝证而寸脉微浮也。以胸中痞鞕，上冲咽喉不得息，知寒邪客于胸中，而不在表也。《千金》曰：气浮上部，填塞胸心，胸中满者，吐之则愈。与瓜蒂散，以吐胸中之邪。

◎　瓜蒂散方

瓜蒂一分，熬黄。味苦寒　赤小豆一分。味酸温

其高者越之，越以瓜蒂、香豉之苦；在上者涌之，以赤小豆之酸。《内经》曰：酸苦涌泄为阴。

上二味，各别捣筛，为散已，合治之，取一钱匕，以香豉一合，用热汤七合，煮作稀糜，去滓，取汁和散，温顿服之。不吐者，少少加，得快吐乃止。诸亡血虚家，不可与瓜蒂散。

（167）病胁下素有痞，连在脐旁，痛引少腹，入阴筋者，此名脏结，死。

素有宿昔之积，结于胁下，为痞。今因伤寒，邪气入里，与宿积相助，使脏真之气结而不通，致连在脐旁，痛引少腹，入阴筋而死。

（168）伤寒病，若吐、若下后，七八日不解，热结在里，表里俱热，时时恶风，大渴，舌上干燥而烦，欲饮水数升者，白虎加人参汤主之。

若吐、若下后，七八日则当解，复不解，而热结在里。表热者，身热也；里热者，内热也。本因吐下后，邪气乘虚内陷为结热，若无表热而纯为里热，则邪热结而为实；此以表热未罢，时时恶风。若邪气纯在表，则恶风无时；若邪气纯在里，则更不恶风；以时时恶风，知表里俱有热也。邪热结而为实者，则无大渴；邪热散漫，则渴。今虽热结在里，表里俱热，未为结实，邪气散漫，熏蒸焦膈，故大渴，舌上干燥而烦，欲饮水数升。与白虎加人参汤，散热生津。

（169）伤寒无大热，口燥渴，心烦，背微恶寒者，白虎加人参汤主之。

无大热者，为身无大热也。口燥渴，心烦者，当作阳明病；然以背微恶寒，为表未全罢，所以属太阳也。背为阳，背恶寒，口中和者，少阴病也，当与附子汤；今口燥而渴，背虽恶寒，此里也，则恶寒亦不至甚，故云"微恶寒"，与白虎汤解表散热，加人参止渴生津。

（170）伤寒脉浮，发热，无汗，其表不解者，不可与白虎汤。渴欲饮水，无表证者，

白虎加人参汤主之。

伤寒脉浮，发热无汗，其表不解，不渴者，宜麻黄汤；渴者，宜五苓散，非白虎所宜。大渴欲水，无表证者，乃可与白虎加人参汤，以散里热。临病之工，大宜精别。

（171）太阳、少阳并病，心下鞕，颈项强而眩者，当刺大椎、肺俞、肝俞，慎勿下之。

心下痞鞕而眩者，少阳也；颈项强者，太阳也。刺大椎、肺俞，以泻太阳之邪，以太阳脉下项挟脊故耳；肝俞以泻少阳之邪，以胆为肝之腑故耳。太阳为在表，少阳为在里，即是半表半里证。前第八证云"不可发汗，发汗则谵语"，是发汗攻太阳之邪，少阳之邪益甚干胃，必发谵语；此云"慎勿下之"，攻少阳之邪，太阳之邪乘虚入里，必作结胸。经曰：太阳、少阳并病，而反下之，成结胸。

（172）太阳与少阳合病，自下利者，与黄芩汤。若呕者，黄芩加半夏生姜汤主之。

太阳、阳明合病，自下利，为在表，当与葛根汤发汗；阳明、少阳合病，自下利，为在里，可与承气汤下之；此太阳、少阳合病，自下利，为在半表半里，非汗、下所宜，故与黄芩汤，以和解半表半里之邪。呕者，胃气逆也，故加半夏、生姜，以散逆气。

◎　黄芩汤方

黄芩三两。味苦寒　甘草二两，炙。味甘平　芍药二两。味酸平　大枣十二枚，擘。味甘温

虚而不实者，苦以坚之，酸以收之，黄芩、芍药之苦酸，以坚敛肠胃之气。弱而不足者，甘以补之，甘草、大枣之甘，以补固肠胃之弱。

上四味，以水一斗，煮取三升，去滓，温服一升，日再夜一服。若呕者，加半夏半升，生姜三两。

（173）伤寒，胸中有热，胃中有邪气，腹中痛，欲呕吐者，黄连汤主之。

湿家下后，舌上如苔者，以丹田有热，胸中有寒，是邪气入里，而为下热上寒也；此伤寒邪气传里，而为下寒上热也。胃中有邪气，使阴阳不交，阴不得升，而独治于下，为下寒，腹中痛；阳不得降，而独治于上，为胸中热，欲呕吐。与黄连汤，升降阴阳之气。

◎　黄连汤方

黄连味苦寒　甘草炙。味甘平　干姜味辛热　桂枝去皮，各三两。味辛热　人参二两。味甘温　半夏半升，洗。味辛　大枣十二枚，擘。味甘温

上热者，泄之以苦，黄连之苦以降阳；下寒者，散之以辛，桂、姜、半夏之辛以升阴；脾欲缓，急食甘以缓之，人参、甘草、大枣之甘以益胃。

上七味，以水一斗，煮取六升，去滓，温服一升，日三服，夜二服。

（174）伤寒八九日，风湿相搏，身体疼烦，不能自转侧，不呕，不渴，脉浮虚而涩者，桂枝附子汤主之。

伤寒与中风家，至七八日再经之时，则邪气多在里，身必不苦疼痛；今日数多，复身体疼烦，不能自转侧者，风湿相搏也。烦者，风也；身疼不能自转侧者，湿也。经曰：风则浮虚。《脉经》曰：脉来涩者，为病寒湿也。不呕不渴，里无邪也。脉得浮虚而涩，身有疼烦，知风湿但在经也。与桂枝附子汤，以散表中风湿。

若其人大便鞕，小便自利者，去桂枝加白术汤主之。

桂，发汗，走津液。此小便利，大便鞕，为津液不足，去桂，加术。

◎　桂枝附子汤方

桂枝四两，去皮。味辛热　附子三枚，炮，去皮，破八片。辛热　生姜三两，切。味辛温　甘草二两，炙。味甘温　大枣十二枚，擘。味甘温

风在表者，散以桂枝、甘草之辛甘；湿在经者，逐以附子之辛热；姜、枣辛甘，行荣卫，通津液，以和表也。

上五味，以水六升，煮取二升，去滓，分温三服。

（175）风湿相搏，骨节烦疼，掣痛不得屈伸，近之则痛剧，汗出短气，小便不利，恶风不欲去衣，或身微肿者，甘草附子汤主之。

风则伤卫，湿流关节，风湿相搏，两邪乱经，故骨节疼烦，掣痛不得屈伸，近之则痛剧也。风胜则卫气不固，汗出短气，恶风不欲去衣，为风在表；湿胜则水气不行，小便不利，或身微肿，为湿外搏也。与甘草附子汤，散湿，固卫气。

◎　甘草附子汤方

甘草二两，炙。味甘平　附子二枚，炮，去皮，破。味辛热　白术二两。味甘温　桂枝四两，去皮。味辛热

桂枝、甘草之辛甘，发散风邪而和卫；附子、白术之辛甘，解湿气而温经。

上四味，以水六升，煮取三升，去滓，温服一升，日三服，初服得微汗则解。能食，汗出，复烦者，服五合。恐一升多者，宜服六七合为妙。

（176）伤寒，脉浮滑，此表有热，里有寒，白虎汤主之。

浮为在表，滑为在里。表有热，外有热也；里有寒，有邪气传里也。以邪未入腑，故止言寒，如瓜蒂散证云"胸上有寒"者是矣。与白虎汤，以解内外之邪。

◎　白虎汤方

知母六两。味苦寒　石膏一斤，碎。味甘寒　甘草二两。味甘温　粳米六合。味甘平

《内经》曰：热淫所胜，佐以苦甘。知母、石膏之苦甘，以散热；热则伤气，甘以缓之，甘草、粳米之甘，以益气。

上四味，以水一斗，煮米熟汤成，去滓，温服一升，日三服。

（177）伤寒，脉结代，心动悸，炙甘草汤主之。

结代之脉，动而中止，能自还者，名曰结；不能自还者，名曰代，由血气虚衰，不能相续也。心中悸动，知真气内虚也。与炙甘草汤，益虚，补血气，而复脉。

◎　炙甘草汤方

甘草四两，炙。味甘平　生姜三两，切。味辛温　桂枝三两，去皮。味辛热　人参二两。味甘温　生地黄一斤。味甘寒　阿胶二两。味温甘　麦门冬半升，去心。味甘平　麻子仁半升。味甘平　大枣十二枚，擘。味甘温

补可以去弱，人参、甘草、大枣之甘，以补不足之气；桂枝、生姜之辛，以益正气。《圣济经》曰：津耗散为枯，五脏痿弱，荣卫涸流，温剂所以润之。麻仁、阿胶、麦门冬、地黄

之甘，润经益血，复脉通心也。

上九味，以清酒七升，水八升，先煮八味，取三升，去滓，纳胶烊消尽，温服一升，日三服。一名复脉汤。

（178）脉按之来缓，而时一止复来者，名曰结。又，脉来动而中止，更来小数，中有还者反动，名曰结阴也；脉来动而中止，不能自还，因而复动，名曰代阴也。得此脉者，必难治。

结代之脉，一为邪气留结，一为真气虚衰。脉来动而中止，若能自还，更来小数，止是邪气留结，名曰结阴；若动而中止，不能自还，因其呼吸阴阳相引复动者，是真气衰极，名曰代阴，为难治之脉。经曰"脉结者生，代者死"，此之谓也。

卷五

辨阳明病脉证并治第八

（179）问曰：病有太阳阳明，有正阳阳明，有少阳阳明，何谓也？

答曰：太阳阳明者，脾约是也。

阳明，胃也。邪自太阳经传之入腑者，谓之太阳阳明。经曰"太阳病，若吐、若下、若发汗后，微烦，小便数，大便因鞕者，与小承气汤"，即是太阳阳明脾约病也。

正阳阳明者，胃家实是也。

邪自阳明经传入腑者，谓之正阳阳明。经曰"阳明病，脉迟，虽汗出，不恶寒，其身必重，短气，腹满而喘，有潮热者，外欲解，可攻里也，手足濈然汗出者，此大便已鞕也，大承气汤主之"，即是正阳阳明胃家实也。

少阳阳明者，发汗、利小便已，胃中燥、烦、实，大便难是也。

邪自少阳经传之入腑者，谓之少阳阳明。经曰"伤寒，脉弦细，头痛发热者，属少阳。少阳不可发汗，发汗则谵语，此属胃"，即是少阳阳明病也。

（180）阳明之为病，胃家实也。

邪传入胃，热毒留结，则胃家为实。华佗曰：热毒入胃，要须下去之，不可留于胃中。是知邪在阳明，为胃家实也。

（181）问曰：何缘得阳明病？

答曰：太阳病，若发汗、若下、若利小便，此亡津液，胃中干燥，因转属阳明。不更衣，内实，大便难者，此名阳明也。

本太阳病不解，因汗、利小便，亡津液，胃中干燥，太阳之邪入腑，转属阳明。古人登厕必更衣，不更衣者，通为不大便。不更衣，则胃中物不得泄，故为内实。胃无津液，加之蓄热，大便则难，为阳明里实也。

（182）问曰：阳明病，外证云何？

答曰：身热，汗自出，不恶寒，反恶热也。

阳明病，为邪入腑也。邪在表，则身热汗出而恶寒；邪既入腑，则表证已罢，故不恶寒，但身热汗出而恶热也。

（183）问曰：病有得之一日，不发热而恶寒者，何也？

答曰：虽得之一日，恶寒将自罢，即自汗出而恶热也。

邪客在阳明，当发热而不恶寒，今得之一日，犹不发热而恶寒者，即邪未全入腑，尚带表邪；若表邪全入，则更无恶寒，必自汗出而恶热也。

（184）问曰：恶寒何故自罢？

答曰：阳明居中，土也，万物所归，无所复传。始虽恶寒，二日自止，此为阳明病也。

胃为水谷之海，主养四旁。四旁有病，皆能传入于胃，入胃则更不复传。如太阳传之入胃，则更不传阳明；阳明病传之入胃，则更不传少阳；少阳病传之入胃，则更不传三阴。

（185）本太阳，初得病时，发其汗，汗先出不彻，因转属阳明也。

伤寒传经者，则一日太阳，二日阳明。此太阳传经，故曰转属阳明。

伤寒发热，无汗，呕不能食，而反汗出濈濈然者，是转属阳明也。

伤寒发热，无汗，呕不能食者，太阳受病也；若反汗出濈濈然者，太阳之邪转属阳明也。经曰：阳明病，法多汗。

（186）伤寒三日，阳明脉大。

伤寒三日，邪传阳明之时。经曰：尺寸俱长者，阳明受病，当二三日发。阳明气血俱多，又邪并于经，是以脉大。

（187）伤寒，脉浮而缓，手足自温者，是为系在太阴。太阴者，身当发黄；若小便自利者，不能发黄。至七八日，大便鞕者，为阳明病也。

浮为阳邪，缓为脾脉，伤寒脉浮缓，太阴客热。邪在三阳，则手足热；邪在三阴，则手足寒。今手足自温，是知系在太阴也。太阴，土也，为邪蒸之，则色见于外，当发身黄；小便自利者，热不内蓄，不能发黄。至七八日，大便鞕者，即太阴之邪入腑，转属阳明也。

（188）伤寒转系阳明者，其人濈然微汗出也。

伤寒则无汗，阳明法多汗，此以伤寒邪转系阳明，故濈然微汗出。

（189）阳明中风，口苦咽干，腹满微喘，发热恶寒，脉浮而紧。若下之，则腹满，小便难也。

脉浮在表，紧为里实。阳明中风，口苦咽干，腹满微喘者，热传于里也；发热恶寒者，表仍未解也。若下之，里邪虽去，表邪复入于里，又亡津液，故使腹满而小便难。

（190）阳明病，若能食，名中风；不能食，名中寒。

阳明病，以饮食别受风寒者，以胃为水谷之海，风为阳邪，阳杀谷，故中风者能食；寒为阴邪，阴邪不杀谷，故伤寒者不能食。

（191）阳明病，若中寒，不能食，小便不利，手足濈然汗出，此欲作固瘕，必大便初鞕后溏。所以然者，以胃中冷，水谷不别故也。

阳明中寒不能食者，寒不杀谷也。小便不利者，津液不化也。阳明病法多汗，则周身汗出，此手足濈然而汗出，而身无汗者，阳明中寒也。固瘕者，寒气结积也。胃中寒甚，欲留结而为固瘕，则津液不得通行，而大便必鞕者，若汗出，小便不利者，为实也；此以小便不利，水谷不别，虽大便初鞕，后必溏也。

（192）阳明病，欲食，小便反不利，大便自调，其人骨节疼，翕翕如有热状，奄然发狂，濈然汗出而解者，此水不胜谷气，与汗共并，脉紧则愈。

阳病客热，初传入胃，胃热则消谷而欲食。阳明病热为实者，则小便当数，大便当鞕；今小便反不利，大便自调者，热气散漫，不为实也。欲食，则胃中谷多。《内经》曰：食入于阴，长气于阳。谷多则阳气胜，热消津液则水少。经曰：水入于经，其血乃成。水少则阴血弱。《金匮要略》曰：阴气不通，即骨疼。其人骨节疼者，阴气不足也。热甚于表者，翕翕发热；热甚于里者，蒸蒸发热。此热气散漫，不专著于表里，故翕翕如有热状。奄，忽也。忽然发狂者，阴不胜阳也。《内经》曰：阴不胜其阳者，则脉流薄疾，并乃狂。阳明蕴热为实者，须下之愈；热气散漫，不为实者，必待汗出而愈，故云濈然而汗出解也。水谷之等者，阴阳气平也。水不胜谷气，是阴不胜阳也。汗出则阳气衰，脉紧则阴气生。阴阳气平，两无偏胜则愈，故云"与汗共并，脉紧则愈"。

（193）阳明病欲解时，从申至戌上。

四月为阳，土王于申、酉、戌向王时，是为欲解。

（194）阳明病，不能食，攻其热必哕。所以然者，胃中虚冷故也。以其人本虚，故攻其热必哕。

不能食，胃中本寒，攻其热，复虚其胃，虚寒相搏，故令哕也。经曰"关脉弱，胃气虚，有热不可大攻之，热去则寒起"，此之谓也。

（195）阳明病，脉迟，食难用饱，饱则微烦，头眩，必小便难，此欲作谷疸。虽下之，腹满如故。所以然者，脉迟故也。

阳明病脉迟，则邪方入里，热未为实也。食入于阴，长气于阳。胃中有热，食难用饱，饱则微烦而头眩者，谷气与热气相搏也。两热相合，消搏津液，必小便难。利者不能发黄，言热得泄也；小便不利，则热不得泄，身必发黄。疸，黄也，以其发于谷气之热，故名谷疸。热实者，下之则愈；脉迟，为热气未实，虽下之，腹满亦不减也。经曰：脉迟尚未可攻。

（196）阳明病，法多汗，反无汗，其身如虫行皮中状者，此以久虚故也。

胃为津液之府[1]，气虚津液少，病则反无汗。胃候身之肌肉，其身如虫行皮中者，知胃气久虚也。

（197）阳明病，反无汗而小便利，二三日呕而咳，手足厥者，必苦头痛。若不咳、不呕、手足不厥者，头不痛。

阳明病，法多汗，反无汗，而小便利者，阳明伤寒，而寒气内攻也。至二三日，呕、咳而肢厥者，寒邪发于外也，必苦头痛；若不咳、不呕、手足不厥者，是寒邪但[2]攻里而不外

1　府：原作"本"，据汪氏本改。
2　但：原作"俱"，据汪氏本改。

发，其头亦不痛也。

（198）阳明病，但头眩，不恶寒，故能食而咳，其人必咽痛。若不咳者，咽不痛。

阳明病，身不重痛，但头眩而不恶寒者，阳明中风，而风气内攻也。经曰：阳明病，若能食，名中风。风邪攻胃，胃气上逆则咳。咽门者，胃之系，咳甚则咽伤，故必咽痛。若胃气不逆，则不咳，其咽亦不痛也。

（199）阳明病，无汗，小便不利，心中懊恼者，身必发黄。

阳明病，无汗而小便不利者，热蕴于内而不得越；心中懊恼者，热气郁蒸，欲发于外而为黄也。

（200）阳明病，被火，额上微汗出，小便不利者，必发黄。

阳明病则为内热，被火则火热相合而甚，若遍身汗出，而小便利者，热得泄越，不能发黄；今额上小汗出，而小便不利，则热不得越，郁蒸于胃，必发黄也。

（201）阳明病，脉浮而紧者，必潮热，发作有时。但浮者，必盗汗出。

浮为在经，紧者里实。脉浮而紧者，表热里实也，必潮热，发作有时。若脉但浮而不紧者，止是表热也，必盗汗出。盗汗者，睡而汗出也。阳明病，里热者自汗，表热者盗汗。

（202）阳明病，口燥，但欲漱水不欲咽者，此必衄。

阳明之脉起于鼻，络于口。阳明里热，则渴欲饮水；此口燥，但欲饮水不欲咽者，是热在经，而里无热也。阳明气血俱多，经中热甚，迫血妄行，必作衄也。

（203）阳明病，本自汗出，医更重发汗，病已瘥，尚微烦不了了者，此大便必鞕故也。以亡津液，胃中干燥，故令大便鞕。当问其小便日几行，若本小便日三四行，今日再行，故知大便不久出。今为小便数少，以津液当还入胃中，故知不久必大便也。

先亡津液，使大便鞕，小便数少，津液分别，大便必自下也。

（204）伤寒呕多，虽有阳明证，不可攻之。

呕者，热在上焦，未全入腑，故不可下。

（205）阳明病，心下鞕满者，不可攻之。攻之，利遂不止者死，利止者愈。

阳明病，腹满者，为邪气入腑，可下之；心下鞕满，则邪气尚浅，未全入腑，不可便下之。得利止者，为邪气去，正气安，正气安则愈；若因下利不止者，为正气脱而死。

（206）阳明病，面合赤色，不可攻之，攻之必发热，色黄，小便不利也。

合，通也。阳明病，面色通赤者，热在经也，不可下之。下之，虚其胃气，耗其津液，经中之热乘虚入胃，必发热，色黄，小便不利也。

（207）阳明病，不吐不下，心烦者，可与调胃承气汤。

吐后心烦，谓之内烦；下后心烦，谓之虚烦。今阳明病，不吐，不下，心烦，则是胃有郁热也。与调胃承气汤，以下郁热。

（208）阳明病，脉迟，虽汗出，不恶寒者，其身必重，短气，腹满而喘，有潮热者，此外欲解，可攻里也。手足濈然而汗出者，此大便已鞕也，大承气汤主之。若汗多，微发热恶寒者，外未解也。其热不潮，未可与承气汤。若腹大满不通者，可与小承气汤，微和胃气，勿令大泄下。

阳明病，脉迟，若汗出多，微发热恶寒者，表未解也；若脉迟，虽汗出，而不恶寒者，表证罢也。身重，短气，腹满而喘，有潮热者，热入腑也。四肢诸阳之本，津液足，为热蒸之，则周身汗出；津液不足，为热蒸之，其手足濈然而汗出，知大便已鞕也，与大承气汤，以下胃热。经曰：潮热者，实也。其热不潮，是热未成实，故不可便与大承气汤；虽有腹大满不通之急，亦不可与大承气汤，与小承气汤，微和胃气。

◎ 大承气汤方

大黄四两，酒洗。苦寒　厚朴半斤，炙，去皮。苦温　枳实五枚，炙。苦寒　芒硝三合。咸寒

《内经》曰：燥淫所胜，以苦下之。大黄、枳实之苦，以润燥除热。又曰：燥淫于内，治以苦温。厚朴之苦，下结燥。又曰：热淫所胜，治以咸寒。芒硝之咸，以攻蕴热。

上四味，以水一斗，先煮二物，取五升，去滓，纳大黄，煮取二升，去滓，纳芒硝，更上微火一两沸，分温再服，得下，余勿服。

◎ 小承气汤方

大黄四两　厚朴二两，炙，去皮　枳实三枚，大者，炙

大热结实者，与大承气汤；小热微结者，与小承气汤。以热不大甚，故于大承气汤去芒硝。又以结不至坚，故亦减厚朴、枳实也。

以上三味，以水四升，煮取一升二合，去滓，分温二服。初服汤，当更衣，不尔者，尽饮之；若更衣者，勿服之。

（209）阳明病，潮热，大便微鞕者可与大承气汤，不鞕者不与之。若不大便六七日，恐有燥屎，欲知之法，少与小承气汤，汤入腹中，转矢气者，此有燥屎，乃可攻之；若不转矢气者，此但初头鞕，后必溏，不可攻之，攻之必胀满不能食也。欲饮水者，与水则哕。其后发热者，必大便复鞕而少也，以小承气汤和之。不转矢气者，慎不可攻也。

潮热者实，得大便微鞕者，便可攻之；若便不鞕者，则热未成实，虽有潮热，亦未可攻。若不大便六七日，恐有燥屎，当先与小承气汤渍之。如有燥屎，小承气汤药势缓，不能宣泄，必转气下矢；若不转矢气，是胃中无燥屎，但肠间少鞕尔，止初头鞕，后必溏，攻之则虚其胃气，致腹胀满不能食也。胃中干燥，则欲饮水，水入胃中，虚寒相搏，气逆则哕，其后却发热者，则热气乘虚还复聚于胃中，胃燥得热，必大便复鞕，而少与小承气汤，微利与和之，故以重云"不转矢气，不可攻内"，慎之至。

（210）夫实则谵语，虚则郑声。郑声，重语也。

《内经》曰：邪气盛则实，精气夺则虚。谵语，由邪气盛而神识昏也；郑声，由精气夺而声不全也。谵语者，言语不次也；郑声者，郑音不正也。《论语》云：恶郑声之乱雅乐。又曰：放郑声，远佞人。郑声淫，佞人殆，言郑声不正也。今新瘥气虚，人声转者，是所谓重语者也。若声重，亦声转之故。

直视，谵语，喘满者死，下利者亦死。

直视，谵语，邪胜也；喘满，为气上脱；下利，为气下脱，是皆主死。

（211）发汗多，若重发汗者，亡其阳，谵语，脉短者死，脉自和者不死。

亡阳胃燥，谵语者脉短，津液已绝，不可复治；脉自和，为正气未衰，而犹可生也。

（212）伤寒，若吐、若下后不解，不大便五六日，上至十余日，日晡所发潮热，不恶寒，独语如见鬼状。若剧者，发则不识人，循衣摸床，惕而不安，微喘直视，脉弦者生，涩者死。微者，但发热谵语者，大承气汤主之。若一服利，止后服。

若吐若下，皆伤胃气，不大便五六日，上至十余日者，亡津液，胃气虚，邪热内结也。阳明王于申、酉、戌，日晡所发潮热者，阳明热甚也。不恶寒者，表证罢也。独语如见鬼状者，阳明内实也，以为热气有余。若剧者，是热气甚大也。热大甚于内，昏冒正气，使不识人，至于循衣摸床，惕而不安，微喘直视。伤寒，阳胜而阴绝者死，阴胜而阳绝者死。热剧者，为阳胜。脉弦为阴有余，涩为阴不足。阳热虽剧，脉弦，知阴未绝，而犹可生；脉涩则绝阴，不复可治。其邪热微，而未至于剧者，但发热谵语，可与大承气汤，以下胃中热。经曰：凡服下药，中病即止，不必尽剂。此以热未剧，故云"若一服利，则止后服"。

（213）阳明病，其人多汗，以津液外出，胃中燥，大便必鞕，鞕则谵语，小承气汤主之。若一服谵语止，更莫复服。

亡津液胃燥，大便鞕而谵语，虽无大热内结，亦须与小承气汤，和其胃气。得一服谵语止，则胃燥以润，更莫复与承气汤，以本无实热故也。

（214）阳明病，谵语，发潮热，脉滑而疾者，小承气汤主之。因与承气汤一升，腹中转矢气者，更服一升；若不转矢气，勿更与之。明日不大便，脉反微涩者，里虚也，为难治，不可更与承气汤也。

阳明病，谵语，发潮热，若脉沉实者，内实者也，则可下；若脉滑疾，为里热未实，则未可下，先与小承气汤和之。汤入腹中转矢气者，中有燥屎，可更与小承气汤一升以除之；若不转矢气者，是无燥屎，不可更与小承气汤。至明日邪气传时，脉得沉实紧牢之类，是里实也；反得微涩者，里气大虚也。若大便利后，脉微涩者，止为里虚而犹可，此又不大便，脉反微涩，是正气内衰，为邪气所胜，故云难治。

（215）阳明病，谵语，有潮热，反不能食者，胃中必有燥屎五六枚也。若能食者，但鞕耳。宜大承气汤下之。

谵语潮热为胃热，当消谷引食；反不能食者，胃中有燥屎，而胃中实也。若能食者，胃中虚热，虽鞕，不得为有燥屎。杂病虚为不欲食，实为欲食；伤寒则胃实热甚者不能食，胃中虚热甚者能食，与杂病为异也。大承气汤以下燥屎，逐结热。

（216）阳明病，下血，谵语者，此为热入血室。但头汗出者，刺期门，随其实而泻之，濈然汗出则愈。

阳明病，热入血室，迫血下行，使下血谵语。阳明病，法多汗，以夺血者无汗，故但头汗出也。刺期门，以散血室之热。随其实而泻之，以除阳明之邪热。散邪除热，荣卫得通，津液得复，濈然汗出而解。

（217）汗出谵语者，以有燥屎在胃中，此为风也。须下之，过经乃可下之。下之若早，语言必乱，以表虚里实故也。下之则愈，宜大承气汤。

胃中有燥屎则谵语，以汗出为表未罢，故云风也。燥屎在胃则当下，以表未和，则未可下，须过太阳经，无表证，乃可下之。若下之早，燥屎虽除，则表邪乘虚复陷于里，为表虚里实，胃虚热甚，语言必乱。与大承气汤，却下胃中邪热则止。

（218）伤寒四五日，脉沉而喘满，沉为在里，而反发其汗，津液越出，大便为难，表虚里实，久则谵语。

邪气入内之时，得脉沉而喘满，里证具也，则当下之；反发其汗，令津液越出，胃中干燥，大便必难；久则屎燥胃实，必发谵语。

（219）三阳合病，腹满身重，难以转侧，口不仁而面垢，谵语，遗尿。发汗则谵语，下之则额上生汗，手足逆冷。若自汗出者，白虎汤主之。

腹满身重，难以反侧，口不仁，谵语者，阳明也。《针经》曰：少阳病甚，则面微尘。此面垢者，少阳也；遗尿者，太阳也。三者以阳明证多，故出"阳明篇"中。三阳合病，为表里有邪，若发汗，攻表，则燥热益甚，必愈谵语；若下之，攻里，表热乘虚内陷，必额上汗出，手足逆冷。其自汗出者，三阳经热甚也。《内经》曰：热则腠理开，荣卫通，汗大泄。与白虎汤，以解内外之热。

（220）二阳并病，太阳证罢，但发潮热，手足漐漐汗出，大便难而谵语者，下之则愈，宜大承气汤。

本太阳病，并于阳明，名曰并病。太阳证罢，是无表证；但发潮热，是热并阳明。一身汗出为热越，今手足漐漐汗出，是热聚于胃也，必大便难而谵语。经曰：手足漐然而汗出者，必大便已鞕也。与大承气汤，以下胃中实热。

（221）阳明病，脉浮而紧，咽燥口苦，腹满而喘，发热汗出，不恶寒反恶热，身重。若发汗则躁，心愦愦，反谵语。若加烧针，必怵惕，烦躁不得眠。若下之，则胃中空虚，客气动膈，心中懊憹，舌上苔者，栀子豉汤主之。

脉浮，发热，为邪在表；咽燥口苦，为热在经；脉紧，腹满而喘，汗出，不恶寒，反恶热，身重，为邪在里。此表里俱有邪，犹当和解之。若发汗攻表，表热虽除，而内热益甚，故躁而愦愦，反谵语。愦愦者，心乱也。经曰：荣气微者，加烧针则血不行，更发热而躁烦。此表里有热，若加烧针，则损动阴气，故怵惕烦躁不得眠也；若下之，里热虽去，则胃中空虚，表中客邪之气乘虚陷于上焦，烦动于膈，使心中懊憹而不了了也。舌上苔黄者，热气客于胃中；舌上苔白，知热气客于胸中。与栀子豉汤，以吐胸中之邪。

（222）若渴欲饮水，口干舌燥者，白虎加人参汤主之。

若下后邪热客于上焦者，为虚烦；此下后邪热不客于上焦，而客于中焦者，是为干燥烦渴。与白虎加人参汤，散热润燥。

（223）若脉浮，发热，渴欲饮水，小便不利者，猪苓汤主之。

此下后客热客于下焦者也。邪气自表入里，客于下焦，三焦俱带热也。脉浮，发热者，上焦热也；渴欲饮水者，中焦热也；小便不利者，邪客下焦，津液不得下通也。与猪苓汤，利小便，以泻下焦之热也。

◎　猪苓汤方

猪苓去皮。甘平　茯苓甘平　阿胶甘平　滑石碎。甘寒　泽泻各一两。甘咸寒甘甚而反淡，淡味渗泄为阳，猪苓、茯苓之甘，以行小便；咸味涌泄为阴，泽泻之咸，以泄伏水；滑利窍，阿胶、滑石之滑，以利水道。

上五味，以水四升，先煮四味，取二升，去滓，纳下阿胶烊消，温服七合，日三服。

（224）阳明病，汗出多而渴者，不可与猪苓汤。以汗多，胃中燥，猪苓汤复利其小便故也。

《针经》曰"水谷入于口，输于肠胃，其液别为五，天寒衣薄则为溺，天热衣浓则为汗"，是汗、溺一液也。汗多为津液外泄，胃中干燥，故不可与猪苓汤利小便也。

（225）脉浮而迟，表热里寒，下利清谷者，四逆汤主之。

浮为表热，迟为里寒。下利清谷者，里寒甚也。与四逆汤，温里散寒。

（226）若胃中虚冷，不能食者，饮水则哕。

哕者，咳逆是也。《千金》曰：咳逆者，哕逆之名。胃中虚冷，得水则水寒相搏，胃气逆而哕。

（227）脉浮，发热，口干，鼻燥，能食者则衄。

脉浮，发热，口干，鼻燥者，热在经也。能食者，里和也。热甚于经，迫血为衄。胃中虚冷，阴胜也。水入于经，其血乃成，饮水者助阴，气逆为哕。发热口干，阳胜也。食入于阴，长气于阳，能食者助阳，血妄为衄。三者，偏阴偏阳之疾也。

（228）阳明病，下之，其外有热，手足温，不结胸，心中懊侬，饥不能食，但头汗出者，栀子豉汤主之。

表未罢而下者，应邪热内陷也。热内陷者，则外无热而手足寒；今外有热而手足温者，热虽内陷，然而不深，故不作结胸也。心中懊侬，饥不能食者，热客胸中，为虚烦也。热自胸中熏蒸于上，故但头汗出，而身无汗。与栀子豉汤，以吐胸中之虚烦。

（229）阳明病，发潮热，大便溏，小便自可，胸胁满不去者，小柴胡汤主之。

阳明病，潮热为胃实，大便鞭而小便数；今大便溏，小便自可，则胃热未实，而水谷不别也。大便溏者，应气降而胸胁满去；今反不去者，邪气犹在半表半里之间。与小柴胡汤，以去表里之邪。

（230）阳明病，胁下鞭满，不大便而呕，舌上白苔者，可与小柴胡汤。上焦得通，津液得下，胃气因和，身濈然而汗出解也。

阳明病，腹满，不大便，舌上苔黄者，为邪热入腑，可下；若胁下鞭满，虽不大便而呕，舌上白苔者，为邪未入腑，在表里之间，与小柴胡汤，以和解之。上焦得通，则呕止；津液得下，则胃气因和，汗出而解。

（231）阳明中风，脉弦浮大而短气，腹都满，胁下及心痛，久按之气不通，鼻干，不得汗，嗜卧，一身及面目悉黄，小便难，有潮热，时时哕，耳前后肿，刺之小瘥。外不解，病过十日，脉续浮者，与小柴胡汤。

（232）脉但浮，无余证者，与麻黄汤。若不尿，腹满加哕者，不治。

浮大为阳，风在表也；弦则为阴，风在里也。短气腹满，胁下及心痛，风热壅于腹中而不通也。若寒客于内而痛者，按之则寒气散而痛止；此以风热内壅，故虽久按，而气亦不通。阳明病，鼻干不得卧，自汗出者，邪在表也；此鼻干，不得汗而嗜卧者，风热内攻，不干表也。一身面目悉黄，小便难，有潮热，时时哕者，风热攻于胃也。阳明之脉，出大迎，循颊车，上耳前，过客主人。热胜则肿，此风热在经，故耳前后肿；刺之经气通，肿则小瘥。如此者，外证罢，则可攻。若外证不解，虽过十日，脉续浮者，邪气犹在半表半里，与小柴胡汤，以和解之；若其脉但浮而不弦大，无诸里证者，是邪但在表也，可与麻黄汤，以发其汗；若不尿，腹满加哕者，关格之疾也，故云不治。《难经》曰：关格者，不得尽其命而死。

（233）阳明病，自汗出，若发汗，小便自利者，此为津液内竭，虽鞕不可攻之，当须自欲大便，宜蜜煎导而通之。若土瓜根及与大猪胆汁，皆可为导。

津液内竭，肠胃干燥，大便因鞕，此非结热，故不可攻，宜以药外治而导引之。

◎ 蜜煎导方

蜜七合。一味，纳铜器中，微火煎之，稍凝似饴状，搅之勿令焦著，欲可丸，并手捻作挺，令头锐，大如指，长二寸许。当热时急作，冷则鞕。以纳谷道中，以手急抱，欲大便时乃去之。

◎ 猪胆汁方

大猪胆一枚，泻汁，和醋少许，以灌谷道中，如一食顷，当大便出。

（234）阳明病，脉迟，汗出多，微恶寒者，表未解也，可发汗，宜桂枝汤。

阳明病，脉迟，汗出多，当责邪在里；以微恶寒，知表未解，与桂枝汤和表。

（235）阳明病，脉浮，无汗而喘者，发汗则愈，宜麻黄汤。

阳明伤寒表实，脉浮，无汗而喘也，与麻黄汤以取汗。

（236）阳明病，发热汗出，此为热越，不能发黄也。但头汗出，身无汗，剂颈而还，小便不利，渴引水浆者，此为瘀热在里，身必发黄，茵陈汤主之。

但头汗出，身无汗，剂颈而还者，热不得越也。小便不利，渴引水浆者，热甚于胃，津液内竭也。胃为土而色黄，胃为热蒸，则色夺于外，必发黄也。与茵陈汤，逐热退黄。

◎ 茵陈汤方

茵陈六两。苦微寒　栀子十四枚，擘。苦寒　大黄二两，去皮。苦寒

小热之气，凉以和之；大热之气，寒以取之。茵陈、栀子之苦寒，以逐胃燥。宜下必以苦，宜补必以酸。大黄之苦寒，以下瘀热。

上三味，以水一斗，先煮茵陈，减六升，纳二味，煮取三升，去滓，分温三服。小便当利，尿如皂角汁状，色正赤，一宿腹减，黄从小便去也。

（237）阳明证，其人喜忘者，必有蓄血。所以然者，本有久瘀血，故令喜忘。屎虽鞕，大便反易，其色必黑，宜抵当汤下之。

《内经》曰：血并于下，乱而喜忘。此下本有久瘀血，所以喜忘也。津液少，大便鞕，以蓄血在内，屎虽鞕，大便反易，其色黑也。与抵当汤，以下瘀血。

（238）阳明病，下之，心中懊憹而烦，胃中有燥屎者，可攻。腹微满，初头鞕，后必溏，不可攻之。若有燥屎者，宜大承气汤。

下后，心中懊憹而烦者，虚烦也，当与栀子豉汤。若胃中有燥屎者，非虚烦也，可与大承气汤下之。其腹微满，初鞕后溏，是无燥屎，此热不在胃，而在上也，故不可攻。

（239）病人不大便五六日，绕脐痛，烦躁，发作有时者，此有燥屎，故使不大便也。

不大便五六日者，则大便必结为燥屎也。胃中燥实，气不得下通，故绕脐痛，烦躁，发作有时也。

（240）病人烦热，汗出则解，又如疟状，日晡所发热者，属阳明也。脉实者宜下之，脉浮虚者宜发汗。下之与大承气汤，发汗宜桂枝汤。

虽得阳明证，未可便为里实，审看脉候，以别内外。其脉实者，热已入腑，为实，可与大承气汤下之；其脉浮虚者，是热未入腑，犹在表也，可与桂枝汤，发汗则愈。

（241）大下后，六七日不大便，烦不解，腹满痛者，此有燥屎也。所以然者，本有宿食故也。宜大承气汤。

大下之后，则胃弱不能消谷，至六七日不大便，则宿食已结不消，故使烦热不解而腹满痛，是知有燥屎也。与大承气汤，以下除之。

（242）病人小便不利，大便乍难乍易，时有微热，喘冒不能卧者，有燥屎也，宜大承气汤。

小便利，则大便鞕；此以有燥屎，故小便不利，而大便乍难乍易。胃热者，发热，喘冒无时及嗜卧也；此燥屎在胃，故时有微热，喘冒，不得卧也。与大承气汤，以下燥屎。

（243）食谷欲呕者，属阳明也，吴茱萸汤主之。得汤反剧者，属上焦也。

上焦主内，胃为之巾，食谷欲呕者，胃不受也。与吴茱萸汤，以温胃气。得汤反剧者，上焦不内也，以治上焦法治之。

◎　吴茱萸汤方

吴茱萸一升，洗。辛热　人参三两。甘温　生姜六两，切。辛温　大枣十二枚，擘。甘温

《内经》曰：寒淫于内，治以甘热，佐以苦辛。吴茱萸、生姜之辛以温胃，人参、大枣之甘以缓脾。

上四味，以水七升，煮取二升，去滓，温服七合，日三服。

（244）太阳病，寸缓、关浮、尺弱，其人发热汗出，复恶寒，不呕，但心下痞者，此以医下之也。如其不下者，病人不恶寒而渴者，此转属阳明也。小便数者，大便必鞕，不更衣十日，无所苦也。渴欲饮水，少少与之，但以法救之。渴者，宜五苓散。

太阳病，脉阳浮阴弱，为邪在表；今寸缓、关浮、尺弱，邪气渐传里，则发热汗出，复恶寒者，表未解也。传经之邪入里，里不和者，必呕；此不呕，但心下痞者，医下之早，邪气留于心下也。如其不下者，必渐不恶寒而渴，太阳之邪转属阳明也。若吐、若下、若发汗后，小便数，大便鞕者，当与小承气汤和之；此不因吐、下、发汗后，小便数，大便鞕，若是无满实，虽不更衣十日无所苦也，候津液还入胃中，小便数少，大便必自出也。渴欲饮水者，少少与之，以润胃气，但审邪气所在，以法救之。如渴不止，与五苓散也。

（245）脉阳微，而汗出少者，为自和也；汗出多者，为太过。

脉阳微者，邪气少，汗出少者为适当，故自和；汗出多者，反损正气，是汗出太过也。

阳脉实，因发其汗，出多者，亦为太过。太过，为阳绝于里，亡津液，大便因鞕也。

阳脉实者，表热甚也。因发汗，热乘虚蒸，津液外泄，致汗出太过。汗出多者，亡其阳，阳绝于里，肠胃干燥，大便因鞕也。

（246）脉浮而芤，浮为阳，芤为阴，浮芤相搏，胃气生热，其阳则绝。

浮芤相搏，阴阳不谐，胃气独治，郁而生热，消烁津液，其阳为绝。

（247）趺阳脉浮而涩，浮则胃气强，涩则小便数，浮涩相搏，大便则难，其脾为约，麻仁丸主之。

趺阳者，脾胃之脉，诊浮为阳，知胃气强；涩为阴，知脾为约。约者，"俭约"之"约"，又"约束"之"约"。《内经》曰：饮入于胃，游溢精气，上输于脾，脾气散精，上归于肺，通调水道，下输于膀胱，水精四布，五经并行。是脾主为胃行其津液者也。今胃强脾弱，约束津液，不得四布，但输膀胱，致小便数，大便难，与脾约丸，通肠润燥。

◎　麻仁丸方

麻仁二升，甘平　芍药半斤，酸平　枳实半斤，炙。苦寒　大黄一斤，去皮。苦寒　厚朴一斤，炙，去皮。苦寒　杏仁一斤，去皮、尖，熬，别作脂。甘温

《内经》曰：脾欲缓，急食甘以缓之。麻仁、杏仁之甘，缓脾而润燥；津液不足，以酸收之，芍药之酸，以敛津液；肠燥胃强，以苦泄之，枳实、厚朴、大黄之苦，下燥结而泄胃强也。

上六味，为末，炼蜜为丸，桐子大，饮服十丸，日三服，渐加，以知为度。

（248）太阳病三日，发汗不解，蒸蒸发热者，属胃也，调胃承气汤主之。

蒸蒸者，如热熏蒸，言甚热也。太阳病三日，发汗不解，则表邪已罢，蒸蒸发热，胃热为甚。与调胃承气汤，下胃热。

（249）伤寒吐后，腹胀满者，与调胃承气汤。

《内经》曰：诸胀腹大，皆属于热。热在上焦则吐，吐后不解，复腹胀满者，邪热入胃也。与调胃承气汤，下其胃热。

（250）太阳病，若吐、若下、若发汗，微烦，小便数，大便因鞭者，与小承气汤和之愈。

吐、下、发汗皆损津液，表邪乘虚传里。大烦者，邪在表也；微烦者，邪入里也。小便数，大便因鞭者，其脾为约也。小承气汤和之愈。

（251）得病二三日，脉弱，无太阳、柴胡证，烦躁，心下鞭。至四五日，虽能食，以小承气汤，少少与，微和之，令小安。至六日，与承气汤一升。若不大便六七日，小便少者，虽不能食，但初头鞭，后必溏，未定成鞭，攻之必溏。须小便利，屎定鞭，乃可攻之，宜大承气汤。

《针经》曰：脉软者，病将下。弱为阴脉，当责邪在里，得病二三日脉弱，是日数虽浅，而邪气已入里也。无太阳证，为表证已罢；无柴胡证，为无半表半里之证。烦躁，心下鞭者，邪气内甚也。胃实热甚，则不能食；胃虚热甚，至四五日虽能食，亦当与小承气汤微和之；至六日则热甚，与大承气汤一升。若不大便六七日，小便多者，为津液内竭，大便必鞭，则可下之。小便少者，则胃中水谷不别，必初鞭后溏，虽不能食，为胃实，以小便少，则未定成鞭，亦不可攻；须小便利，屎定鞭，乃可攻之。

（252）伤寒六七日，目中不了了，睛不和，无表里证，大便难，身微热者，此为实也，急下之，宜大承气汤。

《内经》曰：诸脉者，皆属于目。伤寒六七日，邪气入里之时。目中不了了，睛不和者，

邪热内甚，上熏于目也。无表里证，大便难者，里实也。身大热者，表热也；身微热者，里
热也。《针经》曰：热病目不明，热不已者死。此目中不了了，睛不和，则证近危恶也，须
急与大承气汤下之。

（253）阳明病，发热汗多者，急下之，宜大承气汤。

邪热入腑，外发热汗多者，热迫津液将竭，急与大承气汤，以下其腑热。

（254）发汗不解，腹满痛者，急下之，宜大承气汤。

发汗不解，邪热传入腑，而成腹满痛者，传之迅也，是须急下之。

（255）腹满不减，减不足言，当下之，宜大承气汤。

腹满不减，邪气实也。经曰：大满大实，自可除下之。大承气汤，下其满实。若腹满时
减，非内实也，则不可下。《金匮要略》曰"腹满时减复如故，此为寒，当与温药"，是减
不足言也。

（256）阳明、少阳合病，必下利。其脉不负者，顺也。负者，失也。互相克贼，名为负也。
脉滑而数者，有宿食也，当下之，宜大承气汤。

阳明土，少阳木，二经合病，气不相和，则必下利。少阳脉不胜，阳明不负，是不相克，
为顺也；若少阳脉胜，阳明脉负者，是鬼贼相克，为正气失也。《脉经》曰：脉滑者，为病
食也。又曰：滑数则胃气实。下利者，脉当微厥；今脉滑数，知胃有宿食，与大承气汤，以
下除之。

（257）病人无表里证，发热七八日，虽脉浮数者，可下之。假令已下，脉数不解，合
热则消谷善饥，至六七日不大便者，有瘀血，宜抵当汤。

七八日，邪入腑之时。病人无表里证，但发热，虽脉浮数，亦可与大承气汤下之。浮为
热客于气，数为热客于血。下之，邪热去，而浮数之脉俱当解；若下后，数脉去。而脉但浮，
则是荣血间热并于卫气间也，当为邪气独留，心中则饥，邪热不杀谷，潮热发渴之证。此下
之后，浮脉去，而数不解，则是卫气间热合于荣血间也。热气合并，迫血下行，胃虚协热，
消谷善饥，血至下焦，若大便利者，下血乃愈。若六七日不大便，则血不得行，蓄积于下，
为瘀血，与抵当汤以下去之。

（258）若脉数不解，而下不止，必协热而便脓血也。

下后脉数不解，而不大便者，是热不得泄，蓄血于下，为瘀血也。若下后脉数不解，而
下利不止者，为热得下泄，迫血下行，必便脓血。

（259）伤寒发汗已，身目为黄，所以然者，以寒湿在里不解故也，以为不可下也，于
寒湿中求之。

《金匮要略》曰：黄家所起，从湿得之。汗出热去，则不能发黄。发汗已，身目为黄者，
风气去，湿气在也。脾恶湿，湿气内著，脾色外夺者，身目为黄。若瘀血在里，发黄者，则
可下；此以寒湿在里，故不可下，当从寒湿法治之。

（260）伤寒七八日，身黄如橘子色，小便不利，腹微满者，茵陈蒿汤主之。

当热甚之时，身黄如橘子色，是热毒发泄于外。《内经》曰：膀胱者，津液藏焉，气化
则能出。小便不利，小腹满者，热气甚于外，而津液不得下行也。与茵陈汤，利小便，退黄，

逐热。

（261）伤寒，身黄、发热者，栀子柏皮汤主之。

伤寒身黄，胃有瘀热，当须下去之。此以发热，为热未实，与栀子柏皮汤解散之。

◎　栀子柏皮汤方

栀子一十五个。苦寒　甘草一两。甘平　黄柏二两

上三味，以水四升，煮取一升半，去滓，分温再服。

（262）伤寒，瘀热在里，身必发黄，麻黄连轺赤小豆汤主之。

湿热相交，民多病瘅。瘅，黄也。伤寒为寒湿在表，发黄为瘀热在里，与麻黄连轺赤小豆汤，除热散湿。

◎　麻黄连轺赤小豆汤方

麻黄二两，去节。甘温　赤小豆一升。甘平　连轺二两。连翘根也。苦寒　杏仁四十个，去皮、尖。甘温　大枣十二枚。甘温　生梓白皮一升。苦寒　生姜二两，切。辛温　甘草二两，炙。甘平

《内经》曰"湿上甚而热，治以苦温，佐以甘辛，以汗为故止"，此之谓也。又，煎用潦水者，亦取其水味薄，则不助湿气。

以上八味，以潦水一斗，先煮麻黄，再沸，去上沫，纳诸药，煮取三升，分温三服，半日服尽。

辨少阳病脉证并治第九

（263）少阳之为病，口苦，咽干，目眩也。

足少阳，胆经也。《内经》曰：有病口苦者，名曰胆瘅。《甲乙经》曰：胆者，中精之腑，五脏取决于胆，咽为之使。少阳之脉，起于目锐眦。少阳受邪，故口苦，咽干，目眩。

（264）少阳中风，两耳无所闻，目赤，胸中满而烦者，不可吐下，吐下则悸而惊。

少阳之脉，起于目，走于耳中；其支者，下胸中，贯膈。风伤气，风则为热，少阳中风，气壅而热，故耳聋，目赤，胸满而烦。邪在少阳，为半表半里。以吐除烦，吐则伤气，气虚者悸；以下除满，下则亡血，血虚者惊。

（265）伤寒，脉弦细，头痛发热者，属少阳。少阳不可发汗，发汗则谵语，此属胃。胃和则愈；胃不和，则烦而悸。

经曰：三部俱弦者，少阳受病。脉细者，邪渐传里，虽头痛发热，为表未解。以邪客少阳，为半在表半在里，则不可发汗。发汗，亡津液，胃中干燥，少阳之邪因传入胃，必发谵语，当与调胃承气汤下之，胃和则愈；不下，则胃为少阳木邪干之，故烦而悸。

（266）本太阳病不解，转入少阳者，胁下鞕满，干呕不能食，往来寒热，尚未吐下，脉沉紧者，与小柴胡汤。

太阳转入少阳，是表邪入于里。胁下鞕满，不能食，往来寒热者，邪在半表半里之间。若已经吐下，脉沉紧者，邪陷入腑，为里实；尚未经吐下，而脉沉紧为传里，虽深，未全入

腑，外犹未解也，与小柴胡汤以和解之。

（267）若已吐、下、发汗、温针，谵语，柴胡汤证罢，此为坏病。知犯何逆，以法治之。

少阳之邪，在表里之间，若妄吐、下、发汗、温针，损耗津液，胃中干燥，木邪干胃，必发谵语。若柴胡证不罢者，则不为逆；柴胡证罢者，坏病也，详其因何治之逆，以法救之。

（268）三阳合病，脉浮大，上关上，但欲眠睡，目合则汗。

关脉以候少阳之气，太阳之脉浮，阳明之脉大，脉浮大，上关上，知三阳合病。胆热则睡，少阴病但欲眠睡，目合则无汗，以阴不得有汗；但欲眠睡，目合则汗，知三阳合病，胆有热也。

（269）伤寒六七日，无大热，其人躁烦者，此为阳去入阴故也。

表为阳，里为阴，邪在表则外有热。六七日，邪气入里之时。外无大热，内有躁烦者，表邪传里也，故曰"阳去入阴"。

（270）伤寒三日，三阳为尽，三阴当受邪。其人反能食而不呕，此为三阴不受邪也。

伤寒四日，表邪传里，里不和，则不能食而呕；今反能食而不呕，是邪不传阴，但在阳也。

（271）伤寒三日，少阳脉小者，欲已也。

《内经》曰：大则邪至，小则平。伤寒三日，邪传少阳，脉当弦紧；今脉小者，邪气微而欲已也。

（272）少阳病欲解时，从寅至辰上。

《内经》曰：阳中之少阳，通于春气。寅、卯、辰，少阳木王之时。

卷六

辨太阴病脉证并治第十

（273）太阴之为病，腹满而吐，食不下，自利益甚，时腹自痛。若下之，必胸下结鞭。

太阴为病，阳邪传里也。太阴之脉，布胃中，邪气壅而为腹满。上不得降者，呕吐而食不下；下不得上者，自利益甚，时腹自痛。阴寒在内而为腹痛者，则为常痛；此阳邪干里，虽痛而亦不常痛，但时时腹自痛也。若下之，则阴邪留于胸下为结鞭。经曰：病发于阴，而反下之，因作痞。

（274）太阴中风，四肢烦疼，阳微阴涩而长者，为欲愈。

太阴，脾也，主营四末。太阴中风，四肢烦疼者，风淫末疾也。表邪少则微，里向和则涩而长。长者阳也，阴病见阳脉则生，以阴得阳则解，故云欲愈。

（275）太阴病欲解时，从亥至丑上。

脾为阴土，王于丑、亥、子，向王，故为解时。

（276）太阴病，脉浮者，可发汗，宜桂枝汤。

经曰：浮为在表，沉为在里。太阴病脉浮者，邪在经也，故当汗散之。

（277）自利，不渴者，属太阴，以其脏有寒故也。当温之，宜服四逆辈。

自利而渴者，属少阴，为寒在下焦；自利不渴者，属太阴，为寒在中焦，与四逆等汤，以温其脏。

（278）伤寒，脉浮而缓，手足自温者，系在太阴。太阴当发身黄，若小便自利者，不能发黄。至七八日，虽暴烦，下利日十余行，必自止，以脾家实，腐秽当去故也。

太阴病至七八日，大便鞕者，为太阴入腑，传于阳明也。今至七八日，暴烦，下利十余行者，脾家实，腐秽去也。下利，烦躁者死；此以脾气和，逐邪下泄，故虽暴烦，下利日十余行，而利必自止。

（279）本太阳病，医反下之，因而腹满时痛者，属太阴也，桂枝加芍药汤主之。

表邪未罢，医下之，邪因乘虚传于太阴，里气不和，故腹满时痛，与桂枝汤以解表，加芍药以和里。

大实痛者，桂枝加大黄汤主之。

大实大满，自可除下之，故加大黄以除大实。

（280）太阴为病，脉弱，其人续自便利，设当行大黄、芍药者，宜减之，以其人胃气弱，易动故也。

腹满痛者，太阴病也。脉弱，其人续自便利，则邪虽在里，未成大实。欲与大黄、芍药攻满痛者，宜少与之，以胃气尚弱，易为动利也。

辨少阴病脉证并治第十一

（281）少阴之为病，脉微细，但欲寐也。

少阴为病，脉微细，为邪气传里深也。卫气行于阳则寤，行于阴则寐。邪传少阴，则气行于阴，而不行于阳，故但欲寐。

（282）少阴病，欲吐不吐，心烦，但欲寐。五六日自利而渴者，属少阴也。虚故引水自救，若小便色白者，少阴病形悉具。小便白者，以下焦虚有寒，不能制水，故令色白也。

欲吐不吐，心烦者，表邪传里也。若腹满痛，则属太阴；此但欲寐，则知属少阴。五六日，邪传少阴之时。自利不渴者，寒在中焦，属太阴；此自利而渴，为寒在下焦，属少阴。肾虚水燥，渴欲引水自救。下焦虚寒，不能制水，小便色白也。经曰：下利，欲饮水者，以有热故也。此下利虽渴，然以小便色白，明非里热，不可不察。

（283）病人脉阴阳俱紧，反汗出者，亡阳也，此属少阴，法当咽痛而复吐利。

脉阴阳俱紧，为少阴伤寒，法当无汗；反汗出者，阳虚不固也，故云亡阳。以无阳阴独，是属少阴。《内经》曰：邪客少阴之络，令人嗌痛，不可纳食。少阴寒甚，是当咽痛而复吐利。

（284）少阴病，咳而下利，谵语者，被火气劫故也。小便必难，以强责少阴汗也。

咳而下利，里寒而亡津液也；反以火劫，强责少阴汗者，津液内竭，加火气烦之，故谵语，小便难也。

（285）少阴病，脉细沉数，病为在里，不可发汗。

少阴病，始得之，反发热，脉沉者，为邪在经，可与麻黄附子细辛汤发汗。此少阴病，脉细沉数，为病在里，故不可发汗。

（286）少阴病，脉微，不可发汗，亡阳故也。阳已虚，尺脉弱涩者，复不可下之。

脉微为亡阳表虚，不可发汗；脉弱涩为亡阳里虚，复不可下。

（287）少阴病，脉紧，至七八日，自下利，脉暴微，手足反温，脉紧反去者，为欲解也。虽烦，下利，必自愈。

少阴病，脉紧者，寒甚也。至七八日，传经尽欲解之时，自下利，脉暴微者，寒气得泄也。若阴寒胜正，阳虚而泄者，则手足厥，而脉紧不去；今手足反温，脉紧反去，知阳气复，寒气去，故为欲解。下利，烦躁者逆；此正胜邪微，虽烦，下利必自止。

（288）少阴病，下利。若利自止，恶寒而蜷卧；手足温者，可治。

少阴病，下利，恶寒蜷卧，寒极而阴胜也；利自止，手足温者，里和阳气得复，故为可治。

（289）少阴病，恶寒而蜷，时自烦，欲去衣被者，可治。

恶寒而蜷，阴寒甚也；时时自烦，欲去衣被，为阳气得复，故云可治。

（290）少阴中风，脉阳微阴浮者，为欲愈。

少阴中风，阳脉当浮，而阳脉微者，表邪缓也；阴脉当沉，而阴脉浮者，里气和也。阳中有阴，阴中有阳，阴阳调和，故为欲愈。

（291）少阴病欲解时，从子至寅上。

阳生于子，子为一阳，丑为二阳，寅为三阳。少阴解于此者，阴得阳则解也。

（292）少阴病，吐利，手足不逆冷，反发热者，不死。脉不至者，灸少阴七壮。

经曰：少阴病，吐利，躁烦，四逆者，死。吐利，手足不厥冷者，则阳气不衰，虽反发热，不死。脉不至者，吐利，暴虚也。灸少阴七壮，以通其脉。

（293）少阴病八九日，一身手足尽热者，以热在膀胱，必便血也。

膀胱，太阳也。少阴、太阳为表里，少阴病至八九日，寒邪变热，复传太阳。太阳为诸阳主气，热在太阳，故一身手足尽热；太阳经多血少气，为热所乘，则血散下行，必便血也。

（294）少阴病，但厥，无汗，而强发之，必动其血。未知从何道出，或从口鼻，或从目出，是名下厥上竭，为难治。

但厥、无汗，热行于里也，而强发汗，虚其经络，热乘经虚，迫血妄行，从虚而出，或从口鼻，或从目出。诸厥者，皆属于下，但厥为下厥，血亡于上为上竭，伤气损血，邪甚正虚，故为难治。

（295）少阴病，恶寒，身蜷而利，手足逆冷者，不治。

《针经》曰：多热者易已，多寒者难已。此内外寒极，纯阴无阳，故云不治。

（296）少阴病，吐，利，躁烦，四逆者死。

吐利者，寒甚于里；四逆者，寒甚于表；躁烦则阳气欲绝，是知死矣。

（297）少阴病，下利止而头眩，时时自冒者死。

下利止，则水谷竭；眩冒，则阳气脱，故死。

（298）少阴病，四逆，恶寒而身蜷，脉不至，不烦而躁者死。

四逆，恶寒而身蜷，则寒甚。脉不至，则真气绝。烦，热也；躁，乱也。若愤躁之躁，从烦至躁，为热来有渐，则犹可；不烦而躁，是气欲脱而争也，譬犹灯将减而暴明，其能久乎？

（299）少阴病六七日，息高者死。

肾为生气之源，呼吸之门。少阴病六七日不愈，而息高者，生气断绝也。

（300）少阴病，脉微细沉，但欲卧，汗出不烦，自欲吐，至五六日自利，复烦躁，不得卧寐者死。

阴气方盛，至五六日传经尽，阳气得复则愈；反更自利，烦躁，不得卧寐，则正气弱，阳不能复，病胜脏，故死。

（301）少阴病，始得之，反发热，脉沉者，麻黄附子细辛汤主之。

少阴病，当无热恶寒，反发热者，邪在表也；虽脉沉，以始得，则邪气未深，亦当温剂发汗以散之。

◎　麻黄附子细辛汤方

麻黄二两，去节。甘热　细辛二两。辛热　附子一枚，炮，去皮，破八片。辛热

《内经》曰：寒淫于内，治以甘热，佐以苦辛，以辛润之。麻黄之甘，以解少阴之寒；细辛、附子之辛，以温少阴之经。

上三味，以水一斗，先煮麻黄，减二升，去上沫，纳诸药，煮取三升，去滓，温服一升，日三服。

（302）少阴病，得之二三日，麻黄附子甘草汤微发汗。以二三日无里证，故发微汗也。

二三日，邪未深也。既无吐利、厥逆诸里证，则可与麻黄附子甘草汤，微汗以散之。

◎　麻黄附子甘草汤方

麻黄二两，去节　甘草二两，炙　附子一枚，炮，去皮

麻黄、甘草之甘，以散表寒；附子之辛，以温经气。

上三味，以水七升，先煮麻黄一两沸，去上沫，纳诸药，煮取三升，去滓，温服一升，日三服。

（303）少阴病，得之二三日以上，心中烦，不得卧，黄连阿胶汤主之。

《脉经》曰：风伤阳，寒伤阴。少阴受病，则得之于寒，二三日以上，寒极变热之时，热烦于内，心中烦，不得卧也。与黄连阿胶汤，扶阴散热。

◎　黄连阿胶汤方

黄连四两。苦寒　黄芩一两。苦寒　芍药二两。酸平　鸡子黄二枚。甘温　阿胶三两。甘温

阳有余，以苦除之，黄芩、黄连之苦，以除热；阴不足，以甘补之，鸡黄、阿胶之甘，以补血；酸，收也，泄也，芍药之酸，收阴气而泄邪热。

上五味，以水五升，先煮三物，取二升，去滓，纳胶，烊尽，小冷，纳鸡子黄，搅令相得，温服七合，日三服。

（304）少阴病，得之一二日，口中和，其背恶寒者，当灸之，附子汤主之。

少阴客热，则口燥舌干而渴；口中和者，不苦不燥，是无热也。背为阳，背恶寒者，阳气弱，阴气胜也。经曰：无热恶寒者，发于阴也。灸之，助阳消阴；与附子汤，温经散寒。

◎　附子汤方

附子二枚，破八片，去皮。辛热　茯苓三两。甘平　人参二两。甘温　白术四两。甘温
芍药三两。酸平

辛以散之，附子之辛以散寒；甘以缓之，茯苓、人参、白术之甘以补阳；酸以收之，芍药之酸以扶阴。所以然者，偏阴偏阳则为病，火欲实，水当平之，不欲偏胜也。

上五味，以水八升，煮取三升，去滓，温服一升，日三服。

（305）少阴病，身体痛，手足寒，骨节痛，脉沉者，附子汤主之。

少阴肾水而主骨节，身体疼痛，肢冷，脉沉者，寒成于阴也。身疼骨痛，若脉浮，手足热，则可发汗；此手足寒，脉沉，故当与附子汤温经。

（306）少阴病，下利，便脓血者，桃花汤主之。

阳病下利，便脓血者，协热也；少阴病，下利，便脓血者，下焦不约，而里寒也。与桃花汤，固下散寒。

◎　桃花汤方

赤石脂一斤，一半全用，一半筛末。甘温　干姜一两。辛热　粳米一斤。甘平

涩可去脱，赤石脂之涩，以固肠胃；辛以散之，干姜之辛，以散里寒；粳米之甘，以补正气。

上三味，以水七升，煮米令熟，去滓，温服七合，纳赤石脂末方寸匕，日三服。若一服愈，余勿服。

（307）少阴病，二三日至四五日，腹痛，小便不利，下利不止，便脓血者，桃花汤主之。

二三日以至四五日，寒邪入里深也。腹痛者，里寒也；小便不利者，水谷不别也；下利不止，便脓血者，肠胃虚弱，下焦不固。与桃花汤，固肠止利也。

（308）少阴病，下利，便脓血者，可刺。

下焦血气留聚，腐化则为脓血。刺之，以利下焦，宣通血气。

（309）少阴病，吐利，手足厥冷，烦躁欲死者，吴茱萸汤主之。

吐利，手足厥冷，则阴寒气甚；烦躁欲死者，阳气内争。与吴茱萸汤，助阳散寒。

（310）少阴病，下利，咽痛，胸满，心烦者，猪肤汤主之。

少阴之脉，从肾上贯肝膈，入肺中，则循喉咙；其支别者，从肺出，络心，注胸中。邪自阳经传于少阴，阴虚客热，下利，咽痛，胸满，心烦也。与猪肤汤，调阴散热。

◎　猪肤汤方

猪肤一斤。味甘寒

猪，水畜也，其气先入肾，少阴客热，是以猪肤解之，加白蜜以润躁除烦，白粉以益气断利。

上一味，以水一斗，煮取五升，去滓，加白蜜一升，白粉五合，熬香，和令相得，温分六服。

（311）少阴病，二三日，咽痛者，可与甘草汤；不瘥者，与桔梗汤。

阳邪传于少阴，邪热为咽痛，服甘草汤则瘥；寒热相搏为咽痛者，服甘草汤若不瘥，与桔梗汤，以和少阴之气。

◎　甘草汤方

甘草二两

上一味，以水三升，煮取一升半，去滓，温服七合，日二服。

◎　桔梗汤方

桔梗一两。辛甘，微温　甘草二两。甘平

桔梗辛温以散寒，甘草味甘平以除热，甘、梗相合，以调寒热。

上二味，以水三升，煮取一升，去滓，分温再服。

（312）少阴病，咽中伤，生疮，不能语言，声不出者，苦酒汤主之。

热伤于络，则经络干燥，使咽中伤，生疮，不能言语，声不出者，与苦酒汤，以解络热，愈咽疮。

◎　苦酒汤方

半夏洗，破，如枣核大，十四枚。辛温　鸡子一枚，去黄，纳上苦酒，著鸡子壳中。甘微寒

辛以散之，半夏之辛，以发音声；甘以缓之，鸡子之甘，以缓咽痛；酸以收之，苦酒之酸，以敛咽疮。

上二味，纳半夏，著苦酒中，以鸡子壳，置刀中，安火上，令三沸，去滓，少少含咽之。不瘥，更作三剂。

（313）少阴病，咽中痛，半夏散及汤主之。

甘草汤，主少阴客热咽痛；桔梗汤，主少阴寒热相搏咽痛；半夏散及汤，主少阴客寒咽痛也。

◎　半夏散及汤方

半夏洗。辛温　桂枝去皮。辛热　甘草炙。甘平。以上各等分

《内经》曰：寒淫所胜，平以辛热，佐以甘苦。半夏、桂枝之辛，以散经寒；甘草之甘，以缓正气。

以上三味，各别捣筛已，合治之，白饮和，服方寸匕，日三服。若不能散服者，以水一升，煎七沸，纳散两方寸匕，更煎三沸，下火，令小冷，少少咽之。

（314）少阴病，下利，白通汤主之。

少阴主水，少阴客寒，不能制水，故自利也。白通汤，温里散寒。

◎　白通汤方

葱白四茎。辛温　干姜一两。辛热　附子一枚，生用，去皮，破八片。辛热

《内经》曰：肾苦燥，急食辛以润之。葱白之辛，以通阳气；姜、附之辛，以散阴寒。

上三味，以水三升，煮取一升，去滓，分温再服。

（315）少阴病，下利，脉微者，与白通汤；利不止，厥逆无脉，干呕，烦者，白通加

猪胆汁汤主之。服汤，脉暴出者死，微续者生。

少阴病，下利，脉微，为寒极阴胜，与白通汤，复阳散寒。服汤，利不止，厥逆无脉，干呕烦者，寒气太甚，内为格拒，阳气逆乱也，与白通汤加猪胆汁汤以和之。《内经》曰"逆而从之，从而逆之"，又曰"逆者正治，从者反治"，此之谓也。服汤，脉暴出者，正气因发泄而脱也，故死；脉微续者，阳气渐复也，故生。

◎ 白通加猪胆汁汤方

葱白四茎　干姜一两　附子一枚，生，去皮，破八片　人尿五合。咸寒　猪胆汁一合。苦寒

《内经》曰：若调寒热之逆，冷热必行，则热物冷服，下嗌之后，冷体既消，热性便发，由是病气随愈，呕哕皆除，情且不违，而致大益。此和人尿、猪胆汁咸苦寒物于白通汤热剂中，要其气相从，则可以去格拒之寒也。

以上三味，以水三升，煮取一升，去滓，纳胆汁、人尿，和令相得，分温再服。若无胆，亦可用。

（316）少阴病，二三日不已，至四五日，腹痛，小便不利，四肢沉重疼痛，自下利者，此为有水气。其人或咳，或小便利，或下利，或呕者，真武汤主之。

少阴病二三日，则邪气犹浅；至四五日，邪气已深。肾主水，肾病不能制水，水饮停，为水气。腹痛者，寒湿内甚也；四肢沉重疼痛，寒湿外甚也；小便不利，自下利者，湿胜而水谷不别也。《内经》曰：湿胜则濡泄。与真武汤，益阳气，散寒湿。

◎ 真武汤方

茯苓三两。甘平　芍药三两。酸平　生姜三两，切。辛温　白术二两。甘温　附子一枚，炮，去皮，破八片。辛热

脾恶湿，甘先入脾。茯苓、白术之甘，以益脾逐水。寒淫所胜，平以辛热；湿淫所胜，佐以酸平。附子、芍药、生姜之酸辛，以温经散湿。

上五味，以水八升，煮取三升，去滓，温服七合，日三服。

后加减法：

若咳者，加五味半升，细辛、干姜各一两。

气逆咳者，五味子之酸，以收逆气；水寒相搏则咳，细辛、干姜之辛，以散水寒。

若小便利者，去茯苓。

小便利，则无伏水，故去茯苓。

若下利者，去芍药，加干姜二两。

芍药之酸泄气，干姜之辛散寒。

若呕者，去附子，加生姜，足前成半斤。

气逆则呕，附子补气，生姜散气。《千金》曰：呕家多服生姜。此为呕家圣药。

（317）少阴病，下利清谷，里寒外热，手足厥逆，脉微欲绝，身反不恶寒，其人面赤色，或腹痛，或干呕，或咽痛，或利止，脉不出者，通脉四逆汤主之。

下利清谷，手足厥逆，脉微欲绝，为里寒；身热，不恶寒，面色赤，为外热。此阴甚于

内，格阳于外，不相通也。与通脉四逆汤，散阴通阳。

◎　**通脉四逆汤方**

甘草二两，炙　附子大者一枚，生用，去皮，破八片　干姜三两，强人可四两

上三味，以水三升，煮取一升二合，去滓，分温再服，其脉即出者愈。

面色赤者，加葱九茎。

葱味辛，以通阳气。

腹中痛者，去葱，加芍药二两。

芍药之酸，通寒利。腹中痛，为气不通也。

呕者，加生姜二两。

辛以散之，呕为气不散也。

咽痛者，去芍药，加桔梗一两。

咽中如结，加桔梗则能散之。

利止，脉不出者，去桔梗，加人参二两。脉病皆与方相应者，乃可服之。

利止，脉不出者，亡血也，加人参以补之。经曰：脉微而利，亡血也，四逆加人参汤主之。

（318）少阴病，四逆，其人或咳，或悸，或小便不利，或腹中痛，或泄利下重者，四逆散主之。

四逆者，四肢不温也。伤寒邪在三阳，则手足必热；传到太阴，手足自温；至少阴，则邪热渐深，故四肢逆而不温也；及至厥阴，则手足厥冷，是又甚于逆。四逆散，以散传阴之热也。

◎　**四逆散方**

甘草炙。甘平　枳实破，水渍，炙干。苦寒　柴胡苦寒　芍药酸微寒

《内经》曰：热淫于内，佐以甘苦，以酸收之，以苦发之。枳实、甘草之甘苦，以泄里热；芍药之酸，以收阴气；柴胡之苦，以发表热。

上四味，各十分，捣筛，白饮和，服方寸匕，日三服。

咳者，加五味子、干姜各五分。并主下利。

肺寒气逆则咳，五味子之酸，收逆气；干姜之辛，散肺寒。并主下利者，肺与大肠为表里，上咳下利，治则颇同。

悸者，加桂枝五分。

悸者，气虚而不能通行，心下筑筑然悸动也。桂，犹圭也，引导阳气，若执以使。

小便不利者，加茯苓五分。

茯苓味甘而淡，用以渗泄。

腹中痛者，加附子一枚，炮令坼。

里虚遇邪则痛，加附子以补虚。

泄利下重者，先以水五升，煮薤白三升，煮取三升，去滓，以散三方寸匕纳汤中，煮取一升半，分温再服。

泄利下重者，下焦气滞也，加薤白以泄气滞。

（319）少阴病，下利六七日，咳而呕，渴，心烦不得眠者，猪苓汤主之。

下利不渴者，里寒也。经曰：自利不渴者，属太阴，以其脏寒故也。此下利，呕，渴，知非里寒；心烦不得眠，知协热也。与猪苓汤，渗泄小便，分别水谷。经曰"复不止，当利其小便"，此之谓欤？

（320）少阴病，得之二三日，口燥咽干者，急下之，宜大承气汤。

伤寒传经五六日，邪传少阴，则口燥，舌干而渴，为邪渐深也。今少阴病得之二三日，邪气未深入之时，便作口燥咽干者，是邪热已甚，肾水干也，急与大承气汤下之，以全肾也。

（321）少阴病，自利清水，色纯青，心下必痛，口干燥者，急下之，宜大承气汤。

少阴，肾水也；青，肝色也。自利色青，为肝邪乘肾。《难经》曰：从前来者为实邪。以肾蕴实邪，必心下痛，口干燥也。与大承气汤，以下实邪。

（322）少阴病，六七日，腹胀，不大便者，急下之，宜大承气汤。

此少阴入腑也，六七日，少阴之邪入腑之时。阳明内热壅甚，腹满，不大便也。阳明病，土胜肾水则干，急与大承气汤下之，以救肾水。

（323）少阴病，脉沉者，急温之，宜四逆汤。

既吐且利，小便复利，而大汗出，下利清谷，内寒外热，脉微欲绝者，不云"急温"，此少阴病脉沉而云"急温"者，彼虽寒甚，然而证已形见于外，治之则有成法；此初头脉沉，未有形证，不知邪气所之，将发何病，是急与四逆汤温之。

（324）少阴病，饮食入口则吐，心中温温欲吐，复不能吐。始得之，手足寒，脉弦迟者，此胸中实，不可下也，当吐之。若膈上有寒饮，干呕者，不可吐也，急温之，宜四逆汤。

伤寒表邪传里，至于少阴。少阴之脉，从肺出，络心，注胸中。邪既留于胸中而不散者，饮食入口则吐，心中温温欲吐。阳气受于胸中，邪既留于胸中，则阳气不得宣发于外，是以始得之，手足寒，脉弦迟，此是胸中实，不可下，而当吐。其膈上有寒饮，亦使人心中温温而手足寒，吐则物出，呕则物不出，吐与呕别焉。胸中实，则吐而物出；若膈上有寒饮，则但干呕，而不吐也，此不可吐，可与四逆汤，以温其膈。

（325）少阴病，下利，脉微涩，呕而汗出，必数更衣，反少者，当温其上，灸之。

脉微为亡阳，涩为亡血。下利，呕而汗出，亡阳亡血也。津液不足，里有虚寒，必数更衣，反少者，温其上，以助其阳也；灸之以消其阴。

辨厥阴病脉证并治第十二

（326）厥阴之为病，消渴，气上撞心，心中疼热，饥而不欲食，食则吐蛔。下之，利不止。

邪传厥阴，则热已深也。邪自太阳传至太阴，则腹满而嗌干，未成渴也；邪至少阴者，口燥舌干而渴，未成消也；至厥阴成消渴者，热甚能消水故也。饮水多而小便少者，谓之消渴。木生于火，肝气通心，厥阴客热，气上撞心，心中疼热。伤寒六日，厥阴受病之时，为传经尽，则当入腑。胃虚客热，饥不欲食，蛔在胃中，无食则动，闻食臭而出，得食吐蛔，此热在厥阴经也。若便下之，虚其胃气，厥阴木邪相乘，必吐下不止。

（327）厥阴中风，脉微浮，为欲愈；不浮，为未愈。

经曰：阴病见阳脉而生。浮者，阳也。厥阴中风，脉微浮，为邪气还表，向汗之时，故云欲愈。

（328）厥阴病欲解时，从寅至卯上。

厥阴，木也，王于卯、丑、寅。向王，故为解时。

（329）厥阴病，渴欲饮水者，少少与之，愈。

邪至厥阴，为传经尽，欲汗之时，渴欲得水者，少少与之，胃气得润则愈。

（330）诸四逆厥者，不可下之，虚家亦然。

四逆者，四肢不温也；厥者，手足冷也，皆阳气少而阴气多，故不可下。虚家亦然。下之是为重虚。《金匮玉函》曰：虚者十补，勿一泻之。

（331）伤寒，先厥，后发热而利者，必自止，见厥复利。

阴气胜，则厥逆而利；阳气复，则发热，利必自止。见厥，则阴气还胜，而复利也。

（332）伤寒，始发热六日，厥反九日而利。凡厥利者，当不能食，今反能食者，恐为除中。食以索饼，不发热者，知胃气尚在，必愈。恐暴热来出而复去也。后三日脉之，其热续在者，期之旦日夜半愈。所以然者，本发热六日，厥反九日，复发热三日，并前六日，亦为九日，与厥相应，故期之旦日夜半愈。后三日脉之，而脉数，其热不罢者，此为热气有余，必发痈脓也。

始发热，邪在表也。至六日，邪传厥阴，阴气胜者，作厥而利。厥反九日，阴寒气多，当不能食，而反能食者，恐为除中。除，去也；中，胃气也。言邪气太甚，除去胃气，胃欲引食自救，故暴能食，此欲胜也。食以索饼试之，若胃气绝，得面则必发热；若不发热者，胃气尚在也。恐是寒极变热，因暴热来而复去，使之能食，非除中也。《金匮要略》曰：病人素不能食，而反暴思之，必发热。后三日脉之，其热续在者，阳气胜也，期之旦日夜半愈；若旦日不愈，后三日脉数，而热不罢者，为热气有余，必发痈脓。经曰：数脉不时，则生恶疮。

（333）伤寒，脉迟六七日，而反与黄芩汤彻其热。脉迟为寒，今与黄芩汤，复除其热，腹中应冷，当不能食。今反能食，此名除中，必死。

伤寒脉迟六七日，为寒气已深，反与黄芩汤寒药，两寒相搏，腹中当冷，冷不消谷，则不能食；反能食者，除中也。四时皆以胃气为本，胃气已绝，故云必死。

（334）伤寒，先厥后发热，下利必自止。而反汗出，咽中痛者，其喉为痹。发热无汗，而利必自止。若不止，必便脓血。便脓血者，其喉不痹。

伤寒先厥而利，阴寒气胜也，寒极变热，后发热，下利必自止。而反汗出，咽中痛，其喉为痹者，热气上行也。发热无汗，而利必自止；利不止，必便脓血者，热气下行也。热气下而不上，其喉亦不痹也。

（335）伤寒，一二日至四五日而厥者，必发热。前热者后必厥，厥深者热亦深，厥微者热亦微。厥应下之，而反发汗者，必口伤烂赤。

前厥后发热者，寒极生热也；前热后厥者，阳气内陷也；厥深热深，厥微热微，随阳气陷之深浅也。热之伏深，必须下去之，反发汗者，引热上行，必口伤烂赤。《内经》曰：火气内发，上为口糜。

　　（336）伤寒病，厥五日，热亦五日，设六日当复厥，不厥者自愈。厥终不过五日，以热五日，故知自愈。

　　阴胜则厥，阳胜则热。先厥五日为阴胜，至六日阳复胜，热亦五日，后复厥者，阴复胜；若不厥，为阳全胜，故自愈。经曰：发热四日，厥反三日，复热四日，厥少热多，其病为愈。

　　（337）凡厥者，阴阳气不相顺接，便为厥。厥者，手足逆冷是也。

　　手之三阴三阳，相接于手十指；足之三阴三阳，相接于足十趾。阳气内陷，阳不与阴相顺接，故手足为之厥冷也。

　　（338）伤寒，脉微而厥，至七八日，肤冷，其人躁无暂安时者，此为脏厥，非为蛔厥也。蛔厥者，其人当吐蛔。令病者静，而复时烦，此为脏寒。蛔上入膈，故烦，须臾复止；得食而呕，又烦者，蛔闻食臭出，其人当自吐蛔。蛔厥者，乌梅丸主之。又主久利。

　　脏厥者死，阳气绝也。蛔厥，虽脉微而烦，吐蛔已则静，不若脏厥而躁无暂安时也。病人脏寒胃虚，蛔动上膈，闻食臭出，因而吐蛔。与乌梅丸，温脏安虫。

　　◎　乌梅丸方

　　乌梅三百个。味酸温　细辛六两。辛热　干姜十两。辛热　黄连一斤。苦寒　当归四两。辛温　附子六两，炮。辛热　蜀椒四两，去子。辛热　桂枝六两。辛热　人参六两。甘温　黄柏六两。苦寒

　　肺主气，肺欲收，急食酸以收之，乌梅之酸，以收肺气；脾欲缓，急食甘以缓之，人参之甘，以缓脾气；寒淫于内，以辛润之，以苦坚之，当归、桂、椒、细辛之辛，以润内寒；寒淫所胜，平以辛热，姜、附之辛热，以胜寒；蛔得甘则动，得苦则安，黄连、黄柏之苦，以安蛔。

　　上十味，异捣筛，合治之，以苦酒渍乌梅一宿，去核，蒸之五升米下，饭熟，捣成泥，和药，令相得，纳臼中，与蜜杵二千下，丸如梧桐子大。先食饮服十丸，日三服，稍加至二十丸。禁生冷、滑物、臭食等。

　　（339）伤寒热少厥微，指头寒，嘿嘿不欲食，烦躁。数日，小便利，色白者，此热除也。欲得食，其病为愈。若厥而呕，胸胁烦满者，其后必便血。

　　指头寒者，是厥微热少也；嘿嘿不欲食，烦躁者，邪热初传里也；数日之后，小便色白，里热去，欲得食，为胃气已和，其病为愈。厥阴之脉，挟胃，贯膈，布胁肋。厥而呕，胸胁烦满者，传邪之热甚于里也。厥阴肝主血，后数日热不去，又不得外泄，迫血下行，必致便血。

　　（340）病者手足厥冷，言"我不结胸"，小腹满，按之痛者，此冷结在膀胱关元也。

　　手足厥，不结胸者，无热也；小腹满，按之痛，下焦冷结也。

　　（341）伤寒发热四日，厥反三日，复热四日，厥少热多，其病当愈。四日至七日，热不除者，其后必便脓血。

　　先热后厥者，阳气邪传里也。发热为邪气在表，至四日后厥者，传之阴也；后三日复传阳经，则复热。厥少则邪微，热多为阳胜，其病为愈。至七日传经尽，热除则愈；热不除者，为热气有余，内搏厥阴之血，其后必大便脓血。

（342）伤寒厥四日，热反三日，复厥五日，其病为进。寒多热少，阳气退，故为进也。

伤寒阴胜者先厥，至四日邪传里，重阴必阳却，热三日，七日传经尽，当愈。若不愈而复厥者，传作再经，至四日则当复热；若不复热，至五日厥不除者，阴胜于阳，其病进也。

（343）伤寒六七日，脉微，手足厥冷，烦躁，灸厥阴，厥不还者死。

伤寒六七日，则正气当复，邪气当罢，脉浮身热，为欲解；若反脉微而厥，则阴胜阳也；烦躁者，阳虚而争也。灸厥阴，以复其阳；厥不还，则阳气已绝，不能复正而死。

（344）伤寒发热，下利，厥逆，躁不得卧者死。

伤寒发热，邪在表也；下利，厥逆，阳气虚也；躁不得卧者，病胜脏也，故死。

（345）伤寒发热，下利至甚，厥不止者死。

《金匮要略》曰：六腑，气绝于外者，手足寒；五脏，气绝于内者，利下不禁。伤寒发热，为邪气独甚，下利至甚，厥不止，为腑脏气绝，故死。

（346）伤寒六七日，不利，便发热而利，其人汗出不止者死，有阴无阳故也。

伤寒至七日，为邪正争之时，正胜则生，邪胜则死。始不下利，而暴忽发热，下利，汗出不止者，邪气胜正，阳气脱也，故死。

（347）伤寒五六日，不结胸，腹濡，脉虚，复厥者，不可下，此为亡血，下之死。

伤寒五六日，邪气当作里热之时。若不结胸，而腹濡者，里无热也。脉虚者，亡血也。复厥者，阳气少也。不可下，下之为重虚，故死。《金匮玉函》曰：虚者重泻，真气乃绝。

（348）发热而厥，七日，下利者，为难治。

发热而厥，邪传里也。至七日传经尽，则正气胜邪，当汗出而解；反下利，则邪气胜，里气虚，则为难治。

（349）伤寒脉促，手足厥逆者，可灸之。

脉促则为阳虚不相续，厥逆则为阳虚不相接，灸之以助阳气。

（350）伤寒脉滑而厥者，里有热也，白虎汤主之。

滑为阳厥，气内陷，是里热也。与白虎汤，以散里热也。

（351）手足厥寒，脉细欲绝者，当归四逆汤主之。

手足厥寒者，阳气外虚，不温四末；脉细欲绝者，阴血内弱，脉行不利。与当归四逆汤，助阳生阴也。

◎　当归四逆汤方

当归三两。辛温　桂枝三两。辛热　芍药三两。酸寒　细辛三两。辛热　大枣二十五个。甘温　甘草二两，炙。甘平　通草二两。甘平

《内经》曰：脉者，血之府也。诸血者皆属心，通脉者，必先补心益血。苦先入心，当归之苦，以助心血；心苦缓，急食酸以收之，芍药之酸，以收心气；肝苦急，急食甘以缓之，大枣、甘草、通草之甘，以缓阴血。

上七味，以水八升，煮取三升，去滓，温服一升，日三服。

（352）若其人内有久寒者，宜当归四逆加吴茱萸生姜汤主之。

茱萸辛温，以散久寒；生姜辛温，以行阳气。

（353）大汗出，热不去，内拘急，四肢疼，又下利，厥逆而恶寒者，四逆汤主之。

大汗出，则热当去；热反不去者，亡阳也。内拘急，下利者，寒甚于里；四肢疼，厥逆而恶寒者，寒甚于表。与四逆汤，复阳散寒。

（354）大汗，若大下利，而厥冷者，四逆汤主之。

大汗，若大下利，内外虽殊，其亡津液、损阳气则一也，阳虚阴胜，故生厥逆。与四逆汤，固阳退阴。

（355）病人手足厥冷，脉乍紧者，邪结在胸中。心中满而烦，饥不能食者，病在胸中，当须吐之，宜瓜蒂散。

手足厥冷者，邪气内陷也。脉紧牢者，为实；邪气入腑，则脉沉。今脉乍紧，知邪结在胸中为实，故心下满而烦。胃中无邪则喜饥，以病在胸中，虽饥而不能食。与瓜蒂散，以吐胸中之邪。

（356）伤寒，厥而心下悸者，宜先治水，当服茯苓甘草汤，却治其厥。不尔，水渍入胃，必作利也。

《金匮要略》曰：水停心下，甚者则悸。厥虽寒胜，然以心下悸，为水饮内甚，先与茯苓甘草汤治其水，而后治其厥；若先治厥，则水饮浸流入胃，必作下利。

（357）伤寒六七日，大下后，寸脉沉而迟，手足厥逆，下部脉不至，咽喉不利，唾脓血，泄利不止者，为难治，麻黄升麻汤主之。

伤寒六七日，邪传厥阴之时。大下之后，下焦气虚，阳气内陷，寸脉迟而手足厥逆，下部脉不至。厥阴之脉，贯膈，上注肺，循喉咙。在厥阴，随经射肺，因亡津液，遂成肺痿，咽喉不利，而唾脓血也。《金匮要略》曰：肺痿之病，从何得之？被快药下利，重亡津液，故得之。若泄利不止者，为里气大虚，故云难治。与麻黄升麻汤，以调肝肺之气。

◎　**麻黄升麻汤方**

麻黄二两半，去节。甘温　升麻一两一分。甘平　当归一两一分。辛温　知母苦寒　黄芩苦寒　葳蕤各十八铢。甘平　石膏碎，绵裹。甘寒　白术甘温　干姜辛热　芍药酸平天门冬去心。甘平　桂枝辛热　茯苓甘平　甘草炙，各六铢。甘平

《玉函》曰：大热之气，寒以取之；甚热之气，以汗发之。麻黄、升麻之甘，以发浮热；正气虚者，以辛润之，当归、桂、姜之辛以散寒；上热者，以苦泄之，知母、黄芩之苦，凉心去热；津液少者，以甘润之，茯苓、白术之甘，缓脾生津；肺燥气热，以酸收之，以甘缓之，芍药之酸，以敛逆气；葳蕤、门冬、石膏、甘草之甘，润肺除热。

上十四味，以水一斗，先煮麻黄一两沸，去上沫，纳诸药，煮取三升，去滓，分温三服，相去如炊三斗米顷，令尽，汗出愈。

（358）伤寒四五日，腹中痛，若转气下趣少腹者，此欲自利也。

伤寒四五日，邪气传里之时。腹中痛，转气下趣少腹者，里虚遇寒，寒气下行，欲作自利也。

（359）伤寒本自寒下，医复吐下之，寒格，更逆吐下，若食入口即吐，干姜黄芩黄连人参汤主之。

伤寒邪自传表，为本自寒下，医反吐下，损伤正气，寒气内为格拒。经曰：格则吐逆。食入口即吐，谓之寒格，更复吐下，则重虚而死，是更逆吐下。与干姜黄芩黄连人参汤，以通寒格。

◎　干姜黄连黄芩人参汤方

干姜辛热　黄连苦寒　黄芩苦寒　人参各三两。甘温

辛以散之，甘以缓之，干姜、人参之甘辛，以补正气；苦以泄之，黄连、黄芩之苦，以通寒格。

上四味，以水六升，煮取二升，去滓，分温再服。

（360）下利，有微热而渴，脉弱者，今自愈。

下利，阴寒之疾，反大热者，逆。有微热而渴，里气方温也。经曰：诸弱发热。脉弱者，阳气得复也，今必自愈。

（361）下利，脉数，有微热汗出，今自愈。设复紧，为未解。

下利，阴病也；脉数，阳脉也。阴病见阳脉者生，微热汗出，阳气得通也，利必自愈。诸紧为寒，设复脉紧，阴气犹胜，故云未解。

（362）下利，手足厥冷，无脉者，灸之不温，若脉不还，反微喘者死。

下利，手足厥逆，无脉者，阴气独胜，阳气大虚也。灸之，阳气复，手足温而脉还，为欲愈；若手足不温，脉不还者，阳已绝也。反微喘者，阳气脱也。

少阴负趺阳者，为顺也。

少阴肾水，趺阳脾土，下利为肾邪干脾，水不胜土则为微邪，故为顺也。

（363）下利，寸脉反浮数，尺中自涩者，必清脓血。

下利者，脉当沉而迟，反浮数者，里有热也。涩为无血，尺中自涩者，肠胃血散也，随利下，必便脓血。"清"与"圊"通。《脉经》曰：清者，厕也。

（364）下利清谷，不可攻表，汗出必胀满。

下利者，脾胃虚也。胃为津液之主，发汗亡津液，则胃气愈虚，必胀满。

（365）下利，脉沉弦者，下重也；脉大者，为未止；脉微弱数者，为欲自止，虽发热，不死。

沉为在里，弦为拘急，里气不足，是主下重。大则病进，此利未止。脉微弱数者，邪气微而阳气复，为欲自止。虽发热，止由阳胜，非大逆也。

（366）下利，脉沉而迟，其人面少赤，身有微热，下利清谷者，必郁冒，汗出而解，病人必微厥。所以然者，其面戴阳，下虚故也。

下利清谷，脉沉而迟，里有寒也。面少赤，身有微热，表未解也。病人微厥，《针经》曰：下虚则厥。表邪欲解，临汗之时，以里先虚，必郁冒，然后汗出而解也。

（367）下利，脉数而渴者，今自愈。设不瘥，必清脓血，以有热故也。

经曰：脉数不解，而下不止，必协热便脓血也。

（368）下利后脉绝，手足厥冷，晬时脉还，手足温者生，脉不还者死。

下利后脉绝，手足厥冷者，无阳也。晬时，周时也。周时厥愈脉出，为阳气复则生；若

手足不温，脉不还者，为阳气绝则死。

（369）伤寒，下利日十余行，脉反实者死。

下利者，里虚也。脉当微弱，反实者，病胜脏也，故死。《难经》曰：脉不应病，病不应脉，是为死病。

（370）下利清谷，里寒外热，汗出而厥者，通脉四逆汤主之。

下利清谷，为里寒；身热不解，为外热。汗出，阳气通行于外，则未当厥；其汗出而厥者，阳气大虚也。与通脉四逆汤，以固阳气。

（371）热利下重者，白头翁汤主之。

利则津液少，热则伤气，气虚下利，致后重也。与白头翁汤，散热厚肠。

◎　白头翁汤方

白头翁二两。苦寒　黄柏苦寒　黄连苦寒　秦皮各三两。苦寒

《内经》曰：肾欲坚，急食苦以坚之。利则下焦虚，是以纯苦之剂坚之。

上四味，以水七升，煮取二升，去滓，温服一升。不愈，更服一升。

（372）下利，腹胀满，身体疼痛者，先温其里，乃攻其表。温里，四逆汤；攻表，桂枝汤。

下利，腹满者，里有虚寒，先与四逆汤，温里；身疼痛，为表未解，利止，里和，与桂枝汤攻表。

（373）下利，欲饮水者，以有热故也，白头翁汤主之。

自利不渴，为脏寒，与四逆汤，以温脏；下利，饮水，为有热，与白头翁汤，以凉中。

（374）下利，谵语者，有燥屎也，宜小承气汤。

经曰：实则谵语。有燥屎为胃实，下利为肠虚，与小承气汤，以下燥屎。

（375）下利后更烦，按之心下濡者，为虚烦也，宜栀子豉汤。

下利后不烦，为欲解；若更烦而心下坚者，恐为谷烦。此烦而心下濡者，是邪热乘虚，客于胸中，为虚烦也，与栀子豉汤，吐之则愈。

（376）呕家有痈脓者，不可治呕，脓尽自愈。

胃脘有痈，则呕而吐脓，不可治呕，得脓尽，呕亦自愈。

（377）呕而脉弱，小便复利，身有微热，见厥者难治，四逆汤主之。

呕而脉弱，为邪气传里。呕则气上逆，而小便当不利；小便复利者，里虚也。身有微热，见厥者，阴胜阳也，为难治。与四逆汤，温里助阳。

（378）干呕，吐涎沫，头痛者，吴茱萸汤主之。

干呕，吐涎沫者，里寒也；头痛者，寒气上攻也。与吴茱萸汤，温里散寒。

（379）呕而发热者，小柴胡汤主之。

经曰：呕而发热者，柴胡证具。

（380）伤寒，大吐、大下之，极虚，复极汗出者，以其人外气怫郁，复与之水，以发其汗，因得哕。所以然者，胃中寒冷故也。

大吐大下，胃气极虚，复极发汗，又亡阳气。外邪怫郁于表则身热，医与之水，以发其汗，胃虚得水，虚寒相搏成哕也。

（381）伤寒，哕而腹满，视其前后，知何部不利，利之则愈。

哕而腹满，气上而不下也。视其前后部有不利者，即利之，以降其气。前部，小便也；后部，大便也。

卷七

辨霍乱病脉证并治第十三

（382）问曰：病有霍乱者何？

答曰：呕吐而利，名曰霍乱。

三焦者，水谷之道路。邪在上焦，则吐而不利；邪在下焦，则利而不吐；邪在中焦，则既吐且利。以饮食不节，寒热不调，清浊相干，阴阳乖隔，遂成霍乱。轻者止曰吐利，重者挥霍扰乱，名曰霍乱。

（383）问曰：病发热头痛，身疼恶寒，吐利者，此属何病？

答曰：此名霍乱。自吐下，又利止，复更发热也。

发热头痛，身疼恶寒者，本是伤寒，因邪入里，伤于脾胃，上吐下利，令为霍乱。利止，里和，复更发热者，还是伤寒，必汗出而解。

（384）伤寒，其脉微涩者，本是霍乱，今是伤寒，却四五日，至阴经上，转入阴必利。本呕，下利者，不可治也。欲似大便，而反矢气，仍不利者，属阳明也，便必鞕，十三日愈。所以然者，经尽故也。

微为亡阳，涩为亡血，伤寒脉微涩，则本是霍乱吐利，亡阳亡血；吐利止，伤寒之邪未已，还是伤寒，却四五日邪传阴经之时，里虚遇邪，必作自利；本呕者邪甚于上，又利者邪甚于下，先霍乱，里气大虚，又伤寒之邪再传为吐利，是重虚也，故为不治。若欲似大便，而反矢气，仍不利者，利为虚，不利为实，欲大便而反矢气，里气热也，此属阳明，便必鞕也。十三日愈者，伤寒六日，传遍三阴三阳，后六日再传经尽，则阴阳之气和，大邪之气去而愈也。

下利后，当便鞕，鞕则能食者愈。今反不能食，到后经中，颇能食，复过一经能食，过之一日当愈。不愈者，不属阳明也。

下利后，亡津液，当便鞕，能食为胃和，必自愈；不能食者，为未和，到后经中，为复过一经，言七日后再经也。颇能食者，胃气方和，过一日当愈。不愈者，暴热使之能食，非阳明气和也。

（385）恶寒，脉微而复利，利止，亡血也，四逆加人参汤主之。

恶寒脉微而利者，阳虚阴胜也。利止则津液内竭，故云亡血。《金匮玉函》曰：水竭则无血。与四逆汤，温经助阳；加人参，生津液，益血。

（386）霍乱，头痛发热，身疼痛，热多欲饮水者，五苓散主之。寒多不用水者，理中丸主之。

头痛发热，则邪自风寒而来。中焦为寒热相半之分，邪稍高者，居阳分则为热，热多欲饮水者，与五苓散以散之；邪稍下者，居阴分则为寒，寒多不用水者，与理中丸温之。

◎　理中丸方

人参甘温　甘草炙。甘平　白术甘温　干姜以上各三两。辛热

《内经》曰：脾欲缓，急食甘以缓之。用甘补之，人参、白术、甘草之甘，以缓脾气调中。寒淫所胜，平以辛热，干姜之辛，以温胃散寒。

上四味，捣筛为末，蜜和丸，如鸡子黄大，以沸汤数合，和一丸，研碎，温服之。日三四夜二服，腹中未热，益至三四丸，然不及汤。

汤法：以四物，依两数切，用水八升，煮取三升，去滓，温服一升，日三服。

加减法：若脐上筑者，肾气动也，去术，加桂四两。

脾虚肾气动者，脐上筑动。《内经》曰：甘者令人中满。术甘壅补，桂泄奔豚，是相易也。

吐多者，去术，加生姜三两。

呕家不喜甘，故去术；呕家多服生姜，以辛散之。

下多者，还用术。悸者，加茯苓二两。

下多者，用术以去湿。悸，加茯苓以导气。

渴欲得水者，加术，足前成四两半。

津液不足则渴，术甘以缓之。

腹中痛者，加人参，足前成四两半。

里虚则痛，加人参以补之。

寒者，加干姜，足前成四两半。

寒淫所胜，平以辛热。

腹满者，去术，加附子一枚。服汤后，如食顷，饮热粥一升许，微自温，勿发揭衣被。

胃虚则气壅腹满，甘令人中满，是去术也；附子之辛，以补阳散壅。

（387）吐利止，而身痛不休者，当消息和解其外，宜桂枝汤小和之。

吐利止，里和也；身痛不休，表未解也。与桂枝汤小和之。《外台》云：里和表病，汗之则愈。

（388）吐利汗出，发热恶寒，四肢拘急，手足厥冷者，四逆汤主之。

上吐下利，里虚汗出，发热恶寒，表未解也。四肢拘急，手足厥冷，阳虚阴胜也。与四逆汤，助阳退阴。

（389）既吐且利，小便复利，而大汗出，下利清谷，内寒外热，脉微欲绝者，四逆汤主之。

吐利亡津液，则小便当少；小便复利，而大汗出，津液不禁，阳气大虚也。脉微为亡阳，若无外热，但内寒，下利清谷，为纯阴；此以外热，为阳未绝，犹可与四逆汤救之。

（390）吐已下断，汗出而厥，四肢拘急不解，脉微欲绝者，通脉四逆加猪胆汁汤主之。

吐已下断，津液内竭，则不当汗出，汗出者不当厥；今汗出而厥，四肢拘急不解，脉微

欲绝者，阳气大虚，阴气独胜也。若纯与阳药，恐阴为格拒，或呕或躁，不得复入也。与通脉四逆汤，加猪胆汁，胆苦入心而通脉，胆寒补肝而和阴，引置阳药不被格拒。《内经》曰"微者逆之，甚者从之"，此之谓也。

（391）吐利，发汗，脉平，小烦者，以新虚不胜谷气故也。

《内经》曰：食入于阴，长气于阳。新虚不胜谷气，是生小烦。

辨阴阳易瘥后劳复病脉证并治第十四

（392）伤寒，阴阳易之为病，其人身体重，少气，少腹里急，或引阴中拘挛，热上冲胸，头重不欲举，眼中生花，膝胫拘急者，烧裈散主之。

大病新瘥，血气未复，余热未尽，强合阴阳，得病者，名曰易。男子病新瘥未平复，而妇人与之交，得病，名曰阳易；妇人病新瘥未平腹，男子与之交，得病，名曰阴易。以阴阳相感动，其余毒相染著，如换易也。其人病身体重，少气者，损动真气也；少腹里急，引阴中拘挛，膝胫拘急，阴气极也；热上冲胸，头重不欲举，眼中生花者，感动之毒，所易之气，熏蒸于上也。与烧裈散，以导阴气。

◎　烧裈散方

上取妇人中裈近隐处，剪烧灰，以水和，服方寸匕，日三服，小便即利，阴头微肿，则愈。妇人病，取男子裈裆，烧灰。

（393）大病瘥后，劳复者，枳实栀子汤主之。若有宿食者，加大黄如博棋子大五六枚。

病有劳复，有食复。伤寒新瘥，血气未平，余热未尽，早作劳动病者，名曰劳复。病热少愈而强食之，热有所藏，因其谷气留传，两阳相合而病者，名曰食复。劳复则热气浮越，与枳实栀子豉汤以解之；食复则胃有宿积，加大黄以下之。

◎　枳实栀子豉汤方

枳实三枚，炙。苦寒　栀子十四枚，擘。苦寒　豉一升，绵裹。苦寒

枳实栀子豉汤，则应吐剂，此云"覆令微似汗出"者，以其热聚于上，苦则吐之；热聚于表者，苦则发之。《内经》曰"火淫所胜，以苦发之"，此之谓也。

上三味，以清浆水七升，空煮，取四升，纳枳实、栀子，煮取二升，下豉，更煮五六沸，去滓，温分再服，覆令微似汗。

（394）伤寒瘥已后，更发热者，小柴胡汤主之；脉浮者，以汗解之；脉沉实者，以下解之。

瘥后余热未尽，更发热者，与小柴胡汤以和解之。脉浮者，热在表也，故以汗解。脉沉者，热在里也，故以下解之。

（395）大病瘥后，从腰以下有水气者，牡蛎泽泻散主之。

大病瘥后，脾胃气虚，不能制约肾水，水溢下焦，腰以下为肿也。《金匮要略》曰：腰以下肿，当利小便。与牡蛎泽泻散，利小便而散水也。

◎　牡蛎泽泻散方

牡蛎熬。咸平　泽泻咸寒　栝楼根苦寒　蜀漆洗，去腥。辛平　葶苈熬。苦寒　商陆根

熬。辛酸，咸平 海藻洗去咸。以上各等分。咸寒

咸味涌泄，牡蛎、泽泻、海藻之咸，以泄水气。《内经》曰：湿淫于内，平以苦，佐以酸辛，以苦泄之。蜀漆、葶苈、栝楼、商陆之酸辛与苦，以导肿湿。

上七味，异捣下筛为散，更入臼中治之，白饮和，服方寸匕，小便利，止后服，日三服。

（396）大病瘥后，喜唾，久不了了者，胃上有寒，当以丸药温之，宜理中丸。

汗后，阳气不足，胃中虚寒，不纳津液，故喜唾不了了。与理中丸，以温其胃。

（397）伤寒解后，虚羸少气，气逆欲吐者，竹叶石膏汤主之。

伤寒解后，津液不足而虚羸，余热未尽，热则伤气，故少气，气逆欲吐。与竹叶石膏汤，调胃散热。

◎ 竹叶石膏汤方

竹叶二把。辛平 石膏一斤。甘寒 半夏半升，洗。辛温 人参三两。甘温 甘草二两，炙。甘平 粳米半升。甘微寒 麦门冬一升，去心。甘平

辛甘发散而除热，竹叶、石膏、甘草之甘辛，以发散余热。甘缓脾而益气，麦门冬、人参、粳米之甘，以补不足。辛者，散也。气逆者，欲其散。半夏之辛，以散逆气。

上七味，以水一斗，煮取六升，去滓，纳粳米，煮米熟汤成，去米，温服一升，日三服。

（398）病人脉已解，而日暮微烦，以病新瘥，人强与谷，脾胃气尚弱，不能消谷，故令微烦，损谷则愈。

阳明王于申、酉、戌，宿食在胃，故日暮微烦，当小下之，以损宿谷。

辨不可发汗病脉证并治第十五

夫以为疾病至急，仓卒寻按，要者难得，故重集诸可与不可方治，比之三阴三阳篇中，此易见也。又时有不止是三阴三阳，出在诸可与不可中也。

诸不可汗、不可下病证药方，前三阴三阳篇中经注已具者，更不复出；其余无者，于此以后经注备见。

脉濡而弱，弱反在关，濡反在巅，微反在上，涩反在下。微则阳气不足，涩则无血。阳气反微，中风汗出，而反躁烦。涩则无血，厥而且寒。阳微发汗，躁不得眠。

寸关为阳，脉当浮盛，弱反在关，则里气不及；濡反在巅，则表气不逮。卫行脉外，浮为在上，以候卫；微反在上，是阳气不足。荣行脉中，沉为在下，以候荣；涩反在下，是无血也。阳微不能固外，腠理开疏，风因客之，故令汗出而躁烦。无血则阴虚，不与阳相顺接，故厥而且寒。阳微无津液，则不能作汗，若发汗，则必亡阳而躁。经曰：汗多亡阳，遂虚，恶风烦躁，不得眠也。

动气在右，不可发汗。发汗则衄而渴，心苦烦，饮即吐水。

动气者，筑筑然气动也。在右者，在脐之右也。《难经》曰：肺内证，脐右有动气，按之牢若痛。肺气不治，正气内虚，气动于脐之右也。发汗则动肺气，肺主气，开窍于鼻，气虚则不能卫血，血溢妄行，随气出于鼻，为衄。亡津液，胃燥，则烦渴而心苦烦。肺恶寒，

饮水则伤肺，故饮即吐水。

动气在左，不可发汗。发汗则头眩，汗不止，筋惕肉眲。

《难经》曰：肝内证，脐左有动气，按之牢若痛。肝气不治，正气内虚，气动于脐之左也。肝为阴之主，发汗，汗不止，则亡阳外虚，故头眩，筋惕肉眲。《针经》曰：上虚则眩。

动气在上，不可发汗。发汗则气上冲，正在心端。

《难经》曰：心内证，脐上有动气，按之牢若痛。心气不治，正气内虚，气动于脐之上也。心为阳，发汗亡阳，则愈损心气；肾乘心虚，欲上凌心，故气上冲，正在心端。

动气在下，不可发汗。发汗则无汗，心中大烦，骨节苦疼，目晕，恶寒，食则反吐，谷不得前。

《难经》曰：肾内证，脐下有动气，按之牢若痛。肾气不治，正气内虚，动气发于脐之下也。肾者主水，发汗则无汗者，水不足也；心中大烦者，肾虚不能制心火也；骨节苦疼者，肾主骨也；目晕者，肾病则目䀮䀮如无所见；恶寒者，肾主寒也；食则反吐，谷不得前者，肾水干也。王冰曰：病呕而吐，食久反出，是无水也。

咽中闭塞，不可发汗。发汗则吐血，气欲绝，手足厥冷，欲得蜷卧，不能自温。

咽门者，胃之系。胃经不和，则咽内不利。发汗攻阳，血随发散而上，必吐血也。胃经不和，而反攻表，则阳虚于外，故气欲绝，手足冷，欲蜷而不能自温。

诸脉得数动微弱者，不可发汗。发汗则大便难，腹中干，胃燥而烦。其形相象，根本异源。

动数之脉，为热在表；微弱之脉，为热在里。发汗亡津液，则热气愈甚，胃中干燥，故大便难，腹中干，胃燥而烦。根本虽有表里之异，逆治之后，热传之则一，是以病形相象也。

脉濡而弱，弱反在关，濡反在巅；弦反在上，微反在下。弦为阳运，微为阴寒，上实下虚，意欲得温。微弦为虚，不可发汗。发汗则寒栗，不能自还。

弦在上，则风伤气，风胜者，阳为之运动；微在下，则寒伤血，血伤者，里为之阴寒。外气怫郁为上实，里有阴寒为下虚。表热里寒，意欲得温，若反发汗，亡阳阴独，故寒栗，不能自还。

咳者则剧，数吐涎沫，咽中必干，小便不利，心中饥烦，晬时而发，其形似疟，有寒无热，虚而寒栗，咳而发汗，蜷而苦满，腹中复坚。

肺寒气逆，咳者则剧；吐涎沫，亡津液，咽中必干，小便不利；膈中阳气虚，心中饥而烦。一日一夜，气大会于肺，邪正相击，晬时而发，形如寒疟，但寒无热，虚而寒栗。发汗攻阳，则阳气愈虚，阴寒愈甚，故蜷而苦满，腹中复坚。

厥，脉紧，不可发汗。发汗则声乱咽嘶，舌萎，声不得前。

厥而脉紧，则少阴伤寒也，法当温里；而反发汗，则损少阴之气。少阴之脉，入肺中，循喉咙，挟舌本。肾为之本，肺为之标，本虚则标弱，故声乱咽嘶，舌萎，声不得前。

诸逆发汗，病微者难瘥，剧者言乱目眩者死，命将难全。

不可发汗而强发之，轻者因发汗重而难瘥，重者脱其阴阳之气，言乱目眩而死。《难经》曰"脱阳者，见鬼"，是此言乱也；"脱阴者，目盲"，是此目眩也。眩，非玄而见玄，是近于盲也。

咳而小便利，若失小便者，不可发汗，汗出则四肢厥逆冷。

肺经虚冷，上虚不能治下者，咳而小便利，或失小便。上虚发汗，则阳气外亡。四肢者，诸阳之本，阳虚则不与阴相接，故四肢厥逆冷。

伤寒头痛，翕翕发热，形象中风，常微汗出，自呕者，下之益烦，心中懊憹如饥；发汗则致痉，身强难以屈伸；熏之则发黄，不得小便；灸则发咳唾。

伤寒当无汗恶寒，今头痛发热，微汗出，自呕，则伤寒之邪传而为热，欲行于里。若反下之，邪热乘虚，流于胸中，为虚烦，心懊憹如饥。若发汗则虚表，热归经络，热甚生风，故身强直而成痉；若熏之，则火热相合，消烁津液，故小便不利而发黄；肺恶火，灸则火热伤肺，必发咳嗽而唾脓。

辨可发汗病脉证并治第十六

大法，春夏宜发汗。

春夏，阳气在外，邪气亦在外，故可发汗。

凡发汗，欲令手足俱周，时出以漐漐然，一时间许亦佳，不可令如水流漓。若病不解，当重发汗。汗多必亡阳，阳虚不得重发汗也。

汗缓缓出，则表里之邪悉去；汗大出，则邪气不除，但亡阳也。阳虚为无津液，故不可重发汗。

凡服汤发汗，中病便止，不必尽剂。

汗多则亡阳。

凡云可发汗，无汤者，丸散亦可用，要以汗出为解，然不如汤，随证良验。

《圣济经》曰：汤液主治，本乎腠理壅郁。除邪气者，于汤为宜。《金匮玉函》曰：水能净万物，故用汤也。

夫病脉浮大，问病者言"但便鞕尔"，设利者，为大逆。鞕为实，汗出而解，何以故？脉浮，当以汗解。

经曰：脉浮大，应发汗，医反下之，为大逆。便鞕难，虽为里实，亦当先解其外；若行利药，是为大逆。结胸虽急，脉浮大，犹不可下，下之即死，况此便难乎？经曰：本发汗而复下之，此为逆；若先发汗，治不为逆。

下利后，身疼痛，清便自调者，急当救表，宜桂枝汤发汗。

《外台》云：里和表病，汗之则愈。

卷八

辨发汗后病脉证并治第十七

发汗多，亡阳谵语者，不可下。与柴胡桂枝汤，和其荣卫，以通津液，后自愈。

胃为水谷之海，津液之主。发汗多，亡津液，胃中燥，必发谵语。此非实热，则不可下。与柴胡桂枝汤，和其荣卫，通行津液。津液生，则胃润，谵语自止。

此一卷第十七篇，凡三十一证，前有详说。

辨不可吐第十八

合四证，已具"太阳篇"中。

辨可吐第十九

大法，春宜吐。

春时阳气在上，邪气亦在上，故宜吐。

凡用吐汤，中病即止，不必尽剂也。

要在适当，不欲过也。

病胸上诸实，胸中郁郁而痛，不能食，欲使人按之，而反有涎唾，下利日十余行，其脉反迟，寸口脉微滑，此可吐之。吐之，利则止。

胸上诸实，或痰实，或热郁，或寒结胸中，郁而痛，不能食，欲使人按之，反有涎唾者，邪在下，按之气下，而无涎唾；此按之反有涎唾者，知邪在胸中。经曰：下利，脉迟而滑者，内实也。今下利日十余行，其脉反迟，寸口脉微滑，是上实也，故可吐之。《玉函》曰：上盛不已，吐而夺之。

宿食在上脘者，当吐之。

宿食在中下脘者，则宜下；宿食在上脘，则当吐。《内经》曰：其高者因而越之，其下者引而竭之。

病人手足厥冷，脉乍结，以客气在胸中，心下满而烦，欲食不能食者，病在胸中，当吐之。

此与第六卷"厥阴门"瓜蒂散证同，彼云"脉乍紧"，此云"脉乍结"，惟此有异。紧为内实，乍紧则实未深，是邪在胸中；结为结实，乍结则结未深，是邪在胸中，所以证治俱同也。

卷九

辨不可下病脉证并治第二十

脉濡而弱，弱反在关，濡反在巅；微反在上，涩反在下。微则阳气不足，涩则无血。阳气反微，中风汗出而反躁烦；涩则无血，厥而且寒。阳微不可下，下之则心下痞鞕。

阳微下之，阳气已虚，阴气内甚，故心下痞鞕。

动气在右，不可下。下之则津液内竭，咽燥鼻干，头眩心悸也。

动气在右，肺之动也。下之，伤胃动肺，津液内竭，咽燥鼻干者，肺属金，主燥也；头眩心悸者，肺主气而虚也。

动气在左，不可下。下之则腹内拘急，食不下，动气更剧，虽有身热，卧则欲蜷。

动气在左，肝之动也。下之损脾，而肝气益胜，复行于脾，故腹内拘急，食不下，动气更剧也。虽有身热，以里气不足，故卧则欲蜷。

动气在上，不可下。下之则掌握热烦，身上浮冷，热汗自泄，欲得水自灌。

动气在上，心之动也。下之则伤胃，内动心气。心为火，主热。《针经》曰：心所生病者，掌中热。肝为脏中之阴，病则虽有身热，卧则欲蜷，作表热里寒也；心为脏中之阳，病则身上浮冷，热汗自泄，欲得水自灌，作表寒里热也。二脏阴阳寒热，明可见焉。

动气在下，不可下。下之则腹胀满，卒起头眩，食则下清谷，心下痞也。

动气在下，肾之动也。下之则伤脾，肾气则动，肾寒乘脾，故有腹满、头眩、下清谷，则心下痞之证也。

咽中闭塞，不可下。下之则上轻下重，水浆不下，卧则欲蜷，身急痛，下利日数十行。

咽中闭塞，胃已不和也。下之，则闭塞之邪为上轻，复伤胃气为下重，至水浆不下，卧则欲蜷，身急痛，下利日数十行，知虚寒也。

诸外实者，不可下。下之则发微热，亡脉厥者，当脐握热。

外实者，表热也，汗之则愈，下之为逆。下后里虚，表热内陷，故发微热。厥深者热亦深，亡脉厥者，则阳气深陷，客于下焦，故当脐握热。

诸虚者，不可下。下之则大渴，求水者易愈，恶水者剧。

《金匮玉函》曰：虚者十补，勿一泻之。虚家下之为重虚，内竭津液，故令大渴。求水者，阳气未竭，而犹可愈；恶水者，阳气已竭，则难可制。

脉濡而弱，弱反在关，濡反在巅；弦反在上，微反在下。弦为阳运，微为阴寒，上实下虚，意欲得温。微弦为虚，虚者不可下也。

虚家下之，是为重虚。《难经》曰：实实虚虚，损不足，益有余。此者是中工所害也。

微则为咳，咳则吐涎，下之则咳止，而利因不休；利不休，则胸中如虫啮，粥入则出，小便不利，两胁拘急，喘息为难，颈背相引，臂则不仁，极寒，反汗出，身冷若冰，眼睛不慧，语言不休，而谷气多入，此为除中，口虽欲言，舌不得前。

《内经》曰：感于寒则受病，微则为咳，甚则为泄为痛。肺感微寒为咳，则脉亦微也。下之，气下，咳虽止，而因利不休；利不休则夺正气，而成危恶。胸中如虫啮，粥入则出，小便不利，两胁拘急，喘息为难者，里气损也。颈背相引，臂为不仁，极寒，反汗出，身冷如冰者，表气损也。表里损极，至阴阳俱脱，眼睛不慧，语言不休。《难经》曰：脱阳者见鬼，脱阴者目盲。阴阳脱者，应不能食，而谷多入者，此为除中，是胃气除去也。口虽欲言，舌不得前，气已衰脱，不能运也。

脉濡而弱，弱反在关，濡反在巅；浮反在上，数反在下。浮为阳虚，数为亡血，浮为虚，数为热。浮为虚，自汗出而恶寒；数为痛，振寒而栗。微弱在关，胸下为急，喘汗而不得呼吸。呼吸之中，痛在于胁，振寒相搏，形如疟状，医反下之，故令脉数，发热，狂走见鬼，心下为痞，小便淋沥，小腹甚鞭，小便则尿血也。

弱在关，则阴气内弱；濡在巅，则阳气外弱。浮为虚，浮在上则卫不足也，故云阳虚。阳虚不固，故腠理汗出恶寒；数亦为虚，数在下则荣不及，故云亡血。亡血则不能温润腑脏，脉数而痛，振而寒栗。微弱在关，邪气传里也，里虚遇邪，胸下为急，喘而汗出，胁下引痛，振寒如疟。此里邪未实，表邪未解，医反下之，里气益虚，邪热内陷，故脉数，发热，狂走见鬼，心下为痞，此热陷于中焦者也。若热气深陷，则客于下焦，使小便淋沥，小腹甚鞭，小便尿血也。

脉濡而紧，濡则卫气微，紧则荣中寒。阳微卫中风，发热而恶寒；荣紧胃气冷，微呕心内烦。医为有大热，解肌而发汗。亡阳虚烦躁，心下苦痞坚。表里俱虚竭，卒起而头眩。客热在皮肤，怅怏不得眠。不知胃气冷，紧寒在关元。技巧无所施，汲水灌其身。客热应时罢，栗栗而振寒。重被而覆之，汗出而冒巅。体惕而又振，小便为微难。寒气因水发，清谷不容间。呕变反肠出，颠倒不得安。手足为微逆，身冷而内烦。迟欲从后救，安可复追还。

胃冷荣寒，阳微中风，发热恶寒，微呕心烦。医不温胃，反为有热，解肌发汗，则表虚亡阳，烦躁，心下痞坚。先里不足，发汗又虚其表，表里俱虚竭，卒起头眩。客热在表，怅怏不得眠。医不救里，但责表热，汲水灌洗以却热，客热易罢，里寒益增，栗而振寒；复以重被覆之，表虚遂汗出，愈使阳气虚也。巅，顶也。巅冒而体振寒，小便难者，亡阳也。寒因水发，下为清谷，上为呕吐，外有厥逆，内为躁烦，颠倒不安，虽欲拯救，不可得也。《本草》曰：病势已过，命将难全。

脉浮而大，浮为气实，大为血虚。血虚为无阴，孤阳独下阴部者，小便当赤而难，胞中当虚；今反小便利，而大汗出，法应卫家当微，今反更实，津液四射，荣竭血尽，干烦而不得眠，血薄肉消，而成暴液。医复以毒药攻其胃，此为重虚，客阳去有期，必下如污泥而死。

卫为阳，荣为阴。卫气强实，阴血虚弱，阳乘阴虚，下至阴部。阴部，下焦也。阳为热则消津液，当小便赤而难；今反小便利，而大汗出者，阴气内弱也。经曰：阴弱者，汗自出。是以卫家不微，而反更实，荣竭血尽，干烦而不眠，血薄则肉消，而成暴液者，津液四射也。医反下之，又虚其里，是为重虚，孤阳因下而又脱去，气血皆竭，胃气内尽，必下如污泥而死也。

脉数者，久数不止，止则邪结，正气不能复，正气却结于脏，故邪气浮之，与皮毛相得。

脉数者不可下，下之则必烦，利不止。

数为热，止则邪气结于经络之间，正气不能复行于表，则却结于脏，邪气独浮于皮毛。下之，虚其里，邪热乘虚而入，里虚协热，必烦，利不止。

脉浮大，应发汗，医反下之，此为大逆。

浮大属表，故不可下。病欲吐者，不可下。

呕多，虽有阳明证，不可攻之。

为邪犹在胸中也。

太阳病，外证未解，不可下，下之为逆。

表未解者，虽有里证，亦不可下，当先解外，为顺；若反下之，则为逆也。经曰：本发汗而复下之，此为逆也；若先发汗，治不为逆。

夫病阳多者热，下之则鞭。

阳热证多，则津液少，下之虽除热，复损津液，必便难也。或谓阳多者，表热也，下之则心下鞭。

无阳阴强，大便鞭者，下之则必清谷腹满。

无阳者，亡津液也；阴强者，寒多也。大便鞭，则为阴结，下之虚胃，阴寒内甚，必清谷腹满。

伤寒，发热头痛，微汗出。发汗，则不识人；熏之则喘，不得小便，心腹满；下之则短气，小便难，头痛背强；加温针，则衄。

伤寒则无汗，发热头痛，微汗出者，寒邪变热，欲传于里也。发汗则亡阳，憎热，故不识人；若以火熏之，则火热伤气，内消津液，结为里实，故喘，不得小便，心腹满；若反下之，则内虚津液，邪欲入里，外动经络，故短气，小便难，头痛背强；若加温针，益阳增热，必动其血而为衄也。

伤寒脉阴阳俱紧，恶寒发热，则脉欲厥。厥者，脉初来大，渐渐小，更来渐渐大，是其候也。如此者恶寒，甚者翕翕汗出，喉中痛；热多者，目赤脉多，睛不慧。医复发之，咽中则伤；若复下之，则两目闭，寒多者便清谷，热多者便脓血；若熏之，则身发黄；若熨之，则咽燥。若小便利者，可救之；小便难者，为危殆。

脉阴阳俱紧，则清邪中上，浊邪中下，太阳、少阴俱感邪也。恶寒者少阴，发热者太阳，脉欲厥者，表邪欲传里也。恶寒甚者，则变热，翕翕汗出，喉中痛，以少阴之脉循喉咙故也。热多者，太阳多也；目赤脉多者，睛不慧，以太阳之脉起于目故也。发汗攻阳，则少阴之热因发而上行，故咽中伤。若复下之，则太阳之邪因虚而内陷，故两目闭。阴邪下行为寒多，必便清谷；阳邪下行为热多，必便脓血。熏之，则火热甚，身必发黄。熨之，则火热轻，必为咽燥。小便利者，为津液未竭，犹可救之；小便难者，津液已绝，则难可制，而危殆矣。

伤寒发热，口中勃勃气出，头痛目黄，衄不可制，贪水者必呕，恶水者厥。若下之，咽中生疮，假令手足温者，必下重便脓血；头痛目黄者，若下之，则两目闭；贪水者，脉必厥，其声嘤，咽喉塞。若发汗，则战栗，阴阳俱虚。恶水者，若下之，则里冷不嗜食，大便完谷出；若发汗，则口中伤，舌上白苔，烦躁，脉数实，不大便六七日后，必便血；若发汗，则小便自利也。

伤寒发热，寒变热也。口中勃勃气出，热客上膈也。头痛目黄，血不可制者，热蒸于上也。《千金》曰：无阳即厥，无阴即呕。贪水者必呕，则阴虚也；恶水者厥，则阳虚也。发热，口中勃勃气出者，咽中已热也，若下之，亡津液，则咽中生疮，热因里虚而下；若热气内结，则手足必厥。设手足温者，热气不结而下行，作协热利，下重便脓血也。头痛目黄者，下之，热气内伏，则目闭也。贪水为阴虚，下之又虚其里，阳气内陷，故脉厥，声嘤，咽喉闭塞。阴虚发汗，又虚其阳，使阴阳俱虚而战栗也。恶水为阳虚，下之又虚胃气，虚寒内甚，故里冷不嗜食。阳虚发汗，则上焦虚燥，故口中伤烂，舌上白苔而烦躁也。经曰：脉数不解，合热则消谷喜饥。至六七日不大便者，此有瘀血，此脉数实，不大便六七日，热蓄血于内也；七日之后，邪热渐解，迫血下行，必便血也。便血发汗，阴阳俱虚，故小便利。

下利，脉大者，虚也，以其强下之故也。设脉浮革，固而肠鸣者，属当归四逆汤主之。

脉大为虚，以未应下而下之，利因不休也。浮者，按之不足也；革者，实大而长微弦也。浮为虚，革为寒，寒虚相搏，则肠鸣。与当归四逆汤，补虚散寒。

辨可下病脉证并治第二十一

大法，秋宜下。

秋时，阳气下行，则邪亦在下，故宜下。

凡服下药，用汤胜丸，中病即止，不必尽剂也。

汤之为言荡也，涤荡肠胃，溉灌脏腑，推陈燥结，却热下寒，破散邪疫，理导润泽枯槁，悦人皮肤，益人血气。水能净万物，故胜丸散。中病即止者，如承气汤证云"若一服，利而止后服"，又曰"若一服，谵语止，更莫复服"，是不尽剂也。

下利，三部脉皆平，按之心下鞕者，急下之，宜大承气汤。

下利者，脉当微厥，今反和者，此为内实也。下利，三部脉平者，已为实，而又按之心下鞕者，则知邪甚，故宜大承气汤下之。

下利，脉迟而滑者，内实也。利未欲止，当下之，宜大承气汤。

经曰：脉迟者，食干物得之。《金匮要略》曰：滑则谷气实。下利，脉迟而滑者，胃有宿食也。脾胃伤食，不消水谷，是致下利者，为内实。若但以温中厚肠之药，利必不止，可与大承气汤，下去宿食，利自止矣。

问曰：人病有宿食，何以别之？

师曰：寸口脉浮而大，按之反涩，尺中亦微而涩，故知有宿食，当下之，宜大承气汤。

寸以候外，尺以候内；浮以候表，沉以候里。寸口脉浮大者，气实血虚也；按之反涩，尺中亦微而涩者，胃有宿食，里气不和也。与大承气汤，以下宿食。

下利，不欲食者，以有宿食故也，当宜下之，与大承气汤。

伤食则恶食，故不欲食，如伤风恶风、伤寒恶寒之类也。

下利瘥后，至其年月日复发者，以病不尽故也，当下之，宜大承气汤。

乘春，则肝先受之；乘夏，则心先受之；乘至阴，则脾先受之；乘秋，则肺先受之。假令春时受病，气必伤肝，治之虽愈，邪有不尽者，至春时原受月日，内外相感，邪必复动而痛也。下利为肠胃疾，宿积不尽，故当下去之。

下利，脉反滑，当有所去，下之乃愈，宜大承气汤。

《脉经》曰：滑脉者，为宿食也。下利，脉滑，则内有宿食，故云"当有所去"。与大承气汤，以下宿食。

病腹中满痛者，此为实也，当下之，宜大承气汤。

《金匮要略》曰：病者腹满，按之不痛为虚，痛为实，可下之。腹中满痛者，里气壅实也，故可下之。

伤寒后，脉沉者，内实也，下解之，宜大柴胡汤。

伤寒后，为表已解，脉沉为里未和，与大柴胡汤，以下内实。经曰：伤寒瘥已后，更发热，脉沉实者，以下解之。

脉双弦而迟者，必心下鞕；脉大而紧者，阳中有阴也，可以下之，宜大承气汤。

《金匮要略》曰：脉双弦者，寒也。经曰：迟为在脏。脉双弦而迟者，阴中伏阳也，必心下鞕。大则为阳，紧则为寒，脉大而紧者，阳中伏阴也。与大承气汤，以分阴阳。

卷十

辨发汗吐下后病脉证并治第二十二

此第十卷第二十二篇，凡四十八证，前三阴三阳篇中悉具载之。

此以下诸方，于随卷本证下虽已有，缘止以加减言之，未甚明白，似于览者检阅未便，今复校勘，备列于后。

◎ 桂枝加葛根汤方

葛根四两　芍药二两　甘草二两　生姜三两，切　大枣十二枚，擘　桂枝二两，去皮　麻黄三两，去节

上七味，以水一斗，先煮麻黄、葛根，减二升，去上沫，纳诸药，煮取三升，去滓，温服一升，覆取微似汗，不须啜粥，余如桂枝法。

◎ 桂枝加厚朴杏子汤方

于桂枝汤方内，加厚朴二两、杏仁五十个（去皮、尖），余依前法。

◎ 桂枝加附子汤方

于桂枝汤方内，加附子一枚（炮，去皮，破八片），余依前法。

◎ 术附汤方

于上方内，去桂枝，加白术四两，依前法。

◎　桂枝去芍药汤方

于桂枝汤方内，去芍药，余依前法。

◎　桂枝去芍药加附子汤方

于桂枝汤方内，去芍药，加附子一枚（炮，去皮，破八片），余依前法。

◎　桂枝麻黄各半汤方

桂枝一两，十六铢，去皮　芍药　生姜切　甘草炙　麻黄各一两，去节　大枣四枚，擘　杏仁二十四个，汤浸，去皮、尖及两仁者

上七味，以水五升，先煮麻黄一二沸，去上沫，纳诸药，煮取一升八合，去滓，温服六合。

◎　桂枝二麻黄一汤方

桂枝一两十七铢，去皮　芍药一两六铢　麻黄十六铢，去节　生姜一两六铢，切　杏仁十六个，去皮、尖　甘草一两二铢，炙　大枣五枚，擘

上七味，以水五升，先煮麻黄一二沸，去上沫，纳诸药，煮取二升，去滓，温服一升，日再。

◎　白虎加人参汤方

于白虎汤方内，加人参三两，余依白虎汤法。

◎　桂枝去桂加茯苓白术汤方

于桂枝汤方内，去桂枝，加茯苓、白术各三两，余依前法，煎服，小便利则愈。

以上九方，病证并在第二卷内。

◎　葛根加半夏汤方

于葛根汤方内，加入半夏半升，余依葛根汤法。

◎　桂枝加芍药生姜人参新加汤方

于第二卷桂枝汤方内，更加芍药、生姜各一两，人参三两，余依桂枝汤法服。

◎　栀子甘草豉汤方

于栀子豉汤方内，加入甘草二两，余依前法。得吐，止后服。

◎　栀子生姜豉汤方

于栀子豉汤方内，加生姜五两，余依前法。得吐，止后服。

◎　柴胡加芒硝汤方

于小柴胡汤方内，加芒硝六两，余依前法。服不解，更服。

◎　桂枝加桂汤方

于第二卷桂枝汤方内，更加桂二两，共五两，余依前法。

以上六方，病证并在第三卷内。

◎　附子泻心汤方

大黄二两　黄连　黄芩各一两　附子一枚，炮，去皮，破，别煮取汁

上四味，切三味，以麻沸汤二升渍之，须臾，绞去滓，纳附子汁，分温再服。

◎　生姜泻心汤方

生姜四两，切　甘草三两，炙　人参三两　干姜一两　黄芩三两　半夏半升，洗　黄连

一两　大枣十二枚，擘

上八味，以水一斗，煮取六升，去滓，再煎，取三升，温服一升，日三服。

◎　甘草泻心汤方

甘草四两　黄芩三两　干姜三两　半夏半升，洗　黄连一两　大枣十二枚，擘

上六味，以水一斗，煮取六升，去滓，再煎，取三升，温服一升，日三服。

◎　黄芩加半夏生姜汤方

于黄芩汤方内，加半夏半升，生姜一两半，余依黄芩汤法服。

以上五方，病证并在第四卷内。

◎　桂枝加大黄汤方

桂枝三两，去皮　大黄一两　芍药六两　生姜三两，切　甘草二两，炙　大枣十二枚，擘

上六味，以水七升，煮取三升，去滓，温服一升，日三服。

◎　桂枝加芍药汤方

于第二卷桂枝汤方内，更加芍药三两，随前共六两，余依桂枝汤法。

◎　四逆加吴茱萸生姜汤方

当归二两　芍药三两　甘草二两，炙　通草二两　桂枝三两，去皮　细辛三两　生姜半斤，切　大枣二十五枚，擘　吴茱萸二升

上九味，以水六升、清酒六升和煮，取五升，去滓，温分五服。一方，水、酒各四升。

以上三方，病证并在第六卷内。

◎　四逆加人参汤方

于四逆汤方内，加人参一两，余依四逆汤法服。

◎　四逆加猪胆汁汤方

于四逆汤方内，加入猪胆汁半合，余依前法服。如无猪胆，以羊胆代之。

以上二方，病证并在第七卷内。

涪陵古本《伤寒杂病论》

汉·张仲景　著

晋·太医令王叔和　校

唐·隐士孙思邈　述

导 读

　　《涪陵古本〈伤寒杂病论〉》，又称《四川古本〈伤寒杂病论〉》，是20 世纪 20 年代在重庆涪陵发现的一部古本《伤寒杂病论》。

　　1923 年，重庆涪陵眼科名医刘镕经听闻"涪陵庠内张齐五氏抄存仲景医论总纲一卷，杂病论九卷……以所存十卷与宋元后本较迥不相伴"，于是便打听这本书的来由。原来这本书得自前清咸丰、同治年间由垫江来涪陵的袁医士，而袁医士又得自"明代垫邑某洞土中石柜所藏"。传抄这本书的人把这本书"或奉若神秘，不肯轻易示人，或遵行惟谨，恃为独得之奇"，所以知道这本书的人很少。刘镕经出于好奇，也借来这本书抄写。在抄写的过程中，刘镕经"深以只得半部杂病、失去伤寒为恨"，于是到处寻访这本书原件的下落，最后终于在袁医士的徒弟陈某的后人那里得到了"家藏本"，始抄其全。刘镕经夕考朝稽，百读不厌，"方知此本为晋王叔和所校、唐孙思邈所述，洵晋唐以前真本"。刘镕经又用此抄本与成无己《注解伤寒论》、林亿等校订的《金匮要略》及宋元后诸家注疏相校，编写了"辨正凡例十则""古今本证方相差表"及"古今本真伪辨正表"各一道，附于序后，于民国甲戌年（1934 年）在重庆石印公世。这时候刘镕经已经 73 岁了。

　　涪陵古本《伤寒杂病论》共 16 卷，42 篇，石印本为线装上下两册，题曰"晋太医令王叔和校、唐隐士孙思邈述"，书名为《古本仲景伤寒杂病论》。刘镕经的好友，川东书画界享有盛誉的刘镜沅（与刘镕经同时代之涪陵人），为本书题写了书名。

　　《涪陵古本〈伤寒杂病论〉》，伤寒部分与唐本《伤寒论》（即《千金翼方》收载的《伤寒论》）同，杂病部分与《脉经》《千金要方》等书中有关内容同。

　　《涪陵古本〈伤寒杂病论〉》不论是否伪作，对于学习《伤寒论》都具有很高的参考价值。

传印者题要

仲景医论　方书之祖　济世活人　独有千古

传至宋元　真本莫睹　伤寒金匮　改题何苦

变乱篇章　残缺莫补　幸得此本　古洞埋藏

有明发现　虽美弗彰　借钞诵悉　本出晋唐

叔和思邈　较述周详　书名仍旧　无事更张

既广其论　尤多其方　较诸成注　提纲不同

比之林本　无此宏通　谁隐其密　谁启其封

殆有天意　存乎其中　历年数百　反始归宗

一传此论　振聩发聋　能医书伪　能医医庸

以之医病　立奏肤功　昌明医学　一道同风

原序

余每览越人入虢之诊，望齐侯之色，未尝不慨然叹其才秀也。怪当今居世之士，曾不留神医药，精究方术，上以疗君亲之疾，下以救贫贱之厄，中以保身长全，以养其生，但竞逐荣势，企踵权豪，孜孜汲汲，惟名利是务，崇饰其末，忽弃其本，华其外而悴其内。皮之不存，毛将安附焉？卒然遭邪风之气，婴非常之疾，患及祸至，而方震栗，降志屈节，钦望巫祝，告穷归天，束手受败。赍百年之寿命，持至贵之重器，委付凡医，恣其所措。咄嗟呜呼！厥身以毙，神明消灭，变为异物，幽潜重泉，徒为啼泣。痛夫！举世昏迷，莫能觉悟，不惜其命，若是轻生，彼何荣势之云哉？而进不能爱人知人，退不能爱身知己，遇灾值祸，身居厄地，蒙蒙昧昧，蠢若游魂。哀乎！趋世之士，驰竞浮华，不固根本，忘躯徇物，危若冰谷，至于是也。

余宗族素多，向余二百，建安纪年以来，犹未十稔，其死亡者三分有二，伤寒者十居其七。感往昔之沦丧，伤横夭之莫救，乃勤求古训，博采众方，撰用《素问》《九卷》《八十一难》《阴阳大论》《胎胪药录》，并《平脉辨证》，为《伤寒杂病论》，合十六卷。虽未能尽愈诸病，庶可以见病知源。若能寻余所集，思过半矣。夫天布五行，以运万类，人禀五常，以有五脏，经络腑俞，阴阳会通，玄冥幽微，变化难极。自非才高识妙，岂能探其理致哉！上古有神农、黄帝、岐伯、伯高、雷公、少俞、少师、仲文，中世有长桑、扁鹊，汉有公乘阳庆及仓公，下此以往，未之闻也。观今之医，不念思求经旨，以演其所知，各承家技，终始顺旧，省疾问病，务在口给，相对斯须，便处汤药，按寸不及尺，握手不及足，人迎、趺阳，三部不参，动数发息，不满五十，短期未知决诊，九候曾无仿佛，明堂阙庭，尽不见察，所谓窥管而已。夫欲视死别生，实为难矣。孔子云：生而知之者上，学则亚之，多闻博识，知之次也。余宿尚方术，请事斯语。

汉长沙太守南阳张机仲景撰

涪陵古本《伤寒杂病论》序

慨自轩岐学晦，汤液经亡，长桑扁鹊，世不尝有，越人和缓，仅于春秋时一见即隐，后此未之闻焉。洎乎汉末，有医中圣人张仲景出，继往开来，作《伤寒杂病论》，为万世方书之祖，传十有七代，注疏不下百家，论中承伪踵误，有大相龃龉者，竟无人晰其疑而正其谬，抑又何哉？

尝考仲景名机，南阳郡涅阳人也，汉灵帝时举孝廉，官至长沙太守，尝学医于同郡张伯祖，尽得其传。《论》成，华佗读而善之曰：「此真活人书也！」故仲景黄素、元化绿帙，并有名称。传至于宋，改题曰《金匮玉函》。时以卷多文繁，而有删本二：一就原书合为三卷，题曰《金匮玉函要略方》；一就原书存脉法、六经、治法、诸可不可等篇十卷，题曰《伤寒论》，削去『杂病』二字，即今本《伤寒论》也。宋林亿又于三卷中去上卷，而分中、下二卷为三卷，改题曰《金匮方论》，即今本《金匮要略》也。吁！一再改题，任意分合，论之真本亡矣。

今幸涪陵庠内张齐五氏，钞存『仲景医论总纲』一卷，『杂病论』九卷，其余『伤寒』六卷，除与他本从同外，钞粘陈修园《伤寒浅注》。年湮代远，粘条尽遗，而真本又不全也。然即以所存十卷与宋元后本较，亦迥不相侔。叩所自来，曰：得之前清咸同间，由垫江来涪之袁医士，医士得自明代垫邑某洞土中石柜所藏也。一时，传钞者奉若神秘，不肯轻易示人，或遵行惟谨，恃为独得之奇，故世鲜知之，亦少见之。民国癸亥，借钞展玩，深以只得半部《杂病》、失去《伤寒》为恨。及访诸袁医士之徒陈某后裔家藏本，始钞其全。夕考朝稽，百读不厌，方知此本为晋太医令王叔和所校，唐隐士孙思邈所述，洵唐晋以前真本也。至于篇章次第，首列脏腑经络，为伤寒杂病纲领，其论伤寒也，不类症，不类方，惟类以法；及论杂病也，既多其症，且多其方。他本误一症为二方者，而此本只有一方；他本误数症为一方者，而此本确系数方；他本谓为有错简者，而此本为精确；他本谓为残缺而脱落者，此本较为明备而周详，岂非千数百年来未传之真本哉。

夫丰城之剑，岂能长埋，孔壁之书，终显于世。然则此本之传也，殆如张茂先云「神物终当有合」，但须待时而显耳。今其时乎？天下事合久必分者，亦分久必合，此古今之通论也。不意活人方书，自汉末迄今，亦有合分之感焉。其合也，机杼一家，藉阐阴阳之秘；及其分也，门户各别，遂开倾轧之风。一合为《金匮》，而卒无废《金匮》，用复书名之旧，良可叹矣！孔子曰：『名不正则言不顺。』若为斯论慨言之也。明赵开美据成本合刻《伤寒》《金匮》，名曰《仲景全书》，后世遵之以为本论原文，然究不如仲景自著之书、自署之名、自分之类、自序之曰：『为《伤寒杂病论》十六卷』，是诚难得而可贵也。

噫嘻！《玉函》之要，不无讹传，石柜之藏，殆

有天幸。设余得此本，仍效江南诸师秘『仲景要方』不传，吾恐淹没仲景之真论也，其患小，医遵伪本以误人性命也，其患更大而滋深矣。乃亟取成注《伤寒》，林撰《金匮》，及宋元诸家注疏，与叔和、思邈校述之本，逐条逐字，一再审核，拟得『古今本凡例十则』『症方相差表』及『真伪辨正表』各一道，而校者、述者皆晋唐贤明，正其变乱，究其奥妙精微，庶几轩岐之学，晦而复明，汤液之经，亡而复得，依法诊病，世无夭札之虞，民登仁寿之域。此固作者之苦心，抑亦校者、述者及余所亟欲传印之深意也钦。

民国甲戌七月既望
古汉平刘镕经序于雨春楼江天一览轩
时年七十有三

辨正凡例十则

一　仲景《伤寒杂病论》，原一书也，传至宋时，改题曰《伤寒论》，曰《金匮要略》，此书遂分而为二，注疏家往往详《伤寒》而略《金匮》，读仲景论者亦然。岂真读：一部《伤寒》即可废诸书不读，而遂能通治百病耶？此皆一书二名之误也。此本原一书一名，俾学者一读而尽全书，斯道其庶几乎？

一　世谓仲景医论自晋王叔和编次后，已非仲景原文，此大误也。盖叔和编次一语，出晋皇甫谧《甲乙经·序》，本谓仲景自有原书，叔和编次仲景以为《脉经》，非谓仲景无成书，由叔和始著录也。奈后世无识者流，将《脉经》混入仲景论中，致使叔和蒙编次之咎，不亦冤乎？此本为叔和所校，固无"平脉""辨脉""伤寒例""可""不可"等篇。叔和去古未远，岂未得真本而遂校正耶？

一　孙思邈为仲景后第一名医，著《千金方》传世，采取仲景杂病方论极多，及著《千金翼方》，钞录伤寒方论十之八九。此本为思邈所述，则仲景原文思邈必见之，早知之稔矣。欲读仲景论者，当以思邈述本为归。

一　"痉湿暍病"宋元后本多列在《伤寒》以后、《金匮》以前，此本于《伤寒》以前列之，与"千金翼"本同。然"千金翼"本有症无方，且症亦不全，此本有症有方，较"翼本"尤古矣。

一　"痉湿暍病"是伤寒之中兼杂病者，"五脏风寒"是杂病之中兼伤寒者，互相辨论，其理愈明，合伤寒、杂病为一书，是仲景立论宗旨。

一　"霍乱"为杂病最险之症，今本皆列在"阴易"以前，此本列在"阴易"以后者，盖伤寒论毕，杂病当从霍乱始也。

一　北宋林亿撰《金匮要略》论仲景治杂病，将《肘后》《外台》《千金》等书所述之仲景方列为附方，而此本悉入正文，且论症处方亦较详明。盖仲景汉末人，不能引晋唐以后方也。

一　注《伤寒论》始于南宋成无己，无己改太阳、阳明提纲及治太阳病七法，为上、中、下三篇，变乱旧次，已失本来面目矣。自宋迄今，凡注《伤寒》者，无不依据成本，成本一误，致[1]诸家皆误。岂关人性命之书，竟听其一误再误而不思辨正乎？得此本读之，

1　致：涪陵本原作"皆"，据前后文义改作"致"。

以治伤寒而伤寒治，以治杂病而杂病治，以治伤寒而兼杂病、杂病而兼伤寒者，亦无不治也。此本一传，自当先睹为快。

一　仲景治太阳病分七法，始"桂枝"，终"杂疗"。孙思邈谓仲师见"太阳病篇"病机错杂，为之设法关防，合成一篇，名曰"杂疗法"，欲使治太阳病者毫无遗义焉。斯耳，故论治杂病亦有杂疗方，论妇科又有杂病篇，悉是此意。如谓仲景论病，详太阳而略诸经，岂诸经之病少于太阳耶？而不知古人立法，重在反隅，太阳治法既明，准此类推，何患百病之不治哉？是在善读古本《伤寒杂病论》者。

一　《医宗金鉴》据明赵开美所得无己注本撰次成书，丁《伤寒》《金匮》增有"存疑""正误"两篇，使学者勿为伪本所惑，固矣！然以此本校之，疑者间可释其疑，而"正误篇"中竟有适中其误者，讵学识才智之不及欤？抑亦论之真本亡，无所依据，徒拘拘于文意不相连属，竟以意断之也。甚矣！医书之贵得真本也。

古今本证方比较相差表

古本断自晋唐以前，今本断自宋元以后

篇名	古本证论	古本方	今本证论	今本方	比较相差
脏腑经络	一六	一	一七	一	古本差"救里救表"一条，因太阳杂疗法重出，余同
痉湿暍病	二七	一一	二七	一一	证论方同
太阳篇	一八〇	八一	一八一	七〇	古本证差一条，今本差七方
阳明篇	七七	一八	八〇	一〇	古本证差三条，今本差一方
少阳篇	九	一	一〇	一	古本证差一条，方同
太阴篇	八	二	八	二	证论方同
少阴篇	四五	一八	四五	一四	证论同，今本差四方
厥阴篇	五六	一六	五五	六	今本证差一条，方差十
阴易病已后劳复篇	七	六	七	四	证论同，今本差二方
霍乱病	一一	六	一一	三	证论同，今本差三方
百合狐惑阴阳毒病	一四	一五	一三	一三	今本证差一条，方差二
疟病	七	六	五	六	今本证差二条，方同
中风历节脚气	一八	一二	九	一二	今本证论差九条，方同
血痹虚劳	二二	一一	一八	一〇	今本证论差四条，方差一
肺痿肺痈咳嗽上气	二六	一七	一三	一六	今本证论差十三，方差一
奔豚气	五	三	五	三	证论方同
胸痹心痛短气	一〇	九	九	一〇	今本证差一条，方多一
胸满寒疝宿食	二九	一三	二六	一四	今本证差三条，方多一
五脏风寒积聚	二四	三	二一	三	今本证差三条，方同
痰饮咳嗽	四一	一八	三七	一八	今本证差四条，方同
消渴小便不利淋病	一四	六	一三	六	今本证差一条，方同
水气病	三八	一	四一	一〇	古本证差三条，方多一；首节古作一条，今作六条
黄疸病	二五	七	二五	七	证论方同
惊悸吐衄下血胸满瘀血	三一	一〇	一六	五	今本证差十五条，方差五
呕吐下利	五八	二六	四八	二四	今本证差十条，方差二
疮痈肠痈浸淫疮病	八	六	六	六	今本证差二条，方同
跌蹶手指臂肿转筋狐疝蛔虫	七	五	七	五	证论方同
妇人妊娠	二二	一六	一〇	九	今本证差十二条，方差七

续表

篇名	古本证论	古本方	今本证论	今本方	比较相差
妇人产后	三一	三〇	一〇	八	今本证差二十条，方差二十二
妇人杂病	六九	四五	二二	一三	今本证差四十七条，方差三十二
小儿病	八	八	一	一	今本证差一，方差一；古本另立篇名
杂疗方	一五	二一	一五	二一	证论方同
禽兽鱼虫禁忌	一〇二	二二	一〇二	二一	同前
果实菜谷禁忌	八八	一	八八	一一	同前
合计	一一五〇	四七八	一〇〇二	三七七	今本差古本证论一四九，方一〇一

说明：

一　世称《伤寒论》为三百九十七法，一百一十三方，数固弗合，不甚相远，然只半部耳。
　　此表合全论记之，故相差如是，亦学者所当注意焉。

一　古今本证论药方，其中条文之分合是否适当，未敢稍参意见。然所列之方，系据原本方
　　名目录计之，间有不免重复者，俟暇日再校，以昭核实焉可也。

一　凡书数目字，多钞写刻印，最易错误。阅者谅之，并希便中改正为荷。

古今本真伪辨正表

篇名	古本之真	今本之伪	辨正
脏腑经络	此篇系伤寒、杂病全部纲领，应当列为第一	今本列在伤寒以后，杂病以前，已失全部纲领	即此可见《论》之前后凌乱甚矣
	糵饪之邪从口入者，宿食也 糵音撒，散也，是食之不熟者；饪音荏，是食之过熟者。不熟、过熟之物，食之故有宿食也	糵饪之邪从口入者，宿食也 诸家遵《医宗金鉴·正误》，谓字典无"糵"字，是"潎"字之误，音倾，侧水也。潎饪者，饮食之邪也	只言宿食未言宿饮，"正误"亦误，淘千余年未传之真本也
痓湿暍病	暴脉长大者为欲解 本篇有"痓病，脉沉细为难治"之条，即可证明"腹胀"是"脉长"二字之误	暴腹胀大者为欲解 痓病是外因，腹胀是内因，腹既胀大，何以知其为欲解也？	"腹胀"是"脉长"之误。唐宋后注疏诸家竟无辨正者
太阳篇	太阳之为病，头项强痛而恶寒 太阳病，其脉浮 "脉浮"非太阳提纲	太阳之为病，脉浮，头项强痛而恶寒 成无己将"脉浮"二字列在头项强痛前（上）为一条，作提纲	仲景论伤寒，专原其本始，六经提纲皆不言脉。"脉浮"当另是一条
	太阳病分七法治之：桂枝汤法、麻黄汤法、青龙汤法、柴胡汤法、承气汤法、陷胸汤法、杂病法	成无己将太阳病治法分为上、中、下三篇，无所取义	无己变乱旧次，后世竟遵之而不疑者，何哉？
阳明篇	阳明之为病，胃中寒也。古本提纲如是。是阳明之初病也	阳明之为病，胃家实是也 以"胃家实"作提纲，是无己所改	阳明有三。"正阳阳明，胃家实是也"，不能作阳明提纲
	寒实结胸，无热证者，三物小白散主之	寒实结胸，无热证者，三物小陷胸汤主之，白散亦可服	小陷胸汤有黄连，不能治寒实结胸
	三阳合病，腹满身重，难以转侧，口不仁，言语不经，而面垢，遗尿，发汗则谵语	三阳合病，腹满身重，难以转侧，口不仁，而面垢，谵语，遗尿，发汗则谵语	言语不经，病较谵语稍轻，若曰"谵语遗尿"，何以解于"发汗则谵语"，俗本作"言语向经"，误甚

续表

篇名	古本之真	今本之伪	辨正
阴阳毒	阳毒病，其人身轻、腰背痛、烦闷不安、狂言等症，脉浮大数者，升麻汤主之	今本亡	阳毒只两证两方，今遗此条，即非全文
	阴毒病，其人身重、背强、腹中绞痛等症，甘草细辛汤主之	今本亡	阴毒只两证两方，今遗此条，亦非全文
疟病	疟病解，数日复发，此非疟母，以日久极虚故也，鳖甲理中丸调之	今本亡	论证处方，非医中圣人不能道其只字
	疟多寒者，名曰牝疟，蜀漆散主之，牡蛎汤亦主之	今本以牡蛎汤治牝疟，附为《外台秘要》方	《论》为方书之祖，何能引为《外台》方？
中风历节脚气	中风，手足拘急，百节疼痛等症，独活细辛三黄汤主之	今本载为《千金》三黄汤治中风，手足拘急等症	变易方名，称为《千金》方，谬矣
	中风痱，身体不能自收持等症，续命汤主之	今本载为《古今录验》续命汤治风痱等证	仲景著书，何能引《古今录验》方？
	头风，大附子散摩之；若剧者，头眩重苦极，不知食味，此属风虚，暖肌补中益精气，术附汤主之	今本只载"头风摩散方"五字，术附汤所治之证，又列在《近效方》	仲景不能引用《近效方》
	病如伤寒，先发热恶寒，肢疼痛，独足肿大者，此非历节，名曰脚气症等一条	今本亡	古本分别历节、脚气甚详，此条决不可少
	病脚气，疼痛不可屈伸者，乌头汤主之；服汤已，其气冲心，复与矾石汤浸之	今本谓乌头汤治脚气疼痛不可屈伸，矾石汤治脚气冲心	今本分一条为两条，大失治脚气病本旨

续表

篇名	古本之真	今本之伪	辨正
血痹虚劳	夫失精家，少腹弦急，阴头寒，目眩发落，脉极虚芤迟，为清谷、亡血、失精，桂枝龙骨牡蛎汤主之；脉得芤动微紧，男子失精，女子梦交，天雄散主之；若虚弱，发热汗出，不眠，加减龙骨牡蛎汤主之	夫失精家，少腹弦急，阴头寒，目眩发落，脉极虚芤迟，为清谷、亡血、失精。脉得芤动微紧，男子失精，女子梦交。桂枝龙骨牡蛎汤主之	古本三证三方，今则混为一证二方，误甚，《医宗金鉴·正误》仍误
	虚劳不足，心中痛、食即气咽、喜忘等症，龙骨鳖甲茯苓丸主之	今本亡	论证既详，治方尤为精妙
	虚劳不足，如大风状等证，麻黄细辛附子续命汤主之	今本亡	此虚劳之行尸证，不可不知
肺痿肺痈咳嗽上气	振寒发热；寸口脉数；口脉不出；肺痿，其人欲咳不咳；肺痿咳唾；咳而口中有津液。此六条古本有	今本亡	辨肺痿、肺痈甚详，此六条决不可少，今本亡之，其残缺甚矣
	炙甘草汤、甘草汤、生姜甘草汤、桂枝去芍药加皂夹汤、桔梗白散、苇茎汤等汤、证、方皆入正论	今本以炙甘草汤、桔梗白散证、方列为《外台》，其余证、方皆列为《千金》	《外台》《下金》，唐代医书，仲景何能引用？明系《外台》《千金》引用仲景
五脏风寒积聚	五脏各有中风、中寒，古本记载靡遗，洵是《伤寒杂病论》原文	今本脾脏只载中风，肾脏中风、中寒俱不载，其错落可知矣	此本在北宋林亿撰《金匮要略》时已不可考也
	病有积、有聚、有馨气，古本"馨"字音谷，非水气病	今本遵《医宗金鉴·正误》篇，谓《康熙字典》无"馨"字，"馨"字是"漀"字之误，音倾，侧水也，定为水气病	《论》著自东汉，"馨"字必是字典收落

续表

篇名	古本之真	今本之伪	辨正
痰饮咳嗽水气	胸中有停痰宿水，自吐出，心胸间虚，气满不能食，茯苓汤主之	今本谓《外台》茯苓饮治心胃中有停痰宿水等证	本论证方引为《外台》，非是
	咳而时发热，脉卒弦者，此为胃中寒实所致也，当吐之	今本亡	治咳用吐法，是仲景立法之善
	病人一臂不遂，时复转移，着在一臂，饮在上焦等证	今本亡	此系痰饮与风证相混，不可不知
	水之为病，脉沉者，宜麻黄附子汤，浮者宜杏子汤	今本只载麻黄附子汤，遗杏子汤一方	或谓杏子汤为麻杏甘石汤，非是
	里水者，一身面目黄肿，其脉沉、小便不利等症，越脾加术汤主之	今本亡	此为水气病要证要方，何可亡之？
惊悸吐衄下血胸满瘀血	问曰：病衄，连日不止，其脉何类？师曰：尺脉浮，目睛晕黄，衄未止，晕黄去，目睛慧了，知衄今止	今本无"问曰：病衄，连日不止，其脉何类？"三句	古本有问有答，文义乃全，较今本详明多矣
	衄血不止者，阿胶散主之	今本亡	是止衄血不可少方
	先便后血，黄土白术汤主之，吴萸桃花石汤亦主之	今本只载黄土白术汤，少吴萸桃花石汤一方	吴萸桃花石汤为治远血必要方
	先血后便，赤小豆当归散主之，续断当归散亦主之	今本只载赤小豆当归散，少续断当归散一方	续断当归散为治近血必要方
	心气有余，吐血衄血，泻心汤主之；设属亡血家，生地黄煎主之	今本无"设属亡血家，生地黄煎主之"二句	生地黄煎为亡血家正对方
	吐之后，烦躁闷者，当急吐之，三物瓜蒂散主之	今本亡	吐后烦躁欲吐，仍用吐法救之

续表

篇名	古本之真	今本之伪	辨正
呕吐哕下利	呕而心下痞鞕者，大半夏汤主之	今本亡	论证的，处方妙，乌可失之？
	胃反不能食，食入而吐者，大半夏汤主之；食已即吐者，大黄甘草汤主之	胃反呕吐者，大半夏汤主之 食已即吐者，大黄甘草汤主之	古本是一条，有"食入而吐""食已即吐"之别，今本列为两条，混甚。呕吐非食入而吐也
	干呕，哕者，橘皮生姜汤主之；若手足厥者，橘皮桂枝干姜汤主之	干呕，哕，若手足厥者，橘皮汤主之	病变药变，原是两方，今本混为一证一方，误甚
	哕逆者，橘皮竹茹汤主之；设不瘥者，宜半夏竹茹汤，橘皮桂枝干姜汤亦可服	哕逆者，橘皮竹茹汤主之	"不瘥"后两方，今本俱亡脱，误太多
	下利，胸刺痛，当治其肺，紫参汤主之	今本只此一方	今本只言"下利肺痛"，病情已非
	气利，诃黎勒散主之；若日久不瘥，宜常服诃黎勒丸	下利肺痛，紫参汤主之	初病用散，日久不瘥，宜用丸
疮痈肠痈浸淫疮	脉浮而数，身体无热，其形嘿嘿，胸中微燥，不知痛之所在，当发痈肿	今本亡	此论疮痈之吸，学者宜知之
	脉滑而数，数则为热，滑则为实等症，排脓汤主之，排脓散亦主之	今本只载两方名，而亡其证	此则有证有方，洵真本矣
妇人妊娠	妇人妊娠，宜常服当归散。妊娠常服，易产，胎无疾苦。产后百病悉主之	妇人妊娠，宜常服当归散主之 今本只此二句	不读古本，何以知此方能治产后百病
	妊娠，法当养胎。或苦痛，或心下毒痛，或心烦吐痛，不能饮食，或呕，或渴，白术散主之	妊娠养胎，白术散主之 今本只此二句	今本论证未详，不能尽此方证之妙

续表

篇名	古本之真	今本之伪	辨正
妇人产后	产后恶露不尽有六证，治法亦有六方；产后下利有六证，治法亦有六方	恶露不尽六条，今本皆亡。产后下利，只载"下利极虚"一条，余证皆无	恶露不尽为产后常有之症，下利为产后最险之症，曷可亡之？
妇人杂病	妇人胸满，心下坚，咽中帖帖如有炙脔，半夏厚朴汤主之	妇人咽中有如炙脔，半夏厚朴汤主之	今本少"胸满，心下坚"两句，论证不详
	妇人陷经，漏下黑不解，胶姜汤主之	林亿谓"诸本皆无此方，想是前妊娠中胶艾汤"，谬甚	胶姜汤宋时失考，而此本独存
小儿病	小儿病证论八条，方八首	证论只一条，方只一首	古本另立一篇，今本广，证方亦脱落太甚

注意：

一　仲景《伤寒杂病论》，原书名也，称为"古本"，即真本；《伤寒论》《金匮要略》，宋元以后书名也，称为"今本"，即伪本。表中真伪之分以此。

一　伤寒六经治法，古今本不甚相差，惟宋王洙得"杂病方"三卷于蠹简中，名曰《金匮玉函要略方》，明示人"杂病"之有残缺也。兹得仲景"杂病"原文，合《伤寒》列表辨正之，其谬伪处，一目了然。

一　杂病自"霍乱"以下，终于"饮食禁忌"，其中有症无方，或有方无症，或有症有方而错误太甚者，难以枚举，得此表览之，而错误悉正。

一　语云"宁医十男子，勿医一女人"，盖言治妇病之难也。本论于妇病三篇，反复辩驳，不遗余力，其处方之妙，尤出人意表。故方中用鹿茸有五，皆为宋元后本所未载。世谓仲景治病不用鹿茸，犹未入仲景之门也。

目　录

方名目录

卷一

辨脏腑经络先后病脉证篇第一

夫人禀五常，因风气而生长。风气虽能生万物，亦能害万物，如水能浮舟，亦能覆舟。若五脏元真通畅，人即安和。客气邪风，中人多死。千般疢难，不越三条：一者，经络受邪，入脏腑，为内所因也；二者，四肢九窍，血脉相传，壅塞不通，为外皮肤所中也；三者，房室、金刃、虫兽所伤。以此详之，病由都尽。若人能慎养，不令邪气干忤经络，适中经络，未流传脏腑，即医治之；四肢才觉重滞，即导引、吐纳、针灸、膏摩，勿令九窍闭塞；更能勿犯王法、禽兽灾伤，房室勿令竭乏，服食节其冷热苦酸辛甘，不遗形体有衰，病则无由入其腠理。腠者，是三焦通会元真之处，为血气所注；理者，是皮肤、脏腑之文理也。

问曰：上工治未病，何也？师曰：夫治未病者，见肝之病，知肝传脾，当先实脾。四季脾王不受邪，即勿补之。中工不晓相传，见肝之病，不解实脾，惟治肝也。夫肝之病，补用酸，助用焦苦，益用甘味之药调之。酸入肝，焦苦入心，甘入脾。脾能伤肾，肾气微弱则水不行，水不行则心火气盛，心火气盛则伤肺，肺被伤则金气不行，金气不行则肝气盛。故实脾则肝自愈，此治肝补脾之要妙也。肝虚则用此法，实则不在用之。经曰："虚虚实实，补不足，损有余"，是其义也。余脏准此。

问曰：病人有气色见于面部，愿闻其说。师曰：鼻头色青，腹中痛，苦冷者死；鼻头色微黑者，有水气；色黄者，胸上有寒；色白者，亡血也；设微赤非时者，死；其目正圆者，痓，不治。又色青为痛，色黑为劳，色赤为风，色黄者，便难，色鲜明者，有留饮。

师曰：病人语声寂寂然喜惊呼者，骨节间病；语声喑喑然不彻者，心膈间病；语声啾啾然细而长，腹中病。

师曰：息摇肩者，心中坚；息引胸中上气者，咳；息张口短气者，肺痿吐沫。

师曰：吸而微数，其病在中焦，实也，当下之则愈；虚者不治。在上焦者，其吸促；在下焦者，其吸远，此皆难治。呼吸动摇振振者，不治。

师曰：寸口脉动者，因其王时而动。假令肝王色青，四时各随其色。肝色青而反色白，非其时色脉，皆当病。

问曰：有未至而至，有至而不至，有至而不去，有至而太过，何谓也？师曰：冬至之后，甲子夜半少阳起，少阳之时阳始生，天得温和。以未得甲子，天因温和，此为未至而至也；以得甲子而天未温和，为至而不至也；以得甲子而天大寒不解，此为至而不去也；以得甲子而天温和如盛夏五六月时，此为至而太过也。

师曰：病人脉浮者在前，其病在表；浮者在后，其病在里，腰痛背强不能行，必短气而极也。

问曰：经云"厥阳独行"，何谓也？师曰：此为有阳无阴，故称厥阳。

问曰：寸脉沉大而滑，沉则为实，滑则为气，实气相搏。厥气入脏即死，入腑即愈，此为卒厥，何谓也？师曰：唇口青，身冷，为入脏，即死；如身和汗自出，为入腑，即愈。

问曰：脉脱，入脏即死，入腑即愈，何谓也？师曰：非为一病，百病皆然。譬如浸淫疮，从口起流向四肢者，可治；从四肢流来入口者，不可治。病在外者可治，入里者即死。

问曰：阳病十八，何谓也？师曰：头痛、项、腰、脊、臂、脚掣痛。阴病十八，何谓也？师曰：咳、上气、喘、哕、咽、肠鸣、胀满、心痛、拘急。五脏病各有十八，合为九十病。人又有六微，微有十八病，合为一百八病。五劳、七伤、六极，妇人三十六病，不在其中。清邪居上，浊邪居下。大邪中表，小邪中里，馨饪之邪，从口入者，宿食也。五邪中人，各有法度，风中于前，寒中于暮，湿伤于下，雾伤于上，风令脉浮，寒令脉急，雾伤皮腠，湿流关节，食伤脾胃，极寒伤经，极热伤络。

夫病痼疾，加以卒病，当先治其卒病，后乃治其痼疾也。

师曰：五脏病各有所得者愈，五脏病各有所恶，各随其所不喜者为病。病者素不应食，而反暴思之，必发热也。夫诸病在脏，欲攻之，当随其可得而攻之。如渴者，小便不利，与猪苓汤，余仿此。

辨痉湿暍病脉证篇第二

论曰，伤寒与痉病、湿病及热暍相滥，故叙而论之。

病者身热足寒，颈项强急，恶寒，时头热面赤，目脉赤，独头动摇，卒口噤，背反张者，痉病也。若发其汗者，寒湿相搏，其表益虚，即恶寒甚。发其汗已，其脉如蛇；暴脉长大者，为欲解；脉如故，反伏弦者，痉。

夫痉脉，按之紧如弦，直上下行。

太阳病，发热无汗，恶寒者，名曰刚痉。

太阳病，发热汗出，不恶寒者，名曰柔痉。

太阳病，发热，脉沉而细者，名曰痉，为难治。

太阳病，发汗太多，因致痉。

疮家虽身疼痛，不可发汗，汗出则痉。

痉病有灸疮，难治。

太阳病，其症备，身体强，几几然，脉反沉迟者，此为痉。栝楼桂枝汤主之。

◎　栝楼桂枝汤方

栝楼根二两　桂枝三两　芍药三两　甘草二两　生姜三两　大枣十二枚

合六味，以水九升，煮取三升，分温三服，取微汗。汗不出，食顷，啜热粥发之。

太阳病，无汗而小便反少，气上冲胸，口噤不得语者，欲作刚痉，葛根汤主之。

◎　葛根汤方

葛根四两　麻黄三两，去节　桂枝二两　芍药二两　甘草二两，炙　生姜三两　大枣十二枚

合七味，呋咀，以水七升，先煮麻黄、葛根，减二升，去沫，纳诸药，煮取三升，去滓，

温服一升，覆取微似汗，不须啜粥。余如桂枝汤法将息及禁忌。

痉为病，胸满口噤，卧不著席，脚挛急，必龂齿，可与大承气汤。

◎　大承气汤方

大黄四两，酒洗　厚朴半升，炙　枳实五枚，炙　芒硝三合

合四味，以水一斗，先煮二物，取五升，去滓，纳大黄，煮取二升，去滓，纳芒硝，更上火微一二沸，分温再服，得下止服。

太阳病，关节疼痛而烦，脉沉而细者，此名中湿，亦名湿痹。湿痹之候，小便不利，大便反快，但当利其小便。

湿家之为病，一身尽疼，发热，身色如熏黄也。

湿家，其人但头汗出，背强，欲得背覆向火。若下之早则哕，或胸满，小便不利，舌上如苔者，以丹田有热，胸上有寒，渴欲得水而不能饮，则口燥烦也。

湿家下之，额上汗出，微喘，小便不利者，死，若下利不止者，亦死。

问曰：风湿相搏，一身尽疼痛，法当汗出而解，值天阴雨不止，医云"此可发汗"，汗之，病犹不愈者，何也？答曰：发其汗，汗大出者，但风气去，湿气在，是故不愈也。若治风湿者，发其汗，但微微似欲汗出者，则风湿俱去也。

湿家，病身疼痛，发热，面黄而喘，头痛，鼻塞而烦，其脉大，自能饮食，腹中和无病，病在头中寒湿，故鼻塞，纳药鼻中则愈。

湿家身烦疼，可与麻黄加术汤，发其汗为宜，慎不可以火攻之。

◎　麻黄加术汤方

麻黄三两　桂枝二两　甘草二两，炙　杏仁七十粒，去皮，尖　白术四两

合五味，以水九升，先煮麻黄，减二升，去上沫，纳诸药，煮取二升半，去滓，温服八合，覆取微似汗。

病者一身尽疼，发热，日晡所剧者，名风湿。此病伤于汗出当风，或久伤取冷所致也，可与麻黄杏仁薏苡甘草汤。

◎　麻黄杏仁薏苡甘草汤方

麻黄半两　甘草一两，炙　薏苡仁半　杏仁十枚，去皮，尖，炒

合四味，以水一盏，煮八分，去滓，温服，有微汗，避风。

风湿，脉浮身重，汗出恶风者，防己黄芪汤主之。

◎　防己黄芪汤方

防己一两　甘草半两，炙　白术七钱半　黄芪一两一分，去芦

上挫，麻豆大，每服五钱匕，生姜四片，大枣一枚，水盏半，煎八分，去滓，温服，良久再服。附加减法：喘者加麻黄半两；胃中不和者加芍药三分；气上冲者加桂枝三分；下有陈寒者加细辛三分。服后当如虫行皮中，从腰下如冰，后坐被上，又以一被绕腰以下，温令微汗，瘥。

伤寒八九日，风湿相搏，身体疼痛，不能转侧，不呕不渴，脉浮虚而涩者，桂枝附子汤主。若其人大便鞕，小便自利者，桂枝附子去桂加白术汤主之。

◎　桂枝附子汤方

桂枝四两　生姜三两　附子三枚　甘草二两，炙　大枣十二枚

合五味，以水六升，煮取二升，去滓，分温三服。

◎　桂枝附子去桂加白术汤方

白术二两　附子二枚半　甘草一两，炙　生姜一两半　大枣六枚

合五味，以水三升，煮取一升，去滓，分温三服。一服觉身痹，半日许再服，三服都尽，其人如冒状，勿怪，即是术、附并走皮中，逐水气，未得除故耳。

风湿相搏，骨节疼烦，掣痛不得屈伸，近之则痛剧，汗出气短，小便不利，恶风不欲去衣，或身微肿者，甘草附子汤主之。

◎　甘草附子汤方

甘草二两，炙　白术二两　附子二枚　桂枝四两

合四味，以水六升，煮取三升，去滓，温服一升，日三服。初服得微汗则解，能食，汗出复烦者，服五合，恐一升多者，服六七合为妙。

太阳中暍，发热恶寒，身重而疼痛，其脉弦细芤迟，小便已，洒洒然毛耸，手足逆冷，小有劳，身即热，口开，前板齿燥。若发其汗，则恶寒甚；加温针，则发热甚；数下之，则淋甚。

太阳中热者，暍是也，汗出恶寒，身热而渴，白虎加人参汤主之。

◎　白虎人参汤方

知母六两　石膏一斤，碎　甘草二两　粳米六合　人参三两

合五味，以水一斗，煮米熟汤成，去滓，温服一升，日三服。

太阳中暍，身热疼重，而脉微弱，此以夏月伤冷水，水行皮中所致也，一物瓜蒂汤主之。

◎　一物瓜蒂汤方

瓜蒂二十枚

上锉，以水一升，煮取五合，去滓，顿服。

卷二

辨太阳病用桂枝汤法脉证篇第三

太阳之为病，头项强痛而恶寒。

太阳病，其脉浮。

太阳病，发热汗出而恶风，其脉缓，为中风。

太阳中风，发热而恶寒。

太阳病，三四日不吐下，见芤乃汗之。

夫病有发热而恶寒者，发于阳也；不热而恶寒者，发于阴也。发于阳者七日愈，发于阴

者六日愈，以阳数七、阴数六故也。

太阳病，头痛至七日以上自愈者，其经竟故也。若欲作再经者，针足阳明，使经不传则愈。

太阳病欲解时，从巳尽未。

风家表解而不了了者，十二日愈。

太阳中风，阳浮而阴濡弱，浮者热自发，濡弱者汗自出，啬啬恶寒，淅淅恶风，翕翕发热，鼻鸣干呕者，桂枝汤主之。

太阳病，发热汗出，此为荣弱卫强，故使汗出，欲救邪风，桂枝汤主之。

太阳病，头痛发热，汗出恶风，桂枝汤主之。

太阳病，项背强几几，而反汗出恶风，桂枝汤主之。

太阳病，下之，其气上冲，可与桂枝汤；不冲，不可与之。

太阳病三日，已发汗、吐、下、温针而不解，此为坏病，桂枝汤复不中与也。观其脉症，知犯何逆，随症而治之。

桂枝汤本为解肌，其人脉浮紧，发热无汗，不可与也，常识此，勿令误也。

酒客不可与桂枝汤，得之则呕，酒客不喜甘故也。

服桂枝汤吐者，其后必吐脓血。

太阳病，初服桂枝汤，而反烦不解者，当先刺风池、风府，乃却与桂枝汤则愈。

太阳病，外症未解，其脉浮弱，当以汗解，宜桂枝汤。

太阳病，下之微喘者，表未解故也，宜桂枝汤。

太阳病，有外症未解，不可下之，下之为逆，解外宜桂枝汤。

太阳病，先发汗不解，而下之，其脉浮不愈。浮为在外，而反下之，故令不愈。今脉浮，故在外，当解其外则愈，宜桂枝汤。

病常自汗出，此为荣气和、卫气不和故也。荣行脉中，卫行脉外，复发其汗，卫和则愈，宜桂枝汤。

病人脏无他病，时发热，自汗出而不愈，此卫气不和也。先其时发汗愈，宜桂枝汤。

伤寒，不大便六七日，头痛有热，与承气汤，其大便反清，此为不在里，故在表也。当发其汗，头痛者必衄，宜桂枝汤。

伤寒，发汗已解，半日许复烦，其脉浮数，可复发其汗，宜服桂枝汤。

伤寒，医下之后，身体疼痛，清便自调，急当救表，宜桂枝汤。

太阳病未解，其脉阴阳俱停，必先振汗出而解；但阳微者，先汗之而解，宜桂枝汤。

太阳病未解，热结膀胱，其人如狂，其血必自下，下者即愈。其外未解，尚未可攻，当先解其外，宜桂枝汤。

伤寒，大下后，复发汗，心下痞，恶寒者，不可攻痞，当先解表，宜桂枝汤。

◎ **桂枝汤方**

桂枝　芍药　生姜各三两　甘草二两，炙　大枣十二枚

合五味，㕮咀，以水七升，微火煮取三升，去滓，适寒温服一升，服已须臾，啜热稀粥一升余，以助药力，温覆令一时许，通身漐漐，微似有汗者益佳，不可令如水流漓，病必不

除。若一服汗出病瘥，停后服，不必尽剂。若不汗，更服依前法；又不汗，后服当小促其间，半日许，令三服尽。若病重者，一日一夜服，周时观之。服一剂尽，病症犹在者，更作服；若汗不出者，乃服至二三剂。禁生冷、黏滑、肉面、五辛、酒酪、臭恶等物。

喘家有汗，作桂枝汤加厚朴杏仁佳。

◎ 桂枝加厚朴杏子汤方

于桂枝汤内，加厚朴二两、杏仁五十枚（去皮、尖），余依前法。

太阳病，发其汗，遂漏而不止，其人恶风，小便难，四肢微急，难以屈伸，桂枝加附子汤主之，桂枝中加附子一枚（炮）即是。

太阳病，下之，其脉促胸满者，桂枝去芍药汤主之。若微寒者，桂枝去芍药加附子汤主之，桂枝去芍药汤中加附子一枚即是。

太阳病，得之八九日，如疟，发热而恶寒，热多而寒少，其人不呕，清便欲自可，一日再三发，其脉微缓者，为欲愈。脉微而恶寒者，此为阴阳俱虚，不可复吐、下、发汗也。面色反有热者，为未欲解，以其不能得汗出，身必当痒，桂枝麻黄各半汤主之。

◎ 桂枝麻黄各半汤方

桂枝一两十六铢　芍药　生姜　甘草炙　麻黄各一两　大枣四枚　杏仁二十四枚，去皮、尖

合七味，以水五升，先煮麻黄一二沸，去上沫，纳诸药，煮取一升八合，去滓，温服六合。本云：桂枝汤三合，麻黄汤三合，并为六合，顿服。

服桂枝汤，大汗出，若脉洪大，与桂枝汤。其形如疟，一日再发，汗出便解，宜桂枝汤二麻黄一汤。

◎ 桂枝二麻黄一汤方

桂枝一两十七铢　麻黄十六铢　生姜　芍药各一两六铢　甘草一两二铢，炙　大枣五枚　杏仁十六枚，去皮、尖

合七味，以水七升，煮麻黄一二沸，去上沫，纳诸药，煮取二升，去滓，温服一升，日再服。本云：桂枝汤二分，麻黄汤一分，合为二升，分二服，今合为一方。

太阳病，发热恶寒，热多寒少，脉微弱，则无阳也，不可发汗，桂枝二越脾一汤主之。

◎ 桂枝二越脾一汤方

桂枝　芍药　甘草炙　麻黄各十八铢　生姜一两三铢　石膏二十四铢，碎　大枣四枚

合七味，以水五升，先煮麻黄一二沸，去上沫，纳诸药，煮取二升，去滓，温服一升。本云：当裁为越脾汤、桂枝汤，合之饮一升。今合为一方，桂枝汤二分，越脾汤一分。

服桂枝汤，下之，头项强痛，翕翕发热，无汗，心下满，微痛，小便不利，桂枝汤去桂加茯苓白术汤主之。

◎ 桂枝汤去桂加茯苓白术汤方

茯苓　白术各三两

上于桂枝汤中，惟除去桂枝一味，加此二味为汤，服一升，小便即利。本云：桂枝汤，今去桂枝，加茯苓、白术。

辨太阳病用麻黄汤法脉证篇第四（葛根汤附）

太阳病，或已发热，或未发热，必恶寒，体痛，呕逆，脉阴阳俱紧，为伤寒。

伤寒一日，太阳脉弱，至四日，太阴脉大。

伤寒一日，太阳受之，脉若静者，为不传；颇欲呕，若躁烦，脉数急者，乃为传。

伤寒，其二阳证不见，此为不传。

太阳病，头痛发热，身体疼，腰痛，骨节疼，恶风，无汗而喘，麻黄汤主之。

太阳与阳明合病，喘而胸满，不可下也，宜麻黄汤。

太阳病，十日已去，其脉浮细而嗜卧者，此为外解。设胸满胁痛，与小柴胡汤；脉但浮者，麻黄汤主之。

太阳病，脉浮紧，无汗发热，身疼痛，八九日不解，其表证仍在，此当发其汗，宜麻黄汤。服药已微除，其人发烦，目瞑增剧者，必衄，衄乃解。所以然者，阳气重故也。

脉浮而数者，可发其汗，宜麻黄汤。

伤寒脉浮紧，不发其汗，因致衄，宜麻黄汤。

太阳病，下之微喘者，外未解故也，宜麻黄汤。

脉浮而紧，浮则为风，紧则为寒，风则伤卫，寒则伤荣，荣卫俱病，骨节烦疼，可发其汗，宜麻黄汤。

◎　麻黄汤方

麻黄三两　桂枝二两　甘草一两，炙　杏仁七十枚，去皮、尖

合四味，以水九升煮麻黄，减二升，去上沫，纳诸药，煮取二升半，去滓，温服八合，覆取微似汗，不须啜粥，余如桂枝法。

太阳病，项背强几几，无汗恶风，葛根汤主之。

◎　葛根汤方

葛根四两　麻黄三两　桂枝　芍药　甘草炙，各二两　生姜三两　大枣十二枚

合七味，以水一斗，煮麻黄、葛根，减二升，去上沫，纳诸药，煮取三升，去滓，温服一升，覆取微似汗，不须啜粥，余如桂枝法将息及禁忌。

太阳与阳明合病而自利，葛根汤主之。

太阳与阳明合病，不下利，但呕者，葛根加半夏汤主之。

◎　葛根加半夏汤方

葛根四两　麻黄三两　生姜三两　甘草二两，炙　芍药二两　桂枝二两　大枣十二枚
半夏半斤，洗

合八味，以水一斗，先煮葛根、麻黄，减二升，去白沫，纳诸药，煮取三升，去滓，温服一升，覆取微似汗。

太阳病桂枝证，医反下之，利遂网不止，脉促者，表未解也，喘而汗出者，葛根黄连黄芩汤主之。

◎　葛根黄芩黄连汤方

葛根半斤　甘草二两，炙　黄芩　黄连各三两

合四味，以水八升煮葛根，减二升，纳诸药，煮取二升，去滓，分温再服。

辨太阳病用青龙汤法脉证篇第五

太阳中风，脉浮紧，发热恶寒，身体疼痛，不汗出而烦，大青龙汤主之。若脉微弱，汗出恶风者，不可服之，服之则厥，筋惕肉睏，此为逆也。

◎　大青龙汤方

麻黄六两　桂枝二两，炙　杏仁四十枚，去皮、尖　生姜三两　大枣十枚　石膏如鸡子大，碎

合七味，以水九升，煮麻黄，减二升，去上沫，纳诸药，煮取三升，去滓，温服一升，取微似汗。汗出多者，温粉粉之。一服汗者，勿再服，若复服，汗出多，亡阳，逆虚恶风，躁不得眠。

伤寒，脉浮缓，其身不疼，但重，乍有轻时，无少阴证者，可与大青龙汤发之。

伤寒，表不解，心下有水气，咳而发热，或渴，或利，或噎，或小便不利，少腹满，或喘者，小青龙汤主之。

◎　小青龙汤方

麻黄三两　芍药　细辛　干姜　甘草，炙　桂枝各三两　五味子　半夏各半升，洗

合八味，以水一斗，先煮麻黄，减二升，去上沫，纳诸药，煮取三升，去滓，温服一升。渴则去半夏，加栝楼根三两；微利者去麻黄，加荛花一鸡子大（熬令赤色）；噎者，去麻黄，加附子一枚（炮）；小便不利，少腹满，去麻黄，加茯苓四两；喘者，去麻黄，加杏仁半升（去皮）。

伤寒，心下有水气，咳而微喘，发热不渴，小青龙汤主之。服汤已而渴者，此为寒去，为欲解也。

辨太阳病用柴胡汤法脉证篇第六

血弱气尽，腠理开，邪气因入，与正气相搏，结于胁下，正邪分争，往来寒热，休作有时，嘿嘿不欲饮食，脏腑相连，其痛必下，邪高痛下，故使其呕，小柴胡汤主之。服柴胡而渴者，此为属阳明，以法治之。

得病六七日，脉迟浮弱，恶风寒，手足温，医再三下之，不能食，其人胁下满痛，面目及身黄，颈项强、小便难，与柴胡汤，后必下重。本渴，饮水而呕，柴胡复不中与也。食谷者哕。

伤寒四五日，身体热，恶风，颈项强，胁下满，手足温而渴，小柴胡汤主之。

伤寒阳脉涩，阴脉弦，法当腹中急痛，先与小建中汤，不瘥，与小柴胡汤。

伤寒中风，有柴胡证，但见一症便是，不必悉具也。

凡柴胡汤证而下之，柴胡证不罢，复与柴胡汤，解者必蒸蒸而振，却发热汗出而解。

伤寒五六日，中风，往来寒热，胸胁苦满，嘿嘿不欲食，心烦喜呕，或胸中烦而不呕，或渴，或腹中痛，或胁下痞坚，或心下悸，小便不利，或不渴，外有微热，或咳，小柴胡汤主之。

◎　小柴胡汤方

柴胡八两　黄芩　人参　甘草炙　生姜各三两　半夏半升，洗　大枣十二枚

合七味，以水一斗二升，煮取六升，去滓，再煎，温服一升，日三。若胸中烦不呕者，去半夏、人参，加栝楼实一枚；渴者，去半夏，加人参，合前成四两半；腹中痛者，去黄芩，加芍药三两；胁下痞坚者，去大枣，加牡蛎六两；心下悸，小便不利者，去黄芩，加茯苓四两；不渴，外有微热者，去人参，加桂三两，温覆，微发其汗；咳者，去人参、大枣、生姜，加五味子半升、干姜二两。

伤寒五六日，头汗出，微恶寒，手足冷，心下满，口不欲食，大便坚，其脉细，此为阳微结，必有表，复有里。脉沉则为病在里，汗出亦为阳微。假令纯阴结，不得有外症，悉入在于里，此为半在外、半在里。脉虽沉紧，不得为少阴病。所以然者，阴不得有汗，今头大汗出，故知非少阴也，可与柴胡汤。设不了了者，得屎而解。

伤寒十三日不解，胸胁满而呕，日晡所发潮热，已而微利，此本柴胡证，下之不得利，今反利者，故知医以丸药下之，非其治也。潮热者，实也，先再服小柴胡汤，以解其外，后以柴胡加芒硝汤主之。

◎　柴胡加芒硝汤方

柴胡二两十六铢　黄芩　人参　甘草炙　生姜各一两　半夏一合，洗　大枣四枚　芒硝二两

合八味，以水四升，煮取二升，去滓，温分再服，以解其外，不解，更作柴胡加大黄芒硝桑螵蛸汤服之。

◎　柴胡加大黄芒硝桑螵蛸汤方

上以前七味，以水七升，下芒硝三合、大黄四分、桑螵蛸五枚，煮取一升半，去滓，温服五合，微下即愈。本云：柴胡汤再服，以解其外，余二升，加芒硝、大黄、桑螵蛸也。

伤寒八九日，下之，胸满烦惊，小便不利，谵语，一身尽重，不可转侧者，柴胡加龙骨牡蛎汤主之。

◎　柴胡加龙骨牡蛎汤方

柴胡四两　黄芩　人参　生姜　龙骨　牡蛎　桂枝　茯苓　铅丹各一两半　大黄二两　半夏一合半，洗　大枣六枚

合十二味，以水八升，煮取四升，纳大黄，切如棋子大，更煮一二沸，去滓，温服一升。本云：柴胡汤今加龙骨等。

伤寒六七日，发热，微恶寒，肢节烦疼，微呕，心下支结，外症未去者，宜柴胡桂枝汤。发汗多，亡阳狂语者，不可下，以为可与柴胡桂枝汤，和其荣卫，以通津液，后自愈。

◎ 柴胡桂枝汤方

柴胡四两　黄芩　人参　生姜　桂枝　芍药各一两半　半夏二合半，洗　甘草一两，炙

大枣六枚

合九味，以水六升，煮取二升，去滓，温服一升。本云：人参汤作如桂枝法，加柴胡、黄芩，复加柴胡法。今用人参作半剂。

伤寒五六日，其人已发汗，而复下之，胸胁满，微结，小便不利，渴而不呕，但头汗出，往来寒热而烦，此为未解，柴胡桂枝干姜汤主之。

◎ 柴胡桂枝干姜汤方

柴胡八两　桂枝三两　干姜二两　栝楼根四两　黄芩三两　牡蛎二两，熬　甘草二两，炙

合七味，以水一斗二升，煮取六升，去滓，更煎，温服一升，日二服。初服微烦，汗出愈。

太阳病，过经十余日，反再三下之，后四五日，柴胡证续在，先与小柴胡汤，呕止小安，其人郁郁微烦者，为未解，与大柴胡汤，下者止。

伤寒十余日，邪气结在里，欲复往来寒热，当与大柴胡汤。

伤寒发热，汗出不解，心中痞坚，呕吐下利者，大柴胡汤主之。

病人表里无症，发热七八日，虽脉浮数，可下之，宜大柴胡汤。

◎ 大柴胡汤方

柴胡八两　枳实四枚，炙　生姜五两　黄芩三两　芍药三两　半夏半升，洗　大枣十二枚　大黄二两

合八味，以水一斗二升，煮取六升，去滓，更煎，温服一升，日三服。

卷三

辨太阳病用承气汤法脉证篇第七

发汗后，恶寒者，虚故也；不恶寒，但热者，实也，当和其胃气，宜小承气汤。

太阳病未解，其脉阴阳俱停，必先振汗出而解；但阳微者，先汗出而解；阴微者，先下之而解，宜承气汤。

伤寒十三日，经过而谵语，内有热也，当以汤下之。小便利者，大便当坚，而反利，其脉调和者，知医以丸药下之，非其治也。自利者，其脉当微厥，今反和者，此为内实，宜承气汤。

太阳病，经过十余日，心下温温欲吐，而胸中痛，大便反溏，其腹微满，郁郁微烦，先时自极吐下者，宜承气汤。

二阳并病，太阳症罢，但发潮热，手足漐漐汗出，大便难，谵语者，下之愈，宜承气汤。

太阳病三日，发其汗不解，蒸蒸发热者，调胃承气汤主之。

伤寒吐后，腹满者，承气汤主之。

太阳病，吐、下、发汗后，微烦，小便数，大便因坚，可与小承气汤，和之则愈。

◎　大承气汤方

大黄四两　厚朴八两，炙　枳实五枚，炙　芒硝三合

合四味，以水一斗，先煮二味，取五升，纳大黄，更煮取二升，去滓，纳芒硝，更煎一沸，分再服，得下者止。

◎　小承气汤方

大黄四两　厚朴二两，炙　枳实大者三枚，炙

合三味，以水四升，煮取一升二合，去滓，温分再服。初服谵语即止，服汤当更衣，不尔，尽服之。

◎　调胃承气汤方

大黄四两　甘草二两，炙　芒硝半两

合三味，以水三升，煮取一升，去滓，纳芒硝，更一沸，顿服。

太阳不解，热结膀胱，其人如狂，血自下，下者即愈。其外不解，尚未可攻，当先解其外。外解，少腹结急者，乃可攻之，宜桃核承气汤。

◎　桃核承气汤方

桃仁五十枚，去皮、尖　大黄四两　桂枝二两　甘草二两，炙　芒硝一两

合五味，以水七升，煮取二升半，去滓，纳芒硝，更煎一沸，分温三服。

辨太阳病用陷胸汤法脉证篇第八

问曰：病有结胸，有脏结，其状何如？答曰：按之痛，其脉寸口浮，关上自沉，为结胸。何谓脏结？曰：如结胸状，饮食如故，时下利，阳脉浮，关上细沉而紧，名为脏结。舌上白苔滑者，为难治。脏结者，无阳症，不往来寒热，其人反静，舌上苔滑者，不可攻也。

夫病发于阳，而反下之，热入因作结胸；发于阴，而反汗之，因作痞。结胸者，下之早，故令结胸。结胸者，其项亦强，如柔痉状，下之即和，宜大陷胸丸。

结胸症，其脉浮大，不可下之，下之即死。

结胸症悉具，烦躁者死。

太阳病，脉浮而动数，浮则为风，数则为热，动则为痛，数则为虚，头痛发热，微盗汗出，而反恶寒。其表未解，医反下之，动数则迟，头痛即眩，胃中空虚，客气动膈，短气躁烦，心中懊憹，阳气内陷，心下因坚，则为结胸，大陷胸汤主之。若不结胸，但头汗出，其余无汗，齐颈而还，小便不利，身必发黄也。

伤寒六七日，结胸，热实，脉沉紧，心下痛，按之如石坚，大陷胸汤主之。

但结胸，无大热，此为水结在胸胁，头微汗出，大陷胸汤主之。

太阳病，重发汗而复下之，不大便五六日，舌上燥而渴，日晡如小有潮热，从心下至少腹，坚满而痛不可近，大陷胸汤主之。

若心下满而坚痛者，此为结胸，大陷胸汤主之。

◎　大陷胸丸方

大黄八两　葶苈子熬　杏仁去皮、尖　芒硝各半升

合四味，和捣，取如弹丸一枚，甘遂末一钱匕，白蜜一两，水二升，合煮，取一升，温顿服，一宿乃下。

◎　大陷胸汤方

大黄六两　甘遂末一钱匕　芒硝一升

合三味，以水六升，先煮大黄，取二升，去滓，纳芒硝，煎一两沸，纳甘遂末，分再服。一服得快利者，止后服。

小结胸者，正在心下，按之即痛，其脉浮滑，小陷胸汤主之。

◎　小陷胸汤方

黄连一两　半夏半升，洗　栝楼实大者一枚

合三味，以水六升，先煮栝楼，取三升，去滓，纳诸药，煮取二升，去滓，分温三服。

太阳病二三日，不能卧，但欲起者，心下必结，其脉微弱者，此本有寒也，而反下之，利止者，必结胸；未止者，四五日复重下利，此为挟热利。

太阳少阳并病，而反下之，结胸，心下坚，下利不复止，水浆不肯下，其人必心烦。

病在阳，当以汗解，而反以水噀之，若灌之，其热却不得去，益烦，皮粟起，意欲饮水，反不渴，宜服文蛤散。

◎　文蛤散方

文蛤五两

上一味，捣为散，以沸汤五合，和服一方寸匕。若不瘥，与五苓散。

◎　五苓散方

猪苓十八铢，去黑皮　白术十八铢　泽泻一两六铢　茯苓　桂枝半两

合五味，各为散，更于臼中治之，白饮和服方寸匕，日三服。多饮暖水，汗出愈。

寒实结胸，无热症者，与三物小白散。

◎　三物小白散方

桔梗十八铢　巴豆六铢，去皮、心，熬赤黑，研如脂　贝母十八铢

合三味，捣为散，纳巴豆，更于臼中治之，白饮和服，强人半钱匕，羸者减之。病在上则吐，在下则利。不利进热粥一杯；利不止，进冷粥一杯。身热，皮粟不解，欲引衣自覆，若以水噀之洗之，更益令热却不得出，当汗而不汗，即烦。假令汗出已，腹中痛，与芍药三两，如上法。

太阳与少阳并病，头痛，或眩冒，如结胸，心下痞而坚，当刺肺俞、肝俞、大椎第一间，慎不可发汗。发汗则谵语，谵语则脉弦，五日谵语不止者，当刺期门。

心下但满而不痛者，此为痞，半夏泻心汤主之。

◎　半夏泻心汤方

半夏半升，洗　黄芩　干姜　人参　甘草炙，各三两　黄连一两　大枣十二枚

合七味，以水一斗，煮取六升，去滓，温服一升，日三服。

脉浮紧而下之，紧反入里，则作痞，按之自濡，但气痞耳。

太阳中风，吐下，呕逆，表解乃可攻之。其人漐漐汗出，发作有时，头痛，心下痞坚满，引胁下痛，干呕短气，此为表解里未和，十枣汤主之。

◎　十枣汤方

芫花熬　甘遂　大戟各等分

合三味，捣为散，以水一升五合，先煮大枣十枚，取八合，去枣，强人纳药末一钱匕，羸人半钱匕，温服，平旦服。若下少不利者，明旦更服，加半钱，得快下，糜粥自养。

太阳病，发其汗，遂发热恶寒，复下之，则心下痞。此表里俱虚，阴阳气并竭。无阳则阴独，复加烧针，胸烦，面色青黄，肤𥄂，此为难治。今色微黄，手足温者，愈。

心下痞，按之自濡，关上脉浮者，大黄黄连泻心汤主之。

◎　大黄黄连泻心汤方

大黄二两　黄连一两

合二味，以麻沸汤二升渍之，须臾去滓，分温再服。

心下痞，而复恶寒汗出者，附子泻心汤主之。

◎　附子泻心汤方

附子一枚，炮，别煮取汁　大黄二两　黄连　黄芩各一两

合四味，以麻沸汤二升渍之，须臾去滓，纳附子汁，分温再服。

本以下之，故心下痞，与之泻心，其痞不解，其人渴而口燥烦，小便不利者，五苓散主之。一方言忍之一日乃愈。

伤寒汗出，解之后，胃中不和，心下痞坚，干噫食嗅，胁下有水气，腹中雷鸣而利，生姜泻心汤主之。

◎　生姜泻心汤方

生姜四两　半夏半升，洗　干姜一两　黄连一两　人参　黄芩　甘草炙，各三两　大枣十二枚

合八味，以水一斗，煮取六升，去滓，温服一升，日三服

伤寒中风，医反下之，其人下利，日数十行，谷不化，腹中雷鸣，心下痞坚而满，干呕而烦，不能得安。医见心下痞，为病不尽，复重下之，其痞益甚。此非结热，但胃中虚，客气上逆，故使之坚，甘草泻心汤主之。

◎　甘草泻心汤方

甘草四两，炙　黄芩　干姜各三两　黄连一两　半夏半升，洗　大枣十二枚　一方有人参三两

合六味，以水一斗，煮取六升，去滓，温服一升，日三服。

伤寒服汤药，下利不止，心下痞坚，服泻心汤，复以他药下之，利不止，医以理中与之，而利益甚。理中者治中焦，此利在下焦，赤石脂禹余粮汤主之。

◎　赤石脂禹余粮汤方

赤石脂一斤，碎　太一禹余粮一斤，碎

合二味，以水六升，煮取二升，去滓，分温三服。若不止，当利小便。

伤寒，吐、下、发汗，虚烦，脉甚微，八九日，心下痞坚，胁下痛，气上冲喉咽，眩冒，经脉动惕者，久而成痿。

伤寒发汗吐下解后，心下痞坚，噫气不除者，旋覆代赭汤主之。

◎ **旋覆代赭汤方**

旋覆花三两　人参二两　生姜五两　代赭石一两，碎　甘草三两，炙　半夏半升，洗　大枣十二枚

合七味，以水一斗，煮取六升，去滓，温服一升，日三服。

太阳病，外症未除，而数下之，遂挟热而利不止，心下痞坚，表里不解，桂枝人参汤主之。

◎ **桂枝人参汤方**

桂枝四两　甘草四两，炙　白术　人参　干姜各三两

合五味，以水九升，先煮四味，取五升，去滓，纳桂，更煮取三升，去滓，温服一升，日再夜一服。

伤寒，大下后，复发其汗，心下痞，恶寒者，表未解也。不可攻其痞，当先解表，表解乃攻其痞，宜大黄黄连泻心汤。［方见前］

病如桂枝症，头项不强痛，脉微浮，胸中痞坚，气上冲喉咽，不得息，此为胸有寒，当吐之，宜瓜蒂散。

◎ **瓜蒂散方**

瓜蒂熬　赤小豆各一分

合二味，捣为散，取半钱匕，豉一合，汤七合，渍之，须臾去滓，纳散汤中，和，顿服之。若不吐，稍加之，得快吐，止。诸亡血、虚家，不可与瓜蒂散。

辨太阳病杂疗法脉证篇第九

太阳病，发热而渴，不恶寒者，为温病。若发汗已，身灼热者，为风温。风温为病，脉阴阳俱浮，自汗出，身重，多眠睡，鼻息必鼾，言语难出。若被下者，小便不利，直视失溲。若被火者，微发黄色，剧则如惊痫，时瘛疭，若火熏之，一逆尚引日，再逆促命期。

病人身大热，反欲得近衣者，热在皮肤，寒在骨髓也；身大寒，反不欲近衣者，寒在皮肤，热在骨髓也。

伤寒，脉浮，自汗出，小便数，心烦，微恶寒，脚挛急，反与桂枝汤以攻其表，此误也，得之便厥。咽中干，烦躁吐逆者，作甘草干姜汤，以复其阳；若厥愈，足温者，更作芍药甘草汤与之，其脚即伸；若胃气不和，谵语者，少与调胃承气汤；若重发汗，复加烧针者，四逆汤主之。

◎ **甘草干姜汤方**

甘草四两，炙　干姜二两，炮

合二味，㕮咀，以水三升，煮取一升五合，去滓，分温再服。

◎　芍药甘草汤方

白芍药四两　甘草四两，炙

合二味，哎咀，以水三升，煮取一升半，去滓，分温再服之。

◎　调胃承气汤方

大黄四两，去皮，清酒浸　甘草二两，炙　芒硝半升

合三味，哎咀，以水三升，煮取一升，去滓，纳芒硝，更上火微煮令沸，少少温服之。

◎　四逆汤方

甘草二两　干姜一两半　附子一枚，生用，去皮，破

合三味，哎咀，以水三升，煮取一升二合，去滓，分温再服。强人可大附子一枚、干姜三两。

问曰：证像阳旦，按法治之而增剧，厥逆，咽中干，两胫拘急而谵语。师曰：言夜半手足当温，两脚当伸，后如师言，何以知此？答曰：寸口脉浮而大，浮则为风，大则为虚，风则生微热，虚则两胫挛。病证像桂枝，因加附子参其间，增桂令汗出，附子温经，亡阳故也。厥逆，咽中干，烦躁，阳明内结，谵语烦乱，更饮甘草干姜汤，夜半阳气还，两足当温；胫尚微拘急，重与芍药甘草汤，尔乃胫伸；以承气汤，微溏，则止其谵语，故病可愈。

◎　阳旦汤方

于桂枝汤中，加附子、增桂即是。

二阳并病，太阳初得病时，发其汗，汗先出不彻，因转属阳明，继自微汗出，不恶寒。若太阳病症不罢者，不可下，下之为逆，如此可小发汗。设面色缘缘正赤者，阳气怫郁在表，当解之，熏之。若发汗不彻，不足言，阳气怫郁不得越，其人烦躁，不知痛处，乍在腹中，乍在四肢，按之不可得，其人短气，但坐，以汗出不彻故也，更发汗则愈。何以知汗出不彻？以脉涩故知也。

脉浮紧者，法当身疼痛，宜以汗解之；假令尺中迟者，不可发汗。何以知其然？以营气不足，血少故也。

太阳病发汗后，大汗出，胃中干，烦躁不得眠，欲得饮水者，少少与饮之，令胃气和则愈。若脉浮，小便不利，微热消渴者，与五苓散主之。

伤寒，汗出而渴者，五苓散主之；不渴者，茯苓甘草汤主之。

◎　茯苓甘草汤方

茯苓二两　桂枝二两　生姜三两　甘草一两，炙

合四味，以水四升，煮取二升，去滓，分温三服。

伤寒五六日，大下之后，身热不去，心中结痛者，未欲解也，栀子豉汤主之。［方见后］

伤寒，医下之，续得下利清谷不止，身疼痛者，急当救里；后身疼痛，清便自调者，急当救表。救里宜四逆汤，救表宜桂枝汤。

病发热头痛，脉反沉，若不瘥，身体疼痛，当救其里，宜四逆汤。

太阳病未解，脉阴阳俱停，必先振栗，汗出而解；但阳脉微者，先汗出而解；但阴脉微者，下之而解。若欲下之，宜调胃承气汤。

伤寒，腹满，谵语，寸口脉浮而紧，此肝乘脾也，名曰纵，刺期门。

伤寒，发热，啬啬恶寒，大渴欲饮水，其腹必满，自汗出，小便利，其病欲解，此肝乘肺也，名曰横，刺期门。

太阳病二日，反躁，反熨其背，而大汗出，火热入胃，胃中水竭，躁烦，必发谵语。十余日，振栗，自下利者，此为欲解也。故其汗，从腰以下不得汗，欲小便不得，反呕，欲失溲，足下恶风，大便鞕，小便当数，而反不数及多，大便已，头卓然而痛，其人足心必热，谷气下流故也。

太阳病中风，以火劫发汗，邪风被火热，血气流溢，失其常度，两阳相熏灼，其身发黄，阳盛则欲衄，阴虚则小便难，阴阳俱虚竭，身体则枯燥，但头汗出，剂颈而还，腹满微喘，口干咽烂，或不大便，久则谵语，甚者至哕，手足躁扰，捻衣摸床。小便利者，其人可活。

形作伤寒，其人脉不弦紧而弱，弱者必渴，被火者必谵语。弱者，发热脉浮，解之，当汗出愈。

太阳病，以火熏之，不得汗，其人必躁，到经不解，必清血，名为火邪。

脉浮热盛，反灸之，此为实。实以虚治，因火而动，必咽燥唾血。

微数之脉，慎不可灸，因火为邪，则为烦逆，追虚逐实，血散脉中，火气虽微，内攻有力，焦骨伤筋，血难复也。

脉浮，宜以汗解，用火灸之，邪无从出，因火而盛，病从腰以下必重而痹，名火逆也。欲自解者，必当先烦，乃有汗而解。何以知之？脉浮，故知汗出解也。

太阳病，当恶寒发热，今自汗出，不恶寒发热，关上脉细数者，以医吐之过也。一二日吐之者，腹中饥，口不能食；三四日吐之者，不喜糜粥，欲食冷食，朝食暮吐，以医吐之所致也，此为小逆。

太阳病，吐之，但太阳病当恶寒，今反不恶寒，不欲近衣者，此为吐之，内烦也。

太阳病，下之，其脉促，不结胸者，此为欲解也；脉浮者，必结胸也；脉紧者，必咽痛；脉弦者，必两胁拘急；脉细数者，头痛未止；脉沉紧者，必欲呕；脉沉滑者，协热利；脉浮滑者，必下血。

病胁下素有痞，连在脐旁，痛引少腹，引阴经者，此为脏结，死。

脉按之来缓，而时一止复来者，名曰结；又脉来动而中止，更来小数，中有还者反动，名曰阴结也；脉来动而中止，不能自还，因而复动者，名曰代，阴也，得此脉者必难治。

太阳病，小便利者，以饮水多，必心下悸；小便少者，必苦里急也。

中风发热，六七日不解而烦，有表里症，渴欲饮水，水入而吐，此为水逆，五苓散主之。

[方见前]

伤寒二三日，心中悸而烦者，小建中汤主之。

◎　小建中汤方

桂枝三两　甘草二两，灸　芍药六两　生姜三两　大枣十二枚　胶饴一升

合六味，以水七升，煮取三升，去滓，纳饴，温服一升。呕家不可服，以甘故也。

伤寒脉浮，而医以火迫劫之，亡阳，惊狂，卧起不安，桂枝去芍药加蜀漆牡蛎龙骨救逆

汤主之。

◎ **桂枝去芍药加蜀漆牡蛎龙骨救逆汤方**

桂枝　生姜　蜀漆各三两，洗，去腥　牡蛎五两，熬　甘草二两，炙　龙骨四两　大枣十二枚

合七味，以水八升，先煮蜀漆，减二升，纳诸药，煮取三升，去滓，温服一升。

烧针令其汗，针处被寒，核起而赤者，必发奔豚，气从少腹上冲者，灸其核上一壮，与桂枝加桂汤。

◎ **桂枝加桂汤方**

桂枝五两　芍药　生姜各三两　大枣十二枚　甘草二两，炙

合五味，以水七升，煮取三升，去滓，温服一升。本云：桂枝汤，今加桂五两。所以加桂者，以其能泄奔豚气也。

火逆下之，因烧针烦躁者，桂枝甘草龙骨牡蛎汤主之。

◎ **桂枝甘草龙骨牡蛎汤方**

桂枝一两　甘草　龙骨　牡蛎各二两

合四味，以水五升，煮取二升，去滓，温服八合，日三服。

伤寒，加温针必惊。

太阳病，六七日出表，症续在，脉微而沉，反不结胸，其人发狂者，以热在下焦。少腹坚满，小便自利者，下血乃愈。所以然者，以太阳随经，瘀热在里故也。宜下之以抵当汤。

太阳病，身黄，脉沉结，少腹坚，小便不利者，为无血；小便自利，其人如狂者，血症谛也，抵当汤主之。

伤寒有热，少腹满，应小便不利，今反利者，为有血也，当须下之，不可余药，宜抵当丸。

◎ **抵当汤方**

大黄二两　桃仁二十枚，去皮、尖　虻虫去足、翅，熬　水蛭各三十枚，熬

合四味，以水五升，煮取三升，去滓，温服一升，不下更服。

◎ **抵当丸方**

大黄三两　桃仁二十五枚，去皮、尖，熬　虻虫去足、翅，熬　水蛭各二十枚，熬

合四味，捣，分为四丸，以水一升，煮一丸，取七合服，晬时当下，不下更服。

伤寒，无大热，口燥渴而烦，其背微恶寒，白虎汤主之。

伤寒，脉浮，发热无汗，其表不解，不可与白虎汤。渴欲饮水，无症者，白虎汤主之。

伤寒，脉浮滑，此以表有热，里有寒，白虎汤主之。

◎ **白虎汤方**

知母六两　石膏一斤，碎　甘草二两，炙　粳米六合

合四味，以水一斗，煮米熟汤成，去滓，温服一升，日三服。

◎ **白虎加人参汤方**

知母六两　石膏一斤，碎　甘草二两，炙　人参三两　粳米六合

合五味，以水一斗，煮米熟汤成，去滓，温服一升，日三服。立夏后至立秋前得用之，

立秋后不可服。春三月，病常苦里冷，白虎汤亦不可与之，与之即呕、利而腹痛；诸亡血及虚家，亦不可与白虎汤，得之则腹痛而利，但当温之。

太阳与少阳合病，自下利者，与黄芩汤；若呕者，与黄芩加半夏生姜汤。

◎　黄芩汤方

黄芩三两　芍药　甘草炙，各二两　大枣十二枚

四味，以水一斗，煮取三升，去滓，温服一升，日再夜一服。

◎　黄芩加半夏生姜汤方

半夏半升，洗　生姜一两半

上二味，加入前方中，即是。

伤寒，胸中有热，胃中有邪气，腹中痛，欲呕吐，黄连汤主之。

◎　黄连汤方

黄连　甘草炙　干姜　桂枝　人参各三两　半夏半升，洗　大枣十二枚

合七味，以水一斗，煮取六升，去滓，温分五服，昼三夜二。

伤寒，脉结代，心动悸，炙甘草汤主之。

◎　炙甘草汤方

甘草四两，炙　桂枝三两　生姜三两　麦门冬半升，去心　麻子仁半升　人参二两　阿胶二两　大枣三十枚　生地黄一斤

合九味，以清酒七升，水八升，煮取三升，去滓，纳胶，消烊尽，温服一升，日三服。

卷四

辨阳明病脉证篇第十

阳明之为病，胃中寒是也。

问曰：病有太阳阳明，有正阳阳明，有微阳阳明，何谓也？答曰：太阳阳明者，脾约是也；正阳阳明者，胃家实是也；微阳阳明者，发其汗，若利其小便，胃中燥，便难是也。

问曰：何缘得阳明病？答曰：太阳发其汗，若下之，亡其津液，胃中干燥，因为阳明。不更衣而便难，复为阳明病也。

问曰：阳明病，外症云何？答曰：身热汗出，而不恶寒，但反恶热。

问曰：病有得之一日，发热恶寒者，何？答曰：然，虽二日，恶寒自罢，即汗出恶热也。曰：恶寒何故自罢？答曰：阳明处中，主土，万物所归，无所复传，故始虽恶寒，二日自止，是为阳明病。

太阳初得病时，发其汗，汗先出，复不彻，因转属阳明。

病发热无汗，呕不能食，而反汗出濈濈然，是为转在阳明。

伤寒三日，阳明脉大。

病脉浮而缓，手足温，是为系在太阴。太阴当发黄，小便自利者，不能发黄，至七八日而坚，为属阳明。

伤寒传系阳明者，其人濈然后汗出。

阳明中风，口苦咽干，腹满微喘，发热恶寒，脉浮若紧，下之则腹满，小便难也。

阳明病，能食为中风，不能食为中寒。

阳明病，中寒不能食，而小便不利，手足濈然汗出，此欲为作坚瘕也，必大便头坚后溏。所以然者，胃中冷，水谷不别故也。

阳明病，初为欲食之，小便反不数，大便自调，其人骨节疼，翕翕如有热状，奄然发狂，濈然汗出而解，此为水不胜谷气，与汗共并，脉坚者即愈。

阳明病欲解时，从申尽戌。

阳明病，不能食，下之不解，其人不能食，攻其热必哕。所以然者，胃中虚冷故也。其人本虚，攻其热必哕。

阳明病，脉迟，食难用饱，饱即微烦、头眩者，必小便难，此欲作谷疸，虽下之，其腹必满如故耳。所以然者，脉迟故也。

阳明病，当多汗，而反无汗，其身如虫行皮中之状，此为久虚故也。

阳明病，反无汗，但小便利，二三日呕而咳，手足厥者，其人苦头痛；若不呕不咳，手足不厥者，头不痛。

阳明病，但头眩，不恶寒，故能食而咳者，其人咽必痛；若不咳者，咽不痛。

阳明病，脉浮而紧，其热必潮，发作有时；但浮者，必自汗出。

阳明病，无汗，小便不利，心中懊侬，必发黄。

阳明病，被火，额上微汗出，而小便不利，必发黄。

阳明病，口燥，但欲漱水不欲咽者，必衄。

阳明病，本自汗出，医复重发其汗，病已瘥，其人微烦不了了，此大便坚也，必亡津液。胃中燥，故令其坚。当问小便日几行，若本日三四行，今日再行者，必知大便不久出。今为小便数少，津液当还入胃中，故知必当大便也。

夫病阳多者热，下之则坚；汗出多极，发其汗亦坚。

伤寒呕多，虽有阳明症，不可攻也。

阳明病，当心下坚满，不可攻之。攻之遂利不止者，死；利止者，愈。

阳明病，面合色赤，不可攻之，必发热。色黄者，小便不利也。

日明病，不吐下而烦者，可与承气汤。

阳明病，其脉迟，虽汗出，不恶寒，其体必重，短气，服满而喘，有潮热，如此者，其外为解，可攻其里。手足濈然汗出，此为已坚，大承气汤主之。

若汗出多而微恶寒，外为未解，其热不潮，勿与承气汤。若腹大满而不大便者，可与小承气汤，微和其胃气，勿令至大下。

阳明病，潮热，微坚，可与承气汤；不坚，勿与之。

若不大便六七日，恐有燥屎，欲知之法，可与小承气。有腹中转矢气者，此为有燥屎，乃可攻之；若不转矢气者，此但头坚，后溏，不可攻之，攻之必腹胀满，不能食，欲饮水，即哕；其后发热者，必复坚，以小承气汤和之。若不转矢气者，慎不可攻之。

夫实则谵语，虚则郑声。郑声者，重语是也。直视谵语，喘满者死，下利者亦死。

阳明病，其人多汗，津液外出，胃中燥，大便必坚，坚者则谵语，承气汤主之。

阳明病，谵语妄言，发潮热，其脉滑疾，如此者，承气汤主之。因与承气汤一升，腹中转气者，复与一升；如不转气者，勿与之。明日又不大便，脉反微涩，此为里虚，为难治，不得复与承气汤。

阳明病，谵语，有潮热，反不能食者，必有燥屎五六枚；若能食者，但坚耳，承气汤主之。

阳明病，下血而谵语者，此为热入血室，但头汗出者，当刺期门，随其实而泻之，濈然汗出者愈。

汗出而谵语者，有燥屎在胃中，此风也，过经乃可下之，下之若早，语言必乱，以表虚里实，下之则愈，宜承气汤。

伤寒四五日，脉沉而喘满，沉为在里，而反发其汗，津液越出，大便为难，表虚里实，久则谵语。

阳明病，下之，心中懊憹而烦，胃中有燥屎者，可攻。其人腹微满，头坚后溏者，不可下之。有燥屎者，宜承气汤。

病者五六日不大便，绕脐痛，躁烦，发作有时，此为有燥屎，故使不大便也。

病者烦热，汗出即解，复如疟状，日晡所发者，属阳明。脉实者，当下之；脉浮虚者，当发其汗。下之宜承气汤，发汗宜桂枝汤。〔方见前〕

大下后，六七日不大便，烦不解，腹满痛者，此有燥屎。所以然者，本有宿食故也，宜承气汤。

病者小便不利，大便乍难乍易，时有微热，怫郁不能卧，有燥屎故也，宜承气汤。

得病二三日，脉弱，无太阳、柴胡症而烦，心下坚；至四日，虽能食，以小承气汤少与，微和之，令小安；至六日，与承气汤一升。不大便六七日，小便少者，虽不大便，但头坚后溏；未定成其坚，攻之必溏；当续小便利，定坚，乃可攻之，宜承气汤。

伤寒七八日，目中不了了，睛不和，无表里症，大便难，微热者，此为实，急下之，宜承气汤。

阳明病，发热汗多者，急下之，宜承气汤。

发汗不解，腹满痛者，急下之，宜承气汤。

腹满不减，减不足言，当下之，宜承气汤。

阳明与少阳合病而利，脉不负者为顺，滑而数者有宿食，宜承气汤。〔方见前〕

阳明病，脉浮紧，咽干口苦，腹满而喘，发热汗出，不恶寒，反偏恶热，其身体重，发汗即躁，心中愦愦，而反谵语；加温针必怵惕，又烦躁不得眠；下之，胃中空虚，客气动膈，心中懊憹，舌上苔者，栀子汤主之。

阳明病，下之，其外有热，手足温，不结胸，心中懊憹，若饥不能食，但头汗出，栀子汤主之。

◎　栀子汤方

栀子十四枚　香豉四合

合二味，以水四升，先煮栀子，取二升半，纳豉，煮取一升半，去滓，分温再服。温进一服，得快吐，止后服。

三阳合病，腹满身重，难以转侧，口不仁，言语不经，而面垢遗尿。发汗则谵语，下之则额上生汗，手足厥冷，白虎汤主之。

若渴欲饮水，口干舌燥者，白虎汤主之。〔方见前〕

若脉浮发热，渴欲饮水，小便不利，猪苓汤主之。

◎　猪苓汤方

猪苓去黑皮　茯苓　泽泻　阿胶　滑石碎，各一两

合五味，以水六升，先煮四味，取二升，去滓，纳胶，烊消，温服七合，日三服。

阳明病，汗出多而渴者，不可与猪苓汤，以汗多，胃中燥，猪苓汤复利其小便故也。

若脉浮迟，表热里寒，下利清谷者，四逆汤主之。〔方见前〕

阳明病，发潮热，大便溏，小便自可，而胸胁满不去，小柴胡汤主之。

阳明病，胁下坚满，不大便而呕，舌上苔者，可以小柴胡汤。上焦得通，津液得下，胃气因和，身濈然汗出而解。

阳明中风，脉弦浮大，而短气，腹都满，胁下及心痛，久按之，气不通，鼻干，不得汗，其人嗜卧，一身及目悉黄，小便难，有潮热，时时哕，耳前后肿，刺之小瘥，外不解，病过十日，脉续浮，与小柴胡汤；但浮，无余症，与麻黄汤；不溺，腹满加哕，不治。

阳明病，其脉迟，汗出多，而微恶寒，表为未解，可发汗，宜桂枝汤。

阳明病，脉浮无汗，其人必喘，发汗即愈，宜麻黄汤。〔方并见前〕

阳明病，汗出，若发其汗，小便自利，此为内竭，虽坚不可攻，当须自欲大便，宜蜜煎导而通之。若土瓜根、猪胆汁，皆可以导。

◎　蜜煎导方

蜜七合

上一味，纳铜器中，微火煎之，稍凝如饴状，搅之，勿令焦著，候可丸，捻如指许，长二寸，当热时急作，令头锐，以纳谷道中，以手急抱，欲大便时，乃去之。

◎　猪胆汁方

大猪胆一枚

泻汁，和少许醋，以灌谷道中，如一食顷，当大便，出宿食恶物。已试，甚良。

阳明病，发热而汗出，此为热越，不能发黄也。但头汗出，其身无有，剂颈而还，小便不利，渴饮水浆，此为瘀热在里，身必发黄，茵陈汤主之。

伤寒七八日，身黄如橘，小便不利，其腹微满，茵陈汤主之。

◎　茵陈汤方

茵陈六两　栀子十四枚　大黄二两

合三味，以水一斗二升，先煮茵陈，减六升，纳二味，煮取三升，去滓，分温三服，小便当利，溺如皂荚沫状，色正赤，一宿，黄从小便去。

胃中虚冷，其人不能食者，饮水即哕。

脉浮发热，口干鼻燥，能食者，即衄。

阳明证，其人喜忘，必有蓄血。所以然者，本有久瘀血，故令喜忘，虽坚，大便必黑，抵当汤主之。

病者无表里证，发热七八日，虽脉浮数，可下之。假令下已，脉数不解，而合热消谷喜饥，至六七日不大便者，有瘀血，抵当汤主之。若数不解，而下不止，必挟热便脓血。〔方见前〕

食谷而呕者，属阳明，吴茱萸汤主之。

◎　吴茱萸汤方

吴茱萸一升　人参三两　生姜六两　大枣十二枚

合四味，以水七升，煮取二升，去滓，温服七合，日三服。得汤反剧者，属上焦也。

阳明病，寸口缓，关上小浮，尺中弱，其人发热而汗出，复恶寒，不呕，但心下痞，此为医下之也。若不下，其人复不恶寒而渴者，为转属阳明。小便数者，大便即坚，不更衣十日，无所若也。渴欲饮水者，但与之，当以法救，渴宜五苓散。〔方见前〕

脉阳微而汗出少者，为自和，汗出多者，为太过。太过者，阳绝于内，亡津液，大便因坚。

脉浮而芤，浮为阳，芤为阴，浮芤相搏，胃气则生热，其阳则绝。趺阳脉浮而涩，浮则胃气强，涩则小便数，浮涩相搏，大便即坚，其脾为约，麻子仁丸主之。

◎　麻子仁丸方

麻子仁二升　芍药　枳实炙，八两　大黄一斤　厚朴一尺，炙　杏仁一升，去皮、尖，熬，别作脂

合六味，蜜和丸，如梧桐子大，饮服十粒，日三服，渐加，以知为度。

伤寒，发其汗，则身目为黄。所以然者，寒湿相搏，在里不解故也。

伤寒，其人发黄，栀子柏皮汤主之。

◎　栀子柏皮汤方

栀子十五枚　甘草一两，炙　黄柏皮二两

合三味，以水四升，煮取二升，去滓，分温再服。

伤寒，瘀热在里，身体必黄，麻黄连翘赤小豆汤主之。

◎　麻黄连翘赤小豆汤方

麻黄　连翘各一两　杏仁三十枚，去皮、尖　赤小豆一升　大枣十二枚　生梓　白皮一斤　甘草二两，炙

合七味，以水一斗，煮麻黄一二沸，去上沫，纳诸药，煮取二升，去滓，温服一升。一方有生姜二两。

辨少阳病脉证篇第十一

少阳之为病，口苦，咽干，目眩也。

少阳中风，两耳无所闻，目赤，胸中满而烦，不可吐下，吐下则悸而惊。

伤寒，脉弦细，头痛而发热，此为属少阳。少阳不可发汗，发汗则谵语，为属胃。胃和则愈，不和，烦而悸。

太阳病不解，转入少阳，胁下坚满，干呕，不能饮食，往来寒热，而未吐下，其脉沉紧，可与小柴胡汤。若已吐、下、发汗、温针，谵语、柴胡症罢，此为坏病，知犯何逆，以法治之。

三阳合病，脉浮大，上关上，但欲寐，目合则汗。

伤寒六七日，无大热，其人躁烦，此为阳去入阴故也。

伤寒三日，三阳为尽，三阴当受其邪。其人反能食而不呕，此为三阴不受邪也。

伤寒三日，少阳脉小，欲已也。

少阳病欲解时，从寅尽辰。

卷五

辨太阴病脉证篇第十二

太阴之为病，腹满而吐，食不下，自利益甚，时腹自痛，若下之，必胸下结鞕。

太阴病，脉浮，可发其汗。

太阴中风，四肢烦疼，阳微阴涩而长，为欲愈。

太阴病，欲解时，从亥尽丑。

自利不渴者，属太阴，其脏有寒故也。当温之，宜四逆辈。

伤寒，脉浮而缓，手足温，是为系在太阴。太阴当发黄，小便自利，利者不能发黄。至七八日，虽暴烦，下利日十余行，必自止。所以自止者，脾家实，腐秽当去故也。

本太阳病，医反下之，因腹满时痛，为属太阴，桂枝加芍药汤主之；大实痛者，桂枝加大黄汤主之。

◎ **桂枝加芍药汤方**

桂枝三两　芍药六两　生姜三两　甘草二两，炙　大枣十二枚

合五味，以水七升，煮取三升，去滓，分温三服。

◎ **桂枝加大黄汤方**

即前方加大黄二两。

太阴病，无阳症，脉弱，其人续自便利，设当行大黄、芍药者，减之，其人胃气弱，易动故也。

辨少阴病脉证篇第十三

少阴之为病，脉微细，但欲寐。

少阴病，欲吐而不烦，但欲寐，五六日自利而渴者，属少阴，虚故引水自救。小便白者，少阴病形悉具。其人小便白者，下焦虚寒，不能制溲，故白也。

夫病其脉阴阳俱紧，而反汗出，为阳，属少阴，法当咽痛而复吐利。

少阴病，脉细沉数，病在里，不可发其汗。

少阴病，脉微，不可发其汗，无阳故也。阳已虚，尺中弱涩者，复不可下之。

少阴病，脉紧者，至七八日下利，其脉暴微，手足反温，其脉紧反去，此为欲解，虽烦，下利必自愈。

少阴病，下利，若利止，恶寒而蜷，手足温者，可治。

少阴病，恶寒而蜷，时自烦，欲去其衣被者，可治。

少阴中风，其脉阳微阴浮，为欲愈。

少阴病欲解时，从子尽寅。

少阴病，八九日，而一身手足尽热，热在膀胱，必便血。

少阴病，其人吐利，手足不逆，反发热，不死。脉不至者，灸其少阴七壮。

少阴病，咳而下利，谵语，是为被火气劫故也，小便必难，为强责少阴汗也。

少阴病，但厥无汗，强发之，必动血，未知从何道出，或从口鼻目出，是为下厥上竭，为难治。

少阴病，恶寒，自蜷而利，手足逆者不治。

少阴病，下利止而头眩，时时自冒者死。

少阴病，其人吐利躁逆者死。

少阴病，四逆，恶寒而蜷，其脉不至，其人不烦而躁者死。

少阴病，六七日，其息高者死。

少阴病，脉微细沉，但欲卧，汗出不烦，自欲吐，至五六日自利，复烦躁，不得卧寐者死。

少阴病，始得之，反发热，脉反沉者，麻黄细辛附子汤主之。

◎　**麻黄细辛附子汤方**

麻黄二两　细辛二两　附子一枚，炮，去皮

合三味，以水二斗，先煮麻黄，减一升，去上沫，纳诸药，煮取三升，去滓，温服一升。

少阴病，得之二三日，麻黄附子甘草汤微发汗。以二三日无里证，故微发汗。

◎　**麻黄附子甘草汤方**

麻黄二两　附子一枚，炮，去皮　甘草二两，炙

合三味，以水七升，先煮麻黄一二沸，去上沫，纳诸药，煮取二升半，去滓，温服八合。

少阴病，得之二三日以上，心中烦，不得卧者，黄连阿胶汤主之。

◎　**黄连阿胶汤方**

黄连四两　黄芩一两　芍药二两　鸡子黄二枚　阿胶三挺

合五味，以水六升，先煮三味，取二升，去滓，纳胶，烊尽，纳鸡子黄，搅令相得，温服七合，日三服。

少阴病，得之一二日，口中和，其背恶寒者，当灸之，附子汤主之。

少阴病，身体痛，手足寒，骨节痛，脉沉者，附子汤主之。

◎　附子汤方

附子二枚，炮，去皮　茯苓三两　人参二两　白术四两　芍药三两

合五味，以水八升，煮取三升，去滓，分温三服。

少阴病，下利，便脓血，桃花汤主之。

少阴病，二三日至四五日，腹痛，小便不利，下利不止，而便脓血者，桃花汤主之。

◎　桃花汤方

赤石脂一斤，一半完，一半末　干姜一两　粳米一升

合三味，以水七升，煮米熟汤成去滓，温取七合，纳赤石脂末一方寸匕。一服止，余勿服。

少阴病，下利便脓血者，可刺。

少阴病，吐利，手足逆，烦躁欲死者，吴茱萸汤主之。［方见前］

少阴病，下利，咽痛，胸满，心烦，猪肤汤主之。

◎　猪肤汤方

猪肤一斤

上一味，以水一斗，煮取五升，去滓，纳白蜜一升，白粉五合，熬香，和令相得，温分六服。

少阴病，二三日，咽痛者，可与甘草汤；不瘥，可与桔梗汤。

◎　甘草汤方

甘草二两

上一味，以水三升，煮取一升半，去滓，温服七合，日再服。

◎　桔梗汤方

桔梗一两　甘草二两

合二味，以水三升，煮取一升，去滓，分温再服。

少阴病，咽中伤，生疮，不能言语，声不出，苦酒汤主之。

◎　苦酒汤方

鸡子一枚，去黄，纳好上苦酒于壳中　半夏洗，破如枣核，十四枚

合二味，纳半夏着苦酒中，以鸡子壳置刀环中，安火上，令三沸，去滓，少少含咽之，不瘥，更作，三剂愈。

少阴病，咽中痛，半夏散及汤主之。

◎　半夏散及汤方

半夏洗　桂枝　甘草炙

合三味，等分，各异捣，合治之，白饮和服方寸匕，日三服。若不能散服者，以水一升，煎取七沸，纳散两方寸匕，更煮三沸，下火，令小冷，少少含咽之。半夏有毒，不当散服。

少阴病，下利，白通汤主之。

◎　白通汤方

附子一枚，生，去皮　干姜一两　葱白四茎

合三味，以水三升，煮取一升，去滓，分温再服。

少阴病，下利，脉微，服白通汤，利不止，厥逆无脉，干呕烦者，白通加猪胆汁汤主之。

◎　白通加猪胆汁汤方

猪胆汁一合　人尿五合

上二味，纳前汤中，和令相得，温分再服。若无胆，亦可用。服汤脉暴出者死，微续者生。

少阴病，二三日不已，至四五日，腹痛，小便不利，四肢沉重，疼痛而利，此为有水气。其人或咳，或小便不利，或下利，或呕，玄武汤主之。

◎　玄武汤方

茯苓　芍药　生姜各三两　白术二两　附子一枚，炮，去皮

合五味，以水八升，煮取三升，去滓，温服七合，咳者，加五味子半升，细辛一两，干姜一两；小便自利者，去茯苓；下利者，去芍药，加干姜二两；呕者，去附子，加生姜，足前为半斤；利不止，便脓血者，宜桃花汤。［方见前］

少阴病，下利清谷，里寒外热，手足厥逆，脉微欲绝，身反恶寒，其人面赤，或腹痛，或干呕，或咽痛，或利止而脉不出，通脉四逆汤主之。

◎　通脉四逆汤方

甘草二两，炙　附子大者一枚，生，去皮　干姜三两，强人可四两

合三味，以水三升，煮取一升二合，去滓，分温再服，其脉即出者愈。面赤者，加葱白九茎；腹痛者，去葱，加芍药二两；呕者，加生姜二两；咽痛者，去芍药，加桔梗一两；利止脉不出者，去桔梗，加人参二两。病皆与方相应者，乃加减服之。

少阴病，四逆，其人或咳，或悸，或小便不利，或腹中痛，或泄利下重，四逆散主之。

◎　四逆散方

甘草炙　枳实炙　柴胡　芍药各十分

合四味，捣为散，白饮和服方寸匕，日三服。咳者，加五味子、干姜各五分，兼主利；悸者，加桂五分；小便不利者，加茯苓五分；腹中痛者，加附子一枚（炮）；泄利下重者，先以水五升，煮薤白三升，取三升，去滓，以散三方寸匕纳汤中，煮取一升半，分温再服。

少阴病，下利六七日，咳而呕渴，心烦不得眠，猪苓汤主之。［方见前］

少阴病，得之二三日，口燥咽干，急下之，宜承气汤。

少阴病，利清水，色青者，心下必痛，口干燥者，可下之，宜承气汤。

少阴病，六七日，腹满，不大便者，急下之，宜承气汤。［方见前］

少阴病，其脉沉者，当温之，宜四逆汤。

少阴病，其人饮食入则吐，心中嗢嗢欲吐，复不能吐。始得之，手足寒，脉弦迟，此胸中实，不可下也，当遂吐之。若膈上有寒饮，干呕者，不可吐，当温之，宜四逆汤。

少阴病，下利，脉微涩者，即吐；汗者，必数更衣，反少，当温其上，灸之［一云"灸厥阴五十壮"］。

卷六

辨厥阴病脉证篇第十四

厥阴之为病，消渴，气上撞心，心中疼热，饥而不欲食，食则吐蛔。下之，利不止。

厥阴中风，其脉微浮为欲愈，不浮为未愈。

厥阴病欲解时，从丑尽卯。

厥阴病，渴欲饮水者，与水饮之即愈。

诸四逆厥者，不可下之，虚家亦然。

伤寒，先厥后发热而利者，必止，见厥复利。

伤寒，始发热六日，厥反九日而下利。厥利当不能食，今反能食，恐为除中。食之黍饼，不发热者，知胃气尚在，必愈，恐暴热来出而复去也。后日脉之，其热续在，期之旦日夜半愈。所以然者，本发热六日，厥反九日，复发热三日，并前六日，亦为九日，与厥相应，故期之旦日夜半愈。后三日脉之，数，其热不罢，此为热气有余，必发痈脓。

伤寒，脉迟六七日，而反与黄芩汤彻其热。脉迟为寒，与黄芩汤复除其热，腹中冷，当不能食，今反能食，此为除中，必死。

伤寒，先厥发热，下利必自止，而反汗出，咽中强痛，其喉为痹。发热无汗，而利必自止，便脓血。便脓血者，其喉不痹。

伤寒，一二日至四五日厥者，必发热。前厥者，后必热。厥深热亦深，厥微热亦微。厥应下之，而发其汗者，口伤烂赤。

凡厥者，阴阳气不相顺接，便为厥。厥者，手足逆者是。

伤寒病，厥五日，热亦五日。设六日当复厥，不厥者自愈。厥不过五日，以热五日，故知自愈。

伤寒，脉微而厥，至七八日肤冷，其人躁，无安时，此为脏厥，非为蛔厥也。蛔厥者，其人当吐蛔。今病者静，而复时烦，此为脏寒，蛔上入膈，故须臾复止，得食而呕，又烦者，蛔闻食臭必出，其人常自吐蛔。蛔厥者，乌梅丸主之。

◎　乌梅丸方

乌梅三百枚　细辛六两　干姜十两　黄连十六两　当归四两　蜀椒四两，汗　附子六两，炮　桂枝六两　人参六两　黄柏六两

合一十味，异捣，合治之。以苦酒渍乌梅一宿，去核，蒸之五斗米下，捣成泥，和诸药，令相得，臼中与蜜杵千下，丸如梧桐子大。先食饮服十丸，日三服，少少加至二十丸。禁生冷、滑物、臭食等。

伤寒，热少微厥，稍头寒，呕，嘿不欲食，烦躁。数日小便利，色白者，热除也。欲得食，其病为愈。若厥而呕，胸胁烦满，其后必便血。

病者手足厥冷，言我不结胸，少腹满，按之痛，此冷结在膀胱、关元也。

伤寒，发热四日，厥反三日，复发热四日，厥少热多，其病当愈。四日至六七日不除，必便脓血。

伤寒，厥四日，热反三日，复厥五日，其病为进。寒多热少，阳气退，故为进。

伤寒六七日，其脉数，手足厥，烦躁，阴厥不还者，死。

伤寒下利，厥逆，躁不能卧者，死。

伤寒发热，下利，至厥不止者，死。

伤寒六七日，不利，便发热而利，其人汗出不止者死，有阴无阳故也。

伤寒五六日，不结胸，腹满，脉虚，复厥者，不可下之，下之亡血，死。

伤寒，发热而厥七日，下利者，为难治。

伤寒，脉促，手足厥逆者，可灸之。

伤寒，脉滑而厥者，其表［一作"里"］有热，白虎汤主之。［方见前］

手足厥寒，脉为之细绝，当归四逆汤主之。

◎　当归四逆汤方

当归三两　桂心三两　细辛三两　芍药三两　甘草二两，炙　通草二两　大枣二十五枚

合七味，以水八升，煮取三升，去滓，温服一升，日三服。

若其人有寒，当归四逆加吴茱萸生姜汤主之。

◎　当归四逆加吴茱萸生姜汤方

吴茱萸二两　生姜八两

上前方中加此二味，以水四升，清酒四升，和煮，取三升，去滓，分温四服。

大汗出，热不去，拘急，四肢疼，若下利，厥而恶寒，四逆汤主之。

大汗出，若大下利而厥，四逆汤主之。［方见前］

病者手足逆冷，脉乍紧者，邪结在胸中，心下满而烦，饥不能食，病在胸中，当吐之，宜瓜蒂散。［方见前］

伤寒，厥而心下悸，先治其水，当与茯苓甘草汤，却治其厥，不尔，其水入胃必利，茯苓甘草汤主之。

◎　茯苓甘草汤方

茯苓二两　甘草一两，炙　桂枝二两　生姜三两

合四味，以水四升，煮取二升，去滓，分温三服。

伤寒六七日，其人大下后，脉沉迟，手足厥逆，下部脉不止，咽喉不利，唾脓血，泄利不止，为难治，麻黄升麻汤主之。

◎　麻黄升麻汤方

麻黄二两半　知母十八铢　萎蕤十八铢　黄芩十八铢　升麻一两六　当归一两六铢　芍药　桂枝　石膏碎　干姜　白术　茯苓　麦门冬去心　甘草炙，各六铢

合一十四味，以水一斗，先煮麻黄二沸，去上沫，纳诸药，煮取三升，去滓，分温三服。一炊间，当汗出愈。

伤寒四五日，腹中痛，若转气下趋少腹，为欲自利。

伤寒本自寒，下，医复吐之而寒格，更逆吐，食入即出，干姜黄芩黄连人参汤主之。

◎ 干姜黄芩黄连人参汤方

干姜 黄芩 黄连 人参各三两

合四味，以水入升，煮取二升，去滓，分温再服。

下利，有微热，其人渴，脉弱者，自愈。

下利脉数，若微发热，汗出者自愈；设脉复紧，为未解。

下利，手足厥，无脉，灸之不温，反微喘者，死。少阴负趺阳者，为顺。

下利，脉反浮数，尺中自涩，其人必清脓血。

下利清谷，不可攻其表，汗出必胀满。

下利，脉沉弦者，下重；其脉大者，为未止；脉微弱数者，为欲自止，虽发热，不死。

下利，脉沉而迟，其人面少赤，身有微热，下利清谷，必郁冒，汗出而解，其人微厥，所以然者，其面戴阳，下虚故也。

下利，脉反数而渴者，今自愈。设不瘥，必清脓血，有热故也。

下利后，脉绝，手足厥，晬时脉还，手足温者生，不还者死。

伤寒下利，日十余行，其人脉反实者，死。

下利清谷，里寒外热，汗出而厥，通脉四逆汤主之。〔方见前〕

热利下重，白头翁汤主之。

下利欲饮水者，白头翁汤主之。

◎ 白头翁汤方

白头翁二两 黄柏三两 黄连三两 秦皮三两

合四味，以水七升，煮取二升，去滓，温服一升，不瘥，更服。

下利，腹满，身体疼痛，先温其里，乃攻其表，温里宜四逆汤，攻表宜桂枝汤。〔方见前〕

下利而谵语，为有燥屎，小承气汤主之。〔方见前〕

下利后更烦，按其心下濡者，为虚烦也，栀子汤主之。〔方见前〕

呕家有痈脓，不可治呕，脓尽自愈。

呕而发热，小柴胡汤主之。〔方见前〕

呕而脉弱，小便复利，身有微热，见厥难治，四逆汤主之。〔方见前〕

干呕，吐涎沫，而复头痛，吴茱萸汤主之。〔方见前〕

伤寒，大吐下之，极虚，复极汗者，其人外气怫郁，复与其水，以发其汗，因得哕，所以然者，胃中寒冷故也。

伤寒，哕而腹满者，视其前后，知何部不利，利之则愈。

辨伤寒宜忌脉证篇第十五

◎ 忌发汗第一

太阳病，发热恶寒，寒多热少，脉微弱，则无阳也，忌复发其汗。

咽喉干燥者，忌发其汗。

太阳病，发其汗，因致痉。

少阴病，脉细沉数，病在里，忌发其汗。

少阴病，脉微，忌发其汗，无阳故也。

脉浮而紧，法当身体疼痛，当以汗解。假令尺中脉迟者，总发其汗，何以知然，此为荣气不足、血气微少故也。

咽中闭塞，忌发其汗，发其汗即吐血，气微绝，逆冷。

厥逆，忌发其汗，发其汗即声乱、咽嘶、舌萎。

亡血家，忌攻其表，汗出则寒栗而振。

衄家，忌攻其表，汗出必额上陷脉促急。

汗家，重发其汗，必恍惚心乱，小便已，阴疼。

淋家，忌发其汗，发其汗必便血。

疮家，虽身疼痛，忌攻其表，汗出则痉。

冬时忌发其汗，发其汗必吐利，口中烂，生疮。

咳而小便利，若失小便，忌攻其表，汗则厥，逆冷。

◎　宜发汗第二

大法，春夏宜发汗。

太阳病，脉浮而数者，宜发其汗。

太阳中风，阳浮而阴濡弱，浮者热自发，濡弱者汗自出，啬啬恶寒，淅淅恶风，翕翕发热，鼻鸣干呕，桂枝汤主之。

太阳，头痛发热，身体疼，腰痛，骨节疼痛，恶风，无汗而喘，麻黄汤主之。

太阳中风，脉浮紧，发热恶寒，身体疼痛，不汗出而烦躁，大青龙汤主之。

阳明病，脉虚浮者，宜发其汗。

阳明病，其脉迟，汗出多，而微恶寒者，表为未解，宜发其汗。

太阴病，脉浮，宜发其汗。

少阴病，得之二三日，麻黄附子甘草汤微发汗。

凡发汗，欲令手足皆周，漐漐一时间益佳，不欲流离。若病不解，当重发汗；然汗多则亡阳，阳虚不得重发汗也。

凡服汤药发汗，中病便止，不必尽剂也。

凡云宜发汗而无汤者，丸散亦可用，然不如汤药也。

凡脉浮者，病在外，宜发其汗。

◎　忌吐第三

太阳病，恶寒而发热，今自汗出，反不恶寒而发热，关上脉细而数，此吐之过也。

少阴病，其人饮食入则吐，心中嗢嗢欲吐，复不能吐。始得之，手足寒，脉弦迟，若膈上有寒饮，干呕，忌吐，当温之。

诸四逆病厥，忌吐，虚家亦然。

◎ 宜吐第四

大法，春宜吐。

凡服吐汤，中病便止，不必尽剂也。

病如桂枝证，其头项不强痛，寸口脉浮，胸中痞坚，上冲咽喉，不得息，此为有寒，宜吐之。

病胸上诸实，胸中郁郁而痛，不能食，欲使人按之，而反有涎唾，下利日十余行，其脉反迟，寸口微滑，此宜吐之，利即止。

少阴病，其人饮食入则吐，心中嗢嗢欲吐，复不能吐，且吐之。

病者手足逆冷，脉乍紧，邪结在胸中，心下满而烦，饥不能食，病在胸中，宜吐之。

宿食在上管，宜吐之。

◎ 忌下第五

太阳证不罢，忌下，下之为逆。

太阳与阳明合病，喘而胸满者，忌下。

太阳与少阳合病，心下痞坚，颈项强而头眩，忌下。

咽中闭塞，忌下，下之则上轻下重，水浆不下。

诸外实忌下，下之皆发微热，亡脉则厥。

诸虚忌下，下之则渴，饮水易愈，恶水者剧。

脉数者忌下，下之必烦，利不止。

尺中弱涩者，复忌下。

脉浮大，医反下之，此为大逆。

结胸证，其脉浮大，忌下，下之即死。

凡四逆病，厥者忌下，虚家亦然。

病欲吐者，忌下。

病有外证未解，忌下，下之为逆。

少阴病，食入即吐，心中嗢嗢欲吐，复不能吐。始得之，手足寒，脉弦迟，此胸中实，忌下。

伤寒五六日，不结胸，腹濡，脉虚，复厥者，忌下，下之亡血则死。

◎ 宜下第六

大法，秋宜下。

阳明病，发热汗多者，急下之。

阳明与少阳合病，利而脉不负者为顺，脉数而滑者，有宿食，宜下之。

少阴病，得之二三日，口燥咽干者，急下之。

少阴病五六日，腹满，不大便者，急下之。

少阴病，下利清水，色青者，心下必痛，口干者，急下之。

下利，三部脉皆浮，按其心下坚者，宜下之。

下利，脉迟而滑者，实也，利未欲止，宜下之。

凡宜下，以汤，胜丸散。

凡服汤下，中病则止，不必尽三服。

问曰：人病有宿食，何以别之？答曰：寸口脉浮大，按之反涩，尺中亦微而涩，故知有宿食，宜下之。

凡病腹中满痛者，为实，宜下之。

腹满不减，减不足言，宜下之。

伤寒六七日，目中不了了，睛不和，无表里证，大便难，身微热者，此为实，急下之。

脉双弦而迟，心下坚，脉大而紧者，阳中有阴，宜下之。

伤寒有热，而少腹满，应小便不利，今反利，此为血，宜下之。

病者烦热，汗出即解，复如疟，日晡所发者，属阳明，脉实者，当下之。

下利瘥，至其时复发，此为病不尽，宜复下之。

◎　宜温第七

大法，冬宜服温热药。

师曰：病发热头痛，脉反沉，若不瘥，身体更疼痛，当救其里，宜温药四逆汤。

下利，腹胀满，身体疼痛，先温其里，宜四逆汤。

下利，脉迟紧，为痛未欲止，宜温之。

下利，脉浮大者，此为虚，以强下之故也，宜温之，与水必哕。

少阴病，下利，脉微涩，呕者，宜温之。

自利不渴者，属太阴，其脏有寒故也，宜温之。

少阴病，其人饮食入则吐，心中嗢嗢欲吐，复不能吐。始得之，手足寒，脉弦迟，若膈上有寒饮，干呕，宜温之。

少阴病，脉沉者，宜急温之。

下利欲食者，宜就温之。

◎　忌火第八

伤寒，加火针必惊。

伤寒，脉浮，而医以火迫劫之，亡阳，必惊狂，卧起不安。

伤寒，其脉不弦紧而弱，弱者必渴，被火，必谵语。

太阳病，以火熏之，不得汗，其人必躁，到经不解，必清血。

阳明病，被火，额上微汗出，而小便不利，必发黄。

少阴病，咳而下利，谵语，是为被火气劫故也，小便必难，为强责少阴汗也。

◎　宜火第九

凡下利，谷道中痛，宜灸枳实，若熬盐等熨之。

◎　忌灸第十

微数之脉，慎不可灸，因火为邪，则为烦逆。

脉浮，当以汗解，而反灸之，邪无从去，因火而盛，病从腰以下必重而痹，此为火逆。

脉浮热甚，而反灸之，此为实，实以虚治，因火而动，咽燥，必唾血。

◎　宜灸第十一

少阴病一二日，口中和，其背恶寒，宜灸之。

少阴病，吐利，手足逆，而脉不足，灸其少阴七壮。

少阴病，下利，脉微涩者即呕，汗者必数更衣，反少者，宜温其上，灸之〔一云"灸厥阴五十壮"〕。

下利，手足厥，无脉，灸之，主厥，厥阴是也。灸不温，反微喘者，死。

伤寒六七日，其脉微，手足厥，烦躁，灸其厥阴，厥不还者，死。

脉促，手足厥者，宜灸之。

◎　忌刺第十二

大怒无刺，新内无刺，大劳无刺，大醉无刺，大饱无刺，大渴无刺，大惊无刺。

无刺熇熇之热，无刺漉漉之汗，无刺浑浑之脉，无刺病与脉相逆者。

上工刺未生，其次刺未盛，其次刺其衰。工逆此者，是谓伐形。

◎　宜刺第十三

太阳病，头痛，至七日自当愈，其经竟故也。若欲作再经者，宜刺足阳明，使经不传则愈。

太阳病，初服桂枝汤，而反烦不解，宜先刺风池、风府，乃却与桂枝汤则愈。

伤寒，腹满而谵语，寸口脉浮而紧者，此为肝乘脾，名曰纵，宜刺期门。

伤寒发热，啬啬恶寒，其人大渴，欲饮酨浆者，其腹必满，而自汗出，小便利，其病欲解，此为肝乘肺，名曰横，宜刺期门。

阳明病，下血而谵语，此为热入血室，但头汗出者，刺期门，随其实而泻之。

太阳与少阳合病，心下痞坚，颈项强眩，宜刺大椎、肺俞、肝俞，勿下之。

妇人伤寒，怀身，腹满，不得小便，加从腰以下重，如有水气状。怀身七月，太阴当养不养，此心气实，宜刺，泻劳宫及关元，小便利则愈。

伤寒喉痹，刺手少阴，穴在腕，当小指后动脉是也，针入三分补之。

少阴病，下利便脓血者，宜刺。

◎　忌水第十四

发汗后，饮水多者必喘，以水灌之亦喘。

下利，其脉浮大，此为虚，以强下之故也。设脉浮革，因尔肠鸣，当温之，与水必哕。

太阳病，小便利者，为水多，心下必悸。

◎　宜水第十五

太阳病，发汗后，若大汗出，胃中干燥，烦不得眠，其人欲饮水，当稍饮之，令胃气和则愈。

厥阴，渴欲饮水，与水饮之则愈。

呕而吐，膈上者，必思煮饼，急思水者，与五苓散饮之，水亦得也。

卷七

辨发汗吐下后病脉证篇第十六

本发汗而复下之，此为逆也；若先发汗，治不为逆。本先下之，而反汗之，为逆；若先下之，治不为逆。

汗家，重发汗，必恍惚心乱，小便已，阴疼，与禹余粮丸。

◎ **禹余粮丸方**

禹余粮　赤石脂　生梓皮各三两　赤小豆半升

合四味，共为末，蜜丸如弹子大，以水二升，煮取一升，早暮各一服。

服桂枝汤，汗出，大烦渴不解，若脉洪大，与白虎汤。[方见前]

发汗后，身体疼痛，其脉沉迟，桂枝加芍药生姜人参汤主之。

◎ **桂枝加芍药生姜人参汤方**

桂枝三两　芍药四两　生姜四两　甘草二两，炙　大枣十二枚　人参三两

合六味，以水一斗二升，煮取三升，去滓，温服一升。本云桂枝汤，今加芍药、生姜、人参。

太阳病，发其汗而不解，其人发热，心下悸，头眩，身𥉲而动，振振欲擗地者，玄武汤主之。[方见前]

发汗后，其人脐下悸，欲作奔豚，茯苓桂枝甘草大枣汤主之。

◎ **茯苓桂枝甘草大枣汤方**

茯苓半斤　桂枝四两　甘草一两，炙　大枣十五枚

合四味，以水一斗，先煮茯苓，减二升，纳诸药，煮取三升，去滓，温服一升，日三服。

发汗过多以后，其人叉手自冒，心下悸，而欲得按之，桂枝甘草汤主之。

◎ **桂枝甘草汤方**

桂枝四两　甘草二两，炙

合二味，以水三升，煮取一升，去滓，顿服，即愈。

发汗，脉浮而数，复烦者，五苓散主之。[方见前]

发汗后，腹胀满，厚朴生姜半夏甘草人参汤主之。

◎ **厚朴生姜半夏甘草人参汤方**

厚朴半斤　生姜半斤　半夏半斤　甘草二两，炙　人参一两

合五味，以水一斗，煮取三升，去滓，温服一升，日三服。

发其汗不解，而反恶寒者，虚故也，芍药甘草附子汤主之。

◎ **芍药甘草附子汤方**

芍药　甘草炙，各三两　附子一枚，炮，去皮

合三味，以水三升，煮取一升二合，去滓，分温三服。

不恶寒，但热者，实也，当和其胃气，宜小承气汤。[方见前]

凡病，若发汗、若吐、若下、若亡血，无津液，而阴阳自和者，必自愈。

伤寒，吐、下、发汗后，心下逆满，气上冲胸，起即头眩，其脉沉紧，发汗即动经，身为振摇，茯苓桂枝白术甘草汤主之。

◎　茯苓桂枝白术甘草汤方

茯苓四两　桂枝三两　白术　甘草炙，各二两

合四味，以水六升，煮取三升，去滓，分温三服。

发汗、吐、下以后，不解，烦躁，茯苓四逆汤主之。

◎　茯苓四逆汤方

茯苓四两　人参一两　甘草二两，炙　干姜一两半　附子一枚，生，去皮，

合五味，以水五升，煮取二升，去滓，温服七合，日三服。

发汗、吐、下后，虚烦不得眠，剧者，反复颠倒，心中懊侬，栀子汤主之。若少气，栀子甘草汤主之。若呕者，栀子生姜汤主之。［栀子汤方见前］

◎　栀子甘草汤方

于栀子汤中，加甘草二两即是。

◎　栀子生姜汤方

于栀子汤中，加生姜五两即是。

伤寒下后，烦而腹满，卧起不安，栀子厚朴汤主之。

◎　栀子厚朴汤方

栀子十四枚　厚朴四两，炙　枳实四枚，炙

合三味，以水三升半，煮取一升半，去滓，分二服，温进一服，得快吐，止后服。

下以后，发其汗，必振寒，又其脉细微。所以然者，内外俱虚故也。

发汗，若下之，烦热，胸中窒者，属栀子汤证。

下以后，复发其汗者，则昼日烦躁不眠，夜而安静，不呕不渴，而无表证，其脉沉微，身无大热，属附子干姜汤。

◎　附子干姜汤方

附子一枚，生，去皮　干姜一两

合二味，以水三升，煮取一升，去滓，顿服即安。

太阳病，先下而不愈，因复发其汗，表里俱虚，其人因冒，冒家当汗出自愈。所以然者，汗出表和故也。表和，然后下之。

伤寒，医以丸药大下后，身热不去，微烦，栀子干姜汤主之。

◎　栀子干姜汤方

栀子十四枚　干姜二两

合二味，以水三升半，煮取一升半，去滓，分二服，温进一服。得快吐，止后服。

脉浮数，法当汗出而愈，而下之，则身体重、心悸者，不可发其汗，当自汗出而解。所以然者，尺中脉微，此里虚，须表里实，津液自和，自汗出愈。

发汗以后，不可行桂枝汤。汗出而喘，无大热，与麻黄杏子石膏甘草汤。

◎　麻黄杏子石膏甘草汤方

麻黄四两　杏子五十枚，去皮，尖　石膏半斤，碎　甘草二两，炙

合四味，以水七升，先煮麻黄一二沸，去上沫，纳诸药，煮取二升，去滓，温进一升。本云黄耳杯。

伤寒吐、下后，七八日不解，热结在里，表里俱热，时时恶风，大渴，舌上干燥而烦，欲饮水数升，白虎汤主之。〔方见前〕

伤寒，吐、下后未解，不大便五六日，至十余日，其人日晡所发潮热，不恶寒，犹如见鬼神之状，剧者发则不识人，循衣妄撮，怵惕不安，微喘直视，脉弦者生，涩者死。微者但发热谵语，与承气汤，若下者，勿复服。

大下后，口燥如，里虚故也。

辨阴易病已后劳复脉证篇第十七

伤寒，阴易之为病，身体重，少气，少腹里急，或引阴中拘挛，热上冲胸，头重不欲举，眼中生花，卵胞赤，膝胫拘急，烧裈散主之。

◎　烧裈散方

妇人里裈近阴处烧灰

上一味，水和服方寸匕，日三，小便即利，阴头微肿，此为愈。

大病已后，劳复，枳实栀子汤主之。

◎　枳实栀子汤方

枳实三枚，炙　豉一升　栀子十四枚

合三味，以酢浆七升，先煎取四升，次纳二味，煮取二升，纳豉，煮五六沸，去滓，分温再服。若有宿食，纳大黄如博棋子大五枚，服之愈。

伤寒瘥已后，更发热，小柴胡汤主之；脉浮者，以解之；脉沉实者，以下解之。

大病已后，腰以下有水气，牡蛎泽泻散主之。

◎　牡蛎泽泻散方

牡蛎熬　泽泻　蜀漆洗　商陆　葶苈熬　海藻洗　栝楼根各等分

合七味，捣为散，饮服方寸匕，日三服，小便即利。

伤寒解后，虚羸少气，气逆欲吐，竹叶石膏汤主之。

◎　竹叶石膏汤方

竹叶二把　半夏半升，洗　麦门冬一升，去心　甘草炙　人参各二两　石膏一斤，碎　粳米半升

合七味，以水一斗，煮取六升，去滓，纳粳米，熟，汤成，温服一升，日三服。

大病已后，其人喜唾，久久不了，胸上有寒，当温之，宜理中丸。

病人脉已解，而日暮微烦者，以病新瘥，人强与谷，脾胃气尚弱，不能消谷，故令微烦，损谷即愈。

卷八

辨霍乱病脉证篇第十八

问曰：病有霍乱者，何也？答曰：呕吐而利，此为霍乱。

问曰：病者发热头痛，身体疼痛，恶寒而复吐利，当属何病？答曰：当为霍乱。霍乱吐下利止，复更发热也。

伤寒，其脉微涩，本是霍乱，今是伤寒，却四五日，至阴经上，转入阴，当利。本素呕、下利者不治；若其人即欲大便，但反矢气，而不利者，是为属阳明，必坚，十二日愈。所以然者，经竟故也。

下利后当坚，坚能食者愈。今反不能食，到后经中，颇能食，复一经能食，过之一日当愈。若不愈，不属阳明也。

恶寒脉微而复利，利止必亡血。四逆加人参汤主之。

◎ 四逆加人参汤方

四逆汤中加人参一两即是。

霍乱而头痛发热，身体疼痛，热多欲饮水，五苓散主之；寒多不用水者，理中汤主之。

[五苓散方见前]

◎ 理中汤方

人参　干姜　甘草炙　白术各三两

合四味，以水八升，煮取三升，去滓，温服一升，日三服。脐上筑者，为肾气动，去术，加桂四两；吐多者，去术，加生姜三两；下利多者，复用术；悸者，加茯苓二两；渴者，加术至四两半；腹中痛者，加人参至四两半；寒者，加干姜至四两半；腹满者，去术，加附子一枚。服药后如食顷，饮热粥一升，微自温暖，勿发揭衣被。一方：蜜和丸，如鸡黄许大，以沸汤数合，和一丸，研碎，温服，日三夜二。腹中未热，益至三四丸，然不及汤。

吐利止，而身体痛不休，当消息和解其外，宜桂枝汤小和之。

吐利汗出，发热恶寒，四肢拘急，手足厥，四逆汤主之。

既吐且利，小便复利，而大汗出，下利清谷，里寒外热，脉微欲绝，四逆汤主之。

吐已下断，汗出而厥，四肢不解，脉微欲绝，通脉四逆加猪胆汤主之。

◎ 通脉四逆加猪胆汤方

于通脉四逆汤中，加猪胆汁半合即是，服之其脉即出。无猪胆，以羊胆代之。

吐利发汗，其人脉平而小烦，此新虚不胜谷气故也。

辨百合狐惑阴阳毒病脉证篇第十九

论曰：百合病者，百脉一宗，悉致其病也。意欲食，复不能食，常默默然，欲卧不能卧，欲行不能行，欲饮食，或有美时，或有不欲闻食臭时，如寒无寒，如热无热，口苦，小便赤，诸药不能治，得药则剧吐利，如有神灵者，身形如和，其脉微数。每溺时头痛者，六十日乃愈；若溺时头不痛，淅淅然者，四十日愈；若溺快然，但头眩者，二十日愈。其证或未病而预见，或病四五日而出，或二十日，或一月后见者，各随证治之。

百合病，发汗后者，百合知母汤主之。

◎ **百合知母汤方**

百合七枚　知母三两

合二味，先以水洗百合，渍一宿，当白沫出，去其水，别以泉水小煎取一升，去滓，别以泉水二升煎知母，取一升，后合煎，取一升五合，分温再服。

百合病，下之后者，百合滑石代赭石汤主之。

◎ **百合滑石代赭石汤方**

百合七枚　滑石三两，碎　代赭石如弹丸大一枚，碎

合三味，先煎百合如前法，别以泉水二升，煎滑石、代赭石，取一升，去滓，后合和重煎，取一升五合，分温再服。

百合病，吐之后者，百合鸡子黄汤主之。

◎ **百合鸡子黄汤方**

百合七枚　鸡子黄一枚

合二味，先煎百合如煎法，取一升，去滓，纳鸡子黄，搅匀，煎五分，温服。

百合病，不经吐、下、发汗，病形如初者，百合地黄汤主之。

◎ **百合地黄汤方**

百合七枚　生地黄汁一升

合二味，先煎百合如煎法，取一升，去滓，纳地黄汁，煎取一升五合，温分再服。中病勿更服，大便当如漆。

百合病，一月不解，变成渴者，百合方洗之。洗已，令食煮饼，勿以咸豉也。设渴不瘥者，栝楼牡蛎散主之。

◎ **百合洗方**

百合一升

以水一斗，渍之一宿，以洗身。

◎ **栝楼牡蛎散方**

栝楼根　牡蛎各等分

合二味，为细末，饮服方寸匕，日三服。

百合病，变发热者，百合滑石散主之。

◎ **百合滑石散方**

百合一两　滑石三两

合二味为散，饮服方寸匕，日三服。当微利者，止服，热则除。

百合病，见于阴者，以阳法救之；见于阳者，以阴法救之。见阳攻阴，复发其汗，此为

逆；见阴攻阳，乃复下之，此亦为逆。

狐惑之为病，状如伤寒，默默欲眠，目不得闭，卧起不安。蚀于喉为惑，蚀于阴为狐。不欲饮食，恶闻食臭，其面目乍赤、乍黑、乍白。蚀于上部则声嘎，甘草人参泻心汤主之。蚀于下部则咽干，苦参汤洗之。蚀于肛者，雄黄熏之。

◎　甘草人参泻心汤方

甘草四两，炙　黄芩　干姜　人参各三两　半夏半升，洗，黄连一两　大枣十二枚

合七味，以水一斗，煮取六升，去滓再煎，取三升，温服一升，日三服。

◎　苦参汤方

苦参半斤　桃根白皮　柳叶　槐白皮各四两

合四味，以水三斗，煎取一斗，去滓，熏洗，日三。

◎　雄黄熏法

雄黄

一味为末，筒瓦二枚合之，烧，向肛熏之。

病者脉数，无热，微烦，默默但欲卧，汗出。初得之三四日，目赤如鸠眼，七八日，目四眦皆黑，若能食者，脓已成也，赤小豆当归散主之。

◎　赤小豆当归散方

赤小豆三升，浸令芽出，暴干　当归十分

合二味，杵为散，浆水服方寸匕，日三服。

阳毒之为病，面赤斑，斑如锦纹，咽喉痛，吐脓血，五日可治，七日不可治，升麻鳖甲汤主之。

◎　升麻鳖甲汤方

升麻　当归　甘草炙，各二两　鳖甲手指大一片，炙　雄黄半两，研　蜀椒一两，炒去汗

合六味，以水四升，煮取一升，顿服之，老小再服，取汗。

阳毒病，其人身轻，腰背痛，烦闷不安，狂言，或走，或见鬼，或吐血、下利，脉浮大数者，得之伤寒一二日，或服药吐下后所致，五日可治，至七日不可治也，升麻汤主之。

◎　升麻汤方

升麻　甘草炙，各三两　桂枝　当归　防风各二两　蜀椒一两，炒去汗　雄黄半两，研

合七味，以水四升，煮取三升，温服取汗。

阴毒之为病，面目青，身痛如被杖，咽喉痛，五日可治，七日不可治，升麻鳖甲汤去雄黄蜀椒主之。

◎　升麻鳖甲去雄黄蜀椒汤方

即升麻鳖甲汤原方，去雄黄、蜀椒，煎服如前法。

阴毒病，其人身重背强，腹中绞痛，咽喉不利，毒气攻心，心下坚强，短气不得息，呕逆，唇青面黑，四肢厥冷，脉沉细坚数者，有伤寒初病一二日即得，或服药六七日以上至十日所致，五日可治，至七日不可治也，甘草细辛汤主之。

◎　甘草细辛汤方

升麻　甘草　当归　细辛各三两　蜀椒一两，炒去汗　鳖甲手指大一片，炙

合六味，以水四升，煮取三升，温服取汗。

辨疟病脉证篇第二十

师曰：疟脉自弦。弦数者，多热；弦迟者，多寒。弦沉紧者，下之瘥；弦紧者，可温之；弦浮紧者，可发汗、针灸也；弦滑大者，可吐之；弦数者，风发也，以饮食消息止之。

病疟，以月一日发，当十五日愈，设不瘥，当月尽解，如其不瘥，当云何？师曰：此为结癥瘕，名曰疟母，当急治之，宜鳖甲煎丸。

◎　鳖甲煎丸方

鳖甲炙　赤硝各十二分　乌扇烧　黄芩　鼠妇熬，各三分　桂枝尖　干姜　大黄　石韦去毛　厚朴　紫葳　半夏洗去涎　牡丹皮　阿胶　芍药　䗪虫各五分　柴胡　蜣螂熬，各六分　葶苈　人参各一分　瞿麦　桃仁去皮、尖，各二分　蜂窠四分，炙

合二十三味，为末，取煅灶下灰一斗，清酒一斛五升，浸灰，俟口酒尽一半，著鳖甲于中，煮令泛烂如胶漆，绞取汁，纳诸药，煎为丸，如梧子大，空心服七丸，日三服。

疟病解，数日复发，此非疟母，以日久极虚故也，当和其胃，阴阳和，必自愈，鳖甲理中丸调之。

◎　鳖甲理中丸方

鳖甲炙，十二片　人参　白术　干姜　麦门冬　甘草炙，各四两　半夏洗，二两　海藻　大戟各三两

合九味，为末，炼蜜作丸，如梧子大，以十丸煎黄酒，空心服，日三服，忌食生冷、油滑等物。

师曰：阴气孤绝，阳气独发，则热而少气烦冤，手足热而欲呕，名曰瘅疟。若但热不寒者，邪气内藏于心，外舍分肉之间，令人消烁肌肉。

温疟者，其脉如平，身无寒，但热，骨节烦疼，时呕，白虎加桂枝汤主之。

◎　白虎加桂枝汤方

知母六两　石膏一斤，碎　甘草二两，炙　粳米六合　桂枝三两

合五味，以水一斗，煮米熟汤成，去滓，温服一升，日三服。

疟多寒者，名曰牡疟，蜀漆散主之，牡蛎汤亦主之。

◎　蜀漆散方

蜀漆洗，去腥　云母烧二日夜　龙骨各等分

合三味，杵为散，未发前，以浆水服半钱匕。

◎　牡蛎汤方

牡蛎　麻黄各四两　甘草二两　蜀漆三两，烧，去腥

合四味，以水八升，先煮麻黄、蜀漆，去上沫，得六升，纳诸药，煮取二升，温服一升。

若吐，勿更服。

疟病发渴者，柴胡去半夏加栝楼根制汤主之，亦治劳疟。

◎　柴胡去半夏加栝楼根汤方

柴胡八两　人参　黄芩　生姜　甘草炙，各三两　大枣十二枚　栝楼根四两

合七味，以水一斗，煮取六升，去滓，再煎取三升，温服一升，日三服。初服微烦，复服汗出，便愈。

辨中风历节脚气病脉证篇第二十一

夫风之为病，当半身不遂，或但臂不遂者，此为痹。脉似微而数，中风使然。

寸口脉浮而紧，紧则为寒，浮则为风，寒风相搏，邪在皮肤。浮者血虚，络脉空虚，贼邪不泻，或左或右。邪气反缓，正气即急，正气引邪，喎僻不遂。邪在与络，肌肤不仁；邪在于经，即重不胜；邪在于腑，即不识人；邪入于脏，舌即难言，口吐涎。

大风，四肢烦重，心中恶寒不足者，侯氏黑散主之。

◎　侯氏黑散方

菊花四十分　白术　防风各十分　桔梗八分　黄芩五分　细辛　干姜　人参　茯苓　当归　川芎　牡蛎　矾石　桂枝各三分

合十四味，杵为散，酒服方寸匕，日一服。初服二十日，温酒调服。禁一切鱼肉、大蒜，常宜冷食，六十日止，即药积在腹中不下也。热食即下矣，冷食自能助药力。

寸口脉迟而缓，迟则为寒，缓则为虚。荣缓则为亡血，卫缓则为中风。邪气中经，则身痒而瘾疹，心气不足，邪气入中，则胸满而短气。

风热瘫痫，风引汤主之。亦治大人风引，小儿惊痫瘛疭，日数发，医所不疗，大能除热。

◎　风引汤方

大黄　干姜　龙骨各四两　桂枝尖三两　牡蛎　甘草各二两　滑石　寒水石　赤石脂　白石脂　紫石英　石膏各六两

合十二味，杵，粗筛，以苇囊盛之，取三指撮，井花水三升，煮三沸，温服一升。

病中风，如狂状，妄行，独语不休，无热，其脉浮者，宜防己地黄汤。

◎　防己地黄汤方

防己　甘草各一分　桂枝尖　防风各三分

合四味，以酒一杯渍之，绞取汁，生地黄二斤咬咀，蒸之如斗米饭久，以铜器盛药汁，更绞地黄汁，和分再服。

中风痱，身体不能自收持。口不能言，冒昧不知痛处，或拘急不得转侧，续命汤主之。

◎　续命汤方

麻黄　桂枝尖　甘草　干姜　石膏　当归　人参各三两　杏仁四十粒，去皮、尖　芎劳一两五钱

合九味，以水一斗，煮取四升，温服一升，当小汗，薄复脊，凭几坐，汗出则愈，不汗更服。无所禁，勿当风。

中风，但伏不得卧，咳逆上气，面目浮肿，续命汤主之。

中风，手足拘急，百节疼痛，烦热心乱，恶寒，经日不欲饮食，或心中热，或腹满，或气逆，或悸，或渴，或先有寒者，独活细辛三黄汤主之。

◎　独活细辛三黄汤方

独活四分　细辛　黄芪各二分　麻黄五分　黄芩三分

合五味，以水六升，煮取二升，分温三服。一服小汗出，二服大汗出。心热，加大黄二分；腹满，加枳实一枚；气逆，加人参三分；悸，加牡蛎三分；渴，加栝楼根三分；先有寒者，加附子一枚。

头风，大附子散摩之。若剧者，头眩重，苦极，不知食味，此属风虚，暖肌补中，益精气，术附汤主之。

◎　大附子散方

大附子一枚　盐一两

合二味，为散，沐了，以方寸匕，摩头上，令药力行。

◎　术附汤方

白术二两　附子一枚半，炮去皮　甘草一两，炙

合三味，锉，每五钱匕，生姜五片，大枣一枚，水盏半，煎七分，去滓，温服。

寸口脉沉而弱，沉即主骨，弱即主筋，沉即为肾，弱即为肝。汗出入水中，如水伤心，历节痛，黄汗出，故曰历节。

趺阳脉浮而滑，滑则谷气实，浮则汗自出。少阴脉浮而弱，弱则血不足，浮则为风，风血相搏，即疼痛如掣。盛人脉涩小，短气，自汗出，历节疼痛，不可屈伸，此皆饮酒汗出，当风所致。

诸肢节疼痛，身体尪羸，脚肿如脱，头眩短气，温温欲吐，桂枝芍药知母汤主之。

◎　桂枝芍药知母汤方

桂枝尖　知母　防风　白术各四两　芍药三两　麻黄　附子　甘草各二两　生姜五两

合九味，以水七升，先煮麻黄减二升，去上沫，纳诸药同煎，取二升，温服七合，日三服。

味酸则伤筋，筋伤则缓，名曰泄；咸则伤骨，骨伤则痿，名曰枯。枯泄相搏，名曰断泄，荣气不通，卫不独行，荣卫俱微，三焦无所御，四属断绝，身体羸瘦，独足肿大，黄汗出，胫冷，假令发热，便为历节也。

病历节不可屈伸，疼痛，乌头汤主之。

◎　乌头汤方

乌头五枚，大附子亦可　麻黄　芍药　黄芪　甘草炙，各三两

合五味，先将乌头咬咀，以蜜三升，煎取二升，即出乌头。另四味，以水三升，煮取一升，去滓。纳蜜煎中，更煎之，服七合，不知尽服。

病如伤寒证，先发热恶寒，肢疼痛，独足肿大者，此非历节，名曰脚气，于寒湿中求之。

若胫不肿，而重弱者，湿热也，当责其虚，或痹或痛，或挛急，或缓纵，以意消息调之。

病脚气疼痛，不可屈伸者，乌头汤主之。服汤已，其气冲心者，复与矾石汤浸之。

◎ **矾石汤方**

矾石二两

一味，以浆水一斗五升，煎三五沸，浸脚良。

病脚气上冲，少腹不仁者，急治之，崔氏八味丸主之。若上气喘急者危，加呕吐者死。

◎ **崔氏八味丸方**

干地黄八两　山茱萸　薯蓣各四两　泽泻　茯苓　牡丹皮各三两　附子一枚，炮　桂枝一两

合八味，末之，炼蜜作丸，如梧子大，酒下十五丸，日再服。

越脾加术汤，治内极热，则身体津脱，腠理开，汗大泄，厉风气，下焦脚弱。

◎ **越脾加术汤方**

麻黄六两　石膏半斤　生姜　甘草各二两　大枣十五枚　白术四两

合六味，以水六升，先煮麻黄，去上沫，纳诸药，煮取三升，分三服。恶风，加附子一枚，炮，破八片。

卷九

辨血痹虚劳病脉证篇第二十二

问曰：血痹之病，从何得之？师曰：夫尊荣人，骨弱肌肤盛，重因疲劳汗出，卧不时动摇，加被微风，遂得之。但以脉自微涩，在寸口关上小紧，宜针引阳气，令脉和，紧去则愈。

血痹，阴阳俱微，寸口关上微，尺中小紧，外证身体不仁如风痹状，黄芪桂枝五物汤主之。

◎ **黄芪桂枝五物汤方**

黄芪　芍药　桂枝尖各三两　生姜六两　大枣十二枚

合五味，以水六升，煮取二升，温服七合，日三服。

夫男子平人，脉大为劳，脉极虚亦为劳。

男子面色薄者，主渴及亡血，卒喘悸，脉浮者，里虚也。

男子脉虚沉弦，无寒热，短气里急，小便不利，面色白，时目眩，兼衄，少腹满，此为劳使之然。

劳之为病，其脉浮大，手足烦，春夏剧，秋冬瘥，阴寒精自出，酸削不能行。

男子脉浮弱而涩，为无子，精气清冷。

夫失精家，少腹弦急，阴头寒，目眩发落，脉极虚芤迟，为清谷，亡血失精，桂枝龙骨牡蛎汤主之。脉得诸芤动微紧，男子失精，女子梦交，天雄散主之。若虚弱，发热汗出不眠

者，加减龙骨牡蛎汤主之。

◎　**桂枝龙骨牡蛎汤方**

桂枝尖　芍药　生姜　龙骨　牡蛎各三两　甘草炙，二两　大枣十二枚

合七味，以水七升，煮取三升，分温三服。

◎　**天雄散方**

天雄炮　龙骨各三两　白术　桂枝尖各六两

合四味，杵为散，酒服半钱匕，日三服。不知，稍增之。

◎　**加减龙骨牡蛎汤方**

即桂枝龙骨牡蛎汤，除桂枝，加白薇、附子各三两，煎服如前法。

男子平人，脉虚弱细微者，喜盗汗也。

人年五六十，其病脉大者，痹侠背行，若肠鸣，马刀侠瘿者，皆为劳得之。

脉沉小迟，名脱气，其人疾行则喘喝，手足逆寒，腹满，甚则溏泄，食不消化也。

脉弦而大，弦则为减，大则为芤，减则为寒，芤则为虚，虚寒相搏，此名为革。妇人则半产漏下，男子则亡血失精。

虚劳里急，悸衄，腹中痛，梦失精，四肢酸疼，手足烦热，咽干口燥，小建中汤主之。

虚劳里急诸不足，或气短胸满，或腹满，或肺气虚损，黄芪建中汤主之。

◎　**黄芪建中汤方**

即小建中汤内加黄芪三两，煎服依原法。气短胸满者，加生姜足前成四两；腹满者，加茯苓一两半；及疗肺虚损不足、补气，加半夏三两。［小建中汤方见前］

虚劳腰痛，少腹拘急，小便不利者，八味肾气丸主之。［方见前］

虚劳不足，心中痛，食即气咽，喜忘，奄奄忽忽，若有所见，夜不能寐，合目欲眠，窗闻人语，苦惊，咽痛，口疮，大便难，时复溏泄，龙骨鳖甲茯苓丸主之。

◎　**龙骨鳖甲茯苓丸方**

龙骨　鳖甲炙　远志　菖蒲　当归　半夏洗　五味子　干姜　独活　防风　白蔹　紫菀　阿胶　桔梗各二两　麦门冬　黄芪　茯苓　人参　桂枝尖各二两　生地黄　生姜各四两　大枣三十枚

合二十二味，为末，捣膏，炼蜜和丸，如梧子大。饮服十丸，日三，加至二十丸。散服亦佳。

虚劳诸不足，风气百疾，薯蓣丸方主之。

◎　**薯蓣丸方**

薯蓣三十分　甘草二十分　当归　神曲　豆黄卷　干地黄　桂枝尖各十分　人参　阿胶各七分　白术　麦门冬　芍药　芎劳　杏仁　防风各六分　茯苓　柴胡　桔梗各五分　干姜三分　白薇二分　大枣百枚，为膏

合二十一味，末之，炼蜜为丸，如弹子大，空腹酒服一丸，一百丸为剂。

虚劳虚烦不得眠，酸枣仁汤主之。

◎　**酸枣仁汤方**

酸枣仁二升　甘草　芎劳各一两　知母　茯苓各二两

合五味，以水八升，煮酸枣仁，得六升。纳诸药，煮取三升，分温三服。

五劳虚极，羸瘦腹满，不欲饮食，食伤、忧伤、饮伤、房室伤、饥伤、劳伤，经络荣卫气伤，内有干血，肌肤甲错，两目黯黑，缓中补虚，大黄䗪虫丸主之。

◎　**大黄䗪虫丸方**

大黄十分，蒸　䗪虫半升　桃仁　杏仁　虻虫各一升　干地黄十两　水蛭　蛴螬各一百枚　芍药四两　干漆一两　黄芩二两　甘草三两

合十二味，末之，炼蜜和丸，小豆大，酒服五丸，日三服。

虚劳不足，汗出而闷，脉结，心悸，行动如常，不出百日，危急者，二十一日死，炙甘草汤主之。［方见前］

虚劳不足，如大风状，心痛彻背，背痛彻心，去来如常，或心烦闷，或腹胀痛，时寒时热，面色乍青乍黄，饮食不变，坐起无常，卒眩仆，不识人，名曰行尸。本强数损，劳伤五腧，入房大汗出，旋时任劳，或出当风，风入与水湿并，潜伏心下，邪正相搏，久久得之。其饮食起居如故，卒发不知者，以五内受气故也。设无王气，为难治，麻黄细辛附子续命汤主之。

◎　**麻黄细辛附子续命汤方**

麻黄三两　细辛　桂枝尖　芎劳　防风　人参　芍药　秦艽　甘草炙　独活　防己　黄芩　白术　生姜　附子炮，去皮，各二两　大枣十二枚

合十六味，咬咀，以水一斗三升，先煮麻黄一沸，去沫，纳诸药，煮取五升，去滓，煎取三升，分三服。老小久病，服五合。取汗，勿令见风，忌生冷、油腥等物。

冷劳，獭肝散主之，又主鬼疰，一门相染。

◎　**獭肝散方**

獭肝一具，炙干

末之，水服方寸匕，日三服。

辨肺痿肺痈咳嗽上气病脉证篇第二十三

问曰：热在上焦者，因咳为肺痿。肺痿之病，从何得之？师曰：或从汗出，或从呕吐，或从消渴，小便利数，或从便难，又被快药下利，重亡津液，故得之。曰：寸口脉数，其人咳，口中反有浊唾涎沫者何？师曰：为肺痿之病，若口中辟辟燥，咳即胸中隐隐痛，脉又滑数，此为肺痈，咳唾脓血。脉数虚者，为肺痿；数实者，为肺痈。

问曰：病咳逆，脉之何以知为肺痈？当有脓血，吐之则死，其脉何类？师曰：寸口脉浮而数，浮则为风，数则为热，浮则汗出，数则恶寒。风中于卫，呼气不入，热过于荣，吸而不出。风伤皮毛，热伤血脉，风舍于肺，其人则咳，口干喘满，咽燥不渴，多唾浊沫，时时振寒。热之所过，血为之凝滞，蓄结痈脓，吐如米粥。始萌可救，脓成则死。

问曰：振寒发热，寸口脉滑而数，其人饮食起居如故，此为痈肿病。医者不知，以伤寒治之，病不愈，因唾以知有脓。脓之所在，何以别其处？师曰：假令痛在胸中者，为肺痈。

其人脉数，咳唾有脓血，设脓未成，其脉自紧数，紧去但数，脓已成也。寸口脉数，趺阳脉紧，数则为热，紧则为寒，寒热相搏，故振寒而咳。

趺阳脉浮缓，胃气如经，此为肺痈。

寸口脉不出，反发汗，阳脉早索，阴脉不涩，三焦踟蹰，入而不出。阴脉不涩，身体反冷，其内反烦，多吐唇燥，小便反难，此为肺痿。伤于津液，便如烂瓜，亦如豚脑，但坐发汗故也。

肺痿，其人欲咳不得咳，咳则出干沫，久久小便不利，甚者脉浮弱。

师曰：肺痿咳唾，咽燥欲饮水者，自愈。自张口者，短气也。

咳而口中自有津液，舌上苔滑者，此为寒，非肺痿也。

上气，面浮肿，肩息，其脉浮大者，不治；又加下利尤甚。

上气，喘而躁者，此为肺胀，欲作风水，发其汗，则愈。

肺痿，吐涎沫而不咳者，其人不渴，必遗溺，小便数。所以然者，以上虚不能制下故也。此为肺中冷，必眩，多涎唾，甘草干姜汤以温之。若服汤已渴者，属消渴。

肺痿，涎唾多，心中温温液液者，炙甘草汤主之。［以上二方俱见前］

肺痿，涎唾多，出血，心中温温液液者，甘草温液汤主之。

◎　甘草温液汤方

甘草三两

一味，㕮咀，以水三升，煮取一升半，分温三服。

肺痿，咳唾涎沫不止，咽燥而渴，生姜甘草汤主之。

◎　生姜甘草汤方

生姜五两　甘草四两　人参三两　大枣十二枚

合四味，以水七升，煮取三升，分温三服。

肺痿，吐涎沫，桂枝去芍药加皂荚汤主之。

◎　桂枝去芍药加皂荚汤方

桂枝尖　生姜各三两　甘草二两，炙　大枣十二枚　皂荚一枚，去皮及子

合五味，以水七升，微煮取三升，分温三服。

咳而上气，喉中水鸡声，射干麻黄汤主之。

◎　射干麻黄汤方

麻黄　生姜各四两　射干　细辛　紫菀　款冬花各三两　五味子　半夏各半升　大枣七枚

合九味，以水一斗而升，先煮麻黄两沸，去上沫，纳诸药，煮取三升，分温再服。

咳逆上气，时时吐浊，但坐不得眠，皂荚丸主之。

◎　皂荚丸方

皂荚八两，刮去皮，酥炙

一味，末之，蜜丸梧子大，以枣膏和汤，服三丸，日三夜一服。

咳而脉浮者，厚朴麻黄汤主之。咳而脉沉者，泽漆汤主之。

◎　厚朴麻黄汤方

厚朴五两　麻黄四两　石膏如鸡子大　杏仁　五味子半升　半夏半升，洗　小麦一升
干姜二两　细辛二两

合九味，以水一斗，先煮小麦，去滓，纳诸药，煮取三升，温服一升，日三服。

◎　泽漆汤方

泽漆三升，以东流水五斗，煮取一斗五升　白前　紫菀　生姜　紫参各五两　半夏半升，
洗　桂枝尖　甘草　黄芩　人参各二两

合十味，㕮咀，以九味纳泽漆汤中，煮取五升，温服五合，至夜尽。

火逆上气，咽喉不利，止逆下气，麦门冬汤主之。

◎　麦门冬汤方

麦门冬七升　半夏一升，洗　人参　甘草各二两　粳米三合　大枣十二枚

合六味，以水一斗二升，煮取六升，温服一升，日三夜一服。

肺痈，喘不得卧，葶苈大枣泻肺汤主之。

◎　葶苈大枣泻肺汤方

葶苈熬令黄色，捣丸，如弹子大　大枣十二枚

合二味，先以水三升，煮枣，取二升，去枣，纳葶苈，煮取一升，顿服。

肺痈胸满胀，一身面目浮肿，鼻塞清涕出，不闻香臭酸辛，咳逆上气，喘鸣迫塞。先服
小青龙汤一剂，却与葶苈大枣泻肺汤主之。［小青龙汤方见前］

咳而胸满，振寒脉数，咽干不渴，时出浊唾腥臭，久久吐脓如米粥者，为肺痈，桔梗汤
主之，桔梗白散亦可服。

◎　桔梗汤方

桔梗一两　甘草二两

合二味，以水三升，煮取一升，分温再服，则吐脓血也。

◎　桔梗白散方

桔梗　贝母各三两　巴豆一分，去皮、心，熬黑，研如脂

合三味，为散，强人饮服半钱匕，羸者减之。病在膈上者，吐脓；在膈下者，泻出。若
下多不止，饮冷水一杯则定。

咳有微热，烦满，胸中甲错，是为肺痈，苇茎汤主之。

◎　苇茎汤方

苇茎二升　薏苡仁半升　瓜瓣半升　桃仁五十粒

合四味，以水一斗，先煮苇茎，得五升，去滓，纳诸药，煮取二升，服一升，再服，当
吐如脓。

咳而上气，此为肺胀，其人喘，目如脱状，脉浮者，越脾加半夏汤主之。

◎　越脾加半夏汤方

麻黄六两　石膏半斤　半夏半升，洗　生姜三两　甘草二两，炙　大枣十二枚

合六味，以水六升，先煮麻黄，去上沫，纳诸药，煮取三升，分温三服。

肺胀，咳而上气，烦躁而喘，脉浮者，心下有水，小青龙加石膏汤主之。

◎　小青龙加石膏汤方

麻黄　芍药　桂枝尖　细辛　干姜　甘草炙，各三两　五味子　半夏洗，各半升　石膏二两

合九味，以水一斗，先煮麻黄，去上沫，纳诸药，煮取三升，强人服一升，赢者减半，日三服，小儿服四合。

辨奔豚气病脉证篇第二十四

师曰：病有奔豚，有吐脓，有惊怖，有火邪，此四部病，皆从惊发得之。

师曰：奔豚病，从少腹起，上冲咽喉，发作欲死，复还止，皆从惊恐得之。

奔豚，气上冲胸，腹痛，往来寒热，奔豚汤主之。

◎　奔豚汤方

甘草　芎䓖　当归　黄芩　芍药各二两　半夏四两　生姜四两　生葛五两　甘李根白皮一升

合九味，以水二斗，煮取五升，温服一升，日三夜一服。

发汗后，烧针令其汗，针处被寒，核起而赤者，必发奔豚，气从少腹上冲心者，灸其核上各一壮，与桂枝加桂汤主之。［方见前］

发汗后，其人脐下悸者，欲作奔豚，茯苓桂枝甘草大枣汤主之。［方见前］

辨胸痹心痛短气病脉证篇第二十五

师曰：夫脉当取太过不及。阳微阴弦，即胸痹而痛，所以然者，责其极虚也。今阳微，知在上焦，所以胸痹、心痛者，以其阴弦故也。

平人无寒热，短气不足以息者，实也。

胸痹之病，喘息咳唾，胸背痛，短气，寸口脉沉而退，关上小紧数，栝楼薤白白酒汤主之。

◎　栝楼薤白白酒汤方

栝楼实一枚　薤白半升　白酒七升

合三味，同煮，取二升，分温再服。

胸痹不得卧，心痛彻背者，栝楼薤白半夏汤主之。

◎　栝楼薤白半夏汤方

栝楼实一枚，捣　薤白三两　半夏半斤，洗　白酒一斗

合四味，同煎，取四升，温服三升，日三服。

胸痹，心中痞气，留结在胸，胸满，胁下逆抢心，枳实薤白桂枝汤主之，桂枝人参汤亦主之。［方见前］

◎　枳实薤白桂枝汤方

枳实四枚　薤白半升　桂枝尖一两　厚朴四两　栝楼一两，捣

合五味，以水五升，先煮枳实、厚朴，取二升，去滓，纳诸药，煮数沸，分温三服。

胸痹，胸中气塞，短气，茯苓杏仁甘草汤主之，橘皮枳实生姜汤亦主之。

◎　茯苓杏仁甘草汤方

茯苓三两　杏仁五十枚　甘草一两

合三味，以水一斗，煮取五升，温服一升，日三服，不瘥更服。

◎　橘皮枳实生姜汤方

橘皮一斤　枳实三两　生姜半斤

合三味，以水五升，煮取二升，分温再服。

胸痹缓急者，薏苡附子散主之。

◎　薏苡附子散方

薏苡仁十五两　大附子十枚，炮

合二味，杵为散，服方寸匕，日三服。

心中痞，诸逆，心悬痛，桂枝生姜枳实汤主之。

◎　桂枝生姜枳实汤方

桂枝三两　生姜三两　枳实五枚

合三味，以水六升，煮取三升，分温三服。

心痛彻背，背痛彻心，乌头赤石脂丸主之。

◎　乌头赤石脂丸方

乌头一分，炮　蜀椒　干姜　赤石脂各一两　附子半两

合五味，末之，蜜丸如梧子大，先食，服一丸，日三服。不知，稍加服。

九种心疼，九痛丸主之。兼治卒中恶，腹胀痛，口不能言，又治连年积冷流注心胸间，并冷冲方上气，亦治落马、坠车血疾等症。

◎　九痛丸方

附子三两，炮　生狼牙如炙香　巴豆去皮心，熬，研如膏干姜　吴茱萸　人参各一两

合六味，末之，炼蜜为丸，如梧子大。酒下，强人初服三丸，日三服，弱者二丸。忌口如常法。

卷十

辨腹满寒疝宿食病脉证篇第二十六

跌阳脉微弦，法当腹满；不满者，必便难，两胁疼痛。此虚寒欲下上也，当以温药服之。

病者腹满，按之不痛为虚，痛者为实，可下之。舌黄未下者，下之黄自去。

腹满时减，复加故，此为寒，当与温药。

病者痿黄，燥而不渴，胃中寒实，而利不止者死。

寸口脉弦者，即胁下拘急而痛，其人啬啬恶寒也。

夫中寒家，喜欠，其人清涕出，发热色和者，喜嚏。

中寒，其人下利，以里虚也。欲嚏不能，此人肚中寒。

夫瘦人绕脐痛，必有风冷，谷气不行，而反下之，其气必冲。不冲者，心中则痞。

病腹满、发热十日，脉浮而数，饮食如故，厚朴七物汤主之。

◎　厚朴七物汤方

厚朴半斤　大黄三两　甘草三两　桂枝二两　生姜五两　枳实五枚　大枣十枚

合七味，以水一斗，煮取四升，温服八合，日三服。

下利，去大黄；寒多者，加生姜至半斤。

腹中寒气，雷鸣切痛，胸胁逆满，呕吐，附子粳米汤主之。

◎　附子粳米汤方

附子一枚，炮　粳米　半夏洗，各半升　甘草一两　大枣十枚

合五味，以水八升，煮米熟汤成，去滓，温服一升，日三服。

闭而痛者，厚朴三物汤主之。

◎　厚朴三物汤方

厚朴八两　大黄四两　枳实五枚

合三味，以水一斗二升，先煮二味，取五升，纳大黄，煮取三升，温服一升，以利为度。

按之心下满痛，有潮热者，此为实也，当下之，宜大柴胡汤。［方见前］

腹满不减，减不足言，当下之，宜大承气汤。［方见前］

心胸中大寒痛，呕不能饮食，腹中满，上冲皮起，出见有头足，上下痛而不可触近者，大建中汤主之。

◎　大建中汤方

蜀椒二合，炒去汗　干姜四两　人参一两

合三味，以水四升，煮取三升，去滓，纳胶饴一升，微火煎，取二升，分温再服。如一炊顷，可饮粥二升，后更服。当一日食糜粥，温覆之。

胁下满痛，发热，其脉紧弦，此寒也，以温药下之，宜大黄附子汤。

◎　大黄附子汤方

大黄三两　附子三两　细辛二两

合三味，以水五升，煮取二升，分温三服。若强人，煮取二升半，分温三服。服后如人行四五里，进一服。

寒气厥逆，赤丸主之。

◎　赤丸方

乌头二两，炮　茯苓四两　半夏四两　细辛一两

合四味，末之，纳朱砂为色，炼蜜为丸，如麻子大，先食饮酒下三丸，日再夜一服。不知稍增之，以知为度。

腹满，脉弦而紧，弦则冲气不行，即恶寒，紧则不欲饮食，邪正相搏，即为寒疝。寒疝先绕脐痛，若发则自汗出，手足厥冷，大乌头煎主之。

◎　大乌头煎方

乌头大者五枚，熬，去皮，不必咀

一味，以水三升，煮取一升，去滓，纳蜜二升，煎令水气尽，取二升。强人服七合，弱人服五合。不瘥，明日更服，不可一日更服。

寒疝，腹中痛及胁痛，里急，其脉沉紧者，当归生姜羊肉汤主之。

◎　当归生姜羊肉汤方

当归三两　生姜五两　羊肉一斤

合三味，以水八升，煮取三升，温服七合，日三服。若寒多者，加生姜成一斤；痛多而呕者，加橘皮二两，白术一两。加生姜者，亦加水五升，煮取三升二合，服之。

寒疝，腹中痛，逆冷，手足不仁，若身疼痛，灸、刺、诸药不能治，乌头桂枝汤主之。

◎　乌头桂枝汤方

乌头五枚

一味，以蜜二升，煎减半，去滓，以桂枝汤五合解之，令得一升。后初服五合，不知，即服三合，又不知，复加至五合。其知者，如醉状，得吐者，为中病。

其脉数而紧，乃弦，状如弓弦，按之不移。脉气数者，当下其寒。脉紧大而迟者，必心下坚。脉大而紧者，阳中有阴，可下之。

寒疝，腹中绞痛，贼风入攻五脏，拘急不得转侧，发作有时，令人阴缩，手足厥逆，乌头汤主之。〔即上大乌头煎〕

心腹卒中痛者，柴胡桂枝汤主之。〔方见前〕

中恶，心痛腹胀，大便不通，走马汤主之。

◎　走马汤方

巴豆二枚，去皮，心，熬　杏仁二枚

合二味，以布包捶碎，热汤二合，捻取白汁饮之，当下。老小量之。通治飞尸鬼击病。

问曰：人病有宿食，何以别之？师曰：寸口脉浮而大，按之反涩，尺中亦大而涩，故知有宿食，大承气汤主之。〔方见前〕

脉数而滑者，实也，此有宿食，下之愈，宜大承气汤。

下利不欲食者，此有宿食也，当下之，宜大承气汤。

宿食在上脘，当吐之，宜瓜蒂散。〔方见前〕

脉紧如转索无常者，宿食也。

脉紧，头痛风寒，腹中有宿食不化也。

辨五脏风寒积聚病脉证篇第二十七

肺中风者，口燥而喘，头晕而身重，冒风而肿胀。

肺中寒，吐浊涕。肺

肺死脏，浮之虚，按之弱如葱叶，下无根者，死。

肝中风者，头目瞤，两胁痛，行常伛。令人嗜甘。

肝中寒者，两臂不举，舌本燥，善太息，胸中痛，不得转侧，食则吐而汗出也。

肝死脏，浮之弱，按之如索不来，或曲如蛇行者，死。

肝著，其人常欲蹈其胸上，先未苦时，但欲饮热，旋覆花汤主之。

◎　旋覆花汤方

旋覆花三两　葱十四茎　新绛少许

合三味，以水三升，煮取一升，顿服之。

心中风者，翕翕发热，不能起，心中饥，食即呕吐。

心中寒者，其人苦病心如啖蒜状，剧者心痛彻背，背痛彻心，譬如虫注。其脉浮者，自吐乃愈。

心死脏，浮之实，如麻豆，按之益燥疾者，死。

心伤者，其人劳倦，即头面赤而下重，心中痛而自烦，发热，当脐跳，其脉沉，此为心脏伤所致也。

邪哭使魂魄不安者，血气少也，血气少者属于心。心气虚者，其人则畏，合目欲眠，梦远行而精神离散，魂魄妄行。阴气衰者为狂，阳气衰者为癫。

脾中风，翕翕发热，形如醉人，腹中烦重，皮目瞤瞤而短气。

脾中寒，腹胀满而时痛，手足寒，吐而自利，食不化也。

脾死脏，浮之大坚，按之如覆杯，洁洁状如摇者，死。

跌阳脉浮而涩，浮则胃气强，涩则小便数，浮涩相搏，大便则难，其脾为约，麻子仁丸主之。［方见前］

肾中风，心中烦，不得眠，四肢烦疼，呕而渴，咽痛，腹中痛，小便不利，泄利下重。

肾中寒，下利清谷，腹痛而便难，身体痛，恶寒，骨节疼，身蜷沉重，手足拘急。

肾死脏，浮之坚，按之乱如转丸，益下入尺中者，死。

肾著之病，其人身体重，腰中冷，如坐水中，形如水状，反不渴，小便自利，饮食如故。病属下焦，身劳汗出，表里冷湿，久久得之。腰以下冷痛，腰重如带五千钱，甘姜苓术汤主之。

◎　甘姜苓术汤方

甘草二两　白术二两　干姜四两　茯苓四两

合四味，以水五升，煮取三升，分温三服，腰中即温。一名肾著汤。

问曰：三焦竭部，上焦竭，善噫，何谓也？师曰：上焦受中焦气未和，不能消谷，故能噫耳。下焦竭，即遗溺失便，其气不和，不能自禁制，不须治，久则愈。

师曰：热在上焦者，因咳为肺痿；热在中焦者，则为坚；热在下焦者，则溺血，亦令淋秘不通。大肠有寒者，则鹜溏；有热者，便肠垢。小肠有寒者，其人下重、便血；有热者，必痔。

问曰：病有积、有聚、有䅽气，何谓也？师曰：积者，脏病也，终不移；聚者，腑病也，发作有时，辗转痛移，为可治；䅽气者，胁下痛，按之则愈，复发为䅽气。

诸积大法，脉来细而附骨者，乃积也。寸口，积在胸中；微出寸口，积在喉中；关上，积在脐旁；上关上，积在心下；微下关，积在脐少腹；尺中，积在气冲。脉出左，积在左；脉出右，积在右；脉两出，积在中央。各以其部处之。

辨痰饮咳嗽病脉证篇第二十八

问曰：夫饮有四，何谓也？师曰：有痰饮，有悬饮，有溢饮，有支饮。

问曰：四饮何以为异？师曰：其人素盛今瘦，水走肠间，沥沥有声，谓之痰饮。饮后水流在胁下，咳唾引痛，谓之悬饮。饮水流行，归于四肢，当汗出而不汗出，身体疼重，谓之溢饮。咳逆倚息，短气不得卧，其形如肿，谓之支饮。

水在心，心下坚筑，短气，恶水不欲饮。

水在肺，吐涎沫，欲饮水。

水在脾，少气身重。

水在肝，胁下支满，嚏而痛。

水在肾，脐下悸。

夫心下有留饮，其人背寒冷如掌大。

留饮者，胁下痛引缺盆，咳嗽则转甚。

胸中有留饮，其人短气而喘，四肢历节痛，脉沉者，有留饮。

膈上病痰，满喘咳吐，发则寒热，背痛腰疼，目泣自出，人振振身瞤剧，必有伏饮。

夫病人饮水多，必暴喘满。凡食少饮多，水停心下，甚者则悸，微者短气。脉双弦者，寒也，皆大下后里虚；脉偏弦者，饮也。

肺饮不弦，但苦喘、短气。

支饮，亦喘而不能卧，加短气，其脉平也。

病痰饮者，当以温药和之。

心中有痰饮，胸胁支满，目眩，苓桂术甘汤主之。

◎　苓桂术甘汤方

茯苓三两　桂枝三两　白术三两　甘草二两

合四味，以水六升，煮取三升，分温三服，小便则利。

夫短气有微饮，当从小便去之，苓桂术甘汤主之，肾气丸亦主之。［即崔氏八味丸，方见前］

病者脉伏，其人欲自利，利反快，此为留饮欲去故也。虽利，心下续坚满，甘遂半夏汤主之。

◎　甘遂半夏汤方

甘遂大者三枚　半夏十二枚，以水一升，煮取半升，去渣　芍药五枚　通草大者如拇指长一枚合四味，以水二升，煮取半升，去滓，以蜜半升和药汁，煎取八合，顿服之。

脉浮而细滑，伤饮。

脉弦迟，有寒饮，冬夏难治。

脉沉而弦者，悬饮内痛。病悬饮者，十枣汤主之。〔方见前〕

病溢饮者，当发其汗，大青龙汤主之，小青龙汤亦主之。〔二方并见前〕

膈间支饮，其人喘满，心下痞坚，面色黧黑，其脉沉紧，得之数十日，医吐之不愈，木防己汤主之。虚者即愈，实者三日复发，复与不愈者，宜木防己汤去石膏加茯苓芒硝汤主之。

◎　木防己汤方

木防己三两　桂枝三两　人参四两　石膏如鸡子大二枚

合四味，以水六升，煮取二升，分温再服。

◎　木防己去石膏加茯苓芒硝汤方

木防己二两　桂枝二两　人参四两　茯苓四两　芒硝三合

合五味，以水六升，煮取二升，去滓，纳芒硝，再微煎，分温再服，微利则愈。

心下有支饮，其人苦冒眩，泽泻汤主之。

◎　泽泻汤方

泽泻五两　白术二两

合二味，以水二升，煮取一升，分温再服。

支饮腹满者，厚朴大黄汤主之。

◎　厚朴大黄汤方

厚朴一尺　大黄六两　枳实四枚

合三味，以水五升，煮取二升，分温再服。

支饮不得息，葶苈大枣泻肺汤主之。〔方见前〕

呕家本渴，渴者为欲解，今反不渴，心下有支饮故也，小半夏汤主之。

◎　小半夏汤方

半夏一升，洗〔一本五钱〕　生姜半斤〔一本四钱〕

合二味，以水七升，煮取一升半，分温再服。

腹满，口舌干燥，此肠间有水气，己椒苈黄丸主之。若口中有津液，渴者，加芒硝半两。

◎　己椒苈黄丸方

防己　椒目　葶苈　大黄各一两

合四味，末之，蜜丸如梧子大，先食饮服一丸，日三服，稍增。

卒呕吐，心下痞，膈间有水，眩悸者，小半夏加茯苓汤主之。

◎　小半夏加茯苓汤方

半夏一升　生姜半斤　茯苓四两

合三味，以水七升，煮取一升五合，分温再服。

假令病人脐下有悸，吐涎沫而巅眩，此水气也，五苓散主之。〔方见前〕

胸中有停痰宿水，自吐出水后，心胸间虚，气满不能食，茯苓汤主之。消痰气，令能食。

◎　茯苓汤方

茯苓　人参　白术各三两　枳实二两　橘皮二两半　生姜四两

合六味，以水六升，煮取一升八合，分温再服。如人行八九里，进之。

咳家，其脉弦，为有水，十枣汤主之。［方见前］

咳而时发热，脉卒弦者，此为胃中寒实所致也，当吐之。

夫有支饮家，咳烦，胸中痛者，不卒死，至一百日，或一岁，宜十枣汤。

久咳数岁，其脉弱者，可治；实大数者，死。其脉虚者，必苦冒，其人本有支饮在胸中故也，治属饮家。

咳逆倚息不得卧，小青龙汤主之。青龙汤汗已，多唾，口燥。

寸脉沉，尺脉微，手足厥逆，气从少腹上冲胸咽，手足痹，其面翕热如醉状，因复下流阴股，小便难，时复冒者，与茯苓桂枝五味甘草汤，治其冲气物。

冲气即低，而反咳、胸满者，用苓桂五味甘草汤去桂枝加细辛、干姜，以治其咳满。

咳满即止，而更复渴，冲气复发者，以细辛、干姜为热药也，服之当遂渴，而渴反止者，为支饮也。支饮者，法当冒，冒者必呕，仍与苓桂五味甘草汤如前法，因呕，复纳半夏，以去其水气。

水去呕止，其人形肿者，与原汤加杏仁主之。其证应纳麻黄，以其人遂痹，故不纳之。若逆而纳之者，必厥，所以然者，以其人血虚，麻黄发其阳故也。

若面热如醉，此为胃热上冲熏其面，与原汤加大黄以利之。

◎　茯苓桂枝五味甘草汤方

茯苓四两　桂枝四两　五味子半升　甘草三两，炙

合四味，以水八升，煮取三升，去滓，分温三服。

◎　苓桂五味甘草去桂加姜辛汤方

即茯苓桂枝五味甘草汤原方，加干姜三两、细辛三两，煎服如前法。

◎　苓桂五味甘草加半夏汤方

即原方中加半夏半升（汤洗），煎服如前法。

◎　苓桂五味甘草加杏仁汤方

即原方中加杏仁半升（去皮、尖，捣膏），煎服如前法。

◎　苓桂五味甘草加大黄汤方

即原方中加大黄三两，煎服如前法。

病人一臂不遂，时复转移，着在一臂，其脉沉细，非风也，必有饮在上焦。其脉虚者，为微劳，荣卫气不周故也，久之自瘥。

先渴后呕，为水停心下，此为饮家，小半夏加茯苓汤主之。［原方见上，加茯苓四两］

卷十一

辨消渴小便不利淋病脉证篇第二十九

厥阴之为病，消渴，气上冲心，心中疼热，饥而不欲食，食即吐，下之不肯出。

寸口脉浮而迟，浮即为虚，迟即为劳，虚则卫气不足，劳则荣气竭。趺阳脉浮而数，浮即为气，数即消谷，而大便坚，气盛则溲数，溲数则坚，坚数相搏，即为消渴。

男子消渴，小便反多，以饮一斗，小便亦一斗，肾气丸主之。〔即崔氏八味丸，方见前〕

脉浮，小便不利，微热，消渴者，宜利小便、发汗，五苓散主之。〔方见前〕

渴欲饮水，水入则吐者，名曰水逆，五苓散主之。

渴欲饮水不止者，文蛤散主之。〔方见前〕

淋之为病，小便如粟状，小腹弦急，痛引脐中。

趺阳脉数，胃中有热，即消谷引饮，大便必坚，小便则数。

淋家不可发汗，发汗则必便血。

小便不利者，有水气，其人若渴，用栝楼瞿麦丸主之。

◎　栝楼瞿麦丸方

薯蓣　茯苓各三两　栝楼根二两　瞿麦一两　附子一枚，炮

合五味，末之，炼蜜为丸，如梧子大，饮服二丸，日三服。不知，增至七八丸，以小便利、腹中温为知。

小便不利，蒲灰散主之，滑石白鱼散、茯苓戎盐汤并主之。

◎　蒲灰散方

蒲灰半分　滑石二分

合二味，杵为散，饮服方寸匕，日三服。

◎　滑石白鱼散方

滑石　乱发烧　白鱼各二分

合三味，杵为散，饮服方寸匕，日三服。

◎　茯苓戎盐汤方

茯苓半斤　白术二两　戎盐弹丸大一枚

合三味，先将茯苓、白术煎成，入戎盐再煎，分温三服。

渴欲饮水，口干舌燥者，白虎加人参汤主之。〔方见前〕

脉浮发热，渴欲饮水，小便不利者，猪苓汤主之。〔方见前〕

辨水气病脉证篇第三十

问曰：病有风水，有皮水，有正水，有石水，有黄汗。师曰：风水，其脉自浮，外证骨

节疼痛，恶风；皮水，其脉亦浮，外证胕肿，按之没指，不恶风，其腹如鼓，不渴，当发其汗；正水，其脉沉迟，外证自喘；石水，其脉自沉，外证腹满不喘；黄汗，其脉沉迟，身发热，胸满，四肢头面肿，久不愈，必至痈脓。

脉浮而洪，浮则为风，洪则为气。风气相搏，风强则为瘾疹，身体为痒，痒者为泄风，久为痂癞；气强则为水，难以俯仰。风气相击，身体浮肿，汗出乃愈。恶风则虚，此为风水；不恶风者，小便通利，上焦有寒，其口多涎。

寸口脉沉滑者，中有水气，面目肿大，有热，名曰风水，视人之目窠上微肿，如蚕新卧起状，其颈脉动，时时咳，按其手足上，陷而不起者，风水。

太阳病，脉浮而紧，法当骨节疼痛，反不疼，身体反重而酸，其人不渴，汗出即愈，此为风水。恶寒者，此为极虚，发汗得之。渴而不恶寒者，此为皮水。身肿而冷，状如周痹，胸中窒，不能食，反聚痛，暮躁不得眠，此为黄汗，痛在骨节。咳而喘，不渴者，此为肺胀，其状如肿，发汗则愈。然诸病此者，渴而下利，小便数者，皆不可发汗。

里水者，一身面目黄肿，其脉沉，小便不利，故令病水。假令小便自利，此亡津液。故令渴也，越脾加术汤主之。［方见前］

趺阳脉当伏，今反紧，本自有寒，疝瘕，腹中痛，医反下之，即胸满短气。

趺阳脉当伏，今反数，本自有热，消谷，小便数，今反不利，此为欲作水。

寸口脉浮而迟，浮脉则热，迟脉则潜，热潜相搏，名曰沉。趺阳脉浮而数，浮脉即热，数脉即止，热止相搏，名曰伏。沉伏相搏，名曰水。沉则络脉虚，伏则小便难，虚难相搏，水走皮肤，即为水矣。

寸口脉弦而紧，弦则卫气不行，即恶寒，水不活流，走于肠间。

少阴脉紧而沉，紧则为痛，沉则为水，小便即难。

脉得诸沉，当责有水，身体肿重，水病脉出者，死。

夫水病人，目下有卧蚕，面目鲜泽，脉伏，其人消渴。病水腹大，小便不利，其脉沉绝者，有水，可下之。

问曰：病下利后，渴欲饮水，小便不利，腹满因肿者，何也？答曰：此法当病水，若小便自利，及汗出者，当自愈。

心水者，其身重而少气，不得卧，烦而躁。肝水者，其腹大，不能自转侧，胁下腹中痛，时时津液微生，小便续通。肺水者，其身肿，小便难，时时鸭溏。脾水者，其腹大，四肢苦重，津液不生，但苦少气，小便难。肾水者，其腹大，脐重腰痛，不得溺，阴下湿，如牛鼻上汗，其足逆冷，面反瘦，其人阴肿。

师曰：诸有水者，腰以下肿，当利小便，腰以上肿，当发汗，乃愈。

师曰：寸口脉沉而迟，沉则为水，迟则为寒，寒水相搏，趺阳脉浮，水谷不化，脾气衰则鹜溏，胃气衰则身重。少阳脉革，少阴脉细，男子则小便不利，妇人则经水不通，经为血，血不利则为水，名曰血分。

师曰：寸口脉沉而数，数则为出，沉则为入，出则为阳实，入则为阴结。趺阳脉微而弦，微则无胃气，弦则不得息。少阴脉沉而滑，沉则为在里，滑则为实，沉滑相搏，血结胞门，其瘕不泻，经络不通，名曰血分。

问曰：病有血分、水分，何也？师曰：经水前断，后病水，名曰血分，此病难治；先病水，后经水断，名曰水分，此病易治。何以故？去其水，其经自下。

问曰：病者苦水，面目身体四肢皆肿，小便不利。脉之不言水，反言胸中痛，气上冲咽，状如炙肉，当微喘咳，审如师言，其脉何类？师曰：寸口脉沉而紧，沉为水，紧为寒，沉紧相搏，结在关元。始时尚微，年盛不觉，阳衰之后，荣卫相干，阳损阴盛，结寒微动，肾气上冲，咽喉塞噎，胁下急痛。医以为留饮而大下之，气系不去，其病不除；复重吐之，胃家虚烦，咽燥欲饮水，小便不利，水谷不化，面目手足浮肿；又与葶苈丸下水，当时如小瘥，食饮过度，肿复如前，胸胁苦痛，像若奔豚，其水扬溢，则浮咳喘逆。当先攻击冲气，令止，乃治咳；咳止，其喘自瘥。先治新病，病当在后。

风水，脉浮，身重，汗出恶风者，防己黄芪汤主之。

腹痛者加芍药。[方见前]

风水，脉浮，浮为在表，其人头汗出，表无他病，病者言但下重，从腰以上为和，腰以下当肿及阴，难以屈伸，防己黄芪汤主之。

风水恶风，一身悉肿，脉浮不渴，续自汗出，无大热，越脾汤主之。

◎　越脾汤方

麻黄六两　石膏半斤　生姜三两　甘草二两　大枣十二枚

合五味，以水六升，先煮麻黄，去上沫，纳诸药，煮取三升，分温三服。恶风，加附子一枚；风水，加术四两。

皮水为病，四肢肿，水气在皮肤中，四肢聂聂动者，防己茯苓汤主之。

◎　防己茯苓汤方

防己　黄芪　桂枝各三两　茯苓六两　甘草二两

合五味，以水六升，煮取二升，分温三服。

里水，越脾加术汤主之，甘草麻黄汤亦主之。[前方详上]

◎　甘草麻黄汤方

甘草二两　麻黄四两

合二味，以水五升，先煮麻黄，去上沫，纳甘草，煮取三升，温服一升。重覆令汗出，不出，再服。慎风寒。

水之为病，其脉沉小，属少阴。浮者为风，无水，虚胀者为风水，发其汗即已。脉沉者宜麻黄附子汤，浮者宜杏子汤。

◎　麻黄附子汤方

麻黄三两　附子一枚，炮　甘草二两

合三味，以水七升，先煮麻黄，去上沫，纳诸药，煮取二升半，温服八合，日三服。

◎　杏子汤方

杏子　苏子各一升　半夏一两，洗　生姜　桂枝各四两　麦门冬　人参　橘皮　白前各三两

合九味，以水九升，煮取二升五合，去滓，分三服。

皮水者，蒲灰散主之。［方见前］

问曰：黄汗之为病，身体肿，发热，汗出而渴，状如风水，汗沾衣，色正黄如柏汁，脉自沉，从何得之？师曰：以汗出入水中浴，水从汗孔入，得之，宜黄芪芍药桂枝苦酒汤主之。服后当心烦，服至五六日，乃解；若心烦不止，以苦酒阻故也。

◎　黄芪芍药桂枝苦酒汤方

黄芪五两　芍药　桂枝各三两　苦酒一升

合四味，以水七升，合煮取三升，分温三服。

黄汗之病，两胫自冷，假令发热，此属历节。食出汗已，又身常暮盗汗出者，此荣气也。若汗出已，反发热者，久久其身必甲错；发热不止者，必生恶疮；若身重，汗出已转轻者，久久必身瞤，瞤即胸中痛，又从腰以上必汗出，下无汗，腰髋弛痛，如有物在皮中状，剧者不能食，身疼重，烦躁，小便不利，此为黄汗，桂枝加黄芪汤主之。

◎　桂枝加黄芪汤方

桂枝　芍药　生姜各三两　甘草　黄芪各二两　大枣十二枚

合六味，以水八升，煮取三升，温服一升。须臾，啜热粥一升余，以助药力，温覆取微汗。若不汗，更服。

师曰：寸口脉迟而涩，迟则为寒，涩为血不足。趺阳微而迟，微则为气，退则为寒。寒气不足，即手足逆冷；手足逆冷，则荣卫不利；荣卫不利，则腹满胁鸣相逐，气转膀胱，荣卫俱劳。阳气不通，即身冷；阴气不通，即骨疼。阳前通则恶寒，阴前通则痹不仁。阴阳相得，其气乃行，大气一转，其气乃散。实则矢气，虚则遗溺，名曰气分。

气分之病，心下坚大如盘，边如旋杯，桂甘姜枣麻辛附子汤如主之。

◎　桂甘姜枣麻辛附子汤方

桂枝　生姜各三两　甘草　麻黄　细辛各二两　附子一枚，炮　大枣十二枚

合七味，以水七升，先煮麻黄，去上沫，纳诸药，煮取二升，分温三服。当汗出，如虫行皮中，即愈。

病者，心下坚大如盘，边如旋杯，水饮所作者，枳术汤主之。腹中软，即当散也。

◎　枳术汤方

枳实七枚　白术二两

合二味，以水五升，煮取三升，分温三服。

卷十二

辨黄疸病脉证篇第三十一

寸口脉浮而缓，浮则为风，缓则为痹，痹非中风，四肢苦烦，脾色必黄，瘀热以行。趺

阳脉紧而数，数则为热，热即消谷，紧则为寒，食即为满。尺脉浮为伤肾，趺阳脉紧为伤脾，风寒相搏，食谷即眩，谷气不消，胃中苦浊，浊气下流，小便不通，阴被其寒，热流膀胱，身体尽黄，名曰谷疸。

额上黑，微汗出，手足中热，薄暮即发，膀胱急，小便自利，名曰女劳疸。腹如水状，不治。

心中懊侬而热，不能食，时欲吐，名曰酒疸。

阳明病脉迟者，食难用饱，饱则发烦，头眩，必小便难，此欲作谷疸。虽下之，腹满如故，所以然者，脉迟故也。

夫病酒黄疸，必小便不利，其候心中热，足下热，是其症也。

酒黄疸者，或无热，靖言了了，腹满欲吐，鼻燥。其脉浮者，先吐之；沉弦者，先下之。

酒疸，心中热，欲吐者，吐之愈。

酒疸下之，久久为黑疸，目青面黑，心中如噉蒜齑状，大便正黑，皮肤爪之不仁。其脉浮弱，虽黑微黄，故知之。

师曰：病黄疸，发热微喘，胸满口燥者，以病发时，火劫其汗，两热所得。然黄家所得，从湿得之，一身尽发热而黄，肚热，热在里，当下之。

脉沉，渴欲饮水，小便不利者，皆发黄。

腹满，身痿黄，躁不得眠，属黄家。

黄疸之病，当以十八日为期，治之十日以上瘥，反剧为难治。

疸而渴者，其疸难治；疸而不渴者，其疸可治。发于阴部，其人必呕；阳部，其人振寒而发热也。

谷疸之为病，寒热不食，食即头眩，心胸不安，久久发黄，为谷疸，茵陈蒿汤主之。

黄家，日晡所发热，而反恶寒，此为女劳得之。膀胱急，少腹满，身尽黄，额上黑，足下热，因作黑疸。其腹胀如水状，大便必黑，时溏，此女劳之病，非水也，腹满者难治。消石矾石散主之。

◎　消石矾石散方

消石熬黄　矾石烧，等分

合二味，为散，以大麦粥汁，和服方寸匕，日三服。病随大小便去，小便正黄，大便正黑，是其候也。

酒黄疸，心中懊侬，或热痛，栀子大黄汤主之。

◎　栀子大黄汤方

栀子十四枚　大黄二两　枳实五枚　豉一升

合四味，以水六升，煮取二升，分温三服。

诸病黄家，但利其小便。假令脉浮，当以汗解之，宜桂枝加黄芪汤主之。［方见前］

诸黄，猪膏发煎主之。

◎　猪膏发煎方

猪膏半斤　乱发如鸡子大三枚

合二味，和膏中煎之，发消药成，分再服，病从小便出。

诸黄，瓜蒂散主之。〔方见前〕

黄疸病，小便不利者，茵陈五苓散主之。

◎　茵陈五苓散方

茵陈蒿十分，末　五苓散五分

合和，先食饮服方寸匕，日三服。

黄疸，腹满，小便不利而赤，自汗出，此为表和里实，当下之，宜大黄硝石汤。

◎　大黄硝石汤方

大黄四两　黄柏四两　硝石四两　栀子十五枚

合四味，以水六升，煮取三升，去滓，纳硝，更煮一升，顿服。

黄疸病，小便色不变，欲自利，腹满而喘，不可除热，热除必哕。哕者小半夏汤主之。
〔方见前〕

诸黄，腹痛而呕者，宜柴胡汤。〔必小柴胡汤，方见呕吐〕

男子黄，小便自利，当与虚劳小建中汤。〔方见前〕

黄疸病，麻黄醇酒汤主之。

◎　麻黄醇酒汤方

麻黄三两

一味，以美酒五升，煮取二升半，顿服尽。冬月用酒，春月用水煮之。

辨惊悸吐衄下血胸满瘀血病脉证篇第三十二

寸口脉动而弱，动即为惊，弱即为悸。

趺阳脉微而浮，浮则胃气虚，微则不能食，此恐惧之脉，忧迫所作也。惊生病者，其脉
止而复来，其人目睛不了了。

寸口脉紧，趺阳脉虚，虚则胃气虚，紧则寒气实也。寒在上焦，胸中必满而噫，胃气虚
者，趺阳脉浮，少阴脉紧，心下必悸，何以言之？寒水相搏，二气相争，是以悸。

病人面无血色，无寒热，脉浮弦者，衄；脉沉弱，手按之绝者，下血；烦咳者，必吐血。

问曰：病衄，连日不止，其脉何类？师曰：尺脉浮，目睛晕黄，衄未止；晕黄去，目睛
慧了，知衄今止。

师曰：从春至夏衄者，太阳；从秋至冬衄者，阳明。

夫吐血，咳逆上气，其脉数而有热，不得卧者，死。

夫酒客咳者，必致吐血，此因极饮过度所致也。

寸口脉微弱，尺脉浮涩，弱则发热，涩为亡血，其人必厥，微呕。夫厥当眩，不眩而反
头痛者，痛必实，下虚上实，必衄也。

寸口脉弦而大，弦则为减，大则为芤，减则为寒，芤则为虚，虚寒相搏，此名为革，妇
人则半产漏下，男子则亡血。

太阳脉大而浮，必衄、吐血。

趺阳脉弦，必肠痔、下血。

脉沉者，必吐血，沉为在里，荣气内结，胸满，故知吐血也。

脉得诸涩濡，为亡血。

寸口脉微而弱，微为阳气少，弱则阴不足，气血俱虚，男子则吐血，女子则下血。因呕吐、汗出者，为可治。

男子盛大，其脉寸口微，趺阳亦微，独少阴浮大，必便血而失精；设言淋者，当小便不利。

病有寸口、趺阳、少阴脉皆微，其人不吐下，即亡血。

病人身热，脉小绝者，吐血，若下血，妇人亡经，此为寒。脉迟者，胸上有寒，噫意善唾。

衄家不可发汗，汗出必额上陷脉紧急，直视不能眴，不得眠。

亡血家，不可发汗。汗出则寒栗而振。

病人胸满，唇痿舌青，口燥，但欲漱水不欲咽，无寒热，脉微大，来迟，腹不满，其人言我满，为有瘀血。

病者如有热状，烦满，口干燥而渴，其脉反无热，此为阴状，是瘀血也，当下之。

病人当汗出不出，内结，亦为瘀血。

火邪者，桂枝去芍药加蜀漆牡蛎龙骨救逆汤主之。［方见前］

心下悸者，半夏麻黄丸主之。

◎　半夏麻黄丸方

半夏　麻黄各等分

合二味，末之，炼蜜和丸，小豆大，饮服三丸，日三服。

吐血不止者，柏叶汤主之。

◎　柏叶汤方

柏叶　干姜　阿胶各三两　艾三把

合三味，以水五升，取马通汁一升，合煮，取一升，分温再服。

衄血不止者，阿胶散主之。

◎　阿胶散方

阿胶炙　龙骨　当归　细辛　桂枝各二两　蒲黄五合　乱发三两，烧灰

合七味，捣筛为散，先食白饮服方寸匕，日三服。亦可蜜丸酒服。

下血，先便后血，此远血也，黄土白术汤主之，吴萸桃花石汤亦主之。

◎　黄土白术汤方

灶中黄土半斤　甘草　干地黄　白术　阿胶　附子炮　黄芩各三两

合七味，以水八升，煮取三升，分温三服。并治吐衄。

◎　吴萸桃花石汤方

吴茱萸二升　赤石脂如鸡子大二枚　干地黄五两　乱发烧灰，三两　阿胶炙　甘草炙　黄芩　干姜　桂枝　白芍　牛膝各三两

合十一味，㕮咀，以清酒七升，水三升，合煮，取三升半，去滓，纳胶及发灰，煎取三

升，分温三服。亦主吐衄。

下血，先血后便，此近血也，赤小豆当归散主之[方见前]，续断当归散亦主之。

◎ 续断当归散方

续断 当归 阿胶 桔梗 白芷 桂枝各三两 川芎 干地黄 干姜各四两 蒲黄一升 甘草炙，一两

合十一味，㕮咀，以水一斗，煮减半，去滓，纳胶，烊尽，入蒲黄，取三升，分温三服。

心气有余，吐血、衄血，泻心汤主之；设属亡血家，生地黄煎主之。

◎ 泻心汤方

大黄二两 黄芩三升 黄连各一升

合三味，以水三升，煮取一升，顿服之。

◎ 生地黄煎方

生地黄汁半升 柏叶一把 生大黄末 黄芩 阿胶炙 甘草炙，各一两

合六味，以水七升，煮减半，去滓，纳胶，烊尽，入地黄汁，煎三四沸，取三升，调大黄末，合和，分三服，空心服之。

吐之后，身痛，但奄奄然，心中不烦者，辄自愈；假令烦躁，心中闷乱，纷纷欲吐，颠倒不安，医与黄土汤、阿胶散，弥更闷乱，卒至不救。闷者，当急吐之，三物瓜蒂散主之。

◎ 三物瓜蒂散方

瓜蒂半两 杜衡 人参各一两

合三味，捣筛为散，服一钱匕，水浆无拘，得下而已，羸者减之。

卷十三

辨呕吐下利病脉证篇第三十三

寸口脉紧而芤，紧则为寒，芤则为虚，虚寒相搏，脉为阴结而迟，其人则噎；关上脉数，其人则吐。

趺阳脉浮，若胃气虚，寒气在上，热气在下，二气相争，但出不入，其人即呕而不得食，恐怖而死，舒缓即瘥。

夫呕家，有痈脓者，不可治呕，脓尽自愈。

先呕却渴者，此为欲解；先渴却呕者，为水停心下，此属饮家。呕家本渴，今反不渴者，心下有支饮故也，此属支饮。

病人脉数，数为热，当消谷引饮，而反吐者，此以发汗，令阳气微，膈气虚，脉乃数。数为客热，不能消谷，以胃中虚冷，故吐也。

脉弦者，虚也，胃气无余，朝食暮吐，变为胃反，寒在于上，医反下之，令脉反弦，故

名曰虚。

寸口脉微而数，微则无气，无气则荣虚，荣虚则血不足，血不足则胸中冷。

趺阳脉浮而涩，浮则为虚，涩则伤脾，脾伤则不磨，朝食暮吐，暮食朝吐，宿谷不化，名曰胃反。脉紧而涩，其病难治。

阳紧阴数，其人食已即吐。阳浮而数，亦为吐。

凡病欲吐者，不可下之。

哕而腹满，视其前后，知何部不利，利之则愈。

呕而胸满者，吴茱萸汤主之。［方见前］

干呕，吐涎沫，头痛者，吴茱萸汤主之。

呕而肠鸣，心下痞者，半夏泻心汤主之。［方见前］

呕而心下痞鞭者，大半夏汤主之。

◎　大半夏汤方

半夏二升　人参三两　白蜜一升

合三味，以水一斗二升，和蜜扬之二百四十遍，煮药，取二升半，温服一升，余分再服。

干呕而利者，黄芩加半夏生姜汤主之。［方见前］

干呕下利，腹中痛者，黄连汤主之。［方见前］

诸呕吐，谷不得下者，小半夏汤主之。［方见前］

呕吐而病在膈上，后思水者，解，急与之。思水者，猪苓散主之。

◎　猪苓散方

猪苓　茯苓　白术各等分

合三味，杵为散，白饮服方寸匕，日三服。

呕而脉弱，小便复利，身有微热，见厥者，难治，四逆汤主之。［方见前］

呕而发热者，小柴胡汤主之。［方见前］

胃反呕吐者，大半夏汤主之。［方见前］

胃反不能食，食入而吐者，大半夏汤主之。若食已即吐者，大黄甘草汤主之。

◎　大黄甘草汤方

大黄四两　甘草一两

合二味，以水三升，煮取一升，分温再服。

胃反，吐而渴，欲饮水者，茯苓泽泻汤主之。

◎　茯苓泽泻汤方

茯苓半斤　泽泻　生姜各四两　白术三两　甘草　桂枝各二两

合六味，以水一斗，煮取三升，纳泽泻，再煮，取二升半，温服八合，日三服。

风寒脉紧，头痛，吐后脉证仍在，渴欲饮水，而贪饮者，文蛤汤主之。

◎　文蛤汤方

文蛤　石膏　甘草各五两　麻黄　生姜各三两　杏仁五十枚　大枣十二枚

合七味，以水六升，煮取二升，温服一升，汗出即愈。

干呕吐逆，吐涎沫，半夏干姜散主之。

◎　半夏干姜散方

半夏　干姜各等分

合二味，杵为散，取方寸匕，浆水一升半，煮取七合，顿服之。

气逆，呕吐不止者，生姜橘皮竹茹汤主之。

◎　生姜橘皮竹茹汤方

竹茹　橘皮　半夏各五两　生姜　茯苓各四两　寸冬　人参各三两

合七味，以水一斗二升，煮取三升，日三服。

病人胸中似喘不喘，似呕不呕，似哕不哕，彻心中愦愦然无奈者，生姜半夏汤主之。

◎　生姜半夏汤方

生姜汁一升　半夏半升

合二味，以水三升，煮半夏，纳生姜汁，煮取一升半，小冷，分四服，日三夜一，呕止，停后服。

病人心下痞鞭，不能饮食，胸中喘而呕哕，微发寒热，小半夏汤主之。〔方见前〕

气厥，呕哕，不得息，生姜半夏香豉汤主之。

◎　生姜半夏香豉汤方

生姜　半夏洗，各二两　香豉一升　前胡　桂枝　人参　甘草炙，各一两

合七味，以水五升，煮取二升，分温三服。又主霍乱。

干呕哕者，橘皮生姜汤主之。若手足厥者，橘皮桂枝干姜汤主之。

◎　橘皮生姜汤方

橘皮四两　生姜八两

合二味，以水七升，煮取三升，温服一升，下咽即愈。

◎　橘皮桂枝干姜汤方

橘皮　桂枝　干姜　甘草炙　通草各二两　人参一两

合六味，以水六升，煮取二升，分温三服。

哕逆者，橘皮竹茹汤主之。设不瘥者，宜温之，与半夏竹茹汤，橘皮桂枝干姜汤亦可服。

◎　橘皮竹茹汤方

橘皮二斤　竹茹二升　大枣三十枚　生姜半斤　甘草五两　人参一两

合六味，以水一斗，煮取三升，温服一升，日三服。

◎　半夏竹茹汤方

竹茹一升　半夏洗　橘皮各三两　生姜四两　紫苏十两　甘草一两，炙

合六味，以水六升，煮取二升半，分温三服。

哕而不大便数日，谵语者，小承气汤主之。〔方见前〕

虚家，若发汗、若吐、若下，卒哕者，灸其肺腧，当消息调之；剧者，宜四逆汤。其不发汗、吐、下者，此为实，针爪眉头，自愈。

夫六腑气绝于外者，手足寒，上气，脚缩；五脏气绝于内者，利不禁，下甚者，手足不仁。

脉滑，按之虚绝者，其人必下利。

下利，脉沉弦者，下重也；脉大者，为未止；脉微弱数者，为欲自止，虽发热，不死。

下利，有微热而渴，脉弱者，今自愈。

下利，脉数，有微热，汗出，今自愈；设复紧，为未解。

下利，脉数而渴者，今自愈；设不瘥，必圊脓血，以有热故也。

下利，脉反弦，发热，身汗者，愈。

下利，气者，当利其小便。

下利，腹中坚者，当下之。

下利，腹痛而满，为寒食，当与温药下之。

下利，寸口反浮数，尺中自涩者，必圊脓血。

下利，三部脉皆平，按之心下坚者，急下之，宜大承气汤。［方见前］

下利，脉迟而滑者，实也，利未欲止，急下之，宜大承气汤。

下利，脉反滑者，当有所去，下乃愈，宜大承气汤。

下利已瘥，至其年月日时复发者，以病不尽故也，当下之，宜大承气汤。

下利谵语者，有燥屎也，宜小承气汤。［方见前］

下利，脉浮大者，虚也，医下之，续得浮革，遂肠鸣，当温之。

下利后，心中坚痛，脉但迟者，此为寒，当温之；脉复沉紧者，痛虽甚，不可下之；若脉大浮弦，下之已。

病者痿黄，燥而不渴，胃中寒食而下利不止者，死。

下利，便脓血者，桃花汤主之。［方见前］

热利下重者，白头翁汤主之。［方见前］

下利后更烦，按之心下濡者，为虚烦也，栀子豉汤主之。［方见前］

下利清谷，里寒外热，汗出而厥者，通脉四逆汤主之。［方见前］

下利，胸刺痛，当治其肺，紫参汤主之。

◎　紫参汤方

紫参八两　甘草三两

合二味，以水五升，先煮紫参，取二升，纳甘草，煮取一升半，分温三服。

气利，诃黎勒散主之；若日久不瘥，宜长服诃黎勒丸。

◎　诃黎勒散方

诃黎勒十枚，煨

为散，粥饮和，顿服之。

◎　诃黎勒丸方

诃黎勒　橘皮　厚朴各三两

合三味，末之，炼蜜为丸，如梧子大，酒饮服二十丸，加至三十丸。

辨疮痈肠痈浸淫病脉证篇第三十四

师曰：诸脉浮数，应当发热，而反洒淅恶寒，若有痛处，当发其痈。

脉浮而数，身体无热，其形嘿嘿，胸中微燥，不知痛之所在，此人当发痈肿。

脉滑而数，数则为热，滑则为实，滑即属荣，数即属卫，荣卫相逆，则结为痈，热之所过，则为脓也，排脓汤主之，排脓散亦主之。

◎　排脓汤方

甘草二两　桔梗三两　生姜一两　大枣十枚

合四味，以水三升，煮取一升，温服五合，日再服。

◎　排脓散方

枳实十六枚　芍药六分　桔梗二分

合三味，杵为散，取鸡子黄一枚，以药散与鸡黄相等，揉和令相得，饮和服之，日一服。

师曰：诸痈肿，欲知有脓无脓，以手掩肿上，热者为有脓，不热者为无脓也。

肠痈之为病，其身甲错，腹皮急，按之濡，如肿状，腹无积聚，身无热，脉数，此为肠内有痈脓，薏苡附子败酱散主之。

◎　薏苡附子败酱散方

薏苡仁十分　附子二分　败酱五分

合三味，杵为散，取方寸匕，以水二升，煎减半，顿服，小便当下。

肠痈者，少腹肿痞，按之即痛，如淋，小便自调，时时发热，自汗出，复恶寒，其脉迟紧者，脓未成，可下之，当有血；脉洪数者，脓已成，不可下也，大黄牡丹汤主之。

◎　大黄牡丹汤方

大黄四两　牡丹一两　桃仁五十粒　冬瓜仁五升　芒硝三合

合五味，以水六升，煮取一升，去滓，纳芒硝，再煎数沸，顿服之。有脓当下，如无脓，当下血。

问曰：寸口脉浮微而涩，当亡血，若汗出，设不汗出者，云何？曰：若身有疮，被刀斧所伤，亡血故也。

病金疮，王不留行散主之。

◎　王不留行散方

王不留行八月八日采　蒴藋细叶七月七日采　桑东南根白皮三月三日采，各十分　甘草十八分　川椒三分　黄芩　厚朴　干姜　芍药各二分

合九味，王不留行、蒴藋、桑皮三味烧灰存性，各别捣筛，合治之为散，服方寸匕。小疮即粉之，大疮顿服之。产后亦可服。

浸淫疮，从口而起，流向四肢者，可治；从四肢流来入口者，不可治。

浸淫疮，黄连粉主之。

◎　黄连粉方（缺）

辨跌蹶手指臂肿转筋狐疝蛔虫病脉证篇第三十五

师曰：病跌蹶，其人但能前，不能却，刺腨入二寸，此太阳经伤也。

病人常以手指臂肿动，此人身体本瞤瞤者，藜芦甘草汤主之。

◎ 藜芦甘草汤方（失传。）

转筋之为病，其人臂脚直，脉上下行，微弦，转筋入腹者，鸡屎白散主之。

◎ 鸡屎白散方

鸡屎白

为末，取方寸匕，以水六合，和温服。

除狐疝气者，偏有大小，时时上下，蜘蛛散主之。

◎ 蜘蛛散方

蜘蛛十四枚，熬焦　桂枝半两

合二味，为散，取八分一匕，饮和服，日再服。蜜丸亦可。

问曰：病腹痛有虫，其脉何以别之？师曰：腹中痛，其脉当沉若弦，反洪大，故有蛔虫。

蛔虫之为病，令人吐涎，心痛，发作有时，毒药不止者，甘草粉蜜汤主之。

◎ 甘草粉蜜汤方

甘草二两　白粉一两　白蜜四两

合三味，以水三升，先煮甘草，取二升，去滓，纳粉、蜜，搅令和，煎如薄粥，温服一升，瘥即止。

蛔厥者，其人当吐蛔，今病者静，而复时烦，非为脏寒，蛔上入膈，故烦。须臾复止，得食而呕，又烦者，蛔闻食臭出，其人当自吐蛔。蛔厥者，乌梅丸主之。〔方见前〕

卷十四

辨妇人妊娠病脉证篇第三十六

师曰：妇人得平脉，阴脉小弱，其人呕、渴，不能食，无寒热，名妊娠，桂枝汤主之。于法六十日当有此证，设有医治逆者，却一月，加吐、下利者，则绝之。

妇人妊娠二三月，脉三部俱平，身反洒淅，不欲食饮，头痛心乱，呕哕欲吐，呼吸微促，医以桂枝汤和之，不瘥，反胸中痛、腹满。桂枝者，和荣卫，此病在中焦，理中汤主之。〔方俱见前〕

问曰：妇人妊娠，其脉何类？师曰：平人经断，三部脉如经，按之无绝，或尺中大，或寸口动滑，此为妊娠。经断三月后，当有此候。在前阳尚微小，阴部小弱，亦妊娠也。设瘦人，但得尺内按之不绝，便属妊娠。

　　妇人宿有癥病，经断未及三月，而得漏下不止，胎动在脐上者，此为癥痼害。

　　妊娠六月动者，前三月经水利时，胎也，下血者，后断三月衃也。所以血不止者，其癥不去故也。当下其癥，桂枝茯苓丸主之。

◎　桂枝茯苓丸方

桂枝　茯苓　丹皮　桃仁去皮、尖，熬　芍药各等分

合五味，末之，炼蜜为丸，如兔屎大，每日食前服一丸，不知，加至三丸。

　　妇人脉微弱而涩，小腹冷，身恶寒，年少得之，为无子；年大得此，则绝产。

　　妇人怀妊七月，而不可知，时时衄血而转筋者，此为躯也；衄时嚏而动者，非躯也。

　　妇人怀妊三月而渴，其脉反迟者，欲为水分，复腹痛引彻腰脊者，必堕胎。

　　妇人怀娠六七月，暴下水斗余，此非其时，以孤浆预下故也，其胎必倚而堕。

　　妇人怀妊五六月，若无所见，其人小腹冷，膝胫疼，腰重难起，脉得少阴微紧，微则为虚，紧则为寒，虚寒相搏，血即凝涩，此为血痹。所以然者，阳不行，则养不周故也。当去其寒，宜附子汤主之，阳旦汤亦主之。［方俱见前］

　　妇人怀妊六七月，脉弦，发热，其胎愈胀，腹痛，少腹如扇，所以然者，子脏开故也，当以附子汤温其脏。

　　师曰：妇人有漏下者，有半产后，因续下血，都不绝者，有妊娠下血者。假令妊娠腹中痛，为胞阻，胶艾汤主之，蒲黄散亦主之。

◎　胶艾汤方

阿胶　艾叶　芎劳　当归各三两　芍药四两　干地黄六两　甘草二两

合七味，以水五升，清酒三升，合煮取三升，去滓，纳胶令消尽，温服一升，日三服，不瘥，更作。

◎　蒲黄散方

蒲黄半斤　鹿茸炙　当归各二两　阿胶四两

合四味，捣筛为散，酒服方寸匕，日三服，不知，渐加至二方寸匕。

　　妇人堕身，血不尽去，苦烦闷，鹿角屑豉汤主之。

◎　鹿角屑豉汤方

鹿角屑一两　香豉二升半

合二味，以水三升，先煮豉三四沸，去滓，纳鹿屑，搅令匀，顿服，须臾血下，愈。

　　妇人怀孕，腹中疞痛，当归芍药散主之。

◎　当归芍药散方

芍药一斤　当归　芎劳各三两　茯苓　白术各四两　泽泻半斤

合六味，杵为散，取方寸匕，酒和，日二服。

　　妊娠呕吐不止，干姜人参半夏丸主之。

◎　干姜人参半夏丸方

干姜　人参各一两　半夏二两

合三味，末之，以生姜汁糊为丸，如梧子大，饮服十丸，日三服。

妊娠小便难，饮食如故，当归贝母苦参丸主之。

◎　当归贝母苦参丸方

当归　贝母　苦参各四两

合三味，末之，炼蜜为丸，如小豆大，饮服三丸，加至十丸。

妊娠有水气，身重，小便不利，洒淅恶寒，起即头眩，葵子茯苓散主之。

◎　葵子茯苓散方

葵子一升　茯苓三两

合二味，杵为散，饮服方寸匕，日三服。小便利则愈。

妇人妊娠，得热病五六日，小便不利，葵子榆白皮汤主之。

◎　葵子榆白皮汤方

葵子一升　榆白皮一把

合二味，以水五升，煮四五沸，服一升，日三服。

妇人妊娠，乳痛，麦门冬栝楼根汤主之。

◎　麦门冬栝楼根汤方

麦门冬一升　栝楼根　升麻　黄芩　黄芪　白芍　甘草炙　茯苓各三两　白芷三两　桑寄生　独活　人参　防风各二两　紫糖八两　大枣十枚

合十五味，以水一斗，煮取三升，去滓，纳糖，分四服。

妇人妊娠，宜当归散。妊娠常服即易产，胎无疾苦，产后百病悉主之。

◎　当归散方

当归　黄芩　芍药　芎䓖各一斤　白术半斤

合五味，杵为散，酒服方寸匕，日再服。

妊娠，法当养胎，或苦痛，或心下毒痛，或心烦吐痛，不能食饮，或呕，或渴，白术散主之。

◎　白术散方

白术　川芎　蜀椒炒去汗，各三分　牡蛎二分

合四味，杵为散，酒服一钱匕，日三服，夜一服。但苦痛，加芍药；心下毒痛，倍加芎䓖；心烦吐痛，不能食饮，加细辛一两、半夏大者二十枚，服之后，更以酢浆水服之；若呕，以酢浆水服之，复不解者，以小麦汁服之；已后渴者，大麦粥服之。病虽愈，服之勿置。

妇人伤胎，怀身腹满，不得小便，从腰以下重，如有水状，怀身七月，太阴当养不养，此心气实，当刺泻劳宫及关元，小便微利则愈。

辨妇人产后病脉证篇第三十七

问曰：新产妇人，有三病，一者病痉，二者病郁冒，三者大便难，何谓也？师曰：新产血虚，多汗出，喜中风，故令病痉；亡血复汗，寒多，故令郁冒；亡津液，胃燥，故大便难。

产妇郁冒，其脉微弱，呕不能食，大便反坚，但头汗出。所以然者，血虚而厥，厥而必冒，冒家欲解，必大汗出，以血虚下厥，孤阳上出，故头汗出。所以产妇喜汗出者，亡阴血虚，阳气独盛，故当汗出，阴阳乃复。大便坚，呕不能食，小柴胡汤主之。［方见伤寒］

病解能食，七八日更发热者，此为胃实，宜大承气汤主之。［方见前］

产后腹痛，吴萸猪肾汤主之，羊肉汤亦主之。

◎　吴萸猪肾汤方

吴茱萸一升　猪肾一枚　黄芪　当归　川芎　人参　茯苓各二两　干地黄二两　生姜　厚朴　甘草炙，各三两　桂枝四两　半夏洗，五两

合十三味，以水二斗，煮猪肾令熟，取一斗，吹去油腻，纳药，入清酒二升，煮取三升，分四服，日三夜一。

◎　羊肉汤方

羊肉一斤半　葱白一斤　干姜　当归　桂枝各一两　芍药　芎䓖　地黄　甘草炙，各二两

合九味，以水二斗，煮肉，取一斗，去肉，纳药，煎取三升，分四服，一日尽。

产后腹中疼痛，桃仁芍药汤主之。

◎　桃仁芍药汤方

桃仁半斤，去皮、尖　芍药三两　芎䓖　当归　干漆熬　桂枝各二两　甘草二两，炙

合七味，以水八升，煮取三升，分三服，服则相去一炊久，再服。

产后腹中疼痛，当归生姜羊肉汤主之。并治腹中寒疝，虚劳不足。［方见前］

产后腹痛，心下切痛，不能食，往来寒热，如中风状，羊肉当归汤主之。

◎　羊肉当归汤方

羊肉三斤，去脂　当归三两　黄芪　芎䓖　防风　人参各一两　生姜五两　芍药二两　甘草二两，炙

合九味，以水二斗，煮肉，取一斗，出肉，纳诸药，煎取三升，分温三服。

产后腹痛，烦满不得卧，枳实芍药散主之。

◎　枳实芍药散方

枳实烧令黑，勿太过　芍药各等分

合二味，杵为散，服方寸匕，日三服。并主痈脓，大麦粥下之。

师曰：产后腹痛，法当以枳实芍药散，假令不愈者，此为腹中有瘀血著脐下，宜下瘀血汤主之。亦主经水不利。

◎　下瘀血汤方

大黄三两　桃仁三十粒　䗪虫二十枚，去足，熬

合三味，末之，炼蜜和为四丸，以酒一升，煮一丸，取八合，顿服之，新血下如豚肝。

新产后有血，腹中切痛，大黄干漆汤主之。

◎　大黄干漆汤方

大黄　干漆　干地黄　干姜　桂枝各三两

合五味，以泉水、清酒各五升，煮取三升，去滓，温服一升，血当下。若不下，明日更

服一升，满三服，病瘥，无所苦。

产后，腹痛头疼，胸中少气，腹中胀满欲绝，血未尽故也，当下之，蒲黄汤主之。

◎　蒲黄汤方

蒲黄　生姜　干地黄各五两　芒硝二两　桃仁二十枚　芎䓖一两　桂枝一两　大枣十五枚

合八味，以水九升，煮取二升五合，去滓，纳芒硝，分温三服，一日令尽。

产后心痛，此大寒所为，姜汁蜀椒汤主之。

◎　姜汁蜀椒汤方

生姜汁五合　蜀椒二合，炒去汗　当归　半夏洗　桂枝　茯苓　人参　甘草炙，各二两
芍药三两　白蜜一升半

合十一味，以水九升，煮椒令沸，纳药，煮减半，去滓，纳姜及蜜，复煎取二升半，服
五合，渐加至六合，相去一炊久，再服，一日令尽，禁冷食。

产后七八日，无太阳证，少腹坚痛，此恶露不尽，不大便，烦躁发热，切脉微实，更倍
发热，日晡时烦躁者，不食，食则谵语，至夜瘥愈，宜大承气汤主之。热在里，结在膀胱也。

[方见前]

产后恶露不尽，吴萸人参大黄汤主之。

◎　吴萸人参大黄汤方

人参二两　大黄　当归　生姜　丹皮　芍药　甘草炙，各三两　吴茱萸一升

合八味，以水一斗，煮取四升，去滓，分四服，一日令尽。

产后恶露不尽，除诸疾，补不足，干地黄汤主之。

◎　干地黄汤方

干地黄三两　芎䓖　桂枝　黄芪　当归各二两　细辛　人参　茯苓　防风　芍药　甘草
炙，各一两

合十一味，以水一斗，煮取三升，去滓，分三服，日再夜一。

妇人产后，恶露不尽，腹痛不除，小腹急痛，引腰脊，吸吸少气，泽兰汤主之。

◎　泽兰汤方

泽兰　干地黄　当归各二两　生姜三两　芍药一两　甘草炙，一两半　大枣十枚

合七味，以水九升，煮取三升，去滓，分三服。堕身欲死者，服之亦瘥。

产后余血不尽，逆抢心胸，手足逆冷，唇干，腹胀短气，大黄甘草桂枝汤主之。

◎　大黄甘草桂枝汤方

大黄四两　甘草　桂枝　芍药　阿胶各三两

合五味，以东流水一斗，煮取二升，绞去滓，纳胶烊尽，分温三服。三服入腹，面即有
颜色。一日夜，尽此三服，即下恶血，当将养如新产妇也。

产后恶露不尽，往来寒热者，吴萸桃仁汤主之。

◎　吴萸桃仁汤方

吴茱萸二升　桃仁五两　黄芩　当归　芍药各三两　生姜　柴胡各半斤

合七味，以清酒一升、水三升，煮取三升，去滓，适寒温，先食服一升，日三服。若体

素弱者，加百炼酥半斤。

产后风，续续数十日不解，头微疼，恶寒，时时有热，心下闷，干呕，汗出，虽久，阳旦证续在者，可与阳旦汤。［方见前］

产后中风，病痉者，发热，面正赤，喘而头痛，竹叶汤主之。

◎　**竹叶汤方**

竹叶一把　葛根三两　防风　桔梗　桂枝　人参　甘草各一两　附子一枚，炮　生姜五两　大枣十五枚

合十味，以水一斗，煮取二升半，分温三服，覆使汗出。颈项强，用大附子一枚，破之如豆大，入前药，扬去沫；呕者，加半夏半升，洗。

妇人在草蓐，自发露得风，四肢苦烦热，头痛，与小柴胡汤；头不痛，但烦者，三物黄芩汤主之。

◎　**三物黄芩汤方**

黄芩一两　苦参二两　干地黄四两

合三味，以水六升，煮取二升，温服一升，多吐下虫。

产后，乍寒乍热，随身温热，心胸烦满，汗出而渴者，桂枝知母黄芩汤主之。

◎　**桂枝知母黄芩汤方**

桂枝　芍药　黄芩各二两　知母三两　地黄四两　甘草一两

合六味，以水六升，煮取三升，分三服。

产后，两胁满痛，拘急不得太息，此属肝虚，桂枝吴萸地黄汤主之。

◎　**桂枝吴萸地黄汤方**

桂枝六两　吴茱萸一升　地黄　芍药各三两　生大黄五两　阿胶　当归　蒲黄各二两　大枣十三枚　甘草二两，炙

合十味，以水一斗，煮取三升半，分温三服。

产后虚热，寒热往来，如疟状，胸满，心中烦闷，头痛，骨节疼，壮热，日晡所弥更烦热，黄芩知母桂枝地黄汤主之。

◎　**黄芩知母桂枝地黄汤方**

知母三两　地黄一斤　桂枝　黄芩　蜀漆叶　甘草炙，各一两　黄芪四两　芍药二两

合八味，以水一斗，先煮地黄，取七升，去滓，下诸药，煮取一升五合，分三服。

产后发热，证类白虎，脉细微而涩，其人身疼痛，心痛，大渴，不欲饮者，黄芪当归桂枝汤主之。

◎　**黄芪当归桂枝汤方**

黄芪八两　当归二两　桂枝　生姜　芍药各四两　甘草三两，炙　人参一两　大枣十二枚

合八味，以水五升，煮取三升，温分日三服。

妇人乳中虚，烦乱呕逆，安中益气，竹皮大丸主之。

◎　**竹皮大丸方**

生竹茹　石膏各二分　桂枝　白薇各一分　甘草七分

合五味，末之，枣肉和丸，弹子大，饮服一丸，日三夜二服。有热，倍加白薇。烦喘者，加枳实一分。

产后下利，阿胶汤主之。

◎　阿胶汤方

阿胶　当归　黄柏　黄连各一两　陈仓米一升　蜡如棋子大十三枚

合六味，以水八升，煮米，蟹目沸，去米，纳药，煮取二升，去滓，纳胶、蜡，令烊，分四服，一日令尽。

产后下利，腹痛，当归干姜汤主之。

◎　当归干姜汤方

当归　龙骨各三两　干姜　白术　芍药各二两　熟艾　附子炮　甘草炙，各一两

合八味，以水六升，煮取三升，去滓，分三服，一日令尽。

产后下利，虚极，白头翁加甘草阿胶汤主之。

◎　白头翁加甘草阿胶汤方

白头翁　甘草　阿胶各二两　黄连　黄柏皮　秦皮各三两

合六味，以水七升，煮取三升，去滓，入阿胶，更上微火，煎胶烊消，取二升，温服一升，不愈，更服一升。

产后下利，便脓血赤白，日数十行，腹痛，时时下血者，此属寒，桂蜜桃花石汤主之。

◎　桂蜜桃花石汤方

赤石脂十两　白蜜一升　桂枝　甘草　干姜各三两　附子一两，炮　当归三两

合七味，以水六升，煮取三升，去滓，纳蜜，再煎数沸，分温三服，一日令尽。

产后下利，寒热，腹中痛，葱豉地黄羊肉汤主之。

◎　葱豉地黄羊肉汤方

葱白一把　香豉一升　羊肉一斤　地黄　人参　当归　黄芩　桂枝　甘草各一两　生姜　芍药各二两

合十一味，以水二斗煮肉，取一斗，纳诸药，煮取三升，分温三服。

产后虚羸不足，腹中疞痛，吸吸少气，或苦少腹拘急，痛引腰背，不食，产后一月，日得服四五剂为善；令人强壮，宜内补当归建中汤主之。

◎　内补当归建中汤方

当归四两　桂枝　生姜各三两　芍药六两　甘草炙，二两　大枣十二枚

合六味，以水一斗，煮取三升，分温三服，一日令尽。若大虚，加饴糖六两，汤成纳之，于火上暖，令饴消；若去血过多，崩伤内衄不止，加地黄六两、阿胶二两，合八味，汤成，纳阿胶。若无当归，以芎劳代之；若无生姜，以干姜代之。

卷十五

辨妇人杂病脉证篇第三十八

妇人中风，七八日续来寒热，发作有时，经水适绝者，此为热入血室，其血必结，故使如疟状，发作有时，小柴胡汤主之。〔方见前〕

妇人伤寒，发热，经水适来，昼日明了，暮则谵语，如见鬼状者，此为热入血室，治之无犯胃气及上二焦，必自愈。

妇人中风，发热恶寒，经水适来，得之七八日，热除而脉迟身凉，胸胁下满，如结胸状，谵语者，此为热入血室也，当刺期门，随其实而取之。

阳明病，下血谵语者，此为热入血室，但头汗出者，当刺期门，随其实而泻之。濈然汗出则愈。

妇人胸满，心中坚，咽中帖帖，如有炙脔，半夏厚朴汤主之。

◎　半夏厚朴汤方

半夏一升　厚朴三两　茯苓四两　生姜八两　苏叶二两

合五味，以水一斗，煮取四升，分温四服，日三夜一服。

妇人脏躁，喜悲伤欲哭，像如神灵所作，数欠伸，甘麦大枣汤主之。

◎　甘麦大枣汤方

甘草三两　小麦一升　大枣十枚

合三味，以水六升，煮取三升，分温三服。亦补脾气。

妇人吐涎沫，医反下之，心中即痞，当先治其吐涎沫，小青龙汤主之。治涎沫止，乃治痞，泻心汤主之。〔二方俱见前〕

妇人血下，咽干而不渴，其经必断，此荣不足，本自有微寒，故不引饮。渴而得饮者，津液得通，荣卫自合，其经必复下。

妇人病下利，而经水反断者，以下利亡津液故也。但治其利，利止，津液复，经当自下。

妇人小腹硜磊[1]转痛，而复自解，发作无常，经反断，膀胱中结坚急痛，下引阴中，气冲者，久必两胁拘急。

妇人之病，因虚、积冷、结气，为诸经水断绝，至有历年血寒，积极胞门，寒伤经络，凝坚在上，呕吐涎唾，久成肺痈，形体损分；在中盘结，绕脐寒疝，或两胁疼痛，与脏相连，或结热中，痛在关元，脉数无疮，肌若鱼鳞，时着男子，非止女身；在下未多，经候

1　硜磊：义不明，留存。

不匀，令阴掣痛，少腹恶寒，或引腰脊，下根气冲，气冲急痛，膝筋疼烦，奄忽眩冒，状如厥癫，或有忧惨，悲伤多嗔，非有鬼神，此皆带下，久则羸瘦，脉虚多寒。三十六病，千变万端，审脉阴阳，虚实紧弦，行其针药，治危得安，其虽同病，脉各异源，子当辨记，勿谓不然。

问曰：妇病如癫疾、郁冒，一日二三十发，师脉之，反言带下，皆如师言，其脉何类？何以别之？师曰：寸口脉濡而紧，濡则阳气微，紧则荣中寒，阳微卫气虚，血结凝寒，阴阳不和，邪气舍于荣卫。疾起少年时，经水来以合房室，移时过度，精感命门间，经下血虚，百脉皆张，中极感阳动，微风激成寒，因虚舍荣卫，冷积丹田，发动上冲，奔在胸膈，津液掩口入，涎唾涌溢出，眩冒如厥状，厥气冲，髀里热，粗医名为厥，灸之因大剧。

问曰：妇人病苦气上冲胸，眩冒，吐涎沫，髀里气冲热，师脉之，不名带下，其脉何类？何以别之？师曰：寸口脉沉而微，沉则卫气伏，微则荣气绝，伏则为疹，荣绝则亡血，病当小便不利，津液闭塞，今反小便通，微汗出，沉变为寒，咳逆呕沫，其肺成痿，津液竭少，亡血损经络，因寒而血厥，手足苦痹，气从丹田起，上至胸胁，沉寒怫郁于上，胸中室，寒气历阳部，面翕如醉，形体似肥，此乃浮虚，医反下之、长针，复重虚荣卫，久发眩冒，故知为血厥也。

问曰：妇人年五十所，病下血，数十日不止，暮即发热，少腹里急，腹满，手掌烦热，唇口干燥，何也？师曰：此属病带下。何以故？曾经半产，瘀血在少腹不去。何以知之？其症唇口干燥，故知之。当以温经汤主之。

◎　温经汤方

吴茱萸三两　半夏半升　麦门冬一升　生姜　甘草　牡丹皮　阿胶　桂枝　人参　当归　芎䓖　芍药各二两

合十二味，以水二斗，煮取三升，分温三服。

妇人年五十，所病但苦背痛，时时腹中痛，少食多厌，喜膜胀，其脉阳微，关尺小紧，饮食如故，病在下焦，此属带下。

妇人少腹寒，久不受胎，或崩中去血，或月水来过多，或至期不来，温经汤主之。

妇人带下，经水不利，小腹满痛，经一月不见者，土瓜根散主之。

◎　土瓜根散方

土瓜根　芍药　桂枝　䗪虫各三分

合四味，杵为散，酒服方寸匕，日三服。

寸口脉弦而大，弦则为减，大则为芤，减则为寒，芤则为虚，寒虚相搏，此名为革，妇人则半产漏下，旋覆花汤主之。［方见前］

少阴脉浮而紧，紧则疝瘕，腹中痛，半产而伤，浮则亡血，绝产恶寒。

妇人陷经，漏下黑不解，胶姜汤主之。

◎　胶姜汤方

阿胶四两　白胶三两　干姜五两，炒透　生姜汁八两

合四味，以水二斗，煮取一斗，去滓，纳胶与姜汁再煮，取四升，温分四服，日三夜一服。

妇人漏血，积月不止，甘草干姜马通汤主之。

◎ **甘草干姜马通汤方**

甘草四两　干姜炮透存性　当归各二两　阿胶　生艾各三两　马通一升，取汁

合六味，以水八升、清酒二升，煮取五升，去滓，纳马通汁及胶，微火煎，取三升，适寒温，分再服。

妇人漏下白沃，经月不绝，甘草术附马蹄汤主之。

◎ **甘草术附马蹄汤方**

白术四两　附子三两，炮　甘草炙　白马蹄屑炙令焦　赤石脂　禹余粮各二两　乌鰂鱼骨龙骨　牡蛎熬　干地黄　当归各三两　白僵蚕一两

合十二味，以水二斗，煮减半，分温六服，一日夜令尽。

妇人崩中，赤白暴注，烦闷，竹茹地榆蒲黄汤主之。

◎ **竹茹地榆蒲黄汤方**

竹茹一斤　地榆　蒲黄　漏芦各三两　柏叶　干姜　芍药　甘草炙　当归　桂枝各二两茯苓一两　灶中黄土半斤

合十二味，以水一斗五升，煮地榆根，减三升，纳诸药，更煮，取四升，分温四服，日三夜一服。

妇人崩中，赤白不绝，困笃，禹余粮散主之。

◎ **禹余粮散方**

禹余粮五两　乌鰂骨　代赭石各一两　白马蹄屑十两　龙骨三两　鹿角二两

合六味，捣散，清酒调服方寸匕，日再服，不知，稍加至二方寸匕。炼蜜和丸亦佳。

妇人漏下不止，卒暴崩中，姜灰蒲黄汤主之。

◎ **姜灰蒲黄汤方**

干姜炮黑，四两　蒲黄　赤石脂各半斤　当归　阿胶各二两　白术　甘草炙，各三两鹿茸一两

合八味，以清酒、泉水各五升，煮减半，纳胶、茸，煮取三升，温分三服。

妇人漏下不止，大崩中，积年不愈，丹参地黄汤主之。

◎ **丹参地黄汤方**

丹参二两　干地黄半斤　阿胶　甘草各四两　艾叶五两　红花　三七各一两　当归　干姜炮透　荆芥炒黑，各三两　人参二两半

合十一味，以水一斗五升，煮取六升，纳童便一升，煮取四升，分三服，一日令尽。

妇人带下，五贲，外实内虚，薏苡芡实牛角鳃散主之。

◎ **薏苡芡实牛角鳃散方**

薏苡仁　芡实各四两　牛角鳃三枚，烧令赤　阿胶　续断各三两分　鹿茸　干姜　当归各二两　赤石脂　禹余粮　乌鰂鱼骨　龙骨各一两

合十二味，捣为散，取方寸匕，入苦酒少许，空腹，调清酒温服，日三服。

妇人腹下十二病，绝产，鳖甲龙骨散主之。

◎　鳖甲龙骨散方

鳖甲半斤　龙骨三两　僵蚕　乌鲗鱼骨　代赭石各四两　桂枝　半夏洗　灶中黄土　柏叶　干姜各二两　石韦去毛　滑石各一两

合十二味，捣为散，温酒服方寸匕，日三服。

妇人少腹满而热，如敦状，小便微难而不渴，生后者，此为水与血俱结在血室也，大黄甘遂汤主之。

◎　大黄甘遂汤方

大黄四两　甘遂　阿胶各三两

合三味，以水三升，煮取一升，顿服，其血当下。

妇人经水不利下，抵当汤主之。〔方见前〕

妇人月水不通，小腹坚，痛不得近，干漆汤主之。

◎　干漆汤方

干漆熬　黄芩　当归　芒硝　桂枝各二两　葳蕤　芍药　甘草炙　细辛　附子炮，各一两　吴茱萸一升　大黄三两

合十二味，以清酒一升，渍一宿，入水一斗，煮取四升，去滓，纳硝烊尽，分三服，服别相去一炊顷，再服。

妇人久寒，经水不利，吴茱桂枝桃仁汤主之。

◎　吴茱桂枝桃仁汤方

吴茱萸三升　桂枝六两　桃仁五十枚　人参　芍药　牡丹皮　牛膝各三两　生姜一斤　小麦　半夏洗，各一升　水蛭熬　虻虫熬　䗪虫熬，去翅、足　甘草炙，各一两　大枣二十枚

合十五味，以清酒五升、水一斗，煮取三升，去滓，适寒温，服一升，每日三服。不能饮酒者，以水代之；汤欲成，乃纳诸虫；病人不耐药者，当服七合。

妇人经水不通，阴中肿痛，葱白菖蒲汤主之。

◎　葱白菖蒲汤方

葱白一斤　菖蒲　当归各二两　吴茱萸　阿胶熬，各一两

合五味，以水九升，煮取三升，纳胶令烊尽，温分三服。

妇人经水不利，脏肿如瓜，阴中疼，引腰痛者，大黄杏仁汤主之。

◎　大黄杏仁汤方

大黄三两　杏仁　桃仁　虻虫去足、翅，熬　水蛭熬，各三十枚

合五味，以水六升，煮取二升五合，分三服。其病当随大小便有所下，多者，止勿服；若少者，再作剂，令五服尽。并治月水不调，或一月再来，或二三月不来，或前或后，闭塞不通，皆悉主之。

妇人经水闭不利，脏坚癖不去，中有干血，下白物，宜纳矾石丸。

◎　矾石丸方

矾石三分　杏仁一分

合二味，末之，炼蜜作丸，如枣核大，纳脏中，剧者再纳之。

妇人月水不利，小腹坚急，大便不通，时下浊物，形如鼻涕，或如鸡子白，此胞中气冷也，吴萸干姜大黄鸡汁汤主之。

◎　吴萸干姜大黄鸡汁汤方

吴茱萸二升　黄雌鸡一只，治如常食法，勿令中水　干姜　大黄　干地黄　当归　黄芩　芎䓖　桂枝　牡丹皮　芒硝　人参　细辛　甘草炙，各二两　芍药三两　水蛭熬　虻虫去足、翅，熬　桃仁各五十枚

合十八味，以清酒一升，渍药一炊久，别以水二斗煮鸡，取一斗五升，去鸡，下药合煮，取五升，绞去滓，纳芒硝烊尽，搅调相和，适寒温，服一升，日三服。

妇人月水不通六七年，或肿痛，气逆腹胀，癥瘕痛，吴茱萸地黄蟅虫丸主之。

◎　吴茱萸地黄蟅虫丸方

吴茱萸　黄芩　牡桂　桃仁各三两　蟅虫熬，四百枚　干地黄　牡丹皮　干漆熬　芍药　牛膝　桂枝　土瓜根各四两　茯苓三两　海藻三两　葶苈五合，熬令紫色　芒硝一两　人参一两半

合十七味，捣筛为末，另捣桃仁、葶苈如泥，炼蜜和丸，如梧子大，酒服七丸，日三服。

妇人月水不调，或月前，或月后，或如豆汁，腰痛如折，两脚疼，此胞中风冷也，牡丹大黄汤主之。

◎　牡丹大黄汤方

牡丹　大黄　芒硝各四两　桃仁一升　阳起石　人参　茯苓　水蛭熬　蟅虫熬　甘草炙，各二两

合十味，以水九升，煮取三升，去滓，纳芒硝令尽，分三服。

妇人月水不调，或前或后，或多或少，乍赤乍黑，阳起石汤主之。

◎　阳起石汤方

阳起石　甘草炙　干姜　人参　桂枝各二两　附子一两，炮　灶中黄土五两　干地黄半斤　续断　赤石脂各三两

合十味，以水一斗，煮取三升五合，分四服，日三夜一。

妇人经来绕脐痛，上抢心胸，往来寒热，如疟疾状，桃仁散主之。

◎　桃仁散方

桃仁五十枚　薏苡仁　代赭石　牛膝各二两　茯苓一两　大黄八两　蟅虫熬，二十枚　桂枝三两

合八味，捣为散，宿勿食，明早空腹温酒服一钱匕，日三服。

妇人六十二种风，腹中血气刺痛，红蓝花酒主之。

◎　红蓝花酒方

红蓝花一两

一味，以酒一大升，煎减半，顿服一半，未止，再服。

妇人腹中诸疾痛，当归芍药散主之。〔方见前〕

妇人腹中痛，小建中汤主之。[方见前]

问曰：妇人病，饮食如故，烦热不得卧，而反倚息者，何也？师曰：此名转胞，不得溺也。何以故？其人素肌盛，头举身满，今反羸瘦，头举中空，以胞系了戾，故致此病。但当利小便则愈，宜肾气丸主之。[方见前]

妇人阴寒，温阴中，坐药，蛇床子散主之。

◎　蛇床子散方

蛇床子

一味，末之，以白粉少许，和合相得，如枣大，绵裹纳之，自然温。

妇人着坐药，强下其经，目眶为痛，足跟难以践地，心中状如悬。

少阴脉数则气淋，阴中生疮。

少阴脉滑而数者，阴中即生疮。

妇人阴中蚀疮烂者，狼牙汤主之。

◎　狼牙汤方

狼牙三两

一味，以水四升，煮取半升，以绵缠箸如茧，浸汤沥阴中，日四遍。

师曰：妇人脉得浮紧，法当身疼痛，今身不痛，但苦腹中痛，肠中鸣，咳则失便，当病阴吹。

师曰：寸口脉浮而弱，浮则为虚，弱则亡血，浮则短气，弱则有热，而自汗出；趺阳脉浮而涩，浮则气溢，涩则有寒，喜噫吞酸，其气热下，小腹则寒。

少阴脉弱而微，微则少血，弱则生风，微弱相搏，阴中恶寒，胃气下泄，吹而正喧。师曰：胃气下泄，阴吹而正喧，此谷气之实也，以猪膏发煎主之。[方见前]

妇人因其夫阴阳过度，玉门疼痛，小便不通，白玉汤主之。

◎　白玉汤方

白玉二两半　白术　当归各五两　泽泻　肉苁蓉洗去甲，各二两

合五味，先以水一斗，煮玉五十沸，去玉，纳药，煮取二升，分温三服。

妇人伤于丈夫，苦头痛，欲呕，心闷烦，桑白皮汤主之。

◎　桑白皮汤方

桑根白皮半两　干姜二两　桂枝三两　大枣二十枚

合四味，以水、酒各五升，煮取三升，去滓，服之，适衣，无令汗出。

妇人嫁痛，大黄清酒汤主之。

◎　大黄清酒汤方

大黄三分　清酒一升

合二味，以水一升，合煮十沸，顿服之。

妇人小户嫁痛连日，生姜桂枝芍药甘草汤主之。

◎　生姜桂枝芍药甘草汤方

生姜　甘草炙，各三两　芍药半两　桂枝二两

合四味，以酒二升，煮三沸，去滓，适寒温，分三服。

妇人小户嫁痛，出血，牛膝清酒汤主之，乌鲗鱼骨散亦主之。

◎　牛膝清酒汤方

牛膝五两　清酒二升

合二味，以水三升，合煮取三升，去滓，分三服，立瘥。

◎　乌鲗鱼骨散方

乌鲗鱼骨二枚

一味，烧成屑，以酒服方寸匕，日三服，立瘥。

妇人妊娠，为夫所动，欲死，竹沥汁汤主之。

◎　竹沥汁汤方

竹沥汁一升

新取乘热，适寒温饮之，立瘥。其法取淡竹，断两头节，以火烧其中央，用器盛两头，得汁收用。

妇人无故溺血，龙骨清酒散主之，桂枝鹿角豆黄卷散亦主之。

◎　龙骨清酒散方

龙骨五两　清酒五升

以龙骨一味，捣为散，酒服方寸匕，空腹服，日三服。

◎　桂枝鹿角豆黄卷散方

桂枝　鹿角　豆黄卷各一两

合三味，捣为散，空腹酒服方寸匕，日三服。

妇人遗溺，不知出时，白薇芍药散主之，矾石牡蛎散亦主之。

◎　白薇芍药散方

白薇　芍药各二两半

合二味，捣为散，酒服方寸匕，日三服。

◎　矾石牡蛎散方

矾石　牡蛎俱熬，各三两

合二味，捣为散，酒服方寸匕。亦治丈夫。

辨小儿病脉证篇第三十九

小儿疳虫蚀齿，宜雄黄葶苈猪膏散烙之。

◎　雄黄葶苈猪膏散方

雄黄　葶苈各等分

合二味，末之，取腊月猪脂镕，以槐枝绵裹头四五枚，点药烙之。

小儿卒中风，口噤，不下一物，雀矢丸主之。

◎　雀矢丸方

瓦雀矢如麻子大

丸，饮服，即愈。鸡矢白尤良，并治小儿鬼疰。

小儿赢瘦，有蛔虫，藋芦黍米汤主之。

◎　藋芦黍米汤方

藋芦　黍米汁二升

合二味，切藋芦，纳泔水中，以水三升二合，煮取二升。五岁儿，服五合，日三服；儿大者，服一升。或用米煮服，或用米粉作糖饼，随人。

小儿三虫，芎劳雷丸散主之。

◎　芎劳雷丸散方

芎劳　雷丸各等分

合二味，捣为散，饮服一钱匕，日三服。

◎　小儿重舌方

取二三屠家肉，各以指许大，切，摩舌，儿立能乳，便啼。

◎　又方

取衣鱼，烧作灰，以傅舌上。

◎　小儿重舌，舌强不能收唾方

取鹿角末，如大豆许，安舌上，或安舌下，日三，即瘥。

◎　又方

取蛇退烧灰，末之，合大酢，以鸡毛取之，以括舌上下，日三遍，瘥。

◎　小儿重舌，舌生疮，涎出方

生菖蒲，暴干末之，傅舌上，不过二三度，愈。

◎　又方

取田中蜂房，烧灰，以醇酒和，傅咽喉下，立愈。

卷十六

辨杂疗方篇第四十

◎　退五脏虚热，四时加减柴胡饮子方

柴胡　白术各八分　大腹槟榔四札并皮子用　橘皮五分　生姜三分　桔梗七分

合六味，㕮咀，分为三帖，一帖以水三升，煮取二升，温分三服，如人行四五里，进一服。如四体壅，加甘草少许，每帖分作三小帖，每小帖以水一升，煮取七合，温服，再合滓为一服，重煎，都成四服。冬三月，柴胡稍多；春三月，比冬减白术，增枳实；夏三月，比春多甘草，仍用白术；秋三月，同；冬三月，惟橘皮稍多。

　　心腹诸卒暴百病，若中暴客杵，心腹胀满，卒痛如锥刺，气急口噤，停尸卒死者，三物备急丸主之。

　　◎　三物备急丸方

大黄　干姜　巴豆去皮、心，蒸，外研如泥各一两

合三味，药须精新。先捣大黄、干姜为末，研巴豆纳中，合治一千杵，用为散，蜜和丸亦佳。密器贮之，莫令泄气。以暖水苦酒，服大豆许三四丸，或不能下，捧头起，灌令下咽，须臾当瘥。如未瘥，更与三丸，当腹中鸣，即吐下，便瘥。若口噤，亦须折齿灌之。

　　伤寒，令愈不复，紫石寒食散主之。

　　◎　紫石寒食散方

紫石英　白石英　赤石脂　太乙余粮　石钟乳煅　栝楼根　防风　桔梗　文蛤　鬼白各十分　桂枝　干姜　附子各四分

合十三味，杵为散，酒服方寸匕。

　　◎　救卒死方

薤捣汁，灌鼻中。

雄鸡冠割取血，管吹纳鼻中。

猪脂如鸡子大，苦酒一升，煮沸，灌喉中。

鸡肝及血涂面上，以灰围四旁，立起。

大豆二七粒，以鸡子白并酒和，尽以吞之。

　　◎　救卒死而壮热者方

矾石半斤，以水一斗，煮消，以渍脚，令没踝。

　　◎　救卒死而目闭者方

骑牛临面，捣薤汁灌耳中，吹皂角末鼻中，立效。

　　◎　救卒死而张口反折者方

灸手足两爪皮十四壮，饮以五毒者膏散。〔有巴豆者〕

　　◎　救卒死而四肢不收、失便者方

马溺一升，水三斗，煮取二升以洗之。又取牛洞一升，温酒灌口中，灸心下一寸、脐上三寸、脐下四寸，一百壮，瘥。

　　◎　救小儿卒死而吐利，不知何病者方

狗矢一丸，绞取汁以灌之。〔无湿者、水煮干者取汁〕

　　◎　尸厥脉动而无气，气闭不通，故静而死也，治方

菖蒲屑纳鼻孔中，吹之，令人以桂屑着舌下。

　　◎　又方

剔取左角发方寸，烧末，酒和灌之，令入喉，立起。

救卒死、客忤死，还魂汤主之。通治诸感忤。

◎　还魂汤方

麻黄三两　杏仁十七粒　甘草一两，炙

合三味，以水八升，煮取三升，去滓，分令咽之。

◎　又方

韭根一把　乌梅二七粒　吴茱萸半升

合三味，以水一斗煮之。以病人栉内中三沸，栉浮者生，沉者死。煮取三升，去滓，分饮之。

救自缢死，旦至暮，虽已冷，必可治；暮至旦，小难也，恐此当言恣气盛故也。然夏时夜短于昼，又热，犹应可治。又云：心下若微温者，一日以上，犹可治之。

◎　方

徐徐抱解，不得截绳，上下安被卧之。一人以脚踏其两肩，手少挽其发，当弦弦，勿纵之；一人以手按据胸上，数动之；一人摩将臂胫屈伸之，若已僵，但渐渐强屈之，并按其腹。如此一炊顷，气从口而出，呼吸眼开，而犹引按莫置，亦勿劳苦之，须臾，可少与桂枝汤及粥。

◎　凡中暍死，不可使得冷，得冷便死，疗之方

屈草带，绕暍人脐，使三两人溺其中，令温。亦可用热泥和屈草，亦可用瓦碗底及车缸，以着暍人脐，令弱须得流出。此为道路穷卒无汤，当令溺其中。欲使多人溺，取令温，若汤便可与之，不可泥及车缸，恐此物冷。暍既在夏月，得热泥土，暖车缸，亦可用也。

◎　救溺死方

取灶中灰两石余以埋人，从头至足，水出气孔即活。尝试蝇子落水而死者，用灶中灰埋之自活。

◎　治马坠及一切筋骨损方

绯帛如手大，烧灰　乱发如鸡子大，烧灰　久用炊单布一尺，烧灰　甘草如中指节，炙，锉　大黄一两，切，候汤成下　败蒲一握三寸　桃仁四十九枚，去皮、尖，熬

合七味，以童子小便，量多少煎汤成，纳酒一大盏，次下大黄，去滓，分温三服。先锉败蒲席半领，煎汤浴，衣被盖覆，斯须浮通利数行，痛楚立瘥，利及浴水赤，勿怪，即瘀血也。

辨禽兽鱼虫禁忌并治第四十一

凡饮食滋味，以养于身，食之有妨，反能为害，自非食药炼液，焉能不饮食乎？窃见时人，不闲调摄，疾疢竞起，若不因食而生，苟全其生，须知切忌者矣。所食之味，有与病相宜，有与身为害，若得宜则益体，害则成疾，以此致危，例皆难疗。凡煮药饮汁，以解毒者，虽云救急，不可热饮。诸毒疾得热更甚，宜冷饮之。

肝病禁辛，心病禁咸，脾病禁酸，肺病禁苦，肾病禁甘。春不食肝，夏不食心，秋不食

肺，冬不食肾，四季不食脾。辨曰：春不食肝者，为肝气王，脾气败，若食肝，则又补肝，脾气败尤甚，不可救；又肝王之时，不可以死气入肝，恐伤魂也。若非王时，即虚，以甘补之佳，余脏准此。

凡肝脏，自不可轻啖，自死者弥甚。

凡心，皆为神识所舍，勿食之，使人来生复其报对矣。

凡肉及肝，落地不着尘土者，不可食之。

猪肉落水浮者，不可食。

猪肉及鱼，若狗不食、鸟不啄者，不可食。

诸肉不干，火炙不动，见水自动者，不可食之。

肉中如有朱点者，不可食之。

六畜肉，热血不断者，不可食之。

父母及身本命肉，食之令人神魂不安。

食肥肉及热羹，不得饮冷水。

诸五脏及鱼投地，尘土不污者，不可食之。

秽饭、馁肉、臭鱼，食之皆伤人。

自死肉，口闭者，不可食之。

六畜自死，皆疫死，则有毒，不可食之。

兽自死，北首及伏地者，食之杀人。

食生肉，饱饮乳，变成白虫。［一作"血蛊"］

疫死牛肉，食之令病洞下，亦致坚积，宜利药下之。

脯藏米瓮中，有毒，及经夏食之，发肾病。

◎　治自死六畜肉中毒方

黄柏屑，捣服方寸匕。

◎　治食郁肉漏脯中毒方［郁肉，密器盖之隔宿者是也；漏脯，茅屋漏下沾著者是也］

烧犬屎，酒服方寸匕，每服人乳汁亦良。饮水生韭汁三升，亦得。

◎　治黍米中藏干脯食之中毒方

大豆浓煮汁，饮数升，即解。亦治狸肉漏脯等毒。

◎　治食生肉中毒方

地深三尺，取其下土三升，以水五升，煮数沸，澄清汁，饮一升，即愈。

◎　治食六畜鸟兽肝中毒方

水浸豆豉，绞取汁，服数升，愈。

马脚无夜眼者，不可食之。

食酸马肉，不饮酒，则杀人。

马肉不可热食，伤人心。

马鞍下肉，食之杀人。

白马黑头者，不可食之。

白马青蹄者，不可食之。

马肉犷肉共食，饱醉卧，大忌。

驴马肉合猪肉食之，成霍乱。

马肝及毛，不可妄食，中毒害人。

◎　治食马肝毒中人未死方

雄鼠屎，二七粒，末之，水和服，日再服。〔屎尖者是〕

◎　又方

人垢，取方寸匕，服之佳。

◎　治食马肉中毒欲死方

香豉二两　杏仁三两

合二味，蒸一食顷，杵之服，日再服。

◎　又方

煮芦根汁饮之，良。

疫死牛，或目赤，或黄，食之大忌。

牛肉共猪肉食之，必作寸白虫。

青牛肠不可合犬肉食之。

牛肺从三月至五月，其中有虫如马尾，割去勿食，食则损人。

牛羊猪肉，皆不得以楮木、桑木蒸炙食之，令人腹内生虫。

噉蛇牛肉，杀人，何以知之？噉蛇者，毛发向后顺者是也。

◎　治噉蛇牛肉食之欲死方

饮人乳汁一升，立愈。

◎　又方

以泔洗头，饮一升，愈。

◎　又方

牛肚细切，以水一斗，煮取一升，暖饮之，大汗出者愈。

◎　治食牛肉中毒方

甘草煮汁，饮之即解。

羊肉具有宿热者，不可食之。

羊肉不可共生鱼、酪食之，害人。

羊蹄甲中有珠子白者，名羊悬筋，食之令人癫。

白羊黑头，食其脑，作肠痈。

羊肝共生椒食之，破人五脏。

猪肉共羊肝和食之，令人心闷。

猪肉以生胡荽同食，烂人脐。

猪脂不可合梅子食之。

猪肉和葵食之，少气。

鹿肉不可和蒲白作羹，食之发恶疮。

麇脂及梅李子，若妊妇食之，令子青盲，男子伤精。

獐肉不可合虾，及生菜、梅李果食之，皆病人。

瘤疾人不可食熊肉，令终身不愈。

白犬自死不出舌者，食之害人。

食狗鼠余，令人发瘘疮。

◎　治食犬肉不消，心下坚，或腹胀，口干大渴，心急发热，妄语如狂，或洞下方

杏仁一升，合皮熟研用

一味，以沸汤二升，和取汁，分三服，利下肉片，大验。

妇人妊娠，不可食兔肉、山羊肉，及鳖、鸡、鸭，令子无声音。

兔肉不可合白鸡肉食之，令人面发黄。

兔肉着干姜食之，成霍乱。

凡鸟自死，口不闭、翅不合者，不可食之。

诸禽内方肝青者，食之杀人。

鸡有六翻四距者，不可食之。

乌鸡白首者，不可食之。

鸡不可共葫蒜食之，滞气。［一云“鸡子”］

山鸡不可合鸟兽肉食之。

雉肉久食之，令人瘦。

鸭卵不可合鳖肉食之。

妇人妊娠食雀肉，令子淫乱无耻。

雀肉不可合李子食之。

燕肉勿食，入水为蛟龙所噉。

◎　鸟兽有中毒箭死者，其肉有毒，解之方

大豆煮汁及盐汁，服之解。

鱼头正白如连珠至脊上，食之杀人。

鱼头中无鳃者，不可食之，杀人。

鱼无肠胆者，不可食之，三年阴不起，女子绝生。

鱼头似有肉者，不可食之。

鱼目合者，不可食之。

六甲日，勿食鳞甲之物。

鱼不可合鸡肉食之。

鱼不得合鸬鹚肉食之。

鲤鱼鲊，不可合小豆藿食之，其子不可合猪肝食之，害人。

鲤鱼不可合犬肉食之。

鲫鱼不可合猴雉肉食之。［一云“不可合猪肝食”］

鳀鱼合鹿肉生食，令人筋甲缩。

青鱼不可合生葫荽及生葵并麦中食之。

鳅鳝不可合白犬血食之。

龟肉不可合酒果子食之。

鳖目回陷者，及压下有王字形者，不可食之。又其肉不得合鸡鸭子食之。

龟鳖肉不可合苋菜食之。

虾无须，及腹下通黑，煮之反白者，不可食之。

食脍饮奶酪，令人腹中生虫，为瘕。

◎ 脍食之，在心胸间不化，吐复不出，速下除之。久成癥病，治之方

橘皮一两 大黄二两 朴硝二两

合三味，以水一大升，煮至小升，顿服即消。

◎ 食鲙多不消，结为癥病，治之方

马鞭草

一味，捣汁饮之。或以姜叶汁，饮之一升，亦消。又可服吐药吐之。

◎ 食鱼后食毒，两种烦乱，治之方

橘皮浓煎汁，服之即解。

◎ 食鯸鲐鱼中毒方

芦根煮汁，服之即解。

蟹目相向，足斑目赤者，不可食之。

◎ 食蟹中毒治之方

紫苏煮汁，饮之三升。紫苏子捣汁饮之，亦良。

◎ 又方

冬瓜汁，饮二升。食冬瓜亦可。

凡蟹未遇霜，多毒，其熟者，乃可食之。

蜘蛛落食中，有毒，勿食之。

凡蜂、蝇、虫、蚁等，多集食上，食之致瘘。

辨果实菜谷禁忌并治第四十二

果子生食，生疮。

果子落地经宿，虫蚁食之者，人大忌食之。

生米停留多日，有损处，食之伤人。

桃子多食，令人热，仍不得入水浴，令人病淋沥、寒热病。

杏酪不热，伤人。

梅多食，坏人齿。

李不可多食，令人胪胀。

林檎不可多食，令人百脉弱。

橘柚多食，令人口爽，不知五味。

梨不可多食，令人寒中，金疮、产妇亦不宜食。

樱桃、杏多食，伤筋骨。

安石榴不可多食，伤人肺。

胡桃不可多食，令人动痰饮。

生枣多食，令人热渴气胀，寒热羸瘦者，弥不可食，伤人。

◎　食诸果中毒治之方

猪骨烧灰

一味，末之，水服方寸匕。亦治马肝、漏脯等毒。

木耳赤色及仰生者，勿食。菌仰卷及赤色者，不可食。

◎　食诸菌中毒，闷乱欲死，治之方

人粪汁一升。土浆饮一二升。大豆浓煮汁，饮之。服诸吐利药并解。

食枫蛀菌而哭不止，治之以前方。

误食野芋，烦毒欲死，治之以前方。［其野芋根，山东人名魁芋。人种芋三年不收，亦成野芋，并杀人］

◎　蜀椒闭口者有毒，误食之，戟人咽喉，气病欲绝，或吐下白沫，身体痹冷，急治之方

肉桂煎汁饮之。饮冷水一二升。或食蒜。或饮地浆。或浓煮豉汁饮之，并解。

正月勿食生葱，令人面生游风。

二月勿食蓼，伤人肾。

三月勿食小蒜，伤人志性。

四月、八月勿食葫荽，伤人神。

五月勿食韭，令人乏气力。

五月五日勿食一切生菜，发百病。

六月、十月勿食茱萸，伤人神气。

八月、九月勿食姜，伤人神。

十月勿食椒，损人心，伤心脉。

十一月、十二月勿食薤，令人多涕唾。

四季勿食生葵，令人饮食不化，发百病。非但食中，药中皆不可用，深宜慎之。

时病瘥未健，食生菜，手足必肿。

夜食生菜，不利人。

十月勿食被霜生菜，令人面无光、目涩、心痛、腰疼，或发心疟，疟发时，手足十指爪皆青，困委。

葱、韭初生芽者，食之伤人心气。

饮白酒，食生韭，令人病增。

生葱不可共蜜食之，杀人，独颗蒜弥忌。

枣合生葱食之，令人病。

生葱和雄鸡雉、白犬肉食之，令人七窍经年流血。

食糖、蜜后四日内，食生葱、蒜外，令人心痛。

夜食诸姜、蒜、葱等伤人心。

芜青根，多食令人气胀。

薤不可共牛肉作羹，食之成瘕病，韭亦然。

蕈多食，动痔疾。

野苣不可同蜜食之，作内痔。

白苣不可共酪同食，作䘌虫。

黄瓜食之，发热病。

葵心不可食，伤人，叶尤冷，黄背赤茎者，勿食之。

葫荽久食之，令人多忘。

病人不可食葫荽及黄花菜。

芋不可多食，动病。

妊妇食姜，令子余指。

蓼多食，发心痛。

蓼和生鱼食之，令人夺气，阴咳疼痛。

芥菜不可共兔肉食之，成恶邪病。

小蒜多食，伤人心力。

◎　食躁式躁方

豉

浓煮汁饮之。

◎　钩吻与芹菜相似，误食之，杀人，解之方 ［《肘后》云：与茱萸、食芥相似］

荠苨八两

一味，水六升，煮取二升，分温二服。［钩吻生地旁无他草，茎有毛者，以此别之］

◎　菜中有水莨菪，叶圆而光，有毒，误食之，令人狂乱，状如中风，或吐血，治之方

甘草

煮汁，服之即解。

◎　春秋二时，龙带精入芹菜中，人偶食之为病，发时手青腹满，痛不可忍，名蛟龙病，治之方

硬糖二三升

一味，日两度服之，吐出如蜥蜴三五枚，瘥。

◎　食苦瓠中毒治之方

黎穰

煮汁，数服之，解。

扁豆，寒热者不可食之。

久食小豆，令人枯燥。

食大豆等，忌噉猪肉。

大麦久食，令人作疥。

白黍米，不可同饴蜜食，亦不可合葵食之。

荞麦面，多食令人发落。

盐多食，伤人肺。

食冷物，冰人齿。

食热物，勿饮冷水。

饮酒食生苍耳，令人心痛。

夏月大醉汗流，不得冷水洗着身及使扇，即成病。

饮酒，大忌灸腹背，令人肠结。

醉后，勿饱食，发寒热。

饮酒食猪肉，卧秫稻穰虫，则发黄。

食饴多饮酒，大忌。

凡水及酒，照见人影动者，不可饮之。

醋合酪食之，令人血瘕。

食白米粥，勿食生苍耳，成走疰。

食甜粥已，食盐即吐。

犀角箸搅饮食，沫出，及浇地喷起者，食之杀人。

◎　饮食中毒烦满治之方

苦参三两　苦酒一升半

二味，煮三沸，三上三下，服之，吐食出，即瘥。或以水煮亦得。

◎　又方

犀角汤亦佳。

◎　贪食多食，不消，心腹坚满痛，治之方

盐一升　水三升

合二味，煮令盐消，分三服，当吐出食，便瘥。

矾石生入腹，破人心肝，亦禁水。

商陆以水服，杀人。

苈子傅头疮，药成入脑，杀人。

水银入人耳及六畜等，皆死。以金银着耳边，水银即吐。

苦楝无子者，杀人。

凡诸毒多是假毒，以投元知时，宜煮甘草、荠苨汁饮之，通除诸毒药。

长沙古本《伤寒杂病论》

汉·张仲景 著

民国·刘世桢 刘瑞瀜 手抄

导 读

　　《长沙古本〈伤寒杂病论〉》，亦称《湘古本〈伤寒杂病论〉》。

　　《长沙古本〈伤寒杂病论〉》为湖南浏阳名医刘世祯（昆湘）于民国初年得自于江西张姓老者处。刘世祯在本书序中说："先母之丧，以求葬地，漫游江西，于山谷中遇一人曰张老，皓髯而丹颜，悠然类有道者，即与倾谈，遂及医术。质以平生疑滞，应口疏通，余大骇服。张老亦深喜余精审善问，且曰：'吾乐山林，不与人接久矣。家有古本《伤寒杂病论》，与世所传异，长沙旧文也。目前无可授者，今以授君，与君邂逅，亦前缘也。'余谨受而读之，乃知今本讹脱错乱，注者纷纷数十家，而其理愈晦，亦何怪其然哉？"刘世祯得到此书后，与其宗族之友刘仲迈（瑞瀜）共读此书十余年。刘世祯垂暮之年，又将此书转授刘仲迈，嘱咐刘仲迈"成书以传强学"。1932 年，刘仲迈将古本《伤寒杂病论》校勘后，由湖南省政府主席何键（字芸樵）手写，于长沙商务印书馆石印公世，故此书又称"长沙石印本"。1936 年，上海大成书社照版铅印。

　　另，刘世祯曾为该书注解，"期传其真"，至 1905 年草成注稿，但因战乱，注稿大半散失，常抱残缺之恨。1924 年，刘世桢力有未逮，故由刘仲迈执笔，撰成《伤寒杂病论义疏》16 卷，于 1934 年印行，后多简称"义疏"。

　　《长沙古本〈伤寒杂病论〉》共计 16 卷，卷一、卷二为"平脉法"；卷三为"伤寒例"；卷四为"温病"；卷五为"暑、热、湿、燥病"；卷六至卷十一为"六经病"；卷十二为"霍乱痉阴阳易瘥后病"；卷十三至卷十六为"诸可与不可"各篇。

　　《长沙古本〈伤寒杂病论〉》虽分为 16 卷，但缺杂病证治，无《金匮要略》条文，仅将"可汗不可汗""可下不可下"各篇凑合成数，亦名《伤寒杂病论》。

　　《长沙古本〈伤寒杂病论〉》不论是否伪作，对于学习《伤寒论》都具有很高的参考价值。

古本《伤寒杂病论》序一

曾闻故族兄月秋言：《伤寒论》——济世之书也，宜读之。余以志不在医，虽留意，未之钻研。辛未春，匪既平，流亡将复，而雨旸失序，寒燠不时，惧荒乱之后，疾疫之贼吾民也。感求预防之策，得古本《伤寒杂病论》，盖刘昆湘先生之所藏也。先生得之异人，授于刘仲迈君，秘之枕中久矣。乃请于仲迈出之，则全书十六卷，加于常本三之二。展而读之，亦得其解，如聘医顾问焉，然后叹为古今寿世奇书。转惜其出之之晚，且征故族兄月秋之言为足取耳。军政余暇，辄写数页，积久既竣，将付印，乃为之言，曰：《伤寒论》之为经，历二千年，注者甚众，从无所谓古本者，突出而余信之，非偶然也。其文古而隽，其义精而约，其法周而密，其用药立方纯一而不杂，信非后人所能增减矣。且孔门心法，今有传人；道家秘录，今得正解。天将启万古之密钥，以仁寿斯民也。是书之出，不亦宜乎。

民国二十一年壬申春月醴陵何键芸樵序

古本《伤寒杂病论》序二

古本《伤寒杂病论》者，盖今之璧经。而长沙之旧文也，同邑宗人昆湘先生，初受书于隐君子张老，以转授余，其后十余年。一日，昆湘示张老寄余书云：且来，约以时相见。因偕昆湘如期造谒，遂得受教于逆旅中。自是数年，时往来于洞庭湘水之间，请益析疑，章疏句栉，寻波讨源，结塞尽解。一日，忽将别去，涕泣请留，不得。殷勤叮嘱，命诠次师传。汇昆湘昔所尊闻者，成义疏以演论旨，曰：此真长沙旧文也。道之将废，尘封至今。人能宏道，非道宏人。复为赠言之歌，曰：千岁以胥，我传子疏；圣作明述，吾友吾徒，遂不复见，呜呼，其垂顾之大士乎，其长沙之后身乎，斯道不亡，亦云幸矣。昆湘年已垂老，每督以成书以传强学。余惧夫勤焉而力不至，且欲待。既竭吾才，乃诵所闻以公诸世。今者醴陵何公，有意乎斯道之传，发愿创长沙国医学院，以成中兴绝学之业。复以政暇，手写论文，印行流布。嘱为导言释论例，以供海内明达研讨之助。余惟古圣立言，例随文见。论文十六卷，首脉法，以示诊要；次序例，明运气方宜，立伤寒传经正治之法；次则暑湿燥热温痉霍乱，各有专篇；次乃演六经本病坏病，以究病变，喻活法一贯之旨；终之以可与不可用，示医律。其书统百病之纲，详奇经之治。以平脉辨证，见病知源为宗。通其旨者，无不可举一法以概诸凡，散万殊而约于一，成国医诊断之学，以诏万世。尤以脉学最为详审，发轩岐不传之奥。将欲稍释论例，以畅厥旨，非万言不足约其纲要。以汗青之速也，爰为略述缘起，以纪璧经授受之由。世或以法言之象论语，太玄之拟周易为类。盍究夫医之为道，真理实效，即事可验，岂同谈天雕龙坚白异同之说，可以意骋其辞哉。真伪之辨，好学深思之士，当自得之。

太岁在玄黓涒滩孟陬之月浏阳刘瑞瀜仲迈序于天潜阁

古本《伤寒杂病论》序三

余自少体弱多病，为父母所偏怜。读书从其意所好，不设程限。性喜泛览，不义疲困自休。既弱冠，得岐黄扁张之书，尤笃好之。每苦其奇奥难通解，于人有诵及四圣之言者，无不就而问之也；于书有涉及四圣之言者，无不求而观也。先母之丧，以求葬地，漫游江西，于山谷中遇一人曰张老，皓髯而丹颜，悠然类有道者，即与倾谈，遂及医术。质以平生疑滞，应口疏通，余大骇服。张老亦深喜余精审善问，且曰：「吾乐山林，不与人接久矣。家有古本《伤寒杂病论》，与世所传异，长沙旧文也。目前无可授者，今以授君，与君邂逅，亦前缘也。」余谨受而读之，乃知今本讹脱错乱，注者纷纷数十家，而其理愈晦，亦何怪其然哉？余得此书，钻研益勤。其于病也，犹执规矩，以御方圆，不眩于心矣。仲迈才高而学博，独具卓识如此，于是吾自不省也。惟吾友刘君仲迈，一见而叹为千古奇书。仲迈才高而学博，独具卓识如此，于是吾两人者，朝读而暮思，欲遂穷其底蕴，往往室极而遂通，若有鬼神者为之助焉，积十余年所发挥益多。余曾欲整次其语，以为此书之注，而年老不任伏案，乃以嘱仲迈，而仲迈尚未遑也。今省政府主席何公芸樵、民政厅长曾公伯闻，闵民命之夭扎，医学之不振，注之不以时成，乃先出此书印行焉。且以宋刻林亿校本校之，标明其同异，庶览者一见而知古本之胜也。

浏阳刘世祯昆湘甫序于六石山房

古本《伤寒杂病论》序四

余素多病，经中西医治疗逾数年，无一验，且益困。后遇浏阳刘昆湘先生治之，病遂已。

凡余亲友间得先生治疗者，靡不如是，余于是信先生益深。

先生平日服膺南阳张氏，而闻其曲畅旁通，似有得于文字之外者，余疑其有异闻久矣。戊辰之夏，相与避暑于庐山时，余病初愈心旷而神怡，先生乃示余古本《伤寒杂病论》，且历述此书所由得。余受而读之，信今之学者未尝闻也，亟思取之付印，先生不可，曰：后世注《伤寒论》者，莫先于成无己，吾方取而校之未竟，吾与邑人刘君仲迈于古本皆有诠释，嘱仲迈次第其语为注，亦未成也，且待之。

今年国中多故，湖南为甚，人民流徙，疫疠并作。省政府主席何公芸樵阅焉，谓此书之行不可后待，遂取而印之。此书现出，斯民其有瘳乎。余又思之，张氏守长沙值大疫之流行，拯民命于垂绝，故我人世祀之，以寄其讴思人之思之也，深则神之依之也久。所著之书历二千年讹缺，盖亦数百年，而仅存真本卒归于此邦之人，又遇何公恤民之心与古贤守契，合而民遇疾疫，此书因得以广其传写，类神者为之，非偶然也。然则，读此书者，何异亲炙医圣于一堂，端拜而请益也，不亦幸乎。

长沙曹伯闻序

原序

论曰：余每览越人入虢之诊，望齐侯之色，未尝不慨然叹其才秀也。怪当今居世之士，曾不留神医药，精究方术，上以疗君亲之疾，下以救贫贱之厄，中以保身长全，以养其生，但竞逐荣势，企踵权豪，孜孜汲汲，惟名利是务，崇饰其末，忽弃其本，华其外而悴其内。皮之不存，毛将安附焉？卒然遭邪风之气，婴非常之疾，患及祸至，而方震栗，降志屈节，钦望巫祝，告穷归天，束手受败，赍百年之寿命，持至贵之重器，委付凡医，恣其所措。咄嗟呜呼！厥身已毙，神明消灭，变为异物，幽潜重泉，徒为啼泣。痛夫！举世昏迷，莫能觉悟，不惜其命，若是轻生，彼何荣势之云哉？而进不能爱人知人，退不能爱身知己，遇灾值祸，身居厄地，蒙蒙昧昧，蠢若游魂。哀乎！趋势之士，驰竞浮华，不固根本，忘躯徇物，危若冰谷，至于是也。

余宗族素多，向余二百，建安纪年以来，犹未十稔，其死亡者，三分有二，伤寒十居其七。感往昔之沦丧，伤横夭之莫救，乃勤求古训，博采众方，撰用《素问》《九卷》《八十一难》《阴阳大论》《胎胪药录》，并《平脉辨证》，为《伤寒杂病论》，合十六卷，虽未能尽愈诸病，庶可以见病知源。若能寻余所集，思过半矣。

夫天布五行，以运万类，人禀五常，以有五脏，经络腑俞，阴阳会通，玄冥幽微，变化难极。自非才高识妙，岂能探其理致哉！上古有神农、黄帝、岐伯、伯高、雷公、少俞、少师、仲文，中世有长桑、扁鹊，汉有公乘阳庆及仓公，下此以往，未之闻也。

观今之医，不念思求经旨，以演其所知，各承家技，终始顺旧，省疾问病，务在口给，相对须臾，便处汤药，按寸不及尺，握手不及足，人迎、趺阳，三部不参，动数发息，不满五十，短期未知决诊，九候曾无仿佛，明堂阙庭，尽不见察，所谓窥管而已。夫欲视死别生，实为难矣。

孔子云：生而知之者上，学则亚之，多闻博识，知之次也。余宿尚方术，请事斯语。

汉长沙太守南阳张机

凡 例

浏阳刘瑞瀜仲迈校对

　　一、按古本《伤寒杂病论》十六卷，自晋太医令王叔和搜采旧论，遗文时已散佚。今所刊行，为张传秘本十六卷，首尾完具，仍复旧观。兹沿写本旧名，曰：《古本〈伤寒杂病论〉》。

　　二、世传《伤寒论》，以宋林亿校本为最古，故据林本为通行本。其余笺疏各家，擅有更变删削，益乱旧观，悉不引据。

　　三、凡古本经文全条为通行本所无者，注"通行本佚"四字于各条之下。

　　四、凡古本经文一句或一字为通行本所无者，注"通行本缺"四字于各该字句之下，以清眉目。

　　五、凡古本经文较通行本字句不通之处，以古本正通行本之误。所改之字曰"订正"，所加之字曰"增"，所减之字曰"删"。每篇之后各总其数曰"计订正若干字""增若干字""删若干字"。一卷有数篇者，更综计全卷各篇之数，附于卷尾。

　　六、有全条字句古本为通行本所错乱者，随字句注明外，并低格录通行本条文于后，以便对勘。

目 录

卷一

平脉法第一

问曰：脉何以知气血脏腑之诊也？师曰：脉乃气血先见。气血有盛衰，脏腑有偏胜；气血俱盛，脉阴阳俱盛；气血俱衰，脉阴阳俱衰。气独胜者，则脉强；血独盛者，则脉滑。气偏衰者，则脉微；血偏衰者，则脉涩。气血和者，则脉缓；气血平者，则脉平；气血乱者，则脉乱；气血脱者，则脉绝。阳迫气血，则脉数；阴阻气血，则脉迟。若感于邪，气血扰动，脉随变化，变化无穷，气血使之。病变百端，本原别之。欲知病源，当平脉变；欲知病变，先揣其本。本之不齐，在人体躬。相体以诊，病无遁情。［通行本佚］

问曰：脉有三部，阴阳相乘；荣卫血气，在人体躬；呼吸出入，上下于中；因息游布，津液流通；随时动作，效象形容；春弦秋浮，冬沉夏洪；察色观脉，大小不同；一时之间，变无经常；尺寸参差，或短或长；上下乖错，或存或亡；病辄改易，进退低昂；心迷意惑，动失纪纲；愿为俱陈，令得分明。师曰：子之所问，道之根源。脉有三部，尺寸及关；荣卫流行，不失衡铨；肾沉心洪，肺浮肝弦；此自经常，不失铢分；出入升降，漏刻周旋；水下百刻，一周循环；当复寸口，虚实见焉；变化相乘，阴阳相干；风则浮虚，寒则牢坚；沉潜水蓄，支饮急弦；动则为痛，数则热烦；设有不应，知变所缘；三部不同，病各异端；大过可怪，不及亦然；邪不空见，中必有奸；审察表里，三焦别焉；知其所舍，消息诊看；料度腑脏，独见若神。为子条记，传与贤人。

师曰：平脉大法，脉分三部。浮部分经，以候皮肤经络之气；沉部分经，以候五脏之气；中部分经，以候六腑之气。［通行本佚］

师曰：脉分寸关尺。寸脉分经以候阳，阳者气之统也；尺脉分经以候阴，阴者血之注也，故曰阴阳。关上阴阳交界，应气血升降，分经以候中州之气。［通行本佚］

问曰：经说脉有三菽、六菽重者，何谓也？师曰：脉，人以指按之，如三菽之重者，肺气也；如六菽之重者，心气也；如九菽之重者，脾气也；如十二菽之重者，肝气也；按之至骨者，肾气也。假令下利，寸口、关上、尺中，悉不见脉，然尺中时一小见，脉再举头者，肾气也。若见损至脉来［通行本误作"损脉来至"］，为难治。

问曰：东方肝脉，其形何似？师曰：肝者木也，名厥阴，其脉微弦，濡弱而长，是肝脉也。肝病自得濡弱者，愈也。假令得纯弦脉者，死。何以知之？以其脉如弦直，此是肝脏伤，故知死也。

问曰：南方心脉，其形何似？师曰：心者火也，名少阴，其脉洪大而长，是心脉也。心病自得洪大者，愈也。假令脉来微去大，故名反，病在里也。脉来头小本大，故曰复，病在表也。上微头小者，则汗出；下微本大者，则为关格不通、不得尿。头无汗者，可治；有汗者，死。

问曰：西方肺脉，其形何似？师曰：肺者金也，名太阴，其脉毛浮也，肺病自得此脉。

若得缓迟者，皆愈；若得数者，则剧。何以知之？数者，南方火也。火克西方金，法当痈肿，为难治也。

问曰：北方肾脉，其形何似？师曰：肾者水也，其脉沉而石，肾病自得此脉者，愈；若得实大者，则剧。何以知之？实大者，长夏土王，土克北方水，水脏立涸也。〔通行本佚〕

师曰：人迎脉大，趺阳脉小，其常也。假令人迎、趺阳平等为逆；人迎负趺阳，为大逆。所以然者，胃气上升，动在人迎；胃气下降，动在趺阳。上升力强，故曰大；下降力弱，故曰小。反此为逆。大逆则死。〔通行本佚〕

师曰：六气所伤，各有法度，舍有专属，病有先后。风中于前，寒中于背；湿伤于下，雾伤于上；雾客皮腠，湿流关节；极寒伤经，极热伤络；风令脉浮，寒令脉紧，又令脉急；暑则浮虚，湿则濡涩；燥短以促，火躁而数。风寒所中，先客太阳；暑气炎热，肺金则伤；湿生长夏，病入脾胃；燥气先伤，大肠合肺；壮火食气，病生于内，心与小肠，先受其害。六气合化，表里相传，脏气偏胜，或移或干；病之变证，难以殚论，能合色脉，可以万全。〔通行本佚〕

问曰：上工望而知之，中工问而知之，下工脉而知之，愿闻其说。〔通行本错简在"病家人来请"条〕师曰：夫色合脉，色主形外，脉主应内。其色露脏，亦有内外。察色之妙，明堂缺庭。察色之法，大指推之。察明堂推而下之，察缺庭推而上之。五色应五脏，如肝色青、脾色黄、肺色白、心色赤、肾色黑，显然易晓。色之生死，在思用精。心迷意惑，难与为言。〔通行本佚〕

色青者，病在肝与胆。假令身色青，明堂色微赤者，生；白者，死；黄白者，半死半生也。〔通行本佚〕

色赤者，病在心与小肠。假令身色赤，明堂微黄者，生；黑者，死；黄黑者，半死半生也。〔通行本佚〕

色黄者，病在脾与胃。假令身色黄，明堂微白者，生；青者，死；黄青者，半死半生也。〔通行本佚〕

色白者，病在肺与大肠。假令身色白，明堂色微黑者，生；赤者，死；黄赤者，半死半生也。〔通行本佚〕

色黑者，病在肾与膀胱。假令身色黑，明堂色微青者，生；黄者，死；黄赤者，半死半生也。〔通行本佚〕

阙庭脉色青而沉细，推之不移者，病在肝；青而浮大，推之随转者，病在胆。〔通行本佚〕

阙庭脉色赤而沉细，推之参差不齐者，病在心；赤而横戈，推之愈赤者，病在小肠。〔通行本佚〕

阙庭脉色黄，推之如水停留者，病在脾；如水急流者，病在胃。〔通行本佚〕

阙庭脉色青白，推之久不还者，病在肺；推之即至者，病在大肠。〔通行本佚〕

阙庭脉色青黑直下睛明，推之不变者，病在肾；推之即至者，病在膀胱。〔通行本佚〕

明堂阙庭色不见，推之色青紫者，病在中焦有积；推之明于水者，病在上焦有饮；推之黑赤参差者，病在下焦有寒热。〔通行本佚〕

问曰：色有内外，何以别之？师曰：一望而知者，谓之外；在明堂阙庭，推而见之者，

谓之内。[通行本佚]

　　病暴至者，先形于色，不见于脉；病久发者，先见于脉，不形于色；病入脏，无余证者，见于脉，不形于色；病痼疾者，见于脉，不形于色也。[通行本佚]

　　问曰：色有生死，何谓也？师曰：假令色黄，如蟹腹者生，如枳实者死。有气则生，无气则死，余色仿此。[通行本佚]

　　师曰：人秉五常有五脏，五脏发五声，宫、商、角、徵、羽是也；五声在人，各具一体。假令人本声角，变商声者，为金克木，至秋当死；变宫、徵、羽皆病，以本声不可变故也。[通行本佚]

　　人本声宫，变角声者，为木克土，至春当死；变商、徵、羽皆病。[通行本佚]

　　人本声商，变徵声者，为火克金，至夏当死；变宫、角、羽皆病。[通行本佚]

　　人本声徵，变羽声者，为水克火，至冬当死；变角、宫、商皆病。[通行本佚]

　　人本声羽，变宫声者，为土克水，至长夏当死；变角、商、徵皆病。[通行本佚]

　　以上所言，皆人不病而声先病者。初变可治，变成难瘳；闻声之妙，差在毫厘，本不易晓，若病至发声，则易知也。[通行本佚]

　　师持脉，病人欠者，无病也。脉之呻者，病也。言迟者，风也；摇头言者，里痛也；行迟者，表强也；坐而伏者，短气也；坐而下一脚者，腰痛也；甲实护腹，如怀卵物者，心痛也。

　　病人长叹，声出高入卑者，病在上焦；出卑入高者，病在下焦；出入急促者，病在中焦有痛处；声唧唧而叹者，身体疼痛；问之不欲语，语先泪下者，必有忧郁；问之不语，泪下不止者，必有隐衷；问之不语，数问之而微笑者，必有隐疾。[通行本佚]

　　实则谵语，虚则郑声；假令言出声卑者，为气虚；言出声高者，为气实。欲言手按胸中者，胸中满痛；欲言手按腹者，腹中满痛；欲言声不出者，咽中肿痛。[通行本佚]

　　师曰：脉病人不病，名曰行尸，以无王气，卒眩仆，不识人者，短命则死；人病脉不病，名曰内虚，以少[通行本误作"无"]谷神，虽困无苦。

　　师曰：脉，肥人责浮，瘦人责沉；肥人当沉今反浮；瘦人当浮今反沉，故责之。

　　师曰：呼吸者，脉之头也。初持脉，来疾去迟，此出疾入迟，名曰内虚外实也。初持脉，来迟去疾，此出迟入疾，名曰内实外虚也。

　　寸口卫气盛，名曰高；荣气盛，名曰章；高章相搏，名曰纲。卫气弱，名曰惵；荣气弱，名曰卑；惵卑相搏，名曰损。卫气和，名曰缓；荣气和，名曰迟；迟缓相搏，名曰沉。

　　阳脉浮大而濡，阴脉浮大而濡，阴脉与阳脉同等者，名曰缓也、

　　问曰：二月得毛浮脉，何以处言至秋当死？师曰：二月之时，脉当濡弱，反得毛浮者，故知至秋死。二月肝用事，肝属木，脉应濡弱，反得毛浮者，是肺脉也。肺属金，金来克木，故知至秋死。他皆仿此。

　　师曰：立夏得洪大脉，是其本位，其人病身体苦疼重者，须发其汗；若明日身不疼不重者，不须发汗；若汗濈濈自出者，明日便解矣。何以言之？立夏脉洪大是其时脉，故使然也。四时仿此。

　　问曰：凡病欲知何时得、何时愈？师曰：假令夜半得病者，明日日中愈；日中得病者，

夜半愈。何以言之？日中得病、夜半愈者，以阳得阴则解也；夜半得病、明日日中愈者，以阴得阳则解也。

问曰：脉病欲知愈、未愈者，何以别之？答曰：寸口、关上、尺中三处，大小、浮沉、迟数同等，虽有寒热不解者，此脉阴阳为和平，虽剧当愈。

师曰：寸脉下不至关，为阳绝；尺脉上不至关，为阴绝。此皆不治，决死也。若计其余命生死之期，期以月节克之也。

脉，浮者在前，其病在表；浮者在后，其病在里。假令濡而上鱼际者，宗气泄也；孤而下尺中者，精不藏也；若乍高乍卑，乍升乍坠，为难治。〔通行本佚〕

寸口脉缓而迟，缓则阳气长，其色鲜，其颜光，其声商，毛发长；迟则阴气盛，骨髓生，血满，肌肉紧薄鲜鞕。阴阳相抱，荣卫俱行，刚柔相得，名曰强也。

寸口脉，浮为在表，沉为在里；数为在腑，迟为在脏。假令脉迟，此为在脏也。

寸口脉浮〔通行本多"而"字〕紧，浮则为风，紧则为寒。风则伤卫，寒则伤荣。荣卫俱病，骨节烦疼，当发其汗也。

寸口脉浮而数。浮为风，数为热；风为虚，虚为寒。风虚相搏，则洒淅恶寒也。

问曰：病有洒淅恶寒，而复发热者，何也？答曰：阴脉不足，阳往从之；阳脉不足，阴往乘之也。何谓阳脉不足？答曰：假令寸口脉微，名曰阳不足。阴气上入阳中，则洒淅恶寒也。何谓阴脉不足？答曰：假令尺脉弱，名曰阴不足，阳气下陷入阴中，则发热也。〔通行本误入"阳脉浮"三字〕阴脉弱者，则血虚，血虚则筋急也。其脉涩者，荣气微也；其脉浮而汗出如流珠者，卫气衰也。荣气微者，加烧针则血留不行，更发热而躁烦也。

寸口脉阴阳俱紧者，法当清邪中于上焦、浊邪中于下焦。清邪中于上，名曰洁也；浊邪中于下，名曰浑也。阴中于邪，必内栗也，表气微虚，里气不守，故使邪中于阴也；阳中于邪，必发热、头痛、项强、颈挛、腰痛、胫酸，所谓阳中雾露之气。故曰清邪中上，浊邪中下。阴气为栗，足膝逆冷，便溺妄出，表气微虚，里气微急，三焦相混，内外不通。上焦怫郁，脏气相熏，口烂食龂也；中焦不治，胃气上冲，脾气不转，胃中为浊，荣卫不通，血凝不流。若卫气前通者，小便赤黄，与热相搏，因热作使，游于经络，出入脏腑，热气所过，则为痈脓；若阴气前通者，阳气厥微，阴无所使，客气内入，嚏而出之，声嗢咽塞；寒厥相追，为热所拥，血凝自下，状如豚肝；阴阳俱厥，脾气弧弱，五液注下；下焦不阖，清便下重，令便数难，脐筑湫痛，命将难全。

脉阴阳俱紧者，口中气出，唇口干燥，蜷卧足冷，鼻中涕出，舌上苔滑，勿妄治也。到七日以来，其人微发热，手足温者，此为欲解；或到八日以上，反大发热者，此为难治。设使恶寒者，必欲呕也；腹内痛者，必欲利也。

脉阴阳俱紧，至于吐利，其脉独不解。紧去人〔通行本误作"入"〕安，此为欲解。若脉迟，至六七日，不欲食，此为晚发，水停故也，为未解；食自可者，为欲解。

脉浮而大，有热，心下反鞕，属脏者，攻之，不令发汗；属腑者，不令溲数。溲数则大便鞕，汗多则热甚〔通行本误作"愈"〕。溲数〔通行本误作"汗少"〕，则便难，脉迟者，尚未可攻也。

问曰：病有战而汗出，因得解者，何也？师曰：脉浮而紧，按之反芤，此为本虚，故当

战而汗出也。其人本虚，是以发战，以脉浮紧，故当汗出而解也。若脉浮数，按之不芤，此人本不虚。若欲自解，但汗出耳，不发战也

问曰：病有不战而汗出解者，何也？答曰：脉大而浮数，故不战汗出而解也。

问曰：病有不战、不汗出而解者，何也？答曰：其脉自微，此以曾发汗、若吐、若下、若亡血，以内无津液，此阴阳自和，必自愈，故不战、不汗出而解也

问曰：伤寒三日，脉浮数而微，病人身凉和者，何也？答曰：此为欲解也。解以夜半。浮而解者，濈然汗出也；数而解者，必能食也；微而解者，必大汗出也。

脉浮而迟，面热赤而战惕者，六七日当汗出而解；反发热者，瘥迟。退为无阳，不能作汗，其身必痒也。

病六七日，手足三部脉皆至，大烦而口噤不能言，其人躁扰者，未 [通行本误作 "必"] 欲解也；若脉和，其人不 [通行本误作 "大"] 烦，目重，睑内际黄者，此欲解也。 [按：本条通行本旧误接于 "脉阴阳俱紧" 至于 "吐利" 条下为一条]

师曰：伏气之病，以意候之。今月之内，欲知 [通行本误作 "有"] 伏气，假令旧有伏气，当须脉之。若脉微弱者，当喉中痛似伤，非喉痹也。病人云：实咽中痛。虽尔，今复宜下之。

师曰：病家人请云 "病人苦发热，身体疼，病人自卧"。师到，诊其脉沉而迟者，知其瘥也。何以知之？凡表有病者，脉当浮大，今反沉迟，故知愈也。假令病人云 "腹内卒痛"。病人自坐。师到，脉之浮而大者，知其瘥也。何以知之？若里有病者，脉当沉细，今反浮大，故知愈也。

师曰：病家人来请云 "病人发热烦极"。明日师到，病人向壁卧，此热已去也。设令脉不和，处言 "已愈"；设令向壁卧，闻师到，不惊起而盼视，若三言三止，脉之咽唾者，此诈病也。设令脉自和，处言 "此病大重，当须服吐下药、针灸数十百处，乃愈"。

问曰：脉有灾怪，何谓也？师曰：假令人病，脉得太阳，与形证相应，因为作汤，比还送汤如食顷，病人乃大吐，若下利，腹中痛。师曰：我前来不见此证，今乃变异，是名灾怪。又问曰：何缘得此吐利？答曰：或有旧时服药，今乃发作，故为灾怪耳。

[按：本卷较通行本增三十条，共一千五百四十九字，订正十一字，删四字]

卷二

平脉法第二

问曰：脉有阴阳，何谓也？答曰：凡脉大、浮、数、动、滑，此名阳也；凡脉沉、涩、迟 [通行本误作 "弱"]、弦、微，此名阴也。凡阴病见阳脉者生，阳病见阴脉者死。

阴阳相搏名曰动，阳动则汗出，阴动则发热。形冷恶寒者，此三焦伤也。若脉数见于关上，上下无头尾如豆大，厥厥然动摇者，名曰动也。

脉来缓，时一止复来者，名曰结；脉来数，时一止复来者，名曰促。脉阳盛则促，阴盛则结，此皆病脉。又脉来动而中止，更来小数，中有还者反动，名曰结阴也；脉来动而中止，不能自还，因而复动者，名曰代阴也。得此脉者，必难治。［按：自"又脉来动而中止"至"必难治"一段，通行本错简在卷四"太阳篇"下］

脉阴阳俱促，当病血，为实；阴阳俱结，当亡血，为虚。假令促上寸口者，当吐血，或衄；下尺中者，当下血；若乍促乍结，为难治。［通行本佚］

脉数者，久数不止，止则邪结，正气不能复，却结于脏，故邪气浮之与皮毛相得。脉数者，不可下，下之必烦，利不止。［通行本误列在"可与不可篇"］

问曰：脉有阳结、阴结者，何以别之？答曰：其脉浮而数，能食不大便者，此为实，名曰阳结也，期十七日当剧；其脉沉而迟，不能食，身体重，大便反鞕，名曰阴结也，期十四日当剧。

脉蔼蔼如车盖者，名曰阳结也。

脉累累如循长竿者，名曰阴结也。

脉瞥瞥如羹上肥者，阳气微也。

脉萦萦如蜘蛛丝者，阴［通行本误作"阳"］气衰也。

脉绵绵如泻漆之绝者，亡其血也。

问曰：脉有残贼，何谓也？师曰：脉有弦、紧、浮、滑、沉、涩，此六脉，名曰残贼，能为诸脉作病也。

问曰：脉有相乘、有纵有横、有逆有顺，何也？师曰：水行乘火，金行乘木，名曰纵；火行乘水，木行乘金，名曰横；水行乘金，火行乘木，名曰逆；金行乘水，木行乘火，名曰顺也。

问曰：濡弱何以反适十一头？师曰：五脏六腑相乘，故令十一。

脉阴阳俱弦，无寒热，为病饮。在浮部，饮在皮肤；在中部，饮在经络；在沉部，饮在肌肉；若寸口弦，饮在上焦；关上弦，饮在中焦；尺中弦，饮在下焦。［通行本佚］

脉弦［通行本误作"浮"］而紧者，名曰革［通行本误作"弦"］也。弦者状如弓弦，按之不移也；紧者如转索无常也。

脉弦而大，弦则为减，大则为芤，减则为寒。芤则为虚；寒虚相搏，此名为革。妇人则半产、漏下，男子则亡血、失精。［师自注曰：此言致革之由］

问曰：曾为人所难，紧脉从何而来？师曰：假令亡汗、若吐，以肺里寒，故令脉紧也；假令咳者，坐饮冷水，故令脉紧也；假令下利，以胃中虚冷，故令脉紧也。

寸口脉浮而紧［通行本"紧"误作"大"，"而"字属下句］，医反下之，此为大逆。浮则无血，紧［通行本误作"大"］则为寒；寒气相搏，则为肠鸣。医乃不知，而反饮冷水，令汗不［通行本误作"大"］出。水得寒气，冷必相搏，其人即噎。

趺阳脉紧而浮，浮为气，紧为寒；浮为腹满，紧为绞痛。浮紧相搏，肠鸣而转，转即气动，膈气乃下，少阴脉不出，其阴肿大而虚也。

趺阳脉微而紧，紧则为寒，微则为虚，微紧相搏，则为短气。

寸口脉微，尺脉紧，其人虚损多汗，知阴常在，绝不见阳也。

趺阳脉大而紧者，当即下利，为难治。

脉浮而大，浮为风虚，大为气强；风气相搏，必成隐疹，身体为痒，痒者名曰泄风，久久为痂癞。

趺阳脉浮，浮则为虚，浮虚相搏，故令气噎，言胃气虚竭也。此为医咎，责虚取实，守空迫血。脉滑则为哕[通行本误在“此为医咎”句下]。脉浮鼻中燥者，必衄也。

趺阳脉迟而缓，胃气如经也。趺阳脉浮而数，浮则伤胃，数则动脾，此非本病，医特下之所为也。荣卫内陷，其数先微，脉反但浮，其人必大便鞕，气噎不[通行本误作“而”]除。何以言之？本以数脉动脾，其数先微，故知脾气不治，大便鞕，气噎不[通行本误作“而”]除，令[通行本误作“今”]脉反浮；其数改微，邪气独留，心中则饥，邪热不杀谷，潮热发渴；数脉当迟缓[通行本误入“脉因前后度数如法”八字]，病者则饥；数脉不时，则生恶疮也。[师自注云：趺阳脉迟缓为无病。误下之，令脉转浮数，元气伤，必浮数改微]

趺阳脉浮而涩，少阴脉如经者，其病在脾，法当下利。何以知之？若脉浮大者，气实血虚也。今趺阳脉浮而涩，故知脾气不足，胃气虚也。以少阴脉弦而沉[通行本误作“浮”]才见，此为调脉，故称如经也。若反滑而数者，故知当屎脓也。

趺阳脉浮而芤，浮者卫气虚，芤者荣气伤。其身体瘦，肌肉甲错，浮芤相搏，宗气衰微，四属断绝也。[师自注云：举之浮毛，按之全无，谓之浮芤相搏]

脉浮而大，浮为气实，大为血虚，血虚为无阴。孤阳独下阴部者，小便当赤而难，胞中当虚。今反小便利而大汗出，法应卫家当微，今反更实，津液四射，荣竭血尽，干烦而不眠，血薄肉消，而成暴[一云“黑”]液。医复以毒药攻其胃，此为重虚，客阳去有期，必下如淤泥而死。[通行本误列在“可与不可篇”]

寸口脉浮而大，浮为虚，大为实；在尺为关，在寸为格；关则不得小便，格则吐逆。

问曰：翕奄沉，名曰滑，何谓也？师曰：沉为纯阴，翕为正阳，阴阳和合，故令脉滑，关尺自平。

阳明脉微沉，食饮自可；少阴脉微滑，滑者，紧之浮名也，此为阴实。其人必股内汗出，阴下湿也。[通行本与上条连为一条]

脉浮而滑，浮为阳，滑为实，阳实相搏，其脉数疾，卫气失度。浮滑之脉数疾，发热汗出者，此为不治。

趺阳脉滑而紧，滑者胃气实，紧者脾气强。持实击强，痛还自伤，以手把刃，坐作疮也。

趺阳脉沉而数，沉为实，数消谷；紧者，病难治。

趺阳脉伏而涩，伏则吐逆，水谷不化，涩则食不得入，名曰关格。师曰：病人脉微而涩者，此为医所病也。大发其汗，又数大下之，其人亡血，病当恶寒，后乃发热，无休止时。夏月盛热，欲著复衣；冬月盛寒，欲裸其身。所以然者，阳微则恶寒，阴弱则发热。此医发其汗使阳气微，又大下之，令阴气弱。五月之时，阳气在表，胃中虚冷，以阳气内微，不能胜冷，故欲着复衣；十一月之时，阳气在里，胃中烦热，以阴气内弱，不能胜热，故欲裸其身。又阴脉迟涩，故知血亡也。

寸口脉微而涩，微者卫气不行，涩者荣气不逮。荣卫不能相捋，三焦无所仰，身体痹不仁。荣气不足，则烦疼，口难言；卫气虚者，则恶寒数欠。三焦不归其部，上焦不归者，噫而酢吞；中焦不归者，不能消谷引食；下焦不归者，则遗溲。

寸口脉微而涩，微者卫气衰，涩者荣气不足。卫气衰则面色黄，荣气不足则面色青。荣为根，卫为叶，荣卫俱微，则根叶枯槁，而寒栗、咳逆唾腥、吐涎沫也。

少阴脉弱而涩，弱者微烦，涩者厥逆。

寸口脉微而缓，微者卫气疏，疏则其肤空；缓者胃气实，实则谷消而水化也。谷入于胃，脉道乃行；水入于经，其血乃成。荣盛则其肤必疏，三焦失〔通行本误作"绝"〕经，名曰血崩。

寸口脉弱而缓，弱者阳气不足，缓者胃气有余，噫而吞酸，食卒不下，气填于膈上也。

寸口脉弱而迟，弱者卫气微，迟者荣中寒。荣为血，血寒则发热；卫为气，气微者心内饥，饥而虚满，不能食也。

脉弱而涩，尺中浮大，无外证者，为病属内伤。〔通行本佚〕

脉弱而涩，尺中濡弱者，男子病失精，女子病赤白带下。〔通行本佚〕

脉洪数，按之弦急者，当发瘾疹。假令脉浮数，按之反平者，为外毒，宜清之；脉数大，按之弦直者，为内毒，宜升之，令其外出也。误攻则内陷，内陷则死。〔通行本佚〕

脉洪数，按之急滑者，当发痈脓。发热者，暴出；无热者，久久必至也。〔通行本佚〕

脉浮滑，按之弦急者，当发内痈。咳嗽胸中痛，为肺痈，当吐脓血；腹中掣痛，为肠痈，当便脓血。〔通行本佚〕

脉大而涩，时一弦，无寒热，此为浸淫疮所致也。若加细数者，为难治。〔通行本佚〕

妊娠，脉弦数而细，少腹痛，手心热，此为热结胞中，不先其时治之，必有产难。〔通行本佚〕

产后脉洪数，按之弦急，此为浊未下。若浊已下，而脉如故者，此为魂脱，为难治。〔通行本佚〕

诸脉浮数，当发热而洒淅恶寒。若有痛处，饮食如常者，蓄积有脓也。

问曰：人恐怖者，其脉何状？师曰：脉形如循丝累累然，其面白脱色也。

问曰：人不饮，其脉何类？师曰：脉自涩，唇口干燥也。

问曰：人愧者，其脉何类？师曰：脉浮，而面色乍白乍赤也。

寸口诸微亡阳，诸濡亡血，诸弱发热，诸紧为寒。诸乘寒者，则为厥，郁冒不仁，以胃无谷气，脾涩不通，口急不能言，战而栗也。

发热则脉躁，恶寒则脉静，脉随证转者，为病疟。〔通行本佚〕

伤寒，咳逆上气，其脉散者，死，为其形损故也。

趺阳脉不出，脾不上下，身冷肤鞕。

少阴脉不至，肾气微，少精血，奔气促迫，上入胸膈，宗气反聚，血结心下，阳气退下，热归阴股，与阴相动，令身不仁，此为尸厥，当刺期门、巨阙。

师曰：脉乍大乍小，乍静乍乱，见人惊恐者，为祟发于胆，气竭故也。〔通行本佚〕

师曰：人脉皆无病，暴发重病、不省人事者，为厉鬼。治之以祝由，能言者可治，不言者死。〔通行本佚〕

脉浮而洪，身汗如油，喘而不休，水浆不下，形体不仁，乍静乍乱，此为命绝也。又未知何脏先受其灾？若汗出发润，喘不休者，此为肺先绝也；阳反独留，形体如烟熏，直视摇头者，此为心绝也；唇吻反青，四肢掣［通行本误作"漐"］习者，此为肝绝也；环口黧黑，油［通行本误作"柔"］汗发黄者，此为脾绝也；溲便遗失，狂言，目反直视者，此为肾绝也。又未知何脏阴阳前绝？若阳气前绝、阴气后竭者，其人死，身色必青；阴气前绝、阳气后竭者，其人死，身色必赤、腋下温、心下热也。

奇经八脉，不系于十二经，别有自行道路。其为病总于阴阳，其治法属十二经。假令督脉为病，脊背强，隐隐痛，脉当微浮而急，按之涩，治属太阳。［通行本佚］

任脉为病，其内结痛疝瘕，脉当沉而结，治属太阴。［通行本佚］

冲脉为病，气上逆而里急，脉当浮虚而数，治属太阴。［通行本佚］

带脉为病，苦腹痛，腰间冷痛，脉当沉而细，治属少阴。［通行本佚］

阳跷为病，中于侧，气行于外，脉当弦急，按之缓，治属少阳。［通行本佚］

阴跷为病，中于侧，气行于内，脉当浮缓，按之微急而弦，治属厥阴。［通行本佚］

阳维与诸阳会，其为病在脉外，发寒热，脉当浮而虚，治属气分。［通行本佚］

阴维与诸阴交，其为病在脉中，心中痛，手心热，脉当弦而涩，治属血分。［通行本佚］

阳维维于阳，阴维维于阴，为气血之别使，不拘于一经也。［通行本佚］

奇经八脉之病，由各经受邪，久久移传，或劳伤所致，非暴发也。［通行本佚］

问曰：八脉内伤，何以别之？师曰：督脉伤，柔柔不欲伸，不能久立，立则隐隐而胀；任脉伤，小便多，其色白浊；冲脉伤，时咳不休，有声无物，劳则气喘；带脉伤，回身一周冷；阳跷伤，则身左不仁；阴跷伤，则身右不仁；阳维伤，则畏寒甚，皮常湿；阴维伤，则畏热甚，皮常枯。［通行本佚］

问曰：八脉内伤，其脉何似？师曰：督脉伤，尺脉大而涩；任脉伤，关脉大而涩；冲脉伤，寸脉短而涩；带脉伤，脉沉迟而结；阳跷伤，脉时大而弦；阴跷伤，脉时细时弦；阳维伤，脉时缓时弦；阴维伤，脉时紧时涩。［通行本佚］

问曰：其治奈何？师曰：督脉伤，当补髓；任脉伤，当补精；冲脉伤，当补气；带脉伤，当补肾；阳跷伤，则益胆；阴跷伤，则补肝；阳维伤，则调卫；阴维伤，则养荣。［通行本佚］

问曰：其处方奈何？师曰：相体虚实，察病轻重，采取方法，权衡用之。［通行本佚］

［按：本卷较通行本增三十二条，共九百六十一字，订正十九字，删八字］

卷三

伤寒例第三

四时八节、二十四节气、七十二候决病法：

立春正月节斗指艮，雨水正月中斗指寅。

惊蛰二月节斗指甲，春分二月中斗指卯。

清明三月节斗指乙，谷雨三月中斗指辰。

立夏四月节斗指巽，小满四月中斗指巳。

芒种五月节斗指丙，夏至五月中斗指午。

小暑六月节斗指丁，大暑六月中斗指未。

立秋七月节斗指坤，处暑七月中斗指申。

白露八月节斗指庚，秋分八月中斗指酉。

寒露九月节斗指辛，霜降九月中斗指戌。

立冬十月节斗指乾，小雪十月中斗指亥。

大雪十一月节斗指壬，冬至十一月中斗指子。

小寒十二月节斗指癸，大寒十二月中斗指丑。

［二十四节气，节有十二，中气有十二。五日为一候，气亦同，合有七十二候。决病生死，此须洞解之也］

《阴阳大论》云：春气温和，夏气暑热，秋气清凉，冬气冰冽，此则四时正气之序也。冬时严寒，万类深藏，君子周密，则不伤于寒。触冒之者，则名伤寒耳。其伤于四时之气，皆能为病。以伤寒为病者，以其最盛杀厉之气也，中而即病者，名曰伤寒。不即病，寒毒藏于肌肤，至春变为温病，至夏变为暑病。暑病者，热极重于温也。是以辛苦之人，春夏多温热者，皆由冬时触寒所致，非时行之气也。凡时行者，春时应暖而反大寒，夏时应热而反大凉，秋时应凉而反大热，冬时应寒而反大温，此非其时而有其气。是以一岁之中，长幼之病多相似者，此则时行之气也。夫欲候知四时正气为病及时行疫气之法，皆当按斗历占之。九月霜降节后，宜渐寒，向冬大寒，至正月雨水节后宜解也。所以谓之雨水者，以冰雪解而为雨水故也。至惊蛰二月节后，气渐和暖，向夏大热，至秋便凉。从霜降以后，至春分以前，凡有触冒霜露，体中寒即病者，谓之伤寒也。九月十月，寒气尚微，为病则轻；十一月十二月，寒冽已严，为病则重；正月二月，寒渐将解，为病亦轻。此以冬时不调，适有伤寒之人即为病也。其冬有非节之暖者，名曰冬温。冬温之毒，与伤寒大异。冬温复有先后，更相重沓，亦有轻重，为治不同，证如后章。从立春节后，其中无暴大寒，又不冰雪，而有人壮热为病者，此属春时阳气，发其冬时伏寒，变为温病。从春分以后，至秋分节前，天有暴寒者，皆为时行寒疫也。三月四月，或有暴寒，其时阳气尚弱，为寒所折，病热犹轻；五月六月，阳气已盛，为寒所折，病热则重；七月八月，阳气已衰，为寒所折，病热亦微。其病与温相似，但治有殊耳。十五日得一气，于四时之中，一时有六气，四六名为二十四气。然气候亦有应至仍不至，或有未应至而至者，或有至而太过者，皆成病气也。但天地动静，阴阳鼓击者，各正一气耳。是以彼春之暖，为夏之暑；彼秋之忿，为冬之怒。是故冬至之后，一阳爻升，一阴爻降也。夏至之后，一阳气下，一阴气上也。斯则冬夏二至，阴阳合也；春秋二分，阴阳离也。阴阳交易，人变病焉。此君子春夏养阳，秋冬养阴，顺天地之刚柔也。小人触冒，必婴暴疹。须知毒烈之气，留在何经，必发何病，详而取之。是以春伤于风，夏必飧泄；夏伤于暑，秋必病疟；秋伤于湿，冬必咳嗽；冬伤于寒，春必病温。此必然之道，可不审明之。

伤寒之病，逐日浅深，以施方治。今世人伤寒，或始不早治，或治不对病，或日数久淹，困乃告医。医人又不依次第而治之，则不中病。皆宜临时消息制方，无不效也。［按：通行本误入"今搜采仲景旧论，录其证候，诊脉声色，对病真方，有神验者，拟防世急也"二十八字，当为叔和所增，义相抵牾，说详略例］

又土地温凉，高下不同；物性刚柔，飡居亦异。是故黄帝兴四方之问，岐伯举四治之能，以训后贤，开其未悟。临病之工，宜须两审也。

凡伤于寒，传经［"传经"二字，通行本缺］则为病热，热虽甚，不死；若两感于寒而病者，多［通行本误作"必"］死。

尺寸俱浮者，太阳受病也，当一二日发。以其脉上连风府，故头项痛，腰脊强。

尺寸俱长者，阳明受病也，当二三日发。以其脉侠鼻、络于目，故身热、汗出［"汗出"二字，通行本缺］、目疼、鼻干、不得卧。

尺寸俱弦者，少阳受病也，当三四日发。以其脉循胁络于耳，故胸胁痛而耳聋。

此三经受病，未入于腑者，可汗而已。

尺寸俱沉濡［通行本误作"细"］者，太阴受病也，当四五日发。以其脉布胃中，络于嗌，故腹满而嗌干。

尺寸俱沉细［"细"字，通行本缺］者，少阴受病也，当五六日发。以其脉贯肾，络于肺，系舌本，故口燥舌干而渴。

尺寸俱弦微［通行本误作"微缓"］者，厥阴受病也，当六七日发。以其脉循阴器，络于肝，故烦满而囊缩。

此三经受病，已入于腑者，皆可下而已。

伤寒传经，在太阳，脉浮而急数，发热，无汗，烦躁，宜麻黄汤。［通行本佚］

传阳明，脉大而数，发热，汗出，口渴，舌燥，宜白虎汤。不瘥，与承气汤。［通行本佚］

传少阳，脉弦而急，口苦，咽干，头晕，目眩，往来寒热，热多寒少，宜小柴胡汤。不瘥，与大柴胡汤。［通行本佚］

传太阴，脉濡而大，发热，下利，口渴，腹中急痛，宜茯苓白术厚朴石膏黄芩甘草汤。［通行本佚］

传少阴，脉沉细而数，手足时厥时热，咽中痛，小便难，宜附子细辛黄连黄芩汤。［通行本佚］

传厥阴，脉沉弦而急，发热时悚，心烦呕逆，宜桂枝当归汤，吐蛔者，宜乌梅丸。［通行本佚］

以上皆传经脉证并治之正法也。若入腑及脏为传经变病，治列后条。［通行本佚］

若两感于寒者，一日太阳受之，即与少阴俱病，则头痛，口干，烦满而渴，脉时浮时沉、时数时细，大青龙汤加附子主之。二日阳明受之，即与太阴俱病，则腹满身热，不欲食，谵［之廉切，又女监切，下同］语，脉时高时卑、时强时弱，宜大黄石膏茯苓白术枳实甘草汤主之。三日少阳受之，即与厥阴俱病，则耳聋，囊缩而厥，水浆不入，脉乍弦乍急、乍细乍散，宜当归附子人参黄连黄柏汤救之，多不可治。［四字通行本缺］不知人者，六日死。若三阴三阳、五脏六腑皆受病，则荣卫不行、脏腑不通，则死矣。［通行本误入"其不两感于寒，更不传经"十字。按：本段两感脉象、方治，通行本皆佚］

若不加异气者，至七日太阳病衰，头痛少愈也；八日阳明病衰，身热少歇也；九日少阳病衰，耳聋微闻也；十日太阴病衰，腹减如故，则思饮食；十一日少阴病衰，渴止舌干，已而嚏；十二日厥阴病衰，囊纵，少腹微下，大气皆去，病人精神爽慧也。若过十工日以上，不间，尺寸陷者，大危。

若更感异气，变为他病者，当依坏病证法而治之。若脉阴阳俱盛，重感于寒者，变成温疟。阳脉浮滑，阴脉濡弱，更伤于风者，变为风温。阳脉洪数，阴脉实大，更遇温热者，变为温毒。温毒，病之最重者也。阳脉濡弱，阴脉弦紧，更遇温气者，变为温疫。〔一本作"疟"〕以此冬伤于寒，发为温病，脉之变证，方治如说。

凡人有疾，不时即治，隐忍冀瘥，以成痼疾，小儿、女子，益以滋甚。时气不和，便当早言，寻其邪由，及在腠理，以时治之，罕有不愈者。患人忍之，数日乃说，邪气入脏，则难可制。此为家有患备虑之要。凡作汤药，不可避晨夕，觉病须臾，即宜便治，不等早晚，则易愈矣；如或瘥迟，病即传变，虽欲除治，必难为力；服药不如方法，纵意违师，不须治之。

凡伤寒之病，多从风寒得之，始表中风寒，入里则不消矣，未有温覆当而不消散者。不在证治，拟欲攻之，犹当先解表，乃可下之；若表未〔通行本误作"已"〕解，而内不消，非大满，犹有寒热，则病不可下〔"可下"二字，通行本误作"除"〕；若表已解，而内不消，大满，大实，腹坚，中有燥屎，自可〔通行本误入"除"字〕下之；虽四五日，数下之，不能为祸也。若不宜下，而便攻之，则内虚热入，协热遂利，烦躁诸变，不可胜数，轻者因笃，重者必死矣。

夫阳盛阴虚，汗之则死，下之则愈；阳虚阴盛，汗之则愈，下之则死。夫如是，则神丹安可以误发，甘遂何可以妄攻？虚盛之治，相背千里，吉凶之机，应若影响，岂容易哉！况桂枝下咽，阳盛即毙；承气入胃，阴盛以亡，死生之要，在乎须臾，视身之尽，不暇计日。此阴阳虚实之交错，其候至微；发汗、吐、下之相反，其祸至速。而医术浅狭，懵然不知病源，为治乃误，使病者殒殁，自谓其分，至令冤魂塞于冥路，死尸盈于旷野，仁者鉴此，岂不痛欤！〔师自注曰：神丹即发汗之剂，因发汗即愈，古人谓之神妙，故曰神丹。甘遂，古汤名，甘遂三钱、大黄四两、芒硝二两，攻之，即下之〕

凡两感病俱作，治有先后，发表攻里，本自不同，而执迷用意者，乃云神丹、甘遂，合而饮之，且解其表，又除其里，言巧似是，其理实违。夫智者之举措也，常审以慎；愚者之动作也，必果而速。安危之变，岂可诡哉？世上之士，但务彼翕习之荣，而莫见此倾危之败，惟明者居然，能护其本，近取诸身，夫何远焉？

凡发汗温暖汤药，其方虽言日三服，若病剧不解，当促其间，可半日中尽三服。若与病相阻，即便有所觉。病重者，一日一夜，当晬时观之。如服一剂，病证犹在，故当复作本汤服之；至有不肯汗出，服三剂乃解；若汗不出者，死病也。

凡得时气病，至五六日，而渴欲饮水，饮不能多，不当与也，何者？以腹中热尚少，不能消之，便更与人，作病也。至七八日，大渴欲饮水者，犹当依证而与之，与之时常令不足，勿极意也。言能饮一斗，与五升。若饮而腹满，小便不利，若喘若哕，不可与之也。忽然大汗出，是为自愈也。

凡得病，反能饮水，此为欲愈之病。其不晓病者，但闻病饮水者自愈，小渴者，乃强与饮之，因成其祸，不可复数也。

凡得病，厥脉动数，服汤更迟，脉浮大减小，初躁后静，此皆愈证也。

凡治温病，可刺五十九穴。又身之穴，三百六十有五，其三十穴，灸之有害；七十九穴，刺之为灾，并中髓也。

脉四损，三日死。平人一［通行本误作"四"］息，病人脉一至，名曰四损。

脉五损，一日死。平人二［通行本误作"五"］息，病人脉一至，名曰五损。

脉六损，一时死。平人三［通行本误作"六"］息，病人脉一至，名曰六损。

四损，经气绝；五损，腑气绝；六损，脏气绝。真气不行于经，曰经气绝；不行于腑，曰腑气绝；不行于脏，曰脏气绝。经气绝则四肢不举，腑气绝则不省人事，脏气绝则一身尽冷。［通行本佚］

脉盛身寒，得之伤寒；脉虚身热，得之伤暑。脉阴阳俱盛，大汗出，下之［"下之"二字，通行本缺］不解者死。脉阴阳俱虚，热不止者死；脉至乍数乍疏者死；脉至如转索，按之不易者［此五字，通行本缺］，其日死。谵言妄语，身微热，脉浮大，手足温者生；逆冷，脉沉细者，不过一日死矣。此以前是伤寒热病证候也。

［按：本篇较通行本增传经证治七条，及两感脉象方治，共多三百四十字；删者三十九字，正误者十字，订正增入者十二字］

附方：

◎ 麻黄汤方

麻黄三两，去节　桂枝三两，去皮　甘草一两，炙　杏仁七十枚，去皮、尖

上四味，以水九升，先煮麻黄，减二升，去上沫，纳诸药，煮取二升半，去滓，温服八合，覆取微似汗，不须粥饮，余如桂枝法将息。

◎ 白虎汤方

知母六两　石膏一斤，碎，绵裹[1]　甘草二两，炙　粳米六合

上四味，以水一斗，煮米熟汤成，去滓，温服一升，日三服。

◎ 大承气汤方

大黄四两，酒洗　厚朴半斤，炙，去皮　枳实五枚　芒硝三合

上四味，以水一斗，先煮二物，取五升，去滓，纳大黄，更煮取二升，去滓，纳芒硝，更上微火一两沸，分温再服，得下，余勿服。

◎ 小承气汤方

大黄四两，酒洗　厚朴二两，炙，去皮　枳实三枚大者，炙

上三味，以水四升，煮取一升二合，去滓，分温二服，初服当更衣，不尔者，尽饮之，若更衣者，勿服之。

1　碎，绵裹：原书无，据他卷补入；后卷中
　　"棉裹"均改为"绵裹"。后同。

◎　调胃承气汤方

甘草二两，炙　芒硝半升　大黄四两，酒洗

上三味，以水三升，煮二物至一升，去滓，纳芒硝，更上微火一两沸，温顿服之，以调胃气。

◎　小柴胡汤方

柴胡半斤　黄芩三两　人参三两　甘草三两，炙　生姜三两　大枣十二枚，擘　半夏半升，洗

上七味，以水一斗二升，煮取六升，去滓，再煎，取三升，温服一升，日三服。

◎　大柴胡汤方[1]

柴胡半斤　黄芩三两　芍药三两　半夏半升，洗　生姜五两，切　枳实四枚，炙　大枣十二枚，擘　大黄二两

上八味，以水一斗二升，煮取六升，去滓，再煎，温服二升，日三服。

◎　茯苓白术厚朴石膏黄芩甘草汤方

茯苓四两　白术三两　厚朴四两　石膏半斤　黄芩三两　甘草二两，炙

上六味，以水一斗，煮取五升，每服一升五合余，日三服。

◎　附子细辛黄连黄芩汤方

附子大者一枚，炮，去皮，破八片　细辛二两　黄连四两　黄芩二两

四味，以水六升，煮取三升，温服一升，日三服。

◎　桂枝当归半夏芍药黄柏汤方

桂枝二两　当归三两　半夏一升　芍药三两　黄柏皮二两　甘草二两，炙

上六味，以水七升，煮取四升，去滓，分温三服。

◎　乌梅丸方

乌梅三百枚　细辛六两　干姜十两　黄连十六两　当归四两　附子六两，炮，去皮　蜀椒四两，出汗　桂枝六两，去皮　人参六两　黄柏六两

上十味，异捣筛，合治之，以苦酒渍乌梅一宿，去核，蒸之五斗米下，饭熟，捣成泥，和药令相得，纳臼中，与蜜杵二千下，丸如梧子大，先食饮服十丸，日三服。稍加至二十丸，禁生冷、滑物、臭食等。

◎　大青龙加附子汤方

麻黄六两，去节　桂枝二两，去皮　甘草二两，炙　杏仁四十枚，去皮、尖　生姜三两，切　大枣十枚，擘　石膏如鸡子大，碎　附子一枚，炮，去皮，破八片

上八味，以水九升，先煮麻黄，减二升，去上沫，纳诸药，煮取三升，去滓，温服一升，取微似汗，汗出多者温粉粉之，一服汗者，停后服；若复服，汗多亡阳，遂［一作"逆"］虚，恶风、烦躁不得眠也。

1　大柴胡汤方：原无，据上下文补入。

◎　大黄石膏茯苓白术枳实甘草汤方

大黄四两　石膏一斤　茯苓三两　白术四两　枳实三两　甘草三两，炙

上六味，以水八升，煮取五升，温分三服。

◎　当归附子人参黄连黄柏汤方

当归四两　附子大者一枚，炮，去皮，破八片　人参三两　黄连三两　黄柏三两

上五味，以水六升，煮取三升，温服一升，日三服。

［按：本卷增方五，计二百七十二字］

卷四

辨温病脉证并治第四 ［按：温病证治通行本全佚］

温病有三：曰春温，曰秋温，曰冬温。此皆发于伏气，夏则病暑而不病温。

冬伤于寒，其气伏于少阴，至春乃发为温病，名曰春温。夏伤于湿，其气伏于太阴，至秋燥乃大行，发为温病，名曰秋温。气不当至而至，初冬乃大寒，燥以内收，其气伏于厥阴，冬至后天应寒而反温，发为温病，名曰冬温。

春秋病温，此其常；冬时病温，此其变。冬时应寒而反大温，此非其时而蓄其气，及时不病，至春乃发，名曰大温。此由冬不藏精，气失其正，春时阳气外发，二气相搏，为病则重。医又不晓病源，为治乃误，尸气流传，遂以成疫。

病春温，其气在上，头痛咽干，发热目眩，甚则谵语，脉弦而急，小柴胡加黄连丹皮汤主之。

◎　小柴胡加黄连丹皮汤方

柴胡半斤　黄芩三两　人参三两　栝楼根四两　黄连三两　丹皮四两　甘草三两，炙
生姜三两，切　大枣十二枚，擘

上九味，以水一斗二升，煮取三升，去滓，温服一升，日三服。

病秋温，其气在中，发热口渴，腹中热痛。下利便脓血，脉大而短涩，宜干地黄知母黄连阿胶汤主之；不便脓血者，宜白虎汤主之。

◎　干地黄知母黄连阿胶汤方

干地黄八两　知母四两　黄连三两　阿胶一两

上四味，以水一斗，先煮干地黄、知母、黄连三味，取四升，去滓，纳胶融消。温服一升，日三服。

◎　白虎汤方

知母六两　石膏一斤，碎，绵裹　甘草二两，炙　粳米六合

上四味，以水一斗，煮米熟汤成，去滓，温服一升，日三服。

病冬温，其气在下，发热腹痛引少腹，夜半咽中干痛，脉沉实，时而大数，宜石膏黄连黄芩汤主之；不大便六七日者，宜大黄黄芩丹皮干地黄汤主之。

◎　石膏黄连黄芩汤方

石膏半斤，碎，绵裹　黄连三两　黄芩四两

上三味，以水一斗，煮取六升，温服二升，日三服。

◎　大黄黄芩丹皮干地黄汤方

大黄四两　黄芩三两　丹皮三两　干地黄四两

上四味，以水一斗二升，煮取五升，温服二升。大便利，止后服。

病温，头痛，面赤发热，手足拘急，脉浮弦而数，名曰风温，防风黄芩栀子丹皮芍药汤主之。

◎　防风黄芩栀子丹皮芍药汤方

防风三两　黄芩三两　栀子十四枚，擘　丹皮三两　芍药三两

上五味，以水六升，煮取三升，去滓，温服一升，日三服。

病温素有湿，发热唇焦，下利热，腹中痛，脉大而涩，名曰湿温，猪苓加黄连丹皮汤主之。

◎　猪苓加黄连丹皮汤方

猪苓，去皮　茯苓　阿胶　泽泻　滑石各一两　黄连一两　丹皮二两

上七味，以水四升，先煮六味，取二升，去滓，纳胶烊消，温服一升，日再服。

病温，舌赤咽干，心中烦热，脉急数，上寸口者，温邪干心也，黄连黄芩阿胶汤主之。

◎　黄连黄芩阿胶汤方

黄连一两　黄芩一两　阿胶一两

上三味，以水一斗，先煮二味，取四升，去滓，纳胶烊消，温服一升，日三服。

病温，口渴咳嗽，衄不可制，脉浮短而数者，温邪乘肺也，黄芩石膏杏子汤主之。

◎　黄芩石膏杏子汤方

黄芩三两　石膏半斤，碎　杏仁十四枚，去皮、尖

上三味，以水五升，煮取三升，去滓，温服一升。

病温，发热从腰以下甚者，少腹热痛，小便赤数，脉急数，下尺中者，此温邪移肾也，干地黄黄柏秦皮茯苓泽泻汤主之。

◎　干地黄黄柏秦皮茯苓泽泻汤方

干地黄六两　黄柏三两　秦皮二两　茯苓三两　泽泻一两

上五味，以水八升，煮取三升，去滓，温服一升，日三服。

病大温，发热，头晕目眩，齿枯唇焦，谵语不省人事，面色乍青乍赤，脉急大而数，大黄黄连地黄丹皮香蒲汤主之；若喉痹不能下药，针少商令出血；若脉乍疏乍数，目内陷者，皆不可治。

◎　大黄黄连地黄丹皮香蒲汤方

大黄四两　黄连三两　干地黄半斤　丹皮六两　香蒲一两

上五味，以水一斗，煮取六升，去滓，温服一升，日三服。

温病，下之，大便溏，当自愈；若大下之，下利不止，必腹满，宜茯苓白术甘草汤主之。

◎　茯苓白术甘草汤方

茯苓四两　白术三两　甘草一两，炙

上三味，以水八升，煮取三升，去滓，温服一升，日三服。

风温者，因其人素有热，更伤于风，风性急而化燥，脉浮弦而数，头不痛，桂枝汤加黄芩丹皮汤主之，此非伏气病温也。伏气病温，误发其汗，则生大热烦冤，唇焦目赤，或吐血衄血，耳聋，脉大而数者，泻之以白虎汤；中焦实者，以承气；若至十余日则在里，宜黄连阿胶汤。何以知其在里？脉沉而数，心烦不卧，故知也。

◎　桂枝汤加黄芩丹皮汤方

桂枝三两，去皮　芍药三两　甘草二两，炙　生姜三两，切　大枣十二枚，擘　黄芩三两　丹皮三两

上七味，以水八升，煮取三升，去滓，温服一升。

◎　白虎汤方［见前］

◎　大承气汤方

大黄四两，酒洗　厚朴半斤，去皮，炙　枳实五枚，炙　芒硝三分

上四味，以水一斗，先煮二物，取五升，去滓，纳大黄，更煮取二升，去滓，纳芒硝，更上微火一两沸，分温再服。得下，余勿服。

◎　小承气汤方

大黄四两，酒洗　厚朴二两，去皮，炙　枳实三枚大者，炙

上三味，以水四升，煮取一升二合，去滓，分温二服。初服当更衣，不尔者，尽饮之；若更衣者，勿服之。

◎　调胃承气汤方

大黄四两，酒洗　甘草二两，炙　芒硝半斤

上三味，以水三升，煮取一升，去滓，纳芒硝，更上微火煮令沸，少少温服之。

◎　黄连阿胶汤方

黄连四两　芍药二两　黄芩二两　阿胶三两　鸡子黄三枚

上五味，以水六升，先煮三物，取二升，去滓，纳阿胶烊消，小冷，纳鸡子黄，搅令相得，温服七合，日三服。

病温，治不得法，留久移于三焦，其在上焦，则舌蹇，神昏，宜栀子汤；其在中焦，则腹痛而利，利后腹痛，唇口干燥，宜白虎加干地黄汤；其在下焦，从腰以下热甚，齿黑咽干，宜百合地黄汤加丹皮半夏茯苓汤主之。

◎　栀子汤方

栀子十六枚，擘　黄芩三两　半夏半斤　甘草二两

上四味，以水四升，先煮栀子，取二升半，去滓，纳三味，煮取一升，去滓，分二服。

◎　白虎加干地黄方

知母六两　石膏一斤，碎，绵裹　甘草二两，炙　粳米六合　干地黄六两

上五味，以水一斗，煮米熟汤成，去滓，温服一升。

◎　百合地黄加丹皮半夏茯苓汤方

百合七枚，擘　生地黄汁一升　丹皮六两　半夏一升　茯苓四两

上五味，先以水洗百合，渍一宿，当白沫出，去其水，别以泉水二升，煎取一升，去滓；别以泉水四升，煎丹皮、半夏、茯苓三味，煮取二升，纳地黄汁，煎取三升，温服一升。

［按：本卷增经文十七条，计八百零二字；增方十五，计六百四十字，共增一千四百四十二字］

卷五

辨暑病脉证并治第五

伤暑，肺先受之。肺为气腑，暑伤元气，寸口脉弱，口渴汗出，神昏气短，竹叶石膏汤主之。［通行本佚］

◎　竹叶石膏汤方

竹叶两把　粳米半升　半夏半升，洗　石膏一升　人参三两　麦门冬一升　甘草二两，炙

上七味，以水一斗，先煮六味，取六升，去滓，纳粳米，米熟汤成，温服一升，日三服。

素热伤暑，发热，汗出，口渴，脉浮而大，名曰中暍，人参白虎加黄连阿胶汤主之。［通行本佚］

◎　人参白虎加黄连阿胶汤方

知母六两　石膏一斤，碎，绵裹　甘草二两，炙　粳米六合　人参三两　黄连三两　阿胶二两

上七味，以水一斗，先煮六味，煮米熟汤成，去滓，纳胶烊消，温服一升，日三服。

伤暑汗出已，发热，烦躁，声嘶，脉反浮数者，此为肺液伤，百合地黄汤加牡蛎汤主之。［通行本佚］

◎　百合地黄汤加牡蛎方

百合七枚　地黄汁一升　牡蛎二两

上三味，先以水洗百合，浸一宿，当白沫出，去其水，另以泉水二升，煎二味，取一升，去滓，纳地黄汁，煮取一升五合，分温再服。

伤暑，心下有水气，暑热与水气相蒸，发为暑湿舍肺，汗出咳嗽，渴欲饮水，饮水则吐，脉弱而滑，栝楼茯苓贝母枳实汤主之。［通行本佚］

◎　栝楼茯苓贝母枳实汤方

栝楼大者一枚，共皮、子捣　茯苓三两　贝母三两　枳实二两

上四味，以水五升，煮取二升，温服一升，日再服。

伤暑，发热无汗，水行皮中故也，脉必浮而滑，先以热水灌之，令汗出，后以竹茹栝楼茯苓半夏汤与之。［通行本佚］

◎　竹茹栝楼茯苓半夏汤方

竹茹二两　栝楼根三两　茯苓三两　半夏半升，洗

上四味，以水五升，煮取三升，分温三服。

太阳中热者，暍是也，其人汗出，恶寒，身热而渴也，白虎加人参汤主之。

◎　白虎加人参汤方

知母六两　石膏一两，碎，绵裹　甘草二两，炙　粳米六合　人参三两

上五味，以水一斗，煮米熟汤成，去滓，温服一升，日三服。

太阳中暍者，身热疼重，而脉微弱，此以夏月伤冷水，水行皮中所致也，猪苓加人参汤主之［"猪苓加人参汤主之"一句，通行本缺］，一物瓜蒂汤亦主之。

◎　猪苓加人参汤方

猪苓　茯苓　滑石　泽泻　阿胶各一两　人参三两

上六味，以水四升，先煮五味，取二升，纳阿胶烊消，温服七合，日三服。

◎　一物瓜蒂汤方

瓜蒂二十个

上锉，以水一升，煮取五合，去滓，顿服。

凡病暑者当汗出，汗不出者必发热。发热者，必不汗出也。不可发汗，发汗则发热、烦躁、失声，此为肺液枯。加息高气贲者，不治。［通行本佚］

伤暑，夜卧不安，烦躁，舌赤，谵语，脉当数，此为暑邪干心也，宜黄连半夏石膏汤主之。［通行本佚］

◎　黄连半夏石膏汤方

黄连三两　半夏一升　石膏半斤，碎，绵裹

上三味，以水三升，煮取二升，去滓，温服六七合，日三服。

太阳中暍，发热恶寒，身重而疼痛，其脉弦细芤迟，小便已，洒洒然毛耸，手足逆冷；小有劳，身即热；口开，前板齿燥；若发汗，则恶寒甚；加温针，则发热甚；数下之，则淋甚。宜当归四逆汤。［通行本佚方治］

◎　当归四逆汤方

当归　桂枝　芍药　细辛各三两　甘草，炙　通草各二两　大枣二十五枚［一法十二枚］，擘　人参四两　附子一枚

上九味，以水八升，煮取三升，去滓，温服一升，日三服。［按：人参、附子，通行本缺］

伤暑，脉弱，口渴，大汗出，头晕者，宜用竹叶石膏人参黄连半夏汤主之。［通行本佚］

◎　竹叶石膏人参黄连半夏汤方

竹叶一把　石膏一斤，碎，绵裹　人参三两　黄连二两　半夏半斤，洗

上五味，以水六升，煮取三升，去滓，温服一升，日三服。

伤暑者，头不痛。头痛者风也，头重者湿也。［通行本佚］

［按：本篇增经文九条，增字十四，计三百十八字；增方八，计二百八十字，共增五百九十八字］

辨热病脉证并治第六　［按：通行本本篇全佚］

热之为病，有外至，有内生。外至可移，内有定处，不循经序，舍于所合，与温相似，根本异源。传经化热，伏气变温，伊古不晓，认为一体，如此杀人，莫可穷极。为子条记，传与后贤。

热病，面赤，口烂，心中痛，欲呕，脉洪而数，此热邪干心也，黄连黄芩泻心汤主之。

◎　黄连黄芩泻心汤方

黄连三两　黄芩二两

上二味，以水二升，煮取一升，日再服。

热病，身热，左胁痛，甚则狂言乱语，脉弦而数，此热邪乘肝也，黄连黄芩半夏猪胆汁汤主之。

◎　黄连黄芩半夏猪胆汁汤方

黄连二两　黄芩三两　半夏一升，洗　猪胆大者一枚，取汁

上四味，以水六升，煎取三升，纳胆汁，和合相得，分温再服。

热病，腹中痛不可按，体重不能俯仰，大便难，脉数而大，此热邪乘脾也，大黄厚朴甘草汤主之。

◎　大黄厚朴甘草汤方

大黄四两　厚朴六两　甘草三两

上三味，以水五升，煮取二升，服一升，得大便利，勿再服。

热病，口渴喘嗽，痛引胸中不得太息，脉短而数，此热邪乘肺也，黄连石膏半夏甘草汤主之。

◎　黄连石膏半夏甘草汤方

黄连一两　石膏一斤，碎，绵裹　半夏半斤，洗　甘草三两

上四味，以水六升，煮取三升，温服一升，日三服。

热病，咽中干，腰痛，足下热，脉沉而数，此热邪移肾也，干地黄黄柏黄连半夏汤主之。

◎　干地黄黄柏黄连半夏汤方

干地黄半斤　黄柏六两　黄连三两　半夏一升，洗

上四味，以水八升，煮取三升，温服一升，日三服。

［按：本篇增经文六条，共二百三十四字；增方五，计二百十二字，共增四百四十六字］

辨湿病脉证并治第七

湿气为病，内外上下，四处流行，随邪变化，各具病形，按法诊治，勿失纪纲。［通行本佚］

湿气在上，中于雾露，头痛项强，两额疼痛，脉浮而涩者，黄芪桂枝茯苓细辛汤主之。

［通行本佚］

◎　黄芪桂枝茯苓细辛汤方

黄芪三两　桂枝二两，去皮　茯苓三两　细辛一两　甘草二两，炙

上五味，以水五升，煎取三升，分温再服。

湿气在下，中于水冷，从腰以下重，两足肿，脉沉而濡，桂枝茯苓白术细辛汤主之。［通行本佚］

◎　桂枝茯苓白术细辛汤方

桂枝三两，去皮　茯苓四两　白术三两　细辛二两

上四味，以水六升，煮取二升，去滓，温服一升。

湿气在外，因风相搏，流于经络，骨节烦疼，卧不欲食，脉浮缓，按之涩，桂枝汤微发其汗，令风湿俱去。若恶寒，身体疼痛，四肢不仁，脉浮而细紧，此为寒气并，桂枝麻黄各半汤主之。

◎　桂枝麻黄各半汤方

即桂枝汤三合、麻黄汤三合，并服之。得微汗，病即解。

湿气在内，与脾相搏，发为中满，胃寒相将，变为泄泻。中满，宜白术茯苓厚朴汤；泄泻，宜理中汤；若上干肺，发为肺寒，宜小青龙汤；下移肾，发为淋漓，宜五苓散；流于肌肉，发为黄肿，宜麻黄茯苓白术防己赤小豆汤主之；若流于经络，与热气相乘，则发痈脓；脾胃素寒，与湿久留，发为水饮，与燥相搏，发为痰饮，治属饮家。［通行本佚］

◎　白术茯苓厚朴汤方

白术三两　茯苓四两　厚朴二两，炙，去皮

上三味，以水五升，煮取一升五合，去滓，分温再服。

◎　麻黄茯苓白术防己赤小豆汤方

麻黄二两，去节　茯苓三两　白术三两　防己一两　赤小豆一升

上五味，以水七升，先煮麻黄再沸，去上沫，纳诸药，煮取三升，去滓，分温再服，一日尽服。

太阳病，关节疼痛而烦，脉沉而细者，此名湿痹；湿痹之候，其人小便不利，大便反快，但当利其小便。

湿家之为病，一身尽疼，发热，身色如似熏黄。

湿家，其人但头汗出，背强，欲得被覆向火，若汗［通行本误作"下"］之早，则哕；胸满，小便不利，舌上滑［通行本误作"如"］苔者，以丹田有热，胸中有寒，渴欲得水，而不能饮，口燥烦也。

湿家下之，额上汗出微喘，小便利者死；若下利不止者，亦死。

问曰：风湿相搏，一身尽疼痛，法当汗出而解，值天阴雨不止，医云此可发汗，汗之病不愈者，何也？答曰：发其汗，汗大出者，但风气去，湿气在，是故不愈也。若治风湿者，发其汗，但微微似欲汗出者，风湿俱去也。

湿家，病身上尽疼痛，发热，面黄而喘，头痛，鼻塞而烦，其脉大，自能饮食，腹中和

无病，病在头中，寒湿故鼻塞，纳药鼻中则愈。

◎　鼻塞方

蒲灰　细辛　皂荚　麻黄

上四味为末，以葱白汁调和，纳鼻中。

湿家身烦疼，可与麻黄加术汤，发其汗为宜，慎不可以火攻之。

◎　麻黄加术汤方 ［通行本缺。按：此条亦见《金匮》］

麻黄三两，去节　桂枝二两，去皮　甘草一两，炙　白术四两　杏仁七十个，去皮、尖

上五味，以水九升，先煮麻黄，减二升，纳诸药，煮取二升半，去滓，温服八合，覆取微汗。

病者，一身尽疼，发热，日晡所剧者，此名风湿。此病伤于汗出当风，或久伤取冷所致也，可与麻黄杏仁薏苡甘草汤。［通行本痉、湿、暍同篇，有此条而缺方治，其列入《金匮》者有方］

◎　麻黄杏仁薏苡甘草汤方

麻黄一两　杏仁二十枚，去皮、尖　薏苡一两　甘草一两，炙

上锉麻豆大，每服四钱匕。水一盏半，煎取八分，滓，温服，有微汗，避风。

风湿，脉浮，身重，汗出，恶风者，防己黄芪汤主之。［通行本缺。按：此条亦见《金匮》］

◎　防己黄芪汤方

防己二两　甘草一两，炙　白术一两　黄芪二两　生姜一两　大枣十二枚，擘

上锉麻豆大，每抄五钱匕，生姜四片、大枣一枚，水盏半，煎八分，去滓，温服。喘者，加麻黄五分，胃中不和者，加芍药三分；气上冲者，加桂枝三分；下有陈寒者，加细辛三分。服后当如虫行皮中，从腰下如冰，后坐被上，又以一被绕腰下，温令微汗瘥。

伤寒八九日，风湿相搏，不能自转侧，不呕，不渴，脉浮虚而涩者，桂枝附子汤主之；若大便坚，小便自利者，去桂枝加白术汤主之。［通行本误列"太阳下篇"，《金匮》"痉湿暍篇"重出］

◎　桂枝附子汤方

桂枝四两，去皮　附子三枚，炮，去皮，破八片　甘草二两，炙　生姜三两，切　大枣十二枚，擘

上五味，以水六升，煮取三升，去滓，分温三服。

◎　白术附子汤方

白术一两　附子一枚，炮，去皮　甘草二两，炙　生姜一两半　大枣六枚，擘

上五味，以水三升，煮取一升，去滓，分温三服。一服觉身痹，半日许再服，三服都尽，其人如冒状，勿怪，即术、附并走皮中，逐水气未得除耳。

风湿相搏，骨节疼烦，掣痛不得屈伸，近之则痛剧，汗出短气，小便不利，恶风不欲去衣，或身微肿者，甘草附子汤主之。［通行本误列在"太阳下篇"，《金匮》"痉湿暍篇"重出］

◎　甘草附子汤方

甘草二两，炙　附子二枚，炮，去皮　白术二两　桂枝四两，去皮

上四味，以水六升，煮取三升，去滓，温服一升，日三服。初服得微汗则解；能食汗出复烦者，服五合；恐一升多者，服六七合为妙。

［按：本篇增经文五条，计二百七十七字，增方五，计二百二十二字，共四百九十字］

辨伤燥脉证并治第八　［按：通行本本篇全佚］

伤燥，肺先受之，出则大肠受之，移传五脏，病各异形，分别诊治，消息脉经。

燥病，口渴，咽干，喘，咳，胸满痛，甚则唾血，脉浮短而急，此燥邪干肺也，柏叶石膏杏子甘草汤主之；若移于大肠，必大便难，口渴欲饮热，脉急大在下者，麻仁白蜜煎与之。

◎　柏叶石膏杏子甘草汤方

柏叶三两　石膏半斤　杏仁三十枚，去皮、尖　甘草二两

上四味，以水五升，煮取三升，去滓，温服一升。

◎　麻仁白蜜煎方

麻仁一升　白蜜六合

上二味，以水四升，先煮麻仁，取一升五合，纳蜜，微沸，和合令小冷，顿服之。

燥病，口烂，热气上逆，胸中痛，脉大而涩，此燥邪乘心也，栀子连翘甘草栝楼根汤主之。

◎　栀子连翘甘草栝楼汤方

栀子十四枚，擘　连翘二两　甘草二两　栝楼根四两

上四味，以水七升，煮取三升，去滓，每服一升，日三服。

燥病，目赤，口苦，咽干，胁下痛，脉弦而数，此燥邪乘肝也，黄芩丹皮栝楼半夏枳实汤主之。

◎　黄芩丹皮栝楼半夏枳实汤方

黄芩三两　丹皮二两　栝楼实大者一枚，捣　半夏半升，洗　枳实二两

上五味，以水五升，煮取三升，去滓，温服一升。

燥病，色黄，腹中痛不可按，大便难，脉数而滑，此燥邪乘脾也，白虎汤主之。

◎　白虎汤方

知母六两　石膏一斤，碎，绵裹　甘草二两　粳米六合

上四味，以水一斗，煮米熟汤成，去滓，温服一升，日三服。

燥病，咽干，喉痛，少腹急痛，小便赤，脉沉而急，此燥邪移肾也，干地黄黄柏茯苓栝楼汤主之。

◎　干地黄黄柏茯苓栝楼汤方

干地黄六两　黄柏三两　茯苓三两　栝楼根四两

上四味，以水六升，煮取三升，去滓，每服一升，日三服。

［按：本篇增经文六条，计二百二十二字；增方五，计二百四十四字，共四百六十六字］

［按：本卷合增经文二十六条，增方二十三，共计增二千零九字］

卷六

辨太阳病脉证并治上

太阳之为病，脉浮，头项强痛而恶寒。

太阳病，发热，汗出，恶风，脉缓者，名为中风。

太阳病，或已发热，或未发热，必恶寒，体痛，呕逆，脉阴阳俱紧者，名曰伤寒。

伤寒一日，太阳受之，脉若静者为不传；颇欲吐，若躁烦，脉数急者，为传也。

伤寒二三日，阳明少阳证不见者，此为不传也。

太阳病，发热而渴，不恶寒者，为温病；若发汗已，身灼热者，名曰风温。风温为病，脉阴阳俱浮，自汗出，身重，多眠睡，鼻息必鼾，语言难出。若被下者，小便不利，直视失溲；若被火者，微发黄色，剧则如惊痫，时瘛疭；若火熏之，一逆尚引日，再逆促命期。

病有发热恶寒者，发于阳也；无热恶寒者，发于阴也。发于阳者七日愈，发于阴者六日愈，以阳数七，阴数六，故也。

太阳病，头痛至七日以上自愈者，以行其经尽故也。若欲作再经者，针足阳明，使经不传则愈。

太阳病欲解时，从巳至未上。

风家，表解而不了了者，十二日愈。

病人身大热，反欲得衣者，热在皮肤，寒在骨髓也；身大寒，反不欲近衣者，寒在皮肤，热在骨髓也。

太阳中风，阳浮而阴弱。阳浮者，热自发；阴弱者，汗自出。啬啬恶寒，淅淅恶风，翕翕发热，鼻鸣干呕者，桂枝汤主之。

◎ 桂枝汤方

桂枝三两，去皮　芍药三两　甘草二两，炙　生姜三两，切　大枣十二枚，擘

上五味，㕮咀三味，以水七升，微火煮取三升，去滓，适寒温，服一升。服已须臾啜热稀粥一升余，以助药力，温服令一时许，遍身漐漐，微似有汗者益佳，不可令如水流漓，病必不除。若一服汗出病瘥，停后服，不必尽剂；若不汗，更服依前法；又不汗，后服小促其间，半日许，令三服尽；若病重者，一日一夜服，周时观之。服一剂尽，病证犹在者，更作服；若汗不出，乃服至二三剂。禁生冷、黏滑、肉面、五辛、酒酪、臭恶等物。

太阳病，头痛发热，汗出恶风，桂枝汤主之。［用前第一方］

太阳病，项背强几几，及［通行本作"反"］汗出、恶风者，桂枝加葛根汤主之。

◎ 桂枝加葛根汤方

葛根四两　芍药二两　桂枝二两，去皮　甘草二两，炙　生姜三两，切　大枣十二枚，擘［通行本有麻黄三两］

上六［通行本误作"七"］味，以水一斗，先煮［通行本误入"麻黄"二字］葛根减二升，去上

沫，纳诸药，煮取三升，去滓，温服一升，覆取微似汗，不须啜粥，余如桂枝法将息及禁忌。

太阳病，下之后，其气上冲者，可与桂枝汤。方用前法；若不上冲者，不可与之。

太阳病，三日，已发汗，若吐，若下，若温针，仍不解者，此为坏病，桂枝不可与也。观其脉证，知犯何逆，随证治之。

桂枝汤本为解肌，若其人脉浮紧，发热汗不出者，不可与也。常须识此，勿令误也。

若酒客病，不可与桂枝汤，得之必呕，以酒客不喜甘故也。

喘家作，桂枝汤加厚朴、杏子与之佳。

凡服桂枝汤吐者，其后必吐脓血也。

太阳病，发汗遂漏不止，其人恶风，小便难，四肢微急，难以屈伸者，桂枝加附子汤主之。

◎ **桂枝加附子汤方**

桂枝三两，去皮　芍药三两　甘草二两，炙　生姜三两　大枣十二枚，擘　附子一枚，炮，去皮，破八片

上六味，以水七升，煮取三升，去滓，温服一升，日三服。本云桂枝汤，今加附子，将息如前法。

太阳病，下之后，脉促［促，一作"纵"］胸满者，桂枝去芍药汤主之。

◎ **桂枝去芍药汤方**

桂枝三两，去皮　甘草二两，炙　生姜三两　大枣十二枚，擘

上四味，以水七升，煮取三升，去滓，温服一升，日三服。本云桂枝汤，今去芍药，将息如前法。

若微恶［通行本少"恶"字］寒者，桂枝去芍药加附子汤主之。

◎ **桂枝去芍药加附子汤方**

桂枝三两，去皮　甘草二两，炙　生姜三两，切　大枣十二枚，擘　附子一枚，炮，去皮，破八片

上五味，以水七升，煮取三升，去滓，温服一升。本云桂枝汤，今去芍药加附子，将息如前法。

太阳病，得之八九日，如疟状，发热恶寒，热多寒少，其人不呕，清便欲自可，一日二三度发。脉微缓者，为欲愈也。脉微而恶寒，此阴阳俱虚，不可更发汗、更吐下也；面色反有热色者，未欲解也，以其不能得小汗出，身必痒，宜桂枝麻黄各半汤。

◎ **桂枝麻黄各半汤方**

桂枝一两十六铢，去皮　芍药　生姜　甘草，炙　麻黄各一两　大枣四枚　杏仁二十四枚，汤浸，去皮、尖及两仁者

上七味，以水五升，先煮麻黄一二沸，去上沫，纳诸药煮取一升八合，去滓，温服六合。本云桂枝汤三合、麻黄汤三合，并为六合，顿服，将息如上法。

太阳病，初服桂枝汤，反烦不解者，先刺风府、风池，却与桂枝汤则愈。［用前第一方］

服桂枝汤，大汗出，脉洪大者，与白虎汤［通行本误作"与桂枝汤如前法"］；若形如疟，一日

再发者，宜桂枝二麻黄一汤。

◎　桂枝二麻黄一汤方

桂枝一两十七铢，去皮　芍药一两六铢　生姜一两六铢，切　麻黄十六铢，去节　杏仁十六枚，去皮、尖　甘草一两二铢，炙　大枣五枚，擘

上七味，以水五升，先煮麻黄一二沸，去上沫，纳诸药，煮取二升，去滓，温服一升，日再服。本云桂枝汤二分、麻黄汤一分，合为二升，分再服，将息如前法。

服桂枝汤，大汗出，大烦渴不解，脉洪大者，白虎加人参汤主之。

◎　白虎加人参汤方

知母六两　石膏一两，碎，绵裹　甘草二两，炙　粳米六合　人参三两

上五味，以水一斗，煮米熟汤成，去滓，温服一升，日三服。

太阳病，发热恶寒，热多寒少，宜桂枝二越婢一汤[通行本误在"不可发汗"下]。若脉微弱者，此无阳也，不可发汗，宜当归四逆汤。[通行本缺]

◎　桂枝二越婢一汤方

桂枝，去皮　芍药　麻黄　甘草，炙，各十八铢　大枣四枚，擘　生姜一两二铢，切　石膏二十四铢，碎，绵裹

上七味，以水五升，煮麻黄一二沸，去上沫，纳诸药，煮取二升，去滓，温服一升。本云当裁为越婢汤、桂枝汤，合之饮一升。今合为一升，桂枝汤二分，越婢汤一分。

服桂枝汤，或下之，仍头项强痛，翕翕发热，无汗，心下满微痛，小便不利者，桂枝去桂加茯苓白术汤主之。

◎　桂枝去桂加茯苓白术汤方

芍药三两　甘草二两，炙　生姜三两，切　大枣十二枚，擘　茯苓三两　白术三两

上六味，以水八升，煮取三升，去滓，温服一升。小便利则愈。本云桂枝汤，今去桂枝加茯苓、白术。

伤寒脉浮，自汗出，小便数，心烦，微恶寒，脚挛急，反与桂枝汤，欲攻其表，此误也。得之便厥、咽中干、烦躁、吐逆者，作甘草干姜汤与之，以复其阳；若厥愈、足温者，更作芍药甘草汤与之，其脚即伸；若胃气不和，谵语者，少与调胃承气汤；若重发汗，复加烧针者，四逆汤主之。

◎　甘草干姜汤方

甘草四两，炙　干姜二两，炮

上二味，以水三升，煮取一升五合，去滓，分温再服。

◎　芍药甘草汤方

芍药　甘草，炙，各四两

上二味，以水三升，煮取一升五合，去滓，分温再服。

◎　调胃承气汤方

大黄四两，去皮，酒洗　甘草二两，炙　芒硝半斤

上三味，以水三升，煮取一升，去滓，纳芒硝，更上火微煮，少少温服之。

◎　四逆汤方

人参二两　甘草二两，炙　干姜一两半　附子一枚，生用，去皮，破八片

上四味，以水三升，煮取一升二合，去滓，分温再服。强人可大附子一枚、干姜三两。

问曰：证具［通行本误作"象"］阳旦，按桂枝［通行本少"桂枝"二字］法治之而增剧，厥逆，咽中干，两胫拘急而谵语。师曰［通行本误入"言"字］：夜半手足当温，两脚当伸，后如师言，何以知之？答曰：寸口脉浮而大，浮为风，大为虚，风则生微热，虚则两胫挛，病形像桂枝，因加附子参其间，附子温经，增桂枝令汗出［通行本"附子温经"句误在"增桂枝令汗出"下］，亡阳故也。厥逆咽中干，烦躁，阳明内结，谵语烦乱，更饮甘草干姜汤，夜半阳气还，两脚当热，胫尚微拘急，重与芍药甘草汤，尔乃胫伸。以承气汤微溏，则止其谵语，故知病可愈。［师自注曰：阴虚即阳旦剧，阳旦即曰中。此证宜用炙甘草汤］

师曰：阳旦证，发热不潮，汗出咽干，昏睡不安，夜半反静，宜干地黄半夏牡蛎酸枣仁汤主之；若口渴烦甚，小便赤，谵语者，竹叶石膏黄芩泽泻半夏甘草汤主之。［通行本佚］

◎　干地黄半夏牡蛎酸枣仁汤方［通行本佚］

干地黄八两　半夏，洗　牡蛎二两　酸枣仁三两

上四味，以水四升，煮取二升，分温三服。

◎　竹叶石膏黄芩泽泻半夏甘草汤方

竹叶两把　石膏半斤，碎，绵裹　黄芩三两　泽泻二两　半夏半升，洗　甘草二两

上六味，以水五升，煮取三升，温服一升，日三服。

［按：本卷订正十八字，删八字，增二十八字；增经文一条，计六十一字；增方二，计一百零一字，共计增一百九十字］

卷七

辨太阳病脉证并治中

太阳病，项背强几几，无汗，恶风者，葛根汤主之。

◎　葛根汤方

葛根四两　麻黄三两，去节　桂枝二两，去皮　芍药二两　甘草二两，炙　生姜三两，切　大枣十二枚，擘

上七味，以水一斗，先煮麻黄、葛根，减二升，去白沫，纳诸药，煮取三升，去滓，温服一升，覆取微似汗，余如桂枝法将息及禁忌，诸汤皆仿此。

太阳与阳明合病者，必自下利，葛根汤主之。［用前第一方，一云"用后第四方"］

太阳与阳明合病，不下利，但呕者，葛根加半夏汤主之。

◎　葛根加半夏汤方

葛根四两　麻黄三两，去节　桂枝三两，去皮　芍药二两　甘草二两，炙　生姜三两，

切　大枣十二枚，擘　半夏半斤，洗

上八味，以水一斗，先煮葛根、麻黄，减二升，去白沫，纳诸药，煮取三升，去滓，温服一升。覆取微似汗。

太阳病，桂枝证，医反下之，利遂不止，脉促［促，一作"纵"］者，表未解也；喘而汗出者，葛根黄连黄芩甘草汤主之。

◎　葛根黄连黄芩甘草汤方

葛根半斤　黄连三两　黄芩三两　甘草二两，炙

上四味，以水八升，先煮葛根，减二升，纳诸药，煮取二升，去滓，分温再服。

太阳病，头痛发热，身疼腰痛，骨节疼痛，恶风无汗而喘者，麻黄汤主之。

◎　麻黄汤方

麻黄三两，去节　桂技二两，去皮　甘草一两，炙　杏仁七十个，去皮、尖

上四味，以水九升，先煮麻黄，减二升，去上沫，纳诸药，煮取二升半，去滓，温服八合。覆取微似汗，不须啜粥，余如桂枝法将息。

太阳与阳明合病，喘而胸满者，不可下，宜麻黄汤。［用前第五方］

太阳病，十日已去，脉浮细而嗜卧者，外已解也，设胸满胁痛者，与小柴胡汤；脉但浮者，与麻黄汤。［用前第五方］

◎　小柴胡汤方

柴胡半斤　黄芩　人参　甘草，炙　生姜，切，各三两　大枣十二枚，擘　半夏半升，洗

上七味，以水一斗二升，煮取六升，去滓，再煮取三升，温服一升，日三服。

太阳伤寒［通行本误作"中风"］，脉浮紧，发热恶寒，身疼痛，不汗出而烦躁者，大青龙汤主之。若脉微弱，汗出恶风者，不可服之，服之则厥逆，筋惕肉𥆧，此为逆也。

◎　大青龙汤方

麻黄六两，去节　桂枝二两，去皮　甘草二两，炙　杏仁四十枚，去皮、尖　生姜三两，切　大枣十二枚，擘　石膏如鸡子大，碎

上七味，以水九升，先煮麻黄，减二升，去上沫，纳诸药，煮取三升，去滓，温服一升。取微似汗。汗多者，温粉粉之。一服汗出，停后服。若复服，汗多亡阳，遂［一作"逆"］虚，恶风烦躁，不得眠也。

太阳［通行本缺］中风［通行本误作"伤寒"］，脉浮缓，身不疼，但重乍有轻时，无少阴证者，大青龙汤发之。［用前第八方］

伤寒表不解，心下有水气，干呕，个热而咳，或渴、或利、或噎、或小便不利，少腹满，或喘者，小青龙汤主之。

◎　小青龙汤方

麻黄，去节　芍药　细辛　桂枝，去皮　干姜　甘草各三两　五味子半斤　半夏半升，洗

上八味，以水一斗，先煮麻黄，减二升，去上沫，纳诸药，煮取三升，去滓。温服一升。若渴去半夏，加栝楼根三两；若微利［通行本误入"去麻黄，加荛花如一鸡子，熬令赤色"十四字］，若噎者，去麻黄，加附子一枚（炮）；若小便不利，少腹满者，去麻黄，加茯苓四两；若喘［通行本误入"去

麻黄" 三字〕，加杏仁半斤〔去皮、尖〕。〔通行本多"且莞花不治利，麻黄主喘，今此语反之，疑非仲景意"二十
字，或为叔和所注〕

伤寒，心下有水气，咳而微喘，发热不渴，服汤已渴者，此寒去欲解也，小青龙汤主之。
〔用前第十方〕

太阳病，外证未解，脉浮弱者，当以汗解，宜桂枝汤。

◎　桂枝汤方

桂枝，去皮　芍药　生姜，切，各三两　甘草，炙，二两　大枣十二枚，擘

上五味，以水一升，煮取三升，去滓，温服一升。须臾啜粥一升，助药力，取微汗。

太阳病，下之，微喘者，表未解故也，桂枝加厚朴杏子[1]汤主之。

◎　桂枝加厚朴杏子汤方

桂枝三两，去皮　甘草二两，炙　生姜三两，切　芍药三两　大枣十二枚，擘　厚朴二
两，炙，去皮　杏仁五十枚，去皮、尖

上七味，以水七升，微火煮取三升，去滓，温服一升，覆取微似汗。

太阳病，外证未解，不可下也，下之为逆；欲解外者，宜桂枝汤。〔用前第十二方〕

太阳病，先发汗不解，而复下之，脉浮者，不愈。浮为在外，而反下之，故令不愈。今
脉浮，故知在外，当须解外则愈，宜桂枝汤。〔用前第十二方〕

太阳病，脉浮紧，无汗，发热，身疼痛，八九日不解，表证仍在，此当发其汗。服药
已，微除，其人发烦目瞑。剧者必衄，衄乃解，所以然者，阳气重故也，麻黄汤主之。〔用
前第五方〕

太阳病，脉浮紧，发热，身无汗，自衄者愈。

二阳并病，太阳初得病时，发其汗，汗先出不彻，因转属阳明，续自微汗出，不恶寒。
若太阳病证不罢者，不可下，下之为逆，如此可小发其汗。设面色缘缘正赤者，阳气怫郁在表，
当解之熏之；若发汗不彻，彻〔通行本缺〕不足言，阳气怫郁不得越，当汗不汗，则其人烦躁，
不知痛处，乍在腹中，乍在四肢，按之不可得，其人短气，但坐以汗出不彻故也，更发汗则
愈，何以知汗出不彻？以脉涩故知也。

脉浮数者，法当汗出而愈，若下之，身重心悸者，不可发汗，当须汗出乃解。所以然者，
尺中脉微，此里虚。须表里实，津液自和，便自汗出愈。

脉浮紧者，法当身疼痛，宜以汗解之。假令尺中迟者，不可发汗。何以知之？然，以荣
气不足，血少故也。

脉浮者，病在表，可发汗，宜麻黄汤。〔用前第五方法，用桂枝汤〕

脉浮而数者，可发汗，宜麻黄汤。〔用前第五方〕

病人常自汗出者，此为荣气和，荣气和者，外不谐，以卫气不共荣气谐和故尔。以荣行

1　杏子：他本有作"杏仁"者。

脉中，卫行脉外，复发其汗，荣卫和则愈，宜桂枝汤。［用前第十二方］

病人脏无他病，时发热自汗出，而不愈者，此卫气不和也。先其时发汗则愈，宜桂枝汤。［用前第十二方］

伤寒，脉浮紧，不发汗，因致衄者，麻黄汤主之。［用前第五方］

伤寒，不大便六七日，头痛有热者，与承气汤；其小便清者，知不在里，仍在表也，当须发汗，若头痛者，必衄，宜桂枝汤。［用前第十二方］

伤寒，发汗已解，半日许复烦，脉浮数者，可更发汗，宜桂枝汤。［用前第十二方］

凡病，若发汗，若吐，若下，若亡血、亡津液，阴阳自和者，必自愈。

大下之后，复发汗，小便不利者，亡津液故也，勿治之，得小便利，必自愈。

下之后，复发汗，其人必振寒，脉微细。所以然者，内外俱虚故也。

下之后，复发汗，昼日烦躁不得眠，夜而安静，不呕不渴，无表证，脉沉微，身无大热者，干姜附子汤主之。

◎　干姜附子汤方

干姜一两，炮　附子一枚，生用，去皮，切，八片

上二味，以水三升，煮取一升，去滓，顿服。

发汗后，身疼痛，脉沉迟者，桂枝去［通行本误作"加"］芍药加［通行本缺］生姜［通行本误多"各"字］一两人参三两新加汤主之。

◎　桂枝去芍药加生姜一两人参三两新加汤方

桂枝三两，去皮　甘草二两，炙　人参三两　大枣十二枚，擘　生姜四两，切［通行本有"芍药四两"］

上五［通行本作"六"］味，以水一斗二升，煮取三升，去滓，温服一升。［通行本多"本云桂枝汤，今加芍药、生姜、人参"十三字］

发汗后，不可更行桂枝汤。汗出而喘，无大热者，可与麻黄杏仁甘草石膏汤。

◎　麻黄杏仁甘草石膏汤方

麻黄四两，去节　杏仁五十个，去皮、尖　甘草二两，炙　石膏半斤，碎，绵裹

上四味，以水七升，先煮麻黄，减二升，去上沫，纳诸药，煮取二升，去滓，温服一升。

［通行本多"本云黄耳杯"五字］

发汗过多，其人叉手自冒心，心下悸欲得按者，桂枝甘草汤主之。

◎　桂枝甘草汤方

桂枝四两，去皮　甘草二两，炙

上二味，以水三升，煮取一升，去滓，顿服。

发汗后，其人脐下悸者，欲作奔豚也，茯苓桂枝甘草大枣汤主之。

◎　茯苓桂枝甘草大枣汤方

茯苓半斤　桂枝四两，去皮　甘草二两，炙　大枣十五枚，擘

上四味，以甘澜水一斗，先煮茯苓，减二升，纳诸药，煮取三升，去滓，温服一升，日三服。作甘澜水法，取水二斗，置大盆内，以杓扬之，水上有珠子五六千颗相逐，取用之。

奔豚病，从少腹上冲咽喉，发作欲死，复还止，皆从惊恐得之。［通行本缺。按：此条亦见
《金匮》］

奔豚，气上冲胸腹痛，往来寒热，奔豚汤主之。［通行本缺。按：此条亦见《金匮》］

◎　奔豚汤方

甘草　川芎　当归　黄芩　芍药各二两　半夏，洗　生姜各四两　生葛五两　桂枝三
两，去皮　［甘李根白皮亦可用，通行本作"甘李根白皮一升"］

上九味，以水二斗，煮取五升，温服一升，日三夜一服。［通行本缺］

发汗后，腹胀满者，厚朴生姜半夏甘草人参汤主之。

◎　厚朴生姜半夏甘草人参汤方

厚朴半斤，炙，去皮　生姜半斤，切　半夏半升，洗　甘草二两，炙　人参一两

上五味，以水一斗，煮取三升，去滓，温服一升，日二服。

伤寒，若吐若下后，心下逆满，气上冲胸，起则土眩，脉沉紧，发汗则动经，身为振振
摇者，茯苓桂枝白术甘草汤主之。

◎　茯苓桂枝白术甘草汤方

茯苓四两　桂枝三两，去皮　白术　甘草，炙，各二两

上四味，以水六升，煮取三升，去滓，分温三服。

发汗，病不解，反恶寒者，虚故也，芍药甘草附子汤主之。

◎　芍药甘草附子汤方

芍药　甘草，炙，各三两　附子一枚，炮，去皮，破八片

上三味，以水五升，煮取一升五合，去滓，分温三服。

发汗若下之，病仍不解，烦躁者，茯苓四逆汤主之。

◎　茯苓四逆汤方

茯苓四两　人参一两　附子一枚，生用，去皮，破八片　甘草二两，炙　干姜一两半

上五味，以水五升，煮取三升，去滓，温服七合，日二服。

发汗后，恶寒者，虚故也。不恶寒但热者，实也，当和胃气，与调胃承气汤。［《玉函》云：
与小承气汤］

◎　调胃承气汤方

芒硝半斤　甘草二两　大黄，去皮，酒洗，四两

上三味，以水三升，煮取一升，去滓，纳芒硝，更煮两沸，顿服。

太阳病，发汗后，大汗出，胃中干，烦躁不得眠，欲得饮水者，少少与之，令胃气和则
愈。若脉浮、小便不利、微热消渴者，五苓散［即猪苓汤是］主之。

◎　五苓散方

猪苓，去皮，十八铢　泽泻一两六钱　白术十八铢　茯苓十八铢　桂枝，去皮，半两

上五味，捣为散，以白饮和服方寸匕，日三服，多饮暖水，汗出愈，如法将息。

发汗已，脉浮弦［通行本误作"数"］，烦渴者，五苓散主之。［用前第三十四方］

伤寒汗出而渴，小便不利［通行本缺］，五苓散主之；不渴者，茯苓甘草汤主之。

◎　茯苓甘草汤方

茯苓二两　桂枝二两，去皮　甘草一两，炙　生姜三两，切

上四味，以水四升，煮取二升，去滓，分温三服。

中风发热，六七日不解，而烦，有表里证，渴欲饮水，水入则吐者，名曰水逆，五苓散主之。

未持脉时，病人叉手自冒心，师因试教令咳，而不咳者，此必两耳聋无闻也。所以然者，以重发汗，虚故如此。发汗后，饮水多必喘，以水灌之亦喘。

发汗后，水药不得入口，为逆。若更发汗，必吐下不止。

发汗吐下后，虚烦不得眠，若剧者，必反覆颠倒［音"到"，下同］，心中懊憹［上乌浩、下奴冬切，下同］，栀子干姜汤［通行本误作"栀子豉汤"］主之。若少气者，栀子甘草豉汤主之。若呕者，栀子生姜豉汤主之。

◎　栀子干姜汤方

栀子十四枚，擘　干姜二两

上二味，以水三升半，煮取一升半，去滓，分温二服。进一服得吐者，止后服。

◎　栀子甘草豉汤方

栀子十四枚，擘　甘草二两，炙　香豉四合，绵裹

上三味，以水四升，先煮栀子、甘草，取二升半，纳豉，煮取一升半，去滓，分二服。温进一服，得吐者，止后服。

◎　栀子生姜豉汤方

栀子十四枚，擘　生姜五两　香豉四合，绵裹

上三味，以水四升，先煮栀子、生姜，取二升半，纳豉，煮取一升半，去滓，分二服。温进一服，得吐者，止后服。

发汗若下之，而烦热胸中窒者，栀子豉汤主之。

◎　栀子豉汤方

栀子十四枚，擘　香豉四合，绵裹

上二味，以水四升，先煮栀子，得二升半，纳豉煮取一升半，去滓，分为二服。温进一服，得吐者，止后服。

伤寒五六日，大下之后，身热不去，心中结痛者，未欲解也，栀子豉汤主之。［用前第三十九方］

伤寒下后，心烦腹满，卧起不安者，栀子厚朴枳实汤主之。

◎　栀子厚朴枳实汤方

栀子十四枚，擘　厚朴四两，炙，去皮　枳实四枚，水浸，炙，令黄

上三味，以水三升半，煮取一升半，去滓，分二服。温进一服，得吐者，止后服。

伤寒，医以丸药大下之，身热不去，微烦者，栀子干姜汤主之。［用前第三十八方］

凡用栀子汤，若病人大便旧微溏者，不可与服之。

太阳病，发汗，汗出不解，其人仍发热，心下悸，头眩身𥆧动，振振欲擗［一作"僻"］地

者，真武汤主之。

◎　**真武汤方**

茯苓　芍药　生姜，切，各三两　白术二两　附子一枚，炮，去皮，破八片

上五味，以水八升，煮取三升，去滓，温服七合，日三服。

咽喉干燥者，不可发汗。

淋家，不可发汗，发汗必便血。

疮家，虽身疼痛，不可发汗。汗出则痉。

衄家，不可发汗，汗出必额上陷，脉急紧，直视不能眴［音唤，又胡绢切，下同。一作"瞬"］，不得眠。

亡血家，不可发汗，发汗则寒栗而振。

汗家，重发汗，必恍惚心乱，小便已阴疼，与禹余粮丸。

◎　**禹余粮丸方**［通行本缺］

禹余粮四两　人参三两　附子二枚　五味子三合　茯苓三两　干姜三两

上六味，蜜为丸，如梧子大。每服二十丸。

病人有寒，复发汗，胃中冷，必吐蛔［一作"逆"］。

本发汗而复下之，此为逆也；若先发汗，治不为逆。本先下之，而反汗之，为逆；若先下之，治不为逆。

伤寒，医下之，续得下利清谷不止，身疼痛者，急当救里；后身疼痛，清便自调者，急当救表。救里宜四逆汤；救表宜桂枝汤。［用前第十二方］

病发热头痛，脉反沉，若不瘥，身体疼痛，当救其里。

◎　**四逆汤方**［通行本缺人参］

人参二两　甘草，炙，二两　干姜一两半　附子，生用，去皮，破八片

上四味，以水三升，煮取一升二合，去滓，分温再服。强人可大附子一枚、干姜三两。

太阳病，先下而不愈，因复发汗，以此表里俱，其人因致冒，冒家汗自出愈。所以然者，汗出表和故也。里未和，然后复下之。

太阳病未解，脉阴阳俱停［一作"微"］，必先振栗，汗出而但阳脉微者，先汗出而解；若阴脉实［通行本误作"微"，宋本有"一作尺脉实"五字注］者，下之而解。若欲下之，宜调胃承气汤。［用前第三十六方，一云"用大柴胡汤"］

太阳病，发热汗出者，此为荣弱卫强，故使汗出，欲救邪风者，宜桂枝汤。［方用前法］

伤寒五六日，中风，往来寒热，胸胁苦满，嘿嘿不欲饮食，心烦喜呕，或胸中烦而不呕，或渴，或腹中痛，或胁下痞鞕，或心下悸，小便不利，或不渴，身有微热，或咳者，与小柴胡汤主之。

◎　**小柴胡汤方**

柴胡半斤　黄芩三两　人参三两　半夏半升，洗　甘草三两，炙　生姜三两，切　大枣十二枚，擘

上七味，以水一斗二升，煮取六升，去滓，再煎取三升。温服一升，日三服。若胸中烦

而不呕者，去半夏、人参，加栝楼实一枚；若渴，去半夏，加人参合前成四两半，栝楼根四两；若腹中痛者，去黄芩，加芍药三两；若胁下痞鞕，去大枣，加牡蛎四两；若心下悸，小便不利者，去黄芩，加茯苓四两；若不渴，外有微热者，去人参，加桂枝三两，温覆取微汗愈；若咳者，去人参、大枣、生姜，加五味子半升、干姜二两。

血弱气虚［通行本误作"尽"］，腠理开，邪气因入，与正气相搏，结于胁下，正邪纷争，往来寒热，休作有时，嘿嘿不欲饮食；脏腑相连，其痛必下，邪高痛下，故使呕也［一云"脏腑相违，其病必下，胁膈中痛"］，小柴胡汤主之。服柴胡汤，已渴者，属阳明，以法治之。［用前方］

得病六七日，脉迟浮弱，恶风寒，手足温。医二三下之，不能食，而胁下满痛，面目及身黄，颈项强，小便难者，与柴胡汤，后必下重。本渴饮水而呕者，柴胡汤不中与也；食谷者哕。

伤寒四五日，身热恶风，颈项强，胁下满，手足温而渴者，小柴胡汤主之。［用前方］

伤寒，阳脉涩，阴脉弦，法当腹中急痛，先与小建中汤。不瘥者，小柴胡汤主之。［用前方］

◎　小建中汤方

桂枝三两，去皮　芍药六两　甘草二两　生姜三两，切　大枣十二枚，擘　胶饴一升

上六味，以水七升，煮取三升，去滓，纳饴，更上微火消解。温服一升，日三服。呕家不可用建中汤，以甜故也。

伤寒与中风，有柴胡证，但见一证便是，不必悉具。凡柴胡汤病证而下之，若柴胡证不罢者，复与柴胡汤，必蒸蒸而振，却复发热，汗出而解。

伤寒二三日，心中悸而烦者，小建中汤主之。［用前五十一方］

太阳病，过经十余日，反二三下之，后四五日，柴胡证仍在者，先与小柴胡汤。呕不止，心下急［一云"呕止小安"］，郁郁微烦者，为未解也，与大柴胡汤下之则愈。

◎　大柴胡汤方

柴胡半斤　黄芩三两　芍药三两　半夏半升，洗　生姜五两，切　枳实四枚，炙　大枣十二枚，擘　大黄二两

上八味，以水一斗二升，煮取六升，去滓，再煎，温服一升，日三服［通行本有"一方加大黄二两。若不加，恐不为大柴胡汤"十七字。按：通行本方中缺大黄也］

伤寒，十三日不解，胸胁满而呕，日晡所发潮热，已而微利，此本柴胡证，下之以不得利，今反利者，知医以丸药下之，非其治也。潮热者，实也，先宜服小柴胡汤以解外，后以柴胡加芒硝汤主之。

◎　柴胡加芒硝汤方

柴胡二两十六铢　黄芩一两　人参一两　甘草一两，炙　生姜一两，切　芒硝二两　大枣四枚　半夏二十铢，本云五枚洗

上八味，以水四升，煮取二升，去滓，纳芒硝，更煮微沸，分温再服。不解更作。

伤寒，十三日，过经，谵语者，以有热也，当以汤下之。若小便利者，大便当鞕，而反下利，脉调和者，知医以丸药下之，非其治也。若自下利者，脉当微厥，今反和者，此为内实也，调胃承气汤主之。［用前第三十三方］

太阳病不解，热结膀胱，其人如狂，血自下，下者愈。其外不解者，尚未可攻，当先解其外；外解已，但少腹急结者，乃可攻之，宜桃仁承气汤。[后云"解外宜桂枝汤"]

◎　桃核承气汤方

桃仁五十个，去皮、尖　大黄四两　桂枝二两，去皮　甘草二两，炙　芒硝二两

上五味，以水七升，煮取二升，去滓，纳芒硝，更上火微沸，下火，先食温服五合，日三服，当微利。

伤寒八九日，下之，胸满烦惊，小便不利，谵语，一身尽重，不可转侧，柴胡加龙骨牡蛎汤主之。

◎　柴胡加龙骨牡蛎汤方

柴胡四两　龙骨　黄芩　生姜　人参　桂枝,去皮　茯苓各一两半　半夏二合半,洗　大黄二两　牡蛎一两半,熬　大枣六枚,擘　铅丹一两半　[师自注云：即铅化为丹，可不用]

上十二味，以水八升，煮取四升，纳大黄切如棋子，更煮一二沸，去滓，温服一升。本云柴胡汤，今加龙骨等。

伤寒，腹满谵语，寸口脉浮而紧，关上脉弦者[通行本缺]，此肝乘脾也，名曰纵，刺期门。

伤寒发热，啬啬恶寒，大渴欲饮水，其腹必满，自汗出，小便不利，寸口脉浮而涩，关上弦急者[二句,通行本缺]，此肝乘肺也，名曰横，刺期门。[师自注曰：若小便利，其病欲解]

太阳病，二日，烦躁，反熨其背而大汗出，火[通行本误作"大"]热入胃[一作"二日内,烧瓦熨其背,大汗出,火气入胃"]，胃中水竭，躁烦，必发谵语。十余日，振栗、自下利者，此为欲解也。故其汗从腰以下不得汗，欲小便不得，反呕，欲失溲，足下恶风，大便鞕，小便当数，而反不数及不多，大便已，头卓然而痛，其人足心必热，谷气下流故也。

太阳病中风，以火劫发汗，邪风被火热，血气流溢，失其常度，两阳相熏灼，其身发黄。阳盛则欲衄，阴虚小便难，阴阳俱虚竭，身体则枯燥，但头汗出，剂颈而还，腹满微喘，口干咽烂，或不大便，久则谵语，甚者至哕，手足躁扰，捻衣摸床。小便利者，其人可治，宜人参干地黄龙骨牡蛎汤主之。[方治,通行本缺]

◎　人参干地黄龙骨牡蛎汤方[通行本缺]

人参三两　干地黄半斤　龙骨三两　牡蛎四两　茯苓四两

上五味，以水一斗，煮取三升，分温三服。

伤寒脉浮，医以火迫劫之，亡阳，必惊狂，起卧不安者，桂枝去芍药加[通行本有"蜀漆"]牡蛎龙骨救逆汤主之。

◎　桂枝去芍药加牡蛎龙骨救逆汤方

桂枝三两，去皮　甘草二两，炙　生姜三两，切　大枣十二枚，擘　牡蛎五两，熬　龙骨四两　[通行本有"蜀漆三两,洗,去腥"]

上六[通行本作"七"]味，以水一斗二升[通行本多"先煮蜀漆,减二升,纳诸药"十字]，煮取三升，去滓，温服一升。本云桂枝汤，今去芍药加[通行本多"蜀漆"二字]牡蛎、龙骨。

形作伤寒，其脉不弦紧而弱。弱者必渴，被火必谵语。弱者发热脉浮，解之，当汗出愈。

太阳病，以火熏之不得汗，其人必躁，到经不解，必清血，名为火邪。

脉浮热甚，而反灸之，此为实。实以虚治，因火而动，必咽燥唾血。微数之脉，慎不可灸，因火为邪，则为烦逆，追虚逐实，血散脉中，火气虽微，内攻有力，焦骨伤筋，血难复也。

脉浮，宜以汗解，用火灸之，邪无从出，因火而盛，病从腰以下必重而痹，名火逆也。

欲自解者，必当先烦，乃有汗而解，何以知之？脉浮，故汗出解。

烧针令其汗，针处被寒，核起而赤者，必发奔豚。气从少腹上冲心者，灸其核上各一壮，与桂枝加桂汤，更加桂二两也。

◎　桂枝加桂汤方

桂枝五两，去皮　芍药三两　生姜三两，切　甘草二两，炙　大枣十二枚，擘

上五味，以水七升，煮取三升，去滓。温服一升。本云桂枝汤，今加桂满五两，所以加桂者，以能泄奔豚气也。

火逆，下之，因烧针烦躁者，桂枝甘草人参〔通行本缺〕龙骨牡蛎汤主之。

◎　桂枝甘草龙骨牡蛎汤方

桂枝一两，去皮　甘草二两，炙　龙骨二两　牡蛎二两，熬　人参三两

上五〔通行本作"四"〕味，以水五升，煮取二升半，去滓。温服八合，日三服。

太阳伤寒者，加温针必惊也。

太阳病，当恶寒发热，今自汗出，反不恶寒，发热，关上脉细数者，以医吐之过也。一二日吐之者，腹中饥，口不能食；三四日吐之者，不喜糜粥，欲食冷食，朝食暮吐，以医吐之所致也，此为小逆。太阳病吐之，但太阳病当恶寒，今反不恶寒，不欲近衣，此为吐之内烦也。

病人脉数，数为热，当消谷。引食而反吐者，此以发汗，令阳气微，膈气虚，脉乃数也。数为客热，故不能消谷，以胃中虚冷，故吐也。

太阳病，过经十余日，心中温温欲吐，而胸中痛，大便反溏，腹微满，郁郁微烦。先此时自极吐下者，与调胃承气汤；若不尔者，不可与。若但欲呕，胸中痛，微溏者，此非柴胡汤证，以呕故知极吐下也，调胃承气汤。〔用前第三十三方〕

太阳病，六七日，表证仍在，脉微而沉，反不结胸，其人发狂者，以热在下焦，少腹当鞕满，小便自利者，下血乃愈。所以然者，以太阳随经，瘀热在里故也，抵当汤主之。

◎　抵当汤方

水蛭，熬　虻虫，去翅、足，熬各三十个　桃仁二十个，去皮、尖　大黄三两，酒洗

上四味，以水五升，煮取三升，去滓，温服一升，不下更服。

太阳病身黄，脉沉结，少腹鞕，小便不利者，为无血也；小便自利，其人如狂者，血证谛也，抵当汤主之。〔用前方〕

伤寒有热，少腹满，应小便不利；今反利者，为有血也，当下之，可不余药，宜抵当丸。

◎　抵当丸方

水蛭二十个，熬　虻虫二十个，去翅、足，熬　桃仁二十五个，去皮、尖　大黄三两，酒洗

上四味，捣分为四丸，以水一升，煮一丸，取七合服之，晬时当下血。若不下者，更服。

太阳病，小便利者，以饮水多，必心下悸。小便少者，必苦里急也。

[按：本卷订正二十三字，删九十四字，增经文二条，计四十字；增方三，计一百四十二字，共增二百零八字]

卷八

辨太阳病脉证并治下

问曰：病有结胸，有脏结，其状何如？答曰：按之痛，寸脉浮，关脉沉，名曰结胸也。
何谓脏结？答曰[通行本错简在"如结胸状"条]：脏结者，五脏各具，寒热攸分，宜求血分，
血凝结而气阻，虽有气结，皆血为之。假令肝脏结，必在左，左胁下痛而呕，脉沉弦而结，
宜吴茱萸汤。若发热不呕，此为实，脉当沉弦而急，桂枝当归牡丹皮桃核枳实汤主之。[通
行本佚]

◎　吴茱萸汤方

吴茱萸一升，洗　人参三两　生姜六两　大枣十二枚，擘

上四味，以水七升，煮取二升，去滓，温服七合，日三服。

◎　桂枝当归牡丹皮桃核枳实汤方

桂枝二两，去皮　当归二两　丹皮三两　桃核二十枚，去皮、尖　枳实二两

上五味，以水八升，煮取三升，去滓，温服一升五合，日再服。

心脏结，必心中痛，郁郁不乐，脉大而涩，宜连翘阿胶半夏赤小豆汤主之。若心中热痛
而烦，脉大而弦急，此为实，宜黄连阿胶半夏桃核茯苓汤主之。[通行本佚]

◎　连翘阿胶半夏赤小豆汤方

连翘二两　阿胶一两半　半夏半升，洗　赤小豆三两

上四味，以水四升，先煮三物，取二升，去滓，纳胶烊消，温服七合，日三服。

◎　黄连阿胶半夏桃核茯苓汤方

黄连三两　阿胶二两　半夏半升，洗　桃核二十枚，去皮、尖　茯苓三两

上五味，以水五升，先煮四味，取二升，去滓，纳胶烊消，温服一升，日再服。

肺脏结，胸中闭塞，喘咳善悲，脉短而涩，宜百合贝母茯苓桔梗汤主之。若咳血胸中痛，
此为实，宜葶苈栝楼桔梗半夏丹皮大枣汤主之。[通行本佚]

◎　百合贝母茯苓桔梗汤方

百合七枚，擘　贝母三两　茯苓三两　桔梗二两

上四味，以水七升，煮取三升，分温三服。

◎　葶苈栝楼桔梗半夏丹皮大枣汤方

葶苈三两，熬，令黄色，捣丸如鸡子大　栝楼实大者一枚，捣　桔梗三两　牡丹皮二两
大枣十二枚，擘

上五味，以水六升，煮取三升，分温三服。

脾脏结，腹中满痛，按之如覆杯，痛甚则吐黄水，食不化，脉伏而紧，宜白术枳实桃仁干姜汤主之。若腹中胀痛，不可按，大便初溏后鞕，转矢气，此为实，宜大黄丹皮厚朴半夏茯苓甘草汤主之。［通行本佚］

◎　白术枳实桃仁干姜汤方

白术二两　枳实一两半　桃仁二十枚，去皮、尖　干姜二两

上四味，以水五升，煮取二升，温服一升，日再服。

◎　大黄丹皮厚朴半夏茯苓甘草汤方

大黄三两　丹皮二两　厚朴三两　半夏一升，洗　茯苓四两　甘草二两，炙

上六味，以水六升，煮取三升，温服一升，日再服。

肾脏结，少腹鞕，隐隐痛，按之有核，小便时清时浊，脉沉细而结，宜桂枝附子茯苓丹皮汤主之。若小腹急痛，小便赤数者，此为实，脉当沉紧而急，宜附子桂枝黄柏丹皮茯苓汤主之。［通行本佚］

◎　桂枝附子茯苓丹皮汤方

桂枝二两，去皮　附子一枚，炮　茯苓三两　丹皮三两

上四味，以水五升，煮取二升，温服一升。

◎　附子桂枝黄柏丹皮茯苓汤方

附子一枚，炮　桂枝二两，去皮　黄柏皮二两　丹皮三两　茯苓三两

上五味，以水六升，煮取二升，温服一升。

师曰：如结胸状，饮食如故[1]，时时下利，寸脉浮，关脉小细沉紧，名曰脏结。舌上白苔滑者，难治。

脏结，无阳证，不往来寒热［一云"寒而不热"］，其人反静，舌上苔滑者，不可攻也。

病发于阳，而反下之，热入于里，因作结胸。病发于阴，而反下之［一作"汗出"］，因作痞也。所以成结胸者，以下之太早故也。结胸者，项亦强，如柔痉状者，下之则和，宜大陷胸丸方。

◎　大陷胸丸方

大黄半斤　葶苈半升，熬　芒硝半斤　杏仁半升，去皮、尖，熬黑

上四味，捣筛二味，纳杏仁、芒硝，合研如脂，和散，取如弹丸一枚，别捣甘遂末一方寸钱匕，白蜜二合，水二升，煮取一升，温顿服之，一宿乃下。如不下，更服，取下为效。禁如药法。

结胸证，其脉浮大者，不可下，下之则死。

结胸证悉具，烦躁者亦死。

太阳病，脉浮而动数，浮则为风，数则为热，动则为痛［通行本多"数则为虚"四字］，头

1　如故：原缺，据《桂林古本〈伤寒杂病论〉》补。

痛发热，微盗汗出，而反恶寒者，表未解也。医反下之，动数变迟，膈内拒痛〔一云"头痛即眩"〕，胃中空虚，客气动膈，短气躁烦，心中懊憹，阳气内陷，心下因鞕，则为结胸，大陷胸汤主之。若不结胸，但头汗出，余处无汗，剂颈而还，小便不利，身必发黄，五苓散主之。〔方治，通行本缺〕

◎　大陷胸汤方

大黄六两，去皮　芒硝一升　甘遂一钱匕

上三味，以水六升，先煮大黄，取二升，去滓，纳芒硝，煮一二沸，纳甘遂末，温服一升，得快利，止后服。

◎　五苓散方

猪苓十八铢，去皮　白术十八铢　泽泻一两六铢　茯苓十铢　桂枝半两，去皮

上五味，为散，更于臼中杵之，白饮和方寸匕服之，日三服，多饮暖水，汗出愈。

伤寒六七日，结胸热实，脉沉紧而实〔通行本作"沉而紧"，缺"实"字〕，心下痛，按之石鞕者，大陷胸汤主之。〔方见前〕

伤寒十余日，热结在里，复往来寒热者，与大柴胡汤。但结胸无大热者，此为水结在胸胁也，但头微汗出者，大陷胸汤主之。

◎　大柴胡汤方

柴胡半斤　枳实四枚，炙　生姜五两，切　黄芩三两　芍药三两　半夏半升，洗　大枣十二枚，擘　大黄二两

上八味，以水一斗二升，煮取六升，去滓，再煎，温服一升，日三服。

太阳病，重发汗而复下之，不大便五六日，舌上燥而渴，日晡所小有潮热〔一云"日晡所发，心胸大烦"〕，从心下至少腹鞕满，而痛不可近者，大陷胸汤主之。

小结胸病，正在心下，按之则痛，脉浮滑者，小陷胸汤主之。

◎　小陷胸汤方

黄连一两　半夏半升，洗　栝楼实大者一枚

上三味，以水六升，先煮栝楼，取三升，纳诸药，煮取二升，去滓，分温三服。

太阳病，二三日，不能卧，但欲起，心下必结。脉微弱者，此本有寒分也，反下之，若利止，必作结胸。未止者〔通行本多"四日复下之"五字〕，此作协热利也。

太阳病，其脉促〔一作"纵"〕，下之〔通行本误接"太阳病"下〕，不结胸者，此为欲解也。脉浮者，下之必结胸；脉紧者，下之必咽痛；脉弦者，下之必两胁拘急；脉细数者，下之头痛未止；脉沉紧者，下之必欲呕；脉沉滑者，下之协热利；脉浮滑者，下之必下血。〔按：自"脉浮者"句以下，"下之"二字，通行本皆缺〕

病在阳，应以汗解之，反以冷水潠之，若灌之，其热被劫不得去，弥更益烦，肉上粟起，意欲饮水，反不渴者，服文蛤散；若不瘥者，与五苓散。寒实结胸，无热证者，与三物小陷胸汤，白散亦可服。〔一云"与三物小白散"〕

◎　文蛤散方

文蛤五两　麻黄　甘草　生姜各三两　石膏五两　杏仁五十粒，去皮、尖　大枣十二枚，擘

上七味，为散，以沸汤和一方寸匕服。汤用五合，以水一升，煎至水减过半，温服，汗出即愈。［通行本缺，亦见《金匮》，名文蛤汤，但缺"以水二升"四字］

◎　白散方

桔梗三分　巴豆一分　贝母三分

上三味，为散，纳巴豆，更于臼中杵之，以白饮和服，强人半钱匕，羸者减之。病在膈上必吐，在膈下必利。不利，进热粥一杯；利不止，进冷粥一杯。身热，皮粟不解，欲引衣自覆，若以水潠之洗之，益令热劫不得出，当汗而不汗则烦。假令汗出已，腹中痛者，与芍药三两，如上法。

太阳与少阳并病，头项强痛，或眩冒，时如结胸，心下痞鞭者，当刺大椎第一间、肺俞、肝俞，慎不可发汗，发汗则谵语，脉弦大［"大"字，通行本缺］，五日谵语不止，当刺期门。

妇人中风，发热恶寒，经水适来，得之七八日，热除而脉迟身凉，胸胁下满，如结胸状，谵语者，此为热入血室也，当刺期门，随其实而取之。

妇人中风，七八日，续得寒热，发作有时，经水适断者，此为热入血室，其血必结，故使如疟状，发作有时，小柴胡汤主之。

◎　小柴胡汤方

柴胡半斤　黄芩三两　人参三两　半夏半升，洗　甘草三两　生姜三两，切　大枣十二枚，擘

上七味，以水一斗二升，煮取六升，去滓，再煎，取三升，温服一升，日三服。

妇人伤寒发热，经水适来，昼日明了，暮则谵语，如见鬼状者，此为热入血室，无犯胃气及上下［通行本作"二"］焦，必自愈。

伤寒六七日，发热，微恶寒，支节烦疼，微呕，心下支结，外证未去者，柴胡桂枝汤主之。

◎　柴胡桂枝汤方

桂枝一两半，去皮　黄芩一两半　人参一两半　甘草一两，炙　半夏二合半，洗　芍药一两半　大枣六枚　生姜一两半，切　柴胡四两

上九味，以水七升，煮取三升，去滓，温服一升。本云人参汤作如桂枝法，加半夏、柴胡、黄芩，复如柴胡法。今用人参作半剂。

伤寒五六日，已发汗而复下之，胸胁满微结，小便不利，渴而不呕，但头汗出，往来寒热，心烦者，此为未解也，柴胡桂枝干姜汤主之。

◎　柴胡桂枝干姜汤方

柴胡半斤　桂枝三两，去皮　干姜二两　栝楼根四两　黄芩三两　牡蛎二两，熬　甘草二两，炙

上七味，以水一斗二升，煮取六升，去滓，再煎取三升，温服一升，日三服。初服微烦，复服汗出便愈。

伤寒五六日，头汗出，微恶寒，手足冷，心下满，口不欲食，大便鞭，脉细者，此为阳微结，必有表复有里也，脉沉亦在里也，汗出为阳微。假令纯阴结，不得复有外证，悉入在里，此为半在里半在外也，脉虽沉细［通行本作"紧"］，不得为少阴病，所以然者，阴不得有汗，

今头汗出，故知非少阴也，可与小柴胡汤。设不了了者，得屎而解。

伤寒五六日，呕而发热者，柴胡汤证具，而以他药下之，柴胡证仍在者，复与柴胡汤，此虽已下之，不为逆，必蒸蒸而振，却发热汗出而解。若心下满而鞕痛者，此为结胸也，大陷胸汤主之；但满而不痛者，此为痞，柴胡不中与之，宜半夏泻心汤。

◎　半夏泻心汤方

半夏半升，洗　黄芩　干姜　人参　甘草，炙，各三两　黄连一两　大枣十二枚，擘

上七味，以水一斗，煮取六升，去滓，再煎取三升，温服一升，日三服。须大陷胸汤者，方用前法。〔一方用半夏一升〕

太阳少阳并病，而反下之，成结胸，心下必鞕，下利不止，水浆不下，其人心烦。

脉浮而紧，而复下之，紧反入里，则作痞，按之自濡，但气痞耳，小青龙汤主之。〔方治，通行本缺〕

◎　小青龙汤方

麻黄　芍药　细辛　干姜　甘草，炙　桂枝，去皮，各三两　半夏半升，洗　五味子半升

上八味，以水一斗，先煮麻黄，减二升，去上沫，纳诸药，煮取三升，去滓，温服一升。若渴，去半夏，加栝楼根三两；若微利〔通行本误入"去麻黄，加荛花如一鸡子，熬令赤色"十四字〕，若噎者，去麻黄，加附子一枚（炮）；若小便不利，少腹满者，去麻黄，加茯苓四两；若喘〔通行本误入"去麻黄"三字〕，加杏仁半升，去皮、尖。〔通行本多"且荛花不治利，麻黄主喘，今此语反之，疑非仲景意"二十字，此为叔和所注〕

太阳中风，下利呕逆，表解者，乃可攻之；其人漐漐汗出，发作有时，头痛，心下痞，鞕满引胁下痛，干呕短气，汗出，不恶寒者，此表解里未和也，十枣汤主之。

◎　十枣汤方

芫花，熬　甘遂　大戟

上三味等分，别捣为散，以水一升半，先煮大枣肥者十枚，取八合，去滓，纳药末。强人服一钱匕，羸人服半钱，温服之。平旦服。若下少，病不除者，明日更服，加半钱。得快下利后，糜粥自养。

太阳病，医发汗，遂发热恶寒，因复下之，心下痞，表里俱虚，阴阳气并竭，无阳则阴独，复加烧针，因胸烦，面色青黄，肤瞤者，难治；今色微黄，手足温者易愈。

心下痞，按之濡，其脉关上浮大者〔通行本缺〕，大黄黄连泻心汤主之。

◎　大黄黄连泻心汤方

大黄二两　黄连一两　黄芩一两〔通行本缺黄芩〕

上三味，以麻沸汤二升渍之，须臾绞去滓，纳附子汁[1]，分温再服。

心下痞，而复恶寒者，附子泻心汤主之。

1　纳附子汁：他本均无此四字，似有误。

◎　附子泻心汤方

大黄二两　黄连一两　黄芩一两　附子一枚，炮，去皮，破，别煮取汁

上四味，切三味，以麻沸汤二升渍之，须臾绞去滓，纳附子汁，分温再服。

本以下之，故心下痞，与泻心汤，痞不解，其人渴而口燥烦，小便不利者，五苓散主之。

［一方云：忍之，一日乃愈］

伤寒，汗出解之后，胃中不和，心下痞鞕，干噫食臭，胁下有水气，腹中雷鸣，下利者，生姜泻心汤主之。

◎　生姜泻心汤方

生姜四两，切　甘草三两，炙　人参三两　干姜一两　黄芩三两　半夏半升，洗　黄连一两　大枣十二枚，擘

上八味，以水一斗，煮取六升，去滓，再煎取三升，温服一升，日三服。［通行本多"附子泻心汤，本云加附子，半夏泻心汤、甘草泻心汤，同体别名耳。生姜泻心汤，本云理中人参黄芩并泻肝法"五十字］

伤寒中风，医反下之，其人下利日数十行，谷不化，腹中雷鸣，心下痞鞕而满，干呕，心烦不得安。医见心下痞，谓病不尽，复下之，其痞益甚。此非结热，但以胃中虚，客气上逆，故使鞕也，甘草泻心汤主之。

◎　甘草泻心汤方

甘草四两，炙　黄芩三两　干姜三两　人参三两［通行本缺］　半夏半升，洗　黄连一两　大枣十二枚，擘

上七味，以水一斗，煮取六升，去滓，再煎取三升，温服一升，日三服。

伤寒，服汤药，下利不止，心下痞鞕，服泻心汤已，复以他药下之，利不止，医以理中与之，利益甚；理中者，理中焦，此利在下焦故也，赤石脂禹余粮汤主之；复不止者，当利其小便。

◎　赤石脂禹余粮汤方

赤石脂一斤，碎　太乙禹余粮一斤，碎

上二味，以水六升，煮取二升，去滓，分温三服。

伤寒，吐下后，发汗，虚烦，脉甚微，八九日，心下痞鞕，胁下痛，气上冲咽喉，眩冒，经脉动惕者，久而成痿。

伤寒发汗，若吐若下解后，心下痞硬，噫气不除者，旋覆代赭汤主之。

◎　旋覆代赭汤方

旋覆花三两　人参二两　生姜五两　代赭一两　甘草三两，炙　半夏半升，洗　大枣十二枚，擘

上七味，以水一斗，煮取六升，去滓，再煎取三升，温服一升，日三服。

下后不可更行桂枝汤，若汗后而喘，无大热者，可与麻黄杏子甘草石膏汤。

◎　麻黄杏仁甘草石膏汤方

麻黄四两　杏仁五十枚，去皮、尖　甘草二两，炙　石膏半斤，碎，绵裹

上四味，以水七升，先煮麻黄，减二升，去白沫，纳诸药煮取三升，去滓，温服一升。

［通行本多"本云黄耳杯"五字］

太阳病，外证未除，而数下之，遂协热而利，利下不止，心下痞鞕，表里不解者，桂枝人参汤主之。

◎　桂枝人参汤方

桂枝四两，别切　甘草四两，炙　白术三两　人参三两　干姜三两

上五味，以水九升，先煮四味，取五升，纳桂，更煮取三升，去滓，温服一升，日再夜一服。

伤寒大下后，复发汗，心下痞，恶寒者，表未解也，不可攻痞，当先解表，表解乃可攻痞，解表宜桂枝汤，攻痞宜大黄黄连黄芩泻心汤。

◎　桂枝汤方

桂枝三两，去皮　芍药三两　甘草二两，炙　生姜三两，切　大枣十二枚，擘

上五味，以水七升，煮取三升，去滓，服一升。须臾，啜热稀粥一升余，以助药力，温覆取汗。

◎　大黄黄连泻心汤方

伤寒发热，汗出不解，心下痞鞕，呕吐而不［通行本作"下"］利者，大柴胡汤主之。

病如桂枝证，头不痛，项不强，寸脉微浮，胸中痞鞕，气上冲咽喉不得息者，此为胸有寒也，当吐之，宜瓜蒂散。

◎　瓜蒂散方

瓜蒂一分，熬黄　赤小豆一分

上二味，各别捣筛，为散已，合治之，取一钱匕，以香豉一合，用热汤七合，煮作稀糜，去滓，取汁和散，温顿服之，不吐者，少少加，得快吐乃止。诸亡血虚家，不可与瓜蒂散。

病胁下素有痞，连在脐傍，痛引少腹，入阴筋者，此名脏结，死。

伤寒，若吐若下后，七八日不解，热结在里，表里俱热，时时恶风，大渴，舌上干燥而烦，欲饮水数升者，白虎加人参汤主之。

◎　白虎加人参汤方

知母六两　石膏一斤，碎，绵裹　甘草二两，炙　人参二两　粳米六合

上五味，以水一斗，煮米熟汤成，去滓，温服一升，日三服。［通行本多"此方立夏后、立秋前乃可服，立秋后不可服，正月、二月、三月尚凛冷，亦不可与服之，与之则呕利而腹痛"四十字］诸亡血虚家亦不可与，得之则腹痛利者，但可温之当愈。

伤寒，无大热，口燥渴，心烦，背微恶寒者，白虎加人参汤主之。

伤寒，脉浮，发热，无汗，其表不解，当发汗［通行本缺］，不可与白虎汤；渴欲饮水无表证者，白虎加人参汤主之。

太阳少阳并病，心下鞕，颈项强而眩者，当刺大椎、肺俞、肝俞，慎勿下之。

太阳与少阳合病，自下利者，与黄芩汤；若呕者，黄芩加半夏生姜汤主之。

◎　黄芩汤方

黄芩三两　芍药二两　甘草二两，炙　大枣十二枚，擘

上四味，以水一斗，煮取三升，去滓，温服一升，日再夜一服。

◎ 黄芩加半夏生姜汤方

黄芩三两　芍药二两　甘草二两，炙　半夏半升，洗　生姜一两，一方三两，切　大枣十二枚，擘

上六味，以水一斗，煮取三升，去滓，温服一升，日再夜一服。

伤寒，胸中有热，胃中有邪气，腹中痛，欲呕者，黄连汤主之。

◎ 黄连汤方

黄连三两　甘草三两，炙　干姜三两　桂枝三两，去皮　人参二两　半夏半升，洗　大枣十二枚，擘

上七味，以水一斗，煮取六升，去滓，温服一升，昼三夜二。［通行本多"疑非仲景方"五字。

按：通行本误入"伤寒八九日，风湿相搏，身体疼烦，不能自转侧，桂枝附子汤证"一条，及"风湿相搏，骨节疼烦，掣痛不能屈伸，甘草附子汤证"一条，两条并方治，共二百三十二字，今在"辨湿病证治篇"］

伤寒，脉浮滑，此以表有热，里无［通行本作"有"］寒，白虎汤主之。

伤寒，脉结促［通行本"促"作"代"］，心动悸者，炙甘草汤主之。

◎ 炙甘草汤方

甘草四两，炙　生姜三两，切　人参二两　生地黄一斤　桂枝三两，去皮　麦门冬半升，去心　阿胶二两　麻仁半升　大枣三十枚，擘

上九味，以清酒七升，先煮八味，取三升，去滓，纳胶烊消尽，温服一升，日三服。一名复脉汤。［通行本多"脉按之来缓，时一止复来者，名曰结。又脉来动而中止，更来小数，中有还者反动，名曰结，阴也。脉来动而中止，不能自还，因而复动者，名曰代，阴也。得此脉者，必难治"一段，共六十三字，今在"平脉法第二"，但通行本此条文有错简］

［按：本卷增经文五条，计三百四十字；增方十，计五百一十八字；增字三十九，共增八百九十七字。订正十二字，删一百四十一字。又，风湿方治二条，计二百三十二字；脉法一段，计六十三字，今分见"温病证治"及"平脉法第二"］

卷九

辨阳明病脉证并治

问曰：病有太阳阳明，有正阳阳明，有少阳阳明，何谓也？答曰：太阳阳明者，脾约［一云"络"］是也；正阳阳明者，胃家实是也；少阳阳明者，发汗，利小便已，胃中燥烦实，大便难是也。

阳明之为病，胃家实［一作"寒"］是也。

问曰：何缘得阳明病？答曰：太阳病，若发汗、若下，若利小便，此亡津液，胃中干燥，因转属阳明，不更衣，内实大便难者，此名阳明也。

问曰：阳明病外证云何？答曰：身热，汗自出，不恶寒，反恶热也。

问曰：病有得之一日，不发热而恶寒者，何也？答曰：虽得之一日，恶寒将自罢，即自汗出而恶热也。

问曰：恶寒何故自罢？答曰：阳明居中主土也，万物所归，无所复传，始虽恶寒，二日自止，此为阳明也。

本太阳初得病时，发其汗，汗先出不彻，因转属阳明也。伤寒发热无汗，呕不能食，而反汗出濈濈然者，是转属阳明也。

伤寒三日，阳明脉大者。

伤寒脉浮而缓，手足自温者，是为系在太阴；太阴者身当发黄，若小便自利者，不能发黄；至七八日大便鞕者，为阳明病也。

伤寒转属阳明者，其人濈然微汗出也。

阳明中风，口苦咽干，腹满微喘，发热恶风［通行本误作"寒"］，脉浮而缓［通行本误作"紧"］，若下之，则腹满、小便难也。

阳明病，若能食，名中风；不能食，名中寒。

阳明病，若中寒者，不能食，小便不利，手足濈然汗出，此欲作固瘕，必大便初鞕后溏。所以然者，以胃中冷，水谷不别故也。

阳明病，初欲食，小便反不利，大便自调，其人骨节疼，翕翕然如有热状，奄然发狂，濈然汗出而解者，此水不胜谷气，与汗共并，脉紧则愈。

阳明病，欲解时，从申至戌上。

阳明病，不能食，攻其热必哕。所以然者，胃中冷故也，其人本虚，攻其热必哕。

阳明病，脉迟，食难用饱，饱则微烦头眩，必小便难，此欲作谷疸，虽下之，腹满如故。所以然者，脉迟故也：

阳明病，法多汗，反无汗，其身如虫行皮中状者，此以久虚故也。

阳明病，反无汗而小便利，二三日呕而咳，手足厥者，必苦头痛；若不咳不呕，手足不厥者，头不痛。［一云"冬阳明"］

阳明病，但头眩，不恶寒，故能食；若咳者，其人必咽痛；不咳者，咽不痛。［一云"冬阳明"］

阳明病，无汗，小便不利，心中懊侬者，身必发黄。

阳明病，被火，额上微汗出，而小便不利者，必发黄。

阳明病，脉浮而短［通行本误作"紧"］者，必潮热，发作有时，但浮者，必自［通行本误作"盗"］汗出。

阳明病，口燥，但欲漱水，不欲咽者，此必衄。

阳明病，本自汗出，医更重发汗，病已瘥，尚微烦不了了者，此必大便鞕故也。以亡津液，胃中干燥，故令大便鞕。当问其小便日几行，若本小便日三四行，今日再行，则知大便不久出。今为小便数少，以津液当还入胃中，故知不久必大便也。

伤寒呕多，虽有阳明证，不可攻之。

阳明证，心下鞕满者，不可攻之。攻之，利遂不止者死，利止者愈。

阳明证，面合色赤，不可攻之。攻之必发热，色黄者，小便不利也。

阳明病，不吐不下，心烦者，可与调胃承气汤。

◎　调胃承气汤方

甘草二两，炙　芒硝半斤　大黄四两，清酒洗

上三味，切，以水三升，煮二物至一升，去滓，纳芒硝，更上微火一二沸，温顿服之，以调胃气。

阳明病，脉实［通行本误作"迟"］，虽汗出不恶寒者，其身必重，短气腹满而喘，有潮热者，此外欲解，可攻里也；手足濈然汗出者，此大便已鞭也，大承气汤主之；若汗多，微发热恶寒者，外未解也。［一法"与桂枝汤"］其热不潮者，未可与承气汤；若腹大满不通者，可与小承气汤，微和胃气，勿令大泄下。

◎　大承气汤方

大黄四两，酒洗　厚朴半斤，炙，去皮　枳实五枚，炙　芒硝三合

上四味，以水一斗，先煮二物，取五升，去滓，纳大黄，更煮取二升，去滓，纳芒硝，更上微火一两沸，分温再服，得下余勿服。

◎　小承气汤方

大黄四两，酒洗　厚朴二两，炙，去皮　枳实三枚大者，炙

上三味，以水四升，煮取一升二合，去滓，分温再服。初服汤当更衣，不尔者，尽饮之。若更衣者，勿服之。

阳明病，潮热，大便微鞭者，可与大承气汤；不鞭者，不可与之。若不大便六七日，恐有燥屎，欲知之法，少与小承气汤；汤入腹中，转矢气者，此有燥屎也，乃可攻之；若不转矢气者，此但初头鞭，后必溏，不可攻之，攻之必胀满，不能食也，欲饮水者，与水则哕；其后发热者，必大便复鞭而少也，以小承气汤和之；不转矢气者，慎不可攻也。小承气汤。［用前第二方］

夫实则谵语，虚则郑声。郑声者，重语也。直视谵语喘满者死，下利者亦死。

发汗多，若重发汗者，亡其阳，谵语脉短者死，脉自和者不死。

伤寒，若吐、若下后不解，不大便五六日，上至十余日，日晡所发潮热，不恶寒，独语如见鬼状；若剧者，发则不识人，循衣摸床，惕而不安［一云"顺衣妄撮，怵惕不安"］，微喘直视；脉弦者生，涩者死；微者但发热谵语者，大承气汤主之，若一服利，则止后服。［用前第二方］

阳明病，其人多汗，以津夜外出，胃中燥，大便必鞭，鞭则谵语，小承气汤主之。［方见前］若一服谵语止者，更莫复服。［用前第二方］

阳明病，谵语发潮热，脉滑而疾者，小承气汤主之。因与承气汤一升，腹中转气者，更服一升；若不转气者，勿更与之；明日又不大便，脉反微涩者，里虚也，为难治，不可更与承气汤也。［用前第二方］

阳明病，谵语，有潮热，反不能食者，胃中必有燥屎五六枚也；若能食者，但鞭尔，宜大承气汤下之。［用前第二方］

阳明病，下血谵语者，此为热入血室，但头汗出者，刺期门，随其实而泻之，濈然汗出则愈。

汗出谵语者，以有燥屎在胃中，此为实［通行本误作"风"］也，须下之，过经乃可下之；下之若早，语言必乱，以表虚里实故也，下之愈，宜大承气汤。［用前第二方。一云"大柴胡汤"］

伤寒四五日，脉沉而喘满，沉为在里，而反发其汗，津液越出，大便为难，表虚里虚，久则谵语。

三阳合病，腹满身重，难以转侧，口不仁，面垢［又云"枯"。一云"向经"］，谵语遗尿，自汗者，属白虎汤［通行本"汗"字下有"出"字，"属白虎汤"作"白虎汤主之"，错简在"手足逆冷"句后］；若［通行本在"自汗"句首］发汗则谵语，下之则额上生汗，手足逆冷。

◎　白虎汤方

知母六两　石膏一斤，碎，绵裹　甘草二两，炙　粳米六合

上四味，以水一斗，煮米熟汤成，去滓，温服一升，日三服。

二阳并病，太阳证罢，但发潮热，手足漐漐汗出，大便难而谵语者，下之则愈，宜大承气汤。［用前第二方］

阳明病，脉浮而大［通行本作"紧"］，咽燥口苦，腹满而喘，发热汗出，不恶寒反恶热，身重；若发汗则躁，心愦愦［公对切］反谵语。若加温针，必怵惕烦躁不得眠；若下之，则胃中空虚，客气动膈，心中懊侬，舌上苔者，栀子豉汤主之。

◎　栀子豉汤方

栀子十四枚，擘　香豉四合，绵裹

上二味，以水四升，先煮栀子，取二升半，去滓，纳香豉，更煮，取一升半，去滓，分二服，温进一服，得快吐者，止后服。

若渴欲饮水，口干舌燥者，白虎加人参汤主之。

◎　白虎加人参汤方

知母六两　石膏一斤，碎，绵裹　甘草二两，炙　粳米六合　人参三两

上五味，以水一斗，煮米熟汤成，去滓，温服一升，日三服。

若脉浮发热，渴欲饮水，小便不利者，猪苓汤主之。

◎　猪苓汤方

猪苓，去皮　茯苓　泽泻　阿胶　滑石，碎，各一两

上五味，以水四升，先煮四味，取二升，去滓，纳阿胶烊消，温服七合，日三服。

阳明病，汗出多而渴者，不可与猪苓汤，以汗多胃中燥，猪苓汤复利其小便故也。

阳明病，脉浮而迟[1]，表热里寒，下利清谷者，四逆汤主之。

◎　四逆汤方

甘草二两，炙　干姜一两半　附子一枚，生用，去皮，破八片

1　迟：原缺，据通行本补。

上三味，以水三升，煮取一升二合，去滓，分温二服。强人可大附子一枚、干姜三两。若胃中虚冷，不能食者，饮则哕。

脉浮发热，口干鼻燥，能食者，则衄。

阳明病，下之，其外有热，手足温，不结胸，心中懊憹，饥不能食，但头汗出者，栀子豉汤主之。［用前第十一方］

阳明病，发潮热，大便溏，小便自可，胸胁满不去者，与小柴胡汤。

◎　小柴胡汤方

柴胡半斤，洗　黄芩三两　人参三两　半夏半升，洗　甘草二两，炙　生姜三两，切　大枣十二枚，擘

上七味，以水一斗二升，煮取六升，去滓，再煎取三升，温服一升，日三服。

阳明病，胁下鞭满，不大便而呕，舌上白苔者，可与小柴胡汤，上焦得通，津液得下，胃气因和，身濈然汗出而解。

阳明中风，脉弦浮大而短气，腹都满，胁下及心痛，久按之气不通，鼻干不得汗，嗜卧，一身及目悉黄，小便难，有潮热，时时哕，耳前后肿，刺之小瘥，外不解。病过十日脉续浮者，与小柴胡汤。［用上方］

脉但浮无余证者，与麻黄汤；若不尿，腹满加哕者，不治。麻黄汤。

◎　麻黄汤方

麻黄三两，去节　桂枝二两，去皮　甘草一两，炙　杏仁七十个，去皮、尖

上四味，以水九升，煮麻黄，减二升，去上沫，纳诸药，煮取二升半，去滓，温服八合，覆取微似汗。

动作头痛重，热气潮者，属阳明。［通行本佚］

阳明病，津液竭者，虽不大便，不可下，人参干地黄麻仁白蜜煎与之，腹中痛者，汤中加厚朴与之。［通行本佚］

◎　人参干地黄麻仁白蜜煎汤方

人参一两　干地黄六两　麻仁一升　白蜜八合

上四味，先煎三味，以水一斗，煎取五升，去滓，纳白蜜，微火煎十余沸，待小冷，每服一升，日三服。腹中痛者，加厚朴二两，先煎。

阳明病，自汗出。若发汗，小便自利者，此为津液内竭，便虽鞭不可攻之，当须自欲大便，宜蜜煎导而通之。若土瓜根，及大猪胆汁，皆可为导。

◎　蜜煎导方

食蜜七合

上一味，于铜器内，微火煎，须当凝如饴状，搅之勿令焦著。欲可丸，并手捻作挺，令头锐，大如指，长二寸许，当热时急作，冷则鞭，以纳谷道中，以手疾抱，欲大便时，乃去之。

◎　猪胆汁方

大猪胆一枚

上一味，泄汁，和少许法醋，以灌谷道内。如一食顷，当大便，出宿食恶物甚效。

阳明病，脉迟，汗出多，微恶寒者，表未解也，可发汗，宜桂枝汤。

◎　桂枝汤方

桂枝三两，去皮　芍药三两　生姜三两　甘草二两，炙　大枣十二枚，擘

上五味，以水七升，煮取三升，去滓，温服一升，须臾，啜热稀粥一升，以助药力，取汗。

阳明病，脉浮，无汗而喘者，发汗则愈，宜麻黄汤。〔用前第十九方〕

阳明病，发热汗出者，此为热越，不能发黄也；但头汗出，身无汗，剂颈而还，小便不利，渴引水浆者，此为瘀热在里，身必发黄，茵陈蒿汤主之。

◎　茵陈蒿汤方

茵陈蒿六两　栀子十四枚，擘　大黄二两，去皮

上三味，以水一斗二升，先煮茵陈，减六升，纳二味，煮取三升，去滓，分三服，小便当利，尿如皂荚汁状，色正赤，一宿腹减，黄从小便去也。

阳明病，其人善忘者，必有蓄血。所以然者，本有久瘀血，故令善忘。屎虽鞭，大便反易，其色必黑者，宜抵当汤下之。

◎　抵当汤方

水蛭，熬　虻虫，去翅、足各三十个　大黄三两，酒洗　桃仁二十个，去皮、尖

上四味，以水五升，煮取三升，去滓，温服一升，不下更服。

阳明病，下之，心中懊侬而烦，胃中有燥屎者，可攻；腹微满，初头鞭，后溏者，不可攻之；若有燥屎者，宜大承气汤。〔用前第二方〕

病人不大便五六日，绕脐痛，烦躁，发作有时者，此有燥屎，故使不大便也。

病人烦热，汗出则解，又如疟状，日晡所发热者，属阳明也；脉实者，宜下之；脉浮虚者，宜发汗。下之与大承气汤，发汗宜桂枝汤。〔大承气汤用前第二方，桂枝汤用前第二十一方〕

大下后，六七日，不大便，烦不解，腹满痛者，此有燥屎也。所以然者，本有宿食故也，宜大承气汤。〔用前第二方〕

病人小便不利，大便乍难乍易，时有微热，喘冒〔一作"息"〕不能卧者，有燥屎也，宜大承气汤。〔用前第二方〕

食谷欲呕，属阳明也，吴茱萸汤主之。得汤反剧者，属上焦也。

◎　吴茱萸汤方

吴茱萸一升，洗　人参三两　生姜六两，切　大枣十二枚，擘

上四味，以水七升，煮取二升，去滓，温服七合，日三服。

太阳病，寸缓关浮尺弱，其人发热，汗出复恶寒，不呕，但心下痞者，此以医下之也。如其不下者，病人不恶寒而渴者，此转属阳明也。小便数者，大便必鞭，不更衣十日，无所苦也，渴欲饮水，少少与之，但以法救之。渴而饮水多，小便不利〔"渴"字以下八字，通行本缺〕者，宜五苓散。

◎　五苓散方

猪苓　白术　茯苓各十八铢　泽泻一两六铢　桂枝半两，去皮

上五味，为散，白饮和服方寸匕，日三服。

脉阳微而汗出少者，为自和也；汗出多者，为太过；阳脉实，因发其汗，出多者，亦为太过。太过者为阳绝于里，亡津液，大便因鞕也。

脉浮而芤，浮为阳，芤为阴，浮芤相搏，胃气生热，其阳则绝。

趺阳脉浮而涩，浮则胃气强，涩则小便数。浮涩相搏，大便则鞕，其脾为约，麻子仁丸主之。

◎　麻子仁丸方

麻子仁二升　芍药半斤　枳实半斤，炙　大黄一斤，去皮　厚朴一尺，炙　杏仁，去皮、尖，熬，一升别作脂

上六味，蜜和为丸，如梧桐子大，饮服十丸，日三服，渐加，以知为度。

太阳病三日，发汗不解，蒸蒸发热者，属阳明也，调胃承气汤主之。

伤寒吐后，腹胀满者，与调胃承气汤。〔用前第一方〕

太阳病，若吐、若下、若发汗后，微烦小便数，大便因鞕者，与小承气汤和之愈。〔用前第二方〕

得病二三日，脉弱，无太阳柴胡证，烦躁心下鞕。至四五日，虽能食，以小承气汤少少与微和之，令小安。至六日，与小承气汤一升。若不大便六七日，小便少者，虽不受食〔一云"不大便"〕，但初头鞕，后必溏，未定成鞕，攻之必溏；须小便利，屎定鞕，乃可攻之，宜大承气汤。〔用前第二方〕

伤寒六七日，目中不了了，睛不和，无表里证，大便难，身微热者，此为实也，急下之，宜大承气汤。〔用前第二方〕

阳明病，发热汗多者，急下之，宜大承气汤。〔用前第二方，一云"大柴胡汤"〕

发汗不解，腹满痛者，急下之，宜大承气汤。〔用前第二方〕

腹满不减，减不足言，当下之，宜大承气汤。〔用前第二方〕

阳明少阳合病，必下利。其脉不负者，为顺也；负者，失也。互相克贼，名为负也。脉滑而数者，有宿食也，当下之，宜大承气汤。〔用前第二方〕

病人无表里证，发热七八日，虽脉浮数者，可下之；假令已下，脉数不解，合热则消谷喜饥，至六七日不大便者，有瘀血，宜抵当汤。〔用前第二十四方〕

若脉数不解，而下不止，必协热便脓血也。

伤寒发汗已，身目为黄，所以然者，以寒湿〔一作"温"〕在里不解故也〔通行本多"以为"二字〕，不可下也，当于寒湿中求之。

伤寒七日，身黄如橘子色，小便不利，腹微满者，茵陈蒿汤主之。〔用前第二十三方〕

伤寒，身黄发热，栀子柏皮汤主之。

◎　栀子柏皮汤方

肥栀子十五个，擘　甘草一两，炙　黄柏二两

上三味，以水四升，煮取一升半，去滓，分温再服。

伤寒，瘀热在里，身必黄，麻黄连轺赤小豆汤主之。

◎　麻黄连轺赤子豆汤方

麻黄二两，去节　连轺二两　杏仁四十个，去皮、尖　赤小豆一升　大枣十二枚，擘　生梓白皮一升，切　生姜二两，切　甘草二两，炙

上八味，以潦水一斗，先煮麻黄再沸，去上沫，纳诸药，煮取三升，去滓，分温三服，半日服尽。

［按：本篇增经文二条，计四十九字；增方一，计七十四字；增八字，共增一百三十一字。订正九字，删五字］

卷十

辨少阳病脉证并治

少阳之为病，口苦、咽干、目眩也。

少阳中风，两耳无所闻，目赤，胸中满而烦者，不可吐下，吐下则悸而惊。

伤寒，脉弦细，头痛发热者，属少阳。少阳不可发汗；汗则谵语，此属胃，胃和则愈；胃不和，烦而躁。［通行本作“悸”］

本太阳病不解，转入少阳者，胁下鞕满，干呕不能食，往来寒热，尚未吐下，脉沉弦［通行本作“紧”］者，与小柴胡汤。

◎　小柴胡汤方

柴胡八两　人参三两　黄芩三两　甘草三两，炙　半夏半升，洗　生姜三两，切　大枣十二枚，擘

上七味，以水一斗二升，煮取六升，去滓，再煎取三升，温服一升，日三服。

少阳病，气上逆，令胁下痛，甚则呕逆，此为胆气不降也，柴胡芍药枳实甘草汤主之。

［通行本佚］［按：柴胡芍药枳实甘草汤，通行本误作“四逆散”，见“少阴篇”］

◎　柴胡芍药枳实甘草汤方

柴胡芍药　枳实，破，水渍，炙干　甘草，炙

上四味，各十分，捣筛，白饮和服方寸匕，日三服。咳者，加五味子、干姜各五分，并主下利；悸者，加桂枝五分；小便利者，加茯苓五分；腹中痛者，加附子一枚，炮令坼；泄利下重者，先以水五升，煮薤白三升，去滓，以散三分匕纳汤中，煮取一升半，分温再服。

若已吐、下、发汗、温针，谵语，柴胡汤证罢者，此为坏病，知犯何逆，以法治之。

三阳合病，脉浮大，上关上，但欲眠睡，目合则汗。

伤寒六七日，无大热，其人躁烦者，此为阳去入阴故也。

伤寒三日，三阳为尽，三阴当受邪，其人反能食而不呕者，此为三阴不受邪也。

伤寒三日，少阳脉小者，欲已也。

少阳病，欲解时，从寅至辰上。

［按：本篇增经文一条，计三十二字，订正二字］

辨太阴病脉证并治

太阴之为病，腹满而吐，食不下，自利益甚，时腹自痛，若下之，必胸下结鞕。

太阴中风，四肢烦疼，阳微阴涩而长者，为欲愈。

太阴病，脉浮者，可发汗，宜桂枝汤。

◎　桂枝汤方

桂枝三两，去皮　芍药三两　甘草二两，炙　生姜三两，切　大枣十二枚，擘

上五味，以水七升，煮取三升，去滓，温服一升。须臾啜热稀粥一升，以助药力，温覆取汗。

自利不渴者，属太阴，以其脏有寒故也，当温之，宜服四逆辈。

伤寒，脉浮而缓，手足自温者，系在太阴。太阴当发身黄；若小便自利者，不能发黄。至七八日，虽暴烦下利，日十余行，必自止，以脾家实，腐秽当去故也。

本太阳病，医反下之，因尔腹满时痛者，属太阴也，桂枝加芍药汤主之；大实痛者，桂枝加大黄汤主之。

◎　桂枝加芍药汤方

桂枝三两，去皮　芍药六两　甘草二两，炙　生姜三两，切　大枣十二枚，擘

上五味，以水七升，煮取三升，去滓，温分三服。本云桂枝汤今加芍药。

◎　桂枝加大黄汤方

桂枝三两，去皮　大黄二两　芍药六两　甘草二两，炙　生姜三两，切　大枣十二枚，擘

上六味，以水七升，煮取三升，去滓，温服一升，日三服。

太阴为病，脉弱，其人续自便利，设当行大黄、芍药者，宜减之，以其人胃气弱，易动故也。［下利者，先煎芍药三沸］

太阴病，大便反鞕，腹中胀满，此为食不化，脉当浮而涩，宜白术枳实干姜白蜜汤主之；若不胀满，短气，此为脾气陷，脉当下坠，宜黄芪五物汤加干姜半夏主之。［通行本佚］

◎　白术枳实干姜白蜜汤方

白术三两　干姜三两　枳实一两半　白蜜二两

上四味，先煮三味，以水六升，煮取三升，去滓，纳白蜜烊消，温服一升，日再服。

◎　黄芪五物加干姜半夏汤方

黄芪三两　芍药三两　桂枝三两，去皮　生姜六两，切　大枣十二枚，擘　干姜三两　半夏半升，洗

上七味，以水一斗，煮取二升，温服七合，日三服。

太阴病，渴欲饮水，饮水即吐者，此为水隔在上，脉当浮弦而涩，干姜半夏竹茹茯苓主之。［通行本佚］

◎ 干姜半夏竹茹茯苓方

干姜二两　半夏一升，洗　竹茹一两半　茯苓四两

上四味，以水四升，煮取二升，温服一升，日可三四服，得吐止为度。

太阴病，下利口渴，发热汗出，此为脾津竭，脉当虚数而涩，人参白术生姜大枣甘草饴胶汤。〔通行本佚〕

◎ 人参白术生姜大枣甘草饴胶汤方

人参三两　白术三两　生姜一两半　大枣十二枚，擘　甘草二两，炙　饴胶一升

上六味，以水七升，煮取三升，去滓，纳饴胶，更上微火消解，温服一升，日三服。

太阴病，不下利，吐逆，但腹中苦胀，此为脾气结，脉当大而滑，宜厚朴枳实半夏知母汤主之。〔通行本佚〕

◎ 厚朴枳实半夏知母汤方

厚朴二两，炙，去皮　枳实三枚大者，炙　半夏一升，洗　知母三两

上四味，以水四升，煮取二升，温服一升，日再服。得大便快利，腹胀即减，虚者禁与。

太阴病，不腹满，不呕吐，但利不自觉，此为脾阳衰，脉当濡而涩，宜人参干姜蜀椒甘草汤主之。〔通行本佚〕

◎ 人参干姜蜀椒甘草汤方

人参三两　干姜三两　蜀椒二两　甘草二两，炙

上四味，以水三升，煮取一升，去滓，分温再服。复利不止者，加黄芪三两、附子一枚。

太阴病，恶风，欲吐不吐，下利时甚时疏，此为脾受风，脉当浮而涩，宜茯苓白术桂枝半夏生姜汤主之。〔通行本佚〕

◎ 茯苓白术桂枝半夏生姜汤方

茯苓三两　白术三两　桂枝三两　半夏一升　生姜三两，切

上五味，以水六升，煮取二升，去滓，温服一升，日再服。

太阴病，恶寒吐逆，腹中冷痛，雷鸣下利，此为脾受寒，脉当紧而弱，干姜附子麻黄薤白汤主之。〔通行本佚〕

◎ 干姜附子麻黄薤白汤方

干姜三两　附子一枚，炮　麻黄一两　薤白三两

上四味，以水五升，先煮干姜、附子，取二升，纳麻黄、薤白，煮取一升半，分温再服。

咳发于肺，不独肺病，所以然者，肺司气，五脏受邪，欲作咳，必先动气，令气逆也，五脏为咳，各有其气，欲分受气，必平脉息，为子条记，传与后贤。〔通行本佚〕

肺咳，脉短涩，假令浮短而涩，知受风邪；浮短而紧，知受寒邪；浮短而数，知受热邪；浮短而急，知受燥邪；短涩而濡，知受湿邪。〔通行本佚〕

心咳，脉大散，假令浮大而散，知受风邪；紧大而散，知受寒邪；数大而散，知受热邪；急大而散，知受燥邪；大散而濡，知受湿邪。〔通行本佚〕

肝咳，脉弦涩，假令浮而弦，知受风邪；弦而紧，知受寒邪；弦而数，知受热邪；弦而急，知受燥邪；弦而濡，知受湿邪。〔通行本佚〕

脾咳，脉濡涩，假令浮濡而涩，知受风邪；濡涩而紧，知受寒邪；濡而数，知受热邪；濡而急，知受燥邪；濡而滞，知受湿邪。［通行本佚］

肾咳，脉沉濡，假令沉濡时一浮，知受风邪；沉濡时一紧，知受寒邪；沉而数，知受热邪；沉而急，知受燥邪；沉濡而滞，知受湿邪。［通行本佚］

痰饮之为咳，不得卧，卧则谵语，此为实；不能言，言则短气，此为虚。咳病多端，治无定法，邪异脉变，以意揣之，随证处方，自可万全。［通行本佚］

病宿食，脉滑而实者，可下之，宜承气汤；但滑者，宜引导之，厚朴茯苓半夏面麦豆黄卷汤主之，便溏者，加白术与之。［通行本佚］

三承气汤选用。

◎ **厚朴茯苓半夏面麦豆黄卷汤方**

厚朴二两　茯苓三两　半夏半升　面麦三两，水浸取芽，火上炒香　豆卷一两　粳米五合，炒微黑　生姜一两，切

上七味，以水六升，煮取三升，去滓，温服一升，日三服。

太阴病欲解时，从亥至丑上。

［按：本篇增经文十五条，计六百五十二字；增方八，计四百十七字，共增一千零六十九字］

［按：本卷共增经文十六条，计六百八十四字；增方八，四百十七字，共增一千一百零一字。订正二字］

卷十一

辨少阴病脉证并治

少阴之为病，脉微细，但欲寐也。

少阴病，欲吐不吐，心烦但欲寐，五六日，自利而渴者，属少阴也，虚故饮水自救。若小便色白者，少阴病形悉具。小便白者，以下焦虚，有寒，不能制水，故令色白也。

病人脉阴阳俱紧，反汗出者，亡阳也，此属少阴，法当咽痛，而复吐利。

少阴病，咳而下利，谵语者，被火气劫故也，小便必难，以强责少阴汗也。

少阴病，脉细沉数，病为在里，不可发汗。

少阴病，脉微，不可发汗，亡阳故也；阳已虚，尺脉弱涩者，复不可下之。

少阴病，脉紧，至七八日，自下利，脉暴微，手足反温，脉紧反去者，为欲解也，虽烦下利，必自愈。

少阴病，下利，若利自止，恶寒而蜷卧，手足温者，可治。

少阴病，恶寒而蜷，时自烦，欲去衣被者，可治。

少阴中风，脉阳微阴浮者，为欲愈。若烦躁不得卧者，为未愈也。［"若烦躁不得卧者"二句，通行本缺］

少阴病欲解时，从子至寅上。

少阴病，吐利，手足不逆冷，反发热者，不死。脉不至者，灸少阴七壮。

少阴病八九日，一身手足尽热者，以热在膀胱，必便血也。

少阴病，但厥无汗，而强发之，必动其血，未知从何道而出，或从口鼻，或从目出者，是名下厥上竭，为难治。

少阴病，恶寒身蜷而利，手足逆冷者，不治。

少阴病，吐利，躁烦，四逆者死。

少阴病，下利止而头眩，时时自冒者死。

少阴病，四逆，恶寒而身蜷，脉不至，不烦而躁者死 [一作 “吐利而躁逆者死”]。

少阴病六七日，息高者死。

少阴病，脉微细沉，但欲卧，汗出不烦，自欲吐。至五六日，自利，复烦躁不得卧寐者死。

少阴病始得之，反发热，脉沉者，麻黄附子细辛汤主之。

◎ 麻黄附子细辛汤方

麻黄二两，去节　细辛二两　附子一枚，炮，去皮，破八片

上三味，以水一斗，先煮麻黄，减二升，去上沫，纳诸药，煮取三升，去滓。温服一升，日三服。

少阴病，得之二三日，麻黄附子甘草汤微发汗，以二三日无里证，故微发汗也。

◎ 麻黄附子甘草汤方

麻黄二两，去节　附子一枚，炮，去皮，破八片　甘草二两，炙

上三味，以水七升，先煮麻黄一二沸，去上沫，纳诸药，煮取三升，去滓。温服一升，日三服。

少阴病，得之二三日以上，心中烦，不得卧，黄连阿胶汤主之。

◎ 黄连阿胶汤方

黄连四两　黄芩二两　芍药二两　鸡子黄二枚　阿胶三两 [一云 “三挺”]

上五味，以水六升，先煮三物，取二升，去滓，纳胶烊尽，小冷，纳鸡子黄，搅令相得。温服七合，日三服。

少阴病，得之一二日，口中和，其背恶寒者，当灸之，附子汤主之。

◎ 附子汤方

附子二枚，炮，去皮，破八片　茯苓三两　人参二两　白术四两　芍药三两

上五味，以水八升，煮取三升，去滓。温服一升，日三服。

少阴病，脉浮而弱，弱则血不足，浮则为风，风血相搏，则疼痛如掣，宜桂枝汤加当归主之。[方治通行本缺]

◎ 桂枝汤加当归方

即前桂枝汤加当归二两。[通行本缺]

少阴病，身体痛，手足寒，骨节痛，脉沉者，附子汤主之。[用前第四方]

少阴病，下利便脓血者，桃花汤主之。

◎　桃花汤方

赤石脂一斤，一半全用，一半筛末　干姜一两　粳米一升

上三味，以水七升，煮米令熟，去滓，温服七合，纳赤石脂末方寸匕，日三服。若一服愈，余勿服。

少阴病，二三日至四五日，腹痛，小便不利，下利不止，便脓血者，桃花汤主之。〔用前第六方〕

少阴病，下利便脓血者，可刺。

少阴病，吐利，手足逆冷，烦躁欲死者，吴茱萸汤主之。

◎　吴茱萸汤方

吴茱萸一升　人参二两　生姜六两，切　大枣十二枚，擘

上四味，以水七升，煮取二升，去滓，温服七合，日三服。

少阴病，下利，咽中干〔通行本缺"中干"二字〕痛，胸满心烦，猪肤汤主之。

◎　猪肤汤方

猪肤一斤

上一味，以水一斗，煮取五升，去滓，加白蜜一升、白粉五合，熬香，和令相得，分温六服。

少阴病，二三日，咽中肿〔"中肿"二字，通行本缺〕痛者，可与甘草汤；不瘥，与桔梗汤。

◎　甘草汤方

甘草二两，不炙

上一味，以水三升，煮取一升半，去滓。温服七合，日二服。

◎　桔梗汤方

桔梗一两　甘草二两

上二味，以水三升，煮取一升，去滓，温分再服。

少阴病，咽中伤生疮，痛引喉旁〔通行本缺〕，不能语言，声不出者，苦酒汤主之。

◎　古酒汤方

半夏十四枚，洗，破如枣核　鸡子一枚，去黄，纳上苦酒着鸡子壳中

上二味，纳半夏着苦酒中，以鸡子壳置刀环中，安火上令三沸，去滓，少少含咽之。不瘥，更作三剂。

少阴病，咽中痛，痰饮气逆〔通行本缺〕，半夏散及汤主之。

◎　半夏散方

半夏，洗　桂枝，去皮　甘草，炙

上三味，等分，各别捣筛，已合治之。白饮和服方寸匕，日三服。若不能散服者，以水一升煎七沸，纳散两方寸匕，更煎三沸，下火令小冷，少少咽之。

凡少阴病有咽喉痛者，脉必虚数而细。〔通行本佚〕

少阴病，下利，白通汤主之。

◎　**白通汤方**

葱白四茎　干姜一两　附子一枚，生用，去皮，破八片

上三味，以水三升，煮取一升，去滓，分温再服。

少阴病，下利，脉微者，与白通汤利不止，厥逆无脉，干呕烦者，白通加猪胆汁汤主之。服汤脉暴出者死，微续者生。

◎　**白通加猪胆汁汤方** ［白通汤用上方］

葱白四茎　干姜一两　附子一枚，生用，去皮，破八片　人尿五合　猪胆汁一合

上五味，以水三升，煮取一升，去滓，纳人尿、猪胆汁，和令相得，分温再服。若无胆亦可用。

少阴病，二三日不已，至四五日，腹痛，小便不利，四肢沉重、疼痛，自下利者，此为有水气，其人或咳，或小便利，或下利，或呕者，真武汤主之。

◎　**真武汤方**

茯苓三两　芍药三两　白术二两　生姜三两，切　附子一枚，炮，去皮，破八片

上五味，以水八升，煮取三升，去滓。温服七合，日三服。若咳者，加五味子半升，细辛、干姜各一两；若小便利者，去茯苓一两；若下利者，去芍药，加干姜二两；若呕者，去附子，加生姜足前成半斤。

少阴病，下利清谷，里寒外热，手足厥逆，脉微欲绝，身反不恶寒，其人面色赤，或腹痛，或干呕，或咽痛，或利止脉不出者，通脉四逆汤主之。

◎　**通脉四逆汤方**

甘草二两，炙　附子大者一枚，生用，去皮，破八片　干姜三两，强人可四两　人参二两 ［通行本缺"人参"］

上四味，以水三升，煮取一升二合，去滓，分温再服。其脉即出者愈。面色赤者，加葱九茎；腹中痛者，去葱，加芍药二两；呕者，加生姜二两；咽痛者，去芍药，加桔梗一两；利止，脉不出者，去桔梗，加人参二两。病皆与方相应者，乃服之。

少阴病，四逆，其人或咳，或悸，或小便不利，或腹中痛，或泄利下重者，四逆散主之。

◎　**四逆散方**

即四逆汤中四味为散。

少阴病，下利，六七日，咳而呕渴，心烦不得眠者，猪苓汤主之。

◎　**猪苓汤方**

猪苓，去皮　茯苓　阿胶　泽泻　滑石各一两

上五味，以水四升，先煮四物，取二升，去滓，纳胶烊尽，温服七合，日三服。

少阴病，得之二三日，口燥咽干者，急下之，宜大承气汤。

◎　**大承气汤方**

枳实五枚，炙　厚朴半斤，去皮，炙，用　大黄四两，酒洗　芒硝三合

上四味，以水一斗，先煮二味，取五升，去滓，纳大黄，更煮取二升，去滓，纳芒硝，更上火令一二沸，分温再服。一服得利，止后服。

少阴病，自利清水，色纯青，心下必痛，口干燥者，可下之，宜大柴胡汤。［大承气汤］

少阴病，六七日，腹胀不大便者，急下之，宜大承气汤。［用前第十九方］

少阴病，脉沉者，急温之，宜四逆汤。

◎　四逆汤方

甘草二两，炙　干姜一两半　附子大者一枚，生用，去皮，破八片

上三味，以水三升，煮取一升二合，去滓，分温再服。强人可大附子一枚、干姜三两。

少阴病，饮食入口则吐，心中温温，欲吐复不能吐，始得之，手足寒，脉弦迟者，此胸中实，不可下也，当吐之；若膈上有寒饮干呕者，不可吐也，当温之，宜四逆汤。［方依上法］

少阴病，下利，脉微涩，呕而汗出，必数更衣，反少者，当温其上，灸之。［《脉经》云"灸厥阴可五十壮"］

［按：本篇增经文一条，订正经文四条，订正方一，共增七十五字］

辨厥阴病脉证并治

厥阴之为病，消渴，气上撞心，心中疼热，饥而不欲食，食则吐蛔，下之利不止。

厥阴中风，脉微浮为欲愈；不浮，为未愈［"为未愈"以下两句，通行本缺］若手足拘急，亦为未愈也。

厥阴欲解时，从丑至卯上。

厥阴病，渴欲饮水者，少少与之，愈。

诸四逆厥者，不可下之，虚家亦然。

伤寒，先厥后发热，而利者，必自止，见厥复利。

伤寒，始发热六日，厥反九日而利。凡厥利者，当不能食，今反能食者，恐为除中［一云"消中"］。食以素饼，不发热者，知胃气尚在，必愈。恐暴热来，出而复去也，后日脉之，其热续在者，期之旦日夜半愈。所以然者，本发热六日，厥反九日，复发热三日，并前六日，亦为九日，与厥相应，故期之旦日夜半愈。后三日脉之，而脉数，其热不罢者，此为热气有余，必发痈脓也。

伤寒脉迟，六七日，而反与黄芩汤彻其热。脉迟为寒，今与黄芩汤复除其热，腹中应冷，当不能食，今反能食，此名除中，必死。

伤寒，先厥后发热，下利必自止，而反汗出，咽中痛者，其喉为痹；发热无汗而利，必自止，若不止，必便脓血。便脓血者，其喉不痹。

伤寒，一二日至四五日，厥者必发热，前热者后必厥，厥深者热亦深；厥微者热亦微。厥应下之，而反发汗者，必口伤烂赤。

伤寒病，厥五日，热亦五日，设六日当复厥，不厥者自愈。厥终不过五日，以热五日，故知自愈。

凡厥者，阴阳气不相顺接，便为厥。厥者，手足逆冷是也。

伤寒，脉微而厥，至七八日，肤冷，其人躁无暂安时者，此为脏厥，非蛔厥也。蛔厥者，其人当吐蛔。今病者静，而复时烦者，此为脏寒，蛔上入其膈，故烦，须臾即止，得食而呕又烦者，蛔闻食臭出，其人当自吐蛔。蛔厥者，乌梅丸主之，又主久利。

◎　乌梅丸方

乌梅三百枚　细辛六两　干姜十两　黄连十六两　当归四两　附子六两，炮，去皮　蜀椒四两，出汗　桂枝六两，去皮　人参六两　黄柏六两

上十味，异捣筛，合治之，以苦酒渍乌梅一宿，去核，蒸之五斗米下。饭熟捣成泥，和药令相得，纳臼中，与蜜杵二千下，丸如梧桐子大。先食饮服十丸，日三服，稍加至二十丸。禁生冷、滑物、臭食等。

伤寒热少微厥，指［一作"稍"］头寒，嘿嘿不欲食，烦躁数日，小便利、色白者，此热除也，欲得食，其病为愈；若厥而呕，胸胁烦满者，其后必便血。

病者手足厥冷，言我不结胸，小腹满，按之痛者，此冷结在膀胱关元也。

伤寒，发热四日，厥反三日，复热四日，厥少热多者，其病当愈；四日至七日，热不除者，必便脓血。

伤寒，厥四日，热反三日，复厥五日，其病为进。寒多热少，阳气退，故为进也。

伤寒，六七日，脉微，手足厥冷，烦躁，灸厥阴，厥不还者死。

伤寒发热，下利至甚，厥不止者死。

伤寒六七日，不利，便发热而利，其人汗出不止者，死，有阴无阳故也。

伤寒五六日，不结胸，腹濡，脉虚复厥者，不可下。此为亡血，下之死。

发热而厥，七日，下利者，为难治。

伤寒脉促［一作"纵"］，手足厥逆，不可灸之。

伤寒脉滑而厥者，里有热也，白虎汤主之。

◎　白虎汤方

知母六两　石膏一斤，碎，绵裹　甘草二两，炙　粳米六合

上四味，以水一斗，煮米熟汤成，去滓，温服一升，日三服。

手足厥寒，脉细欲绝者，当归四逆汤［通行本方缺人参、附子］主之。

◎　当归四逆汤方

当归三两　桂枝三两，去皮　人参四两　细辛三两　甘草二两，炙　通草二两　附子一枚　大枣二十五枚［一法十二枚］

上九味，以水八升，煮取三升，去滓，温服一升，日三服。

若其人内有久寒者，当归四逆加吴茱萸生姜汤主之。

◎　当归四逆加吴茱萸生姜附子汤方

当归三两　芍药三两　甘草二两，炙　人参四两　通草二两　桂枝三两，去皮　细辛三两　附子一枚，炮，去皮，破八片　吴茱萸二升　生姜半斤　大枣二十五枚，擘

上十一味，以水六升，清酒六升［一方水和清酒各四升］，和煮取五升，去滓，温分五服。

大汗出，热不去，内拘急，四肢疼，又下利、厥逆而恶寒者，四逆汤主之。

◎　四逆汤方

人参二两　甘草二两　干姜一两半　附子一枚，生用，去皮，破八片

上四味，以水三升，煮取一升二合，去滓，分温再服。若强可用大附子一枚、干姜三两。

大汗若大下利，而厥逆冷者，四逆汤主之。〔用前第五方〕

病人手足厥冷，脉乍紧者，邪结在胸中，心下满而烦，饥不能食者，病在胸中，当须吐之，宜瓜蒂散。

◎　瓜蒂散方

瓜蒂　赤小豆

上二味，各等分，异捣筛，合纳臼中更治之，别以香豉一合，用热汤七合，煮作稀糜，去滓，取汁，和散一钱匕，温顿服之；不吐者，少少加，得快吐乃止。诸亡血、虚家，不可与瓜蒂散。

伤寒厥而心下悸者，宜先治水，当服茯苓甘草汤。

◎　茯苓甘草汤方

茯苓二两　甘草一两，炙　生姜三两，切　桂枝二两，去皮

上四味，以水四升，煮取二升，去滓，分温三服。

伤寒六七日，大下后，寸脉沉而退，手足厥逆，下部脉不至，咽喉不利，唾脓血，泄利不止者，为难治，宜人参附子干姜阿胶半夏柏叶汤主之。不瘥，复以鹿茸附子人参干姜汤救之。

◎　人参附子干姜阿胶半夏柏叶汤方

人参二两　附子一枚，炮，切，八片　干姜二枚，炮　半夏半升，洗　阿胶二两　柏叶三两

上六味，以水六升，煮取二升，去滓，纳胶烊消。温服一升，日再服。

◎　鹿茸附子人参干姜汤方

鹿茸一钱匕　附子一枚，炮，由八片　干姜三两　人参二两

上四味，以水二升，先煮三味，取一升，去滓，入鹿茸和服。

伤寒四五日，腹中痛，若转气下趋少腹者，此欲自利也，麻黄升麻汤〔按：麻黄升麻汤，通行本误接上条"为难治"下〕主之。

◎　麻黄升麻汤方

麻黄二两半，去节　当归一两一分　升麻一两一分　知母十八铢　芍药六铢　黄芩十八铢　菖蒲〔通行本作"葳蕤"〕十八铢　茯苓六铢　白术六铢　桂枝六铢，去皮　干姜六铢　石膏六铢，碎，绵裹　甘草六铢，炙〔按：通行本多天门冬一味，注用"六铢，去心"〕

上十三味，以水一斗，先煮麻黄一两沸，去上沫，纳诸药，煮取三升，去滓。分温三服。相去如炊三斗米倾，令尽，汗出愈。

伤寒本自寒下，医复吐下之，寒格更逆吐下，若食入口即吐，干姜黄芩黄连人参汤主之。

◎　干姜黄芩黄连人参汤方

干姜　黄芩　黄连　人参各三两

上四味，以水六升，煮取二升，去滓。分温再服。

下利有微热而渴，脉弱者，今自愈。

下利，脉数有微热，汗出，今自愈；设复紧，为未解。［一云"设脉浮复紧"］

下利，手足厥逆，无脉者，灸之不温，若脉不还，反微喘者死。少阴负趺阳者，为顺也。

下利，寸脉反浮数，尺中自涩者，必清脓血，柏叶阿胶干姜丹皮汤主之。

◎　柏叶阿胶干姜汤方

柏叶三两　阿胶二两　干姜二两，炮　丹皮三两

上四味，以水三升，先煮三味，取二升，去滓，纳胶烊消。温服一升，日再服。

下利清谷，不可攻表，汗出必胀满。

下利，脉沉弦者，下重也；脉大者，为未止；脉微弱数者，为欲自止，虽发热不死。

下利，脉沉而迟，其人面少赤，身有微热，下利清谷者，必郁冒汗出而解，病人必微厥，所以然者，其面戴阳，下虚故也。

下利，脉数而渴者，今自愈；设不瘥，必圊脓血，以有热故也。

下利后，脉绝，手足厥冷，晬时脉还，手足温者生，脉不还者死。

伤寒下利，日十余行，脉反实者死。

下利清谷，里寒外热，汗出而厥者，通脉四逆汤主之。

◎　通脉四逆汤方

人参二两　甘草二两，炙　附子大者一枚，生用，去皮，破八片　干姜三两，强人可四两

上四味，以水三升，煮取一升二合，去滓，分温再服，其脉即出者愈。

热利下重者，白头翁汤主之。

◎　白头翁汤方

白头翁二两　黄连　黄柏　秦皮各三两

上四味，以水七升，煮取二升，去滓。温服一升，不愈，更服一升。

下利，腹胀满，身体疼痛者，先温其里，乃攻其表。温里宜四逆汤，攻表宜桂枝汤。［四逆汤用前第五方］

◎　桂枝汤方

桂枝三两，去皮　芍药三两　甘草二两　生姜三两，切　大枣十二枚，擘

上五味，以水七升，煮取三升，去滓，温服一升，须臾，啜热稀粥一升，以助药力。

下利，欲饮水者，以有热故也，白头翁汤主之。［用前第十二方］

下利，谵语者，有燥屎也，宜小承气汤。

◎　小承气汤方

大黄四两，酒洗　枳实三枚，炙　厚朴二两，去皮，炙

上三味，以水四升，煮取一升二合，去滓，分二服。初服谵语止，若更衣者，停后服，不尔，尽服之。

下利后更烦，按之心下濡者，为虚烦也，宜栀子豉汤。

◎　栀子豉汤方

肥栀子十四枚，擘　香豉四合，绵裹

上二味，以水四升，先煮栀子，取二升，纳豉，更煮取一升半，去滓，分温再服。一服得吐，止后服。

呕家，有痈脓者，不可治呕，脓尽自愈。

呕而脉弱，小便复利，身有微热见厥者，难治，四逆汤主之。〔用前第五方〕

干呕吐涎沫，头痛者，吴茱萸汤主之。

◎　吴茱萸汤方

吴茱萸一升，汤洗七遍　人参三两　大枣十二枚，擘　生姜六两，切

上四味，以水七升，煮取二升，去滓，温服七合，日三服。

呕而发热者，小柴胡汤主之。方十九。

◎　小柴胡汤方

柴胡八两　黄芩三两　人参三两　甘草三两，炙　半夏半升，洗　生姜三两，切　大枣十二枚，擘

上七味，以水一斗二升，煮取六升，去滓，更煎，取三升，温服一升，日三服。

伤寒，大吐大下之，极虚复极汗者，其人外气怫郁，复与之水以发其汗，因得哕。所以然者，胃中寒冷故也。

伤寒，哕而腹满，视其前后，知何部不利，利之即愈。

便脓血，相传为病者，名曰时利。此病多发于秋，秋令燥，移燥于血，血燥相搏，其病乃成，脉当浮弦而涩，宜桂枝当归阿胶茯苓黄芩半夏汤主之；若弦数者，加黄连与之；得汤则呕者，去黄连加干姜与之；腹中胀满者，加厚朴与之。假令发寒热者，表未解也，当先解外，此治时利之大法也。〔通行本佚〕

◎　桂枝当归阿胶茯苓黄芩半夏汤方

桂枝二两　当归三两　阿胶一两半　茯苓三两　半夏一升，洗　黄芩三两　芍药二两半

上七味，以水一斗，先煮六物，取五升，去滓，纳胶烊消，分温三服。若胸中热甚者，加黄连三两，得汤呕者，去黄连，加干姜二两；腹中满者，加厚朴二两；外有热者，方中去阿胶，加柴胡四两、生姜二两、大枣十二枚；热多者，去桂。

〔按：本篇增经文一条，计一百零九字；增方五，计三百四十六字；订正方二，计十八字；删八字，共增四百七十三字〕

〔按：本卷共增经文二条，增方六，订正经文四条，订正方三，共增五百四十八字，删八字〕

卷十二

辨霍乱脉证并治

问曰：病有霍乱者何？答曰：呕吐而利，此名霍乱。

师曰：霍乱属太阴，霍乱必吐利，吐利不必尽霍乱。霍乱由寒热杂合，混乱于中。热气

上逆，故吐；寒气下注，故利，故曰霍乱。有饮食不节，�

乱于中，令消化失力。消化失力，则升降不利，浊应降而上升故吐，清应升而下降故利，名曰宿食霍乱。乃有霍乱兼有少阳、少阴暑气疫气者。若胃寒脾湿，亦令吐利，非霍乱也。［通行本佚］

问曰：病发热，头痛身疼，恶寒吐利者，此属何病？答曰：此非［通行本误作"为"］霍乱。霍乱自吐下，今恶寒身疼［通行本缺此一句，有"又利止"三字］，复更发热，故知非霍乱［通行本缺此五字］也。

霍乱呕吐下利，无寒热，脉濡弱者，理中汤主之。［通行本佚］

◎　理中汤方

人参　白术　甘草　干姜各三两

上四味，以水八升，煮取三升，去滓。温服一升，日三服。

霍乱先吐后利，腹中满痛，无寒热，此伤于食，名宿食霍乱，脉濡弱而塞者，白术茯苓半夏枳实汤主之。［通行本佚］

◎　白术茯苓半夏枳实汤方

白术三两　茯苓四两　半夏一升，洗　枳实一两半

上四味，以水六升，煮取三升，去滓，分温三服。吐多者，频服，少少与之。

霍乱，胸中满，欲吐不吐，下利时疏，无寒热，腹中绞痛，脉俱弱，寸口结者，此食停于上，宜烧盐汤吐之，令谷气空虚自愈。［通行本佚］

霍乱往来寒热，胁下痛，下利，吐胆汁，此为兼少阳，脉弱而弦者，小柴胡加白术茯苓主之。［通行本佚］

◎　小柴胡加白术茯苓汤方

柴胡半斤　黄芩三两　人参三两　白术三两　茯苓四两　甘草三两，炙　半夏半升，洗
生姜三两　大枣十二枚，擘

上九味，以水六升，煮取二升，去滓，分温三服，余如小柴胡加减法。

霍乱，吐，呕，下利清谷，手足厥冷，此为兼少阴，脉沉而迟者，四逆汤主之。［通行本佚］

◎　四逆汤方

人参二两　干姜一两半　甘草二两，炙　附子一枚，生用，去皮，破八片

上四味，以水三升，煮取一升二合，去滓，分温再服。强人可大附子一枚、干姜三两。

霍乱，吐下发热，必其人脾湿胃燥，此为兼阳明，脉濡弱而大者，宜白术石膏半夏干姜汤主之。［通行本佚］

◎　白术石膏半夏干姜汤方

白术三两　石膏半斤，绵裹　半夏半升，洗　干姜二两

上四味，以水六升，煮取三升，去滓，温服六合，日三服。

霍乱，吐甚蛔出，下利时密时疏，身微热，手足厥冷，面色青，此为兼厥阴，脉沉弦而紧者，四逆加吴茱萸黄连汤主之。若唇青目内陷，或如痉状者，皆不可治。［通行本佚］

◎　四逆加吴茱萸黄连汤方

附子一枚，生用，去皮，破八片　干姜一两半　甘草二两，炙　人参二两　吴茱萸半升，

汤洗七遍　黄连一两

上六味，以水六升，煮取二升，去滓，温服一升，日再服。

霍乱，吐利口渴，汗出短气，此为兼暑气，脉弱而濡者，宜白术茯苓半夏泽泻栝楼根汤主之。［通行本佚］

◎　白术茯苓半夏泽泻栝楼根汤方

白术三两　茯苓四两　泽泻一两六铢　栝楼根三两

上四味，以水六升，煮取三升，去滓，分温三服。短气甚者，加人参二两。

霍乱兼疫气，必霍乱，死后则尸气流传，相染为病，当按法治之，但剂中宜香气之品以逐之，沉香、丁香、香蒲入汤佳。［通行本佚］

饮水即吐，食谷则利，此为胃寒，非霍乱也，脉近而弱，人参干姜半夏生姜汤主之。［通行本佚］

◎　人参干姜半夏生姜汤方

人参二两　干姜三两　半夏半升　生姜二两

上四味，以水六升，煮取三升，去滓，温服一升。下多者，加术二两。

腹中胀满而痛，时时上下，痛气上则吐，痛气下则利，此为脾湿，非霍乱也，脉濡弱而滑，茯苓白术泽泻干姜厚朴汤主之。［通行本佚］

◎　茯苓白术泽泻干姜厚朴汤方

茯苓四两　白术三两　泽泻二两　干姜二两　厚朴一两六铢

上五味，以水八升，煮取三升，去滓，温服一升，日三服。

霍乱证，有虚实，因其人本有虚实，证随本转。虚者，脉濡弱；实者，脉急促。虚者，宜理中汤；实者，宜黄连黄芩干姜半夏汤主之。［通行本佚］

◎　理中汤［方见前］

◎　黄连黄芩干姜半夏汤方

黄连一两　黄芩一两　干姜一两六铢　半夏半升

上四味，以水五升，煮取三升，去滓，温服一升。随时消息与之，吐利止，停后服。

霍乱转筋，必先其时风湿邪注于筋，脉当濡弱时一弦急，宜桂枝茯苓细辛白术防己汤主之。［通行本佚］

◎　桂枝茯苓细辛白术防己汤方

桂枝三两　茯苓三两　细辛一两　白术三两　防己二两

上五味，以水五升，煮取三升，去滓，温服一升。

霍乱已［通行本缺"已"字］，头痛发热，身疼痛，热多欲饮水者，五苓散主之；寒多不用水者，理中丸主之。

◎　五苓散方

猪苓，去皮　白术　茯苓各十八铢　桂枝半两，去皮　泽泻一两六铢

上五味，为散，更治之，白饮和服方寸匕，日三服。多饮暖水，汗出愈。

◎　理中丸方

人参　干姜　甘草　白术各三两

上四味，捣筛，蜜和为丸，如鸡子黄许大，以沸汤数合和一丸，研碎温服之，日三四夜二服，腹中未热，可益至三四丸，然不及汤。汤法以四物依两数切，用水八升，煮取三升，去滓，温服一升，日三服。若脐上筑者，肾气动也，去术，加桂四两；吐多者，加生姜三两；下多者，还用术；悸者，加茯苓二两；渴欲得水者，加术足前得四两半；腹中痛者，加人参加前成四两半；寒者，加干姜足前成四两半；腹满者，去术，加附子一枚。服汤后如食顷，饮热粥一升许，微自温，勿发揭衣被。

伤寒，其脉微涩者，本是霍乱，今是伤寒，却四五日至阴经上，转入阴必利。本呕下利者，不可治也。欲似大便而反矢气，仍不利者，此属阳明也，便必鞕，十三日愈。所以然者，经尽故也。下利后，当便鞕，鞕则能食者愈；今反不能食，到后经中颇能食，复过一经能食，过之一日当愈，不愈者，不属阳明也。

恶寒，脉微而复利，利自止亡血也，四逆加人参汤主之。

◎　四逆加人参汤方

甘草二两，炙　附子一枚，生用，去皮，破八片　干姜一两半　人参三两

［按：四逆汤应有人参一两，此足成三两，曰"加人参汤"，犹桂枝加桂汤也］

上四味，以水三升，煮取一升二合，去滓，分温再服。

吐利止而身痛不休者，当消息和解其外，宜桂枝汤小和之。

◎　桂枝汤方

桂枝三两，去皮　芍药三两　甘草二两，炙　生姜三两，切　大枣十二枚，擘

上五味，以水七升，煮取三升，去滓，温服一升。

吐利汗出，发热恶寒，四肢拘急，手足厥冷者，四逆汤主之。

◎　四逆汤方

人参二两　甘草二两，炙　干姜一两半　附子一枚，生，去皮；破八片

上四味，以水三升，煮取一升二合，去滓，分温再服。强人可大附子一枚、干姜三两。

既吐且利，小便复利，而大汗出，下利清谷，内寒外热，脉微欲绝者，四逆汤主之。

吐已下断，汗出而厥，四肢拘急不解，脉微欲绝者，通脉四逆加猪胆汁汤主之。

◎　通脉四逆加猪胆汁汤方

甘草二两，炙　干姜三两，强人可四两　附子大者一枚，生，去皮，破八片　猪胆汁半合

上四味，以水三升，煮取一升二合，去滓，纳猪胆汁搅匀，分温再服，其脉即来。无猪胆，以羊胆代之。

吐、利、发汗，脉平，小烦者，以新虚不胜谷气故也。

［按：本篇增经文十三条，计五百五十六字；增方十一，计五百一十一字；增字十一，订正一字，删三字，共增一千零七十八字］

辨痉阴阳易瘥脉证并治

太阳病，发热无汗，及［通行本误作"反"］恶寒者，名曰刚痉。

太阳病，发热汗出而不恶寒，名曰柔痉。

太阳病，发热脉沉而细者，名曰痉，为难治。

太阳病，发汗多，因致痉。

夫风病，下之则痉，复发汗，必拘急。

疮家，虽身痛，不可发汗，汗出则痉。

病者身热足寒，颈项强急，恶寒，时头热、面赤、目赤，独头动摇，卒口噤，背反张者，痉病也。

若发其汗者，寒湿相得，其表益虚，则恶寒甚，发其汗已，其脉如蛇。

暴腹胀大者，为未［通行本作"欲"］解，脉如故，反伏弦者痉。

夫痉脉按之紧如弦，直上下行。

痉病有灸疮，难治。

太阳病，其证备，身体强几几然，脉反沉迟，此为痉，栝楼桂枝汤主之。

◎　栝楼桂枝汤方

栝楼根三两　桂枝三两，去皮　甘草二两，炙　芍药三两　生姜二两，切　大枣十二枚，擘

上六味，㕮咀，以水七升，微火煮取三升，去滓，适寒温，服一升。

痉病本属太阳，若发热汗出，脉弦而实者，转属阳明，宜承气汤与之。

太阳病，无汗，而小便反少，气上冲胸，口噤不得语，欲作刚痉，葛根汤主之。

◎　葛根汤方

葛根四两　麻黄三两，去节　芍药二两　甘草二两，炙　桂枝二两　生姜三两，切　大枣十二枚，擘

上七味，以水一斗，先煮葛根、麻黄，减二升，去上沫，纳诸药，煮取三升，去滓，温服一升，覆取微似汗。

痉病，手足厥冷，发热间作，唇青目陷，脉沉弦者，风邪入厥阴也，宜桂枝加附子当归细辛人参干姜汤与之。

◎　桂枝加附子当归细辛人参干姜汤方

桂枝三两，去皮　芍药三两　甘草二两，炙　大枣十二枚，擘　生姜三两，切　当归四两　细辛一两　附子一枚，炮　人参二两　干姜一两半

上十味，以水一斗二升，煮取四升，去滓，温服一升，昼三服，夜一服。

痉为病，胸满口噤，卧不着席，脚挛急，必齘齿，可与大承气汤。

◎　大承气汤方

大黄四两，酒洗　厚朴半斤，去皮　枳实五枚，炙　芒硝三合

上四味，以水一斗，先煮二物，取五升，去滓，纳大黄，煮取二升，去滓，纳芒硝，更上微火一两沸，分温再服。得下，余勿服。

　　伤寒阴阳易之为病，其人身体重，少气，少腹里急，或引阴中拘挛，热上冲胸，头重不欲举，眼中生花，膝胫拘急者，烧裈散主之。

◎　**烧裈散方**

　　取妇人中裈近隐处，煎烧灰，以水和服方寸匕，日三服，小便即利，阴头微肿则愈。妇人病，取男子裈裆烧灰。

　　大病瘥后劳复者，枳实栀子汤主之；若有宿食者，加大黄如博棋子大五六枚。

◎　**枳实栀子豉汤方**

　　枳实三枚，炙　栀子十四枚，擘　香豉一升，绵裹

　　上三味，以清浆水七升，空煮取四升，纳枳实、栀子煮取二升，纳香豉更煮五六沸，去滓，温分再服，覆令微似汗。

　　伤寒瘥已，后更发热者，小柴胡汤主之；脉浮者，以汗解之；脉沉实者，以下解之。

　　大病瘥后，从腰以下有水气者，牡蛎泽泻散主之。

◎　**牡蛎泽泻散方**

　　牡蛎　泽泻　栝楼根　葶苈，熬　海藻，洗，去腥　商陆根，熬　蜀漆，洗，去腥

　　上七味，异捣，下筛为散，更入臼中治之，白饮和服方寸匕，小便利，止后服。日三。

　　大病瘥后，喜唾，久不了了，胃上有寒也，当以丸药温之，宜理中丸。

　　伤寒解后，虚羸少气，气逆欲吐者，竹叶石膏汤主之。

◎　**竹叶石膏汤方**

　　竹叶两把　石膏一斤　半夏半升，洗　麦门冬一升　人参二两　甘草二两，炙　粳米半升

　　上七味，以水一斗，煮取六升，去滓，纳粳米，煮米熟汤成，去米，温服一升，日三服。

　　病人脉已解，而日暮微烦，以病新瘥，人强与谷，脾胃气尚弱，不能消谷，故令微烦，损谷则愈。

　　〔按：本篇增经文二条，计六十七字；增方一，计八十五字；订正二字，共增一百五十二字〕

　　〔按：本卷增经文十五条，计六百二十三字；增方十二，计五百九十六字；增字十一，订正三字，删三字，共增一千二百三十字〕

卷十三

辨不可发汗病脉证并治

　　夫以为疾病至急，仓卒寻按，要旨难得，故重集诸可与不可方治，比之三阴三阳篇中，此易见也。又时有不止是三阴三阳，出在诸可与不可中也。

　　少阴病，脉沉细，病为在里，不可发汗。

　　脉浮紧者，法当身疼痛，宜以汗解之。假令尺中迟者，不可发汗。何以知然？以荣气不

足，血少故也。

少阴病，脉微，不可发汗，亡阳故也。

脉濡而弱，弱反在关，濡反在颠，微反在上，涩反在下，微则阳气不足，涩则无血，阳气反微，中风汗出，而反躁烦。涩则无血，厥而且寒，阳厥发汗，躁不得眠。

动气在右，不可发汗，发汗则衄而渴，心苦烦，饮即吐水。

动气在左，不可发汗，发汗则头眩，汗不止，筋惕肉𥆧。

动气在上，不可发汗，发汗则气上冲，正在心端。

动气在下，不可发汗，发汗则无汗，心中大烦，骨节苦疼，目运恶寒，食则反吐，谷不得前。

咽中闭塞，不可发汗，发汗则吐血，气微绝。手足厥冷，欲得蜷卧，不能自温。

诸脉得数动微弱者，不可发汗，发汗则大便难，腹中干〔一云“小便难，胞中干”〕，胃躁而烦，其形相象，根本治源。

脉濡而弱，弱反在关，濡反在颠，弦反在上，微反在下，弦为阳运，微为阴寒，上实下虚，意欲得温，微弦为虚，不可发汗，发汗则寒栗，不能自还。

咳者则剧，数吐涎沫，咽中必干，小便不利，心中饥烦，晬时而发，其形似疟，有寒无热，虚而寒栗，咳而发汗，蜷而苦满，腹中复坚，命将难全。〔通行本此句误在下条“目眩者死”下〕

厥，脉紧，不可发汗，发汗则声乱，咽嘶舌萎，声不得前。诸逆发汗，病危者难瘥，剧者言乱目眩者死。〔一云“谵言、目眩、睛乱者死”〕

太阳病，得之八九之日，如疟状，发热恶寒，热多寒少，其人不呕，清便续自可，一日二三度发，脉微而恶寒者，此阴阳俱虚，不可更发汗也。

太阳病，发热恶寒，热多寒少，脉微弱者，无阳也，不可发汗。

咽喉干者，不可发汗。

亡血，不可发汗，汗则寒栗而振。

衄家，不可发汗，汗出必额上陷，脉急紧，直视不能眴〔音见上〕，不得眠。

汗家，不可发汗，发汗必恍惚心乱，小便已阴痛，宜禹余粮丸。

淋家，不可发汗，发汗必便血。

疮家，虽身疼痛，不可发汗，汗出则痉。

下利，不可发汗，汗出必胀满。

咳而小便利，若失小便者，不可发汗，汗出则四肢厥逆冷。

伤寒一二日至四五日，厥者必发热，前厥者后必热，厥深者热亦深，厥微者热亦微，厥应下之，而反发汗者，必口伤烂赤。

伤寒，脉弦细，头痛发热者，属少阳，少阳不可发汗。

伤寒，头痛，翕翕发热，形象中风，常微出汗，自呕者，下之益烦，心懊侬如饥，发汗则致痉，身强难以屈伸，熏之则发黄，不得小便，久则咳唾。

太阳与少阳并病，头项强痛，或眩冒，时如出胸，心下痞鞕者，不可发汗。

太阳病，发汗，因致痉。

少阴病，咳而下利谵语者，此被火气劫故也，小便必难，以强责少阴汗也。

少阴病，但厥无汗，而强发之，必动其血，未知从何道出，或从口鼻，或从目出者，是名下厥上竭，为难治。

［按：本卷订正一句，计四字］

辨可发汗病脉证并治

汗、吐、下四季宜慎。［通行本作"大法，春夏宜发汗"］

凡发汗，欲令手足俱周，似漐漐然，一时间许益佳。不可令如水流漓。若病不解，当重发汗。汗多者，必亡阳。阳虚不得重发汗也。

凡服汤发汗，中病便止，不必尽剂。

凡云可发汗，无汤者，丸、散亦可用，要以汗出为解。然不如汤，随证良验。

太阳病，外证未解，脉浮弱者，当以汗解之，宜桂枝汤。

脉浮而数者，可发汗，属桂枝汤证。

阳明病，脉迟，汗出多，微恶寒者，表未解也，可发汗，属桂枝汤证。

夫病脉浮大，问病者，言但便鞕耳，设利者，为大逆。鞕为实，汗出而解，何以故？脉浮，当以汗解。

伤寒，其脉不弦紧而弱，弱者必渴，被火者，必谵语，弱者发热。脉浮，解之当汗出愈。

病人烦热，汗出即解，又如疟状，日晡所发热者，属阳明也。脉浮虚者，当发汗，属桂枝汤证。

病常自汗出者，此为荣气和，荣气和者外不谐，以卫气不共荣气谐和故尔，以荣行脉中，卫行脉外，复发其汗，荣卫和则愈，属桂枝汤证。

病人脏无他病，时发热，自汗出而不愈者，此卫气不和也，先其时发汗则愈，属桂枝汤证。

脉浮而紧，浮则为风，紧则为寒，风则伤卫，寒则伤荣，荣卫具病，骨节烦痛，可发其汗，宜麻黄汤。

太阳病不解，热结膀胱，其人如狂，血自下，下者愈。其外未解者，尚未可攻，当先解其外，属桂枝汤证。

太阳病，下之，微喘者，表未解也，宜桂枝加厚朴杏子汤。

伤寒，脉浮紧，不发汗，因致衄者，属麻黄汤证。

阳明病，脉浮无汗而喘者，发汗则愈，属麻黄汤证。

太阴病，脉浮者，可发汗，属桂枝汤证。

太阳病，脉浮紧，无汗发热，身疼痛，八九日不解，表证仍在，当复发汗。服汤已微除，其人发烦目瞑，剧者必衄，衄乃解，所以然者，阳气重故也，属麻黄汤证。

脉浮者，病在表，可发汗，属麻黄汤证。

伤寒，不大便六七日，头痛有热者，与承气汤，其小便清者［一云"大便青"］，知其不在里，续在表也，当须发汗，若头痛者必衄，属桂枝汤证。

下利腹胀满，身体疼痛者，先温其里，乃攻其表。温里宜四逆汤，攻表宜桂枝汤证。

下利后，身疼痛，清便自调者，急当救其表，宜桂枝汤发汗。

太阳病，头痛，发热，汗出，恶风寒者，属桂枝汤证。

太阳中风，阳浮而阴弱，阳浮者，热自发，阴弱者，汗自出，啬啬恶寒，淅淅恶风，翕翕发热，鼻鸣干呕者，属桂枝汤证。

太阳病，发热汗出者，此为荣弱卫强，故使汗出，欲救邪风，属桂枝汤证。

太阳病，下之后，其气上冲者，属桂枝汤证。

太阳病，初服桂枝汤，反烦不解者，先刺风池、风府，却与桂枝汤则愈。

烧针令其汗，针处被寒，核起而赤者，必发奔豚，气从少腹上撞心者，灸其核上各一壮，与桂枝加桂汤。

太阳病，项背强几几，及［通行本作"反"］汗出恶风者，宜桂枝加葛根汤。

太阳病，项背强几几，无汗恶风者，属葛根汤证。

太阳与阳明合病，不下利，但呕者，宜葛根加半夏汤。

太阳病，桂枝证，医反下之，利遂不止，脉促者，表未解也。喘而汗出者，宜葛根黄芩黄连汤。

太阳病，头痛发热，身疼腰痛，骨节疼痛，恶风无汗而喘者，属麻黄汤证。

太阳与阳明合病，喘而胸满者，不可下，属麻黄汤证。

太阳伤寒［通行本作"中风"］，脉浮紧，发热恶寒，身疼痛，不汗出而烦躁者，大青龙汤主之。若脉微弱，汗出恶风者，不可服之。服之则厥逆，筋惕肉瞤，此为逆也。

阳明中风，脉弦浮大而短气，腹都满，胁下及心痛，久按之气不通，鼻干不得汗，嗜卧，一身及目悉黄，小便难，有潮热，时时哕，耳前后肿，刺之小瘥，外不解，过十日，脉续浮者，与小柴胡汤。脉但浮无余证者，与麻黄汤。不溺，腹满加哕者，不治。

太阳病，十日以去，脉浮而细，嗜卧者，外已解也。设胸满胁痛者，与小柴胡汤；脉但浮者，与麻黄汤。

太阳中风，脉浮缓，身不疼，但重乍有轻时，无少阴证者，可与大青龙汤发之。

伤寒表未解，心下有水气，干呕、发热而咳，或渴，或利，或噎，或小便不利，少腹满，或喘者，宜小青龙汤。

伤寒，心下有水气，咳而微喘，发热不渴，服汤已渴者，此寒去欲解也，属小青龙汤证。

中风，往来寒热，伤寒五六日以后，胸胁苦满，嘿嘿不欲饮食，烦心喜呕，或胸中烦而不呕，或渴，或腹中痛，或胁下痞鞕，或心下悸，小便不利，或不渴，身有微热，或咳者，属小柴胡汤证。

伤寒四五日，身热恶风，颈项强，胁下满，手足温而渴者，属小柴胡汤证。

伤寒六七日，发热微恶寒，肢节烦疼，微呕，心下支结，外证未去者，柴胡桂枝汤主之。

少阴病，得之二三日，麻黄附子甘草汤微发汗，以二三日无里证，故微发汗也。

脉浮，小便不利，微热，消渴者，与五苓散利小便、发汗。

［按：本篇订正十字，删七字］

［按：本卷共订正十四字，删七字］

卷十四

辨发汗后病脉证并治

二阳并病，太阳初得病时，发其汗，汗先出不彻，因转属阳明，续自微汗出，不恶寒，若太阳病证不能罢者，不可下，下之为逆。如此可小发汗。设面色缘缘正赤者，阳气怫郁在表，当解之、熏之。若发汗不彻，彻［通行本缺］不足言，阳气怫郁不得越，当汗不汗，其人烦躁不知痛处，乍在腹中，乍在四肢，按之不可得，其人短气，但坐以汗出不彻故也，更发汗则愈。何以知汗出不彻？以脉涩，故知也。

未持脉时，病人叉手自冒心，师因教试令咳，而不即咳者，此必两耳聋无闻也。所以然者，以重发汗，虚故如此。

发汗后，饮水多必喘，以水灌之亦喘。

发汗后，水药不得入口为逆。若更发汗，必吐下不止。

阳明病，本自汗出，医更重发汗，病已瘥，尚微烦不了了者，必大便鞕故也。以亡津液，胃中干燥，故令大便鞕。当问小便几日行，若本小便日三四行，今日再行，故知大便不久出。今为小便数少，以津液当还入胃中，故知不久必大便也。

发汗多，若重发汗者，亡其阳，谵语，脉短者死，脉自和者不死。

伤寒发汗已，身目为黄，所以然者，以寒湿［一作"温"］在里不解故也。以为不可下也，于寒湿中求之。

病人有寒，复发汗，胃中冷，必吐蛔。

太阳病，发汗，遂漏不止，其人恶风，小便难，四肢微急难以屈伸者，属桂枝加附子汤。

太阳病，初服桂枝汤，反烦不解者，先刺风池、风府，却与桂枝汤则愈。

服桂枝汤，大汗出，脉洪大者，与白虎汤。［通行本缺"白虎汤"三字，有"桂枝汤如前法"六字］若形似疟者，一日再发者，汗出必解，属桂枝二麻黄一汤。

服桂枝汤，大汗出后，大烦渴不解，脉洪大者，属白虎加人参汤。

伤寒，脉浮，自汗出，小便数，心烦，微恶寒，脚挛急，反与桂枝欲攻其表，此误也。得之便厥，咽中干，烦躁吐逆者，作甘草干姜汤与之，以复其阳。若厥愈足温者，更作芍药甘草汤与之，其脚即伸。若胃气不和谵语者，少与调胃承气汤。若重发汗，复加烧针者，与四逆汤。

太阳病，脉浮紧，无汗，发热，身痛，八九日不解，表证仍在，此当复发汗。服汤已微除，其人发烦目瞑，剧者必衄，衄乃解。所以然者，阳气重故也，宜麻黄汤。

伤寒发汗已解，半日许复烦，脉浮数者，可更发汗，属桂枝汤证。

发汗后，身疼痛，脉沉迟者，属桂枝去芍药加生姜一两人参三两新加汤。［通行本作"加芍药"］

发汗后，不可更行桂枝汤。汗出而喘，无大热者，可与麻黄杏子甘草石膏汤。

发汗过多，其人叉手自冒心，心下悸欲得按者，属桂枝甘草汤。

发汗后，其人脐下悸者，欲作奔豚，属茯苓桂枝甘草大枣汤。

发汗后，腹胀满者，属厚朴生姜半夏甘草人参汤。

发汗病不解，反恶寒者，虚故也，属芍药甘草附子汤。

发汗后，恶寒者，虚故也。不恶寒但恶热者，实也，当和胃气，属调胃承气汤证。

太阳病，发汗后，大汗出，胃中干，烦躁不得眠，欲得饮水者，少少与之，令胃气和则愈。若脉浮，小便不利，微热，消渴者，属五苓散。

发汗已，脉浮弦［通行本误作"数"］，烦渴者，属五苓散证。

伤寒，汗出而渴，小便不利［通行本缺］者，宜五苓散；不渴者，属茯苓甘草汤。

太阳病，发汗，汗出不解，其人仍发热，心下悸，头眩身𥆧动，振振欲擗［一作"僻"］地者，属真武汤。

伤寒汗出解之后，胃中不和，心下痞鞕，干噫食臭，胁下有水气，腹中雷鸣，下利者，属生姜泻心汤。

伤寒，发热汗出不解，心中痞鞕，呕吐而不［通行本误作"下"］利者，属大柴胡汤。

阳明病，自汗出，若发汗，小便自利者，此为津液内竭，虽鞕不可攻之，须自欲大便，宜蜜煎导而通之。若土瓜根及大猪胆汁，皆可为导。

太阳病三日，发汗后不解，蒸蒸发热者，属胃也，属调胃承气汤证。

大汗出，热不去，内拘急，四肢疼，又下利、厥逆而恶寒者，属四逆汤证。

发汗不解，腹满痛者，急下之，宜大承气汤。

发汗多，亡阳谵语者，不可下，与柴胡桂枝汤，和其荣卫，以通津液，后自愈。

［按：本篇订正十一字，增一字，删八字］

辨不可吐

太阳病，当恶寒发热，今自汗出，反不恶寒发热，关上脉细数者，以医吐之过也。若得病一二日吐之者，腹中饥，口不能食；三四日吐之者，不喜糜粥，欲食冷食，朝食暮吐，以医吐之所致也，此为小逆。

太阳病，吐之，但太阳病当恶寒，今反不恶寒，不欲近衣者，此为吐之内烦也。

少阴病，饮食入口则吐，心中温温欲吐，复不能吐。始得之，手足寒，脉弦迟者，此胸中实，不可下也。若膈上有寒饮干呕者，不可吐也，当温之。

诸四逆厥者，不可吐之，虚家亦然。

辨可吐

凡用吐，汤中病便止，不必尽剂也。

病如桂枝证，头不痛，项不强，寸脉微浮，胸中痞鞕，气上撞咽喉不得息者，此为有寒，当吐之。[一云"此以内有久痰，当吐之"]

病胸上诸实[一作"寒"]，胸中郁郁而痛，不能食，欲使人按之，而反有涎唾，下利日十余行，其脉反结[通行本误作"迟"]，寸口脉微滑，此可吐之，吐之利则止。

少阴病，饮食入口则吐，心中温温欲吐，复不能吐者，宜吐之。

宿食在上管者，当吐之。

病手足逆冷，脉乍结，以客气在胸中，心下满而烦，欲食不能食者，病在胸中，当吐之。

[按：本篇订正一字]

[按：本卷共订正十二字，增一字，删八字]

卷十五

辨不可下病脉证并治

脉濡而弱，弱反在关，濡反在颠，微反在上，涩反在下，微则阳气不足，涩则无血，阳气反微，中风汗出，而反烦躁。涩则无血，厥而且寒，阳微则不可下，下之则心下痞鞕。

动气在右，不可下，下之则津液内竭，咽燥鼻干，头眩、心悸也。

动气在左，不可下，下之则腹内拘急，食不下，动气更剧，虽有身热，卧则欲蜷。

动气在上，不可下，下之则掌握热烦，身上浮冷，热汗自泄，欲得水自灌。

动气在下，不可下，下之则腹胀满，卒起头眩，食则下清谷，心下痞也。

咽中闭塞，不可下，下之则上轻下重，水浆不下，卧则欲蜷，身急痛，下利日数十行。

诸外实者，不可下，下之则发微热，亡脉，厥者，当齐握热。

诸虚者，不可下，下之则大渴，求水者易愈，恶水者剧。

脉濡而弱，弱反在关，濡反在颠，弦反在上，微反在下，弦为阳运，微为阴寒，上实下虚，虚者不可下也。微弦[通行本误作"则"]为咳，咳则吐涎，下之则咳止而利因不休，利不休则胸中如虫啮，粥入则出，小便不利，两胁拘急，喘息为难，项背相引，臂则不仁，极寒反汗出，身冷若水，眼睛不慧，语言不休，而谷气多入，此为除中[亦曰"消中"]，口虽欲言，舌不得前。

脉濡而弱，弱反在关，濡反在颠，浮反在上，数反在下，浮为阳虚，数为无血，浮为虚，数生热。浮为虚，自汗出而恶寒，振而寒栗，微弱在关，胸下为急，喘汗而不得呼吸；数为痛[本句通行本误接"自汗出而恶寒"句下]，呼吸之中，痛在于胁，振寒相搏，形如疟状，医反下之，故令脉数发热，狂走见鬼，心下为痞，小便淋漓，少腹甚鞕，小便则尿血也。

脉濡而紧，濡则卫气微，紧则荣中寒。阳微卫中风，发热而恶寒，荣紧胃气冷，微呕心内烦。医谓有大热，解肌而发汗，亡阳虚烦躁，心下苦痞坚，表里俱虚竭，卒起而头眩，客热在皮肤，怅怏不得眠。不知胃气冷，紧寒在关元，技巧无所施，汲水灌其身。客热应时罢，栗栗而振寒，重被而覆之，汗出而冒颠。体惕而又振，小便为微难，寒气因水发，清谷不容间。呕变反肠出，颠倒不得安，手足为微逆，身冷而内烦，迟欲从后救，安可复追还。

脉浮而大，浮为气实，大为血虚。血虚为无阴，孤阳独下阴部者，小便当赤而难，胞中当虚。今反小便利而大汗出，法应卫家当微，今反更实，津液四射，荣竭血尽干，烦而不眠，血薄肉消而成暴［一云"黑"］液，医复以毒药攻其胃，此为重虚，客阳去有期，必下如汗泥而死。［按：此段今见"平脉法"下篇］

脉浮而紧，浮则为风，紧则为寒，风则伤卫，寒则伤荣，荣卫俱伤，骨节烦疼，当发其汗而不可下也。

趺阳脉迟而缓，胃气如经也。趺阳脉浮而数，浮则伤胃，数则伤脾，此非本病，医持下之所为也。荣卫内陷，其数先微，脉反但浮，其人必大便鞕，气噫不［通行本误作"而"］除，何以言之？本以数脉动脾，其数先微，故知脾气不治，大便鞕，气噫不［通行本误作"而"］除。令［通行本误作"今"］脉反浮，其数改微，邪气独留，心中则饥，邪热不杀谷，潮热发渴，数脉当迟缓［通行本误入"脉因前后度数如法"八字］，病者则饥。数脉不时，则生恶疮也。

脉数者，久数不止。止则邪结，正气不能复，正气却结于脏，故邪气浮之与皮毛相得。脉数者，不可下，下之必烦利不止。［按：此段今见"平脉法"下篇］

少阴病，脉微，不可发汗，亡阳故也。阳已虚，尺中弱涩者，复不可下之。

脉浮大，应发汗，医反下之，此为大逆也。

脉浮而大，心下反鞕，有热属脏者，攻之不令发汗。属腑者，不令溲数。溲数则大便鞕，汗多则热甚［通行本误作"愈"］，溲数［通行本作"汗少"］则便难，脉迟尚未可攻。

二阳并病，太阳初得病时，而发其汗，汗先出不彻，因转属阳明，续自微汗出，不恶寒。若太阳证不能罢者，不可下，下之为逆。

结胸证，脉浮大者，不可下，下之即死。

太阳与阳明合病，喘而胸满者，不可下。

太阳与少阳合病，心下鞕，颈项强而眩者，不可下。

诸四逆厥者，不可下之，虚家亦然。

病欲吐者，不可下。

太阳病，有外证未解，不可下，下之为逆。

病发于阳，而反下之，热入因作结胸；病发于阴，而反下之，因作痞。

病脉浮而紧，而复下之，紧反入里，则作痞。

夫病阳多者热，下之则鞕。

本虚，攻其热必哕。

无阴阳强，大便鞕者，下之必清谷腹满。

太阴之为病，腹满而吐，食不下，自利益甚，时腹自痛，下之必胸下结鞕。

厥阴之为病，消渴，气上撞心，心中疼热，饥而不欲食，食则吐蛔，下之利不止。

少阴病，饮食入口则吐，心中温温，欲吐复不能吐。始得之，手足寒，脉弦迟者，此胸中实，不可下也。

伤寒五六日，不结胸，腹濡，脉虚复厥者，不可下。此亡血，下之死。

伤寒，发热，头痛，微汗出，发汗则不识人；熏之则喘，不得小便，心腹满；下之则短气，小便难，头痛背强；加温针则衄。

伤寒，脉阴阳俱紧，恶寒发热，则脉欲厥。厥者，脉初来大，渐渐小，更来渐大，是其候也。如此者恶寒，甚者翕翕汗出，喉中痛；若热多者，目赤脉多，睛不慧，医复发之，咽中则伤；若复下之，则两目闭，寒多便清谷，然多便脓血；若熏之，则身发黄；若熨之，则咽燥。若小便利者，可救之；若小便难者，为危殆。

伤寒发热，口中勃勃气出，头痛目黄，衄不可制，阴阳俱虚，贪水者必呕，恶水者厥。若下之，头痛目黄者，下之则目闭。恶水者，下之则里冷不嗜食，大便完谷出；贪水者，下之则脉必厥，其声嘤，咽喉塞。假令手足温者，下之必下重，便脓血，若发汗则战栗，口中伤，咽中生疮，舌上白苔，烦躁，脉反数，不大便六七日，后必便血，则小便自利也。

〔按：本段较通行本字句前后，大有更易。兹将通行本原文录后，以便比对："伤寒发热，口中勃勃气出，头痛目黄，衄不可制，贪水者必呕，恶水者厥，若下之，咽中生疮。假令手足温者，必下重，便脓血。头痛目黄者，若下之，则目闭；贪水者，若下之，其脉必厥，其声嘤，咽喉塞，若发汗则战栗，阴阳俱虚；恶水者，若下之，则里冷不嗜食，大便完谷出，若发汗，则口中伤，舌上白苔，烦躁，脉反实，不大便六七日，后必便血，若发汗，则小便自利也。"〕

得病二三日，脉弱，无太阳柴胡证，烦躁，心下痞，至四日，虽能食，以承气汤少少与，微和之，令小安。至六日，与承气汤一升。若不大便六七日，小便少，虽不大便，但头鞕后必溏，未定成鞕，攻之必溏。须小便利，屎定鞕，乃可攻之。

脏结无阳证，不往来寒热，其人反静，舌上苔滑者，不可攻也。

伤寒呕多，虽有阳明证，不可攻之。

阳明病，潮热，大便微鞕者，可与大承气汤；不鞕者，不可与。若不大便六七日，恐有燥屎，欲知之法，少与小承气汤，汤入腹中转矢气者，此有燥屎也，乃可攻之，若不转矢气者，此但初头鞕，后必溏，不可攻之，攻之必胀满，不能食也。欲饮水者，与水则哕，其后发热者，大便必复鞕而少也，宜小承气汤和之。不转矢气者，慎不可攻也。

伤寒中风，医反下之，其人下利日数十行，谷不化，腹中雷鸣，心下痞鞕而满，干呕心烦不得安，医见心下痞，谓病不尽，复下之，其痞益甚，此非结热，但以胃中虚，客气上逆，故使鞕也，属甘草泻心汤。

下利脉大者，虚也，以强下之故也。设脉浮革，因尔肠鸣者，属当归四逆汤。

阳明病，身合色赤，不可攻之，必发热色黄者，小便不利也。

阳明病，心下鞕满者，不可攻之。攻之利遂不止者死，利止者愈。

阳明病，自汗出，若发汗，小便自利者，此为津液内竭，虽鞕不可攻之。须自欲大便，宜蜜煎导而通之。若土瓜根及猪胆汁，皆可为导。

［按：本篇订正一百三十六字，删八字］

辨可下病脉证并治

凡可下者，用汤胜丸、散，中病便止，不必尽剂也。

阳明病，发热汗多者，急下之，宜大柴胡汤。

少阴病，得之二三日，口燥咽干者，急下之，宜大承气汤。

少阴病六七日，腹满，不大便者，急下之，宜大承气汤。

少阴病，下利清水，色纯青，心下必痛，口干燥者，可下之，宜大柴胡汤。

下利，三部脉皆平，按之心下鞕者，急下之，宜大承气汤。

下利脉沉［通行本误作"迟"］而滑者，内实也，利未欲止，当下之，宜大承气汤。

阳明少阳合病，必下利，其脉不负者，为顺也。负者失也，互相克贼，名为负也。脉滑而数者，有宿食，当下之，宜大承气汤。

问曰：人病有宿食，何以别之？师曰：寸口脉滑［通行本误作"浮"］而大，按之反涩，尺中亦大［通行本误作"微"］而涩，故知有宿食，当下之，宜大承气汤。

下利不欲食者，以有宿食故也，当下之，宜大承气汤。

下利瘥，至其年月日时复发者，以病不尽故也，当下之，宜大承气汤。

病腹中满痛者，此为实也，当下之，宜大承气、大柴胡汤。

下利脉反滑，当有所去，下乃愈，宜大承气汤。

腹满不减，减不足言，当下之，宜大柴胡、大承气汤。

伤寒后，脉沉实［通行本缺"实"字］者，内实也，下之解，宜大柴胡汤。

伤寒六七日，目中不了了，睛不和，无表里证，大便难，身微热者，此为实也，急下之，宜大承气汤、大柴胡汤。

太阳病未解，脉阴阳俱停［一作"微"］，必先振栗汗出而解，但阴脉实［一作"尺脉实"］者，下之而解，宜大柴胡汤。

脉双弦而迟者，必心下鞕，脉大而紧者，阳中有阴也，可下之，宜大承气汤。

结胸者，项亦强，如柔痉状，下之则和。

病人无表里证，发热七八日，虽脉浮数者，可下之，宜大柴胡汤。

太阳病，六七日，表证仍在，脉微而沉，反不结胸，其人发狂者，以热在下焦，少腹当鞕满，而小便自利者，下血乃愈，所以然者，以太阳随经瘀热在里故也，宜下之，以抵当汤。

太阳病，身黄，脉沉结，少腹鞕满，小便不利者，为无血也；小便自利，其人如狂者，血证谛，属抵当汤证。

伤寒有热，少腹满，应小便不利，今反利者，为有血也，当下之，宜抵当丸。

阳明病，发热汗出者，此为热越，不能发黄也；但头汗出，身无汗，剂颈而还，小便不利，渴欲水浆者，以瘀热在里，身必发黄，宜下之，以茵陈蒿汤。

阳明证，其人喜忘者，必有蓄血。所以然者，本有久瘀血，故令喜忘。屎虽鞕，大便反易，其色必黑，宜抵当汤下之。

汗［一作"卧"］出谵语者，以有燥屎在胃中，此为实也。须下者，过经乃可下之；下之若早者，语言必乱，以表虚里实故也。下之愈，宜大柴胡汤、大承气汤。

病人烦热，汗出则解，又如疟状，日晡所发热者，属阳明也。脉实者，可下之，宜大柴胡汤。

阳明病，谵语有潮热，反不能食者，胃中有燥屎五六枚也；若能食者，但鞕耳，属大承气汤证。

得病二三日，脉弱，无太阳柴胡证，烦躁，心下痞，至四五日，虽能食，以承气汤少少与，微和之，令小安；至五六日，与承气汤一升；若不大便六七日，小便少者，但初头鞕，后必溏，此未定成鞕也，攻之必溏；须小便利，屎定成鞕，乃可攻之，宜大承气汤。

太阳病，中风，下利呕逆，表解者，乃可攻之。其人漐漐汗出，发作有时，头痛心下痞，鞕满引胁下痛，干呕则短气，汗出不恶寒者，此表解里未和也，属十枣汤。

太阳病不解，热结膀胱，其人如狂，血自下，下者愈。其外未解者，尚未可攻，当先解其外；外解已，但少腹急结者，乃可攻之，宜桃核承气汤。

伤寒七八日，身黄如橘子色，小便不利，腹微满者，属茵陈蒿汤证。

伤寒发热，汗出不解，心下痞鞕，呕吐而不［通行本误作"下"］利者，属大柴胡汤证。

伤寒十余日，热结在里，复往来寒热，属大柴胡汤证；但结胸无大热者，以水结在胸胁也；但头汗出者，属大陷胸汤证。

伤寒六七日，结胸热实，脉沉紧而实［通行本作"沉而紧"，缺"实"字］，心下痛，按之石鞕者，属大陷胸汤证。

阳明病，其人多汗，以津液外出，胃中燥，大便必鞕，鞕则谵语，属小承气汤证。

阳明病，不吐不下心烦者，属调胃承气汤。

阳明病，脉实［通行本误作"迟"］，虽汗出不恶寒者，其身必重，短气腹满而喘，有潮热者，此外欲解，可攻里也。手足漐然汗出者，此大便已鞕也，大承气汤主之；若汗出多，微发热恶寒者，外未解也，桂枝汤主之；其热不潮，未可与承气汤；若腹大满不通者，与小承气汤，微和胃气，勿令至大泄下。

阳明病，潮热，大便微鞕者，可与大承气汤；不鞕者，不可与之。若不大便六七日，恐有燥屎，欲知之法，少与小承气汤，汤入腹中转矢气者，此有燥屎也，乃可攻之。若不转矢气者，此但初头鞕，后必溏，不可攻之，攻之必腹胀满，不能食也，欲饮水者，与水则哕。其后发热者，大便必复鞕而少也，宜小承气汤和之。不转矢气者，慎不可攻之。

阳明病，谵语，发潮热，脉滑而疾者，小承气汤主之。因与承气汤一升，腹中转矢气者，更服一升，若不转矢气者，勿更与之。明日又不大便，脉反微涩者，里虚也，为难治，不可更与承气汤。

二阳并病，太阳证罢，但发潮热，手足漐漐汗出，大便难而谵语者，下之则愈，宜大承气汤。

病人小便不利，大便乍难乍易，时有微热，喘冒不能卧者，有燥屎也，属大承气汤证。

大下后，六七日不大便，烦不能解，腹满痛者，此有燥屎也。所以然者，本有宿食故也，属大承气汤证。

[按：本篇订正五字，增二字]

[按：本卷共订正一百四十字，删八字，增二字]

卷十六

辨发汗吐下后病脉证并治

师曰：病人脉微而涩者，此为医所病也。大发其汗，又数大下之，其人亡血，病当恶寒，后乃发热无休止时。夏月盛热，欲着复衣，冬月盛寒，欲裸其身，所以然者，阳微则恶寒，阴弱则发热，此医所发其汗，使阳气微，又大下之，令阴气弱。五月之时，阳气在表，胃中虚冷，以阳气内微，不能胜冷，故欲着复衣；十一月之时，阳气在里，胃中烦热，以阴气内弱，不能胜热，故欲裸其身。又阴脉迟涩，故知亡血也。

寸口脉浮紧［通行本误作"大"］，而［通行本在"浮"字下］医反下之，此为大逆。浮则无血，紧［通行本误作"大"］则为寒，寒气相搏，则为肠鸣，医乃不知，而反饮冷水，令汗不［通行本误作"大"］出，水得寒气，冷必相搏，其人则𫗦。

太阳病，三日，已发汗，若吐、若下、若温针，仍不解者，此为坏病，桂枝不中与之也。观其脉证，知犯何逆，随证治之。

脉浮数者，法当汗出而愈，若下之，身重心悸者，不可发汗，当自汗出乃解。所以然者，尺中脉微，此里虚。须表里实，津液和，便自汗出愈。

凡病若发汗、若吐、若下、若亡血，无津液，阴阳自和者，必自愈。

大下之后，复发汗，小便不利者，亡津液故也。勿治之，得小便利，必自愈。

下之后，复发汗，必振寒，脉微细。所以然者，以内外俱虚故也。

本发汗，而复下之，此为逆也。若先发汗，治不为逆。

本先下之，而反汗之为逆。若先下之，治不为逆。

太阳病，先下而不愈，因复发汗，以此表里俱虚，其人因致冒，冒家汗出自愈。所以然者，汗出表和故也。得表和，然后复下之。

得病六七日，脉迟浮弱，恶风寒，手足温，医二三下之，不能食，而胁下满痛，面目及身黄，颈项强，小便难者，与柴胡汤，后必下重。本渴饮水而呕者，柴胡不中与也，食谷者哕。

太阳病，二三日，不能卧，但欲起，心下必结，脉微弱者，此本有寒分也。反下之，若利止必作结胸，未止者，此作协热利也。

太阳病，其脉促［一作"纵"］，下之不结胸者，此为欲解也。脉浮者，下之必结胸；脉紧者，下之必咽喉痛；脉弦者，下之必两胁拘急；脉细数者，下之头痛未止；脉沉紧者，下之必欲呕；脉沉滑者，下之协热利；脉浮滑者，下之必下血。

［按：本条通行本作"太阳病，下之，其脉促"。自"脉浮者"以下，"下之"二字皆缺］

太阳少阳并病，而反下之，成结胸，心下鞕，下利不止，水浆不下，其人心烦。

脉浮而紧，而复下之，紧反入里，则作痞，按之濡，但气痞耳。

伤寒吐下发汗后，虚烦脉甚微，八九日，心下痞鞕，胁下痛，气上冲咽喉，眩冒，经脉动惕者，久而成痿。

阳明病，能食，下之不解者，其人不能食，若攻其热必哕。所以然者，胃中虚冷故也，以其人本虚，攻其热必哕。

阳明病，脉迟，食难用饱，饱则发烦头眩，必小便难，此欲作谷疸。虽下之，腹满如故，所以然者，脉迟故也。

夫病阳多者热，下之则鞕。汗多，极发其汗，亦鞕。

太阳病，寸缓关浮尺弱，其人发热汗出，复恶寒不呕，但心下痞者，此以医下之也。

太阴之为病，腹满而吐，食不下，自利益甚，时腹自痛，若下之，必胸下结鞕。

伤寒大吐、大下之，极虚复极汗者，其人外气怫郁，复与之水，以发其汗，因得哕。所以然者，胃中寒冷故也。

吐、利、发汗后，脉平，小烦者，以新虚不胜谷故也。

太阳病，医发汗，遂发热恶寒，因复下之，心下痞，表里俱虚，阴阳气并竭。无阳则阴独，复加烧针，因胸烦，面色青黄，肤𥆧者难治。今色微黄，手足温者易愈。

太阳病，得之八九日，如疟状，发热恶寒，热多寒少，其人不呕，清便欲自可，一日二三度发，脉微缓者，为欲愈也。脉微而恶寒者，此阴阳俱虚，不可更发汗、更下、更吐也。面色反有热色者，未欲解也，以其不能得小汗出，身必痒，属桂枝麻黄各半汤。

服桂枝汤，或下之，仍头项强痛，翕翕发热，无汗，心下满微痛，小便不利者，属桂枝去桂加茯苓白术汤。

太阳病，先发汗不解，而下之，脉浮者不愈。浮为在外，而反下之，故令不愈。今脉浮，故在外，当须解外则愈，宜桂枝汤。

下之后，复发汗，昼日烦躁不得眠，夜而安静，不呕不渴，无表证，脉沉微，身无大热者，属干姜附子汤。

伤寒若吐、若下后，心下逆满，气上冲胸，起则头眩，发汗则动经，身为振振摇者，属茯苓桂枝白术甘草汤。

发汗若下之后，病仍不解，烦躁者，属茯苓四逆汤。

发汗、吐、下后，虚烦不得眠，若剧者，必反覆颠倒，心中懊憹，属栀子豉汤；若少气者，栀子甘草豉汤；若呕者，栀子生姜豉汤。

发汗若下之，而烦热，胸中窒者，属栀子豉汤证。

太阳病，过经十余日，心下温温欲吐，而胸中痛，大便反溏，腹微满，郁郁微烦，先此时极吐下者，与调胃承气汤。若不尔者，不可与。但欲呕，胸中痛，微溏者，此非柴胡证，以呕故知极吐下也。

太阳病，重发汗而复下之，不大便五六日，舌上燥而渴，日晡所小有潮热［一云"日晡所发，心胸大烦"］，从心下至少腹鞕满，而痛不可近者，属大陷胸汤证。

伤寒五六日，已发汗而复下之，胸胁满微结，小便不利，渴而不呕，但头汗出，往来寒热心烦者，此为未解也，属柴胡桂枝干姜汤。

伤寒发汗，若吐若下，解后，心下痞鞕，噫气未除，属旋覆代赭汤。

伤寒大下之，复发汗，心下痞，恶寒者，表未解也，不可攻痞。当先解表，表解乃攻痞。解表宜桂枝汤，用前方；攻痞，宜大黄黄连泻心汤。

伤寒，若吐、下后，七八日不解，热结在里，表里俱热，时时恶风，大渴，舌上干燥而烦，欲饮水数升者，属白虎加人参汤。

伤寒，若吐、若下后不解，不大便五六日，上至十余日，日晡所发潮热，不恶寒，独语如见鬼状。若剧者，发则不识人，循衣摸床，惕而不安［一云"顺衣妄撮，怵惕不安"］，微喘直视，脉弦者生，涩者死。微者但发热谵语者，属大承气汤。

三阳合病，腹满身重，难以转侧，口不仁面垢［又作"枯"，一云"向经"］，谵语遗尿。发汗则谵语，下之则额上生汗，手足逆冷，若自汗出者，属白虎汤。

阳明病，脉浮而大［通行本误作"紧"］，咽燥口苦，腹满而喘，发热汗出，不恶寒，反恶热，身重。若发汗则躁，心愦愦，而反谵语；若加温针，必怵惕烦躁不得眠；若下之，则胃中空虚，客气动膈，心中懊憹，舌上苔者，属栀子豉汤。

阳明病下之，心中懊憹而烦，胃中有燥屎者可攻；腹微满，初头鞕，后必溏，不可攻之。若有燥屎者，宜大承气汤。

太阳病，若吐、若下、若发汗后，微烦小便数，大便因鞕者，与小承气汤和之愈。

大汗若大下，而厥冷者，属四逆汤。

太阳病，下之后，其气上冲者，可与桂枝汤；若不上冲者，不得与之。

太阳病，下之后，脉促胸满者，属桂枝去芍药汤。

若微寒者，属桂枝去芍药加附子汤。

太阳病，桂枝证，医反下之，利遂不止，脉促者，表未解也；喘而汗出者，属葛根黄芩黄连汤。

太阳病，下之，微喘者，表未解也，属桂枝加厚朴杏子汤。

伤寒，不大便六七日，头痛有热者，与承气汤；其小便清［一云"大便青"］者，知不在里，仍在表也，当须发汗；若头痛者必衄，宜桂枝汤。

伤寒五六日，大下之后，身热不去，心中结痛者，未欲解也，属栀子豉汤证。

伤寒下后，心烦腹满，卧起不安者，属栀子厚朴汤。

伤寒，医以丸药大下之，身热不去，微烦者，属栀子干姜汤。

伤寒，医下之，续得下利清谷不止，身疼痛者，急当救里；后身疼痛，清便自调者，急当救表。救里宜四逆汤也，救表宜桂枝汤。

太阳病，过经十余日，反二三下之，后四五日，柴胡证仍在者，先与小柴胡；呕不止，心下急［一云"呕止小安"］，郁郁微烦者，为未解也，可与大柴胡汤，下之则愈。

伤寒十三日不解，胸胁满而呕，日晡所发潮热，已而微利，此本柴胡证，下之不得利，今反利者，知医以丸药下之，此非其治也。潮热者，实也，先服小柴胡汤以解其外，后以柴胡加芒硝汤主之。

伤寒十三日，过经，谵语者，以有热也，当以汤下之。若小便利者，大便当鞕，而反下利，脉调和者，知医以丸药下之，非其治也。若自下利者，脉当微厥。今反和者，此为内实也，属调胃承气汤证。

伤寒八九日，下之，胸满烦惊，小便不利，谵语，一身尽重不可转侧者，属柴胡加龙骨牡蛎汤。

火逆下之，因烧针烦惊者，属桂枝甘草龙骨牡蛎汤。

太阳病，脉浮而动数，浮则为风，动则为痛，数则为热［通行本多"数则为虚"］，头痛发热，微盗汗出，而反恶寒者，表未解也。医反下之，动数变迟，膈内拒痛［一云"头痛即眩"］，胃中空虚，客气动膈，短气烦躁，心中懊恼，阳气内陷，心下因鞕，则为结胸，属大陷胸汤证。若不结胸，但头汗出，余处无汗，剂颈而还，小便不利，身必发黄，属五苓散证。

伤寒五六日，呕而发热者，柴胡汤证具，而以他药下之，柴胡证仍在者，复与柴胡汤，此虽已下之，不为逆，必蒸蒸而振，却发热汗出而解。若心下满而鞕痛者，此为结胸也，大陷胸汤主之，用前方。但满而不痛者，此为痞，柴胡不中与之，属半夏泻心汤。

本以下之，故心下痞，与泻心汤，痞不解，其人渴而口燥、烦、小便不利者，属五苓散。

伤寒中风，医反下之，其人下利日数十行，谷不化，腹中雷鸣，心下痞鞕而满，干呕，心烦不得安。医见心下痞，谓病不尽，复下之，其痞益甚。此非结热，但以胃中虚，客气上逆，故使鞕也，属甘草泻心汤。

伤寒服汤药，下利不止，心下痞鞕，服泻心汤已，复以他药下之，利不止，医以理中与之，利益甚。理中，理中焦，此利在下焦，属赤石脂禹余粮汤。复不止者，当利其小便。

太阳病，外证未解，而数下之，遂协热而利，利下不止，心下痞鞕，表里不解者，属桂枝人参汤。

下后，不可更行桂枝汤。汗出而喘，无大热者，属麻黄杏子甘草石膏汤。

阳明病，下之，其外有热，手足温，不结胸，心中懊恼，饥不能食，但头汗出者，属栀子豉汤证。

伤寒吐后，腹胀满者，属调胃承气汤证。

病人无表里证，发热七八日，脉虽浮数者，可下之。假令已下，脉数不解，合热则消谷善饥，至六七日不大便者，有瘀血，属抵当汤。

本太阳病，医反下之，因而腹满时痛者，属太阴也，属桂枝加芍药汤。

伤寒六七日，大下，寸脉沉而迟，手足厥逆，下部脉不至，咽喉不利，唾脓血，泄利不止者，为难治。

伤寒本自寒下，医复吐之，寒格更逆吐下，若食入口即吐，属干姜黄芩黄连人参汤。

　　［按：本卷共增十四字，订正七字，删四字］

桂林古本《伤寒杂病论》

汉·张仲景 著

民国·罗哲初 手抄

导　读

　　《桂林古本〈伤寒杂病论〉》，传为张仲景 46 代玄孙张学正（字绍祖）秘藏之珍本《仲景十二稿〈伤寒杂病论〉》（或称《伤寒论十二稿》），故又称"张绍祖传本"。

　　张绍祖"虽承家学，不以医名，亦不轻出此书以示人"。同治三年（1864 年），张绍祖在岭南收左盛德（修文）为徒，并授予左盛德《伤寒杂病论》第十二稿手抄本。左盛德在本书序中说："余闻吾师张绍祖先生之言曰：'吾家《伤寒》一书，相传共有一十三稿，每成一稿，传抄殆遍城邑。兹所存者为第十二稿，余者或为族人所秘，或付劫灰，不外是矣。叔和所得，相传为第七次稿，与吾所藏者较，其间阙如固多，编次亦不相类。或为叔和所篡乱，或疑为宋人所增删，聚讼纷如，各执其说。然考晋时尚无刊本，犹是传抄；唐末宋初，始易传抄为刊刻，遂称易简。以此言之，则坊间所刊者，不但非汉时之原稿，恐亦非叔和之原稿也。'"光绪二十年（1894 年），左盛德发现同邑知名人士针灸师罗哲初"颇能好余之所好"，于是"亦以所得之书授之"，并为该书作序，且冠以"桂林古本"名。1956 年，罗哲初的儿子罗继寿将此书（手抄本）献给了国家。1960 年 3 月广西人民出版社出版了《桂林古本〈伤寒杂病论〉》竖排半简体版。

　　1934 年冬，黄竹斋（黄竹斋，名谦，又名维翰，字吉人，竹斋亦其字，晚号中南山人，又号诚中子。中医内科和针灸学家。祖籍陕西临潼。1886 年 7 月出生于陕西省西安市，1960 年 5 月病逝于北京）在宁波天一阁寻访仲景佚书未果。当时罗哲初正在宁波行医，罗哲初与浙江名医周利川（1897 ~ 1968 年，字薇泉，号岐隐，宁波鄞州区人）交情笃深。经周利川介绍，黄竹斋认识了罗哲初，有幸得见罗哲初所藏秘本《仲景十二稿〈伤寒杂病论〉》。1935 年春，罗哲初在南京与黄竹斋同事于南京中央国医馆，黄竹斋才从罗哲初处抄得本书。南京被日军侵占后，黄竹斋带抄本返回老家陕西西安，得到爱国将领张钫（1886~1966 年，字伯英，自号友石老人，河南省洛阳市新安县铁门镇人，有"中州儒将"美誉）资助，经黄竹斋校勘后，于 1939 年以木刻版将抄本印行公世，世称白云阁本。1945 年 5 月，上海新中国医学院曾予录印（油印本），并广为发售。

　　虽然《桂林古本〈伤寒杂病论〉》与《长沙古本〈伤寒杂病论〉》都是16卷，但是《长沙古本〈伤寒杂病论〉》中没有《金匮要略》条文，仅将"可汗不可汗""可下不可下"各篇凑合成数。《桂林古本〈伤寒杂病论〉》将《金匮要略》中黄疸、宿食、下利、呕吐哕、寒疝、消渴等证列入阳明、厥阴篇中，深契以六经钤百病之旨，其余《金匮要略》各篇亦分别罗列，比长沙古本《伤寒杂病论》多出1/3，名为《伤寒杂病论》，名副其实。

　　《桂林古本〈伤寒杂病论〉》不论是否伪作，对于学习《伤寒论》都具有很高的参考价值。

《伤寒杂病论》原序

论曰：余每览越人入虢之诊，望齐侯之色，未尝不慨然叹其才秀也。怪当今居世之士，曾不留神医药，精究方术，上以疗君亲之疾，下以救贫贱之厄，中以保身长全，以养其生，但竞逐荣势，企踵权豪，孜孜汲汲，惟名利是务，崇饰其末，忽弃其本，华其外而悴其内。皮之不存，毛将安附焉？卒然遭邪风之气，婴非常之疾，患及祸至，而方震栗，降志屈节，钦望巫祝，告穷归天，束手受败，赍百年之寿命，持至贵之重器，委付凡医，恣其所措。咄嗟呜呼！厥身已毙，神明消灭，变为异物，幽潜重泉，徒为啼泣。痛夫！举世昏迷，莫能觉悟，不惜其命，若是轻生，彼何荣势之云哉？而进不能爱人知人，退不能爱身知己，遇灾值祸，身居厄地，蒙蒙昧昧，蠢若游魂。哀乎！趋势之士，驰竞浮华，不固根本，忘躯徇物，危若冰谷，至于是也。

余宗族素多，向余二百，建安纪元以来，犹未十稔，其死亡者，三分有二，伤寒十居其七。感往昔之沦丧，伤横夭之莫救，乃勤求古训，博采众方，撰用《素问》《九卷》《八十一难》《阴阳大论》《胎胪药录》，并《平脉辨证》，为《伤寒杂病论》，合十六卷，虽未能尽愈诸病，庶可以见病知源。若能寻余所集，思过半矣。

夫天布五行，以运万类，人禀五常，以有五脏，经络腑俞，阴阳会通，玄冥幽微，变化难极。自非才高识妙，岂能探其理致哉！上古有神农、黄帝、岐伯、伯高、雷公、少俞、少师、仲文、中世有长桑、扁鹊，汉有公乘阳庆及仓公，下此以往，未之闻也。

观今之医，不念思求经旨，以演其所知，各承家技，终始顺旧，省疾问病，务在口给。相对须臾，便处汤药，按寸不及尺，握手不及足，人迎、趺阳，三部不参，动数发息，不满五十；短期未知决诊，九候曾无仿佛，明堂阙庭，尽不见察，所谓窥管而已。夫欲视死别生，实为难矣。

孔子云：生而知之者上，学则亚之，多闻博识，知之次也。余宿尚方术，请事斯语。

　　　　汉长沙太守南阳张机仲景

《伤寒杂病论》序

余闻吾师张绍祖先生之言曰：「吾家《伤寒》一书，相传共有一十三稿。每成一稿，传抄殆遍城邑，兹所存者为第十二稿，余者或为族人所秘，或付劫灰，不外是矣。叔和所得，相传为第七次稿，与吾所藏者较，其间阙如固多，编次亦不相类。或为叔和所篡乱，或疑为宋人所增删，聚讼纷如，各执其说。然考晋时尚无刊本，犹是传抄；唐末宋初，始易传抄为刊刻，遂称易简。以此言之，则坊间所刊者，不但非汉时之原稿，恐亦非叔和之原稿也。」余聆训之下，始亦疑之，及读至伤寒例一卷，见其于可汗不可汗、可吐不可吐、可下不可下法，尽载其中，于六经已具之条为并不重引，法律谨严，始知坊间所刻之辨可汗不可汗、可吐不可吐、可下不可下，以及发汗吐下后各卷，盖后人以读书之法，错杂其间，而未计及编书之法固不如是也，不然孔氏之徒，问仁者众，问政者繁，何不各类其类，而惮烦若此耶！吾师讳学正，自

言为仲氏四十六世孙，自晋以后迁徙不一。其高祖复初公，自岭南复迁原籍，寄居光州，遂聚族焉。吾师虽承家学，不以医名，亦不轻出此书以三示人，余得之受业者，殆有天焉。余宿好方术，得针灸之学于永川邓师宪章公，后随侍先严游宦岭南，与吾师同寅，朝夕相过从，见余手执《宋本〈伤寒论〉》，笑问曰：「亦嗜此乎？」时余年仅弱冠，答曰：「非敢云嗜，尚未得其要领，正寻绎耳。」师曰：「子既好学，复知针灸，可以读《伤寒论》矣，吾有世传抄本《伤寒杂病论》十六卷，向不示人，得人不传，恐成坠绪。」遂历言此书颠末，及吾师家世，滔滔不倦。先严促余曰：「速下拜。」于是即席拜之，得师事焉。今罗生哲初为吾邑知名人士，从习针灸历有年所，颇能好余之所好，余亦以所得者尽授之，余不负吾师，罗生亦必不负余，故特序其原起，罗生其志之，罗生其勉之。

光绪二十年岁次甲午三月桂林左盛德

目 录

卷一

平脉法第一

问曰：脉何以知气血脏腑之诊也？师曰：脉乃气血先见。气血有盛衰，脏腑有偏胜。气血俱盛，脉阴阳俱盛；气血俱衰，脉阴阳俱衰。气独胜者，则脉强；血独盛者，则脉滑。气偏衰者，则脉微；血偏衰者，则脉涩。气血和者，则脉缓；气血平者，则脉平；气血乱者，则脉乱；气血脱者，则脉绝。阳迫气血，则脉数；阴阻气血，则脉迟。若感于邪，气血扰动，脉随变化，变化无穷，气血使之。病变百端，本原别之。欲知病源，当凭脉变；欲知病变，先揣其本。本之不齐，在人体躬。相体以诊，病无遁情。

问曰：脉有三部，阴阳相乘；荣卫血气，在人体躬；呼吸出入，上下于中；因息游布，津液流通；随时动作，肖象形容；春弦秋浮，冬沉夏洪；察色观脉，大小不同；一时之间，变无经常；尺寸参差，或短或长；上下乖错，或存或亡；病辄改易，进退低昂；心迷意惑，动失纪纲；愿为具陈，令得分明。师曰：子之所问，道之根源。脉有三部，尺寸及关；荣卫流行，不失衡铨；肾沉心洪；肺浮肝弦；此自经常，不失铢分；出入升降，漏刻周旋；水下百刻，一周循环；当复寸口，虚实见焉；变化相乘，阴阳相干；风则浮虚，寒则牢坚；沉潜水蓄，支饮急弦；动则为痛，数则热烦；设有不应，知变所缘；三部不同，病各异端；太过可怪，不及亦然；邪不空见，中必有奸；审察表里，三焦别焉；知其所舍，消息诊看；料度脏腑，独见若神。为子条记，传与贤人。

师曰：平脉大法，脉分三部。浮部分经，以候皮肤经络之气；沉部分经，以候五脏之气；中部分经，以候六腑之气。

师曰：脉分寸、关、尺，寸脉分经以候阳，阳者气之统也；尺脉分经以候阴，阴者血之注也，故曰阴阳；关上阴阳交界，应气血升降，分经以候中州之气。

问曰：经说脉有三菽、六菽重者，何谓也？师曰：脉，人以指按之，如三菽之重者，肺气也；如六菽之重者，心气也；如九菽之重者，脾气也；如十二菽之重者，肝气也；按之至骨者，肾气也。假令下利，寸口、关上、尺中，悉不见脉，然尺中时一小见，脉再举头者，肾气也。若见损至脉来，为难治。

问曰：东方肝脉，其形何似？师曰：肝者，木也，名厥阴，其脉微弦，濡弱而长，是肝脉也。肝病自得濡弱者，愈也。假令得纯弦脉者，死。何以知之？以其脉如弦直，此是肝脏伤，故知死也。

南方心脉，其形何似？师曰：心者火也，名少阴，其脉洪大而长，是心脉也。心病自得洪大者，愈也。假令脉来微去大，故名反，病在里也。脉来头小本大，故曰复，病在表也。上微头小者，则汗出；下微本大者，则为关格不通，不得尿。头无汗者可治，有汗者死。

西方肺脉，其形何似？师曰：肺者金也，名太阴，其脉毛浮也，肺病自得此脉。若得缓迟者，皆愈；若得数者，则剧。何以知之？数者南方火也，火克西方金，法当痈肿，为难治也。

北方肾脉其形何似？师曰：肾者，水也，其脉沉而石，肾病自得此脉者，愈；若得实大者，则剧。何以知之？实大者，长夏土王，土克北方水，水脏立涸也。

师曰：人迎脉大，趺阳脉小，其常也。假令人迎、趺阳平等为逆，人迎负趺阳为大逆。所以然者，胃气上升，动在人迎；胃气下降，动在趺阳。上升力强故曰大，下降力弱故曰小，反此为逆，大逆则死。

师曰：六气所伤，各有法度，舍有专属，病有先后。风中于前，寒中于背；湿伤于下，雾伤于上；雾客皮腠，湿流关节；极寒伤经，极热伤络；风令脉浮，寒令脉紧，又令脉急；暑则浮虚，湿则濡涩；燥短以促，火躁而数。风寒所中，先客太阳；暑气炎热，肺金则伤；湿生长夏，病入脾胃；燥气先伤，大肠合肺；壮火食气，病生于内，心与小肠，先受其害。六气合化，表里相传，脏气偏胜，或移或干；病之变证，难以殚论；能合色脉，可以万全。

问曰：上工望而知之，中工问而知之，下工脉而知之，愿闻其说。师曰：夫色合脉，色主形外，脉主应内。其色露脏，亦有内外。察色之妙，明堂阙庭。察色之法，大指推之。察明堂推而下之，察阙庭推而上之。五色应五脏，如肝色青、脾色黄、肺色白、心色赤、肾色黑，显然易晓。色之生死，在思用精。心迷意惑，难与为言。

色青者，病在肝与胆。假令身色青，明堂色微赤者，生；白者，死；黄白者，半死半生也。

色赤者，病在心与小肠。假令身色赤，明堂微黄者，生；黑者，死；黄黑者，半死半生也。

色黄者，病在脾与胃。假令身色黄，明堂微白者，生；青者，死；黄青者，半死半生也。

色白者，病在肺与大肠。假令身色白，明堂色微黑者，生；赤者，死；黄赤者，半死半生也。

色黑者，病在肾与膀胱。假令身色黑，明堂色微青者，生；黄者，死；黄赤者，半死半生也。

阙庭脉色青而沉细，推之不移者，病在肝；青而浮大，推之随转者，病在胆。

阙庭脉色赤而沉细，推之参差不齐者，病在心；赤而横弋，推之愈赤者，病在小肠。

阙庭脉色黄，推之如水停留者，病在脾；如水急流者，病在胃。

阙庭脉色青白，推之久不还者，病在肺；推之即至者，病在大肠。

阙庭脉色青黑直下睛明，推之不变者，病在肾；推之即至者，病在膀胱。

明堂阙庭色不见，推之色青紫者，病在中焦有积；推之明于水者，病在上焦有饮；推之黑赤参差者，病在下焦有寒热。

问曰：色有内外，何以别之？师曰：一望而知者，谓之外；在明堂阙庭，推而见之者，谓之内。

病暴至者，先形于色，不见于脉；病久发者，先见于脉，不形于色；病入于脏，无余证者，见于脉，不形于色；病痼疾者，见于脉，不形于色也。

问曰：色有生死，何谓也？师曰：假令色黄如蟹腹者，生；如枳实者，死。有气则生，无气则死，余色仿此。

师曰：人秉五常，有五脏，五脏发五声，宫、商、角、徵、羽是也；五声在人，各具一体。假令人本声角，变商声者，为金克木，至秋当死；变宫、徵、羽皆病，以本声不可变故也。

人本声宫，变角声者，为本克土，至春当死；变商、徵、羽皆病。

人本声商，变徵声者，为火克金，至夏当死；变宫、角、羽皆病。

人本声徵，变羽声者，为水克火，至冬当死；变角、宫、商皆病。

人本声羽，变宫声者，为土克水，至长夏当死；变角、商、徵皆病。

以上所言，皆人不病而声先病者。初变可治，变成难瘳；词声之妙，差在毫厘，本不易晓，若病至发声则易知也。

师曰：持脉，病人欠者，无病也。脉之呻者，病也。言迟者，风也；摇头言者，里痛也；行迟者，表强也；坐而伏者，短气也；坐而下一脚者，腰痛也；里实护腹，如怀卵物者，心痛也。

病人长叹声，出高入卑者，病在上焦；出卑入高者，病在下焦；出入急促者，病在中焦有痛处；声唧唧而叹者，身体疼痛；问之不欲语，语先泪下者，必有忧郁；问之不语，泪下不止者，必有隐衷；问之不语，数问之而微笑者，必有隐疾。

实则谵语，虚则郑声；假令言出声卑者，为气虚；言出声高者，为气实。欲言手按胸中者，胸中满痛；欲言手按腹者，腹中满痛；欲言声不出者，咽中肿痛。

师曰：脉病人不病，名曰行尸，以无王气，卒眩仆，不识人者，短命则死。人病脉不病，名曰内虚，以少谷神，虽困无苦。

师曰：脉，肥人责浮，瘦人责沉。肥人当沉，今反浮；瘦人当浮，今反沉，故责之。

师曰：呼吸者，脉之头也。初持脉，来疾去迟，此出疾入迟，名曰内虚外实也；初持脉，来迟去疾，此出迟入疾，名曰内实外虚也。

寸口卫气盛，名曰高；荣气盛，名曰章；高章相搏，名曰纲。卫气弱，名曰惵；荣气弱，名曰卑；惵卑相搏，名曰损。卫气和，名曰缓；荣气和，名曰迟；迟缓相搏，名曰沉。

阳脉浮大而濡，阴脉浮大而濡，阴脉与阳脉同等者，名曰缓也。

问曰：二月得毛浮脉，何以处言至秋当死？师曰：二月之时，脉当濡弱，反得毛浮者，故知至秋死。二月肝用事，肝属木，脉应濡弱，反得毛浮者，是肺脉也。肺属金，金来克木，故知至秋死。他皆仿此。

师曰：立夏得洪大脉是其本位。其人病身体苦疼重者，须发其汗。若明日身不疼不重者，不须发汗。若汗濈濈自出者，明日便解矣。何以言之？立夏脉洪大是其时脉，故使然也。四时仿此。

问曰：凡病欲知何时得、何时愈，何以知之？师曰：假令夜半得病者，明日日中愈；日中得病者，夜半愈。何以言之？日中得病，夜半愈者，以阳得阴则解也；夜半得病，明日日中愈者，以阴得阳则解也。

问曰：脉病欲知愈、未愈者，何以别之？答曰：寸口、关上、尺中三处，大小、浮沉、迟数同等，虽有寒热不解者，此脉阴阳为和平，虽剧当愈。

师曰：寸脉下不至关，为阳绝；尺脉上不至关，为阴绝。此皆不治，决死也。若计其余命生死之期，期以月节克之也。

脉，浮者在前，其病在表；浮者在后，其病在里。假令濡而上鱼际者，宗气泄也；孤而下尺中者，精不藏也；若乍高乍卑，乍升乍坠，为难治。

寸口脉缓而迟，缓则阳气长，其色鲜，其颜光，其声商，毛发长；迟则阴气盛，骨髓生，血满，肌肉紧薄鲜鞕。阴阳相抱，荣卫俱行，刚柔相得，名曰强也。

寸口脉，浮为在表，沉为在里；数为在腑，迟为在脏。假令脉迟，此为在脏也。

寸口脉浮而紧，浮则为风，紧则为寒。风则伤卫，寒则伤荣。荣卫俱病，骨节烦疼，当发其汗也。

寸口脉浮而数。浮为风，数为热；风为虚，虚为寒。风虚相搏，则洒淅恶寒也。

问曰：病有洒淅恶寒而复发热者，何也？师曰：阴脉不足，阳往从之；阳脉不足，阴往乘之也。何谓阳脉不足？师曰：假令寸口脉微，名曰阳不足，阴气上入阳中，则洒淅恶寒也。何谓阴脉不足？师曰：假令尺脉弱，名曰阴不足，阳气下陷入阴中，则发热也。阴脉弱者，则血虚，血虚则筋急也。其脉涩者，荣气微也；其脉浮而汗出如流珠者，卫气衰也。荣气微者，加烧针则血留不行，更发热而躁烦也。

寸口脉阴阳俱紧者，法当清邪中于上焦，浊邪中于下焦。清邪中于上，名曰洁也；浊邪中于下，名曰浑也。阴中于邪，必内栗也，表气微虚，里气不守，故使邪中于阴也；阳中于邪，必发热、头痛、项强、颈挛、腰痛、胫酸，所谓阳中雾露之气。故曰清邪中上，浊邪中下。阴气为栗，足膝逆冷，便溺妄出，表气微虚，里气微急，三焦相混，内外不通，上焦怫郁，脏气相熏，口烂食断也；中焦不治，胃气上冲，脾气不转，胃中为浊，荣卫不通，血凝不流。若胃气前通者，小便赤黄，与热相搏，因热作使，游于经络，出入脏腑，热气所过，则为痈脓；若阴气前通者，阳气厥微，阴无所使，客气内入，嚏而出之，声嗢咽塞；寒厥相追，为热所拥，血凝自下，状如豚肝；阴阳俱厥，脾气弧弱，五液注下；下焦不阖，清便下重，令便数难，脐筑湫痛，命将难全。

寸口脉阴阳俱紧者，口中气出，唇口干燥，蜷卧足冷，鼻中涕出，舌上苔滑，勿妄治也。到七日以来，其人微发热，手足温者，此为欲解；或到八日以上，反大发热者，此为难治。设使恶寒者，必欲呕也；腹内痛者，必欲利也

寸口脉阴阳俱紧，至于吐利，其脉独不解。紧去人安，此为欲解。若脉迟，至六七日，不欲食，此为晚发，水停故也，为未解；食自可者，为欲解。

寸口脉浮而大，有热，心下反鞕，属脏者，攻之，不令发汗；属腑者，不令溲数。溲数，则大便鞕，汗多则热甚。脉迟者，尚未可攻也。

问曰：病有战而汗出，因得解者，何也？师曰：脉浮而紧，按之反芤，此为本虚，故当战而汗出也。其人本虚，是以发战。以脉浮紧，故当汗出而解也。若脉浮数，按之不芤，此人本不虚。若欲自解，但汗出耳，不发战也。

问曰：病有不战而汗出解者，何也？师曰：脉大而浮数，故不战汗出而解也。

问曰：病有不战、不汗出而解者，何也？答曰：其脉自微，此以曾发汗、若吐、若下、若亡血，以内无津液，此阴阳自和，必自愈，故不战、不汗出而解也。

问曰：伤寒三日，脉浮数而微，病人身凉和者，何也？师曰：此为欲解也。解以夜半。浮而解者，濈然汗出也；数而解者，必能食也；微而解者，必大汗出也。

脉浮而迟，面热赤而战惕者，六七日当汗出而解；反发热者，瘥迟。迟为无阳，不能作汗，其身必痒也。

病六七日，手足三部脉皆至，大烦而口噤不能言，其人躁扰者，未欲解也；若脉和，其人不烦，目重，睑内际黄者，此欲解也。

师曰：伏气之病，以意候之。今月之内，欲知伏气。假令旧有伏气，当须脉之。若脉微弱者，当喉中痛似伤，非喉痹也。病人云：实咽中痛。虽尔，今复宜下之。

师曰：病家人请云"病人苦发热，身体疼，病人自卧"，师到，诊其脉沉而迟者，知其瘥也。何以知之？凡表有病者，脉当浮大，今反沉迟故知愈也。假令病人云"腹内卒痛，病人自坐"，师到，脉之，浮而大者，知其瘥也。凡里有病者，脉当沉细，今反浮大，故知愈也。

师曰：病家人来请云"病人发热，烦极"，明日师到，病人向壁卧，此热已去也。设令脉不和，处言"已愈"；设令向壁卧，闻师到，不惊起而盼视，若三言三止，脉之咽唾者，此诈病也。设令脉自和，处言"此病大重，当须服吐下药，针灸数十百处，乃愈"。

问曰：脉有灾怪，何谓也？师曰：假令人病，脉得太阳，与形证相应，因为作汤。比还送汤如食顷，病人乃大吐，若下利，腹中痛。师曰：我前来不见此证，今乃变异，是名灾怪。又问曰：何缘得此吐利？师曰：或有旧时服药，今乃发作，故名灾怪耳。

卷二

平脉法第二

问曰：脉有阴阳，何谓也？师曰：凡脉大、浮、数、动、滑，此名阳也；凡脉沉、涩、迟、弦、微，此名阴也。凡阴病见阳脉者生，阳病见阴脉者死。

阴阳相搏名曰动，阳动则汗出，阴动则发热。形冷恶寒者，此三焦伤也。若脉数见于关上，上下无头尾如豆大，厥厥然动摇者，名曰动也；脉来缓，时一止复来者，名曰结；脉来数，时一止复来者，名曰促。脉阳盛则促，阴盛则结，此皆病脉。又脉来动而中止，更来小数，中有还者反动，名曰结阴也；脉来动而中止，不能自还，因而复动者，名曰代阴也。得此脉者，必难治。脉阴阳俱促，当病血，为实；阴阳俱结，当亡血，为虚。假令促上寸口者，当吐血，或衄；下尺中者，当下血；若乍促乍结，为难治。脉数者，久数不止，止则邪结，正气不能复，却结于脏，故邪气浮之，与皮毛相得。脉数者，不可下，下之必烦，利不止。

问曰：脉有阳结、阴结者，何以别之？师曰：其脉浮而数，能食不大便者，此为实，名曰阳结也，期十七日当剧；其脉沉而迟，不能食，身体重，大便反鞕，名曰阴结也，期十四日当剧。

脉蔼蔼如车盖者，名曰阳结也。

脉累累如循长竿者，名曰阴结也。

脉瞥瞥如羹上肥者，阳气微也。

脉萦萦如蜘蛛丝者，阴气衰也。

脉绵绵如泻漆之绝者，亡其血也。

问曰：脉有残贼，何谓也？师曰：脉有弦、紧、浮、滑、沉、涩，此六脉，名曰残贼，能为诸脉作病也。

问曰：脉有相乘，有纵、有横、有逆、有顺，何也？师曰：水行乘火，金行乘木，名曰纵；火行乘水，木行乘金，名曰横；水行乘金，火行乘木，名曰逆；金行乘水，木行乘火，名曰顺也。

问曰：濡弱何以反适十一头？师曰：五脏六腑相乘，故令十一。

脉阴阳俱弦，无寒热，为病饮。在浮部，饮在皮肤；在中部，饮在经络；在沉部，饮在肌肉；若寸口弦，饮在上焦；关上弦，饮在中焦；尺中弦，饮在下焦。

脉弦而紧者，名曰革也。弦者状如弓弦，按之不移也。紧者如转索无常也。

脉弦而大，弦则为减，大则为芤。减则为寒，芤则为虚。寒虚相搏，此名为革。妇人则半产、漏下，男子则亡血、失精。

问曰：曾为人所难，紧脉从何而来？师曰：假令亡汗、若吐，以肺里寒，故令脉紧也；假令咳者，坐饮冷水，故令脉紧也；假令下利，以胃中虚冷，故令脉紧也。

寸口脉浮而紧，医反下之，此为大逆。浮则无血，紧则为寒；寒气相搏，则为肠鸣。医乃不知，而反饮冷水，令汗不出。水得寒气，冷必相搏，其人即噎。

寸口脉微，尺脉紧，其人虚损多汗，知阴常在，绝不见阳也。

寸口脉浮而大，浮为风虚，大为气强；风气相搏，必成隐疹，身体为痒。痒者名曰泄风，久久为痂癞。

寸口脉浮而大，浮为虚，大为实；在尺为关，在寸为格；关则不得小便，格则吐逆。

寸口脉微而涩，微者卫气不行，涩者荣气不逮。荣卫不能相将，三焦无所仰，身体痹不仁。荣气不足，则烦疼，口难言；卫气虚者，则恶寒数欠。三焦不归其部，上焦不归者，噫而酢吞；中焦不归者，不能消谷引食；下焦不归者，则遗溲。

寸口脉微而涩，微者卫气衰，涩者荣气不足。卫气衰则面色黄，荣气不足则面色青。荣为根，卫为叶。荣卫俱微，则根叶枯槁，而寒栗、咳逆唾腥、吐涎沫也。

寸口脉微而缓，微者卫气疏，疏则其肤空；缓者胃气实，实则谷消而水化也。谷入于胃，脉道乃行；水入于经，其血乃成。荣盛则其肤必疏，三焦绝经，名曰血崩。

寸口脉弱而缓，弱者阳气不足，缓者胃气有余，噫而吞酸，食卒不下，气填于膈上也。

寸口脉弱而迟，弱者卫气微，迟者荣中寒。荣为血，血寒则发热；卫为气，气微者心内饥，饥而虚满，不能食也。

寸口脉弱而涩，尺中浮大，无外证者，为病属内伤。

寸口脉弱而涩，尺中濡弱者，男子病失精，女子病赤白带下。

寸口脉洪数，按之弦急者，当发瘾疹。假令脉浮数，按之反平者，为外毒；脉数大，按之弦直者，为内毒，宜升之，令其外出也。误攻则内陷，内陷则死。

寸口脉洪数，按之急滑者，当发痈脓。发热者，暴出；无热者，久久必至也。

寸口脉浮滑，按之弦急者，当发内痈。咳嗽胸中痛为肺痈，当吐脓血；腹中掣痛为肠痈，当便脓血。

寸口脉大而涩，时一弦，无寒热，此为浸淫疮所致也。若加细数者，为难治。

趺阳脉紧而浮，浮为气，紧为寒。浮为腹满，紧为绞痛。浮紧相搏，肠鸣而转，转即气动，隔气乃下，少阴脉不出，其阴肿大而虚也。

趺阳脉微而紧，紧则为寒，微则为虚，微紧相搏，则为短气。

趺阳脉大而紧者，当即下利，为难治。

趺阳脉浮，浮则为虚，浮虚相搏，故令气噎，言胃气虚竭也。此为医咎，责虚取实，守空迫血。脉滑则为哕，脉浮、鼻中燥者，必衄也。

趺阳脉迟而缓，胃气如经也。趺阳脉浮而数，浮则伤胃，数则动脾，此非本病，医特下之所为也。荣卫内陷，其数先微，脉反但浮，其人必大便鞕，气噎不除。何以言之？本以数脉动脾，其数先微，故知脾气不治，大便鞕，气噎不除，令脉反浮；其数改微，邪气独留，心中则饥，邪热不杀谷，潮热发渴；数脉当迟缓，病者则饥；数脉不时，则生恶疮也。

趺阳脉浮而涩，少阴脉如经者，其病在脾，法当下利。何以知之？若脉浮大者，气实血虚也。今趺阳脉浮而涩，故知脾气不足，胃气虚也。以少阴脉弦而沉才见，此为调脉，故称如经也。若反滑而数者，故知当屎脓也。

趺阳脉浮而芤，浮者胃气虚，芤者荣气伤。其身体瘦，肌肉甲错，浮芤相搏，宗气衰微，四属断绝也。

趺阳脉浮而大，浮为气实，大为血虚，血虚为无阴。孤阳独下阴部者，小便当赤而难，胞中当虚。今小便利而大汗出，法应胃家当微；今反更实，津液四射，荣竭血尽，干烦而不眠，血薄肉消而成暴液。医复以毒药攻其胃，此为重虚，客阳去有期，必下如淤泥而死。

问曰：翕奄沉，名曰滑，何谓也？师曰：沉为纯阴，翕为正阳，阴阳和合，故令脉滑。关尺自平。

趺阳脉微沉，食饮自平；少阴脉微滑，滑者，紧之浮名也，此为阴实。其人必股内汗出，阴下湿也。

趺阳脉浮而滑，浮为阳，滑为实，阳实相搏，其脉数疾，卫气失度。浮滑之脉数疾，发热汗出者，此为不治。

趺阳脉滑而紧，滑者胃气实，紧者脾气强。持实击强，痛还自伤，以手把刃，坐作疮也。

趺阳脉沉而数，沉为实，数消谷。紧者，病难治。

趺阳脉伏而涩，伏则吐逆，水谷不化，涩则食不得入，名曰关格。

师曰：病人脉微而涩者，此为医所病也。大发其汗，又数大下之，其人亡血，病当恶寒，后乃发热，无休止时。夏月盛热，欲著复衣；冬月盛寒，欲裸其身。所以然者，阳微则恶寒，阴弱则发热。此医发其汗使阳气微，又大下之令阴气弱。五月之时，阳气在表，胃中虚冷，以阳气内微，不能胜冷，故欲著复衣；十一月之时，阳气在里，胃中烦热，以阴气内弱，不能胜热，故欲裸其身。又阴脉迟涩，故知血亡也。

少阴脉弱而涩，弱者微烦，涩者厥逆。

跌阳脉不出，脾不上下，身冷肤鞕。

少阴脉不至，肾气微，少精血，奔气促迫，上入胸膈，宗气反聚，血结心下，阳气退下，热归阴股，与阴相动，令身不仁，此为尸厥。当刺期门、巨阙。

妊娠，脉弦数而细，少腹痛，手心热，此为热结胞中，不先其时治之，必有产难。

产后脉洪数，按之弦急，此为浊未下。若浊已下，而脉如故者，此为魂脱，为难治。

诸脉浮数，当发热而洒淅恶寒。若有痛处，饮食如常者，蓄积有脓也。

问曰：人恐怖者，其脉何状？师曰：脉形如循丝累累然，其面白脱色也。

问曰：人不饮，其脉何类？师曰：脉自涩，唇口干燥也。

问曰：人愧者，其脉何类？师曰：脉浮，而面色乍白乍赤也。

师曰：寸口诸微亡阳，诸濡亡血，诸弱发热，诸紧为寒。诸乘寒者，则为厥，郁冒不仁，以胃无谷气，脾涩不通，口急不能言，战而栗也。

师曰：发热则脉躁，恶寒则脉静，脉随证转者，为病疟。

师曰：伤寒，咳逆上气，其脉散者死，为其形损故也。

师曰：脉乍大乍小，乍静乍乱，见人惊恐者，为祟发于胆，气竭故也。

师曰：人脉皆无病，暴发重病，不省人事者，为厉鬼。治之以祝由，能言者可治，不言者死。

师曰：脉浮而洪，身汗如油，喘而不休，水浆不下，形体不仁，乍静乍乱，此为命绝也。又未知何脏先受其灾？若汗出发润，喘不休者，此为肺先绝也；阳反独留，形体如烟熏，直视摇头者，此为心绝也；唇吻反青，四肢掣习者，此为肝绝也；环口黧黑，油汗发黄者，此为脾绝也；溲便遗失，狂言，目反直视者，此为肾绝也。又未知何脏阴阳前绝？若阳气前绝，阴气后竭者，其人死，身色必青；阴气前绝，阳气后竭者，其人死，身色必赤，腋下温，心下热也。

奇经八脉不系于十二经，别有自行道路。其为病总于阴阳，其治法属十二经。假令督脉为病，脊背强，隐隐痛，脉当微浮而急，按之涩，治属太阳。

任脉为病，其内结痛疝瘕，脉当沉而结，治属太阴。

冲脉为病，气上逆而里急，脉当浮虚而数，治属太阴。

带脉为病，苦腹痛，腰间冷痛，脉当沉而细，治属少阴。

阳跷为病，中于侧，气行于外，脉当弦急，按之缓，治属少阳。

阴跷为病，中于侧，气行于内，脉当浮缓，按之微急而弦，治属厥阴。

阳维与诸阳会，其为病在脉外，发寒热，脉当浮而虚，治属气分。

阴维与诸阴交，其为病在脉中，心中痛，手心热，脉当弦而涩，治属血分。

阳维维于阳，阴维维于阴，为气血之别，使不拘于一经也。

奇经八脉之病，由各经受邪，久久移传，或劳伤所致，非暴发也。

问曰：八脉内伤，何以别之？师曰：督脉伤，柔柔不欲伸，不能久立，立则隐隐而胀；任脉伤，小便多，其色白浊；冲脉伤，时咳不休，有声无物，劳则气喘；带脉伤，回身一周冷；阳跷伤，则身左不仁；阴跷伤，则身右不仁；阳维伤，则畏寒甚，皮常湿；阴维伤，则畏热甚，皮常枯。

问曰：八脉内伤，其脉何似？师曰：督脉伤，尺脉大而涩；任脉伤，关脉大而涩；冲脉伤，寸脉短而涩；带脉伤，脉沉迟而结；阳跷伤，脉时大而弦；阴跷伤，脉时细时弦；阳维伤，脉时缓时弦；阴维伤，脉时紧时涩。

问曰：其治奈何？师曰：督脉伤，当补髓；任脉伤，当补精；冲脉伤，当补气；带脉伤，当补肾；阳跷伤，则益胆；阴跷伤，则补肝；阴维伤，则调卫；阴维伤，则养荣。

问曰：其处方奈何？师曰：相体虚实，察病轻重，采取方法，权衡用之，则无失也。

卷三

六气主客第三

问曰：六气主客何以别之？师曰：厥阴生少阴，少阴生少阳，少阳生太阴，太阴生阳明，阳明生太阳，太阳复生厥阴，周而复始，久久不变，年复一年，此名主气；厥阴生少阴，少阴生太阴，太阴生少阳，少阳生阳明，阳明生太阳，复生厥阴，周而复始，此名客气。

问曰：其始终奈何？师曰：初气始于大寒，二气始于春分，三气始于小满，四气始于大暑，五气始于秋分，终气始于小雪，仍终于大寒，主客相同，其差各三十度也。

问曰：司天在泉奈何？师曰：此客气也。假如子午之年，少阴司天，阳明则为在泉，太阳为初气，厥阴为二气，司天为三气，太阴为四气，少阳为五气，在泉为终气；卯酉之年，阳明司天，少阴在泉，则初气太阴，二气少阳，三气阳明，四气太阳，五气厥阴，终气少阴；戊辰之年，太阳司天，太阴在泉；丑未之年，太阴司天，太阳在泉；寅申之年，少阳司天，厥阴在泉；巳亥之年，厥阴司天，少阳在泉，其余各气，以例推之。

问曰：其为病也何如？师曰：亦有主客之分也。假如厥阴司天，主胜，则胸胁痛，舌难以言；客胜，则耳鸣，掉眩，甚则咳逆。少阴司天，主胜，则心热，烦躁，胁痛支满；客胜，则鼽嚏，颈项强，肩背瞀热，头痛，少气，发热，耳聋，目瞑，甚则跗肿，血溢，疮，喑，喘咳。太阴司天，主胜，则胸腹满，食已而瞀；客胜，则首、面、跗肿，呼吸气喘。少阳司天，主胜，则胸满，咳逆，仰息，甚则有血，手热；客胜，则丹疹外发，及为丹熛，疮疡，呕逆，喉痹，头痛，嗌肿，耳聋，血溢，内为瘛疭。阳明司天，主胜，则清复内余，咳，衄，嗌塞，心膈中热，咳不止而白血出者死，金居少阳之位，客不胜主也。太阳司天，主胜，则喉嗌中鸣；客胜，则胸中不利，出清涕，感寒则咳也。厥阴主在泉，主胜，则筋骨繇并，腰腹时痛；客胜，则关节不利，内为痉强，外为不便。少阴在泉，主胜，则厥气上行，心痛发热，膈中众痹皆作，发于胠胁，魄汗不藏，四逆而起；客胜，则腰痛，尻、股、膝、髀、腨、胻、足病，瞀热以酸，跗肿不能久立，溲便变。太阴在泉，主胜，则寒气逆满，食饮不下，甚则为疝；客胜，则足痿下肿，便溲不时，湿客下焦，发而濡泄，及为阴肿，隐曲之疾。少阳在泉，主胜，则热反上行，而客于心，心痛发热，格中而呕；客胜，则腰腹痛，而反恶寒，甚则下白溺白。阳明在泉，主胜，则腰重，腹痛，少腹生寒，下为鹜溏，寒厥于肠，上冲胸中，甚则喘满，不能久立；客胜，则清气动下，小腹坚满，而数便泄。太阳在泉，以水居水位，无所胜也。

问曰：其胜复何如？师曰：有胜必有复，无胜则无复也。厥阴之胜，则病耳鸣，头眩，愦愦欲吐，胃膈如寒，胠胁气并，化而为热，小便黄赤，胃脘当心而痛，上及两胁，肠鸣，飧泄，少腹痛，注下赤白，甚则呕吐，膈不通；其复也，则少腹坚满，里急暴痛，厥心痛，汗发，呕吐，饮食不入，入而复出，筋骨掉眩清厥，甚则入脾，食痹而吐。少阴之胜，则病心下热，善饥，脐下气动，气游三焦，呕吐，躁烦，腹满而痛，溏泄赤沃；其复也，则燠热内作，烦躁，鼽嚏，少腹绞痛，嗌燥，气动于左上行于右，咳则皮肤痛，暴喑，心痛，郁冒不知人，洒淅恶寒振栗，谵妄，寒已而热，渴而欲饮，少气，骨痿，膈肠不便，外为浮肿，哕噫，痱疹，疮疡，痈疽，痤痔，甚则入肺，咳而鼻渊。太阴之胜，则火气内郁，疮疡于中，流散于外，病在胠胁，甚则心痛热格，头痛，喉痹，项强，又或湿气内郁，寒迫下焦，少腹满，腰椎痛强，注泄，足下湿，头重，跗肿，足胫肿，饮发于中，跗肿于上；其复也，则体重，中满，食饮不化，阴气上厥，胸中不便，饮发于中，咳喘有声，头项痛重，掉瘈尤甚，呕而密默，唾吐清液，甚则入肾，窍泄无度。少阳之胜，则病热客于胃，心烦而痛，目赤，呕酸，善饥，耳痛，溺赤，善惊谵妄，暴热消烁，少腹痛，下沃赤白；其复也，枯燥，烦热，惊瘈，咳，衄，心热，烦躁，便数，憎风，厥气上行，面如浮埃，目乃瞤瘈，火气内发，上为口糜，呕逆，血溢，血泄，发而为疟，恶寒鼓栗，寒极反热，嗌络焦槁，渴饮水浆，色变黄赤，少气肺痿，化而为水，传为跗肿，甚则入肺，咳而血泄。阳明之胜，则清发于中，左胠胁痛，溏泄，内为嗌塞，外发㿉疝，胸中不便，嗌而咳；其复也，则病生胠胁，气归于左，善太息，甚则心痛痞满，腹胀而泄，呕苦，咳哕烦心，病在膈中，甚则入肝，惊骇筋挛。太阳之胜，则病痔疟，发寒厥入胃，则内生心痛，阴中乃疡，隐曲不利，互引阴股，筋肉拘苛，血脉凝泣，络满血变，或为血泄，皮肤痞肿，腹满时减，热反上行，头项囟顶脑户中痛，目如脱，寒入下焦，则传为濡泄；其复也，则心胃生寒，胸膈不利，心痛痞满，头痛，善悲，时发眩仆，食减，腰椎反痛，屈伸不便，少腹控睾引腰脊上冲心，唾出清水，及为哕噫，甚则入心，善忘，善悲，寒复内余，则腰尻痛，屈伸不利，股胫足膝中痛。此六气为病，须谨识之，而弗失也。

师曰：子知六气，不知五运，未尽其道，今为子言，假如太阳司天，而运当甲己，夫甲己土运也，太阳寒水也，土能克水，太阳不能正其位也；又如厥阴司天，而逢乙庚金运；少阴、少阳司天，而逢丙辛水运；太阴司天，而逢丁壬木运；阳明司天，而逢戊癸火运，其例同也。

问曰：其治法奈何？师曰：风、寒、暑、湿、燥、热各随其气，有假者反之，甚者从之，微者逆之，采取方法，慎毋乱也。

伤寒例第四

四时八节、二十四节气、七十二候决病法：

立春正月节斗指艮，雨水正月中斗指寅。

惊蛰二月节斗指甲，春分二月中斗指卯。

清明三月节斗指乙，谷雨三月中斗指辰。

立夏四月节斗指巽，小满四月中斗指巳。

芒种五月节斗指丙，夏至五月中斗指午。

小暑六月节斗指丁，大暑六月中斗指未。

立秋七月节斗指坤，处暑七月中斗指申。

白露八月节斗指庚，秋分八月中斗指酉。

寒露九月节斗指辛，霜降九月中斗指戌。

立冬十月节斗指乾，小雪十月中斗指亥。

大雪十一月节斗指壬，冬至十一月中斗指子。

小寒十二月节斗指癸，大寒十二月中斗指丑。

二十四节气，节有十二，中气有十二，五日为一候，气亦同，合有七十二候。决病生死，此须洞解也。

《阴阳大论》云：春气温和，夏气暑热，秋气清凉，冬气冰冽，此则四时正气之序也。冬时严寒，万类深藏，君子周密，则不伤于寒。触冒之者，则名伤寒耳。其伤于四时之气，皆能为病。以伤寒为病者，以其最盛杀厉之气也。中而即病者，名曰伤寒；不即病，寒毒藏于肌肤，至春变为温病，至夏变为暑病。暑病者，热极重于温也。是以辛苦之人，春夏多温热者，皆由冬时触寒所致，非时行之气也。凡时行者，春时应暖而反大寒；夏时应热而反大凉；秋时应凉而反大热；冬时应寒而反大温。此非其时而有其气，是以一岁之中，长幼之病多相似者，此则时行之气也。夫欲候知四时正气为病及时行疫气之法，皆当按斗历占之。九月霜降节后，宜渐寒，向冬大寒，至正月雨水节后宜解也。所以谓之雨水者，以冰雪解而为雨水故也。至惊蛰二月节后，气渐和暖，向夏大热，至秋便凉。从霜降以后，至春分以前，凡有触冒霜露，体中寒即病者，谓之伤寒也。九月、十月，寒气尚微，为病则轻；十一月、十二月，寒冽已严，为病则重；正月、二月，寒渐将解，为病亦轻。此以冬时不调，适有伤寒之人即为病也。其冬有非节之暖者，名曰冬温。冬温之毒，与伤寒大异。冬温复有先后，更相重沓，亦有轻重，为治不同，证如后章。从立春节后，其中无暴大寒，又不冰雪，而有人壮热为病者，此属春时阳气，发其冬时伏寒，变为温病。从春分以后，至秋分节前，天有暴寒者，皆为时行寒疫也。三月、四月，或有暴寒，其时阳气尚弱，为寒所折，病热犹轻；五月、六月，阳气已盛，为寒所折，病热则重；七月、八月，阳气已衰，为寒所折，病热亦微。其病与温相似，但治有殊耳。十五日得一气，于四时之中，一时有六气，四六名为二十四气。然气候亦有应至仍不至，或有未应至而至者，或有至而太过者，皆成病气也。但天地动静，阴阳鼓击者，各正一气耳。是以彼春之暖，为夏之暑；彼秋之忿，为冬之怒。是故冬至之后，一阳爻升，一阴爻降也。夏至之后，一阳气下，一阴气上也。斯则冬夏二至，阴阳合也；春秋二分，阴阳离也。阴阳交易，人变病焉。此君子春夏养阳，秋冬养阴，顺天地之刚柔也。小人触冒，必婴暴疹。须知毒烈之气，留在何经，必发何病，详而取之。是以春伤于风，夏必飧泄；夏伤于暑，秋必病疟；秋伤于湿，冬必咳嗽；冬伤于寒，春必病温。此必然之道，可不审明之。伤寒之病，逐日浅深，以施方治。今世人伤寒，或始不早治，或治不对病，或日数久淹，困乃告医。医人又不依次第而治之，则不中病。皆宜临时消息制方，无不效也。

又土地温凉，高下不同；物性刚柔，飧居亦异。是故黄帝兴四方之问，岐伯举四治之能，以训后贤，开其未悟。临病之工，宜须两审也。

凡伤于寒，传经则为病热，热虽甚，不死。若两感于寒而病者，多死。

尺寸俱浮者，太阳受病也，当一二日发。以其脉上连风府，故头项痛、腰脊强。

尺寸俱长者，阳明受病也，当二三日发。以其脉侠鼻、络于目，故身热、汗出、目疼、鼻干、不得卧。

尺寸俱弦者，少阳受病也，当三四日发。以其脉循胁络于耳，故胸胁痛而耳聋。

此三经受病，未入于腑者，皆可汗而已。

尺寸俱沉濡者，太阴受病也，当四五日发。以其脉布胃中，络于嗌，故腹满而嗌干。

尺寸俱沉细者，少阴受病也，当五六日发。以其脉贯肾，络于肺，系舌本，故口燥舌干而渴。

尺寸俱弦微者，厥阴受病也，当六七日发。以其脉循阴器，络于肝，故烦满而囊缩。

此三经受病，已入于腑者，皆可下而已。

伤寒传经在太阳，脉浮而急数，发热，无汗，烦躁，宜麻黄汤。

◎ 麻黄汤方

麻黄三两，去节　桂枝三两，去皮　甘草一两，炙　杏仁七十枚，去皮、尖

上四味，以水九升，先煮麻黄减二升，去上沫，纳诸药，煮取二升半，去滓，温服八合，覆取微似汗，不须粥饮，余如桂枝法将息，桂枝汤见后卷。

传阳明，脉大而数，发热，汗出，口渴舌燥，宜白虎汤，不瘥与承气汤。

◎ 白虎汤方

知母六两　石膏一斤　甘草二两，炙　粳米六合

上四味，以水一斗，煮米熟汤成，去滓，温服一升，日三服。

◎ 大承气汤方

大黄四两，酒洗　厚朴半斤，炙，去皮　枳实五枚　芒硝三合

上四味，以水一斗，先煮二物，取五升，去滓，纳大黄更煮取二升，去滓，纳芒硝，更上微火，一两沸，分温再服。得下，余勿服。

◎ 小承气汤方

大黄四两，酒洗　厚朴二两，炙，去皮　枳实三枚大者，炙

上三味，以水四升，煮取一升二合，去滓，分温二服。初服当更衣，不尔者尽饮之，若

更衣者勿服之。

◎　调胃承气汤方

甘草二两，炙　芒硝半斤　大黄四两，酒洗

上三味，以水三升，煮二物至一升，取去滓，纳芒硝，更上微火一两沸，温顿服之，以调胃气。

传少阳，脉弦而急，口苦，咽干，头晕，目眩，往来寒热，热多寒少，宜小柴胡汤，不瘥与大柴胡汤。

◎　小柴胡汤方

柴胡半斤　黄芩三两　人参三两　甘草三两，炙　大枣十二枚，擘　半夏半升

上七味，以水一斗二升，煮取六升，去滓，再煎取三升，温服一升，日三服。

◎　大柴胡汤方

柴胡半斤　黄芩三两　芍药三两　半夏半升，洗　生姜五两，切　枳实四枚，炙　大枣十二枚，擘[1]　大黄二两

上八味，以水一斗二升，煮取六升，去滓，再煎，温服二升，日三服。

传太阴，脉濡而大，发热，下利，口渴，腹中急痛，宜茯苓白术厚朴石膏黄芩甘草汤。

◎　茯苓白术厚朴石膏黄芩甘草汤方

茯苓四两　白术三两　厚朴四两　石膏半斤　黄芩三两　甘草二两，炙

上六味，以水一斗，煮取五升，每服一升五合余，日三服。

传少阴，脉沉细而数，手足时厥时热，咽中痛，小便难，宜附子细辛黄连黄芩汤。

◎　附子细辛黄连黄芩汤方

附子大者一枚，炮，去皮，破八片　细辛二两　黄连四两　黄芩二两

上四味，以水六升，煮取三升，温服一升，日三服。

传厥阴，脉沉弦而急，发热时悚，心烦呕逆，宜桂枝当归汤，吐蛔者，宜乌梅丸。

◎　桂枝当归汤方

桂枝二两　当归三两　半夏一升　芍药三两　黄柏二两　甘草二两，炙

上六味，以水七升，煮取四升，去滓，分温三服。

◎　乌梅丸方

乌梅三百枚　细辛六两　干姜十两　黄连十六两　当归四两　附子六两，炮，去皮　蜀椒四两，出汗　桂枝六两，去皮　人参六两　黄柏六两

上十味，异捣筛，合治之，以苦酒渍乌梅一宿，去核蒸之，五斗米下，饭熟，捣成泥，和药令相得，纳臼中，与蜜杵二千下，丸如梧子大，先食饮服十丸，日三服。稍加至二十丸，禁生冷、滑物、臭食等。

1　擘：原无，据后文加。

以上皆传经脉证并治之正法也。若入腑及脏为传经变病，治列后条。

若两感于寒者，一日太阳受之，即与少阴俱病，则头痛、口干、烦满而渴，脉时浮时沉，时数时细，大青龙汤加附子主之。

◎　大青龙加附子汤方

麻黄六两，去节　桂枝二两，去皮　甘草二两，炙　杏仁四十枚，去皮、尖　生姜三两，切　大枣十枚，擘　石膏如鸡子大　附子一枚，炮，去皮，破八片

上八味，以水九升，先煮麻黄减二升，去上沫，纳诸药，煮取三升，去滓，温服一升，取微似汗，汗出多者温粉粉之，一服汗者，停后服；若复服，汗多亡阳，遂虚，恶风，烦躁不得眠也。

二日阳明受之，即与太阴俱病，则腹满身热，不欲食，谵语，脉时高时卑，时强时弱，宜大黄石膏茯苓白术枳实甘草汤。

◎　大黄石膏茯苓白术枳实甘草汤方

大黄四两　石膏一斤　茯苓三两　白术四两　枳实三两　甘草三两，炙

上六味，以水八升，煮取五升，温分三服。

三日少阳受之，即与厥阴俱病，则耳聋，囊缩而厥，水浆不入，脉乍弦乍急，乍细乍散，宜当归附子汤主之。

◎　当归附子汤方

当归四两　附子大者一枚，炮，去皮，破八片　人参三两　黄连三两　黄柏三两

上五味，以水六升，煮取三升，温服一升，日三服。

以上皆传经变病，多不可治。不知人者，六日死。若三阴三阳、五脏六腑皆受病，则荣卫不行，脏腑不通而死矣。所谓两感于寒不免于死者，其在斯乎！其在斯乎！

若不加异气者，至七日太阳病衰，头痛少愈也；八日阳明病衰，身热少歇也；九日少阳病衰，耳聋微闻也；十日太阴病衰，腹减如故，则思饮食；十一日少阴病衰，渴止舌干，已而嚏；十二日厥阴病衰，囊纵，少腹微下，大气皆去，病人精神爽慧也。若过十三日以上，不间，尺寸陷者，大危。若更感异气，变为他病者，当依坏病证法而治之。若脉阴阳俱盛，重感于寒者，变成温疟。阳脉浮滑，阴脉濡弱，更伤于风者，变为风温。阳脉洪数，阴脉实大，更遇温热者，变为温毒。温毒，病之最重者也。阳脉濡弱，阴脉弦紧，更遇温气者，变为温疫。以此冬伤于寒，发为温病，脉之变证，方治如说。

凡人有疾，不时即治，隐忍冀瘥，以成痼疾。小儿、女子，益以滋甚。时气不和，便当早言，寻其邪由，及在腠理，以时治之，罕有不愈者。患人忍之，数日乃说，邪气入脏，则难为制。

凡作汤药，不可避晨夕，觉病须臾，即宜便治，不等早晚，则易愈矣。如或瘥迟，病即传变，虽欲除治，必难为力。服药不如方法，纵意违师，不须治之。

凡伤寒之病，多从风寒得之。始表中风寒，入里则不消矣，未有温覆当而不消散者。不在证治，拟欲攻之，犹当先解表，乃可下之。若表未解，而内不消，必非大满，犹有寒热，则不可下。若表已解，而内不消，大满，大实，腹坚，中有燥屎，自可下之。虽四五日，数

下之，不能为祸也。若不宜下，而便攻之，则内虚热入，协热遂利，烦躁诸变，不可胜数，轻者困笃，重者必死矣。

夫阳盛阴虚，汗之则死，下之则愈；阳虚阴盛，汗之则愈，下之则死。如是，则神丹安可以误发，甘遂何可以妄攻？虚盛之治，相背千里，吉凶之机，应若影响，岂容易哉！况桂枝下咽，阳盛即毙；承气入胃，阴盛以亡，死生之要，在乎须臾，视身之尽，不暇计日。此阴阳虚实之交错，其候至微；发汗、吐、下之相反，其祸至速。而医术浅狭，懵然不知病源，为治乃误，使病者殒殁，自谓其分，至令冤魂塞于冥路，死尸盈于旷野，仁者鉴此，岂不痛欤！

凡两感病俱作，治有先后，发表攻里，本自不同，而执迷用意者，乃云神丹、甘遂，合而饮之，且解其表，又除其里，言巧似是，其理实违。夫智者之举措也，常审以慎；愚者之动作也，必果而速。安危之变，岂可诡哉？世上之士，但务彼翕习之荣，而莫见此倾危之败，惟明者居然，能护其本，近取诸身，夫何远焉？

凡发汗温暖汤药，其方虽言日三服，若病剧不解，当促其间，可半日中尽三服。若与病相阻，即便有所觉。病重者，一日一夜，当晬时观之。如服一剂，病证犹在，故当复作本汤服之；至有不能汗出，服三剂乃解；若汗不出者，死病也。

凡得时气病，至五六日，而渴欲饮水，饮不能多，不当与也，何者？以腹中热尚少，不能消之，便更与人，作病也。至七八日，大渴欲饮水者，犹当依证而与之。与之时常令不足，勿极意也。言能饮一斗，与五升。若饮而腹满，小便不利，若喘若哕。不可与之也。忽然大汗出，是为自愈也。

凡得病，反能饮水，此为欲愈之病。其不晓病者，但闻病饮水者自愈，小渴者，乃强与饮之，因成其祸，不可复数也。

凡得病，厥脉动数，服汤更迟，脉浮大减小，初躁后静，此皆愈证也。

凡治温病，可刺五十九穴。又身之穴，三百六十有五，其三十穴，灸之有害；七十九穴，刺之为灾，并中髓也。

脉四损，三日死。平人一息，病人脉一至，名曰四损。

脉五损，一日死。平人二息，病人脉一至，名曰五损。

脉六损，一时死。平人三息，病人脉一至，名曰六损。

四损，经气绝；五损，腑气绝；六损，脏气绝。真气不行于经，曰经气绝；不行于腑，曰腑气绝；不行于脏，曰脏气绝。经气绝，则四肢不举；腑气绝，则不省人事；脏气绝，则一身尽冷。

脉盛身寒，得之伤寒；脉虚身热，得之伤暑。脉阴阳俱盛，大汗出，下之不解者死。脉阴阳俱虚，热不止者死；脉至乍数乍疏者死；脉至如转索，按之不易者，其日死。谵言妄语，身微热，脉浮大，手足温者生；逆冷，脉沉细者，不过一日死矣。此以前是伤寒热病证候也。

脉濡而弱，弱反在关，濡反在巅；微反在上，涩反在下。微则阳气不足，涩则无血。阳气反微，中风汗出，而反躁烦。涩则无血，厥而且寒。阳厥发汗，躁不得眠。阳微则不可下，下之则心下痞鞕。

动气在右，不可发汗，发汗则衄而渴，心苦烦，饮水即吐。

动气在左，不可发汗，发汗则头眩，汗不止，则筋惕肉瞤。

动气在上，不可发汗。发汗则气上冲，止于心下。

动气在下，不可发汗。发汗则无汗可发，心中大烦，骨节疼痛，目眩恶寒，食则吐谷，气不得前。

咽中闭塞，不可发汗。发汗则吐血，气欲欲绝，手足厥冷，欲得蜷卧，不能自温。

诸脉得数动微弱者，不可发汗，发汗则大便难，腹中干，胃燥而烦，其形相象，根本异源。

脉濡而弱，弱反在关，濡反在巅；弦反在上，微反在下。弦为阳运，微为阴寒。上实下虚，意欲得温。微弦为虚，不可发汗，发汗则寒栗，不能自还。咳而发汗，其咳必剧，数吐涎沫，咽中必干，小便不利，心中饥烦，晬时而发，其形似疟，有寒无热，虚而寒栗，蜷而苦满，腹中复坚，命将难全。

厥逆脉紧，不可发汗。发汗声乱、咽嘶、舌萎、声不得前。

诸逆发汗，病微者难瘥，剧者必死。

凡发汗，欲令遍身漐漐微似汗，不可令如水流漓。若病不解，当重发汗；若汗多者，不得重发汗，亡阳故也。

凡服汤发汗，中病便止，不必尽剂。

凡用吐汤，中病便止，不必尽剂。

诸四逆厥者，不可吐之；虚家亦然。

凡病胸上诸实，胸中郁郁而痛，不能食，欲使人按之，而反有涎唾，下利十余行，其脉反涩，寸口脉微滑，此可吐之，吐之利则止。

宿食在上脘者，当吐之。

动气在右，不可下之。下之则津液内竭，咽燥、鼻干、头眩、心悸也。

动气在左，不可下之。下之则腹内拘急，食饮不下，动气更剧。虽有身热，卧则欲蜷。

动气在上，不可下之。下之则掌中热烦，身上浮冷，热汗自泄，欲得水自灌。

动气在下，不可下之。下之则腹胀满，卒起头眩，食则下利清谷，心下痞。

咽中闭塞，不可下之。下之则上轻下重，水浆不下，卧则欲蜷，身急痛，下利日数十行。

诸外实者，不可下之。下之则发微热，若亡脉厥者，当脐握热。

诸虚者，不可下之。下之则大渴，求水者易愈，恶水者剧。

脉濡而弱，弱反在关，濡反在巅，弦反在上，微反在下。弦为阳运，微为阴寒。上实下虚，意欲得温。微弦为虚，虚者不可下也。微弦为咳，咳则吐涎，下之则咳止，而利因不休，利不休则胸中如虫啮，粥入则出，小便不利，两胁拘急，喘息为难，颈背相引，臂则不仁，极寒反汗出，身冷若冰，眼睛不慧，语言不休，而谷气多入，此为除中，口虽欲言，舌不得前。

脉濡而弱，弱反在关，濡反在巅，浮反在上，数反在下。浮为阳虚，数为无血。浮为虚，数生热。浮为虚，自汗出而恶寒，振而寒栗；微弱在关，胸下为急，喘汗而不得呼吸；数为痛，呼吸之中痛在于胁，振寒相搏，形如疟状，医反下之，故令脉数，发热，狂走，见鬼，心下为痞，小便淋漓，小腹甚鞕，小便尿血也。

脉濡而紧，濡则卫气微，紧则荣中寒。阳微卫中风，发热而恶寒；荣紧胃气冷，微呕心内烦。医谓有大热，解肌而发汗，亡阳虚烦躁，心下苦痞坚，表里俱虚竭，卒起而头眩，客热在皮肤，怅怏不得眠。不知胃气冷，紧寒在关元，技巧无所施，汲水灌其身，客热应时罢，栗栗而振寒，重被而复之，汗出而冒巅，体惕而又振，小便为微难。寒气因水发，清谷不容闲，呕变反肠出，颠倒不得安，手足为微逆，身冷而内烦，迟欲从后救，安可复追还。

脉浮而紧，浮则为风，紧则为寒，风则伤卫，寒则伤荣，荣卫俱病，骨节烦疼，当发其汗，而不可下也。

脉浮而大，心下反鞕，有热，属脏者，攻之，不令发汗；属腑者，不令溲数。溲数则大便鞕，汗多则越甚。脉迟者，尚未可攻也。

伤寒，脉阴阳俱紧，恶寒发热，则脉欲厥。厥者，脉初来大，渐渐小，更来渐大，是其候也。如此者恶寒，甚者，翕翕汗出，喉中痛；若热多者，目赤脉多，睛不慧，医复发之，咽中则伤；若复下之，则两目闭，寒多便清谷，热多便脓血；若熏之，则身发黄；若熨之，则咽燥。若小便利者，可救之；小便难者，危殆也。

伤寒发热，口中勃勃气出，头痛，目黄，衄不可制，阴阳俱虚，贪水者必呕，恶水者厥。若下之，则咽中生疮；假令手足温者，必下重便脓血。头痛目黄者，下之则目闭。贪水者，下之则脉厥，其声嘤嘤，咽喉塞，汗之则战栗。恶水者，下之则里冷，不嗜食，大便完谷出，汗之则口中伤，舌上白苔，烦躁，脉反数，不大便，六七日后必便血，小便不利也。

凡服下汤，得利便止，不必尽剂。

此以前是汗、吐、下三法之大要也。若能于此例之外，更神而明之，斯道其庶几乎？

杂病例第五

问曰：上工治未病，何也？师曰：夫治未病者，见肝之病，知肝传脾，当先实脾。四季脾旺不受邪，即勿补之。中工不晓相传，见肝之病，不解实脾，惟治肝也。夫肝之病，补用酸，助用焦苦，益用甘味之药调之。酸入肝，焦苦入心，甘入脾。脾能伤肾，肾气微弱，则水不行；水不行，则心火气盛，心火气盛则伤肺；肺被伤，则金气不行；金气不行，则肝气盛，肝必自愈。此治肝补脾之要妙也。肝虚则用此法，实则不可用之。经曰：勿虚虚，勿实实，补不足，损有余。是其义也。余脏准此。

夫人禀五常，因风气而生长。风气虽能生万物，亦能害万物，如水能浮舟，亦能覆舟。若五脏元真通畅，人即安和。客气邪风，中人多死。千般灾难，不越三条；一者，经络受邪，入于脏腑，为内所因也；二者，四肢九窍，血脉相传，壅塞不通，为外皮肤所中也；三者，房室、金刃、虫兽所伤。以此详之，病由都尽。若人能养慎，不令邪风干忤经络，适中经络，未流传脏腑，即医治之；四肢才觉重滞，即导引、吐纳、针灸、膏摩，勿令九窍闭塞；更能无犯王法、禽兽灾伤，房室勿令竭乏，服食节其冷热苦酸辛甘，不遗形体有衰，病则无由入其腠理。腠者，是三焦通会元真之处，为血气所注；理者，是皮肤脏腑之纹理也。

问曰：病人有气色见于面部，愿闻其说。师曰：鼻头色青，腹中痛，苦冷者死；鼻头色微黑者，有水气；色黄者，胸上有寒；色白者，亡血也。设微赤非时者死。其目正圆者痉，不治。又色青为痛，色黑为劳，色赤为风，色黄者便难，色鲜明者有留饮。

师曰：语声寂寂然喜惊呼者，骨节间病；语声喑喑然不彻者，心膈间病；语声啾啾然细而长者，头中病。

师曰：息摇肩者，心中坚；息引胸中上气者，咳；息张口短气者，肺痿唾沫。

师曰：吸而微数者，其病在中焦，实也，当下之即愈；虚者不治。在上焦者，其吸促；在下焦者，其吸远。此皆难治。呼吸动摇振振者，不可治也。

师曰：寸口脉动者，因其旺时而动。假令肝旺色青，四时各随其色，肝色青而反白，非其时也。色脉非时，法皆当病。

问曰：有未至而至，有至而不至，有至而不去，有至而太过，何谓也？师曰：冬至之后，甲子夜半少阳起，少阳之时，阳始生，天得温和。以未得甲子，天因温和，此未至而至也；以得甲子，而天犹未温和，此为至而不至也；以得甲子，而天大寒不解，此为至而不去也；以得甲子，而天温如盛夏五六月时，此为至而太过也。

问曰：经云"厥阳独行"，何谓也？师曰：此为有阳无阴，故称厥阳。

问曰：寸脉沉大而滑，沉则为实，滑则为气，实气相搏，血气入脏即死，入腑即愈，此为卒厥，何谓也？师曰：唇口青，身冷，为入脏，即死；身和，自汗出，为入腑，即愈。

问曰：脉脱，入脏即死，入腑即愈，何谓也？师曰：非为一病，百病皆然。譬如浸淫疮，从口流向四肢者可治，从四肢流来入口者不可治。病在外者可治，入里者即死。

问曰：阳病十八，何谓也？师曰：头项痛，腰脊臂脚掣痛。阴病十八，何谓也？师曰：咳，上气喘，哕，咽痛，肠鸣，胀满，心痛，拘急。脏病三十六，腑病三十六，合为一百八病。此外，五劳、七伤、六极、妇人三十六病，不在其中。

清邪居上，浊邪居下；大邪中表，小邪中里；谷饪之邪，从口入者，宿食也。

问曰：病有急当救里、救表者，何谓也？师曰：病，医下之，续得下利清谷不止，身体疼痛者，急当救里；后身疼痛，清便自调者，急当救表也。

夫病痼疾加以卒病，当先治其卒病，后乃治其痼疾也。

师曰：五脏病，各有所得者愈，五脏病各有所恶，各随其所不喜为病。如病者素不喜食，而反暴思之，必发热也。

夫病在诸脏，欲攻，当随其所得而攻之。如渴者，与猪苓汤。余仿此。

夫病者手足寒，上气脚缩，此六腑之气绝于外也。下利不禁，手足不仁者，此五脏之气绝于内也。内外气绝者，死不治。

师曰：热在上焦者，因咳为肺痿；热在中焦者，为腹坚；热在下焦者，则尿血，或为淋秘不通。大肠有寒者，多鹜溏；有热者，便肠垢。小肠有寒者，其人下重便脓血；有热者，必痔。

问曰：三焦竭，何谓也？师曰：上焦受中焦之气，中焦未和，不能消谷，故上焦竭者，必善噫；下焦承中焦之气，中气未和，谷气不行，故下焦竭者，必遗溺失便。

问曰：病有积、有聚、有馨气，何谓也？师曰：积者，脏病也，终不移处；聚者，腑病也，发作有时，展转移痛；馨气者，胁下痛，按之则愈，愈而复发，为馨气。诸积之脉，沉细附骨。在寸口，积在胸中；微出寸口，积在喉中；在关者，积在脐旁；上关上，积在心下；微出下关，积在少腹。在尺中，积在气冲；脉出左，积在左；脉出右，积在右；脉左右俱出，积在中央。各以其部处之。

卷四

温病脉证并治第六

温病有三：曰春温，曰秋温，曰冬温。此皆发于伏气，夏则病暑，而不病温。

冬伤于寒，其气伏于少阴，至春乃发为温病，名曰春温。夏伤于湿，其气伏于太阴，至秋燥乃大行，发为温病，名曰秋温。气不当至而至，初冬乃大寒，燥以内收，其气伏于厥阴，冬至后，天应寒而反温，发为温病，名曰冬温。

春秋病温，此其常；冬时病温，此其变。冬时应寒而反大温，此非其时而蓄其气，及时不病，至春乃发，名曰大温。此由冬不藏精，气失其正，春时阳气外发，二气相搏，为病则重。医又不晓病源，为治乃误。尸气流传，遂以成疫。

病春温，其气在上，头痛，咽干，发热，目眩，甚则谵语，脉弦而急，小柴胡加黄连牡丹汤主之。

◎　小柴胡加黄连牡丹汤方

柴胡半斤　黄芩三两　人参三两　栝楼根四两　黄连三两　牡丹皮四两　甘草三两，炙
生姜三两　大枣十二枚，擘

上九味，以水一斗二升，煮取三升，去滓，温服一升，日三服。

病秋温，其气在中，发热，口渴，腹中热痛，下利便脓血，脉大而短涩，地黄知母黄连阿胶汤主之；不便脓血者，白虎汤主之。

◎　地黄知母黄连阿胶汤方

地黄八两　知母四两　黄连三两　阿胶一两

上四味，以水一斗，先煮三味，取三升，去滓，纳胶烊消，温服一升，日三服。

◎　白虎汤方

知母六两　石膏一斤，碎，绵裹　甘草二两，炙　粳米六合

上四味，以水一斗，煮米熟汤成，去滓，温服一升，日三服。

病冬温，其气在下，发热，腹痛引少腹，夜半咽中干痛，脉沉实，时而大数，石膏黄连黄芩甘草汤主之；不大便六七日者，大黄黄芩地黄牡丹汤主之。

◎　石膏黄连黄芩甘草汤方

石膏半斤，碎，绵裹　黄连三两　黄芩四两　甘草二两

上四味，以水一斗，煮取三升，温服一升，日三服。

◎ 大黄黄芩地黄牡丹汤方

大黄四两　黄芩三两　地黄四两　牡丹皮三两

上四味，以水一斗二升，煮取二升，去滓，分温二服，大便利，止后服。

病温，头痛，面赤，发热，手足拘急，脉浮弦而数，名曰风温，黄连黄芩栀子牡丹芍药汤主之。

◎ 黄连黄芩栀子牡丹芍药汤方

黄连三两　黄芩三两　栀子十四枚，擘　牡丹三两　芍药三两

上五味，以水六升，煮取三升，去滓，温服一升，日三服。

病温，其人素有湿，发热唇焦，下利，腹中热痛，脉大而数，名曰湿温，猪苓加黄连牡丹汤主之。

◎ 猪苓加黄连牡丹汤方

猪苓一两　茯苓一两　阿胶一两　泽泻一两　滑石一两　黄连一两　牡丹一两

上七味，以水四升，先煮六味，取二升，去滓，纳胶烊消，分温再服。

病温，舌赤，咽干，心中烦热，脉急数，上寸口者，温邪干心也，黄连黄芩阿胶甘草汤主之。

◎ 黄连黄芩阿胶甘草汤方

黄连一两　黄芩一两　阿胶一两　甘草一两

上四味，以水一斗，先煮三味，取四升，去滓，纳胶烊消，分温三服。

病温，口渴，咳嗽，衄不止，脉浮而数大，此温邪乘肺也，黄芩石膏杏子甘草汤主之。

◎ 黄芩石膏杏子甘草汤方

黄芩三两　石膏半斤，碎　杏仁十四枚，去皮、尖　甘草一两，炙

上四味，以水五升，煮取三升，去滓，温服一升，日三服。

病温，发热，腰以下有水气，甚则少腹热痛，小便赤数，脉急而数，下尺中者，此温邪移肾也，地黄黄柏秦皮茯苓泽泻汤主之。

◎ 地黄黄柏秦皮茯苓泽泻汤方

地黄六两　黄柏三两　秦皮二两　茯苓三两　泽泻一两

上五味，以水八升，煮取三升，去滓，温服一升，日三服。

病大温，发热，头晕，目眩，齿枯，唇焦，谵语，不省人事，面色乍青乍赤，脉急大而数者，大黄香蒲汤主之；若喉闭难下咽者，针少商令出血；若脉乍疏乍数，目内陷者，死。

◎ 大黄香蒲汤方

大黄四两　香蒲一两　黄连三两　地黄半斤　牡丹皮六两

上五味，以水一斗，煮取六升，去滓，温服二升，日三服。

温病，下之，大便溏，当自愈；若下之利不止者，必腹满，宜茯苓白术甘草汤主之。

◎ 茯苓白术甘草汤方

茯苓四两　白术三两　甘草一两，炙

上三味，以水八升，煮取三升，去滓，温服一升，日三服。

风温者，因其人素有热，更伤于风，而为病也，脉浮弦而数。若头不痛者，桂枝去桂加黄芩牡丹汤主之。若伏气病温，误发其汗，则大热烦冤，唇焦，目赤，或衄，或吐，耳聋，脉大而数者，宜白虎汤；大实者，宜承气辈；若至十余日则入于里，宜黄连阿胶汤。何以知其入里？以脉沉而数，心烦不卧，故知也。

◎　桂枝去桂加黄芩牡丹汤方

芍药三两　甘草二两，炙　生姜三两，切　大枣十二枚，擘　黄芩三两　牡丹皮三两

上六味，以水八升，煮取三升，去滓，温服一升，日三服。

◎　大承气汤方

大黄四两，酒洗　厚朴半斤，制　枳实五枚，炙　芒硝三合

上四味，以水一斗，先煮二物，取五升，去滓，纳大黄更煮取二升，去滓，纳芒硝，更上微火，一两沸，分温再服，得下，余勿服。

◎　小承气汤方

大黄四两，酒洗　厚朴二两，制　枳实三枚大者，炙

上三味，以水四升，煮取一升二合，去滓，分温二服。初服当更衣，不尔尽饮之；若更衣者，勿服之。

◎　调胃承气汤方

大黄四两，酒洗　甘草二两，炙　芒硝半斤

上三味，以水三升，煮二物至一升，去滓，纳芒硝，更上微火煮令沸，少少温服之。

◎　黄连阿胶汤方

黄连四两　芍药二两　黄芩二两　阿胶三两　鸡子黄三枚

上五味，以水六升，先煮三物，取二升，去滓，纳阿胶烊消，小冷，纳鸡子黄，搅令相得，温服七合，日三服。

病温，治不得法，留久移于三焦，其在上焦，则舌蹇，神昏，宜栀子汤；其在中焦，则腹痛而利，利后腹痛，唇口干燥，宜白虎加地黄汤；其在下焦，从腰以下热，齿黑，咽干，宜百合地黄牡丹皮半夏茯苓汤。

◎　栀子汤方

栀子十六枚，擘　黄芩三两　半夏半斤　甘草二两

上四味，以水四升，先煮栀子，取二升半，去滓，纳三味，煮取一升，分温再服。

◎　白虎加地黄汤方

知母六两　石膏一斤，碎，绵裹　甘草二两，炙　粳米六合　地黄六两

上五味，以水一斗，煮米熟汤成，去滓，温服一升，日三服。

◎　百合地黄牡丹皮半夏茯苓汤方

百合七枚，擘　地黄汁一升　牡丹皮六两　半夏一升　茯苓四两

上五味，先以水洗百合，渍一宿，当白沫出，去其水；别以水二升，煮取一升，去滓；别以泉水四升，煮三味，取二升，去滓，纳地黄汁，与百合汁，更上火，令沸，温服一升，日三服。

卷五

伤暑脉证并治第七

伤暑，肺先受之。肺为气腑，暑伤元气，寸口脉弱，口渴，汗出，神昏，气短，竹叶石膏汤主之。

◎ **竹叶石膏汤方**

竹叶两把　粳米半升　半夏半升，洗　石膏一斤　人参三两　麦门冬一升　甘草二两，炙

上七味，以水一斗，先煮六味，取六升，去滓，纳粳米，煮取米熟汤成，温服一升，日三服。

伤暑，发热，汗出，口渴，脉浮而大，名曰中暍，白虎加人参黄连阿胶汤主之。

◎ **白虎加人参黄连阿胶汤方**

知母六两　石膏一斤，碎，绵裹　甘草二两，炙　粳米六合　人参三两　黄连三两　阿胶二两

上七味，以水一斗，先煮六味，米熟汤成，去滓，纳胶烊消，温服一升，日三服。

伤暑，汗出已，发热，烦躁，声嘶，脉反浮数者，此为肺液伤，百合地黄加牡蛎汤主之。

◎ **百合地黄加牡蛎汤方**

百合七枚　地黄汁一升　牡蛎二两

上三味，先以水洗百合，渍一宿，当白沫出，去其水，另以泉水二升，煮二味，取一升，去滓，纳地黄汁，煮取一升五合，分温再服。

伤暑，心下有水气，汗出，咳嗽，渴欲饮水，水入则吐，脉弱而滑，栝楼茯苓汤主之。

◎ **栝楼茯苓汤方**

栝楼大者一枚，共皮、子捣　茯苓三两　半夏三两，洗　黄连二两　甘草一两，炙

上五味，以水五升，煮取二升，温服一升，日再服。

伤暑，发热，无汗，水行皮中故也，脉必浮而滑，先以热水灌之，令汗出，后以竹茹半夏汤与之。

◎ **竹茹半夏汤方**

竹茹二两　栝楼根二两　茯苓三两　半夏半升

上四味，以水五升，煮取三升，分温三服。

太阳中热者，暍是也。其人汗出，恶寒，身热而渴，白虎加人参汤主之。

◎ **白虎加人参汤方**

知母六两　石膏一两，碎，绵裹　甘草二两，炙　粳米六合　人参三两

上五味，以水一斗，煮米熟汤成，去滓，温服一升，日三服。

太阳中暍，身热，疼重，而脉微弱者，以夏月伤冷水，水行皮中所致也，猪苓加人参汤主之，一物瓜蒂汤亦主之。

◎　猪苓加人参汤方

猪苓一两　茯苓一两　滑石一两　泽泻一两　阿胶一两　人参三两

上六味，以水四升，先煮五味，取二升，纳阿胶烊消，温服七合，日三服。

◎　一物瓜蒂汤方

瓜蒂二十个

上锉，以水一升，煮取五合，去滓，顿服。

凡病暑者，当汗出。不汗出者，必发热。发热者，必不汗出也。不可发汗，发汗则发热，烦躁，失声，此为肺液枯。息高气贲者，不治。

伤暑，夜卧不安，烦躁，谵语，舌赤，脉数，此为暑邪干心也，黄连半夏石膏甘草汤主之。

◎　黄连半夏石膏甘草汤方

黄连三两　半夏半升　石膏一斤，碎，绵裹　甘草二两，炙

上四味，以水五升，煮取三升，去滓，温服一升，日三服。

太阳中暍，发热，恶寒，身重疼痛，其脉弦细芤迟，小便已，洒洒然毛耸，手足逆冷；小有劳身即热；口开，前板齿燥；若发汗，则恶寒甚；加温针，则发热甚；数下之，则淋甚。白虎加桂枝人参芍药汤主之。

◎　白虎加桂枝人参芍药汤方

知母六两　石膏一斤，碎，绵裹　甘草二两，炙　粳米六合　桂枝一两　人参三两　芍药二两

上七味，以水八升，煮米熟汤成，温服一升，日三服。

伤暑，脉弱，口渴，大汗出，头晕者，人参石膏汤主之。

◎　人参石膏汤方

人参三两　石膏一斤，碎，绵裹　竹叶一把　黄连一两　半夏半升，洗

上五味，以水六升，煮取三升，去滓，温服一升，日三服。

伤暑者，头不痛，头痛者风也，头重者湿也。

热病脉证并治第八

热之为病，有外至，有内生。外至可移，内有定处，不循经序，舍于所合，与温相似，根本异源。传经化热，伏气变温，医多不晓，认为一体，如此杀人，莫可穷极。为子条记，传与后贤。

热病，面赤，口烂，心中痛，欲呕，脉洪而数，此热邪干心也，黄连黄芩泻心汤主之。

◎　黄连黄芩泻心汤方

黄连三两　黄芩二两

上二味，以水二升，煮取一升，分温再服。

热病，身热，左胁痛，甚则狂言乱语，脉弦而数，此热邪乘肝也，黄连黄芩半夏猪胆汁汤主之。

◎　黄连黄芩半夏猪胆汁汤方

黄连二两　黄芩三两　半夏一升，洗　猪胆大者一枚，取汁

上四味，以水六升，先煮三味，取三升，去滓，纳胆汁和合，令相得，分温再服。

热病，腹中痛，不可按，不能俯仰，大便难，脉数而大，此热邪乘脾也，大黄厚朴甘草汤主之。

◎　大黄厚朴甘草汤方

大黄四两　厚朴六两　甘草三两

上三味，以水五升，煮取二升，服一升，得大便利，勿再服。

热病，口渴，喘，嗽，痛引胸中，不得太息，脉短而数，此热邪乘肺也，黄连石膏半夏甘草汤主之。

◎　黄连石膏半夏甘草汤方

黄连一两　石膏一斤，碎，绵裹　半夏半升，洗　甘草三两

上四味，以水六升，煮取三升，去滓，温服一升，日三服。

热病，咽中干，腰痛，足热，脉沉而数，此热邪移肾也，地黄黄柏黄连半夏汤主之。

◎　地黄黄柏黄连半夏汤方

地黄半斤　黄柏六两　黄连三两　半夏一升，洗

上四味，以水八升，煮取三升，去滓，温服一升，日三服。

湿病脉证并治第九

湿气为病，内外上下，四处流行，随邪变化，各具病形，按法诊治，勿失纪纲。湿气在上，中于雾露，头痛，项强，两额疼痛，脉浮而涩者，黄芪桂枝茯苓细辛汤主之。

◎　黄芪桂枝茯苓细辛汤方

黄芪三两　桂枝二两，去皮　茯苓三两　细辛一两

上四味，以水五升，煮取三升，去滓，温服一升，日三服。

湿气在下，中于水冷，从腰以下重，两足肿，脉沉而涩者，桂枝茯苓白术细辛汤主之。

◎　桂枝茯苓白术细辛汤方

桂枝三两，去皮　茯苓四两　白术三两　细辛二两

上四味，以水六升，煮取二升，去滓，温服一升，日再服。

湿气在外，因风相搏，流于经络，骨节烦疼，卧不欲食，脉浮缓，按之涩，桂枝汤微发其汗，令风湿俱去；若恶寒，身体疼痛，四肢不仁，脉浮而细紧，此为寒气并，桂枝麻黄各半汤主之。

◎　桂枝汤方

桂枝三两，去皮　芍药三两　甘草二两，炙　生姜三两，切　大枣十二枚，擘

上五味，㕮咀。以水七升，微火煮取三升，去滓，适寒温，服一升。服已须臾，啜热稀粥一升余，以助药力，温覆令一时许，遍身漐漐，微似有汗者益佳，不可令如水流漓，病必

不除。若一服汗出，病瘥，停后服，不必尽剂。若不汗，更服依前法；又不汗，后服小促其间，半日许，令三服尽；若病重者，一日一夜服，周时观之。服一剂尽，病证犹在者，更作服；若汗不出，乃服至二三剂。禁生冷、黏滑、肉面、五辛、酒酪、臭恶等物。

◎　麻黄汤方

麻黄三两，去节　桂枝三两，去皮　甘草一两，炙　杏仁七十枚，去皮、尖

上四味，以水九升，先煮麻黄减二升，去上沫，纳诸药，煮取二升半，去滓，温服八合，覆取微似汗，不须啜粥，余如桂枝法将息。

◎　桂枝麻黄各半汤方

即桂枝汤三合，麻黄汤三合，并为六合，顿服之，将息如桂枝汤法。

湿气在内，与脾相搏，发为中满；胃寒相将，变为泄泻。中满，宜白术茯苓厚朴汤；泄泻，宜理中汤；若上干肺，发为肺寒，宜小青龙汤；下移肾，发为淋漓，宜五苓散；流于肌肉，发为黄肿，宜麻黄茯苓汤；若流于经络，与热气相乘，则发痈脓。脾胃素寒，与湿久留，发为水饮；与燥相搏，发为痰饮，治属饮家。

◎　白术茯苓厚朴汤方

白术三两　茯苓四两　厚朴二两，炙，去皮

上三味，以水五升，煮取一升五合，去滓，分温再服。

◎　麻黄茯苓汤方

麻黄二两，去节　茯苓三两　白术三两　防己一两　赤小豆一升

上五味，以水七升，先煮麻黄再沸，去上沫，纳诸药，煮取三升，去滓，温服一升，日三服。

◎　理中汤方

人参三两　干姜三两　白术三两　甘草三两，炙

上四味，以水八升，煮取三升，去滓，温服一升，日三服。

◎　小青龙汤方

麻黄三两，去节　芍药三两　细辛三两　桂枝三两，去皮　干姜三两　半夏半升，洗　甘草三两　五味子半升

上八味，以水一斗，先煮麻黄减二升，去上沫，纳诸药，煮取三升，去滓，温服一升，日三服。

◎　五苓散方

猪苓十八铢，去皮　泽泻一两六铢　茯苓十八铢　桂枝半两，去皮　白术十八铢

上五味，捣为散，以白饮和服方寸匕，日三服，多饮暖水，汗出愈。

太阳病，关节疼痛而烦，脉沉而细者，此名湿痹；湿痹之候，其人小便不利，大便反快，但当利其小便。

湿家之为病，一身尽疼，发热，身色如熏黄。

湿家，其人但头汗出，背强，欲得被覆向火，若下之早，则哕；胸满，小便不利，舌上滑苔者，以丹田有热，胸中有寒，渴欲得水，而不能饮，口燥烦也。

湿家下之，额上汗出，微喘，小便利者死；若下利不止者亦死。

问曰：风湿相搏，一身尽疼，法当汗出而解，值天阴雨不止，医云"此可发汗"，汗之病不愈者何也？师曰：发其汗，汗大出者，但风气去，湿气在，是故不愈也。若治风湿者，发其汗，但微微似欲汗出者，风湿俱去也。

湿家病，身上尽疼痛，发热，面黄而喘，头痛，鼻塞而烦，其脉大，自能饮食，腹中和无病，病在头中寒湿，故鼻塞，纳药鼻中则愈。

◎ **鼻塞方**

蒲灰　细辛　皂荚　麻黄

上四味，等分为末，调和，纳鼻中小许，嚏则愈。

湿家，身烦疼，可与麻黄加术汤发其汗为宜，慎不可以火攻之。

◎ **麻黄加术汤方**

麻黄三两，去节　桂枝二两，去皮　甘草一两，炙　白术四两　杏仁七十个，去皮、尖

上五味，以水九升，先煮麻黄减二升，去上沫，纳诸药，煮取二升半，去滓，温服八合，覆取微汗，不得汗再服，得汗停后服。

病者一身尽疼，发热，日晡所剧者，此名风湿。此病伤于汗出当风，或久伤取冷所致也，可与麻黄杏仁薏苡甘草汤。

◎ **麻黄杏仁薏苡甘草汤方**

麻黄一两　杏仁二十枚，去皮、尖　薏苡一两　甘草一两，炙

上四味，以水六升，先煮麻黄，去上沫，纳诸药，煮取三升，去滓，温服一升，日三服。

风湿，脉浮，身重，汗出，恶风者，防己黄芪汤主之。

◎ **防己黄芪汤方**

防己二两　甘草一两，炙　白术一两　黄芪二两　生姜一两　大枣十二枚，擘

上六味，以水一斗，煮取五升，去滓，再煎取三升，温服一升，日三服。喘者加麻黄五分；胃中不和者，加芍药三分；气上冲者，加桂枝三分；下有陈寒者，加细辛三分。服后当如虫行皮中，从腰下如冰，后坐被上，又以一被绕之，温令有微汗瘥。

伤寒八九日，风湿相搏，不能自转侧，不呕，不渴，脉浮虚而涩者，桂枝附子汤主之；若大便坚，小便自利者，白术附子汤主之。。

◎ **桂枝附子汤方**

桂枝四两，去皮　附子二枚，炮　甘草二两，炙　生姜三两，切　大枣十二枚，擘

上五味，以水六升，煮取三升，去滓，分温三服。

◎ **白术附子汤方**

白术一两　附子一枚，炮　甘草二两，炙　生姜一两半　大枣六枚，擘

上五味，以水三升，煮取一升，去滓，分温三服。一服觉身痹，半日许再服，三服都尽，其人如冒状，勿怪，即术、附并走皮中，逐水气，未得除耳。

风湿相搏，骨节疼烦，掣痛，不得屈伸，近之则痛剧，汗出，短气，小便不利，恶风，不欲去衣，或身微肿者，甘草附子汤主之。

◎　甘草附子汤方

甘草二两，炙　附子二枚，炮，去皮　白术二两　桂枝四两

上四味，以水六升，煮取三升，去滓，温服一升，日三服。初服得微汗则解；能食，汗出，复烦者，服五合；恐一升多者，服六七合为佳。

伤燥病脉证并治第十

伤燥，肺先受之，出则大肠受之，移传五脏，病各异形，分别诊治，消息脉经。

燥病，口渴，咽干，喘，咳，胸满痛，甚则唾血，脉浮短而急，此燥邪干肺也，竹叶石膏杏子甘草汤主之；若移于大肠，则大便难，口渴，欲饮热，脉急大，在下者，麻仁白蜜煎主之。

◎　竹叶石膏杏子甘草汤方

竹叶一把　石膏半斤　杏仁三十枚，去皮、尖　甘草二两

上四味，以水五升，煮取三升，去滓，温服一升，日三服。

◎　麻仁白蜜煎方

麻仁一升　白蜜六合

上二味，以水四升，先煮麻仁，取一升五合，去滓，纳蜜，微沸，和合，令小冷，顿服之。

燥病，口烂，气上逆，胸中痛，脉大而涩，此燥邪乘心也，栀子连翘甘草栝楼汤主之。

◎　栀子连翘甘草栝楼汤方

栀子十四枚，擘　连翘二两　甘草二两　栝楼根四两

上四味，以水七升，煮取三升，去滓，温服一升，日三服。

燥病，目赤，困苦，咽干，胁下痛，脉弦而数，此燥邪乘肝也，黄芩牡丹皮栝楼半夏枳实汤主之。

◎　黄芩牡丹皮栝楼半夏枳实汤方

黄芩三两　牡丹皮二两　栝楼实大者一枚，捣　半夏半升，洗　枳实二枚

上五味，以水五升，煮取三升，去滓，温服一升，日三服。

燥病，色黄，腹中痛不可按，大便难，脉数而滑，此燥邪乘脾也，白虎汤主之。

◎　白虎汤方

知母六两　石膏一斤，碎，绵裹　甘草二两，炙　粳米六合

上四味，以水一斗，煮米熟汤成，去滓，温服一升，日三服。

燥病，咽干，喉痛，少腹急痛，小便赤，脉沉而急，此燥邪移肾也，地黄黄柏茯苓栝楼汤主之。

◎　地黄黄柏茯苓栝楼汤方

地黄六两　黄柏三两　茯苓三两　栝楼根四两

上四味，以水六升，煮取三升，去滓，温服一升，日三服。

伤风病脉证并治第十一

风为百病之长，中于面，则下阳明，甚则入脾；中于项，则下太阳，甚则入肾；中于侧，则下少阳，甚则入肝；病变不一，慎毋失焉。

风病，头痛，多汗，恶风，腋下痛，不可转侧，脉浮弦而数，此风邪干肝也，小柴胡汤主之；若流于腑，则口苦，呕逆，腹胀，善太息，柴胡枳实芍药甘草汤主之。

◎ **小柴胡汤方**

柴胡半斤　黄芩三两　人参三两　半夏半升，洗　甘草三两，炙　生姜三两，切　大枣十二枚，擘

上七味，以水一斗二升，煮取六升，去滓，再煎取三升，温服一升，日三服。

◎ **柴胡枳实芍药甘草汤方**

柴胡八两　芍药三两　枳实四枚，炙　甘草三两，炙

上四味，以水一斗，煮取六升，去滓，再煎取三升，温服一升，日三服。

风病，胸中痛，胁支满，膺背肩胛间痛，嗌干，善噫，咽肿，喉痹，脉浮洪而数，此风邪乘心也，黄连黄芩麦冬桔梗甘草汤主之。

◎ **黄连黄芩麦冬桔梗甘草汤方**

黄连一两半　黄芩三两　麦门冬二两　桔梗三两　甘草二两，炙

上五味，以水六升，煮取三升，去滓，温服一升，日三服。

风病，四肢懈惰，体重，不能胜衣，胁下痛引肩背，脉浮而弦涩，此风邪乘脾也，桂枝去桂加茯苓白术汤主之；若流于腑，则腹满而胀，不嗜食，枳实厚朴白术甘草汤主之。

◎ **桂枝去桂加茯苓白术汤方**

芍药三两　甘草二两，炙　茯苓三两　白术三两　生姜三两，切　大枣十二枚，擘

上六味，以水八升，煮取三升，去滓，温服一升，日三服。

◎ **枳实厚朴白术甘草汤方**

枳实四枚，炙　厚朴二两，炙，去皮　白术三两　甘草一两，炙

上四味，以水六升，煮取三升，去滓，温服一升，日三服。

风病，咳而喘息有音，甚则唾血，嗌干，肩背痛，脉浮弦而数，此风邪乘肺也，桔梗甘草枳实芍药汤主之；若流于大肠，则大便燥结，或下血，桔梗甘草枳实芍药加地黄牡丹汤主之。

◎ **桔梗甘草枳实芍药汤方**

桔梗三两　甘草二两　枳实四枚　芍药三两

上四味，以水六升，煮取三升，去滓，温服一升，日三服。

◎ **桔梗甘草枳实芍药加地黄牡丹汤方**

桔梗三两　甘草二两　枳实四枚　芍药三两　地黄三两　牡丹皮二两

上六味，以水六升，煮取三升，去滓，温服一升，日三服。

风病，面目浮肿，脊痛不能正立，隐曲不利，甚则骨痿，脉沉而弦，此风邪乘肾也，柴

胡桂枝汤主之。

◎　柴胡桂枝汤方

桂枝一两半，去皮　芍药一两半　甘草一两，炙　柴胡四两　半夏二合半　人参一两半
黄芩一两半　生姜一两半　大枣六枚，擘

上九味，以水七升，煮取三升，去滓，温服一升，日三服。

寒病脉证并治第十二

寒之为病，肾先受之，其客于五脏之间，脉引而痛；若客于八虚之室，则恶血住留，积
久不去，变而成著，可不慎欤！

寒病，骨痛，阴痹，腹胀，腰痛，大便难，肩背颈项引痛，脉沉而迟，此寒邪干肾也，
桂枝加葛根汤主之；其著也，则两腘痛，甘草干姜茯苓白术汤主之。

◎　桂枝加葛根汤方

桂枝三两，去皮　芍药三两　甘草二两，炙　生姜三两，切　大枣十二枚，擘　葛根四两

上六味，先以水七升，煮葛根去上沫，纳诸药，煮取三升，去滓，温服一升，日三服，
不须啜粥，余如桂枝将息及禁忌法。

◎　甘草干姜茯苓白术汤方

甘草二两，炙　白术二两　干姜四两　茯苓四两

上四味，以水五升，煮取三升，去滓，温服一升，日三服。

寒病，两胁中痛，寒中行善掣节，逆则头痛，耳聋，脉弦而沉迟，此寒邪乘肝也，小柴
胡汤主之；其著也，则两腋急痛，不能转侧，柴胡黄芩芍药半夏甘草汤主之。

◎　小柴胡汤［见伤风］

◎　柴胡黄芩芍药半夏甘草汤方

柴胡四两　黄芩三两　芍药二两　甘草二两，炙　半夏二两

上五味，以水五升，煮取三升，去滓，分温三服。

寒病，胸胁支满，膺背肩胛间痛，甚则喜悲，时发眩，仆而不知人，此寒邪乘心也，通
脉四逆汤主之；其著也，则肘外痛，臂不能伸，甘草泻心汤主之。

◎　通脉四逆汤方

甘草二两，炙　附子大者一枚，生用，破　干姜三两　人参二两

上四味，以水三升，煮取一升二合，去滓，分温再服。

◎　甘草泻心汤方

甘草四两，炙　黄芩三两　干姜三两　半夏半升，洗　人参三两　黄连一两　大枣十二
枚，擘

上七味，以水一斗，煮取六升，去滓，再煎取三升，温服一升，日三服。

寒病，腹满肠鸣，食不化，飧泄，甚则足痿不收，脉迟而涩，此寒邪乘脾也，理中汤主
之；其著也，则髀枢强痛，不能屈伸，枳实白术茯苓甘草汤主之。

◎　理中汤方

人参三两　干姜三两　甘草三两　白术三两

上四味，以水八升，煮取三升，去滓，分温三服。

◎　枳实白术茯苓甘草汤方

枳实四枚　白术三两　茯苓三两　甘草一两，炙

上四味，以水六升，煮取三升，去滓，分温三服。

寒病，喘，咳，少气，不能报息，口唾涎沫，耳聋，嗌干，此寒邪乘肺也，脉沉而迟者，甘草干姜汤主之；其著也，则肘内痛，转侧不便，枳实橘皮桔梗半夏生姜甘草汤主之。

◎　甘草干姜汤方

甘草四两，炙　干姜二两，炮

上二味，以水三升，煮取一升五合，去滓，分温再服。

◎　枳实橘皮桔梗半夏生姜甘草汤方

枳实四枚　橘皮二两　桔梗三两　半夏半升，洗　生姜三两，切　甘草二两，炙

上六味，以水八升，煮取三升，去滓，温服一升，日三服。

卷六

辨太阳病脉证并治上第十三

太阳之为病，脉浮，头项强痛而恶寒。

太阳病，发热，汗出，恶风，脉缓者，名为中风。

太阳病，或已发热，或未发热，必恶寒，体痛，呕逆，脉阴阳俱紧者，名曰伤寒。

伤寒一日，太阳受之，脉若静者为不传；颇欲吐，若躁烦，脉数急者，此为传也。

伤寒二三日，阳明、少阳证不见者，此为不传也。

太阳病，发热而渴，不恶寒者，为温病；若发汗已，身灼热者，名曰风温。风温为病，脉阴阳俱浮，自汗出，身重，多眠睡，鼻息必鼾，语言难出。若被下者，小便不利，直视，失溲；若被火者，微发黄色，剧则如惊痫，时瘈疭；若火熏之，一逆尚引日，再逆促命期。

病有发热恶寒者，发于阳也；无热恶寒者，发于阴也。发于阳者七日愈，发于阴者六日愈。以阳数七，阴数六故也。

太阳病，头痛至七日以上自愈者，以行其经尽故也。若欲作再经者，针足阳明，使经不传则愈。

太阳病欲解时，从巳至未上。

风家表解而不了了者，十二日愈。

病人身大热，反欲得衣者，热在皮肤，寒在骨髓也。

病人身大寒，反不欲近衣者，寒在皮肤，热在骨髓也。

太阳中风，阳浮而阴弱。阳浮者热自发，阴弱者汗自出。啬啬恶寒，淅淅恶风，翕翕发热，鼻鸣干呕者，桂枝汤主之。

◎　**桂枝汤方**

桂枝三两，去皮　芍药三两　甘草二两，炙　生姜三两，切　大枣十二枚，擘

上五味，吹咀，以水七升，微火煮取三升，去滓，适寒温，服一升。服已须臾，啜热稀粥一升余，以助药力，温覆令一时许，遍身漐漐，微似有汗者益佳，不可令如水流漓，病必不除。若一服汗出，病瘥，停后服，不必尽剂；若不汗，更服依前法；又不汗，后服小促其间，半日许，令三服尽；若病重者，一日一夜服，周时观之。服一剂尽，病证犹在者，更作服；若汗不出，乃服至二三剂。禁生冷、黏滑、肉面、五辛、酒酪、臭恶等物。

太阳病，头痛，发热，汗出，恶风，桂枝汤主之。［方见前］

太阳病，项背强几几，及汗出恶风者，桂枝加葛根汤主之。

◎　**桂枝加葛根汤方**

葛根四两　芍药二两　桂枝二两，去皮　甘草二两，炙　生姜三两，切　大枣十二枚，擘

上六味，以水一斗，先煮葛根减二升，去上沫，纳诸药，煮取三升，去滓，温服一升，覆取微似汗，不须啜粥，余如桂枝法将息及禁忌。

太阳病，下之后，其气上冲者，可与桂枝汤。方用前法。若不上冲者，不可与之。

太阳病三日，已发汗，若吐、若下、若温针，仍不解者，此为坏病，桂枝不可与也。观其脉证，知犯何逆，随证治之。

桂枝汤本为解肌，若其人脉浮紧，发热，汗不出者，不可与也。常须识此，勿令误也。若酒客病，亦不可与桂枝汤，得之必呕，以酒客不喜甘故也。

喘家作，桂枝汤加厚朴、杏子与之佳。

凡服桂枝汤吐者，其后必吐脓血也。

太阳病，发汗，遂漏不止，其人恶风，小便难，四肢微急，难以屈伸者，桂枝加附子汤主之。

◎　**桂枝加附子汤方**

桂枝三两，去皮　芍药三两　甘草二两，炙　生姜三两　大枣十二枚，擘　附子一枚，炮，去皮，破八片

上六味，以水七升，煮取三升，去滓，温服一升，日三服，将息如桂枝汤法。

太阳病，下之后，脉促，胸满者，桂枝去芍药汤主之。

◎　**桂枝去芍药汤方**［即桂枝汤原方去芍药］

上四味，以水七升，煮取三升，去滓，温服一升，日三服。将息如桂枝汤法。

太阳病，下之后，其人恶寒者，桂枝去芍药加附子汤主之。

◎　**桂枝去芍药加附子汤方**

桂枝三两，去皮　甘草二两，炙　生姜三两，切　大枣十二枚，擘　附子一枚，炮，去皮，破八片

上五味，以水七升，煮取三升，去滓，温服一升，日三服，将息如桂枝汤法。

太阳病，得之八九日，如疟状，发热恶寒，热多寒少，其人不呕，清便欲自可，一日二三度发。脉微缓者，为欲愈也。脉微而恶寒，此阴阳俱虚，不可更发汗、更吐下也。面色反有热色者，未欲解也，以其不能得小汗出，身必痒，宜桂枝麻黄各半汤。

◎　桂枝麻黄各半汤方 [麻黄汤见后卷]

即桂枝汤三合、麻黄汤三合，并为六合，顿服之，将息如桂枝汤法。

太阳病，初服桂枝汤，反烦不解者，先刺风府、风池，却与桂枝汤。

太阳病，服桂枝汤后，大汗出，脉洪大者，与白虎汤；若形如疟，一日再发者，宜桂枝二麻黄一汤。

◎　白虎汤方

知母六两　石膏一斤，碎，绵裹　甘草二两，炙　粳米六合

上四味，以水一斗，煮米熟汤成，去滓，温服一升，日三服。

◎　桂枝二麻黄一汤方

即桂枝汤二升、麻黄汤一升，合为三升，每服一升，日三服，将息如桂枝汤法。

太阳病，服桂枝汤后，大汗出，大烦渴，脉洪大者，白虎加人参汤主之。

◎　白虎加人参汤方

即白虎汤加人参三两。

太阳病，发热恶寒，热多寒少。若脉微弱者，此无阳也，不可发汗，脉浮大者，宜桂枝二越婢一汤方。

◎　桂枝二越婢一汤方

桂枝去皮　芍药　麻黄　甘草各十八铢，炙　大枣四枚，擘　生姜一两二铢，切　石膏二十四铢，碎，绵裹

上七味，以水六升，煮麻黄，去上沫，纳诸药，煮取三升，去滓，温服一升，日三服。

太阳病，服桂枝汤，或下之，仍头项强痛，翕翕发热，无汗，心下满，微痛，小便不利者，桂枝去桂加茯苓白术汤主之。

◎　桂枝去桂加茯苓白术汤方

芍药三两　甘草二两，炙　生姜三两，切　大枣十二枚，擘　茯苓三两　白术三两

上六味，以水八升，煮取三升，去滓，温服一升，日三服。

伤寒，脉浮，自汗出，小便数，心烦，微恶寒，脚挛急，反与桂枝汤欲攻其表，此误也。得之便厥，咽中干，烦燥，吐逆者，作甘草干姜汤与之，以复其阳；若厥愈，足温者，更作芍药甘草汤与之，其脚即伸；若胃气不和，谵语者，少与调胃承气汤；若重发汗，复加烧针者，四逆汤主之。

◎　甘草干姜汤方

甘草四两，炙　干姜二两，炮

上二味，以水三升，煮取一升五合，去滓，分温再服。

◎　芍药甘草汤方

芍药四两　甘草四两，炙

上二味，以水三升，煮取一升五合，去滓，分温再服。

◎ 调胃承气汤方

甘草一两，炙　芒硝半斤　大黄四两，酒洗

上三味，以水三升，煮二物，取一升，去滓，纳芒硝，更上火一两沸，顿服之。

◎ 四逆汤方

人参二两　甘草二两，炙　干姜一两半　附子一枚，炮，去皮，破八片

上四味，以水三升，煮取一升二合，去滓，分温再服。强人可大附子一枚、干姜三两。

问曰：太阳病，其证备，按桂枝法治之而增剧，厥逆，咽中干，烦躁，吐逆，谵语，其故何也？师曰：此阳旦证，不可攻也。寸口脉浮，浮则风，亦为虚，风则生热，虚则挛急，误攻其表，则汗出亡阳，汗多则液枯，液枯则筋挛，阳明内结则烦躁谵语。用甘草、干姜以复其阳，芍药、甘草以救液，调胃承气以止其谵语，此坏病之治，必随脉证也。

阳旦证，发热不潮，汗出，咽干，昏睡不安，夜半反静者，宜地黄半夏牡蛎酸枣仁汤主之；若口渴，烦躁，小便赤，谵语者，竹叶石膏黄芩泽泻半夏甘草汤主之。

◎ 地黄半夏牡蛎酸枣仁汤方

地黄六两　半夏半升　牡蛎二两　酸枣仁三两

上四味，以水四升，煮取二升，分温再服。

◎ 竹叶石膏黄芩泽泻半夏甘草汤方

竹叶两把　石膏半斤，绵裹　黄芩三两　泽泻二两　半夏半升　甘草二两

上六味，以水五升，煮取三升，去滓，温服一升，日三服。

卷七

辨太阳病脉证并治中第十四

阳病，项背强几几，无汗，恶风者，葛根汤主之。

◎ 葛根汤方

葛根四两　麻黄三两，去节　桂枝二两，去皮　芍药二两　甘草二两，炙　生姜三两，切　大枣十二枚，擘

上七味，以水一斗，先煮葛根、麻黄，减二升，去上沫，纳诸药，煮取三升，去滓，温服一升，复取微似汗，不须啜粥，余如桂枝法将息及禁忌，诸汤皆仿此。

太阳与阳明合病者，必自下利，葛根汤主之；若不下利，但呕者，葛根加半夏汤主之。

◎ 葛根加半夏汤方

葛根四两　麻黄三两，去节　桂枝三两，去皮　芍药二两　甘草二两，炙　生姜三两，切　大枣十二枚，擘　半夏半升，洗

　　上八味，以水一斗，先煮葛根、麻黄，减二升，去上沫，纳诸药，煮取三升，去滓，温服一升，覆取微似汗，余如桂枝法。

　　太阳病，桂枝证，医反下之，利遂不止，脉促者，热未解也；喘而汗出者，葛根黄连黄芩甘草汤主之。

　　◎　葛根黄连黄芩甘草汤方

　　葛根半斤　黄连三两　黄芩三两　甘草二两，炙

　　上四味，以水八升，先煮葛根减二升，去上沫，纳诸药，煮取二升，去滓，分温再服。

　　太阳病，头痛，发热，身疼，腰痛，骨节疼痛，恶风，无汗而喘者，麻黄汤主之。

　　◎　麻黄汤方

　　麻黄三两，去节　桂技二两，去皮　甘草一两，炙　杏仁七十个，去皮、尖

　　上四味，以水九升，先煮麻黄减二升，去上沫，纳诸药，煮取二升半，去滓，温服八合，覆取微似汗，不须啜粥，余如桂枝法将息。

　　太阳与阳明合病，喘而胸满者，不可下，宜麻黄汤。〔方见上〕

　　太阳病，十日已去，脉浮细而嗜卧者，外已解也，设胸满，胁痛，与小柴胡汤；脉但浮者，与麻黄汤。〔方见上〕

　　◎　小柴胡汤方

　　柴胡半斤　黄芩三两　人参三两　甘草三两，炙　生姜三两，切　大枣十二枚，擘　半夏半升，洗

　　上七味，以水一斗二升，煮取六升，去滓，再煮取三升，温服一升，日三服

　　太阳伤寒，脉浮紧，发热恶寒，身疼痛，不汗出而烦躁者，大青龙汤主之。若脉微弱，汗出恶风者，不可服之，服之则厥逆，筋惕肉瞤，此为逆也。

　　◎　大青龙汤方

　　麻黄六两，去节　桂枝二两，去皮　甘草二两，炙　杏仁四十枚，去皮、尖　生姜三两，切　大枣十二枚，擘　石膏如鸡子大，碎

　　上七味，以水九升，先煮麻黄减二升，去上沫，纳诸药，煮取三升，去滓，温服一升，取微似汗。汗多者，温粉粉之。一服汗出，停后服。若复服，汗多亡阳，遂虚，恶风，烦躁，不得眠也。

　　太阳中风，脉浮缓，身不疼，但重，乍有轻时，无少阴证者，大青龙汤发之。〔方见上〕

　　伤寒，表不解，心下有水气，干呕，发热而咳，或渴，或利，或噎，或小便不利，少腹满，或喘者，小青龙汤主之。

　　◎　小青龙汤方

　　麻黄三两，去节　芍药三两　细辛三两　桂枝三两，去皮　干姜三两　甘草三两　五味子半升　半夏半升，洗

　　上八味，以水一斗，先煮麻黄减二升，去上沫，纳诸药，煮取三升，去滓，温服一升，日三服。若渴去半夏，加栝楼根三两；若微利，若噎者，去麻黄，加附子一枚；若小便不利，少服满者，去麻黄，加茯苓四两；若喘者，加杏仁半升（去皮、尖）。

伤寒，心下有水气，咳而微喘，发热不渴。服汤已渴者，此寒去欲解也。小青龙汤主之。〔方见上〕

太阳病，外证未解，脉浮弱者，当以汗解，宜桂枝汤。〔见上卷〕

太阳病，下之微喘者，表未解故也。桂枝加厚朴杏子汤主之。

◎　桂枝加厚朴杏子汤方

桂枝三两，去皮　芍药三两　甘草二两，炙　生姜三两，切　大枣十二枚，擘　厚朴二两　杏仁五十枚，去皮、尖

上七味，以水七升，微火煮取三升，去滓，温服一升，覆取微似汗。

太阳病，外证未解，不可下也，下之为逆。欲解外者，宜桂枝汤。〔方见上卷〕

太阳病，先发汗不解，而复下之，脉浮者，不愈。浮为在外，而反下之，故令不愈。今脉浮，故知在外，当须解外则愈，宜桂枝汤。〔方见上卷〕

太阳病，脉浮紧，无汗，发热，身疼痛，八九日不解，表证仍在，此当发其汗。服药已，微除，其人发烦目瞑。剧者必衄，衄乃解，所以然者，阳气重故也。麻黄汤主之。〔方见上〕

太阳病，脉浮紧，发热，身无汗，自衄者愈。

二阳并病，太阳初得病时，发其汗，汗先出不彻，因转属阳明，续自微汗出，不恶寒。若太阳病证不罢者，不可下，下之为逆，如此可小发其汗。设面色缘缘正赤者，阳气怫郁在表也，当解之、熏之；若发汗不彻，彻不足言，阳气怫郁不得越，当汗之。不汗，则其人烦躁，不知痛处，乍在腹中，乍在四肢，按之不可得，更发汗则愈；若其人短气但坐者，以汗出不彻故也，何以知汗出不彻？以脉涩故知之也。

脉浮紧者，法当汗出而解。若身重心悸者，不可发汗，须自汗出乃愈。所以然者，尺中脉微，此里虚也。须里实，津液自和，便自汗出愈。

脉浮紧者，法当身疼痛，宜以汗解之。假令尺中迟者，不可发汗。何以然者，以荣气不足，血弱故也。

脉浮者，病在表，可发汗，宜麻黄汤。〔方见上〕

脉浮而紧者，可发汗，宜麻黄汤。〔方见上〕

病人常自汗出者，此为荣气和，卫气不谐也。所以然者，荣行脉中，卫行脉外，卫气不共荣气和谐故也。复发其汗则愈，宜桂枝汤。〔方见上〕

病人脏无他病，时发热自汗出而不愈者，此卫气不和也。先其时发汗则愈，宜桂枝汤。〔方见上〕

伤寒，脉浮紧，不发汗，因致衄者，麻黄汤主之。〔方见上〕

伤寒，不大便六七日，头痛有热者，与承气汤。其小便清者，知不在里，仍在表也，当须发汗，宜桂枝汤。〔方见上〕

伤寒，发汗已解，半日许复烦，脉浮紧者，可更发汗，宜桂枝汤。〔方见上〕

凡病若发汗、若吐、若下、若亡血、亡津液，阴阳自和者，必自愈。

大下之后，复下之，小便不利者，亡津液故也，勿治之，久久小便必自利。

大下之后，复发汗，其人必振寒，脉微细。所以然者，内外俱虚故也。

下之后，复发汗，昼日烦躁不得眠，夜而安静，不呕不渴，无表证，脉沉而微，身无大热者，干姜附子汤主之。

◎　干姜附子汤方

干姜一两，炮　附子一枚，破八片，炮

上二味，以水三升，煮取一升，去滓，顿服。

发汗后，身疼痛，脉沉迟者，桂枝去芍药加人参生姜汤主之。

◎　桂枝去芍药加人参生姜汤

桂枝三两，去皮　甘草二两，炙　大枣十二枚，擘　人参三两　生姜四两，切

上五味，以水一斗二升，煮取三升，去滓，温服一升，日三服。

发汗若下后，不可更行桂枝汤。汗出而喘，无大热者，可与麻黄杏仁甘草石膏汤。

◎　麻黄杏仁甘草石膏汤方

麻黄四两，去节　杏仁五十个，去皮、尖　甘草二两，炙　石膏半斤，碎，绵裹

上四味，以水七升，先煮麻黄减二升，去上沫，纳诸药，煮取二升，去滓，温服一升，日再服。

发汗过多，其叉手自冒心，心下悸欲得按者，桂枝甘草汤主之。

◎　桂枝甘草汤方

桂枝四两，去皮　甘草二两，炙

上二味，以水三升，煮取一升，去滓，顿服。

发汗后，其人脐下悸者，欲作奔豚也，茯苓桂枝甘草大枣汤主之。

◎　茯苓桂枝甘草大枣汤方

茯苓半斤　桂枝四两　甘草二两，炙　大枣十五枚，擘

上四味，以甘澜水一斗，先煮茯苓减二升，纳诸药，煮取三升，去滓，温服一升，日三服。

作甘澜水法，取水二斗，置大盆内，以杓扬之，水上有珠子五六千颗相逐，取用之。

奔豚病，从少腹上冲咽喉，发作欲死，复还止者，皆从惊恐得之。

奔豚，气上冲胸，腹痛，往来寒热，奔豚汤主之。

◎　奔豚汤方

甘草二两，炙　芎䓖二两　当归二两　黄芩二两　芍药二两　半夏四两　生姜四两　葛根五两　桂枝三两

上九味，以水二斗，煮取五升，温服一升，日三服，夜二服。

发汗后，腹胀满者，厚朴生姜半夏甘草人参汤主之。

◎　厚朴生姜半夏甘草人参汤方

厚朴半斤，炙，去皮　生姜半斤，切　半夏半升，洗　甘草二两，炙　人参一两

上五味，以水一斗，煮取三升，去滓，温服一升，日三服。

伤寒，若吐、若下后，心下逆满，气上冲胸，起则头眩，脉沉紧，发汗则动经，身为振振摇者，茯苓桂枝白术甘草汤主之。

◎　茯苓桂枝白术甘草汤方

茯苓四两　桂枝三两　白术二两　甘草二两，炙

上四味，以水六升，煮取三升，去滓，分温三服。

发汗，病不解，反恶寒者，虚故也，芍药甘草附子汤主之。

◎　芍药甘草附子汤方

芍药三两　甘草三两，炙　附子一枚，炮，去皮，破八片

上三味，以水五升，煮取一升五合，去滓，分温三服。

发汗，若下之，病仍不解，烦躁者，茯苓四逆汤主之。

◎　茯苓四逆汤方

茯苓六两　人参二两　附子一枚，生用，去皮，破八片　甘草二两，炙　干姜一两半

上五味，以水五升，煮取三升，去滓，温服七合，日三服。

发汗后，恶寒者，虚故也；不恶寒，但热者，实也。当和胃气，与调胃承气汤。〔方见上卷〕

太阳病，发汗后，大汗出，胃中干，烦躁不得眠，欲得饮水，少少与之，令胃气和则愈。若脉浮，小便不利，微热消渴者，五苓散主之。

◎　五苓散方

猪苓十八铢，去皮　泽泻一两六铢　白术十八铢　茯苓十八铢　桂枝半两，去皮

上五味，捣为散，以白饮和服方寸匕，日三服，多饮暖水，汗出愈，如法将息。

太阳病，发汗已，脉浮弦，烦渴者，五苓散主之。〔方见上〕

伤寒，汗出而渴，小便不利者，五苓散主之。不渴者，茯苓甘草汤主之。

◎　茯苓甘草汤方

茯苓二两　桂枝二两，去皮　甘草一两，炙　生姜三两，切

上四味，以水四升，煮取二升，去滓，分温三服。

中风发热，六七日不解而烦，有表里证，渴欲饮水，水入则吐者，名曰水逆，五苓散主之。〔方见上〕

未持脉时，病人叉手自冒心，师因试教令咳而不咳者，此必两耳聋无所闻也。所以然者，以重发汗，虚故此。

发汗后，饮水多，必喘，以水灌之，亦喘。

发汗后，水药不得入口，为逆。若更发汗，必吐下不止。

发汗后及吐下后，虚烦不得眠，若剧者，必反覆颠倒，心中懊侬，栀子干姜汤主之。若少气者，栀子甘草豉汤主之。若呕者，栀子生姜豉汤主之。

◎　栀子干姜汤方

栀子十四枚，擘　生姜二两，切

上二味，以水三升半，煮取一升半，去滓，分温二服。进一服得吐者，止后服。

◎　栀子甘草豉汤方

栀子十四枚，擘　甘草二两，炙　香豉四合，绵裹

上三味，以水四升，先煮栀子、甘草取二升半，纳豉，煮取一升半，去滓，分二服。温

进一服，得吐者，止后服。

◎ **栀子生姜豉汤方**

栀子十四枚，擘　生姜五两　香豉四合，绵裹

上三味，以水四升，先煮栀子、生姜取二升半，纳豉煮取一升半，去滓，分二服。温进一服，得吐者，止后服。

发汗，若下之，而烦热，胸中窒者，栀子豉汤主之。

◎ **栀子豉汤方**

栀子十四枚，擘　香豉四合，绵裹

上二味，以水四升，先煮栀子得二升半，纳豉煮取一升半，去滓，分为二服。温进一服，得吐者，止后服。

伤寒五六日，大下之后，身热不去，心中结痛者，未欲解也，栀子豉汤主之。

伤寒下后，心烦、腹满、卧起不安者，栀子厚朴枳实汤主之。

◎ **栀子厚朴枳实汤方**

栀子十四枚，擘　厚朴四两，炙，去皮　枳实四枚，水浸，炙令黄

以上三味，以水三升半，煮取一升半，去滓，分二服。温进一服，得吐者，止后服。

伤寒，医以丸药大下之，身热不去，微烦者，栀子干姜汤主之。［方见上］

凡用栀子汤，若病人大便旧微溏者，不可与之。

太阳病，发汗，汗出不解，其人仍发热，心下悸，头眩，身瞤动，振振欲擗地者，真武汤主之。

◎ **真武汤方**

茯苓三两　芍药三两　生姜三两，切　白术二两　附子一枚，炮，去皮，破八片

上五味，以水八升，煮取三升，去滓，温服七合，日三服。

咽喉干燥者，不可发汗。

淋家，不可发汗，发汗必便血。

疮家，虽身疼痛，不可发汗，发汗则痓。

衄家，不可发汗，汗出必额上陷，脉当紧，直视不能目眴，不得眠。

亡血家，不可发汗，发汗则寒栗而振。

汗家，重发汗，必恍惚心乱，小便已阴疼，与禹余粮丸。

◎ **禹余粮丸方**

禹余粮四两　人参三两　附子二枚　五味子三合　茯苓三两　干姜三两

上六味，蜜为丸，如梧子大，每服二十丸。

病人有寒，复发汗，胃中冷，必吐逆。

伤寒，未发汗，而复下之，此为逆也；若先发汗，治不为逆。本先下之，而反汗之，为逆；若先下之，治不为逆。

伤寒，医下之，续得下利清谷不止，身疼痛者，急当救里；后身疼痛，清便自调者，急当救表。救里宜四逆汤；救表宜桂枝汤。［方见上卷］

太阳病，先下而不愈，因复发汗，以此表里俱虚，其人因致冒，冒家汗自出愈。所以然者，表和故也。里未和，然后复下之。

太阳病未解，脉阴阳俱微者，必先振栗汗出而解。但阳脉微者，先汗出而解；若阴脉实者，下之而解。若欲下之，宜调胃承气汤。〔方见上卷〕

太阳病，发热汗出者，此为荣弱卫强，故使汗出，欲救邪风者，宜桂枝汤。〔方见上卷〕

伤寒五六日，中风，往来寒热，胸胁苦满，嘿嘿不欲饮食，心烦喜呕，或胸中烦而不呕，或渴，或腹中痛，或胁下痞鞕，或心下悸，小便不利，或不渴，身有微热，或咳者，与小柴胡汤主之。

◎ 小柴胡汤方

柴胡半斤　黄芩三两　人参三两　半夏半升，洗　甘草三两，炙　生姜三两，切　大枣十三枚，擘

上七味，以水一斗二升，煮取六升，去滓，再煎，取三升。温服一升，日三服。若胸中烦而不呕者，去半夏、人参，加栝楼实一枚；若渴，去半夏，加人参合前成四两半，栝楼根四两；若腹中痛者，去黄芩，加芍药三两；若胁下痞鞕，去大枣，加牡蛎四两；若心下悸，小便不利者，去黄芩，加茯苓四两；若不渴，外有微热者，去人参，加桂枝三两，温覆取微汗愈；若咳者，去人参、大枣，加五味子半升，去生姜，加干姜二两。

血弱气尽，腠理开，邪气因入，与正气相搏，结于胁下，正邪纷争，往来寒热，休作有时，嘿嘿不欲饮食；脏腑相连，其痛必下，邪高痛下，故使呕也，小柴胡汤主之。〔方见上〕服柴胡汤已，渴者，属阳明也，以法治之。

太阳病六七日，脉迟浮弱，恶风寒，手足温。医二三下之，不能食，胁下满痛，面目及身黄，颈项强，小便难者，与柴胡汤，后必下重。本渴而饮水呕者，柴胡不中与也；食谷者哕。

伤寒四五日，身热恶风，颈项强，胁下满，手足温而渴者，小柴胡汤主之。〔方见上〕

伤寒，阳脉涩，阴脉弦，法当腹中急痛，先与小建中汤；不瘥者，与小柴胡汤。〔方见上〕

◎ 小建中汤方

桂枝三两，去皮　芍药六两　甘草二两　生姜三两，切　大枣十二枚，擘　胶饴一升

上六味，以水七升，先煮五味取三升，去滓，纳饴，更上微火消解。温服一升，日三服。呕家不可用，以甜故也。

伤寒与中风，有柴胡证，但见一证便是，不必悉具。凡柴胡汤病证而误下之，若柴胡证不罢者，复与柴胡汤，必蒸蒸而振，却复发热，汗出而解。

伤寒二三日，心中悸而烦者，小建中汤主之。〔方见上〕

太阳病，过经十余日，反二三下之，后四五日，柴胡证仍在者，先与小柴胡汤。呕不止，心下急，郁郁微烦者，为未解也，与大柴胡汤下之则愈。

◎ 大柴胡汤方

柴胡半斤　黄芩三两　芍药三两　半夏半升，洗　生姜五两，切　枳实四枚，炙　大枣十二枚，擘　大黄二两

上八味，以水一斗二升，煮取六升，去滓，再煎，温服一升，日三服。

　　伤寒十三日不解，胸胁满而呕，日晡所发潮热，已而微利。此本柴胡证，下之以不得利，今反利者，知医以丸药下之，非其治也。潮热者，实也，宜先服小柴胡汤以解外，后以柴胡加芒硝汤主之。

◎　柴胡加芒硝汤方

　　柴胡二两十六铢　黄芩一两　人参一两　甘草一两，炙　生姜一两，切　芒硝二两　大枣四枚　半夏二十铢

　　上八味，以水四升，煮取二升，去滓，纳芒硝，更煮微沸，分温再服。不解，更作。

　　伤寒十三日，过经，谵语者，以有热也，当以汤下之。若小便利者，大便当鞕，而反下利，知医以丸药下之，非其治也。若自下利者，脉当微厥，今反和者，此为内实也，调胃承气汤主之。［方见上］

　　太阳病不解，热结膀胱，其人如狂，血自下，下者愈。其外不解者，尚未可攻，当先解外。外解已，但少腹急结者，乃可攻之，宜桃仁承气汤。

◎　桃仁承气汤方

　　桃仁五十个，去皮、尖　大黄四两　桂枝二两，去皮　甘草二两，炙　芒硝二两

　　上五味，以水七升，煮四味，取二升，去滓，纳芒硝，更上火微沸。下火，先食温服五合，日三服，当微利。

　　伤寒八九日，下之，胸满烦惊，小便不利，谵语，一身尽重，不可转侧，柴胡加龙骨牡蛎汤主之。

◎　柴胡加龙骨牡蛎汤方

　　柴胡四两　龙骨一两半　黄芩一两半　生姜一两半　人参一两半　桂枝一两半，去皮　茯苓一两半　半夏二合半　大黄二两　牡蛎一两半　大枣六枚，擘　铅丹一两半

　　上十二味，以水八升，煮取四升，纳大黄切如棋子，更煮一二沸，去滓，温服一升。日三服，夜一服。

　　伤寒，腹满，谵语，寸口脉浮而紧，关上弦者，此肝乘脾也，名曰纵，刺期门。

　　伤寒发热，啬啬恶寒，大渴欲饮水，其腹必满，自汗出，小便不利，寸口脉浮而涩，关上弦急者，此肝乘肺也，名曰横，刺期门。

　　太阳病二日，烦躁，反熨其背而大汗出，火热入胃，胃中水竭，躁烦，必发谵语。十余日，振栗、自下利者，此为欲解也。若其汗从腰以下不得汗，欲小便不得，反呕，欲失溲，足下恶风，大便鞕，小便当数，而反不数又不多，大便已，头卓然而痛，其人足心必热，谷气下流故也。

　　太阳病中风，以火劫发汗，邪风被火热，血气流溢，失其常度，两阳相熏灼，其身发黄。阳盛则欲衄，阴虚小便难，阴阳俱虚竭，身体则枯燥，但头汗出，剂颈而还，腹满微喘，口干咽烂，或不大便，久则谵语，甚者至哕，手足躁扰，捻衣摸床。小便利者，其人可治。宜人参地黄龙骨牡蛎茯苓汤。

◎　人参地黄龙骨牡蛎茯苓汤方

　　人参三两　地黄半斤　龙骨三两　牡蛎四两　茯苓四两

上五味，以水一斗，煮取三升，分温三服。

伤寒脉浮，医以火迫劫之，亡阳，必惊狂，起卧不安者，桂枝去芍药加牡蛎龙骨救逆汤主之。

◎　桂枝去芍药加牡蛎龙骨救逆汤方

桂枝三两　甘草二两，炙　生姜三两，切　大枣十二枚，擘　牡蛎五两，熬　龙骨四两

上六味，以水一斗二升，煮取三升，去滓，温服一升，日三服。

形似伤寒，其脉不弦紧而弱。弱者必渴，被火必谵语。弱而发热、脉浮者，解之，当汗出愈。

太阳病，以火熏之，不得汗，其人必躁，到经不解，必清血，名为火邪。

脉浮，热甚，反以火灸之，此为实。实以虚治，因火而动，必咽燥、唾血。

微数之脉，慎不可灸，因火为邪，则为烦逆，追虚逐实，血散脉中，火气虽微，内攻有力，焦骨伤筋，血难复也。

脉浮，宜以汗解，用火灸之，邪无从出，因火而盛，病从腰以下必重而痹，名火逆也。欲自解者，必当先烦，乃有汗而解，何以知之？脉浮故也。

烧针令其汗，针处被寒，核起而赤者，必发奔豚。气从少腹上冲心者，灸其核上各一壮，与桂枝加桂汤。

◎　桂枝加桂汤方

桂枝五两，去皮　芍药三两　生姜三两，切　甘草二两，炙　大枣十二枚，擘

上五味，以水七升，煮取三升，去滓。温服一升，日三服。

火逆，下之，因烧针烦躁者，桂枝甘草龙骨牡蛎汤主之。

◎　桂枝甘草龙骨牡蛎汤方

桂枝一两，去皮　甘草二两，炙　龙骨二两　牡蛎二两，熬

上四味，以水五升，煮取三升，去滓，温服一升，日三服。甚者，加人参三两。

太阳伤寒者，加温针，必惊也。

太阳病，当恶寒发热，今自汗出，反不恶寒发热，关上脉细数者，以医吐之过也。一二日吐之者，腹中饥，口不能食；三四日吐之者，不喜糜粥，欲食冷食，朝食暮吐，此为小逆。若不恶寒，又不欲近衣者，此为内烦。皆医吐之所致也。

病人脉数，数为热，当消谷。今引食而反吐者，此以发汗，令阳气微，膈气虚，脉乃数也。数为客热，故不能消谷，以胃中虚冷，故吐也。

太阳病，过经十余日，心中温温欲吐，胸中痛，大便反溏，腹微满，郁郁微烦。先其时，自极吐下者，与调胃承气汤。若不尔者，不可与之。若但欲呕，胸中痛，微溏者，此非柴胡证。所以然者，以呕故知极吐下也。[调胃承气汤方见上卷]

太阳病六七日，表证仍在，脉微而沉，反不结胸，其人发狂者，以热在下焦，少腹当鞕满，小便自利者，下血乃愈。所以然者，以太阳随经，瘀热在里故也，抵当汤主之。

◎　抵当汤方

水蛭三十个，熬　虻虫三十个，去翅、足，熬　桃仁二十个，去皮、尖　大黄三两，酒洗

上四味，以水五升，煮取三升，去滓，温服一升，不下更服。

太阳病，身黄，脉沉结，少腹鞕，小便不利者，为无血也；小便自利，其人如狂者，血证谛也，抵当汤主之。［方见前］

伤寒，有热，少腹满，应小便不利；今反利者，为有血也，当下之，可不余药，宜抵当丸。

◎　抵当丸方

水蛭二十个，熬　虻虫二十个，去翅、足，熬　桃仁二十五个，去皮、尖　大黄三两，酒洗

上四味，捣分为四丸，以水一升，煮一丸，取七合服之，晬时当下血。若不下者，更服。

太阳病，小便利者，以饮水多，必心下悸。小便少者，必苦里急也。

卷八

辨太阳病脉证并治下第十五

问曰：病有脏结，有结胸，其状何如？师曰：寸脉浮，关脉小细沉紧者，名曰脏结也。按之痛，寸脉浮，关脉沉，名曰结胸也。

何谓脏结？师曰：脏结者，五脏各具，寒热攸分，宜求血分，虽有气结，皆血为之。假令肝脏结，则两胁痛而呕，脉沉弦而结者，宜吴茱萸汤。若发热不呕者，此为实，脉当沉弦而急，桂枝当归牡丹皮桃仁枳实汤主之。

◎　吴茱萸汤方

吴茱萸一升　人参三两　生姜六两　大枣十二枚，擘

上四味，以水七升，煮取二升，去滓，温服七合，日三服。

◎　桂枝当归牡丹皮桃仁枳实汤方

桂枝三两，去皮　当归二两　牡丹皮三两　桃仁二十枚，去皮、尖　枳实二两

上五味，以水八升，煮取三升，去滓，温服一升，日三服。

心脏结，则心中痛，或在心下郁郁不乐，脉大而涩，连翘阿胶半夏赤小豆汤主之。若心中热痛而烦，脉大而弦急者，此为实也，黄连阿胶半夏桃仁茯苓汤主之。

◎　连翘阿胶半夏赤小豆汤方

连翘二两　阿胶一两半　半夏半升，洗　赤小豆三两

上四味，以水四升，先煮三物，取二升，去滓，纳胶烊消，温服七合，日三服。

◎　黄连阿胶半夏桃仁茯苓汤

黄连三两　阿胶二两　半夏半升，洗　桃仁二十枚，去皮、尖　茯苓三两

上五味，以水五升，先煮四味，取二升，去滓，纳胶烊消，温服一升，日再服。

肺脏结，胸中闭塞，喘，咳，善悲，脉短而涩，百合贝母茯苓桔梗汤主之。若咳而唾

血，胸中痛，此为实，葶苈栝楼桔梗牡丹汤主之。

◎　百合贝母茯苓桔梗汤方

百合七枚，洗，去沫　贝母三两　茯苓三两　桔梗二两

上四味，以水七升，煮取三升，去滓，温服一升，日三服。

◎　葶苈栝楼桔梗牡丹汤方

葶苈三两，熬　栝楼实大者一枚，捣　桔梗三两　牡丹皮二两

上四味，以水六升，煮取三升，去滓，温服一升，日三服。

脾脏结，腹中满痛，按之如覆杯，甚则腹大而坚，脉沉而紧，白术枳实桃仁干姜汤主之。若腹中胀痛，不可按，大便初溏后鞕，转矢气者，此为实，大黄厚朴枳实半夏甘草汤主之。

◎　白术枳实桃仁干姜汤方

白术二两　枳实二两　桃仁二十七枚，去皮、尖　干姜一两

上四味，以水五升，煮取二升，去滓，分温再服。

◎　大黄厚朴枳实半夏甘草汤方

大黄三两　厚朴三两　枳实三两　半夏一升，洗　甘草一两，炙

上五味，以水六升，煮取三升，去滓，温服一升，日三服。

肾脏结，少腹鞕，隐隐痛，按之如有核，小便乍清乍浊，脉沉细而结，宜茯苓桂枝甘草大枣汤。若小腹急痛，小便赤数者，此为实，宜桂枝茯苓枳实芍药甘草汤。

◎　茯苓桂枝甘草大枣汤方

茯苓半斤　桂枝四两，去皮　甘草二两，炙　大枣十五枚，擘

上四味，以甘澜水一斗，先煮茯苓减二升，纳诸药，煮取三升，去滓，温服一升，日三服。

◎　桂枝茯苓枳实芍药甘草汤方

桂枝三两，去皮　茯苓二两　枳实二两　芍药三两　甘草一两，炙

上五味，以水六升，煮取三升，去滓，温服一升，日三服。

脏结，无阳证，不往来寒热，其人反静，舌上苔滑者，不可攻也；饮食如故，时时下利，舌上白苔滑者，为难治。

何谓结胸？师曰：病发于阳而反下之，热入于里，因作结胸。病发于阴，而早下之，因作痞。所以成结胸者，误下故也。

结胸病，头项强，如柔痉状者，下之则和，宜大陷胸丸。

◎　大陷胸丸方

大黄半斤　葶苈半斤，熬　芒硝半斤　杏仁半斤，去皮、尖，熬

上四味，捣筛二味，纳杏仁、芒硝，合研如脂，和散，取如弹丸一枚，别捣甘遂末一方寸匕，白蜜二合，水二升，煮取一升，去滓，温顿服之，一宿乃下。如不下，更服，取下为度。禁忌如药法。

结胸证，其脉浮大者，不可下，下之则死。

结胸证悉具，烦躁者，亦死。

太阳病，脉浮而动数，浮则为风，数则为热，动则为痛，头痛发热，微盗汗出，而反恶寒者，表未解也，医反下之，动数变迟，膈内拒痛，胃中空虚，客气动膈，短气，躁烦，心中懊憹，阳气内陷，心下因鞕，则为结胸，大陷胸汤主之。若不结胸，但头汗出，余处无汗，剂颈而还，小便不利，身必发黄。五苓散主之。

◎　大陷胸汤方

大黄六两　芒硝一升　甘遂一钱匙

上三味，以水六升，先煮大黄，取二升，去滓，纳芒硝，煮二沸，纳甘遂末，温服一升，得快利，止后服。

◎　五苓散方

猪苓十八铢，去皮　白术十八铢　泽泻一两六铢　茯苓十八铢　桂枝半两，去皮

上五味，为散，更于臼中杵之，白饮和方寸匙服之，日三服，多饮暖水，汗出愈，发黄者，加茵陈蒿十分。

伤寒六七日，结胸热实，脉沉紧而实，心下痛，按之石鞕者，大陷胸汤主之。［方见前］

伤寒十余日，热结在里，复往来寒热者，与大柴胡汤。

但结胸无大热者，此为水结在胸胁也，但头微汗出者，大陷胸汤主之。［方见前］

◎　大柴胡汤方

柴胡半斤　枳实四枚，炙　生姜五两，切　黄芩三两　芍药三两　半夏半升，洗　大枣十二枚，擘　大黄二两

上八味，以水一斗二升，煮取六升，去滓，再煎，温服一升，日三服。

太阳病，重发汗，而复下之，不大便五六日，舌上燥而渴，日晡所小有潮热，从心下至少腹鞕满而痛不可近者，大陷胸汤主之。［方见前］

小结胸病，正在心下，按之则痛，脉浮滑者，小陷胸汤主之。

◎　小陷胸汤方

黄连一两　半夏半升　栝楼实大者一枚

上三味，以水六升，先煮栝楼取三升，纳诸药，煮取二升，去滓，分温三服。

太阳病，二三日，不能卧，但欲起，心下必结。脉微弱者，此本有寒分也，反下之，若利止，必作结胸；未止者，此作协热利也。

太阳病，下之后，其脉促，不结胸者，此为欲解也；脉浮者，必结胸；脉紧者，必咽痛；脉弦者，必两胁拘急；脉细数者，头痛未止；脉沉紧者，必欲呕；脉沉滑者，协热利；脉浮滑者，必下血。

病在阳，应以汗解之，反以冷水潠之，若灌之，其热被劫不得去，弥更益烦，肉上粟起，意欲饮水，反不渴者，服文蛤散；若不瘥者，与五苓散。寒实结胸，无热证者，与三物小陷胸汤，白散亦可服。［五苓散、小陷胸汤方俱见前］

◎　文蛤散方

文蛤五两　麻黄三两　甘草三两　生姜三两　石膏五两　杏仁五十粒，去皮、尖　大枣

十二枚，擘

上七味，为散，以沸汤和一方寸匙，汤用五合，调服。假令汗出已，腹中痛者，与芍药三两。

◎　白散方

桔梗三分　巴豆一分　贝母三分

上三味为散，更于臼中杵之，以白饮和服，强人半钱匙，羸者减之。病在膈上必吐，在膈下必利；不利进热粥一杯，利不止进冷粥一杯。

太阳与少阳并病，头项强痛，或眩冒，时如结胸，心下痞鞕者，当刺大椎第一间、肺俞、肝俞，慎不可发汗，发汗则谵语，脉弦大，五日谵语不止，当刺期门。

妇人中风，发热恶风，经水适来，得之七八日，热除而脉迟身凉，胸胁下满，如结胸状，谵语者，此为热入血室也，当刺期门，随其实而泻之。

妇人中风，七八日，续得寒热，发作有时，经水适断者，此为热入血室，其血必结，故使如疟状，小柴胡汤主之。

◎　小柴胡汤方

柴胡半斤　黄芩三两　人参三两　半夏半升　甘草三两，炙　生姜三两，切　大枣十二枚，擘

上七味，以水一斗二升，煮取六升，去滓，再煎取三升，温服一升，日三服。

妇人伤寒，发热，经水适来，昼日明了，暮则谵语，如见鬼状者，此为热入血室，无犯胃气及上二焦，必自愈。

伤寒六七日，发热微恶寒，支节烦疼，微呕，心下支结，外证未去者，柴胡桂枝汤主之。

◎　柴胡挂枝汤方

桂枝一两半，去皮　黄芩一两半　人参一两半　甘草一两，炙　半夏二合半，洗　芍药一两半　大枣六枚，擘　生姜一两半，切　柴胡四两

上九味，以水七升，煮取三升，去滓，温服一升，日三服。

伤寒五六日，已发汗而复下之，胸胁满，微结，小便不利，渴而不呕，但头汗出，往来寒热，心烦者，此为未解也，柴胡桂枝干姜汤主之。

◎　柴胡桂枝干姜汤方

柴胡半斤　桂枝三两，去皮　干姜二两　栝楼根四两　黄芩三两　牡蛎二两，熬　甘草二两，炙

上七味，以水一斗二升，煮取六升，去滓，再煎取三升，温服一升，日三服。初服微烦，复服，汗出便愈。

伤寒五六日，头汗出，微恶寒，手足冷，心下满，口不欲食，大便鞕，脉细者，此为阳微结，必有表复有里也，脉沉者，亦在里也，汗出为阳微。假令纯阴结，不得复有外证，悉入在里，此为半在里半在外也，脉虽沉细，不得为少阴病，所以然者，阴不得有汗，今头汗出，故知非少阴也，可与小柴胡汤。[小柴胡汤见前]设不了了者，得屎而解。

　　伤寒五六日，呕而发热者，柴胡汤证具，而以他药下之，柴胡证仍在者，复与柴胡汤，此虽已下之，不为逆，必蒸蒸而振，却发热汗出而解。若心下满而鞕痛者，此为结胸也，大陷胸汤主之，但满而不痛者，此为痞，柴胡不中与之，宜半夏泻心汤。［大陷胸汤见前］

　　◎　半夏泻心汤方

　　半夏半升，洗　黄芩三两　干姜三两　人参三两　甘草三两，炙　黄连一两　大枣十二枚，擘

　　上七味，以水一斗，煮取六升，去滓，再煎取三升，温服一升，日三服。

　　太阳少阳并病，而反下之，成结胸，心下必鞕，若下利不止，水浆不下，其人必烦。

　　脉浮而紧，而复下之，紧反入里，则作痞，按之自濡，但气痞耳，小青龙汤主之。

　　◎　小青龙汤方

　　麻黄三两　芍药三两　细辛三两　干姜三两　甘草三两，炙　桂枝三两　半夏半升，洗　五味子半升

　　上八味，以水一斗，先煮麻黄减二升，去上沫，纳诸药，煮取三升，去滓，温服一升，日三服。若渴去半夏，加栝楼根三两；若微利，若噎者，去麻黄，加附子一枚炮；若小便不利，少腹满者，去麻黄，加茯苓四两；若喘者，加杏仁半升（去皮、尖）。

　　太阳中风，下利，呕逆，表解者，乃可攻之。若其人漐漐汗出，发作有时，头痛，心下痞满，引胁下痛，干呕短气，汗出不恶寒者，此表解里未和也，十枣汤主之。

　　◎　十枣汤方

　　芫花，熬　甘遂　大戟

　　上三味，各等分，别捣为散，以水一升半，先煮大枣肥者十枚，取八合，去滓，纳药末。强人服一钱匙，羸人服半钱，温服之。平旦服。若下少，病不除者，明日更服，加半钱。得快下利后，糜粥自养。

　　太阳病，医发汗，遂发热恶寒，因复下之，心下痞，表里俱虚，阴阳气并竭，无阳则阴独，复加烧针，因胸烦，面色青黄，肤𥆧者，难治；今色微黄，手足温者易愈。

　　心下痞，按之濡，其脉关上浮大者，大黄黄连黄芩泻心汤主之。

　　◎　大黄黄连黄芩泻心汤方

　　大黄二两　黄连一两　黄芩一两

　　上三味，以麻沸汤二升渍之，须臾绞去滓，分温再服。

　　心下痞，而复恶寒者，附子泻心汤主之。

　　◎　附子泻心汤方

　　大黄二两　黄连一两　黄芩一两　附子一枚，炮，去皮，破，别煮取汁

　　上四味，切三味，以麻沸汤二升渍之。须臾绞去滓，纳附子汁，分温再服。

　　本以下之，故心下痞，与泻心汤。痞不解，其人渴，而口燥烦，小便不利者，五苓散主之。［方见前］

　　伤寒，汗出，解之后，胃中不和，心下痞鞕，干噫食臭，胁下有水气，腹中雷鸣，下利者，生姜泻心汤主之。

◎　生姜泻心汤方

生姜四两　甘草三两，炙　人参三两　干姜一两　黄芩三两　半夏半升　黄连一两　大枣十二枚，擘

上八味，以水一斗，煮取六升，去滓，再煎取三升，温服一升，日三服。

伤寒中风，医反下之，其人下利，日数十行，谷不化，腹中雷鸣，心下痞鞕而满，干呕，心烦不得安，医见心下痞，谓病不尽，复下之，其痞益甚，此非结热，但以胃中虚，客气上逆，故使鞕也，甘草泻心汤主之。

◎　甘草泻心汤方

甘草四两，炙　黄芩三两　干姜三两　人参三两　半夏半升　黄连一两　大枣十二枚，擘

上七味，以水一斗，煮取六升，去滓，再煎取三升，温服一升，日三服。

伤寒，服汤药下之，利不止，心下痞鞕，服泻心汤不已，复以他药下之，利益甚，医以理中与之，利仍不止；理中者，理中焦，此利在下焦故也，赤石脂禹余粮汤主之；复不止者，当利其小便。

◎　赤石脂禹余粮汤方

赤石脂一斤，碎　太乙禹余粮一斤，碎

上二味，以水六升，煮取三升，去滓，分温三服。

伤寒吐下后，发汗，虚烦，脉甚微，八九日，心下痞鞕，胁下痛，气上冲咽喉，眩冒，经脉动惕者，久而成痿。

伤寒，发汗，若吐，若下，解后，心下痞鞕，噫气不除者，旋覆代赭汤主之。

◎　旋覆代赭汤方

旋覆花三两　人参二两　生姜五两　代赭石一两　甘草三两，炙　半夏半升，洗　大枣十二枚，擘

上七味，以水一斗，煮取六升，去滓，再煎取三升，温服一升，日三服。

太阳病，外证未除，而数下之，遂协热而利，利下不止，心下痞鞕，表里不解者，桂枝人参汤主之。

◎　桂枝人参汤方

桂枝四两　甘草四两，炙　白术三两　人参三两　干姜三两

上五味，以水九升，先煮四味，取五升，纳桂枝，更煮取三升，去滓，温服一升，日再服，夜一服。

伤寒，大下后，复发汗，心下痞，恶寒者，表未解也，不可攻痞，当先解表，后攻其痞，解表宜桂枝汤；攻痞宜大黄黄连黄芩泻心汤。〔方见前〕

伤寒发热，汗出不解，心下痞鞕，呕吐而不利者，大柴胡汤主之。〔方见前〕

病如桂枝证，头不痛，项不强，寸脉微浮，胸中痞鞕，气上咽喉，不得息者，此为胸有寒也，当吐之，宜瓜蒂散。

◎　瓜蒂散方

瓜蒂一分，熬　赤小豆一分

上二味，各别捣筛，为散已，合治之，取一钱匙，以香豉一合，用热汤七合，煮作稀糜，去滓，取汁，和散，温顿服之，不吐者，少少加，得快吐乃止。诸亡血虚家，不可与。

病胁下素有痞，连在脐旁，痛引少腹，入阴筋者，此名脏结，死。

伤寒，若吐，若下后，七八日不解，热结在里，表里俱热，时时恶风，大渴，舌上干燥而烦，欲饮水数升者，白虎加人参汤主之。

◎　白虎加人参汤方

知母六两　石膏一斤，碎，绵裹　甘草二两，炙　粳米六合　人参二两

上五味，以水一斗，煮米熟汤成，去滓，温服一升，日三服。

伤寒，无大热，口燥渴，心烦，背微恶寒者，白虎加人参汤主之。［方见前］

伤寒，脉浮，发热，无汗，其表不解，当发汗，不可与白虎汤；渴欲饮，无表证者，白虎加人参汤主之。［方见前］

太阳少阳并病，心下鞕，颈项强而眩者，当刺大椎、肺俞、肝俞，慎不可下也，下之则痉。

太阳与少阳合病，自下利者，与黄芩汤；若呕者，黄芩加半夏生姜汤主之。

◎　黄芩汤方

黄芩三两　芍药二两　甘草二两　大枣十二枚，擘

上四味，以水一斗，煮取三升，去滓，温服一升，日再服，夜一服。

◎　黄芩加半夏生姜汤方

黄芩三两　芍药二两　甘草二两，炙　半夏半升，洗　生姜一两半　大枣十二枚，擘

上六味，以水一斗，煮取三升，去滓，温服一升，日再服，夜一服。

伤寒，胸中有热，胃中有邪气，腹中痛，欲呕者，黄连汤主之。

◎　黄连汤方

黄连三两　甘草三两，炙　干姜三两　桂枝三两　人参二两　半夏半升，洗　大枣十二枚，擘

上七味，以水一斗，煮取六升，去滓，温服一升，日三服，夜三服。

伤寒，脉浮滑，此以里有热，表无寒也，白虎汤主之。

◎　白虎汤方

知母六两　石膏一斤，碎，绵裹　甘草二两，炙　粳米六合

上四味，以水一斗，煮米熟汤成，去滓，温服一升，日三服。

伤寒，脉结促，心动悸者，炙甘草汤主之。

◎　炙甘草汤方

甘草四两，炙　生姜三两，切　人参二两　地黄半斤　桂枝三两，去皮　麦门冬半升　阿胶二两　麻仁半升　大枣十二枚，擘

上九味，以清酒七升，先煮八味，取三升，去滓，纳胶烊消尽，温服一升，日三服。

卷九

辨阳明病脉证并治第十六

问曰：病有太阳阳明，有正阳阳明，有少阳阳明，何谓也？答曰：太阳阳明者，脾约是也；正阳阳明者，胃家实是也；少阳阳明者，发汗，利小便已，胃中燥烦实，大便难是也。

阳明之为病，胃家实是也。

问曰：何缘得阳明病？答曰：太阳病若发汗、若下、若利小便，此亡津液，胃中干燥，因转属阳明，不更衣，内实，大便难者，此名阳明也。

问曰：阳明病外证云何？答曰：身热，汗自出，不恶寒，反恶热也。

问曰：病有得之一日，不发热而恶寒者，何也？答曰：虽得之一日，恶寒将自罢，即自汗出而恶热也。

问曰：恶寒何故自罢？答曰：阳明居中，主土也，万物所归，无所复传，始虽恶寒，二日自止，此为阳明病也。

本太阳病，初得病时发其汗，汗先出不彻，因转属阳明也。

伤寒，发热，无汗，呕不能食，而反汗出濈濈然者，是转属阳明也。

伤寒三日，阳明脉大者，此为不传也。

伤寒，脉浮而缓，手足自温者，是为系在太阴；太阴者，身当发黄，若小便自利者，不能发黄；至七八日，大便鞕者，为阳明病也。

伤寒转属阳明者，其人濈然微汗出也。

阳明中风，口苦，咽干，腹满，微喘，发热，恶风，脉浮而缓，若下之，则腹满，小便难也。

阳明病，若能食，名中风；不能食，名中寒。

阳明病，若中寒者，不能食，小便不利，手足濈然汗出，此欲作固瘕，必大便初鞕后溏。所以然者，以胃中冷，水谷不别故也。

阳明病，初欲食，小便不利，大便自调，其人骨节疼，翕翕然如有热状，奄然发狂，濈然汗出而解者，此水不胜谷气，与汗共并，脉小则愈。

阳明病欲解时，从申至戌上。

阳明病，不能食，攻其热必哕，所以然者，其人本虚，胃中冷故也。

阳明病，脉迟，食难用饱，饱则微烦，头眩，必小便难，此欲作谷疸，虽下之，腹满如故。所以然者，脉迟故也。

阳明病，法多汗，反无汗，其身如虫行皮中状者，此以久虚故也。

阳明病，反无汗，而小便利，二三日呕而咳，手足厥者，必苦头痛；若不咳，不呕，手足不厥者，头不痛。

阳明病，但头眩，不恶寒，故能食；若咳者，其人必咽痛；不咳者，咽不痛。

阳明病，无汗，小便不利，心中懊憹者，身必发黄。

阳明病，被火，额上微汗出，而小便不利者，必发黄。

阳明病，脉浮而大者，必潮热，发作有时，但浮者，必自汗出。

阳明病，口燥，但欲漱水，不欲咽者，此必衄。

阳明病，本自汗出，医更重发汗，病已瘥，尚微烦不了了者，此必大便鞕故也。以亡津液，胃中干燥，故令大便鞕。当问其小便日几行，若本小便日三四行，今日再行，则知大便不久必出。所以然者，以小便数少，津液当还入胃中，故知不久必大便也。

伤寒呕多，虽有阳明证，不可攻之。

阳明证，心下鞕满者，不可攻之，攻之，利遂不止者死，利止者愈。

阳明证，眼合色赤，不可攻之，攻之必发热，色黄者，小便不利也。

阳明病，不吐，不下，心烦者，可与调胃承气汤。

◎　调胃承气汤方

甘草二两，炙　芒硝半斤　大黄四两，酒洗

上三味，以水三升，煮二物至一升，去滓，纳芒硝，更上微火一二沸，温顿服之。

阳明病，脉实，虽汗出，而不恶热者，其身必重，短气，腹满而喘，有潮热者，此外欲解，可攻里也；手足濈然汗出者，此大便已鞕也，大承气汤主之；若汗多，微发热恶寒者，外未解也。其热不潮者，未可与承气汤；若腹大满不通者，可与小承气汤，微和胃气，勿令大泄下。

◎　大承气汤方

大黄四两，酒洗　厚朴半斤，炙，去皮　枳实五枚，炙　芒硝三合

上四味，以水一斗，先煮二物，取五升，去滓，纳大黄，更煮取二升，去滓，纳芒硝，更上微火一两沸，分温再服，得下余勿服。

◎　小承气汤方

大黄四两，酒洗　厚朴二两，炙，去皮　枳实三枚，炙

上三味，以水四升，煮取一升二合，去滓，分温再服。初服更衣者，停后服；不尔者，尽饮之。

阳明病潮热，大便微鞕者，可以大承气汤；不鞕者不可与之。若不大便六七日，恐有燥屎，欲知之法，少与小承气汤；汤入腹中，转矢气者，此有燥屎也，乃可攻之；若不转矢气者，此但初头鞕，后必溏，不可攻之，攻之必胀满，不能食也，欲饮水者，与水则哕；其后发热者，必大便复鞕而少也，以小承气汤和之；不转矢气者，慎不可攻。［方见前］

阳明病，实则谵语，虚则郑声。郑声者，重语也。直视，谵语，喘满者，死；下利者，亦死。

阳明病，发汗多，若重发汗，以亡其阳，谵语，脉短者，死；脉自和者，不死。

伤寒，若吐，若下后，不解，不大便五六日，上至十余日，日晡所发潮热，不恶寒，独语如见鬼状；若剧者，发则不识人，循衣摸床，惕而不安，微喘，直视；脉弦者生，涩者死；微者，但发热，谵语者，大承气汤主之。［方见前］

阳明病，其人多汗，以津夜外出，胃中燥，大便必鞕，鞕则谵语，小承气汤主之。〔方见前〕

阳明病，谵语，发热潮，脉滑而疾者，小承气汤主之。〔方见前〕

阳明病，服承气汤后，不转矢气，明日又不大便，脉反微涩者，里虚也，为难治，不可更与承气汤也。

阳明病，谵语，有潮热，反不能食者，胃中必有燥屎五六枚也。若能食者，但鞕尔，宜大承气汤下之。〔方见前〕

阳明病，下血，谵语者，此为热入血室，但头汗出者，刺期门，随其实而泻之，濈然汗出则愈。

阳明病，汗出，谵语者，以有燥屎在胃中，此为实也，须过经乃可下之；下之若早，语言必乱，以表虚里实故也，下之宜大承气汤。〔方见前〕

伤寒四五日，脉沉而喘满，沉为在里，而反发其汗，津液越出，大便为难，表虚里实，久则谵语。

三阳合病，腹满，身重，难以转侧，口不仁，面垢，若发汗则谵语、遗尿，下之，则手足逆冷，额上出汗，若自汗者，宜白虎汤；自利者，宜葛根黄连黄芩甘草汤。

◎ 白虎汤方

知母六两　石膏一斤，碎，绵裹　甘草二两，炙　粳米六合

上四味，以水一斗，煮米熟汤成，去滓，温服一升，日三服。

◎ 葛根黄连黄芩甘草汤方

葛根半斤　甘草二两，炙　黄连三两　黄芩三两

上四味，以水八升，先煮葛根减二升，纳诸药，煮取二升，去滓，分温再服。

二阳并病，太阳证罢，但发潮热，手足漐漐汗出，大便难而谵语者，下之则愈，宜大承气汤。〔方见前〕

阳明病，脉浮而大，咽燥口苦，腹满而喘，发热汗出，不恶寒，反恶热，身重；若发汗，则躁，心愦愦反谵语；若加温针，必怵惕，烦躁，不得眠；若下之，则胃中空虚，客气动膈，心中懊憹，舌上苔者，栀子豉汤主之。

◎ 栀子豉汤方

栀子十四枚，擘　香豉四合，绵裹

上二味，以水四升，先煮栀子取二升半，去滓，纳香豉，更煮，取一升半，去滓，分二服，温进一服，得快吐者止后服。

阳明病，渴欲饮水，口干舌燥者，白虎加人参汤主之。

◎ 白虎加人参汤方

知母六两　石膏一斤，碎，绵裹　甘草二两，炙　粳米六合　人参三两

上五味，以水一斗，煮米熟汤成，去滓，温服一升，日三服。

阳明病，脉浮，发热，渴欲饮水，小便不利者，猪苓汤主之。

◎　猪苓汤方

猪苓一两，去皮　茯苓一两　泽泻一两　阿胶一两　滑石一两，碎

上五味，以水四升，先煮四味，取二升，去滓，纳阿胶烊消，温服七合，日三服。

阳明病，汗出多而渴者，不可与猪苓汤，以汗多胃中燥，猪苓汤复利其小便故也。

阳明病，脉浮而迟，表热里寒，下利清谷者，四逆汤主之。

◎　四逆汤方

甘草二两，炙　干姜一两半　附子一枚，生用，去皮，破八片　人参二两

上四味，以水三升，煮取一升二合，去滓，分温二服。

阳明病，胃中虚冷，不能食者，不可与水饮之，饮则必哕。

阳明病，脉浮，发热，口干，鼻燥，能食者，衄。

阳明病，下之，其外有热，手足温，不结胸，心中懊侬，饥不能食，但头汗出者，栀子豉汤主之。［方见前］

阳明病，发潮热，大便溏，小便自可，胸胁满不去者，与小柴胡汤。

◎　小柴胡汤方

柴胡半斤　黄芩三两　人参三两　半夏半升　甘草二两，炙　生姜三两，切　大枣十二枚，擘

上七味，以水一斗二升，煮取六升，去滓，再煎取三升，温服一升，日三服。

阳明病，胁下鞕满，不大便而呕，舌上白苔者，可与小柴胡汤［方见上］，上焦得通，津液得下，胃气因和，身濈然汗出而解也。

阳明中风，脉弦浮大，而短气，腹都满，胁下及心痛，久按之气不通，鼻干不得涕，嗜卧，一身及目悉黄，小便难，有潮热，时时哕，耳前后肿，刺之小瘥，外不解，病过十日，脉续浮者，与小柴胡汤；脉但浮，无余证者，与麻黄汤；若不尿，腹满加哕者，不治。［小柴胡汤见上］

◎　麻黄汤方

麻黄三两，去节　桂枝二两，去皮　甘草一两，炙　杏仁七十个，去皮、尖

上四味，以水九升，煮麻黄，减二升，去上沫，纳诸药，煮取二升半，去滓，温服八合，覆取微似汗，不须啜粥，余如桂枝汤法将息。

动作头痛，短气，有潮热者，属阳明也，白蜜煎主之。

◎　白蜜煎方

人参一两　地黄六两　麻仁一升　白蜜八合

上四味，以水一斗，先煎三味，取五升，去滓，纳蜜，再煎一二沸，每服一升，日三夜二。

阳明病，自汗出。若发汗，小便自利者，此为津液内竭，便虽鞕不可攻之，当须自欲大便，宜蜜煎导而通之。若王瓜根及大猪胆汁，皆可为导。

◎　蜜煎导方

食蜜七合

上一味，纳铜器中，微火煎之，稍凝如饴状，搅之勿令焦著。可丸时，并手捻作挺，令

头锐，大如指，长二寸许，当热时急作，冷则鞕，纳谷道中，以手紧抱，欲大便时乃去之。

◎　猪胆汁方

大猪胆一枚

上一味，泄汁，和醋少许，灌谷道中，如一食顷，当大便出宿食甚多。

阳明病，脉迟，汗出多，微恶寒者，表未解也，可发汗，宜桂枝汤。

◎　桂枝汤方

桂枝三两，去皮　芍药三两　生姜三两　甘草二两，炙　大枣十二枚，擘

上五味，以水七升，煮取三升，去滓，温服一升，须臾啜热粥一升，以取药力，覆取微似汗。

阳明病，脉浮，无汗而喘者，发汗则愈，宜麻黄汤。〔方见前〕

阳明病，发热汗出者，此为热越，不能发黄也，但头汗出，身无汗，剂颈而还，小便不利，渴引水浆者，此为瘀热在里，身必发黄，茵陈蒿汤主之。

◎　茵陈蒿汤方

茵陈蒿六两　栀子十四枚，擘　大黄二两，去皮

上三味，以水一斗二升，先煮茵陈，减六升，纳二味，煮取三升，去滓，分温三服，小便当利，尿如皂荚汁状，色正赤，一宿病减，黄从小便去也。

阳明病，其人善忘者，必有蓄血，所以然者，本有久瘀血，故令善忘。屎虽鞕，大便反易，其色必黑，宜抵当汤下之。

◎　抵当汤方

水蛭三十个　虻虫三十个，去翅、足　大黄三两，酒洗　桃仁二十个，去皮、尖

上四味，以水五升，煮取三升，去滓，温服一升，不下更服。

阳明病，下之，心中懊侬而烦，胃中有燥屎者，可攻；腹微满，大便初鞕后溏者，不可攻之，若有燥屎者，宜大承气汤。〔方见前〕

病人不大便五六日，绕脐痛，烦躁，发作有时者，此有燥屎，故使不大便也。

病人烦热，汗出则解，又如疟状，日晡所发热者，属阳明也；脉实者，宜下之；脉浮大者，宜发汗。下之，与大承气汤；发汗，宜桂枝汤。〔方见前〕

大下后，六七日不大便，烦不解，腹满痛者，此有燥屎也。所以然者，本有宿食故也，宜大承气汤。〔方见前〕

病人小便不利，大便乍难乍易，时有微热，喘息不能卧者，有燥屎也，宜大承气汤。〔方见前〕

食谷欲呕者，属阳明也，吴茱萸汤主之。得汤反剧者，属上焦也，小半夏汤主之。

◎　吴茱萸汤方

吴茱萸一升　人参三两　生姜六两，切　大枣十二枚，擘

上四味，以水七升，煮取二升，去滓，温服七合，日三服。

◎　小半夏汤方

半夏一升　生姜半斤

上二味，以水七升，煮取一升半，去滓，分温再服。

太阳病，寸缓、关浮、尺弱，其人发热汗出，复恶寒，不呕，但心下痞者，此以医下之。如其未下，病人不恶寒而渴者，此转属阳明也。小便数者，大便必鞕，不更衣十日，无所苦也，渴欲饮水者，少少与之，以法救之。渴而饮水多，小便不利者，宜五苓散。

◎　五苓散方

猪苓八十铢　白术八十铢　茯苓八十铢　泽泻一两六铢　桂枝半两，去皮

上五味为散，白饮和服方寸匕，日三服。发黄者，加茵陈蒿十分。

脉阳微而汗出少者，为自和；汗出多者，为太过；阳脉实，因发其汗，出多者，亦为太过。太过者，为阳绝于里，亡津液，大便因鞕也。

脉浮而芤，浮为阳，芤为阴，浮芤相搏，胃气生热，其阳则绝。

趺阳脉浮而涩，浮则胃气强，涩则小便数，浮数相搏，大便则鞕，其脾为约，麻子仁丸主之。

◎　麻子仁丸方

麻子仁二升　芍药半斤　枳实半斤，炙　大黄一斤，去皮　厚朴一只，炙　杏仁一升，去皮、尖

上六味，蜜为丸，如梧桐子大，饮服十丸，日三服，渐加，以知为度。

太阳病二日，发汗不解，蒸蒸发热者，属阳明也，调胃承气汤主之。〔方见前〕

伤寒吐后，腹胀满者，与调胃承气汤。〔方见前〕

太阳病，若吐、若下、若发汗后，微烦，小便数，大便因鞕者，与小承气汤和之愈。〔方见前〕

得病二三日，脉弱，无太阳柴胡证，烦躁，心下鞕。至四五日，虽能食，以小承气汤少少与，微和之，令小安。至六日，与小承气汤一升。若不大便六七日，小便少者，虽不大便，但初头鞕，后必溏，未定成鞕，攻之必溏，须小便利，屎定鞕，乃可攻之，宜大承气汤。〔方见前〕

伤寒六七日，目中不了了，睛不和，无表里证，大便难，身微热者，此为实也，急下之，宜大承气汤。〔方见前〕

阳明病，发热汗多者，急下之，宜大承气汤。〔方见前〕

发汗，不解，腹满痛者，急下之，宜大承气汤。〔方见前〕

腹满不减，减不足言，当下之，宜大承气汤。〔方见前〕

阳明少阳合病，必下利，其脉不负者，为顺也；负者，失也。互相克责，名为负也。脉滑而数者，有宿食也，当下之，宜大承气汤。〔方见前〕

病人无表里证，发热七八日，虽脉浮数者，可下之；假令已下，脉数不解，合热则消谷善饥，至六七日不大便者，有瘀血也，宜抵当汤〔方见前〕；若脉数不解，而下利不止，必协热便脓血也。

伤寒，发汗已，身目为黄，所以然者，以寒湿在里，不解故也，不可汗也，当于寒湿中求之。

伤寒七八日，身黄如橘子色，小便不利，腹微满者，茵陈蒿汤主之。〔方见前〕

伤寒，身黄，发热者，栀子柏皮汤主之。

◎　栀子柏皮汤方

栀子十五个，擘　甘草一两，炙　黄柏二两

上三味，以水四升，煮取一升半，去滓，分温再服。

伤寒瘀热在里，其身必黄，麻黄连轺赤小豆汤主之。

◎　麻黄连轺赤子豆汤方

麻黄二两　连轺二两　杏仁四十个，去皮、尖　赤小豆一升　大枣十二枚　生梓白皮一斤，切　生姜二两，切　甘草二两，炙

上八味，以潦水一斗，先煮麻黄再沸，去上沫，纳诸药，煮取三升，去滓，分温三服，半日服尽。

阳明病，身热，不能食，食即头眩，心胸不安，久久发黄，此名谷疸，茵陈蒿汤主之。
［方见前］

阳明病，身热，发黄，心中懊恼，或热痛，因于酒食者，此名酒疸，栀子大黄汤主之。

◎　栀子大黄汤方

栀子十四枚　大黄一两　枳实五枚　豉一升

上四味，以水六升，煮取三升，去滓，温服一升，日三服。

阳明病，身黄，津液枯燥，色暗不明者，此热入于血分也，猪膏发煎主之。

◎　猪膏发煎方

猪膏半斤　乱发如鸡子大三枚

上二味，和膏煎之，发消药成，分再服，病从小便出。

黄疸，腹满，小便不利而赤，自汗出，此为表和里实，当下之，宜大黄硝石汤。

◎　大黄硝石汤方

大黄四两　黄柏四两　芒硝四两　栀子十五枚

上四味，以水六升，先煮三味，取二升，去滓，纳硝，更煮取一升，顿服。

诸黄，腹痛而呕者，宜大柴胡汤。

◎　大柴胡汤方

柴胡半斤　黄芩三两　芍药三两　半夏半升，洗　生姜五两，切　枳实四枚，炙　大枣十二枚，擘　大黄二两

上八味，以水一斗二升，煮取六升，去滓，再煎，温服二升，日三服。

黄病，小便色不变，自利，腹满而喘者，不可除热，除热必哕。哕者，小半夏汤主之。

◎　小半夏汤方［方见前］

诸黄家，但利其小便，五苓散加茵陈蒿主之［五苓散见前，加茵陈蒿十分，同末］；假令脉浮，当以汗解者，宜桂枝加黄芪汤。

◎　桂枝加黄芪汤方

桂枝三两，去皮　芍药三两　甘草二两，炙　生姜三两，切　大枣十五枚　黄芪二两

上六味，以水八升，煮取三升，去滓，温服一升，日三服。

诸黄，小便自利者，当以虚劳法，小建中汤主之。

◎　小建中汤方

桂枝三两，去皮　芍药六两　甘草三两，炙　生姜三两，切　大枣十二枚　饴糖一升

上六味，以水七升，先煮五味，取三升，去滓，纳胶饴，更上微火消解，温服一升，日三服。

阳明病，腹满，小便不利，舌萎黄燥，不得眠者，此属黄家。

黄疸病，当以十八日为期，治之十日以上瘥，反剧者，为难治。

夫病，脉沉，渴欲饮水，小便不利者，后必发黄。

趺阳脉微而弦，法当腹满，若不满者，必大便难，两胠疼痛，此为虚寒，当温之，宜吴茱萸汤。〔方见前〕

夫病人腹痛绕脐，此为阳明风冷，谷气不行，若反下之，其气必冲，若不冲者，心下则痞，当温之，宜理中汤。

◎　理中汤方

人参三两　白术三两　甘草三两，炙　干姜三两

上四味，以水八升，煮取三升，去滓，温服一升，日三服。

阳明病，发热十余日，脉浮而数，腹满，饮食如故者，厚朴七物汤主之。

◎　厚朴七物汤方

厚朴半斤　甘草三两　大黄三两　枳实五枚　桂枝二两　生姜五两　大枣十枚

上七味，以水一斗，煮取四升，去滓，温服八合，日三服。

阳明病，腹中切痛、雷鸣、逆满、呕吐者，此虚寒也，附子粳米汤主之。

◎　附子粳米汤方

附子一枚，炮　半夏半升，洗　甘草一两　大枣十枚　粳米半升

上五味，以水八升，煮米熟汤成，去滓，温服一升，日三服。

阳明病，腹中寒痛，呕不能食，有物突起，如见头足，痛不可近者，大建中汤主之。

◎　大建中汤方

蜀椒二合，去目汗　干姜四两　人参一两　胶饴一升

上四味，以水四升，先煮三味，取二升，去滓，纳胶饴，微火煮取一升半，分温再服，如一炊顷，可饮粥二升，后更服，当一日食糜粥，温覆之。

阳明病，腹满，胁下偏痛，发微热，其脉弦紧者，当以温药下之，宜大黄附子细辛汤。

◎　大黄附子细辛汤方

大黄三两　附子三两　细辛二两

上三味，以水五升，煮取二升，去滓，分温三服。一服后，如人行四五里，再进一服。

问曰：阳明宿食何以别之？师曰：寸口脉浮而大，按之反涩，尺中亦微而涩，故知其有宿食也，大承气汤主之。〔方见前〕

寸口脉数而滑者，此为有宿食也。

下利不欲食者，此为有宿食也。

脉紧如转索者，此为有宿食也。

脉紧，腹中痛，恶风寒者，此为有宿食也。

宿食在上脘者，法当吐之，宜瓜蒂散。

◎　瓜蒂散方

瓜蒂一分　赤小豆一分

上二味，杵为散，以香豉七合，煮取汁，和散一钱匙，温服之，不吐稍加，得吐止后服。

卷十

辨少阳病脉证并治第十七

少阳之为病，口苦，咽干，目眩是也。

少阳中风，两耳无所闻，目赤，胸中满而烦者，不可吐、下，吐、下则悸而惊。

伤寒，脉弦细，头痛，发热者，属少阳，不可发汗；汗则谵语，烦躁，此属胃不和也，和之则愈。

本太阳病，不解，转入少阳者，胁下鞕满，干呕不能食，往来寒热，脉沉弦者，不可吐、下，与小柴胡汤。

◎　小柴胡汤方

柴胡八两　人参三两　黄芩三两　甘草三两，炙　半夏半升，洗　生姜三两，切　大枣十二枚，擘

上七味，以水一斗二升，煮取六升，去滓，再煎取三升，温服一升，日三服。

少阳病，气上逆，今胁下痛，甚则呕逆，此为胆气不降也，柴胡芍药枳实甘草汤主之。

◎　柴胡芍药枳实甘草汤方

柴胡八两　芍药三两　枳实四枚，炙　甘草三两，炙

上四味，以水一斗，煮取六升，去滓，再煎取三升，温服一升，日三服。

若已吐、下、发汗、温针，谵语，柴胡汤证罢者，此为坏病，知犯何逆，以法救之，柴胡汤不中与也。

三阳合病，脉浮大，上关上，但欲眠睡，目合则汗，此上焦不通故也，宜小柴胡汤。

［方见前］

伤寒四五日，无大热，其人躁烦者，此为阳去入阴故也。

伤寒三日，三阳为尽，三阴当受邪，其人反能食而不呕者，此为三阴不受邪也。

伤寒三日，少阳脉小者，为欲已也。

少阳病欲解时，从寅至辰上。

辨太阴病脉证并治第十八

太阴之为病，腹满而吐，食不下，自利益甚，时腹自痛，若下之，必胸下结鞕。

太阴中风，四肢烦疼，阳微阴涩而长者，为欲愈。

太阴病，脉浮者，可发汗，宜桂枝汤。

◎　**桂枝汤方**

桂枝三两，去皮　芍药三两　甘草二两，炙　生姜三两，切　大枣十二枚，擘

上五味，以水七升，煮取三升，去滓，温服一升，须臾啜热粥一升，以助药力，温覆取
汗，不汗再服。

自利不渴者，属太阴，以其脏有寒故也，当温之，宜服理中、四逆辈。

伤寒，脉浮而缓，手足自温者，系在太阴。太阴当发身黄；若小便自利者，不能发黄。
至七八日，虽暴烦，下利日十余行，必自止，以脾家实，腐秽当去故也。

本太阳病，医反下之，因尔腹满时痛者，属太阴也，桂枝加芍药汤主之；大实痛者，桂
枝加大黄汤主之。

◎　**桂枝加芍药汤方**

桂枝三两，去皮　芍药六两　甘草二两，炙　生姜三两，切　大枣十二枚，擘

上五味，以水七升，煮取三升，去滓，温分三服。

◎　**桂枝加大黄汤方**

桂枝三两，去皮　大黄二两　芍药六两　甘草二两，炙　生姜三两，切　大枣十二枚，擘

上六味，以水七升，煮取三升，去滓，温服一升，日三服。

太阴病，脉弱，其人续自便利，设当行大黄、芍药者，宜减之，以其人胃气弱，易动
故也。

太阴病，大便反鞕，腹中胀满者，此脾气不转也，宜白术枳实干姜白蜜汤；若不胀满，
反短气者，黄芪五物汤加干姜半夏主之。

◎　**白术枳实干姜白蜜汤方**

白术三两　枳实一两半　干姜一两　白蜜二两

上四味，以水六升，先煮三味，去滓，取三升，纳白蜜烊消，温服一升，日三服。

◎　**黄芪五物加干姜半夏汤方**

黄芪三两　桂枝三两，去皮　芍药三两　生姜六两，切　大枣十二枚，擘　干姜三两
半夏半升，洗

上七味，以水一斗，煮取五升，去滓，再煎取三升，分温三服。

太阴病，渴欲饮水，饮水即吐者，此为水在膈上，宜半夏茯苓汤。

◎　**半夏茯苓汤方**

半夏一升，洗　茯苓四两　泽泻二两　干姜一两

上四味，以水四升，煮取三升，去滓，分温再服，小便利，则愈。

太阴病，下利，口渴，脉虚而微数者，此津液伤也，宜人参白术芍药甘草汤。

◎　人参白术芍药甘草汤方

人参三两　白术三两　芍药三两　甘草二两，炙

上四味，以水五升，煮取三升，去滓，温服一升，日三服。

太阴病，不下利、吐逆，但苦腹大而胀者，此脾气实也，厚朴四物汤主之。

◎　厚朴四物汤方

厚朴二两，炙　枳实三枚，炙　半夏半升，洗　橘皮一两

上四味，以水五升，煮取三升，去滓，温服一升，日三服。

太阴病，不吐、不满，但遗矢无度者，虚故也，理中加黄芪汤主之。

◎　理中加黄芪汤方

人参三两　白术三两　干姜三两　甘草三两，炙　黄芪三两

上五味，以水八升，煮取三升，去滓，温服一升，日三服。

太阴病，欲吐不吐，下利时甚时疏，脉浮涩者，桂枝去芍药加茯苓白术汤主之。

◎　桂枝去芍药加茯苓白术汤方

桂枝三两，去皮　甘草二两，炙　茯苓三两　白术三两　生姜三两，切　大枣十二枚，擘

上六味，以水八升，煮取三升，去滓，温服一升，日三服。

太阴病，吐逆，腹中冷痛，雷鸣下利，脉沉紧者，小柴胡加茯苓白术汤主之。

◎　小柴胡加茯苓白术汤方

柴胡半斤　黄芩三两　人参三两　半夏半升，洗　甘草三两，炙　生姜三两，切　大枣十二枚，擘　茯苓三两　白术三两

上九味，以水一斗二升，煮取六升，去滓，再煎取三升，温服一升，日三服。

太阴病，有宿食，脉滑而实者，可下之，宜承气辈；若大便溏者，宜厚朴枳实白术甘草汤。

◎　厚朴枳实白术甘草汤方

厚朴三两　枳实三两　白术二两　甘草二两

上四味，以水六升，煮取三升，去滓，温服一升，日三服。

太阴病欲解时，从亥至丑上。

卷十一

辨少阴病脉证并治第十九

少阴之为病，脉微细，但欲寐也。

少阴病，欲吐不吐，心烦，但欲寐，五六日，自利而渴者，属少阴也，虚，故饮水自救；若小便色白者，少阴病形悉具。小便白者，以下焦虚寒，不能制水，故令色白也。

病人脉阴阳俱紧，反汗出者，亡阳也，此属少阴，法当咽痛，而复吐、利。

少阴病咳而下利，谵语者，被火劫故也，小便必难，以强责少阴汗也。

少阴病脉细沉数，病为在里，不可发汗。

少阴病脉微，不可发汗，亡阳故也；阳已虚，尺脉弱涩者，复不可下之。

少阴病脉紧，至七八日，自下利，脉暴微，手足反温，脉紧反去者，为欲解也，虽烦、下利，必自愈。

少阴病，下利，若利自止，恶寒而蜷卧，手足温者，可治。

少阴病，恶寒而蜷，时自烦，欲去衣被者，可治。

少阴中风，脉阳微阴浮者，为欲愈。

少阴病欲解时，从子至寅上。

少阴病，吐利，手足不逆冷，反发热者，不死。脉不至者，灸少阴七壮。

少阴病八九日，一身手足尽热者，以热在膀胱，必便血也。

少阴病，但厥，无汗，而强发之，必动其血，未知从何道而出，或从口鼻，或从耳出者，是名下厥上竭，为难治。

少阴病，恶寒，身蜷而利，手足逆冷者，不治。

少阴病，吐利，躁烦，四逆者，死。

少阴病，下利止，而头眩时时自冒者，死。

少阴病，四逆，恶寒而身蜷，脉不至，心烦而躁者，死。

少阴病，六七日，息高者，死。

少阴病，脉微细沉，但欲卧，汗出不烦，自欲吐。至五六日，自利，复烦躁不得卧寐者，死。

少阴病始得之，反发热，脉沉者，麻黄附子细辛汤主之。

◎　麻黄附子细辛汤方

麻黄二两　附子一枚，炮，去皮，破八片　细辛二两

上三味，以水一斗，先煮麻黄，减二升，去上沫，纳诸药，煮取三升，去滓。温服一升，日三服。

少阴病，得之二三日，麻黄附子甘草汤微发汗，以二三日无里证，故微发汗也。

◎　麻黄附子甘草汤方

麻黄二两　附子一枚，炮，去皮，破八片　甘草二两，炙

上三味，以水七升，先煮麻黄一二沸，去上沫，纳诸药，煮取三升，去滓，温服一升，日三服。

少阴病，得之二三日以上，心中烦，不得卧者，黄连阿胶汤主之。

◎　黄连阿胶汤方

黄连四两　黄芩二两　芍药二两　阿胶三两　鸡子黄二枚

上五味，以水六升，先煮三物，取二升，去滓，纳胶烊尽，小冷，纳鸡子黄，搅令相得。温服七合，日三服。

少阴病，得之一二日，口中和，其背恶寒者，当灸之，附子汤主之。

◎　附子汤方

附子二枚，炮，去皮，破八片　茯苓三两　人参二两　白术四两　芍药三两

上五味，以水八升，煮取三升，去滓，温服一升，日三服。

少阴病，身体痛，手足寒，骨节痛，脉沉者，附子汤主之。［方见前］

少阴病，脉微而弱，身痛如掣者，此荣卫不和故也，当归四逆汤主之。

◎　当归四逆汤方

当归三两　芍药三两　桂枝三两，去皮　细辛三两　木通三两　甘草二两，炙　大枣二十五枚，擘

上七味，以水八升，煮取三升，去滓，温服一升，日三服。

少阴病，下利便脓血者，桃花汤主之。

◎　桃花汤方

赤石脂一斤，一半全用，一半筛末　干姜一两　粳米一升

上三味，以水七升，煮米令熟，去滓，温服七合，纳赤石脂末方寸匙，日三服。若一服愈，余勿服。

少阴病，二三日至四五日，腹痛，小便不利，下利不止，便脓血者，桃花汤主之。［方见上］

少阴病，下利便脓血者，可刺足阳明。

少阴病，吐，利，手足逆冷，烦躁欲死者，吴茱萸汤主之。

◎　吴茱萸汤方

吴茱萸一升　人参二两　生姜六两，切　大枣十二枚，擘

上四味，以水七升，煮取二升，去滓，温服七合，日三服。

少阴病，下利，咽痛，胸满，心烦者，猪肤汤主之。

◎　猪肤汤方

猪肤一斤

上一味，以水一斗，煮取五升，去滓，加白蜜一升，白粉五合，熬香，和令相得，分温六服。［白粉即米粉］

少阴病，二三日，咽中痛者，可与甘草汤；不瘥，与桔梗汤。

◎　甘草汤方

甘草二两

上一味，以水三升，煮取一升半，去滓。温服七合，日二服。

◎　桔梗汤方

桔梗一两　甘草二两

上二味，以水三升，煮取一升，去滓，温分再服。

少阴病，咽中伤，生疮，痛引喉旁，不能语言，声不出者，苦酒汤主之。

◎　苦酒汤方

半夏十四枚，洗，破如枣核　鸡子一枚，去黄，纳上苦酒着鸡子壳中

上二味，纳半夏，着苦酒中，以鸡子壳置刀环中，安火上，令三沸，去滓，少少含咽之。不瘥，更作三剂。

少阴病，咽中痛，脉反浮者，半夏散及汤主之。

◎　半夏散方

半夏，洗　桂枝，去皮　甘草，炙

上三味，等分，各别捣筛已，合治之。白饮和服方寸匕，日三服。若不能散服者，以水一升煎七沸，纳散两方寸匕，更煎三沸，下火令小冷，少少咽之。

少阴病，下利，白通汤主之。

◎　白通汤方

葱白四茎　干姜一两　附子一枚，生用，去皮，破八片

上三味，以水三升，煮取一升，去滓，分温再服。

少阴病，下利，脉微者，与白通汤；利不止，厥逆无脉，干呕烦者，白通加猪胆汁汤主之。服汤后，脉暴出者死，微续者生。

◎　白通加猪胆汁汤方

葱白四茎　干姜一两　附子一枚，生用，去皮，破八片　人尿五合　猪胆汁一合

上五味，以水三升，先煮三物，取一升，去滓，纳人尿、猪胆汁，和令相得，分温再服。若无胆汁，亦可用。

少阴病，二三日不已，至四五日，腹痛，小便不利，四肢沉重疼痛，自下利者，此为有水气，其人或咳，或小便不利，或下利，或呕者，真武汤主之。

◎　真武汤方

茯苓三两　芍药三两　白术二两　生姜三两，切　附子一枚，炮，去皮，破八片

上五味，以水八升，煮取三升，去滓。温服七合，日三服。若咳者，加五味子半升，细辛、干姜各一两；若小便不利者，加茯苓一两；若下利者，去芍药，加干姜二两；若呕者，去附子，加生姜足前成半斤。

少阴病，下利清谷，里寒外热，手足厥逆，脉微欲绝，身反不恶寒，其人面色赤，或腹痛，或干呕，或咽痛，或利止，脉不出者，通脉四逆汤主之。

◎　通脉四逆汤方

甘草二两，炙　附子大者一枚，生用，去皮，破八片　干姜三两　人参二两

上四味，以水三升，煮取一升二合，去滓，分温再服，其脉即出者愈。面色赤者，加葱九茎；腹中痛者，去葱，加芍药二两；呕者，加生姜二两；咽痛者，去芍药，加桔梗一两；利止，脉不出者，去桔梗，加人参二两。

少阴病，四逆，其人或咳，或悸，或小便不利，或腹中痛，或泄利下重者，四逆散主之。

◎　四逆散方

甘草二两，炙　附子大者一枚　干姜一两半　人参二两

上四味，捣筛，白饮和服方寸匕。咳者，去人参，加五味子、干姜各五分，并主下利；悸者，加桂枝五分；小便不利者，加茯苓五分；泄利下重者，先以水五升，煮薤白三两，取

三升，去滓，以散三方寸匙纳汤中，煮取一升半，分温再服。

少阴病，下利六七日，咳而呕，渴，心烦不得眠者，猪苓汤主之。

◎　猪苓汤方

猪苓一两，去皮　茯苓一两，去皮　阿胶一两　泽泻一两　滑石一两

上五味，以水四升，先煮四物，取二升，去滓，纳胶烊尽，温服七合，日三服。

少阴病，得之二三日，口燥咽干者，急下之，宜大承气汤。

◎　大承气汤方

枳实五枚，炙　厚朴半斤，去皮，炙，用　大黄四两，洗　芒硝三合

上四味，以水一斗，先煮二味，取五升，去滓，纳大黄，更煮取二升，去滓，纳芒硝，更上火令一二沸，分温再服。一服得利，止后服。

少阴病，自利清水，色纯青，心下必痛，口干燥者，可下之，宜大承气汤。〔方见上〕

少阴病，六七日，腹胀不大便者，急下之，宜大承气汤。〔方见上〕

少阴病，脉沉者，急温之，宜四逆汤。

◎　四逆汤方

甘草二两，炙　附子大者一枚，生用，去皮，破八片　干姜二两半　人参二两

上四味，以水三升，煮取一升二合，去滓，分温再服。

少阴病，饮食入口即吐，或心中温温欲吐，复不能吐，始得之，手足寒，脉弦迟者，此胸中实，不可下也，当吐之；若膈上有寒饮，干呕者，不可吐也，当温之，宜四逆汤。〔方见上〕

少阴病，下利，脉微涩，呕而汗出，必数更衣，反少者，当温其上，灸之。

辨厥阴病脉证并治第二十

厥阴之为病，消渴，气上撞心，心中疼热，饥而不欲食，食则吐蛔，下之，利不止。

厥阴中风，脉微浮，为欲愈；不浮，为未愈。

厥阴欲解时，从丑至卯上。

厥阴病，渴欲饮水者，少少与之，愈。

诸四逆厥者，不可下之，虚家亦然。

伤寒，先厥，后发热而利者，必自止。见厥，复利。

伤寒，始发热六日，厥反九日而利。凡厥利者，当不能食，今反能食者，恐为除中。食以素饼，不发热者，知胃气尚在，必愈。恐暴热来出而复去也。后日脉之，其热续在者，期之旦日夜半愈。所以然者，本发热六日，厥反九日，复发热三日，并前六日亦为九日，与厥相应，故期之旦日夜半愈。后三日脉之，而脉数，其热不罢者，此为热气有余，必发痈脓也。

伤寒六七门，脉迟，而反与黄芩汤彻其热。脉迟为寒，今与黄芩汤复除其热，腹中应冷。今反能食，此名除中，必死。

伤寒，先厥后发热，下利必自止，而反汗出，咽中痛者，其喉为痹；发热，无汗，而利

必自止，若不止，必便脓血。便脓血者，其喉不痹。

伤寒，一二日至四五日厥者，必发热，前热者，后必厥。厥深者，热亦深；厥微者，热亦微。厥应下之，而反发汗者，必口伤烂赤。

伤寒病，厥五日，热亦五日，设六日当复厥，不厥者自愈。厥终不过五日，以热五日，知自愈。

凡厥者，阴阳气不相顺接，便为厥。厥者，手足逆冷是也。

伤寒，脉微而厥，至七八日，肤冷，其人躁，无暂安时者，此为脏厥，非蛔厥也。蛔厥者，其人当吐蛔，今病者静，而复时烦，此为脏寒，蛔上入其膈，故烦，须臾复止，得食而呕又烦者，蛔闻食臭出，其人当自吐蛔。蛔厥者，乌梅丸主之，又主久利。

◎　乌梅丸方

乌梅三百枚　细辛六两　干姜十两　黄连十六两　当归四两　附子六两，炮，去皮　蜀椒四两，出汗　桂枝六两，去皮　人参六两　黄柏六两

上十味，异捣筛，合治之，以苦酒渍乌梅一宿，去核，蒸之，五斗米下。饭熟，捣成泥，和药令相得，纳臼中，与蜜，杵二千下，丸如梧桐子大。先食饮，服十丸，日三服，稍加至二十丸。禁生冷、滑物、臭食等。

伤寒，热少，微厥，指头寒，嘿嘿不欲食，烦躁，数日小便利、色白者，此热除也，欲得食，其病为愈；若厥而呕，胸胁烦满者，其后必便血。

病者手足厥冷，不结胸，小腹满，按之痛者，此冷结在膀胱关元也。

伤寒，发热四日，厥反三日，复热四日，厥少热多者，其病当愈；四日至七日，热不除者，必便脓血。

伤寒，厥四日，热反三日，复厥五日，其病为进。寒多热少，阳气退，故为进也。

伤寒六七日，脉微，手足厥冷，烦躁，灸厥阴，厥不还者，死。

伤寒，发热，下利，厥逆，躁不得卧者，死。

伤寒，发热，下利至甚，厥不止者，死。

伤寒，六七日不利，便发热而利，其人汗出不止者，死。有阴无阳故也。

伤寒五六日，不结胸，腹濡，脉虚，复厥者，不可下也，此为亡血，下之则死。

伤寒，发热而厥，七日，下利者，为难治。

伤寒，脉促，手足厥逆，不可灸之。

伤寒，脉滑而厥者，里有热也，白虎汤主之。

◎　白虎汤方

知母六两　石膏一斤，碎，绵裹　甘草二两，炙　粳米六合

上四味，以水一斗，煮米熟汤成，去滓，温服一升，日三服。

伤寒，手足厥逆，脉细欲绝者，当归四逆加人参附子汤主之；若其人内有久寒者，当归四逆加吴茱萸生姜附子汤主之。

◎　当归四逆加人参附子汤方

当归三两　桂枝三两，去皮　芍药三两　细辛三两　甘草二两，炙　木通二两　大枣二

十五枚，擘　人参三两　附子一枚，炮，去皮，破八片

上九味，以水八升，煮取三升，去滓，温服一升，日三服。

◎　当归四逆加吴茱萸生姜附子汤方

吴茱萸二升　生姜半斤　附子一枚，炮，去皮，破八片　当归三两　桂枝三两，去皮　芍药三两　细辛三两　甘草二两，炙　木通二两　大枣二十五枚，擘

上十味，以水六升，清酒六升，和煮取三升，温服一升，日三服。

大汗出，热不去，内拘急，四肢疼，复下利，厥逆而恶寒者，四逆汤主之。

◎　四逆汤方

人参二两　甘草二两　干姜一两半　附子一枚，生用，去皮，破八片

上四味，以水三升，煮取一升二合，去滓，分温再服。若强可用大附子一枚、干姜二两。

大汗，若大下利而厥逆冷者，四逆汤主之。〔方见前〕

病人手足厥冷，脉乍紧者，邪结在胸中，心下满而烦，饥不能食者，病在胸中，当须吐之，宜瓜蒂散。

◎　瓜蒂散方

瓜蒂　赤小豆

上二味，各等分，异捣筛，合纳臼中，更治之，别以香豉一合，用热汤七合煮作稀糜，去滓，取汁和散一钱匙，温顿服之；不吐者，少少加，得快吐乃止。诸亡血、虚家，不可与也。

伤寒，厥而心下悸者，宜先治水，当服茯苓甘草汤，却治其厥。不尔，水渍入胃，必作利也。

◎　茯苓甘草汤方

茯苓二两　甘草一两，炙　生姜三两，切　桂枝二两，去皮

上四味，以水四升，煮取二升，去滓，分温三服。

伤寒六七日，大下后，寸脉沉而迟，手足厥逆，下部脉不至，咽喉不利，唾脓血，泄利不止者，为难治，人参附子汤主之。不瘥，复以人参干姜汤与之。

◎　人参附子汤方

人参二两　附子一枚　干姜二枚，炮　半夏半升　阿胶二两　柏叶三两

上六味，以水六升，煮取二升，去滓，纳胶烊消，温服一升，日再服。

◎　人参干姜汤方

人参二两　附子一枚　干姜三两　桂枝二两，去皮　甘草二两，炙

上五味，以水二升，煮取一升，去滓。温顿服之。

伤寒四五日，腹中痛，若转气下趋少腹者，此欲自利也。

伤寒本自寒，下医复吐、下之，寒格，更逆吐、下，麻黄升麻汤主之；若食入口即吐，干姜黄芩黄连人参汤主之。

◎　麻黄升麻汤方

麻黄二两半，去节　升麻一两　知母一两　黄芩一两半　桂枝二两，去皮　白术一两
甘草一两，炙

上七味，以水一斗，先煮麻黄去上沫，纳诸药，煮取三升，去滓，温服一升，日三服。

◎　干姜黄芩黄连人参汤方

干姜三两　黄芩三两　黄连三两　人参三两

上四味，以水六升，煮取二升，去滓，分温再服。

下利，有微热而渴，脉弱者，令自愈。

下利，脉数有微热，汗出者，为欲愈；脉紧者，为未解。

下利，手足厥逆，无脉者，灸之不温，若脉不还，反微喘者，死。少阴负趺阳者，为顺也。

下利，寸脉反浮数，尺中自涩者，必圊脓血，柏叶阿胶汤主之。

◎　柏叶阿胶汤方

柏叶三两　阿胶二两　干姜二两，炮　牡丹三两

上四味，以水三升，先煮三味，取二升，去滓，纳胶烊消。温服一升，日再服。

下利清谷，不可攻表；汗出，必胀满。

下利，脉沉弦者，下重也；脉大者，为未止；脉微弱数者，为欲自止，虽发热，不死。

下利，脉沉而迟，其人面少赤，身有微热，下利清谷者，必郁冒，汗出而解，病人必微厥，所以然者，其面戴阳，下虚故也。

下利，脉数而渴者，令自愈，设不瘥，必清脓血，以有热故也。

下利后，脉绝，手足厥冷，晬时脉还，手足温者生，脉不还者死。

伤寒，下利日十余行，脉反实者，死。

下利清谷，里寒外热，汗出而厥者，通脉四逆汤主之。

◎　通脉四逆汤方

甘草二两，炙　附子大者一枚，生用　干姜三两　人参二两

上四味，以水三升，煮取一升二合，去滓，分温再服，其脉出者愈。

热利下重者，白头翁汤主之。

◎　白头翁汤方

白头翁二两　黄连　黄柏　秦皮各三两

上四味，以水七升，煮取二升，去滓，温服一升，不愈更服一升。

下利，其人虚极者，白头翁加阿胶甘草汤主之。

◎　白头翁加阿胶甘草汤方

白头翁二两　甘草二两　阿胶二两　黄连三两　黄柏三两　秦皮三两

上六味，以水七升，煮取二升半，去滓，纳胶烊消，分温三服。

下利，腹胀满，身体疼痛者，先温其里，乃攻其表。温里宜四逆汤［四逆汤方见前］，攻表宜桂枝汤。

◎　桂枝汤方

桂枝三两，去皮　芍药三两　甘草二两　生姜三两，切　大枣十二枚，擘

上五味，以水七升，煮取三升，去滓，温服一升，须臾，啜热粥一升，以助药力，如不瘥，再服，余如将息禁忌法。

下利，欲饮水者，以有热故也，白头翁汤主之。［方见前］

下利，谵语者，有燥屎也，宜小承气汤。

◎　小承气汤方

大黄四两，酒洗　枳实三枚，炙　厚朴二两，去皮、尖

上三味，以水四升，先煮二味，取一升二合，去滓，纳大黄，再煮一二沸，去滓，分温二服，一服谵语止，若更衣者，停后服，不尔，尽服之。

下利后，更烦，按之心下濡者，为虚烦也，宜栀子豉汤。

◎　栀子豉汤方

栀子十四枚，擘　香豉四合，绵裹

上二味，以水四升，先煮栀子，取二升，纳豉，更煮取一升半，去滓，分温再服，一服得吐，止后服。

下利，腹痛，若胸痛者，紫参汤主之。

◎　紫参汤方

紫参半斤　甘草三两

上二味，以水五升，先煮紫参取二升，纳甘草，煮取一升半，去滓，分温再服。

气利，诃黎勒散主之。

◎　诃黎勒散方

诃黎勒十枚，煨

上一味为散，粥饮和，顿服之。

呕家，有痈脓者，不可治呕，脓尽自愈。

呕而胸满者，吴茱萸汤主之。

◎　吴茱萸汤方

吴茱萸一升　人参三两　生姜六两，切　大枣十二枚，擘

上四味，以水七升，煮取二升，去滓，温服七合，日三服。

干呕，吐涎沫，头痛者，吴茱萸汤主之。［方见上］

呕而发热者，小柴胡汤主之。

◎　小柴胡汤方

柴胡八两　黄芩三两　人参三两　甘草三两，炙　半夏半升，洗　生姜三两，切　大枣十二枚，擘

上七味，以水一斗二升，煮取六升，去滓，更煎取三升，温服一升，日三服。

呕而脉弱，小便复利，身有微热，见厥者，难治，四逆汤主之。［方见前］

干呕，吐逆，吐涎沫，半夏干姜散主之。

◎　半夏干姜散方

半夏　干姜各等分

上二味，杵为散，取方寸匕，浆水一升半，煮取七合，顿服之。

伤寒，大吐大下之，极虚，复极汗者，以其人外气怫郁，复与之水，以发其汗，因得哕，

所以然者，胃中寒冷故也。

伤寒，哕而腹满，视其前后，知何部下利，利之则愈。

病人胸中似喘不喘，似呕不呕，似哕不哕，彻心中愦愦然无奈者，生姜半夏汤主之。

◎ **生姜半夏汤方**

生姜一斤　半夏半升

上二味，以水三升，先煮半夏，取二升，纳生姜汁，煮取一升，去滓，小冷，分四服，日三夜一。呕止，停后服。

干呕，哕，若手足厥者，橘皮汤主之。

◎ **橘皮汤方**

橘皮四两　生姜半斤

上二味，以水七升，煮取三升，去滓，温服一升，下咽即愈。

哕逆，其人虚者，橘皮竹茹汤主之。

◎ **橘皮竹茹汤方**

橘皮二斤　竹茹二升　人参一两　甘草五两　生姜半斤　大枣三十枚，擘

上六味，以水一斗，煮取三升，去滓，温服一升，日三服。

诸呕，谷不得下者，小半夏汤主之。

◎ **小半夏汤方**

半夏一升　生姜半斤

上二味，以水七升，煮取一升半，去滓，分温再服。

便脓血，相传为病，此名疫利。其原因于夏，而发于秋，热燥相搏，逐伤气血，流于肠间，其后乃重，脉洪变数，黄连茯苓汤主之。

◎ **黄连茯苓汤方**

黄连二两　茯苓三两　阿胶一两半　芍药三两　黄芩三两　半夏一升

上六味，以水一斗，先煮五味，取三升，去滓，纳胶烊消，分温三服。若胸中热甚者，加黄连一两，合前成三两；腹满者，加厚朴二两；人虚者，加甘草二两；渴者，去半夏，加栝楼根二两。

病人呕吐涎沫，心痛，若腹痛，发作有时，其脉反洪大者，此虫之为病也，甘草粉蜜汤主之。

◎ **甘草粉蜜汤方**

甘草二两　白粉一两［即铅粉］　蜜四两

上三味，以水三升，先煮甘草，取二升，去滓，纳粉、蜜搅令和，煎如薄粥，温服一升。差，止后服。

厥阴病，脉弦而紧，弦则卫气不行，紧则不欲食，邪正相搏，即为寒疝。绕脐而痛，手足厥冷，是其候也。脉沉紧者，大乌头煎主之。

◎ **大乌头煎方**

乌头大者五枚，熬，去皮

上一味，以水三升，煮取一升，去滓，纳蜜二升，煎令水气尽，取二升。强人服七合，弱人服五合。不瘥，明日更服。

寒疝，腹中痛，若胁痛里急者，当归生姜羊肉汤主之。

◎　当归生姜羊肉汤方

当归三两　生姜五两　羊肉一斤

上三味，以水八升，煮取三升，温服七合，日三服。寒多者，加生姜成一斤；痛多而呕者，加橘皮二两、白术一两。加生姜者，亦加水五升，煮取三升二合，分温三服。

寒疝，腹中痛，手足不仁，若逆冷，若身疼痛，灸刺诸药不能治者，乌头桂枝汤主之。

◎　乌头桂枝汤方

乌头五枚

上一味，以蜜二升，煮减半，去滓，以桂枝汤五合解之，令得一升。初服二合，不知即服三合，又不知加至五合。其知者如醉状，得吐者为中病。

病人睾丸，偏有大小，时有上下，此为狐疝，宜先刺厥阴之俞，后与蜘蛛散。

◎　蜘蛛散方

蜘蛛十四枚，熬　桂枝一两

上二味，为散，以白饮和服方寸匕，日再服，蜜丸亦可。

寸口脉浮而迟，浮则为虚，迟则为劳；虚则卫气不足，劳则荣气竭。

趺阳脉浮而数，浮则为气，数则消谷而大坚；气盛则溲数，溲数则坚。坚数相搏，即为消渴。

消渴，小便多，饮一斗，小便亦一斗者，肾气丸主之。

◎　肾气丸方

地黄八两　薯蓣四两　山茱萸四两　泽泻三两　牡丹皮三两　茯苓三两　桂枝一两，去皮　附子一枚，炮

上八味，末之，炼蜜和丸，如梧子大，酒下十五丸，渐加至二十五丸，日再服，白饮下亦可。

消渴，脉浮有微热，小便不利者，五苓散主之。

◎　五苓散方

猪苓十八铢，去皮　泽泻一两六铢　白术十八铢　茯苓十八铢　桂枝半两，去皮

上五味，为末，以白饮和服方寸匕，日三服，多饮暖水，汗出愈。

消渴，欲饮水，胃反而吐者，茯苓泽泻汤主之。

◎　茯苓泽泻汤方

茯苓半斤　泽泻四两　甘草二两　桂枝二两，去皮　白术三两　生姜四两

上六味，以水一斗，煮取三升，去滓。温服一升，日三服。

消渴，欲得水而食饮不休者，文蛤汤主之。

◎　文蛤汤方

文蛤五两　麻黄三两　甘草三两　生姜三两，切　石膏五两　杏仁五十枚　大枣十二

枚，擘

上七味，以水六升，煮取二升，去滓，温服一升，汗出即愈，若不汗，再服。

小便痛闷，下如粟状，少腹弦急，痛引脐中，其名曰淋，此热结在下焦也，小柴胡加茯苓汤主之。

◎　小柴胡加茯苓汤方

柴胡半斤　黄芩三两　人参二两　半夏半升，洗　甘草三两　生姜二两，切　大枣十二枚，擘　茯苓四两

上八味，以水一斗二升，煮取六升，去滓，再煎，取三升，温服一升，日三服。

卷十二

辨霍乱吐利病脉证并治第二十一

问曰：病有霍乱者何？答曰：呕吐而利，此名霍乱。

师曰：霍乱属太阴，霍乱必吐利，吐利不必尽霍乱。霍乱者，由寒热杂合混乱于中也。热气上逆故吐，寒气下注故利，其有饮食不节，壅滞于中，上者竟上则吐，下者竟下则利，此名吐利，非霍乱也。

问曰：病有发热、头痛、身疼、恶寒、吐利者，此属何病？答曰：此非霍乱。霍乱自吐下，今恶寒，身疼，复更发热，故知非霍乱也。

霍乱呕吐，下利，无寒热，脉濡弱者，理中汤主之。

◎　理中汤方

人参三两　白术三两　甘草三两　干姜三两

上四味，以水八升，煮取三升，去滓。温服一升，日三服。

先吐，后利，腹中满痛，无寒热，脉濡弱而涩者，此宿食也，白术茯苓半夏枳实汤主之。

◎　白术茯苓半夏枳实汤方

白术三两　茯苓四两　半夏一升，洗　枳实一两半

上四味，以水六升，煮取三升，去滓，分温三服。

胸中满，欲吐不吐，下利时疏，无寒热，腹中绞痛，寸口脉弱而结者，此宿食在上故也，宜瓜蒂散。

◎　瓜蒂散方

瓜蒂一分　赤小豆一分

上二味，杵为散，以香豉七合，煮取汁，和散一钱匙，温服之，不吐者少加之，以快吐为度而止。

霍乱呕吐，下利清谷，手足厥冷，脉沉而迟者，四逆汤主之。

◎　四逆汤方

甘草二两，炙　干姜一两半　附子一枚，生用，去皮，破八片　人参二两

上四味，以水六升，煮取三升，去滓，分温三服。

吐利发热，脉濡弱而大者，白术石膏半夏干姜汤主之。

◎　白术石膏半夏干姜汤方

白术三两　石膏半斤，绵裹　半夏半升，洗　干姜二两

上四味，以水六升，煮取三升，去滓，分温三服。渴者加人参二两、黄连一两。

呕吐甚则蛔出，下利时密时疏，身微热，手足厥冷，面色青，脉沉弦而紧者，四逆加吴茱萸黄连汤主之。

◎　四逆加吴茱萸黄连汤方

附子一枚，生用，去皮，破八片　干姜一两半　甘草二两，炙　人参二两　吴茱萸半升
黄连一两

上六味，以水六升，煮取二升，去滓，温服一升，日再服。

霍乱吐利，口渴，汗出，短气，脉弱而濡者，理中加人参栝楼根汤主之。

◎　理中加人参栝楼根汤方

人参四两　白术三两　甘草三两　干姜三两　栝楼根二两

上五味，以水八升，煮取三升，去滓，温服一升，日三服。

饮水即吐，食谷则利，脉迟而弱者，理中加附子汤主之。

◎　理中加附子汤方

人参三两　白术三两　甘草三两　干姜三两　附子一枚

上五味，以水八升，煮取三升，去滓，温服一升，日三服。

腹中胀满而痛，时时上下，痛气上则吐，痛气下则利，脉濡而涩者，理中汤主之。〔方见前〕

霍乱证，有虚实，因其人本有虚实，证随本变故也。虚者，脉濡弱而弱，宜理中汤〔方见前〕；实者，脉急而促，宜葛根黄连黄芩甘草汤。

◎　葛根黄连黄芩甘草汤方

葛根半斤　黄连三两　黄芩三两　甘草二两，炙

上四味，以水八升，先煮葛根，减二升，去上沫，纳诸药，煮取二升，去滓，分温再服。

霍乱，转筋，必先其时已有寒邪留于筋间，伤其荣气，随证而发，脉当濡弱，反见弦急厥逆者，理中加附子汤主之。〔方见前〕

霍乱已，头痛，发热，身疼痛，热多，欲饮水者，五苓散主之；寒多，不饮水者，理中丸主之。

◎　五苓散方

猪苓十八铢　白术十八铢　茯苓十八铢　桂枝半两，去皮　泽泻一两六铢

上五味，捣为散，以白饮和服方寸匙，日三服，多饮暖水，汗出愈，将息如法。

◎　理中丸方

人参三两　干姜三两　甘草三两　白术三两

上四味，捣筛，蜜和为丸，如鸡子黄大，以沸汤数合和一丸，研碎温服，日三服，夜二服，腹中未热，可益至三四丸。

伤寒，其脉微涩者，本是霍乱，今是伤寒，却四五日，至阴经上，若转入阴者，必利；若欲似大便，而反矢气，仍不利者，此属阳明也，便必鞕，十三日愈。所以然者，经尽故也。

下利后，便当鞕，鞕则能食者，愈；今反不能食，到后经中，颇能食，复过一经亦能食，过之一日当愈，不愈者，不属阳明也。

伤寒，脉微而复利，利自止者，亡血也，四逆加人参汤主之。

◎　四逆加人参汤方

甘草二两，炙　附子一枚，生用，去皮，破八片　干姜一两半　人参三两

上四味，以水三升，煮取一升二合，去滓，分温再服。

吐利止，而身痛不休者，当消息和解其外，宜桂枝汤。

◎　桂枝汤方

桂枝三两　芍药三两　甘草二两，炙　生姜三两　大枣十二枚，擘

上五味，以水七升，煮取三升，去滓，温服一升，日三服，将息禁忌如太阳法。

吐利，汗出，发热，恶寒，四肢拘急，手足厥冷者，四逆汤主之。〔方见前〕

既吐且利，小便复利而大汗出，下利清谷，内寒外热，脉微欲绝者，四逆汤主之。〔方见前〕

吐已下断，汗出而厥，四肢拘急不解，脉微欲绝者，通脉四逆加猪胆汁汤主之。

◎　通脉四逆加猪胆汁汤方

甘草二两，炙　干姜三两　附子大者一枚，生用　猪胆汁半合　人参二两

上五味，以水三升，先煮四味，取一升，去滓，纳猪胆汁搅匀，分温再服。

吐利后，汗出，脉平，小烦者，以新虚不胜谷气故也。

辨痉阴阳易瘥后病脉证并治第二十二

太阳病，发热，无汗，而恶寒者，若脉沉迟，名刚痉。

太阳病，发热，汗出，不恶寒者，若脉浮数，名柔痉。

太阳病，发热，脉沉而细者，名曰痉，为难治。

太阳病，发汗太多，因致痉。

风病，下之则痉，复发汗，必拘急。

疮家，不可发汗，汗出则痉。

病者身热足寒，颈项强急，恶寒，时头热，面赤目赤，独头动摇，卒口噤，背反张者，痉病也。若发其汗，寒湿相得，其表益虚，则恶寒甚，发其汗已，其脉如蛇，暴脉长大者，为欲解；其脉如故，及伏弦者，为未解。

夫痉脉，按之紧如弦，直上下行。

痉病，有灸疮者，难治。

太阳病，其证备，身体强几几然，脉反沉迟，此为痉，栝楼桂枝汤主之。

◎　栝楼桂枝汤方

栝楼根三两　桂枝三两，去皮　甘草二两，炙　芍药三两　生姜二两，切　大枣十二枚，擘

上六味，以水七升，微火煮取三升，去滓，适寒温服一升，日三服。

太阳病，无汗，而小便反少，气上冲胸，口噤不得语，欲作刚痉者，葛根汤主之。

◎　葛根汤方

葛根四两　麻黄三两，去节　桂枝二两，去皮　甘草二两，炙，芍药二两　生姜三两，切　大枣十二枚，擘

上七味，以水一斗，先煮麻黄、葛根，减二升，去上沫，纳诸药，煮取三升，去滓，温服一升，覆取微似汗，不汗再进一升，得汗停后服。

痉病，手足厥冷，发热间作，唇青目陷，脉沉弦者，风邪入厥阴也，桂枝加附子当归细辛人参干姜汤主之。

◎　桂枝加附子当归细辛人参干姜汤方

桂枝三两，去皮　芍药三两　甘草二两，炙　当归四两　细辛一两　附子一枚，炮　人参二两　干姜一两半　生姜三两，切　大枣十二枚，擘

上十味，以水一斗二升，煮取四升，去滓，温服一升，日三服，夜一服。

痉病，本属太阳，若发热，汗出，脉弦而实者，转属阳明也，宜承气辈与之。

痉病，胸满，口噤，卧不著席，脚挛急，必齘齿，宜大承气汤。

◎　大承气汤方

大黄四两，酒洗　厚朴半斤，去皮　枳实五枚，炙　芒硝三合

上四味，以水一斗，先煮枳实、厚朴取五升，去滓，纳大黄，煮取二升，去滓，纳芒硝，更上微火一两沸，分温再服，得一服下者，止后服。

伤寒，阴阳易之为病，其人身体重，少气，少腹里急，或引阴中拘挛，热上冲胸，头重不欲举，眼中生花，膝胫拘急者，烧裈散主之。

◎　烧裈散方

剪取妇人中裈近隐处，烧灰，以水和服方寸匙，日三服，小便即利，阴头微肿则愈。妇人病取男子裈裆烧，和服如法。

大病瘥后，劳复者，枳实栀子豉汤主之；若有宿食者，加大黄如博棋子大五六枚。

◎　枳实栀子豉汤方

枳实三枚，炙　栀子十四枚，擘　香豉一升，绵裹

上三味，以清浆水七升，空煮取四升，纳枳实、栀子煮取二升，纳香豉更煮五六沸，去滓，温分再服，覆令微似汗。

伤寒瘥已后，更发热者，小柴胡汤主之；脉浮者，以汗解之；脉沉实者，以下解之。

◎　小柴胡汤方

柴胡八两　黄芩三两　人参三两　甘草三两，炙　半夏半升　生姜三两，切　大枣十二枚，擘

上七味，以水一斗二升，煮取六升，去滓，更煎取三升，温服一升，日三服。

大病瘥后，从腰以下有水气者，牡蛎泽泻散主之。

◎　**牡蛎泽泻散方**

牡蛎　泽泻　栝楼根　蜀漆，洗，去腥　葶苈，熬　商陆根，熬　海藻，洗，去腥

上七味等分，异捣，下筛为散，更入白中治之，白饮和服方寸匕，日三服，小便利，止后服。

大病瘥后，喜唾，久不了了，胸上有寒也，当以丸药温之，宜理中丸。〔方见霍乱〕

伤寒解后，虚羸少气，气逆欲吐者，竹叶石膏汤主之。

◎　**竹叶石膏汤方**

竹叶二把　石膏一斤　半夏半升，洗　人参三两　麦门冬一升　甘草二两，炙　粳米半升

上七味，以水一斗，先煮六味，取六升，去滓，纳粳米，煮米熟汤成，去米，温服一升，日三服。

大病已解，而日暮微烦者，以病新瘥，人强与谷，脾胃之气尚弱，不能消谷，故令微烦，损谷则愈。

卷十三

辨百合狐惑阴阳毒病脉证并治第二十三

百合病者，百脉一宗，悉致其病也。意欲食，复不能食，常默默，欲卧不能卧，欲行不能行，饮食或有美时，或有不欲闻食臭时，如寒无寒，如热无热，口苦，小便赤，诸药不能治，得药则剧吐利，如有神灵者，身形如和，其脉微数。每溺时头痛者，六十日乃愈。若溺时头不痛，淅淅然者，四十日愈；若溺时快然，但头眩者，二十日愈。其证或未病而预见，或病四五日始见，或病至二十日，或一月后见者；各随其证，依法治之。

百合病，见于发汗之后者，百合知母汤主之。

◎　**百合知母汤方**

百合七枚　知母三两

上二味，先以水洗百合，渍一宿，当白沫出，去其水，另以泉水二升，煮取一升，去滓，别以泉水二升，煮知母取一升，去滓，后合煎，取一升五合，分温再服。

百合病，见于下之后者，百合滑石代赭汤主之。

◎　**百合滑石代赭汤方**

百合七枚　滑石三两　代赭石如弹丸大，碎，绵裹

上三味，以水先洗，煮百合如前法，别以泉水二升，煮二味，取一升，去滓，合和，重煎，取一升五合，分温再服。

百合病，见于吐之后者，百合鸡子黄汤主之。

◎　百合鸡子黄汤方

百合七枚　鸡子黄一枚

上二味，先洗煮百合如前法，去滓，纳鸡子黄，搅匀，顿服之。

百合病，不经发汗、吐下，病形如初者，百合地黄汤主之。

◎　百合地黄汤方

百合七枚　地黄汁一升

上二味，先洗煮百合如上法，去滓，纳地黄汁，煎取一升五合，分温再服。中病勿更服，大便当如漆。

百合病，一月不解，变成渴者，百合洗方主之。不瘥，栝楼牡蛎散主之。

◎　百合洗方

百合一升

上一味，以水一斗，渍之一宿，以洗身。洗已，食煮饼，勿以盐豉也。

◎　栝楼牡蛎散方

栝楼根　牡蛎，熬，各等分

上二味，捣为散，白饮和服方寸匙，日三服。

百合病，变发热者，百合滑石散主之。

◎　百合滑石散方

百合一两，炙　滑石二两

上二味，为散，饮服方寸匙，日三服，当微利，热除则止后服。

百合病，见于阴者，以阳法救之；见于阳者，以阴法救之。见阳攻阴，复发其汗，此为逆；见阴攻阳，乃复下之，此亦为逆。

狐惑之为病，状如伤寒，默默欲眠，目不得闭，卧起不安。蚀于喉为惑，蚀于阴为狐，不欲饮食，恶闻食臭，其面目乍赤、乍黑、乍白。蚀于上部则声嘎，甘草泻心汤主之；蚀于下部则咽干，苦参汤洗之；蚀于肛者，雄黄熏之。

◎　甘草泻心汤方

甘草四两，炙　黄芩三两　干姜三两　半夏升半，洗　黄连一两　大枣十二枚，擘

上六味，以水一斗，煮取六升，去滓，再煎取三升，温服一升，日三服。

◎　苦参汤方

苦参一斤

上一味，以水一斗，煮取七升，去滓，熏洗，日三次。

◎　雄黄散方

雄黄一两

上一味，为末，筒瓦二枚合之，纳药于中，以火烧烟，向肛熏之。

病者脉数，无热微烦，默默但欲卧，汗出。初得之三四日，目赤如鸠眼；七八日，目四眦黑。若能食者，脓已成也，赤豆当归散主之。

◎　赤豆当归散方

赤小豆三升，浸令毛出，曝干　当归十两

上二味，杵为散，浆水服方寸匙，日三服。

阳毒之为病，面赤斑斑如锦纹，咽喉痛，唾脓血。五日可治，七日不可治。升麻鳖甲汤主之。

◎　升麻鳖甲汤方

升麻二两　蜀椒一两，去汁　雄黄五钱，研　当归一两　甘草二两　鳖甲一片，炙

上六味，以水四升，煮取一升，顿服之。不瘥，再服，取汗。

阴毒之为病，面目青，身痛如被杖，咽喉痛。五日可治，七日不可治。升麻鳖甲汤去雄黄蜀椒主之。

◎　升麻鳖甲去雄黄蜀椒汤方

升麻二两　当归一两　甘草二两　鳖甲一片

上四味，以水二升，煮取一升，去滓，顿服之，不瘥，再服。

辨疟病脉证并治第二十四

师曰：疟病，其脉弦数者，热多寒少；其脉弦迟者，寒多热少。脉弦而小紧者，可下之；弦迟者，可温之，弦紧者，可汗之、针之、灸之；浮大者，可吐之；弦数者，风发也，当于少阳中求之。

问曰：疟病以月一发者，当以十五日愈，甚者当月尽解。如其不瘥，当云何？师曰：此结为癥瘕，必有疟母，急治之，宜鳖甲煎丸。

◎　鳖甲煎丸方

鳖甲　柴胡　黄芩　大黄　牡丹　䗪虫　阿胶

上七味，各等分，捣筛，炼蜜为丸，如梧桐子大。每服七丸，日三服，清酒下。不能饮者，白饮亦可。

师曰：阴气孤绝，阳气独发，则热而少气烦悗，手足热而欲呕，此名瘅疟，白虎加桂枝人参汤主之。

◎　白虎加桂枝人参汤方

知母六两　石膏一斤，碎，绵裹　甘草二两，炙　粳米二合　桂枝三两，去皮　人参三两

上六味，以水一斗，煮米熟汤成，去滓，温服一升，日三服。

疟病，其脉如平，身无寒，但热，骨节疼烦，时作呕，此名温疟，宜白虎加桂枝汤。

◎　白虎加桂枝汤方［即前方去人参一味］

疟病，多寒，或但寒不热者，此名牝疟，蜀漆散主之，柴胡桂姜汤亦主之。

◎　蜀漆散方

蜀漆，洗，去腥　云母，烧二日夜　龙骨各等分

上三味，杵为散，未发前以浆水和服半钱匙。

◎　柴胡桂姜汤方

柴胡半斤　桂枝三两，去皮　干姜二两　栝楼根四两　黄芩三两　甘草二两，炙　牡蛎二两，熬

上七味，以水一斗，煮取六升，去滓，再煎取三升。温服一升，日三服。初服微烦，再服汗出便愈。

辨血痹虚劳病脉证并治第二十五

问曰：血痹之病，从何得之？师曰：夫尊荣之人，骨弱，肌肤盛，重因疲劳，汗出，卧不时动摇，加被微风，遂得之。但以脉寸口微涩，关上小紧，宜针引阳气，令脉和，紧去则愈。

血痹，阴阳俱微，或寸口关上微，尺中小紧，外证身体不仁，如风痹状，黄芪桂枝五物汤主之。

◎　黄芪桂枝五物汤方

黄芪三两　桂枝三两，去皮　芍药三两　生姜六两，切　大枣十二枚，擘

上五味，以水六升，煮取二升。温服七合，日三服。

男子平人，脉大为劳，极虚亦为劳。

男子面色薄者，主渴及亡血。卒喘悸，脉浮者，里虚也。

男子脉虚沉弦，无寒热，短气，里急，小便不利，面色白，时目瞑兼衄，少腹满，此为劳使之然。

劳之为病，其脉浮大，手足烦，春夏剧，秋冬瘥，阴寒精自出，酸削不能行。

男子脉浮弱涩，为无子，精气清冷。

失精家，少阴脉弦急，阴头寒，目眩，发落。脉极虚芤迟者，为清谷、亡血、失精；脉得诸芤动微紧者，男子则失精，女子则梦交，桂枝龙骨牡蛎汤主之。天雄散亦主之。

◎　桂枝龙骨牡蛎汤方

桂枝三两，去皮　芍药三两　甘草二两，炙　生姜三两　大枣十二枚　龙骨三两　牡蛎三两

上七味，以水七升，煮取三升，去滓，分温三服。

◎　天雄散方

天雄三两，炮　白术八两　桂枝六两　龙骨三两

上四味，杵为散，酒服半钱匙，日三服。不知稍增，以知为度。

男子平人，脉虚弱细微者，喜盗汗也。

人年五六十，其脉大者，病痹，挟背行；若肠鸣，马刀挟瘿者，皆为劳得之也。其脉小沉迟者，病脱气，疾行则喘渴，手足逆寒者，亦劳之为病也。

虚劳里急，悸衄，腹中痛，梦失精，四肢酸疼，手足烦热，咽干口燥者，小建中汤主之。

◎　小建中汤方

桂枝三两，去皮　芍药六两　甘草三两，炙　生姜三两，切　大枣十二枚，擘　饴糖一升

上六味，以水七升，煮取三升，去滓，纳胶饴，更上微火消解。温服一升，日三服。

虚劳里急，诸不足者，黄芪建中汤主之。

◎　黄芪建中汤方

即前方小建中加黄芪一两半。气短、胸满者，加生姜一两；腹满者，去大枣，加茯苓一两半；大便秘结者，去大枣，加枳实一两半；肺气虚损者，加半夏三两。

虚劳腰痛，少腹拘急，小便不利者，肾气丸主之。

◎　肾气丸方

地黄八两　薯蓣四两　山茱萸四两　泽泻三两　牡丹皮三两　茯苓三两　桂枝一两，去皮　附子一枚，炮

上八味，捣筛，炼蜜和丸，如梧桐子大，酒下十五丸，渐加至二十五丸，日再服。不能饮者，白饮下之。

虚劳虚烦不得眠，酸枣仁汤主之。

◎　酸枣仁汤方

酸枣仁二升　甘草一两　知母二两　茯苓二两　芎䓖一两

上五味，以水八升，煮酸枣仁，得六升，纳诸药，煮取三升，去滓，温服一升，日三服。

五劳虚极，羸瘦，腹满，不能饮食，食伤，忧伤，饮伤，房室伤，饥伤，劳伤，经络荣卫气伤，内有干血，肌肤甲错，两目黯黑，缓中补虚，大黄䗪虫丸主之。

◎　大黄䗪虫丸方

大黄十两　黄芩二两　甘草三两　桃仁一升　杏仁一升　芍药四两　地黄十两　干漆一两　虻虫一升　水蛭百枚　蛴螬一升　䗪虫半升

上十二味，末之，炼蜜和丸，如小豆大，酒饮服五丸，日三服。

女劳，膀胱急，少腹满，身尽黄，额上黑，足下热，其腹胀如水状，大便溏而黑，胸满者，难治。硝石矾石散主之。

◎　硝石矾石散方

硝石，熬黄　矾石，烧各等分

上二味，为散，大麦粥汁和服方寸匙，日三服。大便黑，小便黄，是其候也。

卷十四

辨咳嗽水饮黄汗历节病脉证并治第二十六

师曰：咳嗽发于肺，不专属于肺病也。五脏六腑感受客邪皆能致咳。所以然者，邪气上逆，必干于肺，肺为气动，发声为咳。欲知其源，必察脉息，为子条记，传与后贤。

肺咳，脉短而涩。假令浮而涩，知受风邪；紧短而涩，知受寒邪；数短而涩，知受热

邪；急短而涩，知受燥邪；濡短而涩，知受湿邪。此肺咳之因也。其状则喘息有音，甚则唾血。

心咳，脉大而散。假令浮大而散，知受风邪；紧大而散，知受寒邪；数大而散，知受热邪；急大而散，知受燥邪；濡大而散，知受湿邪。此心咳之因也。其状则心痛，喉中介介如梗，甚则咽肿喉痹。

肝咳，脉弦而涩。假令浮弦而涩，知受风邪；弦紧而涩，知受寒邪；弦数而涩，知受热邪；弦急而涩，知受燥邪；弦濡而涩，知受湿邪；此肝咳之因也。其状则两胁下痛，甚则不可以转，转则两胠下满。

脾咳，脉濡而涩。假令浮濡而涩，知受风邪；沉濡而涩，知受寒邪；数濡而涩，知受热邪；急濡而涩，知受燥邪；迟濡而涩，知受湿邪。此脾咳之因也。其状则右肋下痛，隐隐引背，甚则不可以动，动则咳剧。

肾咳，脉沉而濡。假令沉弦而濡，知受风邪；沉紧而濡，知受寒邪；沉数而濡，知受热邪；沉急而濡，知受燥邪；沉滞而濡，知受湿邪。此肾咳之因也。其状则肩背相引而痛，甚则咳涎。

肺咳不已，则流于大肠，脉与肺同，其状则咳而遗矢也。

心咳不已，则流于小肠，脉与心同，其状则咳而矢气，气与咳俱失也。

肝咳不已，则流于胆，脉与肝同，其状则呕苦汁也。

脾咳不已，则流于胃，脉与脾同，其状则呕，呕甚则长虫出也。

肾咳不已，则流于膀胱，脉与肾同，其状则咳而遗溺也。

久咳不已，则移于三焦，脉随证易，其状则咳而腹满，不欲食饮也。

咳而有饮者，咳不得卧，卧则气急，此为实；咳不能言，言则气短，此为虚。咳病多端，治各异法，谨守其道，庶可万全。

咳家其脉弦者，此为有水，十枣汤主之。

◎　十枣汤方

芫花，熬　甘遂　大戟各等分

上三味，捣筛，以水一升五合，先煮肥大枣十枚，取八合，去滓，纳药末，强人服一钱匙，羸人服半钱匙，平旦温服之，不下，明日更加半钱，得快利后，糜粥自养。

咳而气逆，喉中作水鸡声者，射干麻黄汤主之。

◎　射干麻黄汤方

射干三两　麻黄三两　半夏半升，洗　五味子半升　生姜四两　细辛三两　大枣七枚，擘

上七味，以水一斗二升，先煮麻黄，去上沫，纳诸药，煮取三升，分温三服。

咳逆上气，时唾浊痰，但坐不得眠者，皂荚丸主之。

◎　皂荚丸方

皂荚八两，刮去皮，酥炙

上一味，末之，蜜丸如梧桐子大，以枣膏和汤，服三丸，日三服，夜一服。

咳而脉浮者，厚朴麻黄汤主之。

◎　厚朴麻黄汤方

厚朴五两　麻黄四两　石膏如鸡子大　杏仁半升　半夏半升，洗　五味子半升

上六味，以水一斗，先煮麻黄，去沫，纳诸药，煮取三升，去滓，分温三服。

咳而脉沉者，泽漆汤主之。

◎　泽漆汤方

半夏半升，洗　紫参五两　泽漆三升　生姜五两，切　人参三两　甘草三两，炙

上六味，以东流水五斗，先煮泽漆，取一斗五升，纳诸药，煮取五升，温服五合，日夜服尽。

咳而上气，咽喉不利，脉数者，麦门冬汤主之。

◎　麦门冬汤方

麦门冬七升　半夏一升，洗　人参二两　甘草二两，炙　粳米三合　大枣十二枚，擘

上六味，以水一斗二升，煮取六升，去滓，温服一升，日三服，夜三服。

咳逆倚息，不得卧，脉浮弦者，小青龙汤主之。

◎　小青龙汤方

麻黄三两　甘草三两，炙　桂枝三两，去皮　芍药三两　五味子半升　干姜三两　半夏半升，洗　细辛三两

上八味，以水一斗，先煮麻黄，减二升，去上沫，纳诸药，煮取三升，去滓，分温三服。

咳而胸满，振寒脉数，咽干不渴，时出浊唾腥臭，久久吐脓，如米粥者，此为肺痈，桔梗汤主之。

◎　桔梗汤方

桔梗一两　甘草二两

上二味，以水三升，煮取二升，去滓，分温再服。

咳而气喘，目如脱状，脉浮大者，此为肺胀，越婢加半夏汤主之，小青龙加石膏汤亦主之。

◎　越婢加半夏汤方

麻黄六两　石膏半斤　甘草二两　生姜三两，切　大枣十五枚，擘　半夏半升，洗

上六味，以水六升，先煮麻黄，去上沫，纳诸药，煮取三升，去滓，分温三服。

◎　小青龙加石膏汤方

即前小青龙汤加石膏二两。

咳而气逆，喘鸣迫塞，胸满而胀，一身面目浮肿，鼻出清涕，不闻香臭，此为肺胀，葶苈大枣泻肺汤主之。

◎　葶苈大枣泻肺汤方

葶苈，熬令黄色，捣丸如弹子大　大枣十二枚，擘

上二味，以水三升，先煮大枣取二升，去枣，纳葶苈，煮取一升，去滓，顿服。

似咳非咳，唾多涎沫，其人不渴，此为肺冷，甘草干姜汤主之。

◎　甘草干姜汤方

甘草四两，炙　干姜二两，炮

上二味，以水三升煮取一升五合，去滓，分温再服。

咳而唾涎沫不止，咽燥，口渴，其脉浮细而数者，此为肺痿，炙甘草汤主之。

◎　炙甘草汤方

甘草四两，炙　桂枝三两，去皮　麦门冬半升　麻仁半升　地黄一斤　阿胶二两　人参二两　生姜三两，切　大枣三十枚，擘

上九味，以酒七升，水八升，先煮八味，取三升，去滓，纳胶消尽，温服一升，日三服。

问曰：饮病奈何？师曰：饮病有四：曰痰饮，曰悬饮，曰溢饮，曰支饮。其人素盛今瘦，水走肠间，沥沥有声，为痰饮；水流胁下，咳唾引痛，为悬饮；水归四肢，当汗不汗，身体疼重，为溢饮；水停膈下，咳逆倚息，短气不得卧，其形如肿，为支饮。

水在心，则心下坚筑，短气，恶水不欲饮；水在肺，必吐涎沫，欲饮水；水在脾，则少气身重；水在肝，则胁下支满，嚏则胁痛；水在肾，则心下悸。

心下有留饮，其人必背寒冷如掌大，咳则胁下痛引缺盆。

胸中有留饮，其人必短气而渴，四肢历节痛。

夫平人食少饮多，水停心下，久久成病。甚者则悸，微者短气。脉双弦者寒也，脉偏弦者饮也。

夫短气有微饮者，当从小便去之。

病者脉伏，其人欲自利，利反快，虽利，心下续坚满，此为留饮，甘遂半夏汤主之。

◎　甘遂半夏汤方

甘遂大者三枚　半夏十二枚，洗　芍药五枚　甘草如指大一枚，炙

上四味，以水二升，煮取半升，去滓，以蜜半升和药汁，煎取八合，顿服。

心下有痰饮，胸胁支满，目眩，脉沉弦者，茯苓桂枝白术甘草汤主之。

◎　茯苓桂枝白术甘草汤方

茯苓四两　桂枝三两，去皮　白术三两　甘草二两，炙

上四味，以水六升，煮取三升，去滓，分温三服，小便利则愈。

悬饮内痛，脉沉而弦者，十枣汤主之。　[方见前]

病溢饮者，当发其汗，大青龙汤主之，小青龙汤亦主之。　[方见前]

◎　大青龙汤方

麻黄六两，去节　桂枝二两，去皮　杏仁四十个，去皮、尖　甘草二两，炙　石膏如鸡子大，碎　生姜三两，切　大枣十二枚，擘

上七味，以水九升，先煮麻黄，减二升，去上沫，纳诸药，煮取三升，去滓，温服一升，覆取微似汗，不汗再服。

膈间支饮，其人喘满，心下痞坚，面色黧黑，其脉沉紧，得之数十日，医吐下之不愈者，木防己汤主之；不瘥，木防己去石膏加茯苓芒硝汤主之。

◎　木防己汤方

木防己三两　石膏鸡子大十二枚　桂枝二两，去皮　人参四两

上四味，以水六升，煮取二升，去滓，分温再服。

◎ 木防己去石膏加茯苓芒硝汤方

木防己二两　桂枝二两，去皮　茯苓四两　人参四两　芒硝三合

上四味，以水六升，煮取二升，去滓，纳芒硝，再微煎，分温再服，微利则愈。

心下有支饮，其人苦冒眩，泽泻汤主之。

◎ 泽泻汤方

泽泻五两　白术二两

上二味，以水二升，煮取一升，分温再服。

支饮，胸满者，厚朴大黄汤主之。

◎ 厚朴大黄汤方

厚朴八两　大黄四两

上二味，以水五升，煮取二升，去滓，温服一升，不瘥再服。

支饮，不得息，葶苈大枣泻肺汤主之。[方见前]

支饮，口不渴，作呕者，或吐水者，小半夏汤主之。

◎ 小半夏汤方

半夏一升，洗　生姜半斤，切

上二味，以水七升，煮取一升半，去滓，分温再服。

腹满，口舌干燥，肠间有水气者，防己椒目葶苈大黄丸主之。

◎ 防己椒目葶苈大黄丸方

防己　椒目　葶苈　大黄各一两

上四味，捣筛，炼蜜为丸，如梧桐子大，先食，饮服一丸，日三服，不知稍增。

膈间有水气，呕、吐、眩、悸者，小半夏加茯苓汤主之。

◎ 小半夏加茯苓汤方

半夏一升　生姜半斤　茯苓四两

上三味，以水七升，煮取二升，去滓，分温再服。

病人脐下悸，吐涎沫而头眩者，此有水也，五苓散主之。

◎ 五苓散方

猪苓十八铢，去皮　泽泻一两六铢　白术十八铢　茯苓十八铢　桂枝半两，去皮

上五味，捣为散，以白饮和方寸匙，日三服，多饮暖水，汗出愈，如法将息。

师曰：病有风水，有皮水，有正水，有石水，有黄汗。

风水其脉自浮，其证骨节疼痛，恶风。皮水其脉亦浮，其证胕肿，按之没指，不恶风，腹如鼓，不渴，当发其汗。正水其脉沉迟，其证为喘。石水其脉自沉，其证腹满不喘，当利其小便。黄汗其脉沉迟，其证发热，胸满，四肢、头面肿，久不愈，必致痈脓。

脉浮而洪，浮则为风，洪则为气。风气相搏，风强则为瘾疹，身体为痒，痒者为泄风，久为痂癞。气强则为水，难以俯仰，身体洪肿，汗出乃愈。恶风则虚，此为风水；不恶风者，小便通利，上焦有寒，其口多涎，此为黄汗。

寸口脉沉滑者，中有水气，面目肿大，有热，名曰风水。其人之目窠上微肿，如蚕新卧

起状，其颈脉动，时时咳，按其手足上，陷而不起者，亦曰风水。

太阳病，脉浮而紧，法当骨节疼痛，今反不痛，体重而酸，其人不渴，此为风水，汗出即愈，恶寒者此为极虚，发汗得之。渴而不恶寒者，此为皮水。身肿而冷，状如周痹，胸中窒，不能食，反聚痛，躁不得眠，此为黄汗。痛在骨节，咳而喘，不渴者，此为正水，其状如肿，发汗则愈。然诸病此者，若渴而下利、小便数者，皆不可发汗，但当利其小便。

心水为病，其身重而少气，不得卧，烦躁，阴肿。

肝水为病，其腹大，不能自转侧，胁下痛，津液微生，小便续通。

肺水为病，其身肿，小便难，时时鸭溏。

脾水为病，其腹大，四肢苦重，津液不生，但苦少气，小便难。

肾水为病，其腹大，脐肿，腰痛，不得溺，阴下湿如牛鼻上汗，其足逆冷，面反瘦。

诸有水者，腰以下肿，当利小便；腰以上肿，当发汗乃愈。

寸口脉沉而迟，沉则为水，迟则为寒，寒水相搏，脾气衰则鹜溏，胃气衰则身肿，名曰水分。

少阳脉卑，少阴脉细，男子则小便不利，妇人则经水不利，名曰血分。

妇人经水，前断后病水者，名曰血分，此病难治；先病水，后经水断，名曰水分，此病易治，水去则经自下也。

寸口脉沉而数，数则为出，沉则为入，出为阳实，入为阴结；趺阳脉微而弦，微则无胃气，弦则不得息；少阴脉沉而滑，沉为在里，滑则为实，沉滑相搏，血结胞门，其瘕不泻，经络不通，名曰血分。

问曰：病者苦水，面目身体皆肿，四肢亦肿，小便不利，脉之，不言水，反言胸中痛，气上冲咽状如炙肉，当微咳喘，审如师言，其脉何类？师曰：寸口脉沉而紧，沉为水，紧为寒，沉紧相搏，结在关元。始时尚微，年盛不觉。阳衰之后，荣卫相干，阳损阴盛，结寒微动，肾气上冲，咽喉塞噎，胁下急痛，医以为留饮而大下之，沉紧不去，其病不除；复重吐之，胃家虚烦，咽燥欲饮水，小便不利，水谷不化，面目手足浮肿；又与葶苈下水，当时如小瘥，食饮过度，肿复如前，胸胁苦痛，像若奔豚，其水扬溢，则咳喘逆。当先攻其冲气令止，乃治其咳，咳止，喘自瘥。先治新病，水当在后。

水之为病，其脉沉小者，属少阴为石水；沉迟者，属少阴为正水；浮而恶风者，为风水，属太阳；浮而不恶风者，为皮水，属太阳；虚肿者，属气分，发其汗即已；脉沉者，麻黄附子甘草汤主之；脉浮者，麻黄加术汤主之。

◎ **麻黄附子甘草汤方**

麻黄二两　附子一枚，炮　甘草二两，炙

上三味，以水七升，先煮麻黄，去上沫，纳诸药，煮取三升，去滓，分温三服。

◎ **麻黄加术汤方**

麻黄三两，去节　桂枝二两，去皮　杏仁七十个　甘草一两，炙　白术四两

上五味，以水九升，先煮麻黄，减二升，去上沫，纳诸药，煮二升半，去滓，温服八合，覆取微汗，不汗再服，得汗停后服。

风水，脉浮，身重，汗出，恶风者，防己黄芪汤主之。

◎　**防己黄芪汤方**

防己一两　甘草五钱，炙　白术七钱半　黄芪一两

上四味，锉如麻豆大，每抄五钱匙，生姜四片、大枣一枚、水一升半，煮取八合，去滓，温服；喘者，加麻黄五钱，胃中不和者，加芍药三分；气上冲者，加桂枝三分；下有陈寒者，加细辛三分；服后当如虫行皮中，从腰下如冰，后坐被上，又以一被绕腰下，温令有微汗瘥。

风水，恶风，一身悉肿，脉浮不渴，续自汗出，无大热者，越婢汤主之。

◎　**越婢汤方**

麻黄六两，去节　石膏半斤　甘草二两　生姜三两，切　大枣十二枚，擘

上五味，以水六升，先煮麻黄，去上沫，纳诸药，煮取三升，去滓，分温三服。

皮水，四肢肿，水气在皮肤中，四肢聂聂动者，防己茯苓汤主之。

◎　**防己茯苓汤**

防己三两　黄芪三两　桂枝三两，去皮　茯苓六两　甘草二两，炙

上五味，以水六升，煮取三升，分温三服。

里水，一身面目黄肿，其脉沉，小便不利，甘草麻黄汤主之，越婢加术汤亦主之。

◎　**甘草麻黄汤方**

甘草二两　麻黄四两

上二味，以水五升，先煮麻黄，去上沫，纳甘草，煮取三升，去滓，温服一升，复令汗出，不汗再服。

◎　**越婢加术汤方**

麻黄六两，去节　石膏半斤　甘草二两，炙　生姜三两，切　大枣十五枚，擘　白术四两

上六味，以水六升，先煮麻黄，去上沫，纳诸药，煮取三升，分温三服。

问曰：黄汗之为病，身体肿，若重汗出而发热口渴，状如风水，汗沾衣，色正黄如柏汁，脉自沉，从何得之？师曰：以汗出入水中浴，水从汗孔入得之，宜黄芪芍药桂枝汤。

◎　**黄芪芍药桂枝汤方**

黄芪五两　芍药三两　桂枝三两

上三味，以苦酒一升，水七升，相合，煮取三升，去滓，温服一升，当心烦，服至六七日乃解；若心烦不止者，以苦酒阻故也，以美酒醯易之。

黄汗之病，两胫自冷；假令发热，此属历节。食已汗出，暮常盗汗，此荣气热也；若汗出已，反发热者，久久身必甲错；若发热不止者，久久必生恶疮；若身重，汗出已，辄轻者，久久身必瞤，瞤即胸痛；又从腰以上汗出，以下无汗，腰髋弛痛，如有物在皮中状，剧则不能食，身疼重，烦躁，小便不利，此为黄汗，桂枝加黄芪汤主之。

◎　**桂枝加黄芪汤方**

桂枝三两，去皮　芍药三两　甘草二两，炙　生姜三两，切　大枣十五枚，擘　黄芪二两

上六味，以水八升，煮取三升，去滓，温服一升，日三服。

寸口脉沉而弱，沉即主骨，弱即主筋，沉即为肾，弱即为肝，汗出入水中，如水伤心，历节痛，黄汗出，故曰历节。

味酸则伤筋，筋伤则缓，名曰泄；咸则伤骨，骨伤则痿，名曰枯；枯泄相搏，名曰断泄。荣气不通，卫不独行，荣卫俱微，三焦无御，四属断绝，身体羸瘦，独足肿大，黄汗出，两胫热，便为历节。

少阴，脉浮而弱，弱则血不足，浮则为风，风血相搏，即疼痛如掣。

肥盛之人，脉涩小，短气，自汗出，历节疼，不可屈伸，此皆饮酒汗出当风所致也。

诸肢节疼痛，身体羸瘦，脚肿如脱，头眩短气，温温欲吐者，桂枝芍药知母甘草汤主之。

◎　**桂枝芍药知母甘草汤方**

桂枝三两，去皮　芍药三两　知母二两　甘草二两

上四味，以水六升，煮取三升，去滓，温服一升，日三服。

病历节，疼痛，不可屈伸，脉沉弱者，乌头麻黄黄芪芍药甘草汤主之。

◎　**乌头麻黄黄芪芍药甘草汤方**

乌头五枚，切　麻黄三两　黄芪三两　芍药三两　甘草三两

上五味，先以蜜二升煮乌头，取一升，去滓，别以水三升煮四味，取一升，去滓，纳蜜再煮一二沸，服七合，不知尽服之。

病历节，疼痛，两足肿，大小便不利，脉沉紧者，甘草麻黄汤主之；脉沉而细数者，越婢加白术汤主之。[二方俱见前]

师曰：寸口脉迟而涩，迟则为寒，涩为血不足，趺阳脉微而迟，微则为气，迟则为寒，胃气不足，则手足逆冷；荣卫不利，则腹满肠鸣相逐，气转膀胱，荣卫俱劳。阳气不通即身冷，阴气不通即骨疼。阳前通则恶寒，阴前通则痹不仁。阴阳相得，其气乃行。大气一转，寒气乃散。实则矢气，虚则遗溺，名曰气分。

气分，心下坚，大如盘，边如旋杯，桂枝甘草麻黄生姜大枣细辛附子汤主之。

◎　**桂枝甘草麻黄生姜大枣细辛附子汤方**

桂枝三两，去皮　甘草二两，炙　麻黄二两，去节　生姜二两，切　大枣十二枚，擘　细辛三两　附子一枚，炮

上七味，以水七升，先煮麻黄去沫，纳诸药，煮取三升，分温三服，汗出即愈。

水饮，心下坚，大如盘，边如旋杯，枳实白术汤主之。

◎　**枳实白术汤方**

枳实七枚　白术二两

上二味，以水五升，煮取三升，去滓，分温三服。

小便不利，其人有水气，若渴者，栝楼瞿麦薯蓣丸主之。

◎　**栝楼瞿麦薯蓣丸方**

栝楼根二两　瞿麦一两　薯蓣二两　附子一枚，炮　茯苓三两

上五味，末之，炼蜜为丸，如梧桐子大，饮服二丸，日三服，不知可增至七八丸，以小便利，腹中温为知。

小便不利，其人有水气在血分者，滑石乱发白鱼散主之，茯苓白术戎盐汤亦主之。

◎　滑石乱发白鱼散方

滑石一斤　乱发一斤，烧　白鱼一斤

上三味杵为散，饮服方寸匕，日三服。

◎　茯苓白术戎盐汤方

茯苓半斤　白术二两　戎盐二枚，弹丸大

上三味，先以水一斗，煮二味，取三升，去滓，纳戎盐，更上微火一二沸化之，分温三服。

卷十五

辨瘀血吐衄下血疮痈病脉证并治第二十七

病人胸满、唇痿、舌青、口燥，但欲嗽水，不欲咽，无寒热，脉微大来迟，腹不满，其言我满，此为有瘀血。

病人如有热状，烦满，口干燥而渴，其脉反无热，此为阴伏，是瘀血也，当下之，宜下瘀血汤。

◎　下瘀血汤方

大黄三两　桃仁二十枚　䗪虫二十枚，去足

上三味，末之，炼蜜和丸，以酒一升，水一升，煮取八合，顿服之，血下如豚肝愈。

膈间停留瘀血，若吐血色黑者，桔梗汤主之。

◎　桔梗汤方

桔梗一两　甘草二两

上二味，以水三升，煮取一升，去滓，分温再服。

吐血不止者，柏叶汤主之，黄土汤亦主之。

◎　柏叶汤方

柏叶三两　干姜三两　艾叶三把

上三味，以水五升，取马通汁一升，合煮，取一升，去滓，分温再服。

◎　黄土汤方

灶中黄土半斤　甘草三两　地黄三两　白术三两　附子三两，炮　阿胶三两　黄芩三两

上七味，以水八升，煮取三升，去滓，分温三服。

心气不足，吐血，若衄血者，泻心汤主之。

◎　泻心汤方

大黄二两　黄连一两

上二味，以水三升，煮取一升，去滓，顿服之。

下血，先便而后血者，此远血也，黄土汤主之。[方见前]

下血，先血而便者，此近血也，赤豆当归散主之。

◎　赤豆当归散方

赤小豆三升，浸令毛出，曝干　当归十两

上二味，杵为散，浆水和服方寸匙，日三服。

师曰：病人面无色，无寒热，脉沉弦者，必衄血；脉浮而弱，按之则绝者，必下血；烦而咳者，必吐血。

从春至夏衄血者，属太阳也；从秋至冬衄血者，属阳明也。

尺脉浮，目睛晕黄者，衄未止也；黄去睛慧了者，知衄已止。

问曰：寸口脉微浮而涩，法当亡血，若汗出，设不汗出者云何？师曰：若身有疮，被刀斧所伤，亡血故也，此名金疮。无脓者，王不留行散主之；有脓者，排脓散主之，排脓汤亦主之。

◎　王不留行散方

王不留行十分，烧　蒴藋细叶十分，烧　桑根白皮十分，烧　甘草十八分　黄芩二分　蜀椒三分，去目　厚朴二分　干姜二分　芍药二分

上九味，为散，饮服方寸匙。小疮即粉之，大疮但服之，产后亦可服。

◎　排脓散方

枳实十六枚　芍药六分　桔梗二分

上三味，杵为散，取鸡子黄一枚，以药散与鸡黄相等，揉和令相得，饮和服之，日一服。

◎　排脓汤方

甘草二两　桔梗三两　生姜一两　大枣十枚，擘

上四味，以水三升，煮取一升，去滓，温服五合，日再服。

浸淫疮，从口流向四肢者，可治；从四肢流来入口者，不可治。

浸淫疮，黄连粉主之。

◎　黄连粉方

黄连十分　甘草十分

上二味，捣为末，饮服方寸匙，并粉其疮上。

诸脉浮数，法当发热，而反洒淅恶寒，若有痛处，当发其痈。

师曰：诸痈肿者，欲知有脓无脓？以手掩肿上，热者，为有脓；不热者，为无脓也。

肠痈之为病，其身甲错，腹皮急，按之濡，如肿状，腹无积聚，身无热，脉数，此为肠内有痈也，薏苡附子败酱散主之。

◎　薏苡附子败酱散方

薏苡十分　附子二分　败酱五分

上三味，杵为末，取方寸匙，以水二升，煮减半，去滓，顿服，小便当下血。

少腹肿痞，按之即痛如淋，小便自调，时时发热，自汗出，复恶寒，此为肠外有痈也。其脉沉紧者，脓未成也，下之当有血；脉洪数者，脓已成也，可下之，大黄牡丹汤主之。

◎　大黄牡丹汤方

大黄四两　牡丹一两　桃仁五十个　冬瓜子半升　芒硝三合

上五味，以水六升，煮取一升，去滓，顿服之，有脓者当下脓，无脓者当下血。

辨胸痹病脉证并治第二十八

师曰：夫脉当取太过不及，阳微阴弦，即胸痹而痛；所以然者，责其极虚也。今阳虚，知在上焦，胸痹而痛者，以其脉弦故也。

平人无寒热，胸痹，短气不足以息者，实也。

胸痹，喘息，咳唾，胸背痛，寸脉沉迟，关上小紧数者，栝楼薤白白酒汤主之。

◎　栝楼薤白白酒汤方

栝楼实一枚，捣　薤白半斤　白酒七升

上三味，同煮取二升，分温再服。

胸痹不得卧，心痛彻背者，栝楼薤白半夏汤主之。

◎　薤白栝楼半夏汤方

栝楼实一枚，捣　薤白三两　半夏半升　白酒一斗

上四味，同煮取四升，去滓，温服一升，日三服。

胸痹，心中痞，留气结在胸，胸满，胁下逆抢心者，枳实薤白桂枝厚朴栝楼汤主之，桂枝人参汤亦主之。

◎　枳实薤白桂枝厚朴栝楼汤方

枳实四枚　薤白半斤　桂枝一两，去皮　厚朴四两　栝楼一枚，捣

上五味，以水五升，先煮枳实、厚朴取二升，去滓，纳诸药，煮数沸，分温三服。

◎　桂枝人参汤方

桂枝四两，去皮　人参三两　甘草三两　干姜三两　白术三两

上五味，以水一斗，先煮四味，取五升，纳桂枝，更煮取三升，去滓，温服一升，日三服。

胸痹，胸中气塞，或短气者，此胸中有水气也，茯苓杏仁甘草汤主之，橘皮枳实生姜汤亦主之。

◎　茯苓杏仁甘草汤方

茯苓二两　杏仁五十个　甘草一两，炙

上三味，以水一斗，煮取五升，去滓，温服一升，日三服，不瘥更服。

◎　橘皮枳实生姜汤方

橘皮一斤　枳实三两　生姜半斤

上三味，以水五升，煮取二升，去滓，分温再服。

胸痹，时缓时急者，薏苡附子散主之。

◎ 薏苡附子散方

薏苡十五两   大附子十枚，炮

上二味，杵为散，白饮服方寸匕，日三服。

胸痹，心中悬痛者，桂枝生姜枳实汤主之。

◎ 桂枝生姜枳实汤方

桂枝三两，去皮   生姜三两，切   枳实五枚

上三味，以水六升，煮取三升，去滓，分温三服。

胸痹，胸痛彻背，背痛彻胸者，乌头赤石脂丸主之

◎ 乌头赤石脂丸方

乌头一两   蜀椒一两   附子五钱   干姜一两   赤石脂一两

上五味，末之，蜜为丸，如梧桐子大，先食，服一丸，日三服。不知稍增，以知为度。

胸痹，其人常欲蹈其胸上，先未苦时，但欲饮热者，旋覆花汤主之。

◎ 旋覆花汤方

旋覆花三两   葱十四茎   新绛少许

上三味，以水三升，煮取一升，顿服。

胸痹，心下悸者，责其有痰也，半夏麻黄丸主之。

◎ 半夏麻黄丸方

半夏   麻黄各等分

上二味，末之，炼蜜和丸，如小豆大，饮服三丸，日三服。

胸痹，心下痛，或有恶血积冷者，九痛丸主之。

◎ 九痛丸方

附子三两   狼毒四两   巴豆一两，去皮、心，熬，研如脂   人参一两   干姜一两   吴茱萸一两

上六味，末之，蜜丸如梧桐子大，酒下，强人初服三丸，日三服，弱者二丸。

兼治卒中恶，腹胀痛，口不能言，又治连年积冷，流注，心胸痛，冷气上冲，落马、坠车、血疾等皆主之。忌口如常法。

卷十六

辨妇人各病脉证并治第二十九

师曰：妇人得平脉，阴脉小弱，其人呕，不能食，无寒热，此为妊娠，桂枝汤主之；于法六十日当有此证。设有医治逆者，却一月加吐下者，则绝之。

◎　桂枝汤方

桂枝三两，去皮　芍药三两　甘草二两，炙　生姜三两，切　大枣十二枚，擘

上五味，以水七升，煮取三升，去滓，分温三服。

妇人宿有癥病，经断未及三月，而得漏下不止，胎动在脐上者，此为癥痼害。妊娠六月动者，前三月经水利时，胎也；下血者，断后三月衃也。所以血不止者，其癥不去故也，当下其癥，桂枝茯苓丸主之。

◎　桂枝茯苓丸方

桂枝　茯苓　牡丹　桃仁　芍药各等分

上五味，末之，炼蜜为丸，如兔屎大，每日食前服一丸，不知可渐加至三丸。

妇人怀孕六七月，脉弦，发热，其胎愈胀，腹痛，恶寒，少腹如扇，所以然者，子脏开故也，当以附子汤温之。

◎　附子汤方

附子二枚，炮，去皮，破八片　茯苓三两　人参二两　白术四两　芍药三两。

上五味，以水八升，煮取三升，去滓，温服一升，日三服。

师曰：妇人有漏下者；有半产后续下血都不绝者；假令妊娠腹中痛者，此为胞阻，胶艾汤主之。

◎　胶艾汤方

地黄六两　芎劳二两　阿胶二两　艾叶三两　当归三两　芍药四两　甘草二两

上七味，以水五升，清酒三升，煮六味，取三升，去滓，纳胶烊消，温服一升，日三服。

妇人怀妊，腹中疗痛，当归芍药散主之。

◎　当归芍药散方

当归三两　芍药一斤　茯苓四两　白术四两　泽泻半斤　芎劳三两

上六味，杵为散，取方寸匙，温酒和，日三服。

妊娠，呕吐不止，干姜人参半夏丸主之。

◎　干姜人参半夏丸方

干姜一两　人参一两　半夏二两

上三味，末之，以生姜汁糊为丸，如梧桐子大，每服五丸，日三服，饮下。

妊娠，小便难，饮食如故，当归贝母苦参丸主之。

◎　当归贝母苦参丸方

当归四两　贝母四两　苦参四两

上三味，末之，炼蜜为丸，如小豆大，饮服三丸，日三服。

妊娠，有水气，小便不利，洒淅恶寒，起即头眩，葵子茯苓散主之。

◎　葵子茯苓散方

葵子一斤　茯苓三两

上二味，杵为散，饮服方寸匙，日三服，小便利则愈。

妇人妊娠，身无他病，宜常服当归散，则临产不难，产后亦免生他病。

◎　当归散方

当归一斤　黄芩一斤　芍药一斤　芎䓖一斤　白术半斤

上五味，杵为散，酒服方寸匙，日再服。

妊娠，身有寒湿，或腹痛，或心烦，心痛，不能饮食，其胎跃跃动者，宜养之，白术散主之。

◎　白术散方

白术　芎䓖　蜀椒，去目汗　牡蛎各等分

上四味，杵为散，酒服一钱匙，日三服，夜一服。

妇人怀身七月，腹满不得小便，从腰以下如有水状，此太阴当养不养，心气实也，宜泻劳官、关元，小便利则愈。

问曰：新产妇人有三病，一者病痉，二者郁冒，三者大便难，何谓也？师曰：新产血虚，多汗出，喜中风，故令病痉；亡血，复汗，寒多，故令郁冒；亡津液，胃燥，故大便难。

产妇郁冒，其脉微弱，呕不能食，大便反坚，但头汗出。所以然者，血虚而厥，厥则必冒，冒家欲解，必大汗出，以血虚下厥，孤阳上出，故头汗出也。所以产妇喜汗出者，亡阴血虚，阳气独盛，故当汗出，阴阳乃复。大便坚，呕不能食者，小柴胡汤主之。

◎　小柴胡汤方

柴胡半斤　黄芩三两　人参三两　甘草三两　半夏半升，洗　生姜三两，切　大枣十二枚，擘

上七味，以水一斗，煮取六升，去滓，再煎取三升，温服一升，日三服。

郁冒病解，能食，七八日更发热者，此为胃实，大承气汤主之。

◎　大承气汤方

大黄四两，酒洗　厚朴半斤，炙，去皮　枳实五枚，炙　芒硝三合

上四味，以水一斗，先煮二物，取五升，去滓，纳大黄，更煮取二升，去滓，纳芒硝，更上微火一两沸，分温再服，得下，停后服。

产后腹中疠痛，若虚寒不足者，当归生姜羊肉汤主之。

◎　当归生姜羊肉汤方

当归三两　生姜五两　羊肉一斤

上三味，以水八升煮取三升，去滓，温服一升，日三服。

产后腹痛，烦满不得卧，不可下也，宜枳实芍药散和之。

◎　枳实芍药散方

枳实　芍药等分

上二味，杵为散，服方寸匙，日三服，麦粥和下之。

师曰：产后腹痛，法当以枳实芍药散；假令不愈，必腹中有瘀血着脐下也，下瘀血汤主之。

◎　下瘀血汤方

大黄三两　桃仁二十枚，去皮、尖　䗪虫二十枚，去足

上三味，末之，炼蜜和丸，以酒一升，煮取八合，顿服之，当下血如豚肝。

产后七八日，无太阳证，少腹坚痛，此恶露不尽也；若不大便，烦躁，发热，脉微实者，宜和之；若日晡所烦躁，食则谵语，至夜即愈者，大承气汤主之。［方见前］

产后中风，数十日不解，头痛，恶寒，发热，心下满，干呕，续自微汗出，小柴胡汤主之。［方见前］

产后中风，发热，面赤，头痛，汗出而喘，脉弦数者，竹叶汤主之。

◎ 竹叶汤方

竹叶一把　葛根三两　桔梗一两　人参一两　甘草一两　生姜五两　大枣十五枚，擘

上七味，以水八升，煮取三升，去滓，温服一升，日三服。

产后烦乱，呕逆，无外证者，此乳中虚也，竹皮大丸主之。

◎ 竹皮大丸方

竹茹二分　石膏二分　桂枝一分　甘草七分　白薇一分

上五味，末之，枣肉和丸，如弹子大，饮服一丸，日三服，夜二服，有热者倍白薇。

产后下利，脉虚极者，白头翁加甘草阿胶汤主之。

◎ 白头翁加甘草阿胶汤方

白头翁二两　黄连三两　柏皮三两　秦皮三两　甘草二两　阿胶二两

上六味，以水五升，先煮五味，取三升，去滓，纳胶烊消，分温三服。

妇人咽中如有炙脔者，半夏厚朴茯苓生姜汤主之。

◎ 半夏厚朴茯苓生姜汤方

半夏一升　厚朴三两　茯苓四两　生姜五两，切　苏叶二两

上五味，以水一斗，煮取四升，去滓，分温四服，日三服，夜一服。苦痛者，去苏叶，加桔梗二两。

妇人脏躁，悲伤欲哭，数欠伸，像如神灵所作者，甘草小麦大枣汤主之。

◎ 甘草小麦大枣汤方

甘草三两　小麦一升　大枣十枚，擘

上三味，以水六升，煮取三升，去滓，分温三服。

妇人吐涎沫，医反下之，心下即痞，当先治其吐涎沫，后治其痞。治吐宜桔梗甘草茯苓泽泻汤，治痞宜泻心汤。

◎ 桔梗甘草茯苓泽泻汤方

桔梗三两　甘草二两　茯苓三两　泽泻二两

上四味，以水五升，煮取三升，去滓，温服一升，日三服。

◎ 泻心汤方

大黄二两　黄连一两

上二味，以麻沸汤二升，渍之，须臾绞去滓，分温再服。

妇人之病，因虚积冷结，为诸经水断绝，血结胞门。或绕脐疼痛，状如寒疝；或痛在关元，肌若鱼鳞；或阴中掣痛，少腹恶寒；或引腰脊，或下气街，此皆带下。万病一言，察其寒、热、虚、实、紧、弦，行其针药，各探其源。子当辨记，勿谓不然。

问曰：妇人年五十所，病下血数十日不止，暮即发热，少腹里急，腹满，手掌烦热，唇口干燥，何也？师曰：此病属带下，何以知之？曾经半产，瘀血在少腹不去，故唇口干燥也，温经汤主之。

◎　温经汤方

吴茱萸三两　当归二两　芎䓖二两　芍药二两　人参二两　桂枝二两，去皮　阿胶二两　牡丹皮二两　甘草二两　生姜二两，切

上十味，以水一斗，煮取三升，去滓，日三服，每服一升，温饮之。

经水不利，少腹满痛，或一月再经者，王瓜根散主之。阴肿者，亦主之。

◎　王瓜根散方

王瓜根三分　芍药三分　桂枝三分　䗪虫三枚

上四味，杵为散，酒服方寸匕，日三服。

妇人半产若漏下者，旋覆花汤主之；脉虚弱者，黄芪当归汤主之。

◎　旋覆花汤方

旋覆花三两　葱十四茎　新绛少许。

上三味，以水三升，煮取一升，去滓，顿服之。

◎　黄芪当归汤方

黄芪三两　当归半两

上二味，以水五升，煮取三升，去滓，温服一升，日三服。

妇人陷经漏下，色黑如块者，胶姜汤主之。

◎　胶汤姜方

阿胶三两　地黄六两　芎䓖二两　生姜三两，切　当归三两　芍药三两　甘草二两，炙

上七味，以水五升，清酒三升，先煮六味，取三升，去滓，纳胶烊消，温服一升，日三服。

妇人少腹满，如敦状，小便微难而不渴，或经后产后者，此为水与血俱结在血室也，大黄甘遂阿胶汤主之。

◎　大黄甘遂阿胶汤方

大黄四两　甘遂二两　阿胶二两

上三味，以水三升，煮二味，取一升，去滓，纳胶烊消，温顿服之。

妇人时腹痛，经水时行时止，止而复行者，抵当汤主之。

◎　抵当汤方

水蛭三十个，熬　虻虫三十个，去翅、足　桃仁三十个　大黄三两

上四味，以水五升，煮取三升，去滓，温服一升，不下更服。

妇人经水闭，脏坚癖，下白物不止，此中有干血也，矾石丸主之。

◎　矾石丸方

矾石三分，烧　杏仁一分

上二味，末之，炼蜜为丸，枣核大，纳脏中，剧者再纳之。

妇人六十二种风证，腹中气血如刺痛者，红蓝花酒主之。

◎ 红蓝花酒方

红蓝花一两

上一味，以酒一斗，煎减半，去滓，分温再服。

妇人腹中诸病痛者，当归芍药散主之，小建中汤亦主之。［当归芍药散见前］

◎ 小建中汤方

桂枝三两，去皮 芍药六两 甘草三两，炙 生姜三两，切 大枣十二枚，擘 饴糖一升

上六味，以水七升，煮取三升，去滓，纳胶饴，更上微火消解，温服一升，日三服。

问曰：妇人病，饮食如故，烦热不得卧，而反倚息者，何也？师曰：此名转胞，不得溺
也，以胞系了戾，故致此病，但利小便则愈，肾气丸主之。

◎ 肾气丸方

地黄八两 薯蓣四两 山茱萸四两 泽泻三两 牡丹皮三两 茯苓三两 桂枝一两 附
子一枚，炮

上八味，末之，炼蜜和丸，梧桐子大，温酒下十五丸，日再服，不知渐增，至二十五丸。

妇人阴寒，蛇床子散主之。

◎ 蛇床子散方

蛇床子一两

上一味，末之，以白粉少许，和合相得，如枣大，绵裹纳阴中，自温。

少阴脉滑而数者，阴中疮也，蚀烂者，狼牙汤主之。

◎ 狼牙汤方

狼牙三两

上一味，以水四升，煮取半升，去滓，以绵缠箸如茧大，浸汤沥阴中，洗之，日四遍。

胃气下泄，阴吹而喧，如矢气者，此谷道实也，猪膏发煎主之。

◎ 猪膏发煎方

猪膏半斤 乱发三枚，如鸡子大

上二味，和膏煎之，发消药成，分再服。

康治本 《伤寒论》

汉·张仲景 著

日本·康治·沙门了纯 抄录

导 读

　　《康治本〈伤寒论〉》，是19世纪中叶在日本发现的、中国唐朝时期的《伤寒论》手抄本，1965年传入我国。

　　1846年，日本柳河医官户上重较（号玄斐）从朋友河口春龙那里得到一本《伤寒论》手抄本，河口春龙告诉他："此书比睿山所藏，奥之医生得之武州永源寺僧。吾学于东武，与其人欢，固请得见，因写藏之。原本唐贞元乙酉所写，相传者昔者睿山僧入唐，誊写以归。康治二年癸亥，沙门了纯再写焉，卷末所录，可参征也。"为了考证本书的真伪，户上重较请教了著名学者池内奉时，池内奉时认为："唐贞元乙酉即皇朝延历二十四年，而传教航海东阳之岁也。曾闻最澄博物兼知阴阳医方，则了纯所写原本或出最澄手书，亦未可知也。""尝观横川松禅院所藏澄手书《将来目录》，卷尾曰：'大唐贞元二十一年岁次乙酉五月朔十三日，日本国求法沙门最澄录。'今此本干支亦同。"日本延历二十三年，亦即唐贞元二十年（804年），日本传法大师最澄经日本天皇的批准，率弟子义真等，随日本第十二次遣唐副使石川道益抵中国。延历二十四年，亦即唐贞元二十一年（805年），最澄结束了在唐求法活动。最澄回国时，携回大量手抄文献。自传法大师最澄由唐朝回国后，比叡山（别称天台山）就成为日本天台宗山门派的总本山，比睿山寺（又称比睿寺、比江寺、山门、睿山等，823年敕改比睿山寺为延历寺）乃成为镇护国家的道场。看来由睿山僧（最澄）入唐时在"贞元乙酉"年誊写本书，回国后藏于睿山，康治二年(1143年，即南宋绍兴十三年)癸亥九月由沙门了纯再抄写而得以保存，是可行的。户上重较感叹道："自贞观元至于康治三百余年，自康治至于今七百余年，既经千载之久，彼之所逸，而独岿然存乎本邦者，谓之灵祇所护，谁曰不然？"户上重较如获至宝，欣喜若狂，反复阅读本书，并与《宋本〈伤寒论〉》《成本〈伤寒论〉》及近世坊本《伤寒论》进行比较，认为本书"或别有所流传，而未经叔和氏之撰次者"。为造福众生，户上重较将本书与《宋本〈伤寒论〉》作了对照，略记异同，增加眉注、卷首"凡例"及"方目次"，延请丹波赖易、丹波赖德父子作序，池内奉时作跋，日本安政四年（公元1857年）在京都书林刻本刊行。为了在称谓上与他本《伤寒论》有所区别，故名为《康治本〈伤寒论〉》。

《康治本〈伤寒论〉》全书1卷，仅存65条，50首方剂，文字与之后的《宋本〈伤寒论〉》互有异同。据推测，《康治本〈伤寒论〉》系从《伤寒论》中节录出来，应与唐代医官考试有关。唐代，国家设医官选拔制度，其中《伤寒论》的成绩占总成绩的1/5，于是应试者为求方便，将考试部分抄录习诵，于是有此本。

《康治本〈伤寒论〉》的发现，对于探讨《伤寒论》不同抄本之流传、经文之演变、文字之校勘等都具有重要意义。

《康治本伤寒论》序

余平生喜聚古写方书，苟闻有藏之者必求而观焉。往年越后人某示影钞康治年间沙门了纯写《伤寒论》一卷，开合数回不能释手。问其原本，则云藏同乡某处。余欲之而口不敢言，到今宛然心目矣。一日，柳河户上玄斐来谒，亦出示一卷，盖其友河口春龙誉从奥人，而玄斐以宋板对校者也。然则奥人所藏转归越人手，而余曾观其影钞。吁！亦可谓奇矣！抑玄斐之苦心笃志实可嘉也。因怂恿寿诸梨枣，而他日余亦或得越人影钞而梓之，与此并行焉，则岂不亦一大快事乎！乃为弁其由于卷端。

嘉永二年春王正月
中务少辅丹波赖易
池内奉时填讳

先考既作此序，未及净书而易箦矣。玄斐因请余代书，援笔不堪风木之叹也。

丙辰嘉平月
丹波赖德识

刻《康治本伤寒论》叙

余尝游北筑，与唐津人河口春龙相善。其明年邂逅近于京师，欢如旧日矣。示一小册于余曰：乙巳春，余将东游，遵道过肥，会其不在焉。其明年邂逅近于京师，欢如旧日矣。示一小册于余曰：此书比睿山所藏，奥之医生得之武州永源寺僧。吾学于东武，与其人欢，固请得见，因写藏之。原本唐贞元乙酉所写，相传昔者睿山僧入唐，誊写以归。康治二年癸亥，沙门了纯再写焉，卷末所录，可参征也。唯卷中作圈及二四八、六十四等字，不知何故。余受读之者再三，较诸宋板、成本及近世坊本，所载方仅五十首，如其阙文，是固无论。以余臆之，此书或别有所流传，而未经叔和氏之撰次者钦。盖李唐距西晋三百余年，互相传写，固当有别本，且前辈所疑而阙如者，此书概不载，以为古之遗文，亦不诬也。自贞元至于康治三百余年，自康治至于今七百余年，既经千载之久，彼之所逸，而独岿然存乎本邦者，谓之灵祇所护，谁曰不然？岂非国家文明之化，施及方技者邪！览者不以余言之固陋弃之，则幸甚。

嘉永改元春三月望

柳河医官

户上重较玄斐谨撰

凡 例

一、此书在卷末蠹毁者，似"乙"字。按《唐书》德宗贞元二十一年乙酉崩，而顺宗即位，其八月改元永贞也。

二、唐贞元二十一年，当我延历二十四年，至康治二年，三百三十九年；自康治二年，至嘉永纪元，七百五年。合计之，则千四十四年也。

三、此书较宋板、成本及近世坊本仅什一也，其前后次第亦颇不同。蠹毁误脱，不敢补之，所以存旧也。

四、此书所载方，通计五十首。而原本不举其目次，今录之，以备便览耳。

五、此书原题曰《伤寒论》，然宋板及其他类本甚多，而近世所行小刻本独以《伤寒论》称焉。因冠以"康治本"三字，而别小刻而已。

六、世所传《伤寒论》，宋板最古，故标注引宋板以辨异同。抑以余之浅学疏卤，恐多误谬，览者恕焉。

户上重较又识

方目次

伤寒论

康治本《伤寒论》 柳河户上重较识标注

太阳之为病，脉浮，头项强痛而恶寒。

太阳病，发热，汗出，恶风，脉缓者，名为中风。

太阳病，或已发热，或未发热，必恶寒，体痛，呕逆，脉阴阳俱紧者，名曰伤寒。[宋板作"名为伤寒"]

太阳中风，阳浮而阴弱，阳浮者，热自发，阴弱者，汗自出，啬啬恶寒，淅淅恶风，翕翕发热，鼻鸣干呕者，桂枝汤主之。

桂枝三两，去皮　芍药三两　甘草二两，炙　生姜三两，切　大枣十二枚，擘

上五味，㕮咀三味[按：宋板无"三味"字，恐衍]，以水七升，微火煮取三升，去滓，适寒温，服一升。[宋板"服一升"下有"服已须臾，啜热稀粥一升余，以助药力。温覆令一时许，遍身漐漐微似有汗者益佳，不可令如水流离，病必不除。若一服汗出病瘥，停后服，不必尽剂。若不汗，更服依前法。又不汗，后服小促其间。半日许，令三服尽。若病重者，一日一夜服，周时视之。服一剂尽，病证犹在者，更作服。若汗不出，乃服至二三剂。禁生冷、黏滑、肉面、五辛、酒酪、臭恶等物"百三十一字]

太阳病，头痛，发热，汗出，恶风者，桂枝汤主之。

太阳病，项背强几几，反汗出恶风者，桂枝加葛根汤主之。

桂枝三两，去皮　芍药三两　甘草二两，炙　生姜三两，切　大枣十二枚，擘　葛根四两

上六味，以水一斗，先煮葛根，减二升，去上沫，纳诸药，煮取三升，去滓。温服一升。[按：宋板有"麻黄三两，去节"六字，恐衍。且作桂枝、芍药各二两，"上六味"云云亦作"上七味，以水一斗，先煮麻黄、葛根"云云，"温服一升"下有"覆取微似汗，不须啜粥，余如桂枝法将息及禁忌"十九字]

太阳病，发汗[1]，遂漏不止，其人恶风，小便难，四肢微急，难以屈伸者，桂枝加附子汤主之。

桂枝三两，去皮　芍药三两　甘草二两[宋板作"甘草三两"]，炙　生姜三两，切　大枣十二枚，擘　附子一枚，炮，去皮，破八片

上六味，以水七升，煮取三升，去滓，温服一升。[宋板"温服一升"下有"本云桂枝汤，今加附子。将息如前法"十四字]

太阳病，下之后，脉促胸满者，桂枝去芍药汤主之。

桂枝三两，去皮　甘草二两，炙　生姜三两，切　大枣十二枚，擘

上四味，以水七升，煮取三升，去滓，温服一升。[宋板"温服一升"下有"本云桂枝汤，今去芍药。

1　汗：原缺字，据《宋本〈伤寒论〉》补。

将息如前法"十四字]

服桂枝汤，或下之后［宋板"下之"下无"后"字］，仍头项强痛，翕发热［按宋板及诸本皆作"翕翕发热"，此书恐似脱一字］，无汗，心下满微痛[1]，小便不利者，桂枝去桂枝加白术茯苓汤主之。［按：宋板及诸本皆作"桂枝去桂加茯苓白术汤"］

芍药三两　甘草二两，炙　生姜三两，切　大枣十二枚，擘　白术三两　茯苓三两

上六味，以水七升，煮取三升，去滓，温服一升。［宋板作"水八升"。"温服一升"下有"小便利则愈。本云桂枝汤，今去桂枝，加茯苓、白术"十九字］

服桂枝汤，不汗出后，大烦渴不解，脉洪大者，白虎加人参汤主之。［按：宋板作"大汗出"，"人蓡"亦作"人参"，且载剂及煎法］

伤寒脉浮，自汗出，小便数，心烦，微恶寒，脚挛急，反服桂枝汤。得之便厥，咽中干，烦躁，吐逆者，与甘草干姜汤，以复其阳。若厥愈者，与芍药甘草汤，以其脚伸；若胃气不和，谵语者，与调胃承气汤；若重发汗者，四逆汤主之。［宋板作"伤寒脉浮，自汗出，小便数，心烦，微恶寒，脚挛急，反与桂枝欲攻其表，此误也。得之便厥，咽中干，烦躁，吐逆者，作甘草干姜汤与之，以复其阳；若厥愈足温者，更作芍药甘草汤与之，其脚即伸；若胃气不和，谵语者，少与调胃承气汤；若重发汗，复加烧针者，四逆汤主之"］

甘草四两，炙　干姜三两

上二味，以水三升，煮取一升二合，去滓，分温再服。［宋板作"干姜二两"，"二合"作"五合"］

芍药三两　甘草三两，炙

上二味，以水五升，煮取一升五合，去滓，分温三服。［按：宋板作"白芍药、甘草各四两，炙"，"五升"作"三升"，"三服"作"再服"，其下有调胃承气汤方及煎法二十八字，四逆汤方及煎法三十一字］

太阳病，项背强几几，无汗恶风者［宋板，"恶风"下无"者"字］，葛根汤主之。

葛根四两　麻黄三两，去节　桂枝二两，去皮　芍药二两　甘草二两，炙　生姜三两，切　大枣十二枚，擘

上七味，以水一斗，先煮葛根、麻黄，减二升，去白沫，纳诸药，煮取三升，去滓，温服一升。［宋板"温服一升"下有"覆取微似汗，余如桂枝法将息及禁忌。诸汤皆仿此"二十字］

太阳与阳明合病者，必自下利，葛根汤主之。

太阳与阳明合病，不下利，但呕者，葛根加半夏汤主之。

葛根四两　麻黄三两，去节　桂枝二两，去皮　芍药二两　甘草二两，炙　大枣十二枚，擘　生姜三两［宋板作"生姜二两，切，"］　半夏半升，洗

上八味，以水一斗，先煮葛根、麻黄，减二升，去白沫，纳诸药，煮取三升，去滓，温服一升。［宋板"温服一升"下有"覆取微似汗"五字］

太阳病，头痛发热，身疼腰痛，骨节疼痛，恶风无汗而喘者，麻黄汤主之。

1　痛：原缺字，据《宋本〈伤寒论〉》补。

麻黄三两，去节　桂枝二两，去皮　甘草二两［宋板作"甘草一两"］，炙　杏仁七十个，去皮、尖

上四味，以水九升，先煮麻黄，减二升，去上沫，纳诸药，煮取二升半，去滓，温服八合。［宋板"温服八合"下有"覆取微似汗，不须啜粥，余如桂枝法将息"十六字］

太阳中风，脉浮紧，发热恶寒，身疼痛，不汗出而烦躁者，青龙汤主之。［宋板作"大青龙汤主之"，下有"若脉微弱，汗出恶风者，不可服之。服之则厥逆，筋惕肉瞤，此为逆也"二十六字］

麻黄六两，去节　桂枝二两，去皮　甘草二两，炙　杏仁四十个，去皮、尖　生姜三两，切　大枣十二枚，擘　石膏如鸡子大，碎　［宋板作"杏仁四十枚""大枣十枚"］

上七味，以水九升，先煮麻黄，减二升，去上沫，纳诸药，煮取三升，去滓，温服一升。［宋板"温服一升"下有"取微似汗，汗出多者，温粉扑之。一服汗者，停后服。若复服，汗多亡阳遂虚，恶风烦躁，不得眠也"三十六字］

伤寒，脉浮缓，身不疼但重，乍有轻时，无少阴证者，青龙汤发之。

发汗，若下之后，昼日烦躁不得眠，夜而安静，不呕，不渴，脉沉微，身无大热者，干姜附子汤主之。［按：宋板作"下之后，复发汗"云云，且"不渴"下有"无表证"三字］

干姜一两　半附子一枚，生用，去皮，破八片　［按：宋板作"干姜一两"，"破"亦作"切"］

上二味，以水三升，煮取一升二合［宋板作"煮取一升，去滓，顿服"］，分温服，再服。［按"温服"之"服"恐衍］

发汗后，汗出而喘，无大热者，麻黄甘草杏仁石膏汤主之。［宋板"发汗后"下有"不可更行桂枝汤"七字，"无大热者"下作"可与麻黄杏仁甘草石膏汤"］

麻黄四两，去节　甘草二两，炙　石膏半斤，碎　［按：宋板"麻黄四两，去节"下有"杏仁五十个，去皮、尖"八字，此书盖似脱］

上四味，以水九升，先煮麻黄，减二升，去上沫，纳诸药，煮取二升，去滓，温服一升。［宋板作"上四味，以水七升，煮麻黄，减二升"，"温服一升"下有"本云，黄耳杯"五字］

发汗后，脐下悸，欲作奔豚者［按：宋板"发汗后"下有"其人"二字，"脐下悸"下有"者"字，而"奔豚"下无"者"字］，茯苓桂枝甘草大枣汤主之。

茯苓半斤　桂枝三两［宋板作"桂枝四两"］，去皮　甘草二两，炙　大枣十五枚，擘

上四味，以甘澜水一斗，先煮茯苓，减二升，纳诸药，煮取三升，去滓，温服一升。［宋板"温服一升"下有"日三服"三字。其下有"作甘澜水法：取水二斗，置大盆内，以杓扬之。水上有珠子五六千颗相逐，取用之"三十一字］

发汗，若下之后，心下逆满，气上冲胸，起则头眩者［宋板作"伤寒若吐、若下后"，"头眩"下有"脉沉紧，发汗则动经，身为振振摇"十三字］，茯苓桂枝甘草白术汤主之。

茯苓四两　桂枝三两，去皮　甘草二两，炙　白术二两

上四味，以水一斗，煮取三升，去滓，温服一升。［按：宋板作"水六升"，"温服一升"亦作"分温三服"］

发汗，若下之后［按：宋板"发汗，若下之"下无"后"字，而有"病仍不解"四字］，烦躁者，茯苓四逆汤主之。

茯苓四两　甘草二两，炙　干姜一两半　附子一枚，生用，去皮，破八片　人参二两

上五味，以水三升，煮取一升二合，去滓，分温再服。[宋板作"以水五升，煮取三升，去滓，温服七合，日二服"]

发汗，若下之后，反恶寒者，虚也，芍药甘草附子汤主之。但热者，实也，与调胃承气汤。[宋板作"发汗后，恶寒者，虚故也；不恶寒，但热者，实也。当和胃气，与调胃承气汤"]

芍药三两　甘草三两，炙　附子一枚，炮，去皮，破八片

上三味，以水五升，煮取一升五合，去滓，分温三服。[宋板"分温三服"下有"疑非仲景方"五字]

大黄四两，酒洗[“大黄四两”下有“去皮，清”三字]　甘草二两，炙　芒硝半升

上三味，以水三升，煮取一升，去滓，纳芒硝，更煮两沸，顿服。

发汗，若下之后，虚烦不得眠。若实剧者[宋板作"发汗后，水药不得入口为逆，若更发汗，必吐下不止。发汗、吐、下后，虚烦不得眠，若剧者"云云]，必反覆颠倒，心中懊憹，栀子豉汤主之；若少气者，栀子甘草豉汤主之；若呕者，栀子生姜豉汤主之。

栀子十四个，擘　香豉四合，绵裹

上二味，以水四升，先煮栀子，得二升半，纳豉，煮取一升半，去滓，分为二服，温进一服。[宋板"温进一服"下有"得吐者，止后服"六字]

栀子十四个，擘　甘草二两[宋板"甘草二两"下有"炙"字]　香豉四合，绵裹

上三味，以水四升，先煮栀子、甘草，得[宋板"得"字作"取"]二升半，纳豉，煮取一升半，去滓，分为二服，温进一服。[宋板"温进一服"下有"得吐者，止后服"六字]

栀子十四个，擘　生姜五两　香豉四合，绵裹

上三味，以水四升，先煮栀子、生姜，得[宋板"得"作"取"]二升半，纳豉，煮取一升半，去滓，分为二服，温进一服。[宋板"温进一服"下有"得吐者，止后服"六字[1]]

太阳病，发汗、汗出后[按:"汗出后"字宋板作"汗出不解"]，其人仍发热，心下悸，头眩，身𥇢动，振振欲擗地，脉沉紧者[宋板无"脉沉紧"三字]，真武汤主之。[宋板"真武汤主之"下载方及煎法]

伤寒[宋板"伤寒"下有"五六日"三字]中风，往来寒热，胸胁苦满，嘿嘿不欲饮食，心烦喜呕，或胸中烦而不呕，或渴，或腹中痛，或胁下痞鞕，或心下悸，小便不利，或不渴，身有微热，或咳者，小柴胡汤主之。

柴胡半斤　黄芩三两　半夏半升，洗　生姜三两，切[宋板"切"作"洗"]　人参三两　甘草三两，炙　大枣十二枚，擘

上七味，以水一斗二升，煮取六升，去滓，再煎取三升，温服一升，日三服。[宋板"日三服"下有"若胸中烦而不呕者"云云百二十二字]

伤寒[宋板"伤寒"下有"四五日"三字]，身热恶风，颈项强，胁下满，手足温而渴者，小柴胡汤主之。

1　字：原作"服"，据语意改为"字"。

伤寒，阳脉涩，阴脉弦，法当腹中急痛，先与建中汤。不愈者，小柴胡汤主之。〔按：宋板作"小建中汤"，"愈"亦作"瘥"〕

桂枝三两，去皮　芍药六两　甘草二两，炙　生姜三两，切　大枣十二枚，擘　胶饴一升

上六味，以水七升，煮取三升，去滓，纳饴，更上微火消尽，温服一升。〔宋板作"更上微火消解，温服一升"，下有"日三服。呕家不可用建中汤，以甜故也"十五字〕

伤寒〔宋板"伤寒"下有"二三日"三字〕，心中悸而烦者，建中汤主之。

太阳病，反二三下之，后呕不止，心下急，郁郁微烦者，大柴胡汤主之。〔宋板作"太阳病，过经十余日，反二三下之，后四五日，柴胡证仍在者，先与小柴胡。呕不止，心下急，郁郁微烦者，为未解也，与大柴胡汤，下之则愈"〕

柴胡半斤　黄芩三两　半夏半升　生姜五两〔宋板"半夏半升"下有"洗"字，"生姜五两"下有"切"字，此似脱文〕　芍药三两　枳实四枚，炙　大枣十二枚，擘

上七味，以水一斗二升，煮取六升，去滓再煎，取三升，温服一升，日三服。〔宋板"日三服"下有"一方加大黄二两。若不加，恐不为大柴胡汤"十七字〕

太阳病，热结膀胱，其人如狂，血自下，下者愈。但少腹急结者〔宋板"太阳病"下有"不解"二字，"下者愈"下有"其外不解者，尚未可攻，当先解其外；外解已，但少腹急结者，乃可攻之"二十七字〕，与桃仁承气汤。〔宋板作"宜桃核火气汤"〕

桃仁五十个，去皮、尖　大黄四两，酒洗　甘草二两，炙　芒硝二合〔宋板"大黄四两"下无"酒洗"二字，"芒硝二合"亦作"二两"〕　桂枝二两，去皮

上五味，以水七升，煮取二升半，去滓，纳芒硝，更上微火一两沸，温服五合。〔宋板作"更上火，微沸下火，先食温服五合，日三服，当微利"〕

伤寒，结胸热实，脉沉紧，心下痛，按之石硬者，陷胸汤主[1]之。〔宋板作"伤寒六七日，结胸热实，脉沉而紧，心下痛，按之石鞕者，大陷胸汤主之"〕

大黄六两，酒洗　芒硝一升　甘遂一两，末

上三味，以水六升，先煮大黄，取二升，去滓，纳芒硝，煮一两沸，纳甘遂末，温服一升。〔按：此方在宋板属"太阳病，脉浮而动数"条，而作"大黄六两，去皮""甘遂一钱匕"，且"温服一升"下有"得快利止后服"六字〕

太阳病，发汗而复下之后，舌上燥，渴，日晡所有潮热，从心下至小腹鞕满痛，不可近者，陷胸汤主之。〔宋板作"太阳病，重发汗而复下之，不大便五六日，舌上燥而渴，日晡所小有潮热，从心下至少腹鞕满而痛，不可近者，大陷胸汤主之"〕

伤寒，发汗而复下之后〔宋板"伤寒"下有"五六日，已"四字，"复下之"下无"后"字〕，胸胁满微结，小便不利，渴而不呕，但头汗出，往来寒热，心烦者〔宋板"者"字下有"此为未解也"五字〕，柴胡桂枝干姜汤主之。

1　主：原缺字，据《宋本》补。

柴胡半斤　黄芩三两　牡蛎二两，熬　栝楼根三两　桂枝一两，去皮　甘草二两，炙　干姜一两［宋板作"栝楼根四两""干姜二两"］

上七味，以水一斗二升，煮取六升，去滓，再煎取二升，温服一升，日三服。［宋板"日三服"下有"初服微烦，复服汗出便愈"十字］

太阳病，发汗而复下之后，心下满鞕痛者，为结胸。但满而不痛者，为痞，半夏泻心汤主之。［宋板作"伤寒五六日，呕而发热者，柴胡汤证具，而以他药下之，柴胡证仍在者，复与柴胡汤。此虽已下之，不为逆，必蒸蒸而振，却发热汗出而解。若心下满而鞕痛者，此为结胸也，大陷胸汤主之。但满而不痛者，此为痞，柴胡不中与之，宜半夏泻心汤"］

半夏半升，洗　黄连三两［宋板作"黄连一两"］　黄芩三两　人参三两　干姜三两　甘草三两，炙　大枣十二枚，擘

上七味，以水一斗，煮取六升，去滓，再煎取三升，温服一升，日三服。［宋板"日三服"下有"须大陷胸汤者，方用前第二法"十二字］

太阳中风，下利呕逆［宋板"下利呕逆"下有"表解者，乃可攻之。其人漐漐汗出"十三字］，发作有时，头痛，心下痞鞕满，引胁下痛，干呕短气，汗出不恶寒者，表解［宋板"表解"上有"此"字］里未和也，十枣汤主之。

大枣十枚，擘　芫花熬，末　甘遂末　大戟末［宋板无"大枣十枚，擘"五字，芫花、甘遂、大戟下无"末"字］

上四味，以水一升半，先煮大枣，取一升，去滓，纳诸药末，等分一两，温服之。［宋板作"上三味，等分，各别捣为散，以水一升半，先煮大枣肥者十枚，取八合，去滓，纳药末。强人服一钱匕，羸人服半钱，温服之，平旦服。若下少，病不除者，明日更服，加半钱。得快下利后，糜粥自养"］

伤寒汗出解之后，胃中不和，心下痞鞕，干噫食臭，胁下有水气，腹中雷鸣，下利者，生姜泻心汤主之。

生姜四两，切　黄连三两　黄芩三两　人参三两　甘草三两，炙　大枣十二枚，擘　半夏半升，洗

上七味，以水一斗，煮取六升，去滓，再煎取三升，温服一升，日三服。［宋板作"黄连一两"，"人参三两"下有"干姜一两"四字，"上七味"作"上八味"］

伤寒中风，反二三下之后，其人下利日数十行，谷不化，腹中雷鸣，心下痞鞕满，干呕，心烦不得安者［宋板作"伤寒中风，医反下之，其人下利日数十行，谷不化，腹中雷鸣，心下痞鞕而满，干呕心烦不得安，医见心下痞，谓病不尽，复下之，其痞益甚。此非结热，但以胃中虚，客气上逆，故使鞕也"］，甘草泻心汤主之。

甘草四两，炙　黄连三两［宋板作"黄连一两"］　黄芩三两　干姜三两　大枣十二枚，擘　半夏半升，洗

上六味，以水一斗，煮取六升，去滓，再煎取三升，温服一升，日三服。

伤寒，胸中有热，胃中有邪气，腹中痛，欲呕吐者，黄连汤主之。

黄连三两　人参三两［宋板作"人参二两"］　干姜三两　桂枝三两，去皮　甘草三两，炙　大枣十二枚，擘　半夏半升，洗

上七味，以水一斗，煮取三升，去滓，温服一升。［按：宋板"三升"作"六升"。"温服"下无"一升"字，而有"昼三夜二。疑非仲景方"九字］

太阳与少阳合病，自下利者，黄芩汤主之［宋板作"与黄芩汤"］；若呕者，黄芩加半夏生姜汤主之。

黄芩三两　芍药三两　甘草二两，炙　大枣十二枚，擘

上四味，以水一斗，煮取三升，去滓，温服一升。［宋板"温服一升"下有"日再，夜一服"五字］

黄芩三两　芍药三两　甘草二两，炙　大枣十二枚，擘　半夏半升，洗　生姜三两

上六味，以水一斗，煮取三升，去滓，温服一升。［宋板"服温一升"下有"日再，夜一服"五字］

伤寒，脉浮滑，表有热，里有寒者，白虎汤主之。［宋板作"伤寒脉浮滑，此以表有热，里有寒，白虎汤主之"］

石膏一斤，碎　知母六两　甘草二两，炙　粳米六合

上四味，以水一斗，煮米熟汤成，去滓，温服一升。［宋板"温服一升"下有"日三服"三字］

伤寒下后，不解［宋板作"伤寒若吐若下后，七八日不解"］，热结在里，表里但［按："但"字宋板及诸本皆作"俱"，此恐写写误］热，时时恶风，大渴，舌上干燥而烦，欲饮水数升者，白虎加人参［按："白虎加人参"下宜有"汤主之"三字］

石膏一斤，碎　知母六两　甘草二两，炙　粳米六合　人参二两

上五味，以水一斗，煮米熟汤成，去滓，温服一升。［宋板"温服一升"下有"日三服"以下六十二字］

伤寒无大热，口烦渴［宋板作"口燥渴"］，心烦，背微恶寒者，白虎加人参汤主之。

阳明之为病，胃实也。［宋板作"阳明之为病，胃家实是也"］

阳明病，发热汗出，谵语者，大承气汤主之。［按：宋板阙此条，而大承气汤方附"阳明病脉迟，虽汗出不恶寒"条下］

大黄四两，酒洗　厚朴半斤，炙，去皮　枳实五枚，炙　芒硝三合

上四味，以水一斗，先煮厚朴、枳实，取五升［宋板"厚朴、枳实"作"二物"，"取五升"下有"去滓"二字］，纳大黄，更煮取二升，去滓，纳芒硝，更上微火一两沸，分温再服。［宋板"分温再服"下有"得下余勿服"五字］

阳明病，发热，但头汗出，渴，小便不利者，身必发黄［宋板作"阳明病，发热汗出者，此为热越，不能发黄也。但头汗出，身无汗，剂颈而还，小便不利，渴引水浆者，此为瘀热在里，身必发黄"］，茵陈蒿汤主之。

茵陈蒿六两　栀子十四个，擘　大黄二两，酒洗

上三味，以水一斗二升，先煮茵陈蒿，减二升，纳栀子、大黄，煮取三升，去滓，分温三服。［按：宋板作"栀子十四枚"，"大黄二两"下无"酒洗"二字，而有"去皮"二字，"茵陈"下无"蒿"字，"二升"作"六升"，"栀子、大黄"作"二味"，"分温三服"作"分三服"，以下有"小便当利"云云二十三字］

三阳合病，腹满身重，难以转侧，口不仁，面垢，遗尿。发汗谵语，下之额上生汗［宋板作"谵语遗尿。发汗则谵语，下之则额上生汗"］，手足逆冷。若自汗出者，白虎汤主之。

少阳之为病，口苦，咽干，目眩也。

太阴之为病，腹满而吐，自利也。

太阴病，腹满而吐，食不下，自利益甚，时腹自痛者，桂枝加芍药汤主之。大实痛者，

桂枝加芍药大黄汤主之。[按："太阴之为病""太阴病"两条，宋板合为一条，作"太阴之为病，腹满而吐，食不下，自利益甚，时腹自痛。若下之，必胸下结鞕"。而桂枝加芍药汤及桂枝加大黄汤方，附"本太阳病，医反下之"条下]

　　桂枝三两，去皮　芍药六两　甘草二两，炙　生姜三两，切　大枣十二枚，擘

　　上五味，以水七升，煮取三升，去滓，温服一升。[宋板"温服一升"作"温分三服"，以下有"本云桂枝汤，今加芍药"九字]

　　桂枝三两，去皮　芍药六两　甘草二两，炙　生姜三两，切　大枣十二枚，擘　大黄二两，酒洗[宋板无"酒洗"二字]

　　上六味，以水七升，煮取三升，去滓，温服一升。[宋板"一升"下有"日三服"三字]

　　少阴之为病，脉微细，但欲寐也。[按：宋板诸本"寐"作"寐"，此恐写误]

　　少阴病，心中烦，不得眠者，黄连阿胶汤主之。[宋板作"少阴病，得之二三日以上，心中烦，不得卧，黄连阿胶汤主之"]

　　黄连四两　黄芩二两　芍药二两　鸡子黄二枚　阿胶三两

　　上五味，以水六升，先煮三物，取二升，去滓，纳胶烊尽，小冷，纳鸡子黄，搅令相得。温服七合，日三服。

　　少阴病，口中和，其背恶寒者，附子汤主之。[宋板作"少阴病，得之一二日，口中和，其背恶寒者，当灸之，附子汤主之"]

　　附子二枚，炮，去皮，破八片　白术三两[宋板作"白术四两"]　茯苓三两　芍药三两　人参二两

　　上五味，以水八升，煮取三升，去滓，温服八合[宋板作"温服一升"]，日三服。

　　少阴病，身体疼[宋板作"身体痛"]，手足寒，骨节痛，脉沉者，附子汤主之。

　　少阴病，下利便脓血者，桃花汤主之。

　　赤石脂一斤，一半全用，一半筛末　干姜一两　粳米一升

　　上三味，以水七升，煮米熟汤成，去滓，纳赤石脂末，温服七合，日三服。[宋板作"上三味，以水七升，煮米令熟，去滓，温服七合，纳赤石脂末方寸匕，日三服。若一服愈，余勿服"]

　　少阴病，吐利，手足逆冷，烦躁欲死者，吴茱萸汤主之。

　　吴茱萸一升　人参二两　大枣十二枚，擘　生姜六两[宋板"生姜六两"下有"切"字]

　　上四味，以水七升，煮取二升，去滓，温服七合，日三服。

　　少阴病，咽痛者，甘草汤主之。[宋板作"少阴病二三日，咽痛者，可与甘草汤，不瘥，与桔梗汤"]

　　甘草二两

　　上一味，以水三升，煮取一升二合，去滓，温服七合，日三服。[宋板"一升二合"作"一升半"，"三服"亦作"二服"]

　　少阴病，下利者[宋板无"者"字]，白通汤主之。

　　葱白四茎　干姜一两半　附子一枚，生用，去皮，破八片　[宋板作"干姜一两"，"附子一枚，生"下无"用"字]

　　上三味，以水三升，煮取一升二合[宋板无"二合"字]，去滓，分温再服。

　　少阴病，腹痛，小便不利，四肢沉重疼痛，自下利，或咳，或小便利，或不下利，呕者，

真武汤主之。［宋板 "少阴病" 下有 "二三日不已，至四五日" 九字，"自下利" 下有 "者，此为有水气，其人" 八字，"下利" 上无 "不" 字］

白术三两［宋板作 "白术二两"］　茯苓三两　芍药三两　生姜三两，切　附子一枚，炮，去皮，破八片

上五味，以水八升，煮取三升，去滓，温服七合，日三服。［宋板 "日三服" 下有 "若咳者" 以下五十一字］

少阴病，下利清谷，里寒外热，手足厥逆，脉微欲绝，身反不恶寒，其人面赤色［宋板 "赤色" 作 "色赤"］，或腹痛，或干呕，或咽痛，或利止脉不出者，通脉四逆汤主之。

甘草二两，炙　附子［宋板 "附子" 下有 "大者" 二字］一枚，生用，去皮，破八片　干姜三两
［宋板 "干姜三两" 下有 "强人可四两" 五字］

上三味，以水三升，煮取一升二合，去滓，分温再服。［宋板 "分温再服" 下有 "其脉即出者" 以下六十七字］

少阴病，下利［宋板 "下利" 下有 "六七日" 三字］，咳而呕渴，心烦不得眠者，猪苓汤主之。

猪苓［宋板 "猪苓" 下有 "去皮" 二字］一两　泽泻一两　茯苓一两　阿胶一两　滑石一两

上五味，以水六升，煮取二升［宋板作 "以水四升，先煮四物，取二升"］，去滓，纳阿胶烊尽，温服七合，日三服。

少阴病，脉沉者［宋板 "者" 下有 "急温之" 三字］，宜四逆汤。

甘草二两，炙　干姜一两半　附子一枚，生用，去皮，破八片

上三味，以水三升，煮取一升二合，去滓，分温再服。［宋板 "分温再服" 下有 "强人可大附子一枚，干姜三两" 十二字］

厥阴之为病，消渴，气上撞心，心中疼热，饥而不欲食，食则吐［宋板作 "食则吐蛔"］，下之利不止。

发汗，若下之后，烦热，胸中窒者，栀子豉汤主之。［按：此条在宋板属 "太阳中篇"，且 "后" 字作 "而" 字］

伤寒，脉滑，厥者，里有热，白虎汤主之。［宋板 "脉滑" 下有 "而" 字，且载剂并煎法］

〇二四八　　六十四　　五十

㊄　㊉　　四十五　　五十五〇

唐贞元乙酉岁写之
康治二年亥九月书写之　沙门了纯

《康治本〈伤寒论〉》五十方，盖系抄书者，卷末有「唐贞元乙酉岁写之，康治二年写之，沙门了纯」十八字，柳河户上玄斐传写以示余。余曰：「唐贞元乙酉即皇朝延历二十四年，而传教航海东阳之岁也。曾闻最澄博物兼知阴阳医方，则了纯所写原本或出最澄手书，亦未可知也。但了纯不知何人耳？」玄斐愕然曰：「何以征诸？」余曰：「尝观横川松禅院所藏澄手书《将来目录》，卷尾曰：『大唐贞元二十一年岁次乙酉五月朔十三日，日本国求法沙门最澄录。』今此本，干支亦同，故云尔。子若能影钞以传，则亦可嘉尚也。」玄斐曰：「此书盖尝在延历寺人或得之后，往江户传之奥人某，珍重如拱璧不妄示人，友人河口春龙窃誉之，而不及影钞，为可愧也。余得此与宋板校雠，互有异同，而此本为优，且今子之言信而可征，若得子一语，则亦为有据矣。」余意者，岐黄一道既非所知，而又恐徒变画虎之诮也，固辞不许，因录其所答问者以还之。

嘉永纪元之嘉平月

华顶王府侍读池内奉时跋并书于如利书书院

康平本《伤寒论》

汉·张仲景 著

日本·康平·丹波雅忠 抄录

导 读

　　《康平本〈伤寒论〉》为 20 世纪 30 年代在日本发现的、中国北宋时期的《伤寒论》手抄本。

　　1936 年，日本汉方医学家大塚敬节先生在购买旧书时，从利根川尚方氏家藏遗书中发现了一本《伤寒论》手抄本。这个手抄本后面的落款是"康平三年二月十七日，侍医丹波雅忠"，并有"南山隐士山秋五祖谨书"字样，说明丹波雅忠抄成于康平三年（1060 年），其手抄本曾被南山隐士山秋五祖收藏。全书共 1 卷，12 篇。大塚敬节为了区别其他《伤寒论》版本，故依据抄录年代取名为《康平本〈伤寒论〉》（大塚敬节在本书《例言》中写作《康平〈伤寒论〉》）。此后，大塚敬节又发现了一本《康平本〈伤寒论〉》的手抄本——《和气氏本〈伤寒论〉》（大塚敬节在本书《例言》中写作《和气氏古本〈伤寒论〉》），之所以叫这个名字，是因为这个手抄本的封面上写有"和气氏"几个字。《和气氏本〈伤寒论〉》由和气朝臣嗣成抄成于贞和二年（1346 年）十二月十五日，由和气氏家藏。其他《康平本〈伤寒论〉》手抄本还有《高野本〈伤寒论〉》《南朝本〈伤寒论〉》《有栖川本〈伤寒论〉》《室町本〈伤寒论〉》等，这些手抄本是后来抄写的，只不过抄写的时候把丹波雅忠和和气氏都抄进去了。

　　日本昭和丁丑年，即 1937 年，大塚敬节以利根川尚方氏家藏遗书中的《伤寒论》手抄本为底本，以和气氏家藏的《伤寒论》手抄本为参校，对照《宋本〈伤寒论〉》与《成本〈伤寒论〉》（《注解伤寒论》），为《康平本〈伤寒论〉》添加了眉注，由日本汉方医学会印行公世。1946 年，叶橘泉先生将《康平本〈伤寒论〉》排印本和手抄本带回国内，经校勘后，于 1947 年在上海千顷堂刊印发行。

　　丹波雅忠抄写《康平本〈伤寒论〉》完成的时间是日本后冷泉天皇康平三年，即 1060 年，比宋臣校正刊行的《伤寒论》时间宋治平二年（1065 年）早了 5 年。据专家考证，《康平本〈伤寒论〉》的原始版本可能在隋唐之间。

　　《康平本〈伤寒论〉》具有很高的文献意义。在宋本《伤寒论》中的一些原文，在《康平本〈伤寒论〉》中则是以注解、注文的形式出现。在《康平本〈伤寒论〉》中，有顶格、退一格、退二格的格式，顶格为原《伤寒论》张仲景原文，退一格、退二格则均为疏注。这种编写格式对后世研究《伤寒论》有很高的指导意义。

《伤寒卒病论》（序）

[旁注：集论曰] 余每览越人入虢之诊，望齐侯之色，未尝不慨然叹其才秀也。怪当今居世之士，曾不留神医药，精究方术，上以疗君亲之病，下以救贫贱之厄，中以保身长全，以养其生，但竞逐荣势，企踵权豪，孜孜汲汲，惟名利是务；崇饰其末，忽弃其本，华其外而悴其内。皮之不存，毛将安附焉？哀乎！趋世之士，又驰竞浮华，不固根本。卒然遭邪风之气，婴非常之疾，患及祸至，而方震栗，降志屈节，钦望巫祝，告穷归天，束手受败。赍百年之寿命，持至贵之重器，委付凡医，而恣其所措，咄嗟呜呼，厥身已毙，神明消灭，变为异物，幽潜重泉，徒为啼泣。痛夫！举世昏迷，莫能觉悟，不惜其命，若是轻生，彼何荣势之云哉？而进不能爱人知人，退不能爱身知己，遇灾值祸，身居厄地，蒙蒙昧昧，蠢若游魂。忘躯徇物，危若冰谷，至于是也！

余宗族素多，向余二百。建安纪年以来，犹未十稔，其死亡者，三分有二，伤寒十居其七。感往昔之沦丧，伤横夭之莫救，乃勤求古训，博采众方[注：撰用《素问》《九卷》《八十一难》《阴阳大论》《胎胪药录》，并《平脉辨证》，[经]为《伤寒卒病论》。虽未能尽愈诸病，庶可以见病知源。若能寻余所集，思过半矣

夫天布五行，以运万类，人禀五常，以有五脏。经络腑俞，阴阳会通；玄冥幽微，变化难极。自非才高识妙，岂能探其理致哉！上古有神农、黄帝、岐伯、伯高、雷公、少俞、少师、仲文，中世有长桑、扁鹊，汉有公乘阳庆及仓公，下此以往，未之闻也。观今之医，不念思求经旨，以演其所知；各承家技，终始顺旧，省疾问病，务有口给；相对斯须，便处汤药。按寸不及尺，握手不及足；人迎、趺阳，三部不参；动数发息，不满五十。短期未知决诊，九候曾无仿佛；明堂阙庭，尽不见察，所谓窥管而已。夫欲视死别生，实为难矣！孔子云：『生而知之者上，学则亚之，多闻博识，知之次也。』余宿尚方术，请事斯语。

目 录

伤寒例

汉·长沙守南阳张机　著

晋·太医令王叔和　撰次

[旁注:《阴阳大论》云]凡春气温和，夏气暑热，秋气漓冷，冬□[1]冰冽，此则四时正气之序也。[注:冬时严寒，万类深藏，君子固密，则不伤寒。触冒之者，乃名伤寒耳]圙其于伤四时之气，皆能为病。[旁注:以伤寒为毒者，以其最成杀厉之气也]中□[2]而即病者，名曰伤寒。

中寒，不即病者，寒毒藏于肌肤，至春变为温病，至夏变为暑病。暑病者，热极重于温也。[注:是以辛苦之人，春夏多温热病者，皆由冬时触寒所致，非时行之气也]

凡时行者，春时应暖而反大寒，夏时应热而反大凉，秋时应凉而反大热，冬时应寒而反大温。[旁注:此非其时而有其气][注:是以一岁之中，长幼之病，多相似者也]圙此则时行之气也。

夫欲候知四时正气为病及时行疫气之法，皆当按斗历占之。九月霜降节后宜渐寒，向冬大寒，至正月雨水节后宜解也。所以谓之雨水者，以冰解而为雨水故也，至惊蛰二月节后，气渐和暖，向夏大热，至秋便凉。从霜降以后，至春分以前寒冽，凡有触冒霜露，体中寒即病者，谓之伤寒也。九月、十月，寒气尚微，为病则轻。十一月、十二月，寒冽已严，为病则重。正月、二月，寒渐将解，为病亦轻。此以冬时不调，适有伤寒之人，即为病也。冬有非节之暖者，名为冬温。冬温之毒，与伤寒大异，冬温复有先后，更相重沓，亦有轻重，为治不同，证如后章。从立春节后，其中无暴大寒，又不冰雪，而有人壮热为病者，此属春时阳气发于冬时伏寒，变为温病。从春分以后至秋分节前，天有暴寒者，皆为时行寒疫也。

三月、四月，或有暴寒，其时阳气尚弱，为寒所折，病热犹轻。五月、六月，阳气已盛，为寒所折，病热则重。七月、八月，阳气已衰，为寒所折，病热亦轻。

病与温及暑病相似，但治有殊耳。十五日得一气，于四时之中，一时有六气，四六名为二十四气。然气候亦有应至而不至，或有未应至而至者，或有至而大过者，皆成病气也。

但天地动静，阴阳鼓击者，各正一气耳。

是以彼春之暖，为夏之暑；彼之秋之忿，为冬之怒。是故冬至后，一阳爻升，一阴爻降也；夏至之后，一阳气下，一阴气上也。斯则冬夏二至，阴阳合也；春秋二分，阴阳离也。阴阳交易，人变病焉。此君子春夏养阳，秋冬养阴，顺天地之刚柔也。小人触冒，必婴暴疹。须知毒烈之气，留在何经，而发何病，详而取之。是以春伤于风，夏必飧泄；夏伤于暑，秋必病□[3]；秋伤湿，冬必咳嗽；冬伤于寒，春必病温。此必然之道，可不审明之。

伤寒之病，逐日浅深，以施方治。今世人伤寒，或始不早治，或治不对病，或日数久淹，困乃告医，医人又不依次第而治之，则不中病，皆宜临时消息制方，无不效也。今搜采仲景

1　□：缺字，《宋本〈伤寒论〉》作"气"。

2　□：缺字，《宋本〈伤寒论〉》此处也缺字。

3　□：缺字，《宋本〈伤寒论〉》作"疟"。

旧论，录其证候、诊脉、声色、对病□[1]方有神验者，拟防世急也。

凡土地温凉，高下不同，物性刚柔，飡居亦异。是故黄帝兴四方之问，岐伯举四治之能，以训后贤，开其未悟者。临病之工，宜须两审也。

凡伤于寒，则为病热，热虽甚不死。若两感寒而病者，必死。若更感异气，变为他病者，当依后坏病证而治之。

尺寸俱浮者，大阳受病也，当一二日发。以其脉上连风府，故头项痛，腰背强。

尺寸俱长者，阳明受病也，当二三日发。以其脉夹鼻络于目，故身热、目疼、鼻干、不得卧。

尺寸俱弦者，少阳受病也，当三四日发。以其脉循胁，络于耳，故胸胁痛而耳聋。此三经皆受病，未入于腑者，可汗而已。

尺寸俱沉细者，大阴受病也，当四五日发。以其脉布胃中，络于嗌，故腹满而嗌干。

尺寸俱沉者，少阴受病也，当五六日发。以其脉贯肾，络于肺，系舌本，故口燥舌干而渴。

尺寸俱微缓者，厥阴受病也，当六七日发。以其脉循阴器，络于肝，故烦满而囊缩。此三经皆受病，已入于腑，可下而已。

若两感于寒者，一日大阳受之，即与少阴俱病，则头痛，口干，烦满而渴；二日阳明受之，即与大阴俱病，则腹满，身热，不欲食，谵语；三日少阳受之，即与厥阴俱病，则耳聋，囊缩而厥，水浆不入，不知人者，六日死。若三阴三阳、五脏六腑皆受病，则荣卫不行，脏腑不通，则死矣。其两感于寒，更不传经，不加异气者，至七日大阳病衰，头痛少愈也；八日阳明病衰，身热少歇也；九日少阳病衰，耳聋微闻也；十日大阴病衰，腹减如故，则思饮食；十一日少阴病衰，渴止，舌干已而嚏也；十二日厥阴病衰，囊纵，少腹微下，大气皆去，病人精神爽慧也。若过十三日以上不间，寸尺陷者，大危。若脉阴阳俱盛，重感于寒者，变成温疟。阳脉浮滑、阴脉濡弱者，更遇于风，变为风温。阳脉洪数、阴脉实大者，更遇温热，变为温毒，温毒为病最重也。阳脉濡弱、阴脉弦坚者，更遇温气，变为温疫。以此冬伤于寒，发为温病，脉之变证，方治如说。

凡人有疾，不时即治，隐忍冀瘥，以成痼疾。小儿、女子，益以滋甚。时气不和，便当早言。寻其邪由，及在腠理，以时治之，罕有不愈者。患人忍之，数日乃说，邪气入脏，则难可制。此为家有患，备虑之要。

凡作汤药，不可避晨夜，觉病须臾，即宜便治，不等早晚，则易愈矣。如或瘥迟，病即传变，虽欲除治，必难为力，服药不如方法，纵意违师，不须治之。

凡伤寒之病，多从风寒得之。始表中风寒，入里则不消，然未有温覆而当不消散者。〔旁注：不在证治〕拟欲攻之，犹当先解表，乃可下之。若表已解，而内不消，虽非大满，犹生寒热，□□□□□[2]，则病不除。若表已解，而内不消，大满〔旁注：大坚实〕有燥屎，自可除下之，

1　□：缺字，《宋本〈伤寒论〉》作"真"。
2　□□□□□：缺字，《宋本〈伤寒论〉》此处也无文字。

虽四五日，不能为祸也。若不宜下而便攻之，内虚热入，协热遂利，烦躁诸变，不可胜数，轻者困笃，重者必死矣。

凡两感病俱作，治有先后，发表攻里，本自不同，而执迷妄意者，乃云神丹、甘遂合而饮之，且解其表，又除其里。言巧似是，其理实违。夫智者之举错也，常审以慎；愚者之动作也，必果而速。安危之变，岂可诡哉！世上士，但务彼翕习之荣，而莫见此倾危之败，惟明者居然，能护其本，近取诸身，夫何远之有焉？

夫阳盛阴虚，汗之则死，下之则愈；阳虚阴盛，汗之则愈，下之则死矣。夫如是，则神丹安可以误发，甘遂何可以妄攻？虚盛之治，相背千里，吉凶之机，应若影响，岂容易哉！况桂枝下咽，阳盛则毙；承气入胃，阴盛以凶。死生之要，在乎须臾，视身之尽，不暇计日。此阴阳虚实之交错，其候至微；发汗、吐、下之相反，其祸至速。而医术浅狭，懵然不知病源，为治乃误，使病者殒没，自谓其分。至今冤魂塞于冥路，死尸盈于旷野，仁者鉴此，岂不痛欤！

凡发汗，温服汤药，其方虽言日三服，若病剧不解，当促其间 [旁注：可半日中尽三服]；若与病相阻，即便有所觉。病重者，一日一夜，当晬时观之，如服一剂，病证犹在，故当复作本汤服之。至有不肯汗出，服三剂乃解。[注：若汗不出者死病也]

凡得时气病，至五六日而渴，欲饮水，饮不能多，不当与也，何者？以腹中热尚少，不能消之 [注：便更与作病也]。㑿至七八日，大渴欲饮水者，犹当依证而与之。与之令不足，勿极意也。若饮而腹满 [旁注：言能饮一斗，与一升]，小便不利，若喘若哕，不可与之也。若饮水，忽然大汗出，是为自愈也。

凡得病，反能饮水，此为欲愈之病。其不晓病者，但闻病饮水自愈，小渴者，乃强而与饮之，因成其祸，不可复数也

凡得病厥，脉动数，服汤药，更迟，脉浮大减小，初躁后静，此皆愈证也。

凡治温病，可刺五十九穴。又身之穴，三百六十有五。其三十穴，灸之有害；七十九穴，刺之为灾。并中髓也。

又脉四损，三日死。平人四息，病人脉一至，名曰四损。脉五损，一日死。平人五息，病人脉一至，名曰五损。脉六损，一时死。平人六息，病人脉一至，名曰六损。脉盛身寒，得之伤寒；脉虚身热，得之伤暑。脉阴阳俱盛，大汗出不解者，死。脉阴阳俱虚，热不止者，死。脉至乍数乍疏者，死。脉至如转索，其日死。谵言妄语，身微热，脉浮大，手足温者生；逆冷，脉沉细者，不过一日死矣。

此以前，是伤寒热病证候也。

辨大阳病［旁注：伤寒所致］　痉湿暍［注：此三种，宜应别论，以为与伤寒相似，故此见之］

　　大阳病，发热无汗，反恶寒者，名曰刚痉。

　　大阳病，发热汗出，而不恶寒，名曰柔痉。

　　大阳病，发热，脉沉而细者，名曰痉。

　　大阳病，发汗太多，致痉。

　　病身热足寒，颈项强急，恶寒，时头热，面赤，目脉赤，独头面摇，卒口噤，背反张者，痉病也。

　　大阳病，关节疼痛而烦，脉沉而细者，名中湿。

　　湿痹之候，其人小便不利，大便反快，但当其利小便。

　　湿家之为病，一身尽痛，发热，身色如熏黄。

　　湿家，其人头汗出，背强，欲得被覆向火，若下之早则哕，胸满，小便不利，舌上如苔［旁注：丹田有热，胃中有寒］，渴欲得水而不能饮，口燥渴也。

　　湿家，下之，额上汗出，微喘，小便利者，死。若下利不止者，亦死。

　　问曰：风湿相抟，一身尽疼痛［旁注：值天阴雨未止］，法当汗出而解，医曰"此可汗"，汗之病不愈者，何也？答曰，发其汗，汗大出者，但风气去，湿气在，是故不愈也。

　　若治风湿者，发其汗，微微□[1]似欲汗出者，风湿俱去也

　　湿家病，身上疼痛，发热面黄而喘，头痛鼻塞［旁注：病在头，中寒湿，故鼻塞］而烦，其脉大，自能饮食，腹中和无病，纳药鼻中则愈。

　　病者一身尽痛，发热，日晡所剧者，此名风湿。［注：此病伤于汗出当风，或久伤取冷所致也］

　　大阳中热者，暍是也。其人汗出恶寒，身热而渴也。

　　大阳中暍者，身热疼重，而脉微弱。［注：此亦以夏月伤冷水，水行皮中所致也］

　　大阳中暍者，发热恶寒，身重而疼痛，其脉弦细［旁注：芤迟］，小便已，洒洒然毛耸，手足逆冷，小有劳，身则热，口开，前板齿燥。

　　若发汗，则恶寒甚；加温针，则发热甚；下之，则淋甚。

辨大阳病

　　大阳之为病，脉浮，头项强痛，而恶寒。

1　□：缺字，《宋本〈伤寒论〉》亦无文字。

大阳病，发热，汗出，恶风，脉缓者，名为中风。

大阳病，或已发热，或未发热，必恶寒，体痛，呕逆，脉阴阳俱紧者，名曰伤寒。

伤寒一日，大阳受之，脉若静者，为不传；颇欲吐，若躁烦，脉数急者，为传也。

伤寒二三日，阳明、少阳证不见者，为不传也。

大阳病，发热而渴，不恶寒者，为温病。

若发汗已，身灼热者，名风温。

风温为病，脉阴阳俱浮，自汗出，身重，多眠睡，鼻息必鼾，语言难出。

若被下者，小便不利，直视失溲，若被火者，微发黄色，剧则如惊痫，时瘛疭，若火熏之，一逆尚引日，再逆促命期。

病有发热恶寒者，发于阳也；无热恶寒者，发于阴也。发于阳者，七日愈；发于阴者，六日愈。以阳数七、阴数六故也。

大阳病，头痛至七日以上自愈者，以行尽其经故也。若欲作再经者，针足阳明，使经不传则愈。

大阳病欲解时，从巳至未上。

风家，表解而不了了者，十二日愈。

病人身大热，反欲得衣者，热在皮肤，寒在骨髓也；身大寒，反不欲近衣者，寒在皮肤，热在骨髓也。

大阳中风，脉阳浮而阴弱［旁注：阳浮者，热自发；阴弱者，汗自出］，啬啬恶寒，淅淅恶风，翕翕发热，鼻鸣干呕者，桂枝汤主之。

桂枝，去皮，三两　芍药三两　甘草，炙，二两　生姜，切，三两　大枣，擘，十二枚

上五味，咬咀三味，以水七升，微火煮取三升，去滓，适寒温，服一升。服已须臾，啜热稀粥一升余，以助药力。温覆令一时许，遍身漐漐微似有汗者益佳，不可令如水流离，病必不除。若一服汗出，病瘥，停后服，不必尽剂。若不汗，更服依前法。又不汗，后服小促其间，半日许，令三服尽。若病重者，一日一夜服，周时观之。

服一剂尽，病证犹在者，更作服。若汗不出，乃服之二三剂。禁生冷、黏滑、肉面、五辛、酒酪、臭恶等物。

大阳病，头痛，发热，汗出，恶风者，桂枝汤主之。

大阳病，项背强几几，反汗出恶风者，桂枝加葛根汤主之。

葛根四两　芍药二两　生姜，切，三两　甘草，炙，二两　大枣，擘，十二枚　桂枝二两

上六味，以水一斗，先煮葛根，减二升，去白沫，纳诸药，煮取三升，去滓。温服一升，覆取微似汗，不须啜粥，余如桂枝法将息及禁忌。

大阳病下之后，其气上冲者，可与桂枝汤［旁注：方用前法］。［注：若不上冲者，不可与之］

大阳病三日，已发汗，若吐，若下，若温针，仍不解者，此为坏病。［注：桂枝不中与之也，观其脉证，知犯何逆，随证治之］

桂枝本为解肌，若其人脉浮紧，发热汗不出者，不可与之也。常须识此，勿令误也。

若酒客病，不可与桂枝汤，得汤则呕，以酒客不喜甘故也。

喘家，作桂枝汤，加厚朴杏子佳；又服桂枝汤吐者，其后必吐脓血也

大阳病，发汗遂漏不止，其人恶风，小便难，四肢微急，难以屈伸者，桂枝加附子汤主之。

桂枝，去皮，三两　芍药三两　甘草，炙，三两　生姜，切，三两　大枣，擘，十二枚
附子，炮，去皮，破八片，一枚

上六味，以水七升，煮取三升，去滓，温服一升。[注：本云，桂枝汤，今加附子。例将息如前法]

大阳病下之后，脉促胸满者，桂枝去芍药汤主之。若微恶寒者，桂枝去芍药加附子汤主之。

◎　桂枝去芍药汤方

桂枝，去皮，二两　甘草，炙，二两　生姜，切，三两　大枣，擘，十二枚

上四味，以水七升，煮取三升，去滓，温服一升。[注：本云，桂枝汤，今去芍药]例将息如前法。

◎　桂枝去芍药加附子汤

前方加附子，炮，去皮，破八片，一枚

上五味，以水七升，煮取三升，去滓，温服一升。[注本云，桂枝汤，今去芍药，加附子]例将息如前法。

大阳病，得之八九日，如疟状，发热恶寒，热多寒少，其人不呕，清便欲自可，一日二三度发。[注：脉微缓者，为欲愈也；脉微而恶寒者，此阴阳俱虚，不可更发汗、更下、更吐也；面色反有热色者，未欲解也]图以其不能得少汗出，身必痒，宜桂枝麻黄各半汤。

桂枝，去皮，一两十六铢　芍药　生姜，切　甘草，炙　麻黄，去节，各一两　大枣，擘，四枚　杏仁，汤渍去皮、尖及两仁者，二十四枚

上七味，以水五升，先煮麻黄一两沸，去上沫，纳诸药，煮取一升八合，去滓，温服六合[注：本云，桂枝汤三合、麻黄汤三合，并为六合，顿服]例将息如上法。

大阳病，初服桂枝汤，反烦不解者，先刺[旁注：风池，风府]，却与桂枝汤则愈。

服桂枝汤，大汗出，脉洪大者，与桂枝汤，如前法。若形如疟，一日再发者，汗出必解，宜桂枝二麻黄一汤。

桂枝，去皮，一两十六铢　芍药一两六铢　麻黄，去节，十六铢　生姜，切，一两十六铢　杏仁，去皮、尖，十六铢　甘草，炙，一两二铢　大枣，擘五枚

上七味，以水五升，先煮麻黄一二沸，去上沫，纳诸药，煮取二升，去滓，温服一升，日再服。[注：本云，桂枝汤二分、麻黄汤一分，合为二升，分再服，今合为方]例将息如上法。

服桂枝汤，大汗出后，大烦渴不解，脉洪大者，白虎加人参汤主之。

大阳病，发热恶寒，热多寒少，脉微弱者[旁注：此无阳也]，不可大发汗，宜桂枝二越婢一汤。服桂枝汤，或下之，仍头项强痛，翕翕发热，无汗，心下满微痛，小便不利者，桂枝去桂加茯苓白术汤主之。

◎　桂枝二越婢一汤

桂枝，去皮　芍药　麻黄　甘草，炙，各十八铢　大枣，擘，四枚　生姜，切，一两二铢　石膏，擘，绵裹，二十四铢

上七味，以水五升，煮麻黄一二沸，去上沫，纳诸药，煮取二升，去滓，温服一升。[注：本云，当裁为越婢汤、桂枝汤，合之饮一升。今合为一方，桂枝汤二分、越婢汤一分]

◎　桂枝去桂加茯苓白术汤

芍药三两　甘草，炙，二两　生姜，切　白术　茯苓各三两　大枣，擘，十二枚

上六味，以水八升，煮取三升，去滓，温服一升，小便利则愈。[注：本云，桂枝汤，今去桂枝，加茯苓、白术]

伤寒脉浮，自汗出，小便数，心烦，微恶寒，脚挛急，反与桂枝汤[注：欲攻其表，此误也]，圆得之便厥，咽中干，躁，吐逆者，作甘草干姜汤与之。[旁注：以复其阳]若厥愈足温者，更作芍药甘草汤与之。若胃气不和，谵语者，小与调胃承气汤。若重发汗，复加烧针，得之者，回逆汤主之。

◎　甘草干姜汤方

甘草，炙，四两　干姜二两

上二味，以水三升，煮取一升五合，去滓，分温再服。

问曰：证像阳旦，按法治之而增剧，厥逆，咽中干燥，两胫拘急，而谵语。师曰"言夜半手足当温，两脚当伸"，后如师言，何以知之？答曰：寸口脉浮而大，浮为风，大为虚，风则生微热，虚则两胫挛，病形像桂枝，因加附子参其间，增桂令汗出，附子温经，亡阳故也。厥逆，咽中干，烦躁，阳明内结，谵语烦乱，更饮甘草干姜汤，夜半阳气还，两足当热，胫尚微拘急，重与芍药甘草汤，尔乃胫伸，以承气汤微溏，则止其谵语，故知病可愈。

辨大阳病

大阳病，项背强几几，无汗，恶风，葛根汤主之。

葛根四两　麻黄，去节，三两　桂枝，去皮，二两　生姜，切，三两　甘草，炙，二两　芍药二两　大枣，擘，十二枚

上七味，以水一斗，先煮麻黄、葛根，减二升，去白沫，纳诸药，煮取三升，去滓，温服一升。覆取似汗，余如桂枝法将息及禁忌。[注：诸汤药皆仿之]

大阳与阳明合病者，必自下利，葛根汤主之。

大阳与阳明合病，不下利，但呕者，葛根加半夏汤主之。

葛根四两　麻黄，去节，三两　甘草，炙，二两　芍药二两　桂枝，去皮，二两　生姜，切，二两　半夏，洗，半升　大枣，擘，十二枚

上八味，以水一斗，先煮麻黄、葛根，减二升，去白沫，纳诸药，煮取三升，去滓，温服一升。覆取微似汗。

大阳病，桂枝证，医反下之，利遂不止[旁注：脉促者，表未解也]，喘而汗出者，葛根黄连黄芩汤主之。

葛根半斤　甘草，炙，二两　黄芩三两　黄连三两

上四味，以水八升，先煮葛根，减二升，纳诸药，煮取二升，去滓，分温再服。

大阳病，头痛发热，身疼腰痛，骨节疼痛，恶风，无汗而喘者，麻黄汤主之。

麻黄，去节，三两　桂枝，去皮，二两　甘草，炙，一两　杏仁，去皮、尖，七十个

上四味，以水九升，先煮麻黄，减二升，去上沫，纳诸药，煮取二升半，去滓，温服八合。覆取微似汗，不须啜粥，余如桂枝法将息。

大阳与阳明合病，喘而胸满者，不可下，宜麻黄汤。

大阳病，十日以去，脉浮细而嗜卧者，外已解也。设胸满胁痛者，与小柴胡汤。脉但浮者，与麻黄汤。

大阳中风，脉浮紧，发热恶寒，身疼痛，不汗出而烦躁者，大青龙汤主之。若脉微弱，汗出恶风者，不可服之。服之则厥逆［旁注：此为逆也］，筋惕肉瞤。

◎　大青龙汤方

麻黄，去节，六两　桂枝，去皮，二两　甘草，炙，二两　杏仁，去皮、尖，四十枚　生姜，切，三两　大枣，擘，十枚　石膏，碎，鸡子大

上七味，以水九升，先煮麻黄，减二升，去上沫，纳诸药，煮取三升，去滓，温服一升，取微似汗，［注：汗出多者，温粉扑之］□[1]一服汗者，停后服。［注：若复服，汗多亡阳遂虚，恶风，烦躁不得眠也］

伤寒脉浮缓，身不疼，但重，乍有轻时［旁注：无少阴证者］，大青龙汤主之。

伤寒表不解，心下有水气，干呕发热而咳，或渴，或利，或噎，小便不利，小腹满，或喘者，小青龙汤主之。

麻黄，去节　芍药　细辛　干姜　甘草，炙　桂枝，去皮，各三两　五味子半升　半夏，洗，半升

上八味，以水一斗，先煮麻黄，减二升，去上沫，纳诸药，煮取三升，去滓，温服一升。

若渴者，去半夏，加栝楼根三两；若微利，去麻黄，加荛花如一鸡子［旁注：熬令赤色］；若噎者，去麻黄，加附子［旁注：炮］一枚；若小便不利，少腹满者，去麻黄，加茯苓四两；若喘者，去麻黄，加杏仁［去皮、尖］半升。［注：且荛花不治利，麻黄主喘，今此语反之，疑非仲景意］

伤寒，心下有水气，咳而微喘，发热不渴［旁注：服汤已，渴者，此寒去欲解也］，小青龙汤主之。

大阳病，外证未解，脉浮弱者，当以汗解，宜桂枝汤。

大阳病，下之微喘者，表未解故也，桂枝加厚朴杏子汤主之。

桂枝，去皮，三两　甘草，炙，二两　生姜，切，三两　芍药三两　大枣，擘，十二枚　厚朴，炙，去皮，二两　杏仁，去皮、尖五十枚

上七味，以水七升，微火煮取三升，去滓，温服一升，覆取微似汗。

大阳病，外证未解，不可下［旁注：下者为逆］。欲解外者，宜桂枝汤。

大阳病先发汗不解，而复下之，脉浮者不愈。浮为在外，而反下之，故令不愈。今脉浮，故在外，当须解外则愈，宜桂枝汤。

1　□：缺字，《宋本〈伤寒论〉》亦无文字。

大阳病，脉浮紧，无汗，发热，身疼痛，八九日不解，表证仍在［注：此当发其汗，服药已，微除也］，囝其人发烦，目瞑，剧者必衄［旁注：衄乃愈］。所以然者，阳气重故也。麻黄汤主之。

大阳病，脉浮紧，发热，身无汗，自衄者，愈。

二阳并病，大阳初得病时，发其汗，汗先出不彻，因转属阳明，续自微汗出，不恶寒［注：大阳病证不罢者，不可下，下之为逆］。囝如此可以小发汗。设面色缘缘正赤者，阳气拂郁［旁注：在表，当解之、熏之］［注：若发汗不彻，不足，阳气拂郁］，囝不得越［注：当汗不汗，其人躁烦。囗¹不知痛处，乍在腹中，乍囗²四肢，按之不可得］，囝其人短气，但坐［旁注：以汗出不彻故也］，更发汗则愈［注：何以知汗出不彻？以脉涩故知也］。囝若［旁注：厥文］。

脉浮数者，法当汗出而解，若下之，身重，心悸者，不可发汗，当自汗出乃解，所以然者，尺中脉微，此里虚，须表里实，津液自和，便自汗出愈。

脉浮紧者，法当身疼痛，宜以汗解之，假令尺中迟者，不可发汗。何以知然？以荣气不足，血少故也。

脉浮者，病在表，可发汗，宜麻黄汤。脉浮而数，可发汗，宜麻黄汤。

病常自汗出者，此为荣气和。荣气和者，外不谐，以卫气不共荣气谐和故尔。以荣行脉中，卫行脉外，复发其汗，荣卫和则愈，宜桂枝汤。

病人脏无他病，时发热，自汗出而不愈者，此卫气不和也。先其时发汗则愈，宜桂枝汤。

伤寒，脉浮紧，不发汗，因到³衄者，麻黄汤主之。

伤寒，不大便六七日，头痛在⁴热者，与承气汤。其小便清者，知不在里，仍在表也，当须发汗。若头痛者，必衄，宜桂枝汤。

伤寒，发汗已解，半日许复烦，脉浮数者，可更发汗，宜桂枝汤。

凡病若发汗、若吐、若下、若亡津液，如此者，阴阳自和则必自愈。

发汗后，身疼痛，脉沉迟者，桂枝加芍药生姜各一两人参三两新加汤主之。

发汗后，喘家不可更行桂枝汤。汗出而喘，无大热者，可与麻黄杏仁甘草石膏汤。

麻黄，去节，四两　杏仁，去皮，五十个　甘草，炙，二两　石膏，碎，绵裹，半斤

上四味，以水七升，煮麻黄，减二升，去上沫，纳诸药，煮取二升，去滓，温服一升。

发汗过多，其人叉手自冒心，心下悸，欲得按者，桂枝甘草汤主之。

桂枝，去皮，四两　甘草，炙，二两

上二味，以水三升，煮取一升，去滓，顿服。

发汗后，其人脐下悸者，欲作奔豚，茯苓桂枝甘草大枣汤主之。

茯苓半升　桂枝，去皮，四两　甘草，炙，二两　大枣，擘，十五枚

上四味，以甘澜水一斗，先煮茯苓，减二升，纳诸药，取三升，去滓，温服一升，日三服。

1　囗：《宋本〈伤寒论〉》亦无文字。
2　囗：《宋本〈伤寒论〉》作"在"。
3　到：《宋本〈伤寒论〉》作"致"。
4　在：《宋本〈伤寒论〉》作"有"。

作甘澜水法：取水二斗，置大盆内，以杓扬之，水上珠子五六千颗相逐，取用之。

发汗后，腹胀满者，厚朴生姜半夏甘草人参汤主之

厚朴，去皮，半斤　生姜，切，半斤　半夏，洗，半升　甘草二两　人参一两

上五味，以水一斗，煮取三升，去滓，温服一升，日三服。

伤寒若吐、下后，心下逆满，气上冲胸，起则头眩，脉沉紧，发汗则动经，身为振振摇者，茯苓桂枝白术甘草汤主之。发汗病不解，反恶寒者［旁注：虚故也］，芍药甘草附子汤主之。发汗，若下之，病仍不解，烦躁者，茯苓回[1]逆汤主之。发汗后恶寒者，虚故也；不恶寒，但热者，实也。当和胃气，与调胃承气汤。

◎　茯苓桂枝甘草汤方

茯苓四两　桂枝，去皮，三两　白术　甘草，炙，各二两

上四味，以水六升，煮取三升，去滓，分温三服

◎　芍药甘草附子汤

芍药　甘草，炙，各三两　附子，炮，去皮，破八片，一枚

上三味，以水五升，煮取一升五合，去滓，分温三服。

◎　茯苓回逆汤方

茯苓四两　人参一两　附子，生用，去皮，破八片，一枚　甘草，炙，二两　干姜一两

上五味，以水五升，煮取三升，去滓，温服七合，日三服。

◎　调胃承气汤方

芒硝半升　甘草，炙，二两　大黄，去皮，清酒洗，四两

上三味，以水三升，煮取一升，去滓，纳芒硝，更煮一两沸，顿服。［注：加减方非疑仲景方］

大阳病，发汗后，大汗出，胃中干，燥烦[2]不得眠，欲得饮水者，少少与饮之，令胃气和则愈。若脉浮，小便不利，微热消渴者，五苓散主之。

发汗已，脉浮数，烦渴者，五苓散主之。

猪苓，去皮，十八铢　泽泻一两六铢　白术十八铢　茯苓十八铢　桂枝，去皮，半两

上五味，捣为散，以白饮和服方寸匕，日三服，多饮暖水，汗出愈，如法将息。

伤寒汗出而渴者，五苓散主之，小渴者，茯苓甘草汤主之。

茯苓二两　桂枝，去皮，二两　甘草，炙，一两　生姜，切，三两

上四味，以水四升，煮取二升，去滓，分温三服。

中风发热，六七日，不解而烦［旁注：有表里证］，渴欲饮水，水入口吐者［旁注：名曰"水逆"］，五苓散主之。

未持脉时，病人叉手自冒心，师因教试令咳，而不咳者，此必两□[3]聋无闻也。所以然者，重以发汗，虚故也。

1　回：《宋本〈伤寒论〉》作"四"。

2　燥烦：《宋本〈伤寒论〉》作"烦躁"。

3　□：《宋本〈伤寒论〉》作"耳"。

发汗后，饮水多必喘，以水灌之亦喘。

发汗后，水药不得入口［旁注：为逆］，若更发汗，必吐下不止。发汗吐下后，虚烦不得眠，若剧者，必反复颠倒，心中懊侬，栀子豉汤主之。若少气者，栀子甘草豉汤主之；若呕者，栀子生姜豉汤主之。

◎　栀子豉汤方

栀子，擘，十四个　香豉，绵囊[1]四合

上二味，以水四升，先煮栀子，得二升半，纳豉，煮取一升半，去滓，分为二服，温进一服。得吐者，止后服。

◎　栀子甘草豉汤方

栀子，擘，十四枚　甘草，炙，二两　香豉，绵囊四合

上三味，以水四升，先煮栀子、甘草，取二升半，纳豉，煮取一升半，去滓，分二服，温进一服。得吐者，止后服。

◎　栀子生姜豉汤方

栀子，擘，十四个　生姜五两　香豉，绵囊四合

上三味，以水四升，先煮栀子、生姜，取二升半，纳豉，煮取一升半，去滓，分二服，温进一服。得吐者，止后服。

发汗，若下之，而烦热胸中窒者，栀子豉汤主之。

伤寒五六日，大下之后，身热不去，心中结痛者，未欲解也，栀子豉汤主之。

伤寒下后，心烦腹满，卧起不安者，栀子厚朴汤主之。

栀子，擘，十四个　厚朴，去皮，四两　枳实，浸水，炙，令黄，四枚

上三味，以水三升半，煮取一升半，去滓，分二服，温进一服。得吐者，止后服

伤寒，医以丸药大下之，身热不去，微烦者，栀子干姜汤主之。大下之后，复发汗，小便不利者［旁注：亡津］，勿治之，得小便利，必自愈。下之后，复发汗，必振寒，脉微细［注：所以然者，以内外俱虚故也］囹下之后，发汗，昼日烦躁不得眠，夜而安静，不呕，不渴，无表证，脉沉微，身无大热者，干姜附子汤主之。

◎　栀子干姜汤方

栀子，擘，十四个　干姜一两

上二味，以水三升半，煮取一升半，去滓，分二服，温进一服。得吐者，止后服。

凡用栀子汤，病人旧微溏者，不可与服之。

◎　干姜附子汤方

干姜一两　附子，生，去皮，切八片，一枚

上二味，以水三升，煮取一升，去滓，顿服。

1　囊：《宋本〈伤寒论〉》作"裹"。

大阳病发汗，汗出不解，其人仍发热，心下悸，头眩，身瞤动，振振欲擗地者，玄武汤主之。

咽喉干燥者，不可发汗。

淋家，不可发汗，发汗必便血。

疮家，虽身疼痛，不可发汗，汗出则痉。

衄家，不可发汗，汗出则必额上陷，脉急紧，直视不能目眴，不得眠。

亡血家，不可发汗，发汗则寒栗而振。

汗家，重发汗，必恍惚心乱，小便已阴疼，与禹余粮丸。

病人有寒，复发汗，胃中冷，吐蛔。

本发汗，而复下之，此为逆也；若先发汗，治不为逆。本先下之，而反汗之，此为逆；若先下之，治不为逆。

伤寒，医下之，续得下利，清谷不止，身疼痛者，急当救里；后身疼痛，清便自调者，急当可救表。救里宜回逆汤，救表宜桂枝汤。

病发热头痛，脉反沉者，□□[1] 若不瘥，身体疼痛，当救其里，宜回逆汤。

大阳病，先下而不愈，因后发汗，其人因致冒。

冒家汗出自愈，所以然者，汗出表和故也。里未和，然后复下之。

大阳病未解，脉阴阳俱停，下之必先振栗汗出而解〔注：但阳脉微者，汗出而解；但阴脉微者，下之而解〕。图若欲下之，宜调胃承气汤。

大阳病，发热汗出者，此荣弱卫强，故使汗出。欲救邪风者，宜桂枝汤。

伤寒五六日〔旁注：中风〕，往来寒热，胸胁苦满，默默[2] 不欲饮食，心烦喜呕，或胸[3] 中烦而不呕，或渴，或腹中痛，或胁下痞鞕，或心下悸，小便不利，或不渴，身有微热，或咳者，小柴胡汤主之。

柴胡半斤　黄芩三两　人参三两　半夏，洗，半升　甘草，炙　生姜，切，各三两　大枣，擘，十二枚

上七味，以水一斗二升，煮取六升，去滓，再煮，取三升，温服一升，日三服。

若胸中烦而不呕，去半夏、人参，加栝楼实一枚，若渴者，去半夏，加人参，合前成四两半，加栝楼根四两；若腹中痛者，去黄芩，加芍药三两；若胁下痞鞕，去大枣，加牡蛎四两；若心下悸，小便不利者，去黄芩，加茯苓四两；若不渴，外有微热者，去人参，加桂枝三两，温覆微汗愈；若咳者，去人参、大枣、生姜，加五味子半升、干姜二两。

血弱气尽，腠理开，邪气因入，与正气相抟，结于胸下，正邪分争，往来寒热，休作有时，嘿嘿不欲饮食，脏腑相连，其病必下，邪高病下，故使呕也，小柴胡汤主之。

服柴胡汤已，渴者，属阳明，以法治之。得病六七日，脉迟浮弱，恶风寒，手足温。医

1　□□：《宋本〈伤寒论〉》亦无文字。
2　默默：《宋本〈伤寒论〉》作"嘿嘿"。
3　胸：原为"胁"，据《宋本〈伤寒论〉》改。

二三下之，不能食，而胁下满痛，面目及身黄，颈项强，小便黄者，与柴胡汤，后必下重。

本渴饮水而呕者，柴胡汤不中与也，食谷者哕。

伤寒四五日，身热恶风，颈项强，胁下满，手足温而渴者，小柴胡汤主之。

伤寒，阳脉涩，阴脉弦[旁注：法当腹中急痛]，□□[1]先与小建中汤。不瘥者，小柴胡汤主之。

◎　小建中汤方

桂枝，去皮，三两　甘草，炙，二两　大枣，擘，十二枚　芍药六两　生姜三两　胶饴一升

上六味，以水七升，煮取三升，去滓，纳饴，更上微火消解，温服一升，日三服。

呕家不可用建中汤，以甜故也。

伤寒中风，有柴胡证，但见一证便是，不必悉具。

凡柴胡汤病证而下之，若柴胡汤不罢者，复与柴胡汤，必蒸蒸而振，郄复发热汗出而解。

伤寒二三日，心中悸而烦者，小建中汤主之。

大阳病十余日[旁注：过经]，反二三下之，后四五日，柴胡证仍在者，先与小柴胡汤。呕不止，心下急，郁郁微烦者，为未解也，与大柴胡汤，下之则愈。

柴胡半斤　黄芩三两　芍药三两　半夏，洗，半升　生姜，切，五两　枳实，炙，四枚　大枣，擘，十二枚

上七味，以水一斗二升，煮取六升，去滓，再煎，温服一升，日三服。[注：一方加大黄二两，若不加，恐不为大柴胡汤]

伤寒十三日不解，胸胁满而呕，日晡所发潮热，已而微利[注：此本柴胡，下之而不得利，今反利者，知医以丸药下之，非其治也][旁注：潮热者，实也]，图先宜服小柴胡汤以解外，后以柴胡加芒硝汤主之。

柴胡二两十六铢　黄芩一两　人参二两　甘草，炙，一两　生姜，切，一两　半夏，洗，本云五枚二十铢　大枣，擘，四枚　芒硝二两

上八味，以水四升，煮取二升，去滓，纳芒硝，更煎微沸，分温再服。[注：不解更作]

伤寒十三日不解[旁注：过经]，时谵语者，以有热也，当以汤下之。

若小便利者，大便当鞕，而反下利，脉调和者，知医以丸药下之，非其治也。若自下利者，脉当微厥，今反和者，此为内实也，调胃承气汤主之。

大阳病不解，热结膀胱，其人如狂，血自下[旁注：血自下者愈]，其外不解者，尚未可攻，当先解其外；外解已，但小腹急结者，乃可攻之，宜桃核承气汤。

桃仁，去皮、尖五十个　大黄四两　桂枝，去皮，二两　甘草，炙，二两　芒硝二两

上五味，以水七升，煮取二升半，去滓，纳芒硝，更上火，微沸下火，先食温服五合，日三服。[注：当微利]

伤寒八九日，下之，胸满烦惊，小便不利，谵语，一身尽重，不可转侧者，柴胡加龙骨

1　□□：《宋本〈伤寒论〉》亦无文字。

牡蛎汤主之。［注：本云柴胡汤，今加龙骨等］

◎　又方

柴胡四两　龙骨　黄芩　生姜，切　铅丹　人参　桂枝　茯苓各一两半　半夏，洗，二
合半　大黄二两　牡蛎一两半　大枣，擘，六枚

上十二味，以水八升，煮取四升，纳大黄（切如棋子），更煮一两沸，去滓，温服一升。

伤寒，腹满谵语，寸口脉浮而紧，此肝乘脾也，名曰纵，刺期门。

伤寒发热，啬啬恶寒，大渴欲饮水，其腹必满，自汗出，小便利，其病欲解，此肝乘肺
也，名曰横，刺期门。

大阳病二日，反躁，反熨背，而大汗出，大热入胃，胃中水竭，躁烦，必发谵语。［注：
十余日，振栗，自下利者，此为欲解］図故发其汗，从腰以下不得汗，欲小便不得，反呕，欲失溲，
足下恶风，大便鞕［注：小便当数，而反不数，及不多］。図大便已，头卓然而痛，其人足心必热。
［旁注：谷气下流故也］。

大阳病中风，以火劫发汗，邪风被火热，血气流溢［旁注：失其常度，两相熏灼］，其身必发
黄［注：阳盛则欲衄，阴虚则大便鞕，阴阳俱虚竭，身体则枯燥］，図但头汗出，剂颈而还，腹满微喘，
口干咽烂，或不大便，久则谵语，甚者至哕，手足躁扰，捻衣摸床。［注：小便利者，其人可治］

伤寒脉浮，医以火迫劫之［旁注：亡阳］，必惊狂，卧起不安者，桂枝去芍药加蜀漆牡蛎
龙骨救逆汤主之。

桂枝，去皮，三两　甘草，炙，二两　生姜，切，三两　大枣，擘，十二枚　牡蛎，熬，
五两　蜀漆，洗去腥，三两　龙骨四两

上七味，以水一斗二升，先煮蜀漆，减二升，纳诸药，煮取三升，去滓，温服一升。［注：
本云，桂枝汤，今去芍药，加蜀漆、牡蛎、龙骨］

形作伤寒，其脉不弦坚而弱，弱者必渴［旁注：弱者发热］，被火必谵语，弱者发热，脉浮
者，解之当汗出愈。

大阳病，以火熏之，不得汗，其人必躁［旁注：到经不解］，必清血，名为火邪。

火邪，脉浮热甚，而反灸之［旁注：此为实实，以虚治］，因火而动，必咽燥吐血。

微数之脉，慎不可灸，因火为邪，则为烦逆［旁注：追虚追实］，血散脉中，火气虽微，内
攻有力［旁注：焦骨伤筋］，血难复也。

脉浮，宜以汗解，用火灸之，邪无从出，因火而盛，病从腰以下必重而痹。［旁注：火逆
之也］。欲自解者，必当先烦，乃有汗而解。［注：何以知之？脉浮，知汗出解］

烧针令其汗，针处被寒，核起而赤者，必发奔豚。［旁注：气从小腹上冲心者］。灸其核上各
一壮，与桂枝加桂汤。［注：更加桂枝二两也。本云，桂枝汤，今加桂五两，所以加桂者，以能泄奔豚气也］

火逆下之，因烧针烦躁者，桂枝甘草龙骨牡蛎汤主之。

桂枝，去皮，一两　甘草，炙，二两　牡蛎，熬，二两　龙骨二两

上四味，以水五升，煮取二升半，去滓，温服八合，日三服。

大阳伤寒者，加温针必惊也。

大阳病，当恶寒发热，今自汗出，反不恶寒不发热，［旁注：关上］脉细数者，以医吐之

过也。［旁注：此为小逆］

一二日吐之者，腹中饥，口不能食；三四日吐之者，不喜糜粥，欲冷食，朝食夕吐。以医吐之所致也。

大阳病吐之，但大阳病当恶寒，今反不恶寒，不欲近衣，此为吐之内烦也。

病人脉数，数为热，当消谷引食，而反吐者，此以发汗，令阳气微，膈气虚，脉乃数也。数为客热，不能消谷，以胃中虚冷，故吐也。

大阳病，［旁注：过经］十余日，心中温温欲吐，而胸中痛，大便反溏，腹微满，郁郁微烦。先此时，自极吐下者，与调胃承气汤。［注：若不尔者，不可与。□[1]但欲呕，胸中痛，微溏者，此非柴胡汤证，以呕，故知极吐也］

大阳病六七日，表证仍在，脉微而沉，反不结胸，其人发狂者，以热在下焦，小腹当鞕满，小便自利者，下血乃愈。［注：所以然者，以大阳随证，瘀热在里故也］图抵当汤主之。

水蛭，熬　䗪虫，去翅、足，熬，各三十个　桃仁，去皮、尖，二十个　大黄，酒洗，二两

上四味，以水五升，煮取三升，去滓，温服一升，不下更服。

大阳病，身黄，脉沉结，小腹鞕，小便自利［旁注：小便不利者为无血也］，其人如狂者［旁注：血证谛也］，抵当汤主之。

伤寒有热，小腹满，应小便不利，今反利者［旁注：为有血也］，当可下之［旁注：不可余药］，宜抵当丸。

水蛭，熬，二十个　䗪虫，去翅、足，熬，二十个　桃仁，去皮、尖，二十五个　大黄三两

上四味，捣分四丸，以水一升，煮一丸，取七合服之，晬时当下血。［旁注：若不下者更服］

大阳病，小便利者，以饮水多，必心下悸；小便少者，必苦里急也。

辨大阳病　结胸

问曰，病在结胸，有脏结，其状如何？答曰，按之痛，寸脉浮，关脉沉，名曰结胸也。何谓脏结？答曰，如结胸状，饮食如故，时时下利，寸脉浮，关脉小细沉紧，名曰脏结。舌上白苔滑者，难治。

脏结无阳证，不往来寒热，其人反静，舌上苔滑者，不可攻也。

病发于阳，而反下之，热入因作结胸；病发于阴，而反下之，因作痞也。

所以成结胸者，以下之太早故也。

1　□:《宋本〈伤寒论〉》亦无文字。

结胸者，项亦强，如柔痉状，下之则和，宜大陷胸丸。

结胸证，其脉浮大者，不可下，下之则死。结胸证悉具，烦躁者亦死。

大阳病脉浮而动数〔注：浮则为风，数则为热，动则为痛，数则为虚〕，图头痛发热，微盗汗出，而反恶寒者，表未解也，医反下之，动数变迟，膈内拒痛〔旁注：胃中空虚，客气动膈〕，短气躁烦，心中懊忱，阳气内陷，心下因鞕，则为结胸，大陷胸汤主之。若不大结胸，但头汗出，余处无汗，剂颈而还，小便不利，身必发黄也，宜大陷胸丸。

◎　大陷胸汤方

大黄，去皮，六两　芒硝一升　甘遂一钱匕

上三味，以水六升，先煮大黄，取二升，去滓，纳芒硝，煮一两沸，纳甘遂末，温服一升。得快利，止后服。

◎　大陷胸丸方

大黄半斤　葶苈子，熬，半斤　芒硝半斤　杏仁，去皮、尖，熬黑，半升

上四味，捣筛二味，纳杏仁、芒硝，合研如脂，和散，取如弹丸一枚，别捣甘遂末一钱匕，白蜜二合，水二升，煮取一升，温顿服之，一宿乃下，如不下更服，取下为效，禁如药法。

伤寒六七日，结胸热实，脉沉而紧，心下痛，按之石鞕者，大陷胸汤主之。

伤寒十余日，热结在里，复往来寒热者，与大柴胡汤；但结胸，无大热〔无大热者，此为水结在胸胁也〕，但头微汗出者，大陷胸汤主之。

大阳病，重发汗而复下之，不大便五六日，舌上燥而渴，日晡所小有潮热，发心胸大烦，从心下至少腹鞕满而痛，不可近者，大陷胸汤主之。少结胸者，正在心下，按之则痛，脉浮滑者，小陷胸汤主之。

黄连一两　半夏，洗，半升　栝楼实，大者一枚

上三味，以水六升，先煮栝楼实，取三升，去滓，纳诸药，煮取二升，去滓，分温三服。

大阳病二三日，不能卧，但欲起，心下必结，脉微弱者〔旁注：此本有寒饮也〕，反下之，若利止，必作结胸；未止者，四五日复下之，此作协热利也。

大阳病下之，其脉促，不结胸者〔旁注：此为欲解也〕，□□□□□□[1]。

脉浮者，必结胸。脉紧者，必咽痛。脉弦者，必两胁拘急。脉细数者，头痛未止。脉沉紧者，必欲呕。脉沉滑者，协热利。脉浮滑者，必下血。

病在阳，应以汗解之，反以冷水潠之，若灌之，其热被劫不得去，弥更益烦，肉上粟起，意欲饮水，反少渴者，服文蛤散；若不瘥者，与五苓散。寒实结胸，无热证者，与三物小陷胸汤。〔注：白散亦可服〕

◎　文蛤散

文蛤五两

上一味，为散，以沸汤和一方寸匕服，汤用五合。

1　□□□□□□：《宋本〈伤寒论〉》亦无文字。

◎ 白散

桔梗三分　巴豆，去皮、尖，熬黑，研如脂，一分　贝母三分

上三味，为散，纳巴豆，更于臼中杵之，以白饮和服，强人半钱匕，羸者减之。病在膈上必吐，在膈下必利，不利进热粥一杯，利过不止，进冷粥一杯。

◎ 五苓散

身热，皮粟不解，欲引衣自覆者，若以水潠之、洗之，益令热劫不得出，当汗而不汗则烦。假令汗出已，腹中痛，囹芍药三两如上法。

太阳与少阳并病，颈项强痛，或眩冒，时如结胸，心下痞鞕者，当刺大椎第一间、肺俞、肝俞，慎不可发汗，发汗则谵语，脉弦。五日谵语不止，当刺期门。

妇人中风，发热恶寒，经水适来，得之七八日，热除而脉迟，身凉。胸胁下满，如结胸状，谵语者，此为热入血室也，当刺期门，随其实而取之。

妇人中风七八日，续得寒热，发作有时，经水适断者［旁注：此为热入血室］，其血必结，故使如疟状，发作有时，小柴胡汤主之。

妇人伤寒，发热，经水适来，昼日明了，暮则谵语，如见鬼状者，此为热入血室。无犯胃气及上二焦，必自愈。

伤寒六七日，发热，微恶寒，支节烦疼，微呕，心上支结，外证未去者，柴胡桂枝汤主之。

桂枝，去皮，一两半　黄芩一两半　人参一两半　甘草，炙，一两　半夏，洗，二合半
芍药一两半　大枣，擘，六枚　生姜，切，一两半　柴胡四两

上九味，以水七升，煮取三升，去滓，温服一升。［注：本云，人参汤，作如桂枝法，加半夏、柴胡、黄芩，复如柴胡法，今用人参作各半剂］

伤寒五六日，已发汗而复下之，胸胁满，微结，小便不利，渴而不呕，但头汗出，往来寒热，心烦者［旁注：此为未解也］，柴胡桂枝干姜汤主之。

柴胡半斤　桂枝，去皮，三两　干姜二两　栝楼根四两　黄芩三两　牡蛎，熬，二两　甘草，炙，二两

上七味，以水一斗二升，煮取六升，去滓，再煎，取三升，温服一升，日三服。初服微烦，复服，汗出便愈。

伤寒五六日，头汗出，微恶寒，手足冷，心下满，口不欲食，大便鞕，脉细者［旁注：此为阳微结，必有表，复有里也。脉沉，亦在里也］［注：汗出为阳微，假令纯阴结，不得复有外证，悉入在里，此为半在里半在外也。脉虽沉紧，不得为少阴病，所以然者，少阴不得有汗，今头汗出，故知非少阴也］，囹可与小柴胡汤，设不了了者，得屎而解。

伤寒五六日，呕而发热者，柴胡汤证具，而以他药下之，柴胡证仍在者，复与柴胡汤［旁注：此虽已下之，不为逆也］，必蒸蒸而振，却发热汗出而解。若心下满而鞕痛者［旁注：此为结］，大陷胸汤主之。但满而不痛者［旁注：此为痞］，柴胡不中与之，宜半夏泻心汤。

半夏，洗，半升　黄芩　干姜　人参　甘草，炙，各三两　黄连一两　大枣，擘，十二枚
上七味，以水一斗，煮取六升，去滓，再煮，取三升，温服一升，日三服。

大阳少阳并病，而反下之，成结胸，心下鞕，下利不止，水浆不下，其人心烦，

□□□□□[1]。

脉浮而紧，复下之，紧反入里，则作痞，按之自濡，但气痞耳。

大阳中风，下利呕逆［注：表解者，乃可攻之］，图其人漐漐汗出，发作有时，头痛，心下痞鞕满，引胁下痛，干呕短气，汗出不恶寒者［旁注：此表解里未和也］，十枣汤主之。

芫花，熬　甘遂　大戟

上三味等分，各别捣为散，以水一升半，先煮大枣肥者十枚，取八合，去滓，纳药末［注：强人服一钱匕，羸人者服半钱］，图温服之［旁注：平旦服］。若下少，病不除者，明日更服［旁注：加半钱］。得快下利后，糜粥自养。

大阳病，医发汗，遂发热恶寒，因复下之，心下痞［注：表里但虚，阴阳气并竭］［旁注：无阳则阴独］。图复加烧针，因胸烦［注：面色青黄，肤瞤者，难治；今色微黄，手足温者，易愈］，图心下痞，按之濡，其脉［旁注：关上］浮者，大黄黄连泻心汤主之。心下痞，而复恶寒汗出者，附子泻心汤主之。［旁注：本以下之故］心下痞，与泻心汤。痞不解，其人渴而口燥者，小便不利者，五苓散主之。［注：一方云，忍之一日乃愈］

◎　大黄黄连泻心汤方

大黄二两　黄连　黄芩各一两

上三味，以麻沸汤二升渍之，须臾绞去滓，分温再服。

◎　附子泻心汤方

大黄二两　黄连一两　黄芩一两　附子，炮，去皮，破，别煮取汁，二枚

上四味，切三味，以麻沸汤二升渍之，须臾绞去滓，纳附子汁，分温再服。

伤寒汗出解之后，胃中不和，心下痞鞕，干噫食臭，胁下有水气，腹中雷鸣，下利者，生姜泻心汤主之。

生姜，切，四两　甘草，炙，三两　人参三两　干姜一两　黄芩三两　半夏，洗，半升　黄连一两　大枣，擘，十二枚

上八味，以水一斗，煮取六升，去滓，再煎取三升，温服一升，日三服。

伤寒中风，医反下之，其人下利日数十行，谷不化，腹中雷鸣，心下痞鞕而满，干呕，心烦不得安。医见心下痞，谓病不尽，复下之，其痞益甚［旁注：此非结热］［注：但以胃中虚，客气上逆，故使鞕也］，图甘草泻心汤主之。

甘草，炙，四两　黄芩三两　干姜三两　半夏，洗，半升　大枣，擘，十二枚　黄连一两

上六味，以水一斗，煮取六升，去滓，再煎取三升，温服一升，日三服。［注：附子泻心汤，本云加附子。半夏泻心汤、甘草泻心汤，同体别名耳。生姜泻心汤，本云理中人参黄芩汤，去桂枝、术，加黄连，并泻肝法］

伤寒服汤药，下利不止，心下痞鞕。服泻心汤已，复以他药下之，利不止，医以理中与

1　□□□□□：《宋本〈伤寒论〉》亦无文字。

之，利益甚 [注：理中者，理中焦，此利在下焦]，图赤石脂禹余粮汤主之。[注：复不止者，当利其小便]

赤石脂，碎，一斤　太一禹余粮，碎，一斤

上二味，以水六升，煮取二升，去滓，分温三服。

伤寒吐下后，发汗，虚烦，脉甚微，八九日心下痞鞕，胁下痛，气上冲咽喉，眩冒，经脉动惕者，久而成痿。

伤寒发汗，若吐、若下，解后，心下痞鞕，噫气不除者，旋覆代赭汤主之。

旋覆花三两　人参二两　生姜五两　代赭一两　甘草，炙，三两　半夏，洗，半升　大枣，擘，十二枚

上七味，以水一斗，煮取六升，去滓，再煎取三升，温服一升，日三服。

喘家，下后，不可更行桂枝汤。若汗出而喘，无大热者，可与麻黄杏子甘草石膏汤。

大阳病，外证未除，而数下之，遂协热而利下不止，心下痞鞕，表里不解者，桂枝人参汤主之。

桂枝，别切四两　甘草，炙，四两　白术三两　人参三两　干姜三两

上五味，以水九升，先煮四味，取五升，纳桂，更煮取三升，去滓，温服一升。[注：日再，夜一服]

伤寒大下后，复发汗，心下痞，恶寒者 [旁注：表未解也]，不可攻痞，当先解表，表解乃可攻痞。[注：解表宜桂枝人参汤，攻痞宜大黄黄连泻心汤]

伤寒发热，汗出不解，心中痞鞕，呕吐而下利者，□□□□[1]之。

病如桂枝证，头不痛，项不强，寸脉微浮，胸中痞鞕，气上冲喉咽，不得息者 [旁注：此为胸中有寒饮也]，当吐之，宜瓜蒂散。

瓜蒂，熬黄，一分　赤小豆一分

上二味，各别捣筛，为散已，合治之，取一钱匕，以香豉一合，用热汤七合，煮作稀糜，去滓，取汁和散，温顿服之。不吐者，少少加，得快吐乃止。[注：诸亡血虚家，不可与瓜蒂散]

病胁下素有痞，连在脐傍，痛引少腹，入阴筋者，此名脏结，死。

伤寒，若吐、若下后，七八日不解 [注：热结在里]，图表里俱热，时时恶风，大渴，舌上干燥而烦，欲饮水数升者，白虎加人参汤主之。

知母六两　石膏，碎，一斤　甘草，炙，二两　人参二两　粳米六合

上五味，以水一斗，煮米熟汤成，去滓，温服一升，日三服。[注：此方，立夏后立秋前乃可服，立秋后不可服。正月、二月、三月尚凛冷，亦不可与服之，与之则呕利而腹痛。□[2]诸亡血虚家，亦不可与，得之则腹痛下利者，但可温之，当愈]

伤寒无大热，口燥渴，心烦，背微恶寒者，白虎加人参汤主之。

伤寒脉浮，发热无汗 [注：其表不解者，不可与白虎汤]，图渴欲饮水，无表证者，白虎加人

1　□□□□：《宋本〈伤寒论〉》作“大柴胡汤”。

2　□：《宋本〈伤寒论〉》不缺字。

参汤主之。

大阳少阳并病，心下鞕，颈项强而眩者，当刺大椎、肺俞、肝俞，慎勿下之。

大阳与少阳合病，自下利者，与黄芩汤；若呕者，黄芩加半夏生姜汤主之。

◎　黄芩汤

黄芩三两　芍药二两　甘草，炙，二两　大枣，擘，十二枚

上四味，以水一斗，煮取三升，去滓，温服一升。〔注：日再，夜一服〕

◎　黄芩加半夏生姜汤

黄芩三两　芍药二两　甘草，炙，二两　大枣，擘，十二枚　半夏，洗，半升　生姜，切，一两半

上六味，以水一斗，煮取三升，去滓，温服一升。〔注：日再，夜一服〕

伤寒，胸中有热，胃中有邪气，腹中痛，欲呕吐者，黄连汤主之。

黄连三两　甘草，炙，三两　干姜三两　桂枝，去皮，三两　人参二两　半夏，洗，半升　大枣，擘，十二枚

上七味，以水一斗，煮取六升，去滓，温服。〔注：昼三夜二〕〔旁注：昼三夜二，疑非仲景法〕

伤寒八九日，风湿相抟，身体疼烦，不能自转侧，不呕，不渴，脉浮虚而涩者，桂枝附子汤主之。若其人大便鞕〔旁注：脐下、心下鞕〕，小便不利者，去桂加白术汤主之。

◎　桂枝附子汤

桂枝，去皮，四两　附子，炮，去皮，破，三枚　生姜，切，三两　大枣，擘，十二枚　甘草，炙，二两

上五味，以水六升，煮取二升，去滓，分温三服。

◎　去桂加白术汤

附子，炮，去皮，破三枚　白术四两　生姜，切，三两　甘草，炙，二两　大枣，擘，十二枚

上五味，以水六升，煮取二升，去滓，分温三服。

初一服，其人身如痹，半日许复服之，三服都尽，其人如冒状，勿怪，此以附子、术并走皮内，逐水气，未得除，故使之耳，□[1]法当加桂四两。〔注：此本一方二法，以大便鞕，小便不利，去桂也；以大便不鞕，小便不利，当加桂，附子三枚（恐多也），虚弱家及产妇宜减服之〕

风湿相抟，骨节疼烦，掣痛不得屈伸，近之则痛剧，汗出短气，小便不利，恶风不欲去衣，或身微肿者，甘草附子汤主之。

甘草二两　附子，炮，去皮，破，二枚　白术二两　桂枝，去皮，四两

上四味，以水六升，煮取三升，去滓，温服一升，日三服。〔注：初服得微汗则解，能食，汗出止复烦者，将服五合，恐一升多者，宜服六七合为妙〕

1　□：《宋本〈伤寒论〉》亦无文字。

伤寒脉浮滑，白虎汤主之。

知母六两　石膏，碎，一斤　甘草，炙，二两　粳米六合

上四味，以水一斗，煮米熟汤成，去滓，温服一升，日三服。

伤寒解而后，脉结代，心动悸，炙甘草汤主之。

甘草，炙，四两　生姜，切，三两　人参二两　生地黄一斤　桂枝，去皮，三两　阿胶二两　麦门冬去心，半升　麻仁半升　大枣，擘，三十枚

上九味，以清酒七升，水八升，先煮八味，取三升，去滓，纳胶烊消尽，温服一升，日三服。[注：一名复脉汤]

脉按之来缓，时一止复来者，名曰结。又脉来动而中止，更来小数，中有还者反动，名曰结，阴也。脉来动而中止，不能自还，因而复动者，名曰代，阴也。得此脉者必难治。

辨阳明病

问曰：病有大阳阳明，有正阳阳明，有少阳阳明，何谓也？答曰：大阳阳明者，脾约是也；正阳阳明者，胃家实是也；少阳阳明者，发汗、利小便已，胃中燥烦实，大便难是也。

阳明之为病，胃家实是也。

问曰：何缘得阳明病？答曰：大阳病，发汗，若下、若利小便，此亡津液，胃中干燥，因转属阳明。不更衣，内实，大便难者，此名阳明也。

问曰：阳明病外证云何？答曰：身热，汗自出，不恶寒，反恶热也。

问曰：病有得之一日，不发热而恶寒者，何也？答曰：虽得之一日，恶寒将自罢，即自汗而恶热也。

问曰：恶寒何故自罢？答曰：阳明居中，主土也，万物所归，无所复传，始虽恶寒，二日自止，此为阳明病也。

本大阳初得病时，发其汗，汗先出不彻，因转属阳明也。

伤寒发热无汗，呕不能食，而反汗出濈濈然者，是转属阳明也。

伤寒三日，阳明脉大。

伤寒脉浮而缓，手足自温者，是为系在大阴。大阴者，身当发黄，若小便自利者，不能发黄。至七八日，大便难者，为阳明病也。

伤寒转系阳明者，其人濈然微汗出也。

阳明中风，口苦咽干，腹满微喘，发热恶寒，脉浮而紧。若下之，则腹满，小便难也。

阳明病，若能食，名中风；不能食，名中寒。

阳明病，若中寒者，不能食，小便不利，手足濈然汗出[旁注：此欲作固瘕]，必大便初鞕后溏。[注：所以然者，以胃中冷，水谷不别故也]

阳明病，初欲食，小便反不利，大便自调，其人骨节疼，翕翕如有热状，奄然发狂，

□□□□[1] 濈然汗出而解。［注：汗出而解者，此水不胜谷气，与汗共并，脉紧则愈］

阳明病欲解时，从申至戌上。

阳明病，不能食，攻其热必哕。［注：所以然者，胃中虚冷故也］［旁注：以其人本虚，攻其热必哕］

阳明病，脉迟，食难用饱，饱则微烦，头眩，必小便难［旁注：此欲作谷瘅］，虽下之，腹满如故。［注：所以然者，脉迟故也］

阳明病，法多汗，反无汗，其身如虫行皮中状者，此以久虚故也。

阳明病，反无汗，而小便利，二三日呕而咳，手足厥者，必苦头痛。若不咳不呕，手足不厥者，头不痛。

阳明病，但头眩，不恶寒，故能食而咳，其人咽必痛。若不咳者，咽不痛。

阳明病，无汗，小便不利，心中懊憹者，身必发黄。

阳明病，被火，额上微汗出，而小便不利者，必发黄。

阳明病，脉浮而紧者，必潮热，发作有时。但浮者，必盗汗出。

阳明病，口燥，但欲漱水，不欲咽者，此必衄。

阳明病，本自汗出，医更重发汗，病已瘥，尚微烦不了者［旁注：此必大便鞭故也］，以亡津液，胃中干燥，故令大便鞭。［注：当问其小便日几行，若本小便日三四行，今日再行，故知大便不久出。今为小便数少，以津液当还入胃中，故知不久必大便也］

伤寒呕多，虽有阳明证，不可攻之。

阳明病，心下鞭满者，不可攻之，攻之，利遂不止者死，止者愈。

阳明病，面合赤色，不可攻之，必发热。色黄者，小便不利也。

阳明病，不吐不下，心烦者，可与调胃承气汤。

阳明病，脉迟，虽汗出不恶寒者，其身必重，短气腹满而喘，有潮热［旁注：有潮热者，此外欲解，可攻里也］，手足濈然汗出者［旁注：汗出者，此大便已鞭也］，大承气汤主之。

若汗多，微发热恶寒者，外未解也，其热不潮，未可与承气汤。若腹大满不通者，可与小承气汤，微和胃气，勿令至大泄下。

◎　大承气汤

大黄，酒洗，四两　厚朴，炙，去皮，半斤　枳实，炙，五枚　芒硝三合

上四味，以水一斗，先煮二物，取五升，去滓，纳大黄，更煮取二升，去滓，纳芒硝，更上微火一两沸，分温再服。［注：得下，余勿服］

◎　小承气汤

大黄四两　厚朴，炙，去皮，二两　枳实，大者，炙，三枚

上三味，以水四升，煮取一升二合，去滓，分温二服。［注：初服汤，当更衣，不尔者，尽饮之。若更衣者，勿服之］

1　□□□□：《宋本〈伤寒论〉》亦无文字。

阳明病，潮热，小便微鞭者，可与小承气汤。［旁注：不硬者，不可与之］

若不大便六七日，恐有燥屎，欲知之法，少与小承气汤，汤入腹中，转矢气者，此有燥屎也，乃可攻之。若不转矢气者，此但初头鞭，后必溏，不可攻之，攻之必胀满不能食也。欲饮水者，与水则哕。其后发热者，必大便复鞭而少也，以小承气汤和之。不转矢气者，慎不可攻也。

夫实则谵语，虚则郑声。［注：郑声重语也］

直视谵语，喘满者死，下利者亦死。发汗多，若重发汗者，亡其阳，谵语，脉短者死，脉自和者不死。

伤寒，若吐、若下后不解，不大便五六日以上，至十余日，日晡所发潮热，不恶寒，独语如见鬼状。若剧者，发则不识人，循衣摸床，怵惕而不安［旁注：脉弦者生，涩者死，微者但发潮热］，微喘直视，谵语者，大承气汤主之。［注：若一服利，则止后服］

阳明病，其人多汗，以津液外出，胃中燥，大便必鞭，鞭则谵语，小承气汤主之。若一服谵语止者，更莫后服。

阳明病，谵语，发潮热，脉滑而疾者，小承气汤主之。

因与承气汤一升，腹中转气者，更服一升。若不转气者，勿更与之。明日又不大便，脉反微涩者，里虚也，为难治，不可更与承气汤也。

阳明病，谵语，有潮热，反不能食者，胃中必有燥屎五六枚。若能食者，但鞭耳，宜大承气汤下之。

阳明病，下血，谵语者，此为热入血室，但头出汗者，刺期门，随其实而泻之，濈然汗出则愈。

汗出谵语者，以有燥屎在胃中［旁注：此为风］也，须下者，过经乃可下之。下之若早，语言必乱，以表虚里实故也［旁注：下之愈］，宜大承气汤。伤寒四五日，脉沉［旁注：沉为在里］而喘满，而反发其汗，津液越出，大便为难，表虚里实，久则谵语。

三阳合病，腹满身重，难以转侧，口不仁，面垢，谵语，遗尿。发汗，谵语，□□□[1]下之则额上生汗，手足逆冷。若自汗出者，白虎汤主之。

二阳并病，大阳证罢，但发潮热，手足漐漐汗出，大便难而谵语者，下之则愈，宜大承气汤。

阳明病，脉浮而紧，咽燥口苦，腹满而喘，发热汗出，不恶寒反恶热，身重。若发汗则躁，心愦愦，反谵语。若加温针，必怵惕烦躁不得眠。若下之，则胃中空虚，客气动膈，心中懊憹，舌上苔者，栀子豉汤主之。若渴欲饮水，口干舌燥者，白虎加人参汤主之。若［旁注：脉浮发热］渴欲饮水，小便不利者，猪苓汤主之。

阳明病，汗出多而渴者，不可与猪苓汤，以汗多胃中燥，猪苓汤复利其小便也。

脉浮而迟，表热里寒，下利清谷者，回逆汤主之。

1　□□□：《宋本〈伤寒论〉》亦无文字。

若胃中虚冷，不能食者，饮水则哕，脉浮发热，口干鼻燥，能食者则衄。

阳明病，下之，其外有热，手足温［旁注：小结胸］，心中懊憹，饥不能食，但头汗出者，栀子豉汤主之。

阳明病，发潮热，大便溏，小便自可，胸胁满不去者，柴胡汤主之。

阳明病，胁下鞕满，不大便而呕，舌上白苔者，可与小柴胡汤，上焦得通，津液得下，胃气因和，身濈然汗出而解。

阳明病，中风，脉弦浮大，而短气，腹都满，胁下及心痛，久按之气不通，鼻干不得汗，嗜卧，一身及面目悉黄，小便难，有潮热，时时哕，耳前后肿，刺之小瘥。外不解，病过十日，脉续浮者，与小柴胡汤。脉但浮，无余症者，与麻黄汤。［注：若不尿，腹满加哕者，不治］

阳明病，自汗出，若发汗，小便自利者［旁注：此为津液内竭］，虽鞕不可攻之，当须自欲大便，宜蜜煎导而通之。若土瓜根及大猪胆汁，皆可为导。

◎　蜜煎方

食蜜七合

上一味，于铜器内，微火煎，当须凝如饴状，搅之勿令焦着。候可丸，并手捻作挺，令头锐，大如指，长二寸许。当热时急作，冷则鞕，以纳谷道中，以手急抱，欲大便时，乃去之［旁注：疑非仲景意］，已试甚良。

又大猪胆一枚，泻汁，和少许法酢，以灌谷道内，如一食顷，当大便，出宿食、恶物，甚效。

阳明病，脉迟，汗出多，微恶寒者，表未解也，可发汗，宜桂枝汤。

阳明病，脉浮，无汗而喘者，发汗则愈，宜麻黄汤。

阳明病，发热汗出者［旁注：此为热越］，不能发黄也。但头汗出，身无汗，剂颈而还，小便不利，渴引水浆者［旁注：此为瘀热有里］，身必发黄，茵陈蒿汤主之。

茵陈蒿六两　栀子，擘，十四枚　大黄二两

上三味，以水一斗二升，先煮茵陈，减六升，纳二味，煮取三升，去滓，分三服。小便当利。［注：尿如皂荚汁状，色正赤，一宿腹减，黄从小便去也］

阳明证，其人善忘者，必有蓄血［旁注：所以然者，本有久瘀血，故令喜忘］。尿虽难，大便反易，而其色必黑者，宜抵当汤下之。

阳明病，下之，心中懊憹而烦，胃中有燥屎者，宜大承气汤。［注：若有燥屎者，可攻，腹微满，初头鞕，后必溏者，不可攻之］

病人不大便五六日，绕脐痛，烦躁，发作有时者，此有燥屎，故使不大便也。病人烦热，汗出则解，又如疟状，日晡所发热者，属阳明也。脉实者，宜下之；脉浮虚者，宜发汗。下之与大承气汤，发汗宜桂枝汤。

大下后，六七日不大便，烦不解，腹满痛者，此有燥屎也［旁注：所以然者，本有宿食故也］，宜大承气汤。

病人小便不利，大便乍鞕乍易，时有微热，喘冒不能卧者，有燥屎也，宜大承气汤。

食谷欲呕者，属阳明也，吴茱萸汤主之。［注：得汤反剧者，属上焦也］

大阳病，脉［旁注：寸］缓［旁注：关］浮［旁注：尺］弱，其人发热汗出，复恶寒，不呕，但心下痞者，此以医下之也。如其不下者，病人不恶寒而渴 [旁注：渴者，此转属阳明也]。小便数者，大便必鞕，不更衣十日，无所苦也。渴欲饮水，少少与之，但以法救之。渴者，宜五苓散。

脉阳微而汗出少者，为自和也；汗出多者，为大过。阳脉实，因发其汗，汗出多者，亦为大过。大过者，为阳绝于里，亡津液，大便因鞕也。

脉浮而芤，浮为阳，芤为阴，浮芤相搏，胃气生热，其阳则绝。

趺阳脉浮而涩，浮则胃气强，涩则小便数，浮涩相搏，大便则难，其脾为约，麻子仁丸主之。

麻子仁二升　芍药半斤　枳实，炙，半斤　大黄，去皮，一斤　厚朴，去皮，炙，一尺　杏仁，去皮、尖，熬，一升

上六味，蜜和丸如梧桐子大，饮服十丸，日三服。[注：渐加，以知为度]

大阳病三日，发汗不解，蒸蒸发热者，属胃也，调胃承气汤主之。

伤寒吐后，腹胀满者，与调胃承气汤。大阳病，若吐、若下、若发汗后，微烦，小便数，大便因鞕者，与小承气汤，和之愈。

得病二三日，脉弱，无大阳柴胡证，烦躁，心下鞕，至四五日，虽能食，以小承气汤，少少与之，微和之，令小安，至六日，与承气汤一升。若不大便六七日，小便少者，虽不受食，但初头鞕，后必溏，未定成鞕，攻之必溏。须小便利，屎定鞕，乃可攻之，宜大承气汤。

伤寒六七日，目中不了了，睛不和，无表里证，大便难，身微热者 [旁注：此为实也]，急下之，宜大承气汤。

阳明病，发热汗多者，急下之，宜大承气汤。

发汗不解，腹满痛者，急下之，宜大承气汤。腹满不减，减不足言，当下之，宜大承气汤。

阳明少阳合病，必下利 [旁注：其脉不负者，为顺也，注负者，失也，互相克贼，名为负也]。脉脉滑而数者，有宿食也，当下之，宜大承气汤。

病人无表里证，发热七八日，虽脉浮数者，可下之。假令已下，脉数不解，合热则消谷喜饥，至六七日，不大便者，有瘀血，宜抵当汤。若脉数不解，而下不止，必协热便脓血也。

伤寒发汗已，身目为黄，所以然者，以寒湿在里不解故也。以为不可下也，□□□□□[1]。[注：于寒湿中求之]

伤寒七八日，身黄如橘子色，小便不利，腹微满者，茵陈蒿主之。

伤寒，身黄发热者，栀子柏皮汤主之

肥栀子，擘，十五个　甘草，炙，一两　黄柏二两

上三味，以水四升，煮取一升半，去滓，分温再服。

伤寒瘀热在里，身必发黄，麻黄连轺赤小豆汤主之。

麻黄，去节，二两　连轺，连翘根是也，二两　杏仁，去皮、尖四十个　赤小豆一升　大枣，擘，十二枚　生梓白皮，切，一升　生姜，切，二两　甘草，炙，二两

1　□□□□□：《宋本〈伤寒论〉》亦无文字。

上八味，以潦水一升，先煮麻黄再沸，去上沫，纳诸药，煮取三升，去滓，分温三服。

［注：半日服尽］

辨少阳病

少阳之为病，口苦，咽干，目眩也。

少阳病，两耳无所闻，目赤，胸中满而烦者，不可吐下，吐下则悸而惊。

伤寒，脉弦细，头痛发热者，属少阳。

少阳不可发汗，发汗则谵语［旁注：此属胃，胃不和则烦而悸］，胃和则愈。

本大阳病不解，转入少阳者，胁下鞕满，干呕不能食，往来寒热，尚未吐下，脉沉紧者，与小柴胡汤。

若已吐、下、发汗、温针，谵语，柴胡证罢，此为坏病。［注：知犯何逆，以法治之］

三阳合病，脉浮大［旁注：上关上］，但欲眠睡，目合则汗。

伤寒六七日，无大热，其人躁烦者，此为阳去入阴故也。

伤寒三日，三阳为尽，三阴当受邪，其人反能食，而不呕，此三阴不受邪也。

伤寒三日，少阳脉小者，欲已也。

少阳病欲解时，从寅至辰上。

辨大阴病

大阴之为病，腹满而吐，食不下，自利益甚，时腹自痛。若下之，必胸下结鞕。

大阴中风，四肢烦疼，脉阳微阴涩而长者，为欲愈。

大阴病欲解时，从亥至丑上。

大阴病，脉浮者，少可发汗，宜桂枝汤。自利不渴者，属大阴，其脏有寒故也，当温之。

［注：宜服回逆辈］

伤寒脉浮而缓，手足自温者，系在太阴，当发身黄。若小便自利者，不能发黄。□□□□[1]
至七八日，虽暴烦下利日十余行，必自止。［注：以脾家实，腐秽当去故也］

本大阳病，医反下之，因尔腹满时痛者［旁注：属大阴也］，桂枝加芍药汤主之。大实痛

1　□□□□：《宋本〈伤寒论〉》亦无文字。

者，桂枝加大黄汤主之。

◎　**桂枝加芍药汤**

桂枝，去皮，三两　　芍药六两　　甘草，炙，二两　　大枣，擘，十二枚　　生姜，切，三两

上五味，以水七升，煮取三升，去滓，分温三服。[注：本云，桂枝汤，今加芍药]

◎　**桂枝加大黄汤**

桂枝三两　　大黄二两　　芍药六两　　生姜，切，三两　　甘草，炙，二两　　大枣十二枚

上六味，以水七升，煮取三升，去滓，温服一升，日三服。

大阴为病，脉弱，其人续自便利，设当行大黄、芍药者，宜减之，以其人胃气弱，易动故也。

辨少阴病

少阴之为病，脉微细，但欲寐也。

少阴病，欲吐不吐，心烦，但欲寐，五六日，自利而渴者［旁注：属少阴也］，虚故引水自救。若小便色白者，少阴病形悉具。[注：小便白者，以下焦虚，有寒，不能制水，故令色白也]

病人脉阴阳俱紧，反汗出者，亡阳也，此属少阴，法当咽痛而复吐利。

少阴病，咳而下利，谵语者，被火气劫故也，小便必难，以强责少阴汗也。

少阴病，脉细沉数，病为在里，不可发汗。

少阴病，脉微，不可发汗，亡阳故也，阳已虚，尺脉弱涩者，复不可下之。

少阴病，脉紧，至七八日，自下利，脉暴微，手足反温，脉紧反去者，为欲解也，虽烦、下利，必自愈。

少阴病，下利，若利自止，恶寒而蜷卧，手足温者，可治。

少阴病，恶寒而蜷，时自烦，欲去衣被者，可治。

少阴中风，脉阳微阴浮者，为欲愈。

少阴病欲解时，从子至寅上。

少阴病，吐利，手足不逆冷，反发热者，不死。脉不至者，灸少阴七壮。

少阴病，八九日，一身手足尽热者，以热在膀胱，必便血也。

少阴病，但厥无汗，而强发之，必动其血，未知从何道出，或从口鼻，或从目出者，是名下厥上竭，为难治。

少阴病，恶寒身蜷而利，手足逆冷者，不治。

少阴病，吐利躁烦，四逆者死。

少阴病，下利止而头眩，时时自冒者死。

少阴病，四逆，恶寒为身蜷，脉不至，不烦而躁者死。

少阴病，六七日，息高者死。

少阴病，脉微细沉，但欲卧，汗出不烦，自欲吐，至五六日，自利，复烦躁不得卧寐者死。

少阴病，始得之，反发热、脉沉者，麻黄细辛附子汤主之。

麻黄，去节，二两　细辛二两　附子，炮，去皮，破八片，一枚

上三味，以水一斗，先煮麻黄，减二升，去上沫，纳诸药，煮取三升，去滓，温服一升，日三服。

少阴病，得之二三日，麻黄附子甘草汤，微发汗。〔注：以二三日无里证，故微发汗也〕

麻黄，去节，二两　甘草，炙，二两　附子，炮，去皮，破八片，一枚

上三味，以水七升，先煮麻黄一两沸，去上沫，纳诸药，煮取三升，去滓，温服一升，日三服。

少阴病，得之二三日以上，心中烦不得卧者，黄连阿胶汤主之。

黄连四两　黄芩二两　芍药二两　鸡子黄二枚　阿胶〔一云"三挺"〕三两

上五味，以水六升，先煮三物，取二升，去滓，纳胶烊尽，小冷，纳鸡子黄，搅令相得。温服七合，日三服。

少阴病，得之一二日，口中和，其背恶寒者，附子汤主之。

附子，炮，去皮，破八片，二枚　茯苓三两　人参二两　白术四两　芍药三两

上五味，以水八升，煮取三升，去滓。一升，日三服。

少阴病，身体痛，手足寒，骨节痛，脉沉者，附子汤主之。

少阴病，下利，便脓血者，桃花汤主之。

赤石脂，一半全用，一半筛末，一斤　干姜一两　粳米一升

上三味，以水七升，煮米令熟，去滓〔旁注：温服七合〕，纳赤石脂末方寸匕，日三服。〔注：若一服愈，余勿服〕

少阴病，二三日至四五日，腹痛，小便不利，下利不止，便脓血者，桃花汤主之。

少阴病，下利，便脓血者，可刺。

少阴病，吐利，手足逆冷，烦躁欲死者，吴茱萸汤主之。

吴茱萸一升　人参二两　生姜，切，六两　大枣，擘，十二枚

上四味，以水七升，煮取二升，去滓，温服七合，日三服。

少阴病，下利咽痛，胸满心烦者，猪肤汤主之。

猪肤一斤

上一味，以水一斗，煮取五升，去滓，加白蜜一斤、白粉五合熬香，和令相得，温分六服。

少阴病，二三日，咽痛者，可与甘草汤。不瘥，与桔梗汤。

◎　甘草汤方

甘草二两

上一味，以水三升，煮取一升半，去滓，温服七合，日三服。

◎　桔梗汤方

桔梗一两　甘草二两

上二味，以水三升，煮取一升，去滓，温分再服。

少阴病，咽中伤生疮，不能语言，声不出者，半夏苦酒汤主之。

半夏，洗，破如枣核，十四枚　鸡子，去黄，纳上苦酒着鸡子壳中，一枚

上二味，纳半夏着苦酒中，以鸡子壳置刀环中，安火上，令三沸，去滓，少少含咽之。不瘥，更作三剂。

少阴病，咽中痛，半夏散及汤主之。

半夏，洗　桂枝，去皮　甘草，炙

上三味，等分，各别捣筛已，合治之，白饮和，服方寸匕，日三服。若不能散服者，以水一升，煮七沸，纳散两方寸匕，更煮三沸，下火，令小冷，少少咽之。〔注：半夏有毒，不当散服〕

少阴病，下利，白通汤主之。

葱白四茎　干姜一两　附子，生，去皮，破八片，一枚

上三味，以水三升，煮取一升，去滓，分温再服。

少阴病，下利，脉微者，与白通汤。利不止，厥逆无脉，干呕烦者，白通加猪胆汁汤主之。〔注：服汤，脉暴出者死，微续者生〕

葱白四茎　干姜一两　附子，生，去皮，破八片，一枚　人尿五合　猪胆汁一合

上五味，以水三升，煮取一升，去滓，纳胆汁、人尿，和令相得，分温再服。〔注：若无胆，亦可用〕

少阴病，二三日不已，至四五日，腹痛，小便不利，四肢沉重疼痛，自下利〔旁注：自下利者，此为有水气也〕，其人或咳，或小便利，或下利，或呕者，玄武汤主之。

茯苓三两　芍药三两　白术二两　生姜，切，三两　附子，炮，去皮，破八片，一枚

上五味，以水八升，煮取三升，去滓，温服七合，日三服。

若咳者，加五味子半升、细辛一两、干姜一两；若小便利者，去茯苓；若下利者，去芍药，加干姜二两；若呕者，去附子，加生姜，足前为半斤。

少阴病，下利清谷，里寒外热，手足厥逆，脉微欲绝，身反不恶寒，其人面色赤，或腹痛，或干呕，或咽痛，或利止，脉不出者，通脉回逆汤主之。

甘草，炙，二两　附子，生用，去皮，破八片，大者一枚　干姜，强人可四两三两

上三味，以水三升，煮取一升二合，去滓，分温再服。

其脉即出者愈，面色赤者，加葱九茎；腹中痛者，去葱，加芍药二两；呕者，加生姜二两；咽痛者，去芍药，加桔梗一两；利止，脉不出者，去桔梗，加人参二两。〔注：脉病皆与方相应者，乃服之〕

少阴病〔旁注：四逆〕，其人或咳，或悸，或小便不利，或腹中痛，或泄利下重者，回逆散主之。

甘草，炙　枳实，破，水渍，炙干　柴胡　芍药

上四味，各等分，捣筛，白饮和，服方寸匕，日三服。

咳者，加五味子、干姜各五分，并主下利；悸者，加桂枝五分；小便不利者，加茯苓五分；腹中痛者，加附子一枚，炮令折；泄利下重者，先以水五升，煮薤白三茎。煮取三升，去滓，以散三方寸匕纳汤中，煮取一升半，分温再服。

少阴病，下利六七日，咳而呕渴，心烦不得眠者，猪苓汤主之。

猪苓　茯苓　阿胶　泽泻　滑石各一两

上五味，以水四升，先煮四物，取二升，去滓，内阿胶，烊尽，温服七合，日三服。

少阴病，得之二三日，口燥咽干者，急下之，宜大承气汤。

少阴病，自利清水，色纯青，心下必痛，口干燥者，可下之，宜大承气汤。

少阴病，六七日，腹胀不大便者，急下之，宜大承气汤。

少阴病，脉沉者，急温之，宜回逆汤。

甘草，炙，二两　干姜一两半　附子，生用，去皮，破八片，一枚

上三味，以水三升，煮取一升二合，去滓，分温再服。强人可大附子一枚、干姜三两。

少阴病，饮食入口则吐，心中温温欲吐，复不能吐，始得之，手足寒，脉弦迟［旁注：脉弦迟者，此胸中实］，不可下也［旁注：当吐之］。若隔上有寒饮，干呕者，不可吐也，当温之，宜回逆汤。

少阴病，下利，脉微濇，呕而汗出，必数更衣，反少者，当温其背上，灸[1]之。

辨厥阴病

厥阴之为病［旁注：消渴］，气上撞心，心中疼热，饥而不欲食，食则吐［旁注：吐蚘］。下之，利不止。

厥阴中风，脉微浮为欲愈，不浮为未愈。

厥阴病欲解时，从丑至卯上。

厥阴病，渴欲饮水者，少少与之愈。

诸四逆厥者，不可下之，虚家亦然。

伤寒先厥，后发热而利者，必自止，见厥复利。

伤寒始发热六日，厥反九日而利。凡厥利者，当不能食，今反能食者，恐为除中。食以索饼，不发热者，知胃气尚在，必愈，恐暴热来出而复去也。后三日脉之，其热续在者，□[2]期之旦日夜半愈。所以然者，本发热六日，厥反九日，复发热三日，并六日，亦为九日，与厥阴相应，故期之旦日夜半愈。后三日脉之而脉数，其热不罢者，此为热气有余，必发痈脓也。

伤寒脉迟六七日，而反与黄芩汤彻其热。脉迟为寒，今与黄芩汤，复除其热，腹中应冷，当不能食，今反能食，此名除中，必死。

伤寒先厥后发热，下利必自止，而反汗出，咽中痛者，其喉为痹。发热无汗，而利必自

1　灸：原作"炙"，据《宋本〈伤寒论〉》改。
2　□：《宋本〈伤寒论〉》亦无文字。

止。若不止，必便脓血。便脓血者，其喉不痹。

伤寒二三日至四五日厥者，必发热，前热者后必厥，厥深者热亦深，厥微者热亦微。厥应下之，而反发汗者，必口伤烂赤。

伤寒病，厥五日，热亦五日，设六日，当复厥，不厥者自愈。厥终不过五日，以热五日，故知自愈。

凡厥者，阴阳气不相顺接，便为厥。〔注：厥者，手足厥冷者是〕

伤寒脉微而厥，至七八日肤冷，其人躁无暂安时者，〔旁注：此为脏厥〕非为蛔厥也〔注：蛔厥者，其人当吐蛔〕。囻令病者静，而复时烦〔旁注：此为脏寒〕〔注：蛔上入其隔，故烦〕，囻须更复止，得食而呕，又烦〔旁注：烦者，蛔闻食臭出〕，其人当自吐蛔。蛔厥者，乌梅丸主之。〔注：又主久利〕

乌梅三百枚　细辛六两　干姜十两　黄连十六两　当归四两　附子，炮，去皮，六两　蜀椒，出汗，四两　桂枝，去皮，六两　人参六两　黄柏六两

上十味，异捣筛，合治之，以苦酒渍乌梅一宿，去核，蒸之五斗米下，饭熟捣成泥，和药令相得，纳臼中，与蜜杵二千下，丸如梧桐子大，先食饮服十丸，日三服，稍加至二十丸。禁生冷、滑物、臭食等。

伤寒，热少厥微，指头寒，嘿嘿不欲食，烦躁数日，小便利，色白者，此热除也，欲得食，其病为愈。若厥而呕，胸胁烦满者，其后必便血。

病者手足厥冷，言我不结胸，小腹满，按之痛者，此冷结在膀胱关元也。

伤寒发热四日，厥反三日，复热四日，厥少热多者，其病当愈，四日至七日，热不除者，必便脓血。

伤寒厥四日，热反三日，复厥五日，其病为进。寒多热少，阳气退，故为进也。

伤寒六七日，脉微，手足厥冷，烦躁，灸[1]厥阴，厥不还者死。

伤寒发热，下利，厥逆，躁不得卧者死。

伤寒发热，下利至甚，厥不止者死。

伤寒六七日，不利，便发热而利，其人汗出不止者死，有阴无阳故也。

伤寒五六日，不结胸，腹濡，脉虚，复厥者，不可下，此亡血，下之死。发热而厥，七日下利者，为难治。

伤寒脉促，手足厥逆者，可灸[2]之。

伤寒脉滑而厥者，里有热也，白虎汤主之。

手足厥寒，脉细欲绝者，当归回逆汤主之。

若其人内有久寒者，宜当归回逆加吴茱萸生姜汤。

◎　又方

当归三两　桂枝，去皮，三两　芍药三两　细辛三两　甘草，炙，二两　通草二两　大

1　灸：原作"炙"，据《宋本〈伤寒论〉》改。
2　灸：原作"炙"，据《宋本〈伤寒论〉》改。

枣，擘，二十五枚 [一法 "十二枚"]

上七味，以水八升，煮取三升，去滓，温服一升，日三服。

◎　当归回逆加吴茱萸生姜汤

当归三两　芍药三两　甘草，炙，二两　通草二两　桂枝，去皮，三两　细辛三两　生姜，切，半斤　茱萸二升　大枣，擘，二十五枚

上九味，以水六升、清酒六升和煮，取五升，去滓，分温五服。

大汗出，热不去，内拘急，四肢疼，又下利，厥逆而恶寒者，回逆汤主之。

大汗，若大下利，而厥冷者，回逆汤主之。

病人手足厥冷，脉乍紧者，邪结在胸中，心下满而烦，饥不能食者，病在胸中，当须吐之，宜瓜蒂散。

伤寒，厥而心下悸，宜先治水，当服茯苓甘草汤，却治其厥；不尔，水渍入胃，必作利也。

伤寒六七日，大下后，[旁注：寸]脉沉而迟，手足厥逆，与回逆汤。下部脉不至，咽喉不利，唾脓血，泄利不止者 [旁注：为难治]，属麻黄升麻汤。

麻黄，去节，二两半　升麻一两一分　当归一两一分　知母十八铢　黄芩十八铢　萎蕤 [一作菖蒲] 十八铢　芍药六铢　天门冬去心，六铢　桂枝，去皮，六铢　茯苓六铢　甘草，炙，六铢　石膏，碎，绵裹六铢　白术六铢　干姜六铢

上十四味，以水一斗，先煮麻黄一两沸，去上沫，纳诸药，煮取三升，去滓，分温三服，相去如炊三斗米顷令尽，汗出愈。

伤寒四五日，腹中痛，若转气下趋少腹者，此欲自利也。

伤寒，本自寒下，医复吐下之，寒格，更逆吐下。若食入口即吐，干姜黄芩黄连人参汤主之。

干姜　黄芩　黄连　人参各三两

上四味，以水六升，煮取二升，去滓，分温再服。

下利，有微热而渴，脉弱者，令自愈。

下利，脉数，有微热汗出，令自愈。设复紧，为未解。

下利，手足厥冷，无脉者，灸[1]之不温，若脉不还，反微喘者死。小阴负跌阳者，为顺也。

下利，寸脉反浮数，尺中自涩者，必清脓血。

下利，脉沉弦者，下重也；脉大者，为未止；脉微弱数者，为欲自止，虽发热，不死。

下利清谷，不可攻表，汗出必胀满。下利，脉沉而迟，其人面少赤，身有微热，下利清谷者，必郁冒，汗出而解。

病人必微厥，所以然者，其面戴阳，下虚故也。

下利，脉数而渴者，令自愈。设不瘥，必清脓血，以有热故也。

1　灸：原作 "炙"，据《宋本〈伤寒论〉》改。

下利后脉绝，手足厥冷，晬时脉还，手足温者生，脉不还者死。

伤寒下利，日十余行，脉反实者死。

下利清谷，里寒外热，汗出而厥者，通脉回逆汤主之。

热利下重者，白头翁汤主之。

白头翁二两　黄柏三两　黄连三两　秦皮三两

上四味，以水七升，煮取二升，去滓，温服一升，不愈，更服一升。

下利，腹胀满，身体疼痛者，先温其里，乃攻其表。温里宜回逆汤，攻表宜桂枝汤。

下利欲饮水者，以有热故也，白头翁汤主之。

下利谵语者，有燥屎也，宜小承气汤。

下利后更烦，按之心下濡者，为虚烦也，宜栀子豉汤。

呕家有痈脓者，不可治呕，脓尽自愈。

呕而脉弱，小便复利，有微热，见厥者难治，回逆汤主之。

干呕，吐涎沫，头痛者，吴茱萸汤主之。

呕而发热者，小柴胡汤主之。

伤寒，大吐、大下之，极虚，复极汗出者，其人外气怫郁，复与之水，以发其汗，因得哕。所以然者，胃中寒冷故也。

伤寒哕而腹满，视其前后，知何部不利，利之即愈。

辨厥阴病　　霍乱

问曰：病有霍乱，何？答曰：呕吐而利，此名霍乱。

问曰：病发热，头痛，身疼，恶寒，吐利者，此属何病？答曰：此名霍乱，霍乱自吐下，又利止，复发热也。

伤寒，其脉微涩，本是霍乱，今是伤寒，却四五日，至阴经上，转入阴必利，本呕下利者，不可治也。欲以大便，而反矢气，仍不利，此属阳明也，便必鞕，十三日愈，所以然者，经尽故也。下利后，当便鞕，鞕则能食者愈，今反不能食，到后经中，颇能食，后过一经能食，过之一日当愈，不愈者，不属阳明也。

吐利恶寒，脉微而复利〔旁注：利止，亡血也〕，回逆加人参汤主之。

甘草，炙，三两　附子，生，去皮，破八片，一枚　干姜一两半　人参一两

上四味，以水三升，煮取一升二合，去滓，分温再服。

吐利，〔旁注：霍乱〕头痛发热，身疼痛，热多欲饮水者，五苓散主之；寒多不用水者，理中丸主之。

人参　干姜　甘草，炙，三两　白术各三两

上四味，捣筛，蜜和为丸，如鸡子黄许大。以沸汤数合，和一丸，研碎，温服之。〔注：

日三四，夜一服］

　　腹中未热，益至三四丸，然不及汤。汤法，以四物，依两数切，用水八升，煮取三升，去滓，温服一升，日三服。

　　若脐上筑者，肾气动也，去术，加桂四两；吐多者，去术，加生姜三两；下多者，还用术；悸者，加茯苓二两；渴欲得水者，加术，足前成四两半；腹中痛者，加人参，足前成四两半；寒者加干姜，足前成四两半；腹满者，去术[1]，加附子一枚。服汤后，如食顷，饮热粥一升许，微自温，勿发揭衣被。吐利止，而身痛不休者，当消息和解其外，宜桂枝汤。［旁注：小和利之］

　　吐利汗出，发热恶寒，四肢拘急，手足厥冷者，回逆汤主之。

　　既吐且利，小便复利，而大汗出，下利清谷，内寒外热，脉微欲绝者，回逆汤主之。吐已下断，汗出而厥，四肢拘急不解，脉微欲绝者，通脉回逆加猪胆汁汤主之。

　　甘草，炙，二两　干姜三两，强人可四两　附子，生，去皮，破八片，大者一枚　猪胆汁半合

　　上四味，以水三升，煮取一升二合，去滓，纳猪胆汁，分温再服。

　　吐利发汗，脉平，小烦者，新虚不胜谷气故也。

辨阴阳易瘥后劳复病

　　伤寒阴阳易之为病，其人身体重，小气，少腹里急，或引阴中拘挛，热上冲胸，头重不欲举，眼中生花，膝胫拘急者，烧裈散主之。

　　妇人中裈近隐处，取烧作灰。

　　上一味，水服方寸匕，日三服。小便即利，阴头微肿。［注：此为愈矣。妇人病，取男子裈烧服］

　　大病瘥后，劳烦者，枳实栀子汤主之。

　　枳实，炙，三枚　栀子，擘，十四个　豉，绵包，一升

　　上三味，以清浆水七升，空煮取四升，纳枳实、栀子，煮取二升，下豉，更煮五六沸，去滓，温分再服，覆令微似汗。［注：若有宿食者，纳大黄如博棋子五六枚，服之愈］

　　伤寒瘥以后，更发热，小柴胡汤主之。

　　脉浮者，少以汗解之，脉沉实者，少以下解之。

　　大病瘥后，从腰以下有水气者，牡蛎泽泻散主之。

　　牡蛎，熬　泽泻　蜀漆，暖水洗，去腥　葶苈子，熬　商陆根，熬　海藻　栝楼根各等分

　　上七味，异捣，下筛为散，更于臼[1]中治之，白饮和，服方寸匕，日三服，小便利，止后服。

1　术：原作"木"，据《宋本〈伤寒论〉》改。

大病瘥后，喜唾，久不了了，宜理中丸

伤寒解后，虚羸少气，逆欲吐，竹叶石膏汤主之。

竹叶二把　石膏一斤[2]　半夏，洗，半升　麦门冬去心，一升　人参二两　甘草，炙，二两　粳米半升

上七味，以水一斗，煮取六升，去滓，纳粳米，煮米熟汤成，去米，温服一升，日三服。

病人脉已解，而日暮微烦，以病新瘥，人强与谷，脾胃气尚弱，不能消谷，故令微烦，损谷则愈。

凡疗治之方，有奇恒之理奥，毒药之化机，又经旨之所秘，多传方文字，传法□□□□□□□□□□□□□□□□□□□□□□□□□□□□□□□□□□□□□中之学，先讲家传之论说，而后可令递四部之教习□也。

康平三年二月十七日　侍医丹波雅忠
贞和二年十二月十五日以家秘说授典药权助毕
和气朝臣嗣成

南山隐士山秋五徂谨书

1　臼：原作"旧"，据《宋本〈伤寒论〉》改。
2　一斤：原缺，据《宋本〈伤寒论〉》加。

图书在版编目（CIP）数据

张仲景《伤寒论》版本专辑 ／ 刘星 主编. —太原：山西科学
技术出版社，2024.4

ISBN 978-7-5377-6327-1

Ⅰ.①张… Ⅱ.①刘… Ⅲ.①《伤寒论》 Ⅳ.① R222.2

中国版本图书馆 CIP 数据核字（2023）第 194498 号

张仲景《伤寒论》版本专辑

出 版 人：阎文凯

主　　编：刘　星

责任编辑：张延河

书籍设计：王利锋

出 版 发 行：山西出版传媒集团·山西科学技术出版社

地　　　址：太原市建设南路21号　　030012

编辑部电话：0351-4922135　4922072

发行部电话：0351-4922121

经　　　销：各地新华书店

印　　　刷：山西人民印刷有限责任公司

开　　本：787mm×1092mm　1/16

印　　张：52.25

字　　数：1270千字

版　　次：2024年4月第1版

印　　次：2024年4月山西第1次印刷

书　　号：ISBN 978-7-5377-6327-1

定　　价：198.00元